湖南省第七批全国老中医药专家
学术经验继承人临床医案选编

中医跟师
临证医案集粹

（二）

彭清华　罗桂香　主编

ZHONGYI
GENSHI
LINZHENG
YIAN
JICUI

U0222928

化学工业出版社
·北京·

内容简介

当代名老中医代表着当前中医学术和临床发展的最高水平，师承教育是中医药人才培养和传承的重要方式。本书以疾病为纲，详细介绍了中医内科、外科、妇科、儿科、骨伤科、针灸推拿、中医眼科、疑难杂病的经典处方和医案。

本书是《中医跟师临证医案集粹》的第二集，真实记录了湖南省第七批全国老中医药专家学术经验继承人跟师过程中的经典医案。病历资料完整，辨证思路清晰，理法方药完备；书中每则医案均有指导老师亲自点评，医案内容翔实，点评精当，颇具启发性。本书内容适合中医临床医师学习和参考。

图书在版编目（CIP）数据

中医跟师临证医案集粹．二 / 彭清华，罗桂香主编．

北京：化学工业出版社，2025. 2. -- ISBN 978-7-122
-46782-9

Ⅰ．R249.7

中国国家版本馆 CIP 数据核字第 2024SM4901 号

责任编辑：陈燕杰　　　　　　　　文字编辑：张晓锦
责任校对：赵懿桐　　　　　　　　装帧设计：张　辉

出版发行：化学工业出版社
　　　　（北京市东城区青年湖南街 13 号　邮政编码 100011）
印　　装：河北延风印务有限公司
710mm×1000mm　1/16　印张 38¼　字数 677 千字
2025 年 2 月北京第 1 版第 1 次印刷

购书咨询：010-64518888　　　　　　售后服务：010-64518899
网　　址：http://www.cip.com.cn
凡购买本书，如有缺损质量问题，本社销售中心负责调换。

定　　价：168.00 元

本书编写人员名单

主　编　彭清华　罗桂香

副主编　臧家栋　孙国辉　彭　俊　朱贻霖　胡淑娟　邓　颖

编　委　王小军　王德军　王雅丽　邓天好　邓秀娟　石文英
　　　　　石　佳　龙　茜　卢　青　付美林　付　璇　宁东红
　　　　　孙　洋　孙嘉桧　刘桂成　刘夏彤　伏书玥　成　键
　　　　　吕　怡　朱元洁　朱筱婧　向剑锋　汤　伟　汤承辉
　　　　　肖国庆　祁　林　李仲普　李华兵　李益亮　宋海林
　　　　　杨淑然　杨晓栋　吴万丰　吴　会　吴　哲　时　健
　　　　　何灿宇　余怡嫔　邹译娴　邹　蓉　张　平　张　涛
　　　　　张哲源　张衡才　陈佩奇　陈殊好　易冬花　易星星
　　　　　罗宏茂　罗海恩　周　姗　周　琼　周也翔　洪海燕
　　　　　赵　启　赵　明　赵　彬　胡响当　胡彦姣　饶义娟
　　　　　姚　专　姚璐莎　袁　博　耿永智　钱　锋　徐文峰
　　　　　徐豫湘　唐　蔚　宾晓芳　夏　鑫　殷淑婷　陶　洪
　　　　　曹　越　曹丽琴　梁　昊　黄　雨　彭　新　彭亚平
　　　　　彭果然　彭建平　崔宏达　董大立　蒋　勇　曾梅芳
　　　　　游　卉　谢锂岑　简维雄　蔡嘉洛　蔡　蔚　谭　亢
　　　　　谭　琦　谭　雄　翟　伟　颜家朝　潘思璇　薛　晓

前　言

　　师承教育是中医药人才培养和传承的重要方式，根据《关于促进中医药传承创新发展的意见》《关于加快中医药特色发展的若干政策措施》等文件要求，国务院又印发了《"十四五"中医药发展规划》，对发展中医药师承教育提出了明确要求，增加了多层次的师承教育项目，扩大了师带徒范围和数量，坚持推进老中医药专家学术经验继承、传承工作室建设等项目。这是对中医师承教育的进一步规范和推进，有助于促进中医药传统文化的传承与创新。

　　我们已经收集整理了湖南省第六批全国老中医药专家学术经验继承人临证医案和指导老师学术经验，并编写成书，已于2023年6月由化学工业出版社出版。

　　为了进一步强化中医药师承教育，传承名老中医药专家学术经验，培养中医药骨干人才，国家中医药管理局于2021年组织开展了第七批全国老中医药专家学术经验继承工作。湖南省第七批全国老中医药专家学术经验继承人指导老师均从医数十载，其中有国医大师熊继柏、潘敏求；全国名中医王行宽；岐黄学者、全国高校黄大年式教师团队负责人彭清华；国家中医药高校教学名师袁肇凯、常小荣；湖南省名中医、国家临床重点专科、国家中医药管理局重点学科及重点专科带头人等，临床经验丰富、学术思想独到。从2021年开始，第七批全国老中医药专家学术经验继承人开始跟师学习，通过为期3年的跟师学习，继承人较好地继承掌握了指导老师的学术思想、临床经验与技术专长，成长为临床经验丰富、中医药理论基础深厚扎实的中医药骨干人才。本书收集并整理了湖南省第七批全国老中医药专家学术经验继承人临证医案和指导老师的学术经验。病历资料完整，辨证思路清晰，理法方药完备。不仅如此，书中每则医案均有指导老师亲自点评，医案内容翔实，点评精当，颇具启发性，供中医临床医师学习和参考。读者若能细心揣摩，相信一定能有所感悟。

医案是中医治病时对有关症状、辨证、立法、处方、用药等的记录，早在周代就有关于医案的记录，到明清时期，中医医案已受到医家的普遍珍视，学有所成的医家普遍著书立案，以期传承学术思想，中医著名的医案有《吴鞠通医案》《临证指南医案》《叶天士医案精华》等。中医医案浓缩、涵盖了中医基础理论和临床各方面的知识，可谓博大精深。学习和研究医案，不仅能丰富和深化中医理论知识，而且可以提高临床诊疗水平，开阔视野，启迪思路。

中医学是一门经验医学，通过学习名老中医的典型医案，能够让青年中医师快速理解名老中医的临床辨证思路，提高青年中医师的中医临床思维，减少青年中医师的临床学习困难，不论是在对保存名老中医的学术思想还是在对青年中医师的培养上，《中医跟师临证医案集粹》都能有所裨益。

《中医跟师临证医案集粹》的收集整理、出版发行，得到了湖南省中医药管理局、湖南中医药大学的高度重视和支持。在此，对一直关心、关注、支持本书出版的各位领导、专家表示诚挚的感谢。本书的医案选粹，是当代名老中医及其继承人智慧和心血的结晶，再次对他们的无私奉献、倾囊相授致以崇高的敬意，希望本书的出版对推动中医师承教育的普及与提高起到一定的促进作用。

湖南中医药大学　彭清华　罗桂香

于 长沙

目 录

第一章 中医内科

第二章　中医外科

第三章　中医妇科

第四章　中医儿科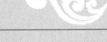

第五章　中医骨伤科

第六章　针灸推拿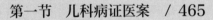

第七章　中医眼科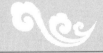

第八章　疑难杂病

第一章
中医内科

第一节　肺系疾病医案

1. 咳喘案

医案一

廖某，女，56岁。2022年4月21日初诊。主诉：干咳、易于感冒1年余。现病史：干咳、时有咯血，易于感冒，疲乏自汗，咽痒口干，时有心烦易怒。舌淡红，苔薄黄腻，脉细滑数。血常规提示白细胞减少，胸部CT提示支气管扩张。

辨　证　肝火犯肺，肺气亏虚。

治　法　清肝泻肺，益气固表。

处　方　桑贝止嗽散合黛蛤散加减。

黄芪30g，桑白皮15g，浙贝母6g，苦杏仁10g，桔梗10g，蜜紫菀10g，百部15g，白前10g，陈皮10g，桑叶10g，青黛10g，煅蛤壳15g，矮地茶10g，甘草6g。20剂，水煎服，早晚温服。

二诊：2022年5月12日。服药后咳、咽痒明显好转，未诉咯血，仍易于感冒，舌淡红，苔花剥，薄黄腻，脉细滑。予玉屏风散合黛蛤散加减，20剂，水煎服，早晚温服，另予贝夏止嗽汤20瓶口服。

解　析　患者初诊以干咳为主症，伴时有咯血，咽痒口干，时有心烦易怒，脉数，辨为肝火犯肺，现以干咳，时有咯血为主症，肝火犯肺、灼伤肺络，方选桑贝止嗽散（桑贝散＋止嗽散），桑贝止嗽散为清肺化痰、肃肺止咳的常用方，桑贝散由桑白皮、浙贝母组成，桑白皮有泻肺平喘、泻下通便的作用，浙贝母有清热化痰、散结解毒的作用；止嗽散宣肺止咳，预防喘促之功，因患者肝火犯肺咯血，除合用黛蛤散外，予蜜紫菀以润肺。二诊患者咳嗽、咽痒明显改善，故改桑贝止嗽散为贝夏止嗽散（止嗽散＋浙贝母、法半夏）巩固疗效，仍有易于感冒，予玉屏风散益气固表。

指导老师按语　有声无痰谓之咳，止嗽散是临床上止咳的一首常用方，出自清代程钟龄的《医学心悟》，书中云其"治诸般咳嗽""温润和平，不寒不热，既无攻击过当之虞，大有启门驱贼之势"。此患者属肝火犯肺，木火刑金之干咳、咯血，兼表虚不固，治以清肝泻肺止咳，方选桑贝止嗽散合黛蛤散加减，辅以玉屏风散。临证当辨主症与次症，标本兼治，随症变化加减。

（湖南中医药大学第一附属医院徐文峰，指导老师：熊继柏）

🐚 医案二

郭某，男，83 岁。2023 年 7 月 11 日初诊。主诉：反复咳嗽，气促 2 年余，加重伴头晕 20 天。现病史：患者自诉 2 年前无明显诱因下出现咳嗽、气促等症，后经医院行肺功能检查确诊为慢性阻塞性肺疾病（慢阻肺），2023 年 6 月 20 日因受凉后症状加重伴头晕，遂于长沙市第四医院做肺部 CT，显示双肺慢性支气管炎并少许感染，肺气肿，右肺中叶及左肺上叶部分肺不张，右肺下叶结节，考虑 LU-RADS2 类，建议年度复查。心包少量积液。现症见：咳嗽，咳少量白黏痰，气促，活动后加重，头晕，头重脚轻，目眩，耳鸣，全身乏力，纳寐一般，大便不规律，便溏，每日 3～5 次，夜尿频，口干。既往史：有吸烟史。舌脉：舌暗红，苔白腻，舌底脉络瘀。脉弦滑。

辨　证　痰浊中阻。

治　法　化痰平喘，理气和中。

处　方　前胡止嗽汤合温胆汤加减。

前胡 12g，茯苓 15g，陈皮 9g，麸炒枳壳 10g，竹茹 12g，紫苏梗 15g，燀苦杏仁 10g，防风 10g，天麻 10g，海螵蛸 10g，法半夏 8g，矮地茶 15g，白前 10g，蝉蜕 6g，炒僵蚕 10g，鱼腥草 18g，薏苡仁 20g，款冬花 9g，炙甘草 5g。14 剂。

二诊、三诊：8 月 1 日和 8 月 22 日。患者诉服药后症状好转，现偶有咳嗽，稍头晕，耳鸣，无明显气促，在原方基础上去竹茹、白前加干石斛 10g，炒葶苈子 10g，猫爪草 12g，改紫苏梗为紫苏子 10g。后随访上述症状均好转。

解 析 患者以咳嗽、咯痰、气促为主要表现，中医辨病为喘证，病位在肺脾，病机为久病肺虚，肺主气，动则耗损益甚故气促，又感外邪，肺气失宣，故有咳嗽、咯白痰等表现；治节通调失利，津液不能布散，痰浊内生，导致脾胃损伤，健运失司，痰浊中阻，上蒙清窍，清阳不升，故头重昏蒙，伴视物旋转；舌苔白腻，脉弦滑为痰浊中阻之象。故用前胡止嗽汤化痰降气，清肺止咳，合温胆汤加天麻化痰祛风止眩，如是则复其宁谧，诸症自愈。

指导老师按语 前胡止嗽汤常用于咳嗽有痰，痰黏腻难咯的患者。关于温胆汤，汪昂《医方集解·和解之剂》："此足少阳、阳明药也。橘、半、生姜之辛温，以之导痰止呕，即以之温胆；枳实破滞；茯苓渗湿；甘草和中；竹茹开胃土之郁，清肺金之燥，凉肺金即所以平甲木也胆为甲木，金能平木；如是则不寒不燥而胆常温矣。"方中法半夏燥湿化痰和胃，竹茹微寒化痰，一温一凉，化痰和胃；陈皮理气行滞，燥湿化痰；麸炒枳壳降气导滞，消痰除痞。陈皮与麸炒枳壳相合，亦为一温一凉，理气化痰之力增。茯苓、薏苡仁健脾渗湿，以杜生痰之源。此外，紫苏梗、矮地茶、燀苦杏仁、款冬花降气化痰，止咳平喘，海螵蛸护胃除湿，再加防风、天麻、蝉蜕、炒僵蚕息风止眩，前胡、白前作为对药共奏降气平喘化痰之功。综合全方不寒不燥，胃气和降，痰浊得去，如是则复其宁谧，诸症自愈。

（湖南省中医药研究院附属医院邓秀娟，指导老师：胡学军）

医案三

童某，男，64岁。2023年5月初诊。主诉：反复咳嗽5年余，再发加重10天。现病史：患者诉近5年来反复咳嗽，闻刺激性气味后加重，每次发作于当地诊所治疗后缓解，10天前因受凉后再次出现剧烈咳嗽，咳声重浊，白天甚，咳吐大量白黏痰，咽干咽痒，口干明显，纳寐一般，二便调。既往史：既往有慢性支气管炎病史。舌红苔白腻，脉滑。

辨 证 风痰壅肺。

治 法 祛风化痰，宣肺止咳。

处 方 二陈汤合止嗽散加减。

法半夏9g，茯苓15g，陈皮9g，枳壳10g，苦杏仁10g，荆芥10g，防风10g，金银花15g，麦冬10g，桔梗10g，鱼腥草20g，前胡12g，白前10g，蝉蜕10g，甘草5g，百部10g，芦根10g，南沙参10g，矮地茶20g。14剂，每日一剂，水煎服，分2次温服。

二诊：2023年6月3日。咳嗽咳痰、口干缓解，咽痒好转，稍感乏力，活动后稍气促，舌红苔白，脉细滑。上方方证相守，继续在原方加党参片15g，红景天9g。继服14剂后，诸证好转。

解　析　患者既往有慢性支气管炎病史，素体肺虚，本次再发咳嗽，"邪之所凑，其气必虚"，风盛则痒，风为百病之长，故风夹痰犯肺，肺失宣降，则以咳嗽、咽痒为主要表现，主要病位在肺，病机是久病肺虚。肺主治节，通调水道，脾主运化水湿，肺脾功能失常，津液不能布散，痰浊内生，故有咳吐白黏痰等表现，因此运用二陈汤合止嗽散加减以祛风化痰，宣肺止咳，利咽止痒。

指导老师按语　二陈汤中半夏豁痰燥湿，橘红消痰利气，茯苓降气渗湿，炙甘草补脾和中。盖补脾则不生湿，燥湿渗湿则不生痰，利气降气则痰消解，可谓体用兼赅，标本两尽之药也。止嗽散，治诸般咳嗽。此患者病机为风痰壅肺，故用法半夏、前胡、桔梗、白前、苦杏仁、百部、茯苓、陈皮、荆芥、防风等祛风化痰止咳，再加上患者久病肺虚，故加用沙参、麦冬滋阴润肺。患者复诊后症状缓解，故加用党参片健脾利水补肺，红景天加强化痰止咳、健脾补肺之效。

（湖南省中医药研究院附属医院邓秀娟，指导老师：胡学军）

医案四

史某，女，65岁。2023年2月23日初诊。主诉：反复咳嗽4年余。患者4年前感寒后出现咽痒咳嗽，反复发作，无昼夜节律，闻及异常气味、冷空气后易诱发，多次就诊做相关检查未见明显异常。2020年9月就诊于某三甲医院，肺部CT示：双肺多发磨玻璃小结节影，左肺下叶钙化灶，纵隔内淋巴结钙化，双侧胸膜局限性增厚。气道激发试验（+）。予以布地奈德福莫特罗粉吸入剂（信必可）、复方甲氧那明后症状稍减，但仍反复发作并加重。刻诊：咳嗽阵作，夜间尤甚，吹风感寒后加重，咽痒，咳痰不爽，气短乏力，爬楼时可见胸闷气促，夜间平卧时感呼吸不畅，夜寐欠佳，多梦，纳可，大便稍干，小便正常。平素易感冒咳嗽，无药物及食物过敏史。查体：双肺呼吸音稍粗，未闻及明显干湿啰音及哮鸣音。舌淡红，边有齿痕，苔白腻，脉弦。

辨　证　肺失宣降，风痰闭阻。

治　法　调理气机，祛风化痰。

处　方　五拗汤合二陈汤加减。

炙麻黄6g，苦杏仁10g，荆芥12g，桔梗10g，法半夏9g，茯苓15g，化橘红

10g，矮地茶 25g，防风 10g，地龙 10g，紫苏子 10g，刺蒺藜 15g，蝉蜕 10g，前胡 15g，僵蚕 10g，炙甘草 6g。28 剂。

二诊：2023 年 3 月 30 日。患者诉服药后症状缓解，停药 1 周后症状有所反复，间有咳嗽，夜间为多，咳痰不显，稍气短，咳甚时伴胸闷不适，爬楼后气促，腰酸乏力，纳寐可，大便稍干，夜尿频。舌淡红、苔薄黄，脉弦细。患者咳嗽、咽痒较前减轻，故去刺蒺藜、蝉蜕，痰较少，去地龙；气短、夜尿频，乃肺肾气虚之征，加党参 10g、五味子 10g、山茱萸 12g 以补益肺肾，纳气平喘。继服 28 剂，每日一剂，煎服法同前。后患者自行续服二诊方 28 剂。

三诊：2023 年 6 月 1 日。间有微咳，稍气短乏力，纳食欠佳，大便稍稀，舌暗淡、苔白稍腻，脉弦细。患者病久，肺脾气虚，痰瘀阻滞，治当以健脾益肺、化痰活血为主，方用六君子汤合丹红五拗汤加减。处方：党参 15g，白术 9g，茯苓 12g，炙甘草 5g，法半夏 9g，化橘红 10g，麻黄 4g，苦杏仁 9g，荆芥 10g，红花 6g，丹参 15g，五味子 6g，枳壳 10g，矮地茶 15g。28 剂。嘱患者忌食发物，避免刺激性食物及烟尘刺激，酌情锻炼，增强免疫力。随访 3 个月后咳嗽未作。

解　析　本案为老年患者，病程 4 年，久患肺疾，体虚易感，肺气虚损，宣降失司，气机不畅，首诊时症见咳嗽阵作，气短胸闷，咳痰不爽。虽有气短乏力等肺气不足之征，然其病机在肺脏气机失调，失于宣降，风痰闭阻，故治在调理肺脏气机，复其宣降，同时祛风化痰，畅通气机。应用五拗汤合二陈汤加减，方中加用矮地茶、紫苏子、前胡，协方中炙麻黄、苦杏仁、桔梗、法半夏宣降肺气，加防风、刺蒺藜、蝉蜕、地龙、僵蚕以增祛风化痰之功。二诊时，患者服药症缓，停药则稍复，咳嗽、咽痒减轻，故去刺蒺藜、蝉蜕祛风之品，痰喘减，去地龙；治则缓，停则复，必有虚处。患者病久，见有气短、腰酸乏力、夜尿频，乃肺肾气虚之征，故从脏腑虚实论治，加党参、五味子、山茱萸以补益肺肾、纳气平喘。三诊时，患者咳嗽不显，仅有微咳，稍气短，并见乏力、纳差、便稀等肺脾气虚之候，又见舌淡暗、苔腻等痰瘀内阻之征，故以六君子汤合丹红五拗汤健脾益肺、化痰活血，加枳壳、矮地茶理肺行气，五味子收敛肺气。

指导老师按语　重视调理脏腑气机，首重咳嗽本脏，调理肺气，次从扶正固本、补肺的同时，注重他脏尤其是脾、肾之虚的调理，健脾益肾，同时注意风气痰瘀的治疗，并嘱患者注意饮食起居，谨防复发。

（湖南省中医药研究院附属医院李仲普，指导老师：胡学军）

医案五

于某，女，57 岁。2022 年 11 月 7 日首诊。主诉：反复咳嗽咳痰 3 年余，加重 2 个月。患者咳嗽咳痰 3 年余，夜间尤甚，严重时阵发频咳，通宵难寐，甚至出现小便失禁、呕吐昏厥症状。外院胸部 X 线片及胸部 CT 见双肺血管支气管纹理增粗紊乱，支气管激发试验阳性，血常规、肺炎支原体、衣原体检测正常。曾多次静脉给药抗感染，服各种止咳、化痰药治疗，均不见效，或稍稍减轻，随即又发，家人被吵得不胜其烦。就诊时见咳嗽阵作，夜间明显，严重时通宵咳嗽不止，甚则恶心、呕吐，小便失禁，胃脘不适。咽中异物感，咳少量白黏痰，胸闷不适，或有鼻塞、喷嚏，纳差。舌淡，苔白腻，脉细滑。既往有过敏性鼻炎、过敏性皮疹、慢性胃炎等病史；有哮喘家族史。

辨　证　风痰阻肺，肺气郁闭。

治　法　祛风化痰止咳。

处　方　自拟行气化痰汤加减。

枳壳 12g，紫苏梗 18g，法半夏 9g，茯苓 15g，橘红 10g，矮地茶 18g，木蝴蝶 5g，桔梗 10g，防风 10g，荆芥 12g，炙麻黄 6g，苦杏仁 9g，紫苏叶 20g，炙甘草 5g。7 剂。每日 1 剂，水煎服。

二诊：服药 7 天后咳嗽咳痰症状基本缓解，稍见咽干咽痒，吹风或多语时仍稍有轻咳，予原方改紫苏梗 15g，矮地茶 15g，炙麻黄 5g，去荆芥，加南沙参 12g。续服 14 剂，诸症悉止。嘱其注意防寒保暖，避免接触过敏物品，忌食辛辣、烧烤、生冷食品，忌烟酒，酌情锻炼。1 年后随访咳嗽未再复发。

解　析　哮喘发病不离风邪和痰邪，然风邪痰邪是否发病则取决于肺气的宣降是否正常。此例患者咳嗽甚剧，严重时阵发频咳，通宵难寐，甚至出现小便失禁、呕吐昏厥症状。可见其肺气宣发肃降失常，故用炙麻黄配苦杏仁，枳壳配桔梗以复宣降，法半夏配橘红化痰行气，荆芥、防风、紫苏叶解风邪，配合矮地茶、木蝴蝶加强化痰止咳之功。做到顺气、祛风、化痰相结合。

指导老师按语　在临床中使用药对、药组，两药相伍谓药对，三药以上相伍谓药组。药对、药组是古今医家临床处方用药的经验积累，是中医临床取效的一大法宝。恰当的药对、药组运用，可增强药力，提高疗效，减缓药物不良反应。

（湖南省中医药研究院附属医院李仲普，指导老师：胡学军）

医案六

李某，男，66岁。2023年8月18日初诊。近半月来出现咳嗽气促，活动后气促加重，无痰，四肢乏力，发热，午后明显，臀部疼痛，夜寐欠安，睡后易醒，食纳一般，二便可。10余天体重下降约5kg。舌质淡红，苔黄腻厚，脉数。查血常规：白细胞 13.18×10^9/L，红细胞 1.87×10^{12}/L，血小板 637×10^9/L，血红蛋白79g/L。

辨　证　湿热内蕴，升降失调。

治　法　宣畅气机，清利湿热。

处　方　三仁汤合藿朴夏苓汤加减。

广藿香9g，佩兰9g，淡竹叶12g，茯苓15g，石菖蒲10g，豆蔻3g，砂仁3g，法半夏9g，紫苏叶9g，葛根9g，焦山楂9g，炒鸡内金9g，六神曲9g，滑石粉10g。5剂。服药5剂后，患者食欲明显好转，诉近年从未有过如此想吃东西的欲望，四肢乏力减轻，无发热、头晕头痛、腹痛腹胀、恶心呕吐等不适，面色及手指变红润，胸闷明显好转，夜寐可，食纳正常，二便可。舌质淡红，苔薄白，脉濡缓。查血常规：红细胞 2.98×10^{12}/L，血小板 322×10^9/L，血红蛋白93g/L。上方有效，继服5剂以巩固疗效。

解　析　湿热内蕴，内阻脾胃气机，升降失调，三焦被湿邪阻滞。三仁汤畅上中下三焦气机，去上中下三焦湿邪；因患者主要病因为湿邪内蕴，故藿朴夏苓汤则以化湿邪为重。湿为阴邪，在用药过程中不可过用凉药，以致湿邪凝滞。

指导老师按语　此案为咳喘伴贫血病例，而案中无一补血之品，全是畅气机，祛湿邪之药。效果之显著是西医无法达到的，关键在于辨证之准确。中医一定要使用中医思维，以辨证论治为基础，切不可以辨病代替辨证。

（湖南省中医药研究院附属医院李仲普，指导老师：胡学军）

医案七

李某，男，70岁。2023年5月2日初诊。症见：喘息气促，活动后明显，咳嗽少痰，有少量白色泡沫痰，口干，嘴唇及鼻腔干燥，精神差，纳差，夜寐一般，二便尚可。舌淡少津，苔薄黄，脉弦细。患者需携氧气罐方能外出，不吸氧情况下血氧饱和度仅70%。患者2022年10月15日在马王堆医院发现肺部肿块，后在中南大学湘雅二医院行活检确诊为中分化鳞癌，2023年4月5日在中南大学湘雅医院行肺部CT：支气管疾患，肺气肿（中央型、重度），左肺上叶、双肺下叶炎症；左肺上叶尖后段、右肺上叶尖段及后段结核可能性大，CT表现为稳定型。

辨　证　气阴两虚，痰湿内生。

治　法　益气养阴，除湿化痰。

处　方　生脉散合二陈汤加减。

人参10g，麦冬15g，醋五味子5g，玉竹15g，北沙参15g，干石斛15g，鳖甲胶10g，燀苦杏仁9g，陈皮9g，茯苓15g，芦根15g，太子参15g，天花粉15g，佩兰6g，薏苡仁20g，法半夏9g，炒白芥子9g，天竺黄15g，胆南星10g。7剂。

二诊：2023年5月14日。患者症状明显好转，纳食明显增加，舌苔渐见津液。效不更方。7剂。

三诊：2023年7月15日。行肺部CT：右肺上叶后段斑片影，考虑肺恶性肿瘤治疗后改变可能，建议追踪复查；双肺多发斑片影较前减少，呈现部分纤维、硬结灶，建议追踪复查；支气管疾患、肺气肿并肺大疱形成。患者症状进一步好转，可在外散步2h，无明显气促胸闷。原方加减：太子参15g，玉竹15g，干石斛15g，燀苦杏仁9g，陈皮9g，茯苓15g，芦根15g，天花粉15g，佩兰7g，薏苡仁30g，法半夏9g，炒白芥子9g，天竺黄15g，胆南星10g，广藿香7g，麸炒苍术7g，党参10g。15剂巩固疗效。

解　析　患者新型冠状病毒（新冠）感染后，又在年前确诊为肺癌，双重打击，导致肺功能极差。此类患者多为本虚标实，本为气阴两虚，标为痰湿内生。生脉散为益气养阴之祖方，而力量稍显不足，故加太子参、玉竹、干石斛、天花粉等以助之。二陈汤为除痰湿之祖方，但药物偏燥，且多为温热之品。故加炒白芥子、天竺黄、胆南星等以除痰热。痰浊内生，气机必阻，故以广藿香、佩兰、燀苦杏仁以宣气机。

指导老师按语　病情复杂的患者，我们辨证时要注重标本兼治。切不可在治标之时而忘其本。遣方用药要注重患者体质，精准用药，因人施药，切不可药物堆砌，毫无章法。

（湖南省中医药研究院附属医院李仲普，指导老师：胡学军）

医案八

周某，男，66岁，因反复胸闷、气促1年余就诊。现病史：患者诉1年前无明显诱因出现胸闷、气促，常于劳累、爬楼梯后出现，伴心悸、心慌，无胸痛，于外院诊断为冠心病（具体不详），未规律服用相关药物，现为求进一步诊疗至我院就诊。现症见：阵发性胸闷、气促，劳累后明显，呈心前区不适感，无胸痛，伴心悸、乏力，手足不温，畏冷，无咳嗽，双下肢无水肿。纳寐可，大便干，夜尿频，每夜 4～5 次。查体：血压（BP）145/90mmHg（药后）。舌暗红，苔白腻，脉弦。既往有高血压病史 9 年余，现规律服用"苯磺酸左氨氯地平片（施慧达）1 片，口服，每日 1 次"控制血压，未规律检测血压。

辨　证　气虚痰热。

治　法　益气活血，清痰化瘀。

处　方　生脉陷胸汤合丹参饮加减。

党参 10g，五味子 5g，麦冬 10g，瓜蒌子 10g，黄连 6g，法半夏 10g，丹参 15g，木香 6g，砂仁 6g，黄芪 15g，紫菀 10g，川芎 10g，全蝎 3g，苦杏仁 10g，生姜 3 片。14 剂，每日一剂，分早晚温服。

二诊：服用 14 剂后复诊，诉服药后胸闷、气促减轻，二便调，仍有乏力、畏冷，舌暗红，苔白腻，脉小弦。守方加茯苓 10g。更服 14 剂。

解　析　患者为老年男性，平素饮食不节，喜好食用油炸、糖渍等肥甘厚味及辛辣之类，致使痰热内生于脉管，痹阻心脉，血行不利，则生瘀血，瘀血与痰热搏结，心脉不通，心失所养，故见胸闷、气促；患者年老久病，痰热之邪日久则耗伤正气，故见手足不温、畏冷乏力。治疗宜益气活血，清痰化瘀。方中党参、黄芪益气健脾，丹参益气兼有活血之功，黄连、瓜蒌子、法半夏清热化痰，木香、砂仁理气调中，川芎、全蝎通络化瘀，紫菀、苦杏仁、麦冬、五味子收敛气阴，诸药合用，补气通络，痰热得清，病自可安。

指导老师按语　按患者既往病史及现有症状，按胸痹辨证施治。饮食不节，起居无常，百病丛生，该患者便是饮食结构不调，过食辛辣油腻，痰热内生而致病。本病案用药在清热化痰通络的同时，注意患者年老久病，应固护气阴，使邪去而正气存则胸痹缓。

（湖南中医药大学第一附属医院谭琦，指导老师：程丑夫）

医案九

胡某，女，28 岁，2022 年 11 月 7 日来诊。主诉：咽痛伴咳嗽 2 天。现病史：患者自诉 2 天前因受凉后出现咽痛伴咳嗽，因妊娠 38 周，前往呼吸内科就诊未予以处方用药，建议去中医科就诊。现症见：咽痛，咽干，咳嗽，无咯痰，无鼻塞流涕，纳可，寐欠佳，二便调。咽不红，舌淡红，苔薄白，脉滑，右寸略浮。

辨　证　少阴咽痛。

治　法　散寒利咽。

处　方　半夏散及汤合桔梗汤加减。

姜半夏6g，桂枝6g，桔梗10g，紫苏叶10g，甘草6g。3剂，水煎服，每日一剂，分数次一次少量温服，徐徐咽下。

患者服药3剂后咽痛、咽干及咳嗽症状均明显好转，患者不愿继续服药，嘱患者注意保暖，多喝温开水，指揉天突穴。

解　析　《伤寒论》："少阴病，咽中痛，半夏散及汤主之。""少阴病，二三日，咽痛者，可与甘草汤；不差者，与桔梗汤。"

指导老师按语　本例患者为孕妇，妊娠期间处方用药尤需谨慎，但只要辨证准确，有是证用是方，有故无殒，亦无殒也。患者感寒后出现咽痛，咽不红，考虑少阴感寒所致，以半夏散及汤合用桔梗汤加减而获效。

（南华大学附属第一医院彭果然，指导老师：刘鑫）

医案十

李某，女，68岁，2023年6月12日初诊。主诉：咳嗽半月余。现病史：患者自诉2023年5月25日感染新冠后一直咳嗽，咯白痰，自行在药店购买止咳化痰类中成药（具体不详）症状未见改善。现症见：咳嗽，咯白色黏痰，胸闷，无气促，无鼻塞流涕，口苦，纳寐可，二便调。舌淡红，苔薄黄，脉弦。

辨　证　风邪袭肺。

治　法　疏风宣肺止咳。

处　方　桑贝止嗽散加减。

前胡10g，桔梗10g，紫菀10g，荆芥10g，百部10g，陈皮10g，桑白皮15g，浙贝母3g，枇杷叶10g，旋覆花10g，甘草6g。7剂，水煎服，每日一剂，分2次温服。

二诊：2023年6月21日。患者咳嗽咯痰较前明显减轻，偶有干咳，无胸闷气促，继续守方治疗7剂后，患者未再咳嗽。

解　析　本例患者感染新冠后一直咳嗽，中医辨证考虑风邪袭肺致肺失清肃，故咳嗽不止，予以桑贝止嗽散加减治疗后疗效满意。

指导老师按语 该例患者感染新冠后出现咳嗽，时间较短，按外感咳嗽论治，辨证为风邪袭肺，痰黏苔薄黄有化热之势，故取止嗽散加桑白皮、浙贝母治疗，酌加旋覆花及枇杷叶降气止咳以提高疗效。

（南华大学附属第一医院彭果然，指导老师：刘鑫）

医案十一

刘某，女，60岁，2023年5月12日初诊。主诉：咳嗽伴发热10天，加重4天。现病史：患者10天前出现咳嗽，伴低热，体温38℃，未引起重视。4天前出现咳嗽，咳黄痰，高热，体温高达40℃，在当地医院行肺部CT示右肺感染，予以抗感染、化痰等药物输液治疗（具体药物不详）后高热已退，仍咳嗽咯痰，为寻求中医治疗来诊。现症见：咳嗽，咯黄白色黏痰，量不多，低热，体温37.7℃，无胸闷气促，无口干口苦，皮肤湿润，纳差，寐可，二便调。舌淡暗，苔薄黄，脉浮。

辨　证 邪热壅肺。

治　法 辛凉透邪，宣肺止咳。

处　方 麻黄杏仁甘草石膏汤合止嗽散加减。

生麻黄6g，生石膏15g，苦杏仁10g，前胡10g，桔梗10g，紫菀10g，荆芥6g，百部10g，浙贝母15g，桑白皮15g，白茅根15g，甘草6g。5剂，水煎服，每日一剂，分2次服。

二诊：2023年5月19日。患者咳嗽较前减轻，无明显咯痰，无发热，调整处方为桑贝止嗽散加矮地茶15g。继服7剂后，患者咳嗽明显好转。

解　析 本例患者邪热壅滞于肺，肺失宣降，故咳嗽，咯痰，发热，予以麻黄杏仁甘草石膏汤合用止嗽散加减治疗后仅遗咳嗽，调整处方为桑贝止嗽散加矮地茶治疗后咳嗽明显好转。

指导老师按语 《伤寒论》言："汗出而喘，无大热者，可与麻黄杏仁甘草石膏汤主之。"该患者高热已退，余热未尽，热郁于肺，咳黄痰，汗出，苔薄黄，以麻黄杏仁甘草石膏汤清热宣肺，以止嗽散止咳。

（南华大学附属第一医院彭果然，指导老师：刘鑫）

医案十二

彭某，女，63 岁，2023 年 7 月就诊。主诉：咳嗽 5 个月，2023 年 2 月开始出现背恶寒后咳嗽，咯少许白痰，曾在医院就诊，症状无明显改善。2023 年 6 月 5 日至中南大学湘雅医院就诊，镜检支气管炎症，肺功能正常。2023 年 6 月 2 日 CT 示双肺多发微小结节，双肺下叶后基底段、右肺中叶内侧段及左肺上叶下舌段少许炎症，支气管疾患，经用药后症状无改善。现咳嗽、咽痒，干咳，阵发性连续性咳嗽，咯少许白痰，情绪急，乳胀，口苦，纳可，入睡难，易醒，醒后难寐，多梦，鼻塞，喷嚏，回抽清痰，感寒则喷嚏，大小便可，舌淡苔暗，苔薄微黄，脉沉。

辨 证 肝气不舒，痰气郁结。

治 法 疏肝理气，化痰止咳，肝肺同调。

处 方 柴朴汤合止嗽散加减。

白参 10g，陈皮 10g，桔梗 10g，桑皮 10g，紫苏叶 10g，柴胡 6g，紫菀 10g，旋覆花 10g，厚朴 15g，茯苓 10g，法半夏 10g，赭石 10g，前胡 10g，黄芩 6g，甘草 6g。10 剂，水煎服，1 天 2 剂，早晚分服。

解 析 柴朴汤是用《伤寒论》小柴胡汤与《金匮要略》半夏厚朴汤的合方，其方组成为柴胡、半夏、党参、甘草、黄芩、生姜、大枣、厚朴、茯苓、紫苏叶。方中柴胡调达肝气而和少阳之枢，法半夏荡涤肺痰而解太阴之困，共调肝肺而为君药；黄芩清解少阳以助柴胡，兼清肺热，厚朴畅达阳明之腑以消肺痰，二者皆为臣药；白参补益中焦以裹后天，茯苓渗解湿浊以破中土之困，紫苏叶畅脾胃之气以宽中，以上皆为佐药；甘草调和诸药、清解热毒而为佐使药。诸药相伍，共奏疏肝行气、化痰散结之效。

止嗽散出自清代程国彭的《医学心悟》，由白前、陈皮、桔梗、甘草、荆芥、紫菀、百部组成。《医学心悟》载止嗽散"温润和平，不寒不热，既无攻击过当之虞，大有启门驱贼之势，是以客邪易散，肺气安宁"。本方中紫菀为君药，二者均可入肺，二者药性温和，紫菀可温肺、止咳、化痰；桔梗为臣药可开宣肺气，二者合用可使肺气畅通，对止咳功效起到增强作用；陈皮药性温和味苦，有理气化痰的作用；甘草能调和诸药，同时又有清热解毒、化痰止咳、平喘的功效。全方可达到化痰止咳、宣肺疏风、清热理气的治疗效果。

指导老师按语 咳嗽 8 周以上为慢性咳嗽，而且该患者咳嗽 5 个月伴咽痒、干咳、咯少许白痰，情绪易急躁，当属风咳范畴。情绪急与肝有关，则可除外单纯外风所致。取柴朴汤疏肝解郁化痰，可帮助止咳。取止嗽散止咳为主，共同理气疏肝止咳。

（南华大学附属第一医院薛晓，指导老师：刘鑫）

医案十三

刘某，男，64岁。主诉：咳嗽、气促、哮鸣多年，加重2年。现咳嗽，伴哮喘，活动后气促，晨起痰多。查体：呼吸稍促，痰鸣音少，未闻哮鸣音，未闻湿啰音。舌偏红，苔薄白，脉弦滑小数。诊断：喘证。

辨　证　肺肾气虚。

治　法　补肾纳气，止咳平喘。

处　方　虚喘汤加减。

补骨脂20g，熟地黄20g，当归10g，蜜麻黄10g，苦杏仁10g，法半夏10g，陈皮10g，细辛3g，制附片（先煎）10g，肉桂6g，黄芩10g，甘草6g。7剂，水煎服，早晚分服。

解　析　喘息性支气管炎等疾病属于中医学"喘证"范畴，临床上以反复发作的咳嗽、咳痰、气促为主要表现。久病肺虚，气失所主，气阴亏耗，肾元亏虚，肾不纳气则见短气喘促，治宜补肾纳气，止咳平喘。方中以补骨脂、熟地黄补肾益气，填精益髓；制附片为温里药，肉桂、细辛相须为用，可温中助阳解表，温肺化饮祛痰；蜜麻黄、苦杏仁宣肺平喘，两药合用，一宣一降，以复肺宣降之权；陈皮、法半夏燥湿化痰；当归补血活血，润肠通便，《本草求真》关于当归的记载有："是以气逆而见咳逆上气者，则当用此以和血，血和而气则降矣。"黄芩清热以制诸药过热；甘草调和诸药。诸药合用，共奏补肾纳气、止咳平喘之功效，使肺气得宣，肃降有权，而咳自愈。

指导老师按语　《景岳全书》言："实喘者有邪，邪气实也；虚喘者无邪，元气虚也。"该患者以咳嗽、气促、哮喘为主要表现，动则气喘，必为虚喘。《医学心悟》云："外感之喘，多出于肺，内伤之喘，未有不由于肾者。"中医认为肺为气之主，肾为气之根，当哮喘发作时肺虚不能主气，肾虚不能纳气，则气逆于上，而发于喘急；脾胃为生化之源，脾虚生痰，痰阻气道则气短。结合舌脉辨证为肺肾气虚证，病位在肺肾，以虚喘汤加减治疗紧扣病机。袁教授在治疗喘证时以治肾为主，常用补骨脂、熟地黄为君，温肾填精，纳气平喘以治其本，佐以苦杏仁、蜜麻黄等宣肺止咳治其标。

（湖南中医药大学中医学院梁昊，指导老师：袁肇凯）

医案十四

龙某，男，66 岁。主诉：咳嗽反复发作 6 年，加重 1 个月。现咳嗽，夜间咳嗽明显加重，咽痒，口干口苦，夜寐差，无哮鸣音。查体：心律齐，无杂音，呼吸尚平稳，双肺未闻及啰音。舌质暗红，苔薄白，脉沉细弦。7 剂，水煎服，早晚分服。

辨　证　痰浊郁肺。

治　法　降气化痰，止咳平喘。

处　方　三子养亲汤加减。

葶苈子 15g，白芥子 6g，紫苏子 10g，桑白皮 15g，苦杏仁 10g，蜜麻黄 10g，陈皮 10g，法半夏 10g，浙贝母 12g，瓜蒌皮 10g，款冬花 12g，甘草 6g。

解　析　慢性支气管炎属中医学"咳嗽"范畴，临床上以反复发作的咳嗽、咳痰为主要表现，其病位在肺，与脾、胃相关，久之及肾。病机为肺失宣降、痰湿内蕴，治宜降气化痰，止咳平喘。方中以性温之白芥子、紫苏子温肺化痰降气，以性寒之桑白皮、葶苈子清肺化痰止咳；蜜麻黄宣肺平喘，与苦杏仁合用，一宣一降，调畅肺中气机。《医贯》记载："故咳嗽者，必责之肺，而治之之法不在于肺，而在于脾。"因脾虚不能运化水液，则聚湿生痰，故以陈皮、法半夏燥湿化痰，以助脾胃运化，使痰自消；浙贝母、瓜蒌皮清热化痰，宽胸理气。款冬花润肺下气，止咳平喘，以防诸药之辛燥。甘草调和诸药。全方寒温并用，集清肺、降肺、润肺于一体，中正平和。

指导老师按语　此案患者咳嗽病程日久，为内伤咳嗽，病位以肺为主，累及脾肾，以三子养亲汤加减治疗，紧扣病机。袁教授在治疗慢性支气管炎时，重视脾肾二脏。"脾为生痰之源，肺为贮痰之器"，常加陈皮、半夏理气健脾，燥湿化痰，以杜生痰之源。麻黄、苦杏仁同入肺经，二药相伍，一宣一降，一刚一柔，互制其偏，其平喘止咳之力益显，故前人素有"麻黄以杏仁为臂助"的说法。

（湖南中医药大学中医学院梁昊，指导老师：袁肇凯）

医案十五

彭某，女，60岁。主诉：咽痒、咳嗽半年。现咽部不适，痰少，痰稀，不喘。查体：咽部充血，双肺呼吸音增粗，主动脉瓣的第二心音（A2）＞肺动脉瓣的第二心音（P2）。舌质淡红，苔薄黄，脉弦滑。

辨　证　痰浊郁肺。

治　法　化痰止咳，清肺利咽。

处　方　清痰咽咳散加减。

南沙参20g，牛蒡子12g，橘红10g，法半夏10g，苦杏仁10g，桑白皮15g，生地黄10g，黄芩12g，黄柏12g，前胡10g，知母15g，甘草6g。7剂，水煎服，早晚分服。

解　析　慢性咽炎属中医学"喉痹"范畴，可发于各阶段人群，临床以反复咳嗽，咽痒，咯痰，咽部充血，咽后壁淋巴滤泡增生为主要表现。常由风热邪毒，壅滞咽喉，气血不调，痰湿内阻而成。肺主气，司呼吸，咽喉为肺之门户，风热邪气犯肺，肺气上逆而咳嗽，肺气不宣，热蒸津液为痰，宣发肃降失常，痰气交阻于咽喉。治宜化痰止咳，清肺利咽。方中以南沙参养阴清肺，益气化痰；牛蒡子味辛发散，以疏风散热，利咽祛痰，共为君药。臣以橘红、法半夏理气健脾，燥湿化痰，以杜生痰之源；苦杏仁苦微温，长于宣肺利气，止咳平喘；桑白皮泻肺平喘，利水消肿；前胡降气化痰，散风清热；黄芩、黄柏清热燥湿，泻火解毒；知母清热泻火，滋阴润燥。诸药合用，共奏止咳利咽之功。

指导老师按语　"喉痹"最早见于《黄帝内经》，如《素问·阴阳别论》："一阴一阳结，谓之喉痹。"多因肺卫失固，风热邪毒乘虚侵犯，从口鼻直袭咽喉，内伤于肺，相搏不去，致咽喉肿痛而发。该患者以咳嗽、咽干、咽痒为特点，伴有夜晚呛咳，结合舌脉辨证为痰浊郁肺证。肺中痰浊郁久而化热，咽为肺道，郁热循经上炎灼伤咽部，桑白皮、知母合用清肺中伏热，黄芩清咽部实热，黄柏助其清热之功，合而治标；肺为娇脏，喜润而恶燥，热邪伤阴，肺热叶焦，肺道失润，故咳嗽咽痒少痰，以南沙参、牛蒡子清热润肺，以治其本，体现了袁教授从肺论治喉痹特点。

（湖南中医药大学中医学院梁昊，指导老师：袁肇凯）

医案十六

张某，男，71岁。因间发胸闷喘息咳痰5年，再发伴发热5天。患者以病毒性肺炎，新型冠状病毒感染收住院。既往有慢阻肺、肺心病、心功能3级病史。辅查示：肺部CT示20%肺野毛玻璃样病变，经皮血氧饱和度87%～90%。现症见：呼吸困难，胸闷喘息，气短心慌，夜间为甚，偶咳，咯白黏痰，腹胀，纳差，发热，予物理降温再反复，大便5天未解，小便黄短而数。诊查：精神萎靡，嗜睡，俯卧位通气，吸氧5L/min，双踝轻度水肿。双肺呼吸音低，可闻及干湿啰音。舌暗胖大齿痕，苔少，脉无力而数。中医诊断：肺胀。

辨　证　寒饮内停。

治　法　降逆饮，益胃气。

处　方　桂枝加厚朴杏子汤加味。

桂枝30g，白芍30g，炙甘草20g，厚朴20g，苦杏仁15g，白术20g，茯苓30g，山茱萸肉90g，干姜30g，生姜30g，党参30g，大枣7枚。3剂。

二诊：上药服3剂，胸闷喘息明显减轻，咳嗽咯痰减少，无发热，胃纳增加，大便已解，脉舌同前，守方续服3剂。

三诊：活动后稍胸闷喘息，无咳嗽咯痰，余诸症悉减，舌暗红，苔薄白，脉滑，嘱守方续服3剂。

解　析　上焦伏饮，复感疫毒，病机系真阳虚衰，中焦虚寒，寒饮上逆，营卫不和，以桂枝加厚朴杏子汤温上焦，降逆饮，益胃气。正如《伤寒论》云："喘家，作桂枝汤，加厚朴、杏子佳。"

指导老师按语　"喘家"指素患咳喘之人（类似于现代医学的慢性阻塞性肺疾病之类的患者），这类人群的病机以"喘嗽气逆"为主，兼有痰饮湿浊，又加之"太阳中风证"，可以在增补气津、调和营卫的基础上加入厚朴、苦杏子仁以下气润降！

（醴陵市中医院易冬花，指导老师：丁桃英）

医案十七

纪某，女，60岁。2022年6月2日就诊。主诉：咳嗽3天。现病史：患者3天前天气变化后出现咳嗽、鼻塞。现症见：咳嗽、阵咳，咯白痰，打喷嚏，纳食差，夜寐可，二便可。舌质红，苔薄白，脉浮数。

辨　证　风邪犯肺。

治　法　疏风宣肺，止咳化痰。

处 方 疏风宣肺汤加减。

前胡 10g，紫菀 10g，浙贝母 10g，苦杏仁 10g，桔梗 10g，薄荷 5g，化橘红 6g，蝉蜕 5g，枳实 10g，法半夏 10g，黄芩 10g，防风 10g，荆芥 10g，辛夷 10g，羌活 10g，甘草 5g。4 剂。

5 天后复诊，症见：咽痒则咳，咯白痰，量不多，余症缓解。舌质红，苔薄白，脉浮数。上方去荆芥、羌活、辛夷，加牛蒡子 10g，化橘红改为 10g。4 剂。

解 析 《素问》中描述："肺风之状，多汗恶风，色皏然白，时咳短气，昼日则差，暮则甚，诊在眉上，其色白。"巢元方的《诸病源候论》中提及"又有十种咳。一曰风咳，欲语因咳，言不得竟是也"。本案主要病机为风邪所犯，肺失宣肃，邪阻肺络，气道痉挛。临证选方上范师多以疏风宣肺汤（前胡、桔梗、苦杏仁、薄荷、忍冬藤、紫菀、浙贝母、化橘红、百部、蝉蜕、蓝布正、甘草）加减以疏风宣肺，缓急止咳。本案风咳兼有邪犯鼻窍，表邪明显，故加辛夷、荆芥、防风等疏风散邪。

指导老师按语 临床上根据风性"善行而数变""风盛则挛急""风盛则痒"的致病特点，结合患者咳嗽、咽痒明显等症状，在风、寒、湿、痰等众多病理因素中，以风邪最为常见，基本病机为风邪伏肺，遇感触发，发为咳嗽。自拟疏风宣肺汤，临床卓有疗效。

（湖南中医药大学第一附属医院姚璐莎，指导老师：范伏元）

医案十八

熊某，男，67 岁。初诊 2022 年 1 月 4 日。主诉：反复气促 20 余年，再发加重 1 周。现病史：一周前洗澡时受凉发作，症见喘息气促，胸闷不舒，夜间难以入睡，咳嗽痰多，喉中痰鸣，质稠色白，饮食减少，恶心欲吐，时感气短乏力，身体消瘦，精神欠佳，畏寒喜暖，舌淡苔白腻，脉沉弦滑。既往史：既往慢性阻塞性肺疾病 20 余年，冠心病 10 余年，高血压 10 余年。

辨 证 肺肾气虚。

治 法 化痰降逆，纳肾平喘。

处 方 苏子降气汤合三子养亲汤加减。

莱菔子 15g，紫苏子 15g，姜半夏 6g，厚朴 6g，当归 10g，前胡 10g，沉香 10g，胡桃肉 10g，肉桂 5g，白芥子 10g，党参 20g，黄芪 30g，茯苓 20g，补骨脂 9g，苍术 6g，陈皮 6g，苦杏仁 10g，炙甘草 5g。7 剂。

二诊：2022 年 1 月 11 日。患者现诉喘息气促较前明显好转，咳嗽咳痰稍好转且痰量明显减少，胸部稍感闷胀，时感恶心欲吐，仍诉不思饮食，乏力气短，精神一般，舌淡苔稍白腻，脉沉弦滑。在原方基础上将莱菔子、紫苏子减至 10g，苦杏仁减至 6g，另加大枣 10 枚，麦芽、谷芽、山药、白术各 15g。7 剂。

三诊：2022 年 1 月 18 日。患者现诉喘息气促胸闷症状显著改善，仍时有轻微咳嗽咳痰症状，胃纳好转，时感四肢乏力，舌淡、苔白，脉沉弦细。治以健脾益气，纳肾平喘。处方黄芪 30g，党参 20g，麦芽 15g，谷芽 15g，莱菔子 15g，白术 15g，山药 15g，茯苓 15g，紫苏子 10g，陈皮 6g，姜半夏 6g，五味子 6g，炙甘草 5g。服用月余后喘证发作次数明显减少，一般情况好转，嘱患者平素常服六君子丸。

解　析　喘证是一种以呼吸急促、困难，甚至张口抬肩，鼻翼扇动，不能平卧为主要临床症状特征的疾患。喘证的治疗应分虚实。一般而言，实喘其治主要在肺，治予祛邪利气，区别寒、热、痰的不同，采用温宣、清肃、化痰等法；虚喘治在肺肾，尤以肾为主，治予培补纳气，针对脏腑病机，采用补肺、补肾、益气、养阴等法。若虚实夹杂，下虚上实者，又当分清主次，权衡标本，统筹兼顾。

本案病机特点为上实下虚，"下虚"为肺病日久，肺之气阴亏耗，不能下滋于肾，加之劳欲伤肾，肾精亏耗，气失摄纳，逆气上奔为喘；"上实"为水不化气而致水泛为痰。故治疗在于化痰降逆，纳气平喘，使用紫苏子降气汤合三子养亲汤加减，一诊后喘促好转，二三诊加强健脾益气化痰之功。

指导老师按语　中医的精髓在于辨证施治，不拘泥于经典，不死记方药，本案初看似为肾不纳气证，实则为上实下虚喘咳证。

（湖南中医药大学第一附属医院姚璐莎，指导老师：范伏元）

医案十九

林英，女，66 岁。2022 年 10 月 12 日初诊。主诉：反复咳嗽咳痰 4 年。现病史：咳嗽咳痰，白色黏痰，难以咯出，早晚咳甚，伴气促活动后甚，双眼干涩，全身多处干痒，两侧胁肋部胀痛，纳可，寐欠佳，易醒，夜尿频，每晚 3 次，小便黄，大便稀，不成形，每日 1～2 次，自觉汗出明显。舌质淡红，苔薄黄，脉细弦。

辨　证　痰热郁肺。

治　法　清热宣肺，化痰平喘。

处　方　定喘汤加减。

蜜麻黄 10g，白果 10g，款冬花 10g，法半夏 10g，桑白皮 10g，紫苏子 10g，黄芩 10g，苦杏仁 10g，桔梗 10g，浙贝母 10g，矮地茶 15g，前胡 10g，百部 10g，牛蒡子 10g，甘草 5g。7 剂。

二诊：2022 年 10 月 19 日。现咳嗽咳痰，痰黏难咯，色灰黑，早晚咳剧，伴气喘，头闷痛，汗多，小便色黄，难解，大便难解，纳可，寐不安。舌淡红，苔薄黄，脉细弦。

辨　证　痰热郁肺，气阴亏虚。

治　法　益气养阴，化痰定喘。

处　方　生脉散合二陈汤加减。

鲜人参 10g，麦冬 15g，五味子 10g，瓜蒌皮 10g，法半夏 10g，陈皮 10g，黄芩 10g，红景天 10g，浙贝母 15g，苦杏仁 10g，厚朴 10g，合欢皮 15g，薄荷 5g，甘草 5g。7 剂。

三诊：2022 年 10 月 26 日。咳嗽咳痰症状较前好转，咳少量白色黏痰，不易咯出，伴气喘，汗出现象较前好转，口干口苦，大便不成形，1 天 1 次，小便黄。舌质淡红，苔薄黄，脉细弦。处方：鲜人参 10g，麦冬 15g，五味子 10g，瓜蒌皮 10g，浙贝母 10g，法半夏 10g，陈皮 10g，茯苓 15g，蜜麻黄 5g，佛手 10g，广木香 5g，泽泻 10g，厚朴 10g，天竹黄 10g，甘草 5g。7 剂。

解　析　慢性支气管炎属中医咳嗽范畴。中医辨证咳嗽是指肺气不清，失于宣肃，上逆作声。咳嗽、咯痰是本证的主要症状。外感引起的咳嗽、咯痰大多伴有发热、头痛、恶寒等，起病较急，病程较短；内伤所致咳嗽，一般无外感症状，起病慢，病程长，常伴有脏腑功能失调的证候。此证多因邪热犯肺，肺热炽盛，灼伤肺津，炼液为痰；或素痰内盛，郁而化热，痰热郁结，壅阻于肺所致。痰热郁肺，肺失清肃，痰阻气道，发为喘促。故治以清热化痰为主，常予定喘汤加减。病久肺脾气阴损伤，治以益气养阴，化痰定喘，予以生脉散合二陈汤加减。

指导老师按语　此证若咳痰不爽、咽喉不适者加桔梗、薄荷；痰多色黄者加浙贝母、矮地茶；若热象甚，伴有肝郁者，则选用柴芩温胆汤加减；若兼有大便秘结者，加大黄、苦杏仁；血瘀者可加红景天、丹参等。本证痰热偏甚先祛邪，病久伤精耗气，再祛邪兼顾扶正。

（湖南中医药大学第一附属医院姚璐莎，指导老师：范伏元）

医案二十

王某，男，39岁，2022年4月12日初诊。主诉：反复咳嗽3周余。现病史：患者3周前因着凉后出现反复咳嗽，咳白脓痰，易咳出；夜间咳嗽尤甚，影响睡眠，咽痒咽干，鼻塞流涕，四肢乏力，头痛头晕，口干口苦，纳食一般，夜寐差，二便尚可。舌尖边红，苔白，脉弦滑。辅助检查：2022年2月15日肺部CT：右肺下叶背段钙化灶；双肺少许慢性炎症。

辨　证　风寒犯肺。

治　法　疏风宣肺，化痰止咳。

处　方　疏风宣肺汤加减。

前胡10g，紫菀10g，百部10g，荆芥10g，防风10g，矮地茶15g，款冬花10g，法半夏10g，桑白皮10g，紫苏子10g，枳壳10g，苦杏仁10g，桔梗10g，浙贝母10g，牛蒡子10g，甘草5g。7剂。

二诊：2022年4月19日。现患者仍咳嗽咳痰，痰黏难咯，色白，晚间咳剧，咽干咽痒、头痛头晕较前好转，时感四肢乏力，纳可，寐不安，二便调。舌淡红，苔薄黄，脉细弦。治法：益气养阴，化痰止咳。处方：鲜人参10g，前胡10g，防风10g，麦冬15g，五味子10g，瓜蒌皮10g，法半夏10g，黄芩10g，红景天10g，浙贝母15g，苦杏仁10g，厚朴10g，合欢皮15g，薄荷5g，甘草5g。7剂。

三诊：2022年4月27日。病史同前。现患者咳嗽咳痰较前好转，以干咳为主，无明显咽干咽痒、鼻塞流涕，时感四肢乏力，纳可，寐不安，二便可。舌淡红，苔薄黄，脉细弦。治法：益气养阴，化痰止咳。处方：鲜人参10g，沙参10g，防风10g，麦冬15g，五味子5g，淡竹叶10g，法半夏10g，红景天10g，浙贝母15g，苦杏仁10g，厚朴10g，合欢皮15g，郁金10g，薄荷5g，甘草5g。7剂。

解　析　在原有呼吸道感染症状消失之后，咳嗽症状仍然反复发作，持续3～8周，甚至8周以上，以刺激性的干咳或咳少许白黏痰为主要表现，并伴有咽喉发痒或刺激感，血常规及胸部影像学无异常发现，临床称之为感染后咳嗽。当属中医咳嗽病中的"风咳""燥咳""久咳"等范畴。本案病机关键在于积久之风邪未除，痰湿未尽。治当疏风宣肺，止咳化痰。疏风宣肺汤正是在此基础上所创的。方中紫菀苦微温而润，润肺降逆止咳；百部甘苦善于止咳化痰；前胡降气化痰；苦杏仁味苦性温，长于宣降肺气，配枳壳可调畅气机，化痰止咳；浙贝母苦甘润，微寒清热，善能润肺化痰；矮地茶、款冬花化痰止咳，桑白皮、紫苏子味甘辛，共奏泻肺平喘之功。荆芥、防风善于辛散，功善祛风解表，为"治风之通用药"，达到祛风止痒之功；甘草利咽止咳，全方共奏疏风宣肺、缓急止咳之效。

指导老师按语 咳嗽病理因素众多，此病例究其原因，责之于风，而归属于"风咳"。风邪所犯，肺失宣肃，邪阻肺络，气道痉挛，遇冷风、油烟刺激等易感因素引发咳嗽，结合患者舌质淡红，苔白，脉弦，辨证为风邪伏肺证。

（湖南中医药大学第一附属医院姚璐莎，指导老师：范伏元）

医案二十一

黄某，男，76岁，2022年10月28日初诊。咳嗽咳痰、气促约3年。现症见：咳嗽，咳白痰，量多，气促，无胸闷胸痛，怕冷，无口干口苦，纳可，寐可，二便调。舌质淡红，苔薄黄，脉弦细。

辨　证 外寒里饮。

治　法 解表化饮。

处　方 小青龙汤加减。

蜜麻黄5g，桂枝10g，白芍10g，细辛3g，干姜5g，法半夏10g，五味子10g，川贝母5g，苦杏仁10g，枳壳10g，桔梗10g，百部10g，牛蒡子10g，陈皮10g，甘草5g。7剂，每日一剂，水煎服，早晚分服。

解　析 患者素有内饮，复感风寒，外寒引动内饮所致。治宜解表与化饮配合，使外邪得解，内饮得化。方中蜜麻黄、桂枝相须为用，发汗解表，且蜜麻黄能宣肺平喘咳，桂枝能温阳化内饮，共为君药。干姜、细辛为辛温之品，既温肺以化内饮，又辛散助以解外寒，为臣药。辛温发散，易耗伤肺气且伤津，故用五味子敛肺止咳，白芍益阴血而敛津液，二药与辛散之品相配，既增强止咳平喘之功，又防蜜麻黄、桂板辛散太过，散收相配，相制相成；法半夏燥湿化痰，和胃降逆，共为佐药。方中干姜长于温暖脾肺而化饮，细辛长于解表温肺而化饮，五味子长于收敛肺气而止咳，凡寒饮犯肺之咳喘，三药合用，无有不验，是温肺化饮的常用组合。再佐以川贝母、苦杏仁、桔梗、百部等止咳化痰理气之品。

指导老师按语 小青龙汤为治外感风寒，内停水饮之咳喘证的常用方，以恶寒、发热、无汗、喘咳、痰白清稀为辨证要点。方中药物多为温燥之品，故阴虚干咳无痰或痰热证者，不宜使用。

（湖南中医药大学第一附属医院徐豫湘，指导老师：范伏元）

医案二十二

郭某，男，39 岁，初诊日期为 2021 年 11 月 27 日。患者 3 年前着凉后出现咳嗽、咽痒，于当地行对症诊疗后症状减轻（具体不详），仍有反复咳嗽，因不严重未予重视，1 周前着凉后症状复发加重，遂来就诊。现症见：咳嗽、咽痒，以白天为主，痰少而黏，色黄，伴口干口苦，受凉后咳嗽加重，自觉乏力，无发热出汗，纳寐可，小便正常，大便干结，2 日 1 行，舌质红，苔黄腻，脉弦。既往抽烟 20 余年。

辨　证　燥热伤肺，灼津成痰。

治　法　润肺清热，理气化痰。

处　方　贝母瓜蒌散化裁。

桔梗 15g，化橘红 5g，荆芥 15g，百部 15g，法半夏 10g，苦杏仁 10g，牛蒡子 15g，茯苓 15g，瓜蒌 10g，贝母 15g，五味子 15g，百合 20g，甘草 5g。7 剂，每日一剂，水煎分 2 次服。

二诊：7 剂药后，咳嗽好转，黏痰清，不觉咽痒、口干、口苦，大便 1 日 1 行，上方去荆芥、牛蒡子，加麦冬 30g，西洋参 10g。7 剂。半月后随访，已无咳嗽。

解　析　此患者为中年男性，既往有 20 余年抽烟史，又感寒后咳嗽迁延不愈，肺脏气阴先伤，适秋季燥邪当令，肺最易伤，邪害空窍，灼津成痰，气阻上逆，故而咳嗽、咽痒，痰少而黏，口干口苦，一派温燥灼伤肺津之象，又兼痰阻肺窍，肺气不利。治宜润肺清热，理气化痰，方中贝母、瓜蒌、百部、牛蒡子清热涤痰，利气润燥；荆芥祛风散邪；茯苓健脾渗湿以杜痰根；法半夏、化橘红理气化痰而利肺气；桔梗、苦杏仁宣降肺气，使治节有权；百合、五味子润肺敛气，补气阴之衰；甘草调和诸药。诸药相伍，以肺得清润而燥痰自化，宣降有权而咳逆自平，病自痊愈。

指导老师按语　此案为典型之燥咳，然而温燥之象背后，又有痰热作祟，肺体自虚，故而不能仅仅滋阴润肺，还需化痰理气，兼顾肺虚，医者需详查病情，对症下药，清滋并行，润燥齐下，谨守病机，方能效如桴鼓。

（湖南中医药大学第一附属医院姚璐莎，指导老师：范伏元）

医案二十三

罗某，女，64 岁。初诊日期为 2023 年 4 月 19 日。因咳嗽 1 月余就诊。现症见：咳嗽，咯痰，痰较多，刺激后咽喉不适，无胸闷气促，纳差，大便不规律，小便少。舌质偏淡，苔薄黄，脉细。

辨　证　风邪犯肺。

治　法　疏风宣肺，化痰止咳。

处　方　疏风宣肺汤加减。

前胡 10g，紫菀 10g，川贝母 5g，苦杏仁 10g，枳壳 10g，法半夏 10g，紫苏梗 10g，黄芩 10g，百部 10g，陈皮 10g，薄荷 5g，旋覆花 10g，牛蒡子 10g，矮地茶 15g。7 剂，每日一剂，水煎服，早晚分服。

解　析　风邪侵袭人体机表，痹阻肺气，肺气失宣，气机升降失常，故而可见咳嗽；肺与咽喉相通，肺气郁闭，郁而化热，故见咽喉不适感；子病及母，肺病会影响脾胃功能，故而出现纳差；肺为储痰之器，脾为生痰之源，肺、脾功能失常导致咳嗽痰多；肺与大肠相表里，肺失肃降会导致大便不规律。综合舌脉症，总属风邪犯肺，痰气郁结之咳嗽。方中紫菀辛温润肺，苦温下气，补虚调中，治寒热结气，咳逆上气。前胡降气化痰，散风清热，川贝母润肺止咳，清火散结，百部润肺下气止咳，苦杏仁止咳化痰，矮地茶化痰止咳，清热利湿，旋覆花降气消痰，枳壳、紫苏梗理气宽中，黄芩清热燥湿，薄荷、牛蒡子疏风清热利咽。全方共奏疏风宣肺、止咳化痰之功。

指导老师按语　本证属风邪犯肺，痰气相搏，风邪侵袭气道故咽痒不适，刺激后易诱发，痰多易咳，痰气互结，故加用川贝母、法半夏等化痰之品。

（湖南中医药大学第一附属医院徐豫湘，指导老师：范伏元）

医案二十四

李某，男，68 岁。主诉：咳喘，气促，胸闷，便秘反复发作。现病史：喘咳，自觉气促，胸闷，背胀，气短，口干，头晕。查体：呼吸急促，散布粗啰音，或伴哮鸣音，舌暗红，苔薄白，脉弦滑细数。

辨　证　肾不纳气。

治　法　降气平喘，补肾纳气。

处　方　麻杏虚喘汤加减。

蜜麻黄 10g，苦杏仁 10g，法半夏 10g，陈皮 10g，细辛 3g，肉桂 6g，补骨脂 20g，熟地黄 20g，当归 10g，紫苏子 10g，射干 10g，黄芩 10g，甘草 6g。7 剂，每日一剂，水煎服，早晚分服。

解　析　《丹溪心法》曰："亦有脾肾俱虚，体弱之人，皆能发喘。"《临证指南医案》云："在肺为实，在肾为虚。"气无所主，肾失纳摄，肾主纳气功能减退，出现气促、气短症状，故成虚喘。肺为贮痰之器。气行不畅，积湿生痰，痰浊水湿停聚于肺。肺与大肠相表里，肺气亏虚，大肠传送无力，故有便秘。久病喘咳，耗气伤阴，又因痰浊壅肺，脉象表现弦滑细数。方中蜜麻黄、苦杏仁、甘草相配，名曰三拗汤，宣肺平喘，降气通肠；佐以陈皮、法半夏理气燥湿化痰；肉桂、补骨脂温补肾阳，纳气平喘；当归养阴，又能润肠通便；紫苏子、射干善于降气，与蜜麻黄相配，用于痰气互结较明显之症。肺为娇脏，喜润恶燥，全方以辛温之品居多，方中配伍一定剂量的黄芩，可起到佐制药的作用，避免过于辛温燥烈伤肺之阴津。甘草缓和药性，共行降气平喘、补肾纳气之效，其病可愈。

指导老师按语　喘证是以呼吸困难，甚至张口抬肩，鼻翼扇动，不能平卧为特征的病证。症状轻重不一，轻者仅为呼吸困难，不能平卧；重者稍动喘息不已，张口抬肩；更甚者喘促持续不解，面青唇紫，肢冷，汗出如珠，发为喘脱。喘证发病部位主要在肺和肾，肺为气之主，司呼吸，为气机出入升降枢纽；肾主纳摄，有助于肺气肃降，正如《景岳全书》所说："肺为气之主，肾为气之根。"喘证在病理属性上有虚实之分，有邪者为实，邪壅于肺，宣降失司；无邪者属虚，因肺不主气，肾失纳摄引起。《景岳全书》云："虚邪之至，害必归阴，五脏之伤，穷必及肾。"治疗虚证，不可操之过急，须长期缓调而图功，其治主要在肺肾，当培补纳摄，标本兼治。蜜麻黄、苦杏仁相配以治咳喘、气促之标，配伍射干治疗痰气互结之症。现代药理学研究表明被苦杏仁酶水解后的苦杏仁苷所产生的物质能增加呼吸深度，射干的乙醇提取物能够明显增加小鼠呼吸道排痰量。《景岳全书》曰："虚喘者无邪，元气虚也。"熟地黄、当归滋阴助阳；肉桂、补骨脂温肾纳气以治虚喘之本；法半夏、陈皮理气化痰使气顺而痰消，配伍紫苏子降气平喘，润肠通便。研究者通过小鼠实验发现半夏生品及其炮制品都具有镇咳祛痰的作用，而紫苏子因富含油脂具有润肠通便之功。加入黄芩、射干以除郁热，同时调和全方温热之性，射干与麻黄是寒温配伍的经典药对，出自《金匮要略》射干麻黄汤，在临床上广泛应用于支气管哮喘的治疗。综上，方中各药相伍，使肾气得纳，肺气得调，咳喘得平。

（湖南中医药大学中医学院简维雄，指导老师：袁肇凯）

医案二十五

王某，男，58岁。2022年8月6日初诊。主诉：咳嗽咳痰，伴气促喘息

10月余，诉10个月前无明显诱因出现咳嗽咳痰，量多，色白质黏；减少吸烟后，症状未见明显减轻，右侧肩胛骨处疼痛，上腹部及脐周有胀痛，无恶心欲呕，活动后有胸闷气促，休息后无好转，纳可，二便可。舌淡暗苔黄腻，脉弦。BP120/80mmHg，检查：肺功能中重度阻塞性通气功能障碍；呼吸肌力测试显示呼吸肌肌力下降。有支气管疾患，肺结节病史。

辨　证　热喘。

治　法　宣肺降气，止咳平喘。

处　方　定喘汤加减。

白果10g，炙麻黄10g，款冬花10g，法半夏10g，桑白皮10g，紫苏子10g，苦杏仁10g，黄芩10g，儿茶6g，川贝母5g，砂仁3g，天麻10g，厚朴10g，枳实10g，甘草6g。14剂，水煎服，每日一剂，早晚2次分服。

解　析　患者吸烟，熏蒸肺叶，炼津为痰，故素体多痰，肺气壅闭，不得宣降，郁而化热。症见咳嗽咳痰伴气促喘息，痰量多，色白质黏等。治宜宣肺降气，止咳平喘，清热祛痰。方中炙麻黄宣肺散邪；苦杏仁、紫苏子、法半夏、款冬花、白果、川贝母降气平喘，止咳祛痰；桑白皮、黄芩、儿茶清泄肺热。诸药合用，使肺气宣降，痰热得清，则喘咳痰多诸症可自除。

指导老师按语　肺气以宣发肃降为顺，肺气上逆则为咳，哮病乃顽痰作祟。朱丹溪云哮喘"专主于痰"。引动"伏痰"或火邪炼津成痰，气逆搏击痰浊而成哮病。《摄生众妙方》的定喘汤，是治疗热喘的良方，方用炙麻黄宣肺散邪以平喘，白果敛肺定喘而祛痰，但从临床来看，特别是初起时发热者，方中的白果不宜用，因为恐收敛而致素痰难以咯出；方中清化热痰之药不够时，可加地龙、牛蒡子、新鲜竹沥利窍化痰；如有肺部感染时，清热解毒之力不足，可加白花蛇舌草、败酱草、葶苈子等。

（湖南中医药大学第一附属医院卢青，指导老师：程丑夫）

2.肺积案

医案一

龚某，女，44岁。初诊：发现肺结节病1年余。1年前体检发现肺结节病，1个月前复查肺部CT时提示肺结节2类，故来就诊。症见：神疲易乏，手脚冰凉，口干，易上火。既往有乳腺结节，低血压病史。舌红苔偏黄，舌根苔偏腻，脉弦细。BP 98/63mmHg。

辨　证　肝郁脾虚，内有郁热。

治　法　疏肝健脾，清热解郁散结。

处　方　逍遥散加减。

柴胡 10g，当归 12g，白芍 15g，茯苓 15g，炒白术 10g，甘草 6g，薄荷 6g，牡丹皮 10g，栀子 10g，党参 10g，麦冬 15g，黄芪 15g，桂枝 10g，生姜 5 片为引。15 剂。

二诊：乏力好转，手脚冰凉如旧，易咽喉不适，口干，受凉后咳嗽，寐差。舌红，舌根苔黄腻，脉弦细。处方：柴胡 10g，当归 12g，白芍 15g，茯苓 15g，白术 10g，甘草 6g，薄荷 6g，牡丹皮 10g，栀子 10g，黄芪 15g，桂枝 10g，猕猴桃根 15g，山慈菇 6g，薏苡仁 30g，玄参 10g，陈皮 15g，生姜 5 片为引。15 剂。

药后乏力好转，手脚稍感微温，口干减轻，睡眠改善。

解　析　神疲乏力、手足凉为气血亏虚之象，又兼见口干、舌苔黄腻等表现考虑内有郁热，故予丹栀逍遥散加减以疏肝解郁，健脾。方用茯苓、炒白术、甘草、党参、黄芪以健脾益气，当归、白芍补血养血，柴胡、薄荷、牡丹皮、栀子疏肝除郁热，桂枝、生姜助气机达四末，麦冬甘寒生津，治疗口干。复诊加猕猴桃根清热、活血散结，山慈菇清热解毒、化痰散结，薏苡仁渗湿健脾、解毒散结，玄参清热降火、解毒散结；陈皮理气健脾、燥湿化痰，一可助党参、黄芪补而不滞，二可助柴胡、薄荷理气疏肝，三可助化痰散结。

指导老师按语　患者女性，年过四十，气血渐虚，天癸将绝，易出现气血精气不足之证，肝体阴用阳，气血精气不足，致肝失所养，肝气疏泄失常，出现肝郁气滞、郁而化火等证，故治疗常用逍遥散类。肺结节、甲状腺结节、乳腺结节、乳腺小叶增生、乳腺囊肿均属有形之邪，可以逍遥散合理气、化痰、活血、清热之品治疗。

（湖南省中西医结合医院饶文娟，指导老师：王东生）

医案二

王某，女，49 岁。2023 年 4 月 17 日初诊。主诉：发现肺部结节半年余。现病史：患者诉半年余前体检发现肺部结节。外院肺部 CT：左肺上叶尖段后段结节灶（21mm×9mm）同前，双上肺多发炎性病变同前，考虑陈旧性肺病变；左肺下叶外基底尖段实性结节较前略大（7mm×7mm），肺部结节 CT 报告分级系统（LU-RADS）3 类，余双肺多发小结节基本同前，LU-RADS 2 类；纵隔淋巴结稍大，基本同前，意义待定。为求中医治疗遂至门诊。症见：感喉中异物感，咽干，胸闷，活动后气促，无明显咳嗽，咳痰，偶有双下肢麻木，纳可，寐不安，二便调。舌脉：舌淡红，苔白，脉弦微数，舌底脉络瘀。

辨　证　肺脾气虚，热毒痰瘀。

治　法　健脾益肺，解毒化痰散结。

处　方　自拟补肺消结饮加减。

党参15g，茯神12g，白术9g，甘草5g，法半夏7g，葛根15g，珍珠母15g，黄芩9g，鱼腥草30g，白花蛇舌草20g，枳壳10g，夏枯草10g，土贝母10g，芦根15g，薏苡仁15g，苦杏仁9g，猫爪草15g，莪术10g，百部15g，合欢皮10g。30剂，水煎服，每日一剂，分2次温服。

二诊：2023年5月16日。患者服药后喉中异物感、胸闷、气促较前好转，现夜寐差，大便干结，原方去白术、葛根、薏苡仁，加山药12g，郁金10g，黄芩改为10g。继服30剂后患者诸症好转。后随访诉复查肺部CT提示原左肺下叶外基底尖段实性结节较前明显缩小。

解　析　中医学中并无"肺结节"病名，但根据临床表现可将其归为"肺积""咳嗽""肺痹"等病证。胡教授认为本病是在内外因素的共同作用下导致的，外因主要为六淫邪气、吸烟、职业烟尘、环境毒物污染等；内因与情志内伤、饮食失宜、久病失养、年老体衰及体质偏颇等相关。五脏虚损，气血失调，六淫邪气乘虚而入，侵袭肺脏，痹阻于内，久而成积；本病病位在肺，与肝脾密切相关，肺、脾、肝三脏气血津液运行失常，毒结于肺而发为"肺积"。其要点可归结为虚、郁、毒、痰、瘀，为本虚标实、虚实夹杂之候。胡教授自拟补肺消结饮常用于无明显肺系症状的结节患者，它以六君子汤健脾，以杜生痰之源；猫爪草、夏枯草、土贝母、薏苡仁化痰散结，枳壳、莪术行气活血散结，白花蛇舌草、鱼腥草、芦根清肺化痰解毒。此外，患者寐差，加珍珠母、合欢皮重镇安神。

指导老师按语　肺结节与肺、脾、肝关系密切，虚、郁、毒、痰、瘀是其基本病机，治当立足调补脏气不离肺脾肝、祛邪散结重在热毒痰瘀。其中补虚扶正、疏肝解郁、清热解毒、活血散瘀、化痰散结是治疗肺结节的主要方法，以六君子汤、逍遥散、温胆汤、自拟补肺消结饮等为基本方，配合软坚散结药物，并随症加减。根据体质偏颇开处方，审气候环境用药，常获佳效。

（湖南中医药研究院附属医院邓秀娟，指导老师：胡学军）

医案三

陈某，男，38岁。2023年3月9日初诊。主诉：发现肺部肿块1月余。现病史：患者1个月前体检发现肺部肿块，现咳嗽，自觉喉中有痰，痰液难以咳出，口干口苦，无胸痛，无咯血，无发热，在中南大学湘雅二医院行结节穿刺后病理检查结果提示肉芽肿可能，未见癌细胞。既往史：10余年前患结核性胸膜炎，有乙肝小三阳病史，有吸烟史。舌脉：舌红边有齿痕，舌底脉络迂曲，苔薄黄腻，脉滑数。辅助检查：2023年2月16日江西宜春市人民医院肺部CT示右肺结核并右侧胸膜肥厚，右下肺结节新增23mm。2023年2月21日中南大学湘雅二医院肺部增强CT：右下肺内基底段肿块31mm×25.9mm，肿瘤可能性大，肉芽肿待排；右上肺多形态病变，考虑陈旧性肺结核可能性大；余双肺结节；左肺下叶前基底段实性结节，5.3mm×4.8mm。2023年2月24日病理报告：纤维组织增生，炎性细胞浸润，未见癌，进一步排除结核、霉菌等病原体。

辨　证　痰热阻肺，痰结瘀阻。

治　法　清热宣肺，化痰散结，行气消瘀。

处　方　柴芩温胆汤合化痰散结软坚方加减。

柴胡10g，黄芩10g，法半夏10g，竹茹10g，陈皮10g，甘草6g，枳壳10g，猫爪草15g，夏枯草15g，山慈菇10g，茯苓15g，浙贝母20g，桔梗10g，土贝母10g，莪术10g，白花蛇舌草15g，生牡蛎30g，郁金15g，白芥子6g，皂角刺10g。21剂，颗粒剂冲服，一日分2次。

二诊：2023年4月4日。药后口干口苦好转，仍有咳嗽，痰液较前易咳出，咽喉异物感。舌淡红边有齿痕，苔转薄黄，舌底脉络迂曲，脉滑微数。治法：散结行气，清肺解毒。处方：半夏厚朴汤合温胆汤加减。厚朴12g，紫苏梗10g，法半夏10g，竹茹10g，陈皮10g，甘草6g，枳壳10g，猫爪草15g，夏枯草15g，茯苓20g，浙贝母25g，桔梗10g，莪术8g，白花蛇舌草20g，郁金15g，白芥子10g，王不留行10g，重楼8g，山慈菇12g。15剂。

三诊：2023年4月18日。患者药后咳嗽、咽部异物感减轻，夜梦多，伴耳鸣。舌红苔薄白，脉滑微数。原方加磁石15g聪耳明目，再进15剂。

四诊：2023年6月19日。患者诉咳嗽咳痰、耳鸣缓解，仍有咽喉异物感。复查肺部CT：原右下肺肿块缩小（原31mm×25.9mm），现22.6mm×20.1mm，左肺下叶前内基底段实性结节消失。舌红苔薄白。目前患者右下肺肿块明显缩小，左下肺结节消失。目前中药有效，继用温胆汤合半夏厚朴汤加散结软坚中药以散结解毒消肿，考虑患者咽喉异物感，湿热郁结咽喉，配合上焦宣痹汤行气化痰。

随访病情好转。

解 析 该患者咳嗽，喉中有痰，舌淡红边有齿痕，苔薄黄腻，长期熬夜，抽烟，饮食不节，素体肺脾亏虚，虚邪直中。肺虚失于治节，气不布津，津液不行，脾虚痰湿内生，痰湿不运，阻滞气机，日久痰凝瘀滞而成肿块。治疗上在健脾化痰的同时，注重行气软坚散结，即温胆汤合半夏厚朴汤灵活加减，其中法半夏、陈皮、茯苓健脾化痰祛湿；竹茹、浙贝母清热化痰；枳壳理气宽中，行滞消胀；配合皂角刺、土贝母、夏枯草、莪术化痰软坚散结化瘀，白花蛇舌草清肺解毒。经过3个月的治疗，复查肺部肿块较前明显缩小及消失，疗效明确。

指导老师按语 患者发现肺部肿块1个月，病理检查排除了肺部肿瘤，考虑肉芽肿病变。属于中医"积证"范畴，为肺之积，病名为"肺积"或"肺痹"。"积"之病名，最早见于《黄帝内经》，其发病缓慢，有一个渐进的过程。在临证询问病史时，患者往往开始无明显症状，有部分是在体检时才被诊断出来。这个特点在古代医籍中尚有记载，如隋代《诸病源候论》认为积病是一个渐积成病的过程，指出"诸藏受邪，初未能为积聚，留滞不去，乃成积聚"，明代《景岳全书》也说"盖积者，积累之谓，由渐而成者也"。本病是在内外因素的共同作用下导致的，外因主要为六淫邪气、吸烟、职业烟尘、环境毒物污染等；内因与情志内伤、饮食失宜、久病失养、年老体衰及体质偏颇等相关。所以肺积的形成，是由于正气亏虚、脏腑失和所致，逐渐出现气滞、血瘀、痰浊蕴结而成积。

（湖南省中西医结合医院邓秀娟，指导老师：胡学军）

医案四

许某，男，59岁。2022年3月8日初诊。主诉：体检发现肺部多发结节3个月余。刻诊：无咳嗽咳痰、胸闷气喘，口不干苦，稍咽痒，活动后稍气短，纳寐可，二便调。舌偏红、边有齿痕，舌下络脉略青紫，苔薄白稍腻，脉平。肺部CT三维成像＋增强（2021年2月23日）示：①右肺上叶尖段纯磨玻璃结节（LU-RADS 3L类，长径约13mm，边界尚清）；②双肺多发磨玻璃结节（LU-RADS 3S类，较大者直径约10mm）；③双肺多发实性微小结节（LU-RADS 2类，较大者直径约5mm）；④双下肺、右中叶内侧段、左下肺下舌段支气管扩张并少许感染。西医诊断：双肺多发磨玻璃结节，并多发实性结节；支气管扩张并肺部感染。

辨 证 肺脾气虚，热毒痰瘀。

治 法 清热解毒，化痰散结。

处　方　自拟补肺消结饮加减。

党参15g，山药18g，茯苓15g，法半夏9g，化橘红10g，红景天9g，白茅根30g，鱼腥草30g，黄芩10g，百部15g，蝉蜕10g，白花蛇舌草30g，臭牡丹20g，半边莲20g，重楼7g，炙甘草5g。14剂，水煎，每日一剂，分2次温服。

二诊：2022年3月22日。咽痒不显，法半夏减至7g；臭牡丹增至25g；舌下络脉略青，瘀血不显，去红景天，加生牡蛎20g以软坚散结。续服21剂。

三诊：2022年4月22日。偶觉腹满，去化橘红，加枳壳10g。续服21剂。

四诊：2022年6月8日。患者阴雨天时偶咳痰、胃脘不适，减去黄芩、臭牡丹，加猫爪草、浙贝母各15g，重楼加至9g。续服21剂。

五诊：2022年7月8日。患有偶稍口腻，余无不适，去白茅根，续服21剂。

六诊：2022年8月12日。7月22日复查肺部高分辨CT示除双肺少许慢性炎症外，诸结节均未查见。觉咽中有异物感，加紫苏梗12g。续服21剂。

解　析　补肺消结饮以六君子汤为基础，加用清热解毒、化痰散结药。其中，黄芩、鱼腥草、百部为清泄肺经郁热的常用药对，红景天益气活血通脉。初诊患者稍咽痒，以蝉蜕祛风利咽；白花蛇舌草、半边莲、重楼清热解毒散结；臭牡丹活血散瘀解毒。二诊时患者咽痒不显，微减法半夏用量，舌下络脉瘀象不显，去红景天，酌加臭牡丹用量，并加生牡蛎以增软坚散结之功。三诊患者偶觉腹满，加之正值春季，故去化橘红，加枳壳配党参等以生发脾胃，疏泄肝胆之气。四诊时正值阴雨天，湿气弥漫，患者偶咳痰、胃脘不适，故减去黄芩、臭牡丹之苦寒之品，加猫爪草、浙贝母，并增重楼用量，以增化痰散结之功。五诊后，患者服药90剂时，复查肺部CT，提示肺部结节已消。六诊时患者觉咽中有异物感，故增芳香行气利咽之紫苏梗。

指导老师按语　肺结节的疗程一般较长，由渐而来，其去也缓，故以3个月为1个疗程，通常治疗1～2个疗程，并定期复查肺部CT，根据病情变化调整用药，方可渐获良效。

（湖南省中医药研究院附属医院李仲普，指导老师：胡学军）

医案五

郭某，男，47岁，2023年7月5日初诊。主诉：体检发现双肺结节2年余。现病史：患者2021年1月19日体检行肺部CT发现双肺磨玻璃密度结节影，较大者大小约为6mm×5mm，边缘模糊。未予以特殊治疗，经定期复查肺部CT结节大小同前相仿。现症见：偶有咳嗽，咯少许白色黏痰，无胸闷气促，纳寐可，二便调。舌淡紫，苔薄黄腻，脉弦细滑。

辨　证　瘀血阻滞兼夹痰热。

治　法　活血化瘀散结，佐以清热化痰。

处　方　血府逐瘀汤合用千金苇茎汤、泻白散加减。

当归 10g，生地黄 15g，桃仁 10g，红花 6g，桔梗 6g，赤芍 10g，柴胡 6g，枳壳 6g，川牛膝 6g，川芎 6g，浙贝母 15g，桑白皮 15g，地骨皮 10g，芦根 10g，薏苡仁 15g，鱼腥草 10g，甘草 6g。10 剂，水煎服，每日一剂，分 2 次温服。

二诊：2023 年 7 月 19 日。患者无明显咳嗽咯痰，无胸闷气促，纳寐可，二便调。舌淡紫，苔薄黄腻，脉弦细。患者痰热较前好转，已无明显咳嗽咳痰，上方去浙贝母、芦根、薏苡仁及鱼腥草，继服 15 剂后，患者未诉特殊不适，嘱定期复查肺部 CT 随访观察结节大小变化。

解　析　肺结节中医一般按肺积论治，此类患者多为体检发现，无明显临床症状，中医辨证须格外重视舌苔脉象。肺结节的初始病机多为气滞痰阻，痰浊阻滞容易化热形成痰热，气滞容易导致血瘀，形成如本例患者一样的瘀血阻滞兼夹痰热之象，临床多选用血府逐瘀汤加减化裁。

指导老师按语　目前中医对肺结节无统一病名，由于没有明显症状或微有咳嗽，因此中医辨证当以舌苔及脉象为主。该例患者瘀血阻滞肺络，痰热内蕴，故选用血府逐瘀汤、苇茎汤、泻白散等治疗以活血化瘀、清肺化痰以散结。

（南华大学附属第一医院彭果然，指导老师：刘鑫）

医案六

邹某，女，37 岁。2022 年 9 月 2 日就诊。主诉：反复咳嗽、胸闷 2 年，加重 2 个月。现症见：咳嗽，咳白痰、量多，易于咳出，伴胸闷不舒。口干，大便黏，形体稍肥胖。舌质红，苔黄腻，脉弦细。2022 年 7 月 6 日肺部 CT 提示：右下肺基底节可见磨玻璃结节，直径约 7mm（Lung-RADS 2 类）。既往有乳腺结节病史。

辨　证　痰湿内蕴。

治　法　清热化痰，除湿散结。

处　方　篓贝二陈汤加减。

瓜蒌皮 10g，浙贝母 10g，法半夏 10g，陈皮 10g，茯苓 15g，桔梗 10g，薄荷 6g，前胡 10g，黄芩 10g，百部 10g，防风 10g，金荞麦 15g，矮地茶 10g，猫爪草

10g，甘草5g。15剂。

解　析　该患者为中年女性，饮食生冷、肥厚辛辣，伤及脾胃，病久中虚，运化失常，脾虚湿盛，湿聚成痰，痰涌气滞，肺失清肃，故可见咳嗽喘促，痰多胸闷；痰湿凝聚，日久不化，故可形成结节。此患者为痰湿体质，痰湿易形成结节，患者有乳腺结节、肺部结节病史，结节多从痰、湿、瘀论治，导师在清热化痰除湿基础上加用猫爪草，既化痰散结，又解毒消肿。

指导老师按语　"肺结节"之病，属中医"肺积"范畴，脾为生痰之源，肺为贮痰之器，肺脾受损，痰湿内蕴是常见之候，化痰散结为常用之法。

（湖南中医药大学第一附属医院姚璐莎，指导老师：范伏元）

3. 哮喘案

❧ 医案一

张某，女，55岁。2023年6月27日初诊。主诉：反复咳嗽2年，再发1月余。现病史：患者诉平素闻刺激性气味后容易出现咳嗽，无喘息、哮鸣音，外院可疑咳嗽变异性哮喘，雾化及口服药物治疗后好转，具体不详，1个月前受凉后开始出现咳嗽，平躺下咳嗽加重，痰少清稀，以干咳为主，咳久后牵扯胸口疼痛，咽干咽痒，伴头微痛，无喉间哮鸣音，无喘息，食纳可，夜寐差，二便可。既往史：有慢性咽炎、慢性支气管炎、子宫切除术后等病史。舌脉：舌暗，苔薄白腻，脉浮弦细。

辨　证　燥邪伤肺。

治　法　轻宣凉燥，理肺化痰。

处　方　杏苏散加减。

苦杏仁10g，紫苏子10g，茯苓15g，法半夏9g，陈皮10g，甘草5g，矮地茶20g，前胡12g，鱼腥草20g，金银花12g，白前10g，枳壳10g，麦冬12g，南沙参15g，桔梗10g，红景天6g，百部10g，蝉蜕9g，荆芥10g。15剂，水煎服，每日一剂，分2次温服。

二诊：2023年7月18日。患者咳嗽、胸痛较前好转，近期失眠，呃逆，遂以前方去白前，加枇杷叶10g，首乌藤15g。继服15剂后患者诸症好转。

解　析　患者既往有反复咳嗽病史，日久咳嗽，耗气伤津液，导致肺气阴不足。本次咳嗽，当属于体虚外感，燥邪犯肺，结合舌脉，证为凉燥。燥邪犯肺，肺失宣降，凉燥伤及皮毛，故恶寒无汗、头微痛。所谓头微痛者，不似伤寒之痛甚也。

凉燥伤肺，肺失宣降，津液不布，饮聚而为痰，则咳嗽痰稀；凉燥束肺，肺系不利而致咽干；苔白脉弦为凉燥兼痰湿佐证。

指导老师按语 临证要注意标本缓急，本患者咳嗽虽有 2 年病史，但此次咳嗽仍是新感导致，当"急则治标，标本兼顾"。按《素问·至真要大论》"燥淫于内，治以苦温，佐以甘辛"之旨，治当轻宣凉燥为主，辅以理肺化痰。方中紫苏子辛温不燥，发表散邪，宣发肺气，使凉燥之邪从外而散；苦杏仁苦温而润，降利肺气，润燥止咳，二者共为君药。白前、前胡疏风散邪，降气化痰，既协紫苏子轻宣达表，又助苦杏仁降气化痰；桔梗、枳壳一升一降，助苦杏仁、紫苏子理肺化痰，共为臣药。法半夏、陈皮燥湿化痰，理气行滞；茯苓渗湿健脾以杜生痰之源；甘草调和诸药，合桔梗宣肺利咽，功兼佐使。此外，矮地茶、南沙参养阴清肺，化痰止咳，红景天归肺、心经，益气活血，通脉化痰平喘，抗纤维化；荆芥、蝉蜕疏风利咽止痒。

（湖南省中西医结合医院邓秀娟，指导老师：胡学军）

医案二

张某，男，55 岁。2023 年 4 月 11 日首诊。主诉：突发咳嗽、咳痰、气喘 1 周。现病史：患者自诉既往有哮喘病史 10 余年，长期吸入沙美特罗替卡松，1 周前，因受凉后出现咳嗽、咳痰、气喘，伴有发热，呼吸气促，咳痰黄稠，不易咳出，口渴喜饮，舌红苔黄，脉滑数。

辨　证 痰热内蕴。

治　法 清热宣肺，化痰平喘。

处　方 桑白皮汤合麻杏石甘汤加减。

桑白皮 20g，浙贝母 10g，清半夏 10g，苦杏仁 10g，栀子 15g，生石膏（布包先煎）30g，知母 10g，黄芩 10g，麻黄 6g，款冬花 10g，炒紫苏子（布包）10g，甘草 6g。连服 7 剂。

二诊：2023 年 4 月 18 日。患者现诉无发热，咳喘明显减轻，黄痰量少，胃口欠佳，余无变化。守原方去生石膏，加炒麦芽 20g，炒神曲 10g。7 剂，水煎服，每日一剂。后随访咳喘较前明显好转。

解　析 本方以桑白皮为主药，取其甘寒以降，主入肺经，清肺火，泻肺气，平咳喘。清半夏、炒紫苏子、苦杏仁其性主降，降气化痰，止咳平喘，为辅药。浙贝母甘苦性寒，清肺化痰，黄芩苦寒，清热泻火之力强，能清上焦实火，亦制清半夏、炒紫苏子、苦杏仁之温，合为佐药；全方诸药配伍，寒温并用，以寒为主；辛开苦降，以降为用；寒以清热，降气化痰；清热有助化痰，因火热炼津便成痰，降气亦助清热，盖气有余便是火，相得益彰，共奏清热化痰、降气平喘之功。因患者同时伴有发热症状，并加入麻杏石甘汤以加强清肺平喘之功效。

指导老师按语　桑白皮汤出自《圣济总录》，具有清肺降气、化痰止嗽的功效，治肺经热甚，喘嗽痰多。《景岳全书》述："外无风寒而惟火盛作喘，或虽有微寒而所重在火者，宜桑白皮汤或抽薪饮之类主之。"王老师临床对痰热内蕴之哮病多以定喘汤、千金苇茎汤、桑白皮汤等加减应用，取得了不错的临床效果。

（长沙市开福区青竹湖街道社区卫生服务中心洪海燕，指导老师：王东生）

4.肺胀案

🦋 医案一

雷某，男，72岁，2023年3月22日初诊。主诉：反复咳嗽咳痰20余年，气促半年。现病史：患者20余年前无明显诱因出现咳嗽，咳痰，未引起重视，之后每因感冒即出现咳嗽、咳痰，症状时好时坏。半年前出现气促，在南华大学附属第二医院住院经完善胸部CT示：肺气肿，双肺多发结节，LU-RADS 2类。肺功能示：中度阻塞性通气功能障碍。诊断为慢性阻塞性肺疾病。予以解痉、化痰等治疗（具体不详）症状有所改善。现症见：时有咳嗽，咳少许白色黏痰，咯吐不利，活动后气促，口不干苦，纳寐可，大便偏干，小便调，夜尿3～4次。舌淡紫，苔少，根微黄，脉弦沉取无力。

辨　证　肺燥阴伤。

治　法　清肺养阴润燥。

处　方　清燥救肺汤加减。

桑叶15g，麦冬15g，生石膏15g，西洋参6g，枇杷叶10g，苦杏仁10g，火麻仁15g，丹参20g，紫苏子10g，前胡10g，紫菀10g，桑寄生15g，肉桂3g，阿胶6g，甘草6g。10剂，水煎服，每日一剂，分2次温服。

二诊：2023年4月3日。患者无明显咳嗽，偶有咳痰，咽部有异物感，无胸闷气促，纳寐可，大便稍干，小便调，夜尿3～4次。舌稍红，苔少，脉弦沉取无力。调整处方为清燥救肺汤合用玄贝甘桔汤加减：桑叶15g，麦冬15g，生石膏12g，西洋参6g，枇杷叶10g，玄参15g，浙贝母3g，桔梗10g，苦杏仁10g，火麻仁15g，百合10g，生地黄15g，知母10g，阿胶6g，甘草6g。继服10剂后，患者诸症均明显好转。

解　析　患者中医诊断为肺胀，结合咳痰不爽，活动后气促，大便偏干，舌淡紫，苔少，根微黄，脉弦沉取无力，辨证为肺燥阴伤，予以清燥救肺汤加减以清肺养阴润燥。二诊患者咽部有异物感，合用玄贝甘桔汤，经治疗后患者诸症均明显好转。

指导老师按语　肺胀多因肺气亏虚复感外邪，肺气壅滞所致，然肺也可见阴虚、燥热伤津之证，或素体阴虚，感邪则呈肺燥之象。该例辨证为肺燥阴伤，肺气不降，故以清燥救肺汤获效。

（南华大学附属第一医院彭果然，指导老师：刘鑫）

医案二

唐某，男，61岁，2023年3月22日初诊。主诉：反复咳嗽咳痰伴气促2年，加重1周。现病史：患者2年前无明显诱因出现咳嗽，咳痰伴气促，在当地医院就诊诊断为慢性阻塞性肺疾病，后一直予以噻托溴铵粉雾剂吸入治疗，每因感寒则症状反复。1周前患者无明显诱因出现咳嗽，咳痰，伴胸闷气促，经吸入药物治疗症状未见改善遂来我科就诊。现症见：咳嗽，咳黄色黏痰，胸闷气促，口干口苦，纳寐可，二便调。舌偏红，苔黄厚腻，脉弦滑。

辨　证　痰热壅肺。

治　法　清热化痰，宣肺止咳。

处　方　桑贝小陷胸汤合用止嗽散加减。

桑白皮15g，浙贝母20g，法半夏10g，瓜蒌皮15g，黄连3g，百部10g，陈皮10g，前胡10g，荆芥10g，桔梗10g，紫菀10g，猫爪草10g，矮地茶15g，甘草6g。10剂，水煎服，每日一剂，分2次温服。

二诊：2023年3月31日。患者偶有咳嗽，无咳痰，胸闷气促较前好转，咽痛，口不干苦，纳寐可，大便偏稀，一天2次，小便调。舌稍红，苔黄厚腻，脉弦滑。调整处方为桑贝小陷胸汤合用苇茎汤加减：桑白皮15g，浙贝母20g，法半夏10g，瓜蒌皮12g，黄连5g，芦根15g，桃仁10g，薏苡仁30g，桔梗10g，前胡10g，紫菀10g，鱼腥草15g，紫苏子6g，荞麦花粉3g，甘草6g。继服10剂后，患者无咳嗽咳痰，无咽痛，胸闷气促较前明显好转。

解　析　慢性阻塞性肺疾病属于中医的肺胀范畴，初诊患者咳嗽，咳黄色黏痰，胸闷气促，口干口苦，舌偏红，苔黄厚腻，辨证为痰热蕴肺，予以桑贝小陷胸汤合用止嗽散加减，治疗后咳嗽咳痰伴气促较前明显好转，但苔仍为黄厚腻，痰热未清，故调整处方为桑贝小陷胸汤合用苇茎汤加减，治疗后症状进一步改善，疗效显著。

指导老师按语　肺胀为肺系疾病反复发作，肺气壅滞不能宣畅，以喘息气促、咳嗽咳痰、胸部膨满憋闷等症状为主。该例胸闷气促，咳黄痰，苔黄厚腻，脉弦滑，辨证为痰热壅肺，予以桑贝小陷胸汤、止嗽散、苇茎汤而获效。

（南华大学附属第一医院彭果然，指导老师：刘鑫）

5. 鼻鼽案

医案一

郭某，男，14岁。2023年7月7日初诊。主诉：鼻痒、喷嚏4年。现病史：患者现鼻痒、喷嚏、流清涕，鼻塞，打喷嚏严重时伴有鼻出血，受凉后或在空调房受冷空气易诱发，有过敏性鼻炎病史多年。既往史：有腺样体肥大切除手术史。舌脉：舌红有点刺，苔薄白，脉滑。

辨　证　风寒袭肺兼郁热。

治　法　疏风散寒，辛宣利窍兼清郁滞。

处　方　苍耳子散合过敏煎加减。

苍耳子8g，辛夷8g，白芷18g，薄荷5g，蝉蜕8g，广藿香4g，紫苏叶8g，银柴胡8g，乌梅8g，防风5g，五味子4g。10剂，日一剂分2次服用。

复诊：2023年7月17日。患者诉服药后鼻痒症状较前明显缓解，流清涕、鼻塞症状较前缓解，打喷嚏次数较前减少，服药后无鼻出血情况。拟上方15剂，水煎服。之后电话随访症状好转，近期无明显发作。

解　析　患者鼻痒、打喷嚏、鼻塞为主要表现，中医辨病为鼻鼽，结合患者舌脉辨证为风寒袭肺兼郁热证，中医认为本病的病因复杂，有肺气虚寒、脾气虚弱、肾阳不足，亦有肺经有热或兼见证等。此患者本为肺气虚寒，但日久郁滞化热。患者素体肺气不足，腠理疏松，卫表不固，风寒易乘虚而入，寒邪束于皮毛，阳气无从泄越，故嚏而上出为嚏；肺开窍于鼻，肺气虚寒，鼻窍失养，外邪或异气从口鼻侵袭，故鼻塞流涕、鼻痒，《诸病源候论》"体虚受风，风入腠理，与血气相博，而俱往来于皮肤之间。邪气微，不能冲击为痛，故但瘙痒也"；日久郁而化热，肃降失职，邪热上犯鼻窍，邪聚鼻窍，肺气不宣，津液骤停，致喷嚏、流浊涕，甚至出鼻血等，发为鼻鼽。此患者运用苍耳子散合过敏煎加减疗效甚佳。

指导老师按语 苍耳子散出自《重订严氏济生方》。本方以鼻塞、流浊涕，伴前额头痛为辨证要点。本方中苍耳子利于祛风散寒，宣通鼻窍；配以辛夷散风通窍；白芷发散风寒，通利鼻窍，薄荷在方中为佐药，一为升散，一为清热。患者诉受凉后鼻炎易发作，故加用紫苏叶、防风疏风解表，广藿香化湿，乌梅、五味子收敛肺气，银柴胡清虚热，散中有收，清疏并用，诸药配伍，共奏疏风散寒、清郁滞、通鼻窍之功效。

（湖南省中西医结合医院邓秀娟，指导老师：胡学军）

医案二

邓某，女，21岁。2022年9月5日初诊，主诉反复喷嚏连作流涕10余年。现病史：患者自诉经常遇冷风及异气则喷嚏连作，流涕，纳食馨，间歇嗳气。舌淡红，苔薄黄，脉细弦。

辨　证 肺卫气虚，风邪侵袭。

治　法 益气固卫，祛风利窍，佐以疏泄肝胆。

处　方 玉屏风散合苍耳子散加减。

白参10g，黄芪20g，防风10g，白术10g，苍耳子10g，辛夷10g，薄荷3g，蝉蜕10g，白蒺藜10g，僵蚕10g，柴胡10g，黄芩10g，路路通15g，地肤子10g，甘草5g。15剂。水煎服，每日一剂，分2次温服。并嘱患者避风寒，慎起居，少食膏粱厚味，避免过度劳累。

二诊：2023年4月10日。患者诉前方药后过敏性鼻炎鲜少发作，目前以嗳气为主，胃胀痛不著，无反酸反胃，纳食馨，口不渴，二便调，舌淡红，苔薄黄，脉弦细缓。此次发病为肝木犯胃，胃气不和。中医则按嗳气论治，拟两和肝胃，佐金制木。方选柴百连苏饮加减：党参10g，百合10g，紫苏叶5g，柴胡10g，黄芩10g，法半夏10g，陈皮10g，枳实10g，白术10g，茯苓10g，旋覆花10g，炙枇杷叶10g。续进15剂。

2023年7月21日随访：患者嗳气已少，喷嚏流涕未作。

解　析 现代医学谓之过敏性鼻炎系中医鼻鼽之属。鼻者，肺之官也。《灵枢·本神》曰："肺气虚则鼻塞不利。"肺气虚寒，卫表不固，阵发鼻塞，伴畏风怕冷。《医学入门》言："鼻乃清气出入之道，清气者，胃中生发之气也。"脾失健运，生化不足，则鼻窍失养，易出现九窍不利，表现为鼻痒多嚏，水湿不运，则鼻塞清涕不止。《景岳全书》言："肺为气之主，肾为气之根。"若肾阳不足，摄纳无权，阳气易于耗散，则鼻鼽反复，经久不愈。故中医对本病的病因病机的认识，外因主要为风寒、火热之邪，内因责之于肺、脾、肾。本案患者遇风则鼻塞喷嚏连作，考虑肺气虚弱，风邪侵袭。治以玉屏风散补益肺气，祛风固表，加白参增强补益肺气，本案患者舌苔薄黄，风寒郁久化热或肺虚日久，肝木犯肺，加以苍耳子散及柴胡、黄芩祛风散热，疏泄肝木；"风为百病之长"，不管是内风或是外风，方中加用充足风药如蝉蜕、白蒺藜、僵蚕加强祛风以通窍。同时稍加地肤子、路路通取其祛风活络之效，甘草调和诸药，共达益气固卫、祛风利窍之功，鼻鼽得治。

指导老师按语　鼻鼽首见于《黄帝内经》，古代医家认为本病初期不一定伴有肺气虚弱，只是风寒邪气外感，治疗上使用温散和升提药物，而不使用补益药物，尤其较少认为脾虚感寒，肾阳亏虚反而较常见。现代医家大多认为本病初起为肺虚感寒证，补益需要补肺气与健脾气两者相合使用，主药是黄芪和白术；发散风寒药物是本证的必用药物。治法为补益肺气和发散风寒并重。然鼻鼽之属，肺卫气虚，鼻中肌腠失密，易招风邪侵袭，拟益气固卫，祛风利窍固然重要，但肌腠不唯独归肺卫所主，他如"肝主肌腠"（《医学真传》）、"少阳经主腠理"（《重订通俗伤寒论》），故佐以疏泄肝胆，则其效更能彰著。

（湖南中医药大学第一附属医院彭亚平，指导老师：王行宽）

医案三

黄某，女，27岁。主诉：反复鼻塞、流清涕1年余。患者经常遇冷即出现鼻塞、打喷嚏、流浊涕，近期诸症加重，偶有头晕头痛，疲乏怕冷，易困倦。舌淡，苔薄黄，脉沉细。外院CT检查显示：全组鼻旁窦窦腔内黏膜增厚，部分窦腔内见低密度影填塞。诊断为慢性鼻窦炎。

辨　证　寒热错杂。

治　法　祛风散寒，清热通窍。

处　方　经验方。

羌活9g，防风9g，薄荷9g，辛夷9g，白芷9g，细辛9g，桂枝9g，藿香9g，龙胆9g，黄芪15g，白术10g，半夏9g，陈皮9g，甘草6g。14剂。配合使用布地奈德鼻喷雾剂，每晚1次。

二诊：鼻塞、打喷嚏症状好转，头晕、头痛减轻，仍咽痒、咳嗽、咳黄痰。舌淡红，苔薄黄，脉沉。前方去细辛、桂枝、陈皮，加前胡9g，炒栀子9g，桔梗

9g。30 剂。

三诊：已无鼻塞、头晕头痛症状。吹空调后症状可反复。自觉喉间有痰，易困倦，二便正常。嘱其避风寒，前方去前胡、炒栀子，加细辛 3g，陈皮 9g。继用30 剂。

解　析　鼻渊又名脑漏、脑渗，其症状类似于西医的慢性鼻窦炎。表现为鼻塞、流涕、头面部胀痛和嗅觉障碍等，此病缠绵难愈，长此以往会使患者记忆力下降，嗅觉减退，影响学习和工作效率。鼻渊最早见于《黄帝内经》，如《素问·气厥论》曰："胆移热于脑，则辛颏鼻渊；鼻渊者，浊涕下不止也。"鼻渊多责之于风邪外袭肺卫，或与胆热、脾湿相合，风、湿、热三邪壅于鼻道，蒸灼津液，浊涕下流，形成鼻渊。病情迁延日久则可由实转虚，形成虚实夹杂之证。老师治疗本病注重寒热并用，兼顾扶正固本，常用药物为羌活、防风、辛夷、白芷、薄荷、藿香、龙胆等。其中羌活、防风、辛夷、白芷祛风散寒，除湿排脓，通窍止痛；薄荷疏散肺经风热，清宣肝胆郁火；藿香、龙胆芳香化浊，清热通窍。若日久见气虚之象，加桂枝、黄芪、白术健脾益气，升阳固表，陈皮燥湿理气化痰，细辛祛风止痛，温肺化饮。

指导老师按语　鼻窦炎西医多主张手术治疗，中医治疗有一定优势。治疗得当，可免手术之苦。本案例贵在辨病与辨证相结合，用药寒温并用，内外同治。在祛风通窍、清热化痰基础上，妙用细辛、桂枝等温通之品，既防苦寒太过，又通窍散邪，一举两得。

（湖南中医药大学第一附属医院颜家朝，指导老师：秦裕辉）

第二节　脾胃及肠道病证医案

1. 胃脘痛案

医案一

张某，女，53 岁。就诊时间：2023 年 5 月 4 日。主诉：反复上腹痛 2 年余，腹泻 3 天。现病史：患者于 2 年余前开始无明显诱因反复出现上腹胀痛，伴烧心，无明显反酸，纳食尚可，今年 3 月份在株洲市二医院行胃镜检查示慢性萎缩性胃炎？（C2）。病理：（胃体）慢性萎缩性胃炎，固有层内淋巴组织增生。萎缩（++），慢性炎症（++），活动性（+），肠上皮化生（++），幽门螺杆菌（HP）（+）。予抑酸、四联抗HP治疗，症状改善不明显。3天前在外进餐后出现腹泻，共4～5次，为黄色稀便，量较多，无发热，无呕吐，昨日腹泻稍好转。刻诊：上腹胀痛，餐后加重，伴烧心，无明显反酸，纳食欠佳，大便不成形，色黄，无黏胨脓血，患者精神状态一般，无恶寒发热，夜寐欠安，体重无明显变化，小便正常。舌淡红，苔薄黄微腻，脉细。

辨　证　脾虚湿蕴。

治　法　健脾化湿，化瘀止痛。

处　方　经验方。

麸炒白术20g，茯苓10g，党参10g，炙甘草6g，广藿香10g，葛根20g，木香10g，海螵蛸15g，浙贝母20g，黄芪15g，百合10g，佛手10g，仙鹤草30g，白花蛇舌草10g，丹参10g，檀香6g。7剂。

解　析　患者素体脾胃不足，加之饮食不慎，湿浊内蕴中焦，肠道传导失司，发为腹泻；脾虚中焦气机升降不利，日久则上腹胀满不适，苔薄黄微腻提示湿郁化热之征象，患者久病致瘀，瘀血阻滞胃络，致胃胀痛固定不移。处方上，在健脾化湿的基础上，适当配伍清热、化瘀、行气之品。

指导老师按语　胃脘痛脾虚之证临床常见，脾虚水湿运化失常，水湿内蕴，阻遏气机，中焦枢机不利。脾虚之人，外感寒湿之邪，肠道清浊部分，发为腹泻之症。结合现代微观辨证的研究成果，萎缩性胃炎伴有肠上皮化生、HP感染者，配伍仙鹤草、白花蛇舌草等。

（湖南省直中医医院吴万丰，指导老师：刘新文）

医案二

患者，男，48岁。主诉：胃痛，脘胀，反酸，烧心，偶有黑便6年。现症：胃脘疼痛，伴有脘痞不适，反酸，烧心，时有柏油样黑便，形体消瘦，神疲乏力。诊查：^{14}C呼气试验幽门螺杆菌1127dpm/mmol CO_2，呈强阳性反应（正常值<100 dpm/mmol CO_2）。胃镜检查示胃及十二指肠球部多发性溃疡。舌苔薄黄，舌质暗红，脉弦细。临床诊断：十二指肠溃疡。

辨　证　胃热生疮，胃气失和。

治　法　清热敛疮，和胃健脾。

处　方　敛疮汤加减。

黄连 6g，白术 20g，白及 20g，煅瓦楞子 3g，蒲公英 15g，姜半夏 15g，枳壳 15g，陈皮 15g，海螵蛸 30g，延胡索 30g，白芍 30g，甘草 10g。7 剂，每日一剂，水煎服。

二诊：诉药后胃痛、脘胀、反酸、烧心等症明显减轻，黑便消失，仍然形体消瘦，神疲乏力。效不更方，仍处上方 14 剂。

三诊：诉药后胃痛、脘胀、反酸、烧心等症消失，精神转佳，仍然消瘦。嘱患者停止服药，节制饮食，1 个月后来院复查。

四诊：患者诉停药后除了消瘦之外，别无不适，复查 ^{14}C 呼气试验幽门螺杆菌（-）（65dpm/mmol CO_2）。由于患者不愿做胃镜复查，便处上方 10 剂，煎汤加蜜炼膏，以善其后。

五诊：患者来诊，诉其体重增加，无其他不适。

解析 患者诉反酸，烧心，舌苔薄黄、舌质暗红，^{14}C 呼气试验幽门螺杆菌（+），是胃有热毒，故以黄连、蒲公英等清解胃中热毒；胃及十二指肠球部多发性溃疡，属于中医学疮疡范畴，时有柏油样黑便，则是胃有出血现象，胃腑生疮出血，故用白及敛疮生肌止血；泛吐酸水、胃脘疼痛，是胃酸过多、胃气上逆，故以姜半夏、海螵蛸、煅瓦楞子、延胡索、白芍等降逆制酸止痛；脘痞不适、胃脘疼痛，是气滞胃腑，故以枳壳、陈皮行气消痞止痛，形体消瘦、神疲乏力，是脾气亏虚、化源不足，故以白术、甘草等健脾以助化源。药证相符，故取得较好疗效。

指导老师按语 十二指肠溃疡是临床上的常见病和多发病，病因、病机复杂，病情周期发作，呈慢性病程，易导致多种并发症，治疗不及时可引起严重不良后果。从中医学角度来解释，十二指肠溃疡可归属胃痛痞满、血证等。病因多与情志不遂、饮食不洁、熬夜劳累、暴饮暴食、烟酒刺激、饥饿或服用有损脾胃的药物有关。病机主要是情志不遂致肝气郁结，横逆犯胃；或饮食伤胃，胃失和降；或饥饱失常，劳倦过度，脾气虚弱，运化失职，最终导致气机阻滞，不通则痛。气滞日久，或气郁化热，火热内结，迫血妄行；或气滞血行不畅，涩而成瘀。治疗时，须辨寒热、虚实、气血，审症求因，审因论治。中医辨证治疗十二指肠溃疡，可有效地消除病因，缓解症状，愈合溃疡，防治并发症，副作用少，但疗程较长。要使十二指肠溃疡完全愈合，患者必须提高对中药的服药依从性，切忌自行停药，频繁换药，以发挥其最佳治疗效果，并保持乐观的心态，培养健康合理的饮食、运动习惯，戒烟酒等刺激性食物。

（醴陵市中医院易冬花，指导老师：丁桃英）

医案三

李某，男，50岁。主诉：上腹胀满1年。现病史：上腹胀满，嗳气，口干苦，大便溏，纳差，小便调，夜寐可，舌淡红苔薄白脉弦细。胃镜：萎缩性胃炎（C2）。

辨　证　肝郁脾虚，气机失调。

治　法　健脾益气，疏肝理气。

处　方　肝胃百合汤合四君子汤加减。

炒党参20g，法半夏15g，柴胡10g，百合20g，川楝子10g，郁金10g，陈皮10g，茯苓15g，枳实10g，厚朴10g，紫苏梗10g，浙贝母10g，蒲公英30g，砂仁10g，木香10g，佛手10g，麦芽30g，甘草6g。10剂，水煎服，每日一剂，分早晚温服。

原方加减续服2个月上证明显缓解。

解　析　本案以上腹部痞满，嗳气、口干苦为主要临床表现，病机为肝郁脾虚、气机不利、升降失常为主，治疗以四君子汤健脾益气、肝胃百合汤疏肝理气，升降气机。

指导老师按语　脾虚日久易化热，用蒲公英清热。

（岳阳市中医医院吴会，指导老师：沈智理）

医案四

易某，女，41岁，2022年3月5日初诊。主诉：上腹部胀满5年，加重2月余。现病史：患者2017年3月因上腹部胀满于外院就诊，行胃镜示慢性糜烂性胃炎、十二指肠球部溃疡。口服雷贝拉唑及铝碳酸镁等抑酸药后部分缓解，但近5年仍反复有上腹部胀满等不适。近2月出现上腹部胀满加重，伴反酸、嗳气，服用抑酸药后仍无法缓解，曾于2022年3月3日在我院门诊复查电子胃镜：①慢性浅表性胃窦炎伴糜烂（结合病理）；②十二指肠球部溃疡（S2期）。病理结果：（胃窦）黏膜中度慢性炎，重度肠上皮化生。HP（−）。症见：上腹部胀满，反酸、嗳气，餐后腹胀明显，口干，无明显口苦，偶有心慌胸闷，小便正常，大便稍稀溏，舌暗苔白，脉沉滑，左关微弦。

辨　证　肝郁脾虚，气滞血瘀。

治　法　疏肝健脾，理气化瘀。

处　方　逍遥散加减。

柴胡 10g，白芍 15g，白术 10g，茯苓 15g，生姜 10g，甘草 10g，枳实 10g，山楂 15g，鸡内金 10g，海螵蛸 20g。7 剂，水煎服，每日一剂，每日 2 次，每次 150mL。

二诊：上腹部胀、反酸、嗳气均好转，无明显口干，白天尿频，大便稀，舌暗苔白，脉沉滑，左关微弦。处方：守方加郁金 15g，佛手 10g。7 剂，水煎服，每日一剂，每日 2 次，每次 150mL。

三诊：无明显上腹部胀、反酸、嗳气，近 2 日睡眠欠佳，稍难入睡，大便前干后稍稀。舌暗苔白，脉沉滑微数。处方：守方加法半夏 10g，远志 15g。7 剂水煎服，每日一剂，每日 2 次，每次 150mL。

解　析　患者罹患胃脘痞满数年，病病机为中土虚衰，木郁克土，气滞血瘀阻脉络而为病。方拟逍遥散加减疏肝和胃，调畅气机。本方中以柴胡、枳实等疏肝解郁以通畅气机；白术、茯苓等健脾燥湿，化湿和胃；鸡内金、山楂消积化瘀，助白术、白芍健补脾胃以生血；海螵蛸，制酸止痛；患者首诊服药后诸症均明显好转，故守方随症加减巩固治疗。

指导老师按语　《脾胃论》言："百病皆由脾胃衰而生也。"脾胃为后天之本，气血生化之源，是脏腑气化升降的枢纽。"胃不和则卧不安"，很多失眠、情绪疾病与脾胃亦密切相关。中医以辨证论治的特点，用药灵活，在临床上取得较为显著的疗效。

（湖南中医药高等专科学校第一附属医院姚专，指导老师：刘新文）

医案五

陈某，男，54 岁。主诉：胃隐痛时作半年，或伴呕吐。现病史：腹平软、无压痛，胃部不胀。心节律齐，A2＞P2，心界稍左移。脉弦小滑，舌质红、苔薄白。查体：BP128/86mmHg。

辨　证　中焦虚寒。

治　法　温中健脾，散寒止痛。

处　方　香砂温中汤加减。

木香 10g，砂仁 10g，党参 15g，炒白术 12g，茯苓 15g，厚朴 15g，丁香 6g，川芎 10g，干姜 6g，紫苏梗 10g，南沙参 15g，甘草 6g。

解　析　慢性胃炎属于中医"胃脘痛""痞满"范畴，其病位在胃。临床上慢性胃炎多因寒而致病，如《景岳全书·心腹痛》中说："胃脘痛证，多有因食、因寒、因气不顺者……。"《兰室秘藏》中说："或多食寒凉，及脾胃久虚之人，胃中寒则胀满，或脏寒生满病。"皆说明了慢性胃炎因寒致病的因由。患者胃脘隐痛多年，素体脾胃虚弱，运化无力，气机阻滞；久病则脾阳不足，寒自内生，中焦虚寒，致虚寒胃痛。中焦气机不利、脾胃升降失职是导致本病发生的病机关键。综合患者的临床症状，宜采用香砂温中汤加减进行治疗。方中党参、炒白术、茯苓益气健脾，补虚促运，以培其本，对于气虚神疲、乏力、短气者用之最宜；木香、砂仁、厚朴助脾之运，醒脾之气，使党参、炒白术补而不滞的同时，除胃中湿满，治胃气上逆，恶心呕吐；南沙参益胃生津，益气滋阴；紫苏梗宽中利气；甘草温中健脾，调和诸药；加用干姜、丁香温胃散寒，辅以川芎行气活血。诸药合用，共奏益气健脾、温中和胃之功。

指导老师按语　《景岳全书》中指出："胃脘痛证，多有因食、因寒、因气不顺者，然因食因寒，亦无不皆关于气，盖食停则气滞，寒留则气凝。所以治痛之要，……当以理气为主。"故治疗中焦虚寒、脾胃阳虚证，不仅要温中健脾，还要注意疏肝、理气、和胃，才能取得较好的治疗效果。《黄帝内经》说："脾主为胃行其津液者也。"脾为胃行津液，运化水谷之精微，其功能主要在于脾气、脾阳。临床见脾失健运，主要是脾气虚，久则脾阳虚。健脾药物无论是淡渗利湿，芳香燥湿，还是温中化湿，无不在健脾气、助脾阳。《素问·至真要大论篇》云："夫五味入胃，各归所喜，故……甘先入脾。"《素问·藏气法时论篇》所云："脾欲缓，急食甘以缓之……甘补之。"甘味药入脾经，有益气健中、补养脾胃之功效。方中党参、茯苓、炒白术、甘草等味甘性温可补气助阳，适用于以脾胃气虚为主的病证。相关研究表明白术中的有效单体成分能抗炎、增强免疫力，对胃黏膜具有保护作用。干姜、丁香温胃散寒，助脾运化，和胃止痛；紫苏梗宽中利气；南沙参益胃滋阴，生津润燥；且木香、砂仁、厚朴降气燥湿，解胃之滞，具有调节胃肠运动、促进消化液分泌、增进食欲、抗溃疡的功效。配合川芎以行气活血，诸药合用，虚实兼顾，升降相协，顺脾胃之性，恰中病机。慢性胃炎的治疗需要一个长期的过程，在积极用药治疗的同时，需形成良好的生活习惯。

（湖南中医药大学中医学院简维雄，指导老师：袁肇凯）

2. 泄泻案

医案一

李某，女，44岁，因反复腹泻1个月，加重3天就诊。现病史：患者诉1个月前食用生冷后出现腹泻，后大便时不成形，常于饮食不节制或饮食不规律后发作，3天前因天热食用生冷后腹泻再发。现症见：大便时不成形，水样便，每日2~3次，伴腹部坠胀隐痛感，稍有恶心，四肢酸胀不适，时有咳嗽咳痰，咳白痰，痰白质稀，无口干口苦，寐差，多梦，小便正常。BP126/80mmHg，舌淡红边齿痕，苔白腻，脉小弦。既往慢性肠炎病史，未行规律治疗。

辨　证　胃气不和。

治　法　理气化湿。

处　方　六和汤加减。

砂仁6g，藿香10g，厚朴10g，香薷5g，党参10g，苦杏仁3g，半夏5g，白扁豆10g，木瓜10g，党参10g，土炒白术10g，茯苓15g，黄连6g，枳实10g，前胡5g，葛根15g，全蝎3g，甘草6g。生姜3片。14剂，每日一剂，分早晚温服。

解　析　患者平素饮食失于节制，痰湿生于脾胃，阻遏气机，又过食生冷，脾阳不能温化，故见腹泻、水样便。本方中藿香、砂仁辛香能舒脾，苦杏仁、厚朴通利肺气，而砂仁、厚朴兼能化食。木瓜酸能平肝舒筋。白扁豆、茯苓淡能渗湿清热，而白扁豆又能散暑和脾。半夏辛温，散逆而止呕。党参、土炒白术甘温，补正以匡邪，甘草补中，协和诸药。

指导老师按语　风寒暑湿燥火谓之六淫，本方因可御风寒暑湿燥火之气而得名，主治外感暑湿，内伤生冷。本案中患者既往肠炎病史，脾胃正气不足，正值暑月，又受寒湿之邪，脾不能升清，清气在下则生飧泄，当祛暑湿，升举脾阳。

（湖南中医药大学第一附属医院谭琦，指导老师：程丑夫）

医案二

桂某，女，40岁。2023年9月6日就诊。主诉：反复大便次数增多9年。近9年来经常大便次数增多，稀则如水样，泻下急迫，10余次，肠鸣，曾在中南大学湘雅医院就诊，以及当地医院就诊，口服大蒜软胶囊、酪酸梭菌胶囊等症状缓解，无腹痛。2023年5月17日永州中心医院肠镜：乙状结肠直肠黏膜炎症样改变。现症同前，大便1次，质正常，小便可，神疲，口干，不苦，纳可，睡眠可，舌淡苔薄，脉沉细微数。

辨　证　脾肾阳虚。

治　法　温煦脾阳、肾阳，行气化湿。

处　方　桂附理中丸加减＋隔姜灸神阙。

炙甘草 10g，淡附片 6g，白豆蔻 6g，白术 10g，干姜 6g，淮山药 20g，肉桂 6g，白参 10g。水煎服，每日 2 剂，早晚分服，并嘱其清淡饮食。

解　析　该例以大便次数增多为主症，中医诊断为泄泻，多因脾失健运，由湿而起，病位多于脾脏。脾主运化，脾虚故运化失常，胃主受纳，胃弱则腐熟不佳；脾虚胃弱而致水湿谷滞，故生泄泻。所以说，泄泻的发生与脾脏有着极为密切的关系。《景岳全书·泄泻》曰："泄泻之本，无不由于脾胃。"泄泻病因复杂，但其基本病机属脾胃受损，湿困脾土，肠道功能失司。泄泻病变的主脏是脾，关键是脾的运化功能失常所致。从中医角度来讲泄泻的根本病因是脾虚湿盛而致使的肠道功能失司，大多属于脾阳不足，脾失健运，故用中药桂附理中丸能温煦脾阳，行气化湿，增强运化功能。

指导老师按语　桂附理中丸是在附子理中丸的基础上加肉桂而成，具有补肾助阳、温中健脾之功效。主治肾阳衰弱，脾胃虚寒，脘腹冷痛，呕吐泄泻，四肢厥冷。主要由肉桂、附片、党参、炒白术、干姜、炙甘草组成。本方干姜温中止痛；白术益气健脾燥湿，以助脾运；肉桂补火助阳，散寒止痛；淡附片温肾散寒，回阳救逆；炙甘草益气和中。诸药共奏补肾助阳、温中健脾之功。久泻多虚，该患者大便稀，次数增多，伴有神疲，舌淡，脉沉细，辨证当为脾肾阳虚，桂附理中丸并加隔姜灸神阙而取之。

（南华大学附属第一医院薛晓，指导老师：刘鑫）

医案三

肖某，女，26 岁。主诉：腹泻伴黏液血便 1 年。现病史：1 年前，患者不慎进食不洁食物后出现腹泻，每日 3～4 次，便稀，不成形，伴黏液血便，期间曾于外院就诊，予以口服美沙拉秦肠溶片，症状有所缓解，不久后复发。现仍腹泻，每日 3～4 次，便稀，不成形，伴黏液血便，偶有腹痛，乏力，纳呆，舌质紫暗，边有齿痕，苔黄腻，脉沉细涩。辅助检查：肠镜示左半结肠弥漫性糜烂，有脓性分泌物。

辨　证　脾虚湿热夹瘀。

治　法　健脾助运，清热化湿，化瘀生新。

处　方　四君子汤合香连丸加减。

木香 10g，茯苓 30g，党参 30g，白术 10g，黄连 10g，三七 6g，甘草 5g，黄芪 30g，泽泻 10g，牛膝 10g，仙鹤草 10g。15 剂，每日一剂，水煎服，分 2 次服。

二诊：服用前方后患者诉排便次数较前减少，每日 1～2 次，大便不成形，仍有便血及黏液，舌质暗，边有齿痕，苔黄腻，脉沉细涩。考虑多病邪为患，胶着难解，暂不更方，续服药 15 剂。

三诊：半月后复诊，大便每日 1～2 次，大便成形，便血较前减少，黏液仍较多，舌质暗，边有齿痕，苔黄腻，脉沉细涩。此乃病机主要矛盾发生变化，以湿热为主，脾虚及血瘀为辅，故调整治疗方案，以清热化湿为主，健脾助运、去瘀生新为辅。处方如下：黄柏 10g，黄连 12g，木香 10g，车前子 10g，泽泻 10g，茯苓 20g，白术 10g，黄芪 10g，牛膝 10g，三七 6g，甘草 5g，仙鹤草 10g，30 剂，每日一剂，水煎服，分 2 次服。

四诊：1 个月后复诊，大便次数每日 1～2 次，大便成形，便血及黏液明显减少，自感良好，舌质暗，边有齿痕，苔黄，脉沉细。要求继续治疗。考虑病情趋于平稳，以脾虚、血瘀、湿热平而治之。处方：黄连 6g，木香 10g，三七 6g，牛膝 10g，泽泻 10g，茯苓 20g，白术 10g，黄芪 10g，甘草 5g，30 剂，每日一剂，水煎服，分 2 次服。

五诊：服用上药后，大便次数每日 1～2 次，大便成形，偶有黏液血便，舌质暗，边有齿痕，苔黄，脉沉细。病情稳定，考虑脾虚为根本病机，故以健脾助运为主继续治疗，处方如下：黄连 6g，木香 10g，三七 6g，牛膝 10g，泽泻 10g，茯苓 20g，白术 10g，黄芪 10g，党参 20g，甘草 5g，30 剂，每日一剂，水煎服，分 2 次服。

六诊：1 个月后复诊，大便正常，极少见黏液血便，舌红，边稍有齿痕，苔薄黄，脉沉细。病情稳定，巩固治疗，处方：黄连 6g，木香 10g，三七 3g，牛膝 10g，茯苓 20g，白术 10g，党参 10g，甘草 5g。30 剂，每日一剂，水煎服，分 2 次服。

解　析　溃疡性结肠炎属中医肠澼范畴，多由外感时邪、饮食不节、情志内伤或素体脾肾不足所致，湿热蕴肠，气滞络瘀为基本病机，脾虚失健为主要发病基础，饮食不节为主要发病诱因。此病患因饮食不节，伤及脾胃，脾虚失运，湿热内生，病久易瘀，三者夹而为病。治以四君子汤合香连丸加减。方中黄连清热燥湿，泻火解毒；木香辛行苦降，善行大肠之滞气，与黄连相伍加强行气止痛之功。茯苓、党参、白术、黄芪健脾益气；木香、三七、牛膝行气活血祛瘀，泽泻清热利水渗湿，仙鹤草收敛止痢，甘草调和诸药。诸药合用，共奏健脾助运、清热化湿、化瘀生新之功。每次复诊随证加减，坚持服药，往往收效甚佳。

指导老师按语　本案患者持续治疗近半年，但总不离健脾助运、清热化湿、化瘀生新等治法，取得良好效果。在化瘀生新中，以三七为主药，李时珍称为"金不换"，《医学衷中参西录》谓三七化腐生新，能治疗"肠中腐烂，浸成溃疡，所下之痢色紫腥臭，杂以脂膜"的肠烂欲穿者。故三七为治疗肠澼的要药，临床可酌情选用。

（湖南中医药大学第二附属医院胡响当，指导老师：何永恒）

🌀 医案四

患者，女，33 岁。因腹胀、隐痛、腹泻反复发作 3 年就诊。现症：3 年前起，时常发作腹泻，稀便或带黏液，每日 2～3 次，肛门灼热，坠胀，便意频，治疗可缓解，但仍反复，伴口苦、口黏腻，不渴，小便略黄，神疲乏力，气短懒言，无发热。喜食辛辣煎炸食物。否认菌痢史。诊查：精神萎靡。脐周轻压痛，未触及包块，肠鸣音正常，大便常规示黏液便，镜检（－）。全结肠镜检示全结肠炎。脉濡数，舌红，黄白腻苔。

辨　证　湿热壅滞，脾虚失运。

治　法　清热燥湿，理气健脾，消食化积。

处　方　木香槟榔丸加减。

广木香 8g，槟榔 10g，陈皮 10g，瓜蒌皮 12g，黄连 8g，熟大黄（后下）8g，神曲 10g，炒莱菔子 15g，党参 30g，炒山楂 12g，炒麦芽 12g，石榴皮 10g，甘草 3g。6 剂，水煎两次，取汁混合分 3 次凉服。忌食辛辣、油腻、煎炸及生冷饮食。

二诊：腹胀明显减轻，大便每日 1～2 次，尚成形，有时夹黏液，肛门仍灼热坠胀，精神好转。守上方续服 6 剂。

三诊：大便成形，每日 1 次，纳食可，尿不黄，腹无胀痛。脉濡，舌淡红，薄白苔。湿热已清，拟益气健脾，消食导滞为法，用七味白术散加减：党参 30g，茯苓 10g，藿香（后下）10g，炒白术 10g，炒山楂 10g，炒麦芽 10g，神曲 10g，广木香 6g，甘草 8g。10 剂，水煎服以善后。

解　析　方中熟大黄、黄连泄热燥湿，广木香、槟榔、陈皮、炒莱菔子理气顺气而导滞，神曲、炒山楂、炒麦芽消食导滞化积，党参、甘草健脾益气和中，石榴皮涩肠收敛。后期以七味白术散加减，以达芳香健脾、益气消食之目的。丁桃英教授常以木香槟榔汤化裁治疗肠梗阻和结肠炎，乃异病同治也。

指导老师按语 全结肠炎当属"泄泻"范畴，饮食不节，复感湿热之邪，两相搏击，壅滞中焦，困阻脾土而泄泻。湿热下注则泻下急迫、肛门灼热，湿热阻滞中焦，气机不畅而腹胀痛。反复日久脾气受损则神疲倦怠，气短懒言。脉濡数，舌红，黄白腻苔是湿热内壅、脾虚受损之象。

（醴陵市中医院易冬花，指导老师：丁桃英）

医案五

谢某，女，66岁。2023年4月27日就诊。主诉：腹痛、腹泻伴呕吐1天。现病史：患者自诉1天前无明显诱因出现腹部绞痛不适，以脐周为主，持续约半小时，腹泻，每日3~4次，为水样便，夹少许便血，腹痛则泻，泻后痛减，恶心欲呕，呕吐2次，量多，呕吐胃内容物，未见咖啡色物体，伴反酸、头晕头痛、乏力、汗出、畏寒不适，就诊于当地卫生院，予以口服藿香正气水及止痛药（具体不详）后症状较前稍好转。刻诊：间发脐周绞痛不适，腹泻，每日3~4次，为水样便，夹少许便血，腹痛则泻，泻后痛减，恶心欲呕，伴反酸、头晕头痛、乏力、汗出、畏寒、口干不适，无发热，患者精神状态一般，纳差，夜寐欠安。舌质淡，苔白稍腻，脉濡。

辨　证 寒湿证。

治　法 解表散寒，芳香化湿。

处　方 藿香正气散加减。

藿香10g，大腹皮10g，紫苏10g，桔梗10g，陈皮6g，茯苓12g，白术8g，防风10g，白芍10g，炒麦芽10g，法半夏8g，生姜10g，大枣10g。7剂。

解　析 藿香辛温之性而解在表之风寒，又取其芳香之气而化在里之湿浊，且可辟秽和中而止呕，法半夏、陈皮理气燥湿，和胃降逆以止呕，白术、茯苓健脾运湿以止泻，大腹皮行气化湿，畅中行滞，紫苏、防风辛温发散，外散风寒且醒脾宽中，行气止呕，桔梗宣肺利膈，生姜、大枣内调脾胃，外和营卫，甘草调和药性。

指导老师按语 藿香正气散为寒湿型急性腹泻的要方，临床上常常会使用到，本案中，患者急性腹泻伴有部分肝郁脾虚之痛泻症状，因此可以在藿香正气散的基础上，合用痛泻要方的精要，其止痛止泻之功更强。

（湖南省直中医医院吴万丰，指导老师：刘新文）

医案六

宋某，男，2023 年 4 月 12 日就诊。主诉：反复腹泻 1 年余，再发加重 1 周。现病史：患者于 1 年余前因不洁饮食后出现腹泻，前期呈稀样便，后呈黄色水样便，多时一天 8～9 次，当时未予重视及治疗，自行注意饮食后症状有所缓解，但仍有反复发作；近 1 周无明显诱因上述症状再发，呈逐渐加重，昨日解 8 次稀样便，后呈水样便，量中等，间断腹痛绵绵，能耐受，无黏液便、血样便及果冻样物质，无畏寒发热、恶心呕吐、全身乏力等症状，患者精神状态一般，饮食正常，夜寐安，体重无明显变化，小便正常。舌淡红，苔白腻，脉滑。

辨　证　脾虚湿盛。

治　法　健脾祛湿。

处　方　香砂六君子汤加减。

木香 10g，砂仁（后下）8g，枳壳 10g，白术 10g，党参 15g，茯苓 15g，桔梗 10g，山药 15g，薏苡仁 10g，莲子 10g，防风 10g，炙甘草 5g。7 剂。

解　析　久泻则脾虚，脾虚则湿生。大便溏薄，粪质稀是湿之征象。久泻常兼有腹痛，腹痛必有气滞。治疗上，在健脾祛湿的基础上，注意调节气机升降，开肺气，以通调水道，利小便，实大便。方中党参、白术、茯苓可健脾益气渗湿；莲子、山药健脾益气同时止腹泻，合薏苡仁健脾渗湿，砂仁醒脾行气，桔梗开宣肺气、通气利水载药上行，防风燥湿以助止泻，为脾经引经药，炙甘草健脾和胃（恢复脾胃功能）调和诸药，为使药。

指导老师按语　本例诊断为"泄泻"，为脾胃病临床最常见的疾病之一。久泻脾虚，常常及肝，肝气失调，气机不畅，升降失常。脾虚肝气乘之，故腹痛绵绵而泻，肝气乘脾，可用白芍配伍防风。本例虽有脾虚，但健脾切忌过温、过多，以免滞气，因此在健脾药物的基础上，加用木香、砂仁、枳壳等行气，以防滞气。这一点应该引起临床工作的重视。

（湖南省直中医医院吴万丰，指导老师：刘新文）

医案七

周某，男，32 岁。2022 年 9 月 22 日初诊。主诉：腹泻 2 个月。诉近 2 个月进食后即大便，食凉物即腹泻，伴失眠，脱发，舌质淡嫩，边有齿痕，脉沉细。抑郁症自我评估量表（PHQ-9）评分 11 分，广泛性焦虑自评量表（GAD-7）评分 9 分。诊断为：肠易激综合征，轻度抑郁伴广泛性焦虑。

辨　证　脾胃虚寒，肝强脾弱。

治　法　温阳健脾，抑木扶土。

处　方　理中丸合痛泻要方、安神定志丸加减。

人参 10g，干姜 6g，白术 10g，茯苓 15g，陈皮 10g，防风 10g，白术 10g，白芍 10g，酸枣仁 20g，石菖蒲 10g，远志 6g，生龙骨（先煎）20g，炙甘草 10g。14 剂，水煎，每日一剂，早晚分温服。

二诊：2022 年 10 月 20 日。患者极为高兴，诉服上方后诸症很快消失，但停药睡眠有轻度不安，舌质淡红，苔薄白，脉沉细。前方加合欢皮 10g，玫瑰花 10g。14 剂。方证相合，诸症显效。停药后睡眠有轻度不安，守原方加二花以芳香悦心安神。

三诊：2022 年 11 月 10 日。服上方后平复，守方 7 剂巩固。

解　析　饮冷则泻，舌质淡嫩，脉沉细，脾胃虚寒也；纳食则即大便，脾弱肝木相侮也；脾之别脉，复从胃，别上隔，注入心，脾气亏虚，心气失养，则失眠；中焦取汁化气，变化而赤则为血，发为血之余，脾虚则发缺精微滋养，故脱发。方以理中丸温中健脾益气，痛泻要方健脾抑肝，安神定志丸益气安神。

指导老师按语　《素问·五运行大论》说："气有余，则制己所胜而侮所不胜；其不及，则己所不胜，侮而乘之。"今脾气脾阳虚损，土不足，肝木最易乘之，故有痛则腹泻，泻后痛减之征，故合入痛泻要方。

（湖南中医药大学第二附属医院宾晓芳，指导老师：毛以林）

医案八

曹某，男，77 岁。2023 年 1 月 20 日初诊，2022 年 12 月底新型冠状病毒感染后，出现腹泻，每日 2~3 次，大便不臭，近日又出现双侧耳后至后颈部大片红色丘疹，瘙痒难忍，手心痒，盗汗，纳可，舌质淡红，苔薄黄，脉滑。

辨　证　湿浊困脾，中气下陷。

治　法　健脾祛湿，升阳举陷。

处　方　四君子汤合柴芩温胆汤加减。

柴胡 10g，黄芩 10g，水牛角（先煎）20g，浮萍 10g，蝉蜕 10g，地肤子 10g，甘草 10g，葛根 30g，白参 10g，白术 10g，茯苓 15g，神曲 10g，石榴皮 10g。10 剂，水煎，每日一剂，早晚分温服。

二诊：2023 年 1 月 30 日。大便便质已正常，唯欲便不能久忍，必须立即如厕。耳后、颈部丘疹消失，手心痒亦除。时感头昏，疲乏，纳可，汗出而冷，舌质淡红，苔薄白，脉沉细。处方：白参10g，黄芪30g，升麻10g，柴胡10g，白术10g，茯苓15g，石榴皮10g，桂枝10g，白芍10g，煅龙骨（先煎）20g，煅牡蛎（先煎）20g，炙甘草10g，生姜3片，大枣10个。14剂，水煎，每日一剂，早晚分温服。大便欲解不可等待，头昏、乏力，乃中气下陷，总由湿邪困脾所致，方用补中益气汤。汗出而冷，营卫不和，故用桂枝汤调和营卫，煅牡蛎、煅龙骨收敛止汗。营卫出中焦，中气虚者每多见汗出之证。

三诊：2023年2月13日。头昏乏力除，盗汗减，汗出畏冷，感咽有痰堵，偶有胃胀，大便正常。舌质淡红，苔薄白，脉沉弦。处方：桂枝10g，白芍10g，炙甘草10g，生姜3片，大枣10个，浮小麦15g，麻黄根10g，桑叶20g，厚朴10g，法半夏10g，茯苓15g，紫苏梗10g。7剂，水煎，每日一剂，早晚分温服。

解　析　方用桂枝汤调和营卫，浮小麦、麻黄根、桑叶收敛止汗。咽中痰堵、胃胀予半夏厚朴汤降气化痰，理气和胃。

指导老师按语　新型冠状病毒感染系湿毒为患，湿邪困脾，耗伤脾气，脾失健运则为泻。即《黄帝内经》所云："湿胜则濡泻。"故方用四君子汤加神曲健脾，葛根升清止泻，石榴皮收敛止泻。"三焦手少阳之脉，……系耳后，直上出耳上角，以屈下颊。其支者，从耳后入耳中，出走耳前……""胆足少阳之脉，……上抵头角，下耳后，……其支者，从耳后入耳中，出走耳前，至目锐眦后……"。耳后红色丘疹，当为湿郁日久化热，客于少阳经脉，故方中柴胡、黄芩清少阳胆经之热，水牛角凉少阳血热，浮萍、蝉蜕性凉透疹止痒，地肤子燥湿止痒，甘草调和诸药。

（湖南中医药大学第二附属医院谭雄，指导老师：毛以林）

3.痞满案

医案一

刘某，男，61岁。2023年6月2日初诊。主诉：腹胀4月余。现病史：患者4月余前无明显诱因出现腹胀，上腹部为主，进食后更甚，伴乏力、口干，无恶心呕吐，无腹痛腹泻等，当时未行特殊检查及治疗，症状反复。现为求诊治，至刘师门诊就诊。刻下：腹胀纳差，倦怠乏力，口干舌燥，五心烦热，舌红苔薄腻，脉弦细。中医诊断：胃痞病。

辨　证　气滞。

治　法　破气消痞，健运脾胃。

处　方　枳术汤加减。

枳实 20g，炒白术 20g，黄芩 10g，干姜 8g，木香 10g，草豆蔻 10g，炒莱菔子 20g，姜厚朴 15g，陈皮 15g，炒白芍 20g，柴胡 10g，炙甘草 8g，桂枝 15g，石斛 15g，炙鳖甲 20g。7 剂，水煎服，每日一剂，早晚饭后各 1 次。

二诊：2023 年 6 月 9 日。患者诉腹胀、乏力明显改善，口干仍有，手足心热，汗出后背发凉，咽中有痰难咳出，大便 1 日 2 次，质偏稀，舌红苔薄。处方予香砂六君子加减治疗，7 剂，水煎服，每日一剂，早晚饭后各 1 次。

三诊：2023 年 6 月 16 日。患者诸症改善，守方再予 7 剂巩固疗效。

解　析　该案患者以胃脘及腹部痞满不舒为主诉。其中脾胃居中焦，以升降调和为顺，升降相因方为正常，中焦气机运动不利，故见腹胀、乏力；脾主运化，脾失健运，水液不能承上则见口干。以枳术汤破气化积，健运脾胃，方中枳实长于破气散痞，炒白术健脾益胃，两药合用共调升降。

指导老师按语　胃痞病症多由于肝脾失调，肝木郁结不能疏通脾土，亦不能消食化积，故在原方基础上加柴胡、炒白芍、炙甘草取疏肝调气名方四逆散之功效。再加黄芩、干姜一寒一热，以辛开苦降而泄浊。为取得更满意的疗效，加姜厚朴、陈皮、炒莱菔子、木香、草豆蔻增益行气除满之力。另外，患者口干以石斛、鳖甲滋阴，但未重用滋补之药，抓住主症以调气为先，取得满意疗效。

（湖南中医药高等专科学校第一附属医院姚专，指导老师：刘新文）

医案二

李某，女，52 岁。间发胃脘不适 15 余年，再发伴头痛呕吐 3 天。病史：患者感胃脘痞闷，时轻时重，时缓时急，重时常伴恶心欲呕，呕之不出。多次胃镜检查示慢性胃炎，间服奥美拉唑可缓解症状。3 天前受凉后，再发胃脘痞闷不适，伴恶心欲呕、头胀痛、头闷如裹。现症：脘腹痞闷，恶心欲呕，头胀痛，且头闷如裹，口干，口苦，不欲饮食，食冷则见反酸。二便尚可，舌苔黄腻，脉象沉缓。辅助检查：经颅多普勒超声（TCD）示脑动脉硬化。胃镜示慢性浅表性胃炎。

辨　证　寒热错杂。

治　法　平调寒热，理气和中。

处　方　半夏泻心汤加减。

半夏 15g，黄芩 6g，黄连 4.5g，干姜 6g，党参 10g，炙甘草 6g，藿香 10g，生姜 6 片，红枣 6 枚。3 剂。并嘱节晚餐。少食肥甘油腻之品。

二诊：头胀痛明显减轻，胃纳增加，脘胀呕恶止，脉舌同前，守方续服 3 剂。

三诊：头痛止，诸症悉减，苔仍腻，嘱守方续服，苔净药停。

解　析　脉证相参，此中虚而痰湿壅盛证也。《素问·通评虚实论》云："头痛，耳鸣，九窍不利，肠胃之所生也。"盖脾胃居中州，主运化，司升降，虚则运化无力，生痰成饮，升降失职，则清浊无序，故有头痛及上热下寒诸症之发生。治宜补脾胃，化痰饮。

指导老师按语　本案心下痞满，上热下寒，用半夏泻心汤，可健脾胃、化痰饮、调寒热、消痞结，虽不言治头痛，然中气健运，升降有序，头痛亦愈。

（醴陵市中医院易冬花，指导老师：丁桃英）

🦋 医案三

唐某，女，72 岁。2023 年 8 月 17 日就诊。主诉：胃脘部痞满不适 3 月余。现病史：患者诉 3 月余前于我院内分泌科住院治疗时感胃脘部痞满不适，程度轻，间断有烧灼感，夜间明显，口干口苦，无反酸，无恶心呕吐，大便正常，于 2023 年 5 月 4 日行胃镜检查示：①慢性浅表性胃炎伴糜烂、胆汁反流；② 胃多发息肉。予服用泮托拉唑钠肠溶片、康复新液抑酸护胃，保护胃黏膜，治疗后症状缓解，但出院后上述症状仍反复发作，自行饮食调摄及口服奥美拉唑肠溶胶囊、硫糖铝混悬凝胶药物后症状稍有减轻。刻诊：患者精神一般，胃脘部痞满不适，间断发作，伴时有烧灼感，无反酸，夜间明显，口干口苦，无恶心呕吐，偶感心慌胸闷，无气促，无头晕头痛，四肢末端麻木，以双足尖为主，伴腿痛腿冷，下肢畏寒、上身怕热多汗，纳少，寐差，大便偏稀色黄，日行 1 次，小便一般。舌暗红，边有齿痕，苔稍黄腻，脉细。

辨　证　寒热错杂。

治　法　寒热平调，消痞散结。

处　方　半夏泻心汤加减。

法半夏 10g，黄芩 6g，黄连 3g，干姜 10g，人参 10g，炙甘草 10g，大枣 10g，白术 10g，丹参 15g，当归 10g，姜厚朴 6g，肉桂 10g。7 剂。

解　析　方中法半夏散结消痞，降逆止呕；干姜、肉桂温中散邪，黄芩、黄连苦寒，泻热消痞；人参、大枣甘温益气，补脾气；甘草调和诸药；加用丹参、当归以活血通络。

指导老师按语　半夏泻心汤为和解肝脾、平调寒热的重要方剂，在消化系统疾病中常有用到，方中寒热互用以和其阴阳，辛苦并进以调其升降，补泻兼施以顾其虚实。临床应用以心下痞，但满而不痛，或呕吐，肠鸣下利，舌苔腻而微黄为辨证要点。

（湖南省直中医医院吴万丰，指导老师：刘新文）

医案四

侯某，女，80 岁。2023 年 5 月 14 日就诊。主诉：上腹胀 2 月余。现病史：患者于 2 个月前开始无明显诱因出现上腹持续性胀满不适，与进食无明显相关，纳差，无食欲，偶有烧心，无反酸呕吐，大便黄。4 天前就诊于株洲市新兴医院并住院，查血常规：红细胞（RBC）$2.54×10^{12}$/L，血红蛋白（Hb）67g/L，红细胞压积（HCT）22.5%。平均红细胞体积（MCV）88.4fL，平均红细胞血红蛋白含量（MCH）26.5pg，余（−）。C 反应蛋白（CRP）5.2mg/L。红细胞沉降率（ESR）83mm/h。肾功能：肌酐（Cr）134μmol/L，余（−）。血清胃蛋白酶原 I 199.47μg/L。癌胚抗原（CEA）、甲胎蛋白（AFP）、糖类抗原 19-9（Ca19-9）、输血前常规、SR+OB、^{14}C 呼气试验、新型冠状病毒核酸（−）。心电图：窦性心律不齐，T 波低平（V3、V4、V5、V6）。腹部彩超：脂肪肝；双肾小结石；左肾囊肿；脾周低回声区，考虑副脾可能。心脏彩超：左房稍大；主动脉瓣退行性改变；二、三尖瓣轻度反流；左室舒张功能减退，射血分数（EF）60%，左心室短轴缩短率（FS）32%。胸部 CT 平扫：①支气管疾患改变；②右上肺前段、左下肺后基底段小结节影，建议定期复查；③左下肺基底段团块状致密影，性质待查，必要时进一步检查。全腹部 CT 平扫：考虑双肾小结石，请结合临床。予相关处理（具体不详），症状无明显改善。刻诊：上腹持续性胀满不适，与进食无明显相关，纳差，无食欲，偶有烧心，无反酸呕吐，口干，乏力，活动耐量下降，活动后气促，无明显胸闷胸痛，无咳嗽咳痰，面色苍白，无恶寒发热，夜寐欠安，体重无明显变化，大便黄绿色，小便可。舌淡红，舌边齿痕，苔薄白，舌下可见瘀点，脉细无力。

辨 证 脾胃虚弱。

治 法 健脾和胃，理气化湿。

处 方 经验方。

苍术 10g，厚朴 10g，陈皮 6g，生姜 10g，大枣 10g，茯苓 10g，麸炒白术 15g，泽泻 10g，桂枝 5g，焦建曲 15g，炒麦芽 15g，炒鸡内金 15g，党参 10g，黄芪 15g，当归 10g，炙甘草 6g。7 剂。

解 析 黄芪补脾益气；党参、麸炒白术皆为补脾益气之要药，与黄芪相伍，补脾益气之功益著；当归补血养心，炙甘草补益心脾之气，并调和诸药，用为佐使。引用生姜、大枣调和脾胃，以资化源。方中配伍厚朴、苍术、陈皮之品，加强健脾燥湿、行气之功，配伍焦建曲、炒麦芽、炒鸡内金以健脾消食。

指导老师按语　痞满的基本病机是中焦气机不利，脾胃升降失常。治疗上，以调理脾胃升降、行气除痞消满为基本原则。根据病机，辨明虚实，虚者补之，兼顾病理产物，补消结合，方能取得较好的疗效。

（湖南省直中医医院吴万丰，指导老师：刘新文）

4. 呃逆案

医案一

余某，男，35 岁。2023 年 3 月 15 日初诊。主诉：反复呃逆半年。现病史：患者自诉半年前开始出现反复呃逆不适，每每以空腹、饭后、焦虑时多见，严重时出现恶心干呕，2～3h 发作一次，有时几分钟，有时半个小时至一个小时恢复。服用抗焦虑药物、旋覆代赭汤等无好转。大便不通畅时呃逆会稍加重。咽中痰多，痰色白质稀。睡眠尚可，怕冷，腹胀，大便一日一行。

辨　证　胃气上逆。

治　法　降逆和胃。

处　方　旋覆代赭汤加味。

旋覆花 10g，赭石 20g，人参 15g，生姜 10g，炙甘草 10g，姜半夏 10g，吴茱萸 6g，桂枝 15g，大枣 15g，细辛 5g。5 剂，水煎服，每日一剂，每日 2 次，每次 150mL。

二诊：2023 年 3 月 20 日。自诉服用第三剂药后，呃逆明显减少。3 月 18 日下午至今基本未出现呃逆。服药时咽喉不适，痰量减少，睡眠一般，耳鸣，偶头胀，胃胀，大便日一行。处方：上方去细辛（因初诊服药后咽喉有刺激感），炙甘草改为 20g，加大黄（后下）10g。7 剂，每日一剂，水煎分 2 次服，每次 150mL。

三诊：2023 年 3 月 27 日。患者腹胀减轻，呃逆减少，半天发作 1～2 次，生气后出现呃逆 2h，咽喉堵塞感，痰多，睡眠欠佳，一天睡 4～8h，大便一日一行。处方：上方加细辛 3g，柿蒂 20g。5 剂，每日一剂，水煎分 2 次服，每次 150mL。

四诊：2023 年 4 月 2 日。近几天几乎没有不适感，咽中痰减少，腹胀减轻，大便一日一行。

解　析　《伤寒论》第 161 条："伤寒发汗，若吐若下，解后，心下痞硬，噫气不除者，旋覆代赭汤主之。"旋覆代赭汤是由小柴胡汤去柴胡、黄芩加旋覆花、赭石组成，同时其与半夏泻心汤、甘草泻心汤、生姜泻心汤均含有人参、生姜、半夏、甘草、大枣，具有健胃治逆的作用，是张仲景治疗胃脘胀满、胃气上逆、嗳气、呃逆的主方。刘师亦多次用此方治疗呃逆、嗳气，解患者之疾苦。屡试屡验。

指导老师按语　旋覆代赭汤是降气的方药，降逆化痰益气和胃。主治胃气虚弱，痰浊内阻。诸药配合，共成降逆化痰、益气和胃之剂，使痰涎得消，逆气得平，呕呃可止。

（湖南中医药高等专科学校第一附属医院姚专，指导老师：刘新文）

医案二

尹某，男，67岁。2022年6月16日初诊。主诉：呃逆、嗳气2周。现病史：尿毒症患者，既往有冠心病、肺气肿病史，现呃逆、嗳气2周，期间曾呕血，时有咳嗽，纳差，舌淡红，苔薄黄，脉滑数。

辨　证　浊毒上逆，胃气失和。

治　法　降逆和胃。

处　方　旋覆代赭石汤、黄芩温胆汤合三七白及散加减。

党参10g，旋覆花10g，赭石15g，黄芩10g，陈皮10g，法半夏10g，茯苓15g，枳实10g，竹茹10g，三七粉6g，白及片20g，甘草6g，柿蒂10g，炙枇杷叶10g。20剂，水煎，早晚温服。

解　析　此患者以呃逆、嗳气为主症，纳差，苔薄黄，结合尿毒症病史，辨证属脾肾亏虚，痰浊湿毒内蕴，上逆于胃，胃气失和，故予旋覆代赭石汤。方中君药旋覆花苦辛咸温，性主降，善于下气降逆，臣药赭石重坠降逆以止呃，法半夏祛痰散结，降逆和胃；甘草调和药性，兼作使药，痰浊内阻之呃逆，柿蒂常配伍法半夏、陈皮等同用。脾肾亏虚，水湿内聚化热，凝为痰浊，故予黄芩温胆汤（温胆汤＋黄芩）以清热化痰，黄芩味苦，有清热解毒、燥湿化痰的功效，擅长清中焦湿热；法半夏辛温，燥湿化痰，和胃止呕；竹茹甘而微寒，清热化痰，除烦止呕；法半夏与竹茹相伍化痰和胃；陈皮辛苦温，理气行滞，燥湿化痰；枳实辛苦微寒，降气导滞，消痰除痞；茯苓健脾渗湿，以杜生痰之源；炙枇杷叶取其清热化痰和胃之功。三七白及散止血。

指导老师按语　尿毒症为脾肾衰败，二便失司，湿浊毒邪不得由尿液排出，滞留于体内而产生的一种病症。此患者呃逆嗳气是为痰热溺毒内扰所致。痰热侵犯胃腑，胃气失于和降可见恶心、呕吐（包括呕吐胃内容物或痰涎）、呃逆、嗳气。临证明辨病机要点，灵活选方，黄芩温胆汤清化痰热以治其本，合旋覆代赭石汤降逆止呃以治其标，方证相应，效若桴鼓。

（湖南中医药大学第一附属医院徐文峰，指导老师：熊继柏）

医案三

王某，男，38 岁。2023 年 5 月 21 日就诊。主诉：呃逆频发半月。现病史：患者自诉 5 月初食用凉菜较多后出现胃脘部痞闷不适，伴呃逆连声不止，大便偏稀溏，每日一次，无呕吐、发热等，曾就诊于当地诊所，予以西药治疗，症状稍有好转，但频发复发。刻诊：胃脘部痞满不适，呃逆频发，遇寒加重，喜温喜按，畏寒怕冷，手足欠温，口不渴，大便偏稀，形体偏瘦，面色少华舌质淡红，苔薄白，脉弱。

辨　证　外邪犯胃。

治　法　温胃散寒，降逆止呃。

处　方　丁香柿蒂汤加减。

丁香 5g，柿蒂 15g，党参 10g，白术 10g，茯苓 15g，陈皮 8g，豆蔻 10g，高良姜 10g，乌药 10g，小茴香 10g，生姜 10g，炙甘草 5g。7 剂。

解　析　方中高良姜温胃散寒，丁香、柿蒂、陈皮、豆蔻降逆止呃，党参、白术、茯苓、炙甘草健脾益气，乌药、小茴香、生姜温里散寒。

指导老师按语　呃逆辨证，重在辨清寒、热、虚、实，一般可根据呃逆声音高低、起病缓急等为依据，治疗以理气和胃、降逆止呃为基本原则，根据其寒热虚实进行调整。本案有明显进食寒凉食物的病因，有典型的寒邪客胃的证候，因此辨证为寒邪犯胃，治以丁香柿蒂汤加减。

（湖南省直中医医院吴万丰，指导老师：刘新文）

5.呕吐案

陈某，女，34 岁。2023 年 5 月 11 日初诊。主诉：食入即吐 3 个月，症见：食入即吐，食后反酸，饥饿则胃痛，齿龂，便秘。苔薄白，脉细。既往甲状腺结节史。

辨　证　食积不化，胃气上逆。

治　法　消食导滞，和胃止呕。

处 方 大黄保和丸加减。

陈皮 10g，法半夏 10g，茯苓 15g，神曲 10g，炒莱菔子 15g，枳实 10g，大黄 3g，竹茹 10g，浙贝母 30g，夏枯草 10g，瓦楞子 10g，甘草 6g。30 剂，水煎，每日一剂，分 2 次服。

6 月 8 日复诊：食入即吐明显好转，仍便秘。处方：大黄保和丸合消瘰丸加减。酒大黄 3g，陈皮 10g，法半夏 10g，茯苓 15g，枳实 10g，神曲 10g，山楂 15g，麦芽 10g，炒莱菔子 15g，玄参 10g，浙贝母 30g，生牡蛎 20g，夏枯草 10g，甘草 6g。30 剂，水煎服。

解 析 大黄保和丸由保和丸加大黄组成，保和丸源自《丹溪心法》，由神曲、山楂、莱菔子合二陈汤、连翘组成，具有消食导滞和胃之功。《成方便读》指出保和丸："为食积痰滞，内瘀脾胃，正气未虚者而设也。山楂酸温性紧，善消腥膻油腻之积，行瘀破滞，为克化之药，故以为君。神曲系蒸窨而成，其辛温之性，能消酒食陈腐之积；莱菔子辛甘下气，而化面积；麦芽咸温消谷，而行瘀积，二味以之为辅。然痞坚之处，必有伏阳，故以连翘之苦寒散结而清热。积郁之凝，必多痰滞，故以二陈化痰而行气。此方虽纯用消导，毕竟是平和之剂，故特谓之保和耳。"该患者热象不显，去连翘；有便秘，加枳实、大黄以泻下通便；因有甲状腺结节，故加浙贝母、夏枯草、竹茹合二陈汤加强化痰散结之功。

指导老师按语 中医治病，重在辨证，在于抓主症，也就是急则治标。这个患者初诊以食积呕吐为主症，通过辨证选用大黄保和丸，方证相应，故疗效显著。第二次就诊时患者呕吐明显好转，这时除了继续巩固治疗呕吐等症之外，加消瘰丸兼治甲状腺结节。

（湖南中医药大学第一附属医院蔡蔚，指导老师：熊继柏）

6. 腹痛案

医案一

汤某，男，72 岁。2022 年 9 月 29 日初诊。主诉：腹部肿瘤术后间发腹痛半年。现病史：腹部肿瘤史，化疗 6 次，腹痛，兼有胁肋痛，大便难解，质干。舌淡红，苔薄白，脉弦略数。

辨 证 肝郁化热，气滞血瘀。

治 法 疏肝泄热，活血止痛。

处 方 大柴胡汤、金铃子散合失笑散加减。

柴胡 10g，赤芍 10g，黄芩 10g，大黄 3g，法半夏 10g，川楝子 10g，延胡索 10g，蒲黄 10g，五灵脂 10g，木香 6g，三七粉 6g。15 剂，水煎，早晚温服。

二诊：2022 年 10 月 13 日。腹痛明显好转，仅腹部皮肤痛，大便可，夜尿频。舌淡红，苔薄白，脉弦略数。继予前方：柴胡 10g，黄芩 10g，法半夏 10g，赤芍 15g，枳实 10g，大黄 3g，川楝子 10g，延胡索 10g，蒲黄 10g，五灵脂 10g，三七粉 6g，木香 6g，山楂 15g。20 剂，水煎，早晚温服。

解　析　患者腹痛，兼有胁肋痛，大便难解，质干，结合舌脉，辨证属少阳阳明合病（心下满痛，便秘，脉弦），故选大柴胡汤，本方系小柴胡汤去人参、甘草，加大黄、枳实、赤芍而成，亦是小柴胡汤与小承气汤两方加减合成，是和解为主与泻下并用的方剂。小柴胡汤为治伤寒少阳病的主方，因兼阳明腑实，故去补益胃气之人参、甘草，加大黄、枳实、赤芍以治疗阳明热结之证。病在少阳，本当禁用下法，但与阳明腑实并见的情况下，就必须表里兼顾。金铃子散出自《太平圣惠方》，具有疏肝泄热、活血止痛之功效，主治肝郁化火证，此患者肝郁气滞，疏泄失常，血行不畅，不通则痛，故见心腹胁肋诸痛。又因气滞血瘀，故选失笑散以活血祛瘀，散结止痛。初诊加木香、三七粉，旨在行气活血。二诊时腹痛明显减轻，大便可，效不更方，继予前方以巩固疗效。

指导老师按语　《医方集解》说："少阳固不可下，然兼阳明腑实则当下。"本方既不悖于少阳禁下的原则，又可和解少阳，内泻热结，使少阳与阳明合病得以双解，可谓一举两得。正如《医宗金鉴》所说："斯方也，柴胡得生姜之倍，解半表之功捷；枳芍得大黄之少，攻半里之效徐，虽云下之，亦下中之和剂也。"临证察机，抓主症，照顾兼症，辨证与辨病结合，经方合用，力求取得良好的临床疗效。

（湖南中医药大学第一附属医院徐文峰，指导老师：熊继柏）

医案二

患者，男，32 岁。因晚间上腹部隐痛伴嗳气、反酸反复发作 2 年就诊。现症：近 2 年晚间上腹隐痛，伴嗳气、反酸，喜按喜暖，进食饼干可缓解。劳累受寒诱发，纳食尚可，口不渴，小便清长，不解黑便。冬春季发作多。诊查：胃镜报告示十二指肠球部溃疡，幽门螺杆菌（-）。大便潜血（-）。面色萎黄，上腹部轻压痛，手足不温。脉沉细，舌质淡红，薄白苔。

辨　证　脾胃虚寒。

治　法　益气健脾，温中和胃。

处 方 黄芪健中汤加减。

黄芪30g，桂枝15g，白芍15g，党参20g，甘草3g，郁金10g，延胡索10g，海螵蛸20g，瓦楞子15g，旋覆花（布包）10g，干姜10g，大枣6枚。7剂，水煎两次，混合后分3次温服，忌食酸性食物，注意避寒保暖。

二诊：上腹部隐痛缓解，已无嗳气、反酸，仍上腹部怕冷，效不更方，再进10剂。

三诊：无明显不适，再进10剂，以后服桂附理中丸善后。2年后追访未复发。

解 析 本案属脾胃虚寒之胃脘痛无疑。素体阳虚，中阳不振，脾虚中寒，故胃脘隐痛、喜按喜暖。温煦失职而畏寒，手足不温。脾虚则气机不畅，升降失常而嗳气反酸。口不渴，尿清长，面色萎黄，脉沉细，舌淡苔薄白，皆属脾胃虚寒之象。方以黄芪、党参、大枣益气健脾，桂枝、干姜温中和胃，白芍、甘草、延胡索、郁金理气缓急止痛，旋覆花降逆止嗳，海螵蛸、瓦楞子制酸。

指导老师按语 黄芪建中汤源于《金匮要略》，温中补虚，缓急止痛，是治疗虚寒性胃痛的主方。

（醴陵市中医院易冬花，指导老师：丁桃英）

医案三

患者，男，47岁。因间发左下腹痛2年余就诊。两年前因进食冷饮后突发左下腹疼，冷痛难忍，伴腹泻无发热，经抗炎、解痉、输液治疗好转，其后病情反复。1年前确诊为克罗恩病，经规范使用柳氮磺吡啶、甲泼尼龙治疗半年，腹痛程度及发作频率有缓解。现症：左下腹时有隐痛，有时阵发加重，神疲乏力，腹部怕冷，食欲欠佳，大便溏滞不爽。诊查：形体消瘦，四肢不温。腹平软，左下腹轻压痛，无反跳痛，未及明显肿块。舌苔薄白腻，脉细。

辨 证 脾阳不振。

治 法 温中散寒，缓急止痛。

处 方 予乌梅丸加减。

炙乌梅12g，白芍10g，炮姜3g，川黄连3g，制附片5g，制大黄5g，川椒目2g，台乌药10g，广木香10g，槟榔10g，小茴香3g，枳壳10g，川楝子10g，沉香曲15g，党参10g，炙甘草3g。7剂，每日一剂，水煎服，分2次服。

二诊：药后腹痛好转，病情平稳。原方加吴茱萸3g，益智仁10g。7剂。

三诊：经寒温并用，补泻兼施治疗，腹未疼痛，便成形，每日1次，唯晨起口干，舌苔薄白，脉细，法不变更。原方加北沙参 15g。7 剂。

解　析　本案患者以腹痛为主症，既有神疲乏力、腹部怕冷之中焦虚寒之表现，又有大便溏滞不爽、舌苔薄白腻之积滞未尽之象，乃虚实夹杂、寒热互见之复杂证候。仿乌梅丸加减，方中制附片、炮姜、川椒目、吴茱萸、小茴香温运脾阳，川黄连、制大黄清化积滞，党参、益智仁温阳健脾，广木香、槟榔行气导滞，台乌药、小茴香、枳壳、川楝子、沉香曲行气止痛，炙乌梅、白芍、炙甘草既能缓急止痛又能酸甘化阴以制炮姜、制附片之辛热。

指导老师按语　本案脾阳不振较著，而热象不明显，故方中温中散寒之力较强而仅以小剂量川黄连、制大黄以荡积滞。患者以腹痛为主，所谓不通则痛，故方中加强了行气止痛之力。经以上温运中阳、消导积滞、行气止痛治疗后，患者病情平稳，长期服用中药维持缓解。

（醴陵市中医院易冬花，指导老师：丁桃英）

🍂 医案四

谢某，男，86 岁。因左下腹疼痛伴呕吐 1 天余住院。诊断考虑急性化脓性阑尾炎合并局限性腹膜炎，患者及家属拒绝手术治疗，遂请中医会诊。刻诊：8 月 30 日上午起脐部持续隐痛，逐渐加剧，恶心，呕吐。晚上转移至左下腹，并发热，未解大便，尿黄，周身乏力。诊查：体温（T）38.6℃，BP 130/70mmHg，呼吸平稳，痛苦面容。腹平软，右下腹腹肌较紧张，麦氏点压痛、反跳痛，腰大肌试验及结肠充气试验阳性。右下腹穿刺抽取少许脓液。大便未解，小便常规正常。脉弦数，舌红苔黄燥。辅查：白细胞（WBC）11.00×10^9/L↑；中性粒细胞（NEU）93.40%↑；NEU 25.22×10^9/L↑；血清淀粉酶 111.00U/L↑。心电图：窦性心动过速。腹部 B 超示：阑尾炎性改变，并见少量液性暗区，考虑阑尾脓肿。

辨　证　热毒壅盛夹瘀。

治　法　清热解毒，活血祛瘀，托毒排脓。

处　方　大黄牡丹汤合苇茎汤化裁。

生大黄 10g，牡丹皮 15g，赤芍 15g，桃仁 12g，冬瓜仁 100g，黄芪 30g，蒲公英 15g，虎杖 30g，薏苡仁 20g，败酱草 30g，芒硝（后下，冲服）10g。水煎两次，取汁混合分 3 次服，日服两剂。

另针刺足三里、内关、曲池，留针，每半小时捻转提插一次，泻法，以降逆止呕，镇痛退热。禁食，配合输液，维持水及电解质平衡。

二诊：上方服完2剂后，解果冻样脓血便数次，初次量多，以后逐渐减少。发热、呕吐停止，腹痛基本缓解。腹无明显压痛与反跳痛，腰大肌试验（-）。上方去芒硝，再服3剂，停针刺。进食稀饭。

三诊：腹痛完全缓解，精神好。血常规正常，出院。

解 析 方以生大黄、芒硝苦寒攻下，泻肠中热毒瘀结并釜底抽薪而退热。桃仁、赤芍、牡丹皮泄热破血消瘀，虎杖、蒲公英清热解毒，冬瓜仁、薏苡仁、败酱草清肠利湿，排脓散结，黄芪益气扶正，托毒排脓。如此"肠痈"得以消全。针刺以退热，止呕镇痛。

指导老师按语 本案属"肠痈"无疑。热毒壅盛，气血瘀滞，结于肠中，肠络不通而痛，且较剧烈。结聚不散而成脓。胃气上逆、腑气不通而呕吐便结。热毒炽热不解，正邪相搏故发热、尿黄。

（醴陵市中医院易冬花，指导老师：丁桃英）

医案五

患者，男，72岁。因腹痛呕吐6h余住院。既往有高血压病史20年、混合型高脂血症5年，两年前脑出血后右侧肢体偏瘫，肌肉萎缩。平素有大便秘结，长期使用开塞露通便。刻症：约6h前突起腹痛，于脐周，呈持续性，阵发性加剧，并伴呕吐，先为食物残渣，后为水液。昨日至今未解大便，腹胀，矢气后腹胀可缓。口干口苦，小便短赤，无发热。否认腹部手术史。诊查：T 36.5℃，BP 120/70mmHg，腹部略胀气，肠欠蠕动，脐周轻压痛，乙状结肠区可扪及条索状硬结粪石，未闻气过水音。X线腹部平片见液平面，血常规辅查：WBC $8.9×10^9$/L；NEU% 79.40%↑；二氧化碳结合力（CO_2CP）正常。脉弦数，舌质红，薄黄苔。

辨 证 腑实热结。

治 法 通腑泄热，荡涤积滞。

处 方 木香槟榔汤加减。

广木香10g，槟榔12g，青皮10g，陈皮10g，枳壳10g，黄连8g，莪术10g，大腹皮10g，生大黄（后下）15g，炒莱菔子15g，牵牛子10g，香附10g，姜半夏10g。2剂，水煎两次，取汁混合，每3h服100mL，于胃肠减压后鼻饲。配合禁食（中药汤剂除外），胃肠减压，输液维持水电解质平衡。

二诊：24h内鼻饲完上方2剂。腹痛缓解，呕吐停止，已矢气，解大便少许。梗阻解除，拔鼻饲管，停胃肠减压，进流质饮食。上方去黄连、牵牛子、莪术、香附，改生大黄为（后下）10g，加党参30g，白术10g。以健脾益气。3剂，水煎服，每日2次，以善后。

解析　本案属中医"腹痛""呕吐""便秘"范畴。饮食不节，食物壅滞于肠内，致胃肠热盛，热郁食积，腑气不通而便结腹痛无矢气。热盛伤津，燥结更甚，胃气失降，浊气上逆而呕吐。口干口苦，小便短赤，皆热盛伤津之象。脉弦数，舌红苔黄是腑实热结之症。方中广木香、槟榔、枳壳行气导滞消胀满，生大黄、牵牛子、大腹皮攻积导滞，泄热通便，黄连清热解毒，青皮、香附行气化积，莪术疏肝解郁，破血中之气，陈皮理气和胃，炒莱菔子、姜半夏降逆和胃止呕。二诊方加党参、白术以健脾益气，则解燥健运，胃得和降，相得益彰。

（醴陵市中医院易冬花，指导老师：丁桃英）

医案六

张某，女，76岁。2023年5月10日就诊。主诉：反复腹痛10余年，加重半年。现病史：患者于10余年前开始无明显诱因反复出现腹痛，为中腹部隐痛，呈阵发性，腹痛欲便，便后腹痛减轻，每次持续约半小时，半年前开始腹痛较前加重，夜间明显，与进食、排便无明显相关，大便基本正常，今年2月份查肠镜提示慢性乙状结肠炎、直肠炎，予调节肠道菌群、中药治疗等，症状无明显改善。刻诊：中腹部隐痛，持续性，夜间明显，无呕吐反酸烧心，患者精神状态一般，平素怕冷，无发热，饮食正常，夜寐欠安，体重无明显变化，大便正常，小便正常。舌淡红，苔白微腻，左脉弦，右脉滑。

辨证　肝肾不足，寒滞肝脉。

治法　温补肝肾，行气止痛。

处方　经验方。

肉桂6g，小茴香6g，当归10g，枸杞子10g，乌药10g，沉香6g，茯苓15g，生姜10g，延胡索15g，白芍20g，炙甘草10g，炒麦芽20g。

解析　方中肉桂辛甘大热，温肾暖肝，祛寒止痛；小茴香味辛性温，暖肝散寒，理气止痛，二药合用，温肾暖肝散寒，共为君药。当归辛甘性温，养血补肝；枸杞子味甘性平，补肝益肾，二药均补肝肾不足之本；乌药、沉香辛温散寒，行气止痛，以去阴寒冷痛之标，同为臣药。茯苓甘淡，渗湿健脾；生姜辛温，散寒和胃，皆为佐药。

指导老师按语　"病者腹满，按之不痛者为虚，痛者为实，可下之"。本案患者年事已高，素体阳虚，阳虚生寒，寒滞肝脉，肝郁气滞，不通则痛。治疗上，着重温补肝肾，兼顾行气、散寒、止痛之功，方中配伍白芍，着重柔肝，防温补过度。

（湖南省直中医医院吴万丰，指导老师：刘新文）

医案七

张某，男，38岁。2022年10月31日初诊。诉腹胀腹痛3年，腹痛则泻，泻后痛减，自觉腹部有气向上行，不能饮冷，饮冷则胃脘不适，舌质淡红，苔白腻，脉沉。

辨　证　脾胃虚寒，寒湿内阻，气机郁滞。

治　法　温健脾胃，行气散寒。

处　方　厚朴温中汤合痛泻要方加减。

厚朴20g，草果10g，人参10g，干姜6g，白术10g，茯苓15g，陈皮10g，生白芍15g，防风10g，葛根30g，神曲10g，山楂15g，炙甘草10g，木香10g。7剂，水煎，每日一剂，早晚分温服。

2023年5月25日复诊愈。

解　析　厚朴温中汤由厚朴、陈皮、茯苓、干姜、生姜、炙甘草、草豆蔻、木香等几味药所共同组成。方中以厚朴为君药，其苦辛而温，因而可以起到行气消胀、燥湿除满的作用；以草豆蔻作为臣药，辛温芳香，温中散寒，燥湿健脾；干姜温中散寒；木香、陈皮行气宽中；炙甘草、茯苓健脾渗湿。诸药合用，全方共奏行气除满、温中燥湿的功效，方中加入葛根升清止泻，神曲、山楂消食助脾健运。今脾气脾阳虚损，土不足，肝木最易乘之，故有痛则腹泻，泻后痛减之症，故合入痛泻要方。

指导老师按语　《素问·举痛论》说："寒气客于肠胃之间，膜原之下，血不得散，小络急引故痛……寒气客于小肠，小肠不得成聚，故后泄腹痛矣。"患者腹胀、腹痛，饮冷则不适，舌质淡红，苔白腻，脉沉，典型的脾胃虚寒，寒湿内阻，气机郁滞之证。最对证的方剂是厚朴温中汤。

（湖南中医药大学第二附属医院宾晓芳，指导老师：毛以林）

医案八

张某，女，51岁。2022年7月9日初诊。主诉：腹胀、腹痛1年。患者诉1

周来夜间腹胀、腹痛，呈游走性疼痛，与进食无关，胸闷痛、背痛、腿疼痛，头晕、不伴头痛，纳可、口干不苦，无反酸、嗳气、烧灼感，无恶心呕吐，夜难寐，难入睡，大便每日 1～3 次，小便可。舌红苔黄，脉弦。既往有十二指肠球部溃疡、慢性胃炎、乙型肝炎、颈动脉斑块形成等病史。

辨　证　肝胃气滞。

治　法　疏肝理气和胃，清热燥湿。

处　方　柴平煎加减。

姜厚朴 10g，陈皮 6g，苍术 10g，黄连 6g，枳实 10g，草豆蔻 5g，炒酸枣仁 15g，鸡内金 5g，木香 10g，丹参 15g，莱菔子 10g，乌药 10g，蒲公英 6g，甘草 6g。10 剂，水煎服，每日一剂，早晚两次分服。

解　析　本案是肝胃气机郁滞所致，由于肝郁气滞，失于疏泄，则肝气横逆犯胃，致胃失和降，气血运行不畅，故出现腹胀腹痛，且夜间明显，舌红苔黄，脉弦；方用柴平煎加减，配伍炒酸枣仁养心安神；草豆蔻、黄连、枳实燥湿和胃；木香、丹参行气通络化痰；乌药行气止痛；莱菔子、鸡内金消食除胀，各药合用，达到疏肝理气解郁、清热燥湿之功。

指导老师按语　诸痛之病机总为不通则痛，不荣则痛。不通则痛可表现为由多种病因致气机阻滞，进而引起气血运行不畅，留滞不同部位发为疼痛。本案为肝失疏泄，全身气机运行失常而发腹胀、腹痛，同时伴有胸闷痛、背痛、腿疼痛、头晕等；同时可知少阳在表里之间，气机出入横逆失常，治疗需条达少阳枢机，因而在治疗气机出入横逆失常时，需疏肝理气，顺气解郁。柴平煎由小柴胡汤和平胃散组成，以小柴胡汤疏肝解郁，平胃散理气开痹宽胸，并随症加减，如腹痛等症状减轻，去温燥之草豆蔻，加木香、丹参加强顺气解郁之功。《石室秘录》有"诸痛治肝"之说。"诸痛治肝"为治痛之要法，不仅适用于上述腹痛证，还可用于多种痛证，如胃心痛、痹痛、筋骨痛、头痛等，临床运用广泛且疗效好。

（湖南中医药大学第一附属医院卢青，指导老师：程丑夫）

7. 便秘案

医案一

李某，女，45 岁。主诉：反复大便排出不畅 8 年余，再发作加重半月余。现病史：患者诉 8 年前无明显诱因出现大便秘结难解，自服首荟通便胶囊后大便解出，质稀，后大便排出不畅之症反复发作，需服药才可排便，后遂长期服药，

2022年10月初起服首荟通便胶囊后大便仍难解出，伴见腹胀不适，努挣后解便质干结，解后仍有自觉腹胀。现症见：患者精神可，便意频繁，大便3～4日一行，大便质干结，色深，伴自觉排便不尽感，无明显胸闷胸痛，平素情绪易怒，小便无异常，纳食可，夜寐一般。舌质红，苔薄白，脉弦细。

辨　证　气机阻滞。

治　法　疏肝理气，润肠通便。

处　方　白术七物汤加减。

白术60g，槟榔10g，沉香3g，木香6g，乌药10g，生地黄30g，升麻9g，柴胡10g，甘草6g。14剂，每日一剂，水煎服用，早晚温服。

解　析　白术七物汤是何永恒教授的临床经验方，由白术、槟榔、沉香、生地黄、木香、乌药、升麻组成。方中白术为君药，益气健脾。生地黄滋阴清热，养血生津，槟榔行气化积；乌药归肺、脾、肾、膀胱经，具有行气温中功效；沉香降气温中；木香归脾胃、大肠、胆、三焦经，具有健脾消食、行气宽中的功效，善行肠胃之气；此5味药共为臣药。升麻升提阳气为方中佐药。诸药配伍，使腑气得以通畅，脾滞得以健运，便秘自除，共奏益气养阴、行气运下之功。本案患者肝郁之状显，因而加用柴胡一味，增强疏肝解郁之功。

指导老师按语　便秘病位在大肠，与肺肝脾相关，主要原因是肺、肝和脾的气机失调导致肠道传导功能失常。其中一种情况是肺脾气虚，导致肠道传导功能减弱，糟粕无法排出。另一种情况是肺、肝、脾气郁结，导致肠道积滞，本案正是气机阻滞之证。因此，在辨识肺、肝、脾的证候并进行治疗时，以同时调理肺脾和肝脾为主要方针。如果发现肺脾气虚，应该采用补益脾肺的方法进行治疗；如果发现肝气郁结和脾虚气滞，应该采用疏肝健脾、祛除湿邪、调理肝气的方法进行治疗。在实际临床中，我们也可以根据具体情况灵活选择药方，例如将紫菀与火麻仁配伍，厚朴与莱菔子配伍，柴胡与白芍配伍，枳实与生白术配伍等。结合日常的调理方法，如调和肺脾功能，疏通肝脏，使肠道通畅。这些治疗方法在临床上已经取得了明显的疗效。

（湖南省中西医结合医院吴哲，指导老师：何永恒）

医案二

高某，男，68岁。主诉：便秘5年。现病史：患者5年前无明显诱因出现便秘，大便六七日一行，平素需用开塞露灌肠辅助排便，期间曾于外院多次就诊，均未见明显好转。现大便仍数日一行，量少，偶颗粒状，排出费力，用力努挣则汗出短气，夜寐差，纳可，舌质淡红，苔少乏津，脉沉细。辅助检查：结肠运输试验诊断为慢传输型便秘。肛查：肛门无明显异常。

辨　证　气阴两虚。

治　法　益气养阴，润肠通便。

处　方　生脉散合增液汤加减。

白术 30g，生地黄 30g，木香 10g，麦冬 10g，党参 10g，五味子 10g，玄参 10g，桃仁 10g，厚朴 10g，火麻仁 20g，酸枣仁 15g。15 剂，每日一剂，水煎服，分 2 次服。

二诊：服用前方后患者诉大便 3 日一行，排便较前顺畅，舌淡红，苔少，脉细。前方有效，继续原方治疗，15 剂。

三诊：服用药物后患者诉大便基本 2 日一行，较为顺畅，质软。嘱多食用蔬菜水果，多饮水并加强锻炼。

解　析　此病患年老体衰，气阴不足。气虚，肠道传导无力，燥屎内停；阴虚，则肠道失于濡润，大肠传导失司，发为便秘。治以生脉散合增液汤加减，益气养阴，润肠通便。方中白术、党参、麦冬、生地黄、玄参养阴益气；木香、厚朴行气通腑；五味子敛汗生津；桃仁、火麻仁润肠通便；酸枣仁养心安神。诸药合用，共奏益气养阴、润肠通便之功，便秘自除。

指导老师按语　此案诊断明确为结肠慢传输型便秘，证属气阴两虚型，方选生脉散合增液汤加减，益气养阴，润肠通便，肠道气阴得复，大肠传输有力，津润肠道，大便复通。

（湖南中医药大学第二附属医院胡响当，指导老师：何永恒）

医案三

孙某，男，25 岁。主诉：大便秘结伴腹胀 15 天。现病史：患者 15 天前进食大量辛辣食物后出现大便秘结，5～7 日一行，腹部胀满不适，面红身热，口干口臭，心烦不安，小便短赤，夜寐不安，纳食差。舌红，苔黄燥，脉滑数。肛查：无明显异常。

辨　证　胃肠积热。

治　法　泻热导滞，润肠通便。

处　方　麻子仁丸加减。

火麻仁 20g，白芍 15g，枳实 10g，大黄 10g，厚朴 10g，苦杏仁 15g，生地黄 10g，麦冬 10g，酸枣仁 15g。7 剂，水煎服，每日一剂，分 2 次服。

解　析　便秘是消化道常见病，多发病。便秘的病因是多方面的，主要有外感寒热之邪、情志内伤、年老体虚或阴阳气血不足等。便秘病位在大肠，与脾胃、小肠、肝肾密切相关。大肠传导失司为基本病机。此病患半月前进食大量辛辣食物，胃中积热，胃与肠相连，胃热炽盛，下传大肠，燔灼津液，大肠热盛，燥屎内结，而成便秘。治疗当泻热导滞，润肠通便，方选麻子仁丸加减。方中火麻仁质润多脂，润肠通便。苦杏仁上肃肺气，下润大肠；白芍养血敛阴，缓急止痛。大黄、枳实、厚朴即小承气汤，以轻下热结，除胃肠燥热；生地黄、麦冬滋阴以濡润肠道；酸枣仁养心安神以助眠。诸药合用，腑气得通，肠道积滞得除，大便得解。

指导老师按语　便秘虽发生在大肠，但与脏腑经络、气血津液、饮食情志等皆有密切关系。正如《黄帝内经》曰："魄门亦为五脏使，水谷不得久藏。"肛门启闭功能有赖于五脏之气调整，而其启闭正常与否又影响着脏腑气机的升降。又如《济生方·秘结论治》曰："《素问》云，大肠者，传导之官，变化出焉。平居之人，五脏之气，贵乎平顺，阴阳二气，贵乎不偏，然精液流通，肠胃益润，则传送如经矣。摄养乖理，三焦气涩，运掉不行，于是乎壅结于肠胃之间，遂成五秘之患。夫五秘者，风秘、气秘、湿秘、寒秘、热秘是也。"说明便秘是人体阴阳、脏腑、气血、情志失调的一种局部表现。热秘证即胃肠积热证，治疗常选用麻子仁丸方，临床随症加减，往往收效甚佳。

（湖南中医药大学第二附属医院胡响当，指导老师：何永恒）

医案四

陈某，女，84 岁。主诉：大便秘结，腹胀，伴呃逆数年。现大便干结，排便次数少，2～3 天 1 次，伴腹胀，或呃逆，或伴腹痛。查体：一般状况可，心肺听诊正常，腹平软，肠鸣音减少。舌质淡红，苔薄白，脉弦滑。

辨　证　肠虚腑实。

治　法　益气养血，润肠导滞。

处　方　虚秘汤加减。

黄芪 20g，白芍 20g，当归 10g，肉苁蓉 15g，威灵仙 15g，决明子 15g，金银花 10g，制大黄 8g，厚朴 12g，火麻仁 15g，瓦楞子 10g，甘草 6g。

解　析　老年人便秘多因气血虚衰，气虚则传送无力，血虚则润泽荣养不足，皆可导致大便不通。同时亦难免有燥热、气滞或瘀血等夹杂其中，所以单纯润肠效果不佳，而承气等泻法又容易引起正气愈虚等问题。此方重用黄芪补气健脾，当归、白芍益气养血，火麻仁、肉苁蓉补肾阳，益精血，润肠通便，上五位药合用以治其本；厚朴行气消胀除满，制大黄泻热通便，威灵仙"宣通五脏，去腹内冷滞，心腹痰水"，三味药合用通气而利脏腑以治其标；佐以金银花清脏腑之热而不伤正；决明子归肝、大肠经，润肠通便；瓦楞子软坚散结；甘草益气和中。全方共奏益气养血、润肠导滞之功效。

指导老师按语 便秘之症首见于《黄帝内经》，其称便秘为"后不利""大便难"。《诸病源候论·大便难候》云："大便难者，由五脏不调，阴阳偏有虚实，谓三焦不和则冷热并结故也。"便秘患者以久病居多，且久秘之人，常服用泻药或通下之药，腑气已虚，若继投攻伐之品，必犯虚虚实实之错，病情难以愈合，故不可滥用攻下，当详辨其阴阳、虚实。临床应根据患者各自情况，并结合患者体质，以选择正确治法。如年老、久病之人，应补其气血阴阳，佐以行气，使其补而不滞。便秘责之于虚与浊；病机在于脾胃不足，升降失常，肠失濡养，浊气不降；从虚论治便秘，治法以益气养血、润肠降浊为主，同时重视寒热及兼证，灵活用药。

（湖南中医药大学中医学院梁昊，指导老师：袁肇凯）

医案五

许某，男，82岁。2023年1月10日就诊。主诉：排便困难12年余。现病史：12年余前开始出现排便困难，大便不干，排便时间明显延长，每次需要用力努挣，多次服用中西药物治疗，当时有效，但不能持久，曾于去年行肠镜检查提示：大肠黑变病。刻诊：大便排出困难，每3～4日一次，质地软，时有气短、神疲、乏力、口干，食欲欠佳，舌质淡红边有齿痕，舌体稍胖，脉沉弱。

辨　证 气虚便秘。

治　法 益气通便。

处　方 参苓白术散加减。

党参15g，白术10g，茯苓15g，陈皮10g，山药15g，木香6g，砂仁8g，厚朴10g，枳实10g，郁金10g，火麻仁20g，肉苁蓉15g，郁李仁10g，决明子15g，炙甘草5g。

解　析 方中党参、白术、茯苓、山药益气健脾；木香、砂仁、厚朴、枳实等行气导滞；肉苁蓉补肾阳，益精血，润肠道；火麻仁、郁李仁、决明子助以润肠通便之功。

指导老师按语 患者老年男性，以排便困难为主症，无明显便质干，伴有明显的气虚之证候，因此考虑气虚便秘，因年老气虚，推动无力，导致肠道传导功能减退，腑气失于通畅，发为便秘。治疗上，注重补气健脾，同时辅以行气、润肠之品，加强通便作用，并防滋补碍脾。

（湖南省直中医医院吴万丰，指导老师：刘新文）

第三节　心脑病证医案

1. 中风案

医案一

袁某，男，46岁。头晕无头痛，右侧肢体活动不利，走路欲跌扑感，右下肢乏力、麻木、疼痛，右上肢麻木，口齿不清，口干口苦。既往有高血压、中风病史。嗜酒。舌红苔黄，脉弦细。

辨　证 肝阳上亢，风痰阻络。

治　法 平肝潜阳，活血化痰。

处　方 天麻钩藤饮加减。

天麻10g，钩藤10g，石决明30g，黄芩10g，栀子10g，白芍15g，杜仲10g，川牛膝20g，地龙10g，生龙骨30g，生牡蛎30g，石菖蒲10g，益母草10g，泽泻20g，甘草5g。15剂。

二诊：头晕，口干口苦，急躁易怒，口齿不清好转，无手麻，右下肢乏力好转，跌扑感好转，寐可，舌红苔黄厚腻，脉弦。处方：天麻10g，钩藤10g，石决明30g，黄芩10g，栀子10g，白芍15g，杜仲10g，牛膝20g，地龙6g，龙骨30g，牡蛎30g，石菖蒲10g，益母草15g，甘草3g，首乌藤10g，桑寄生20g。15剂。药后头晕明显好转，活动基本不受限，左侧肢体麻木疼痛明显好转。

解　析 患者中老年男性，平素喜酒，酒生内热，损肝阴，阴虚阳亢生肝风，且酒伤脾胃，脾虚生痰，痰浊随风阳上越脑窍，故见头晕，阻遏气机而形成风痰阻络，则见半身不遂、麻木、疼痛等症，阳亢津液耗伤，故见口干口苦。天麻、钩藤平肝息风，石决明平肝潜阳，栀子、黄芩清肝降火，以折其亢阳；杜仲补益肝肾以治本；川牛膝引血下行，并能活血利水，益母草合川牛膝活血利水，有利于平降肝阳；白芍平抑肝阳，柔肝止痛，地龙息风通络，生龙骨、牡蛎加强平肝潜阳；石菖蒲开窍豁痰，化湿醒神，泽泻渗湿化痰，甘草健脾和中，调和诸药。复诊时仍有口干口苦，故去泽泻渗湿之品，恐其渗湿后小便出而加重阴液耗伤，予桑寄生养肝血，滋肝阴；急躁易怒，加首乌藤养血安神，祛风通络，现代药理研究首乌藤有镇静之功。

指导老师按语　高血压、中风多与肝阴不足，肝阳偏亢，痰随风动相关，故治疗多从滋补肝肾，平抑肝阳，清肝泻火，息风豁痰论治。天麻钩藤饮来源于胡光慈先生的《中医内科杂病证治新义》，是中西理论相结合治疗高血压头痛、眩晕的方剂，有平肝息风、清热活血、补益肝肾之功效，方中以天麻、钩藤、生决明平肝祛风降逆为主，辅以清降之栀子、黄芩，活血之川牛膝，滋补肝肾之桑寄生、杜仲等，滋肾平肝之逆；方中黄芩、杜仲、益母草、桑寄生经药理研究均有降压的功效。

（湖南省中西医结合医院饶文娟，指导老师：王东生）

医案二

赵某，男，60岁，退休职工。2022年7月9日初诊，因行走不稳、肢体乏力1年，加重1个月来诊。现病史：患者1年前出现肢体乏力，行走不稳，间断头晕，曾在外院住院治疗，诊断为小脑梗死，予口服阿司匹林肠溶片、阿托伐他汀钙片、丁苯酞软胶囊及降糖等对症治疗后，病情好转，日常生活无受限，但平素未规律服药，未定期门诊复查；1个月前出现行走不稳、肢体乏力加重，活动后明显，言语稍微含糊，精神不振，少气懒言，间断腹胀，食纳不香，夜寐一般，大便稀溏，小便正常。血压150/100mmHg，心率95次/min，律齐，无明显杂音，双瞳孔等大等圆，口角不歪，咽反射存在，伸舌居中，颈无抵抗，双侧布鲁津斯基征、克尼格征阴性；双上肢肌力正常，双下肢肌力4+级，四肢肌张力正常，腱反射（++），双侧巴宾斯基征阴性，闭目难立征阳性。舌暗红，苔薄白，脉细涩。既往有糖尿病、高脂血症、吸烟。头部核磁提示小脑半球陈旧性脑梗死，磁共振血管造影（MRA）提示多发脑动脉硬化。

辨　证　气虚血瘀。

治　法　益气活血通络。

处　方　补阳还五汤加减。

黄芪 40g，当归 15g，赤芍 10g，桃仁 10g，川芎 15g，地龙 10g，全蝎 5g，僵蚕 10g，桑寄生 10g，牛膝 10g，杜仲 10g，大伸筋 10g，党参 15g，枳壳 10g，白术 15g，山楂 10g，炒建曲 10g，甘草 5g。10 剂，水煎服，每日一剂。

二诊：患者精神状态好转，乏力、行走不稳改善，无腹胀，食欲改善，大便正常，舌暗红，苔薄白，脉细涩，守法守方去枳壳、炒建曲，再进 10 剂，水煎服，每日一剂，分 2 次温服。后回访患者，患者诸症好转，生活自理，嘱定期门诊复诊。

解 析 该患者西医诊断为脑梗死后遗症，有肢体乏力，活动后明显，言语含糊，精神不振，少气懒言等气虚表现，结合舌苔脉象，辨证为气虚血瘀型中风，投以经典名方补阳还五汤，方中重用黄芪以补气，令气旺血行，瘀去络通，为君药。当归长于活血，且有化瘀而不伤血之妙，是为臣药。川芎、赤芍、桃仁、红花助当归活血祛瘀，地龙、僵蚕通经络，均为佐药；诸药合用共奏益气活血、化瘀通络之功。

指导老师按语 补阳还五汤出自清代王清任《医林改错》，方中重投黄芪补脾胃之气，本方具有补气活血、祛瘀通络之功效，主治中风后遗症，是治疗中风后遗症的经典代表方剂，现代常用本方治疗脑血管疾病所致的偏瘫及其后遗症，小儿麻痹后遗症，以及其他原因所致之偏瘫、截瘫、单瘫辨证为气虚血瘀者。也用于心血管系统的冠心病、高血压、肺心病、血栓闭塞性脉管炎，以及慢性肾炎等属气虚血瘀者。临床需灵活运用，临证加减，中风偏瘫偏寒者，可加肉桂、附片等温肾散寒；脾虚腹胀者，可加党参、白术、茯苓、山楂以健脾益气消胀；语言不利者，加石菖蒲、远志以开窍化痰；偏瘫日久，久病必瘀，加水蛭、全蝎以破瘀通络；下肢乏力痿软者，加杜仲、牛膝、桑寄生等以补益肝肾。

（湖南省直中医医院成键，指导老师：夏建成）

医案三

闻某，男，77 岁。主诉：右侧肢体乏力 2 年。现右侧肢体活动受限，右手麻木，或伴流涎，语言尚清。查体：心律齐，无杂音，右手握力下降，持物不稳，双下肢肿。伸舌直，舌暗红，苔黄腻，脉沉弦滑。

辨 证 气虚血瘀。

治 法 益气活血，祛瘀通络。

处 方 补阳还五汤加减。

黄芪 30g，当归 10g，川芎 10g，桃仁 10g，红花 10g，丹参 15g，益母草 15g，淫羊藿 15g，水蛭 6g，豨莶草 15g，五加皮 15g，甘草 6g。

解　析　患者年老体衰、久病气血亏虚，风、痰、瘀等邪气阻滞经络，导致机体阴阳失调，气机逆乱。治宜补气活血，祛风通络。方中重用黄芪，大补脾胃之元气，令气旺血行，瘀去络通。当归补血滋阴，祛风止痛。川芎、桃仁、红花、丹参行气活血，祛瘀止痛；水蛭咸苦平，归肝经，功擅破血逐瘀，通络止痛；益母草、五加皮养血活血，祛风止痛；淫羊藿补肝肾、强筋骨、祛风湿；豨莶草性味苦辛，归肝经，功擅通经活络，祛风除湿。诸药合用，以补气药与少量活血通络行气药相配，使气旺则血行，邪去而正复。

指导老师按语　中医学将中风后遗症称为"偏枯""偏风""偏废"等，多见于中老年人，《素问·阴阳应象大论》云："年四十，而阴气自半也。"因年老体衰或久病气血亏虚，风、痰、瘀等病理因素留滞经络，导致机体阴阳失调，气血逆乱，瘀阻脑络，则五脏之精血不能上注于脑，以致脏腑虚损，机体失养而成本病，为本虚标实之证。此方是由补阳还五汤化裁而来，是治疗中风病后遗症的经验方。瘀血阻滞脑络为中风发病的关键环节，也是贯穿中风病始终的基本病机。结合四诊及舌脉信息，此患者辨证为气虚血瘀证，故以此方加减。"邪之所凑，其气必虚"，气为血之帅，气旺则血行瘀散，因此方中重用黄芪补气行滞，当归补血活血，"补中有动，动中有补"。水蛭是常用的虫类药，具有破血活血之功，可缓消瘀血，不伤新血。

（湖南中医药大学中医学院梁昊，指导老师：袁肇凯）

医案四

张某，男，50 岁。2023 年 7 月 15 日来诊。主诉：左侧肢体乏力 1 个月。现病史：患者 1 个月前在晚餐时突发左侧肢体乏力，口角稍歪斜，当时遂往中南大学湘雅医院，行头部 CT 检查诊断为脑梗死，经脱水、护脑等对症治疗，现仍觉左侧肢体乏力，遂至今日来我院门诊就诊。现症见：左侧肢体乏力，需持物扶走，口角稍歪斜，纳食一般，夜寐尚可，二便调。既往有高脂血症病史，否认药物过敏史。体格检查：血压 135/75mmHg，左侧肌力 5- 级，肌张力可，舌质暗红，苔薄白，脉弦细滑。

辨　证　气虚血瘀。

治　法　益气行血，化痰通络。

处　方　补阳还五汤加减。

黄芪 120g，当归 10g，赤芍 10g，桃仁 5g，红花 5g，地龙 5g，川芎 6g，桂枝 6g，牛膝 10g，桑枝 10g，鸡血藤 15g，全蝎 4g，丝瓜络 10g。14 剂，每日一剂，水煎服，分早晚两次温服。

二诊：2023 年 7 月 29 日。患者自诉乏力症状较前好转，无需扶物行走，晨起时左上肢麻木明显，腰酸胀，偶有口干，纳寐可，二便调。舌质暗红，苔薄白，脉弦。予原方全蝎改为 6g，加黄芩 10g，肉苁蓉 10g。再进 14 剂。半月后复诊，诉左侧肢体乏力较前明显好转，余症状已不明显。嘱患者继续中医康复治疗，后电话随访，病情稳定。

解　析　对中风的认识，历代医家意见不一，唐宋以前侧重外风立论，认为"内虚外风入中"。金元以后诸家创立内风之说，河间主火，东垣主虚，丹溪主痰，景岳直名非风，才认识到还有火盛、气虚、痰湿、阳亢等，内风是主要病因，王清任着《医林改错》说："半身不遂，亏损元气，是其本源。"非因跌仆得半身不遂，实因气亏得半身不遂，并制补阳还五汤治疗中风后遗症，对辨属气虚血瘀证有明显效果。

指导老师按语　现代医家认为中风病因病机主要为机体积损正衰，脏腑阴阳失调，气血运行失常，痰湿内盛，复因忧思恼怒，或恣酒饱食，或房室劳累诱发，以致阴亏于下，阳浮于上，肝阳暴张，阳化风动，扰动气血，血随气逆，风火挟痰，上冲于脑，蒙蔽心窍，横窜经络，形成猝然昏仆，半身不遂而发病。而血瘀与瘀阻，贯穿于中风急性期、缓解期与恢复期之中，近年通过血液流变学研究发现中风患者血液多呈浓、黏、凝、聚状态，血细胞和血浆成分出现异常变化的血瘀现象，可能是向中风转化的物质基础。中风后遗症多属本虚标实之证，且本虚多，标实少，本虚为气虚、肾虚、肝阴虚，标实为血瘀、痰阻、肝风内动，本虚是中风的异中之同，标实是中风的同中之异。

（长沙市开福区青竹湖街道社区卫生服务中心洪海燕，指导老师：王东生）

🍂 医案五

钟某，男，79 岁。主诉：口鼻歪斜，右侧肢体乏力 1 个月。现右侧肢体活动障碍，握力正常，神志尚清楚，语言尚清晰。查体：伸舌左斜，心律齐，无杂音，心率稍快。舌淡紫，苔滑，脉弦滑。

辨　证　气虚痰瘀。

治　法　益气活血，祛痰通络。

处　方　通络脑梗汤加减。

人参 20g，当归 10g，赤芍 15g，红花 10g，川芎 10g，细辛 3g，全蝎 6g，胆南星 6g，山茱萸 5g，桂枝 10g，黄芪 20g，甘草 6g。

解　析　脑梗死属中医学"中风""卒中"范畴，为本虚标实、上盛下虚之证。以脏腑阴阳失调、气血逆乱，直冲犯脑，脑脉痹阻为病机。临床多以猝然昏仆、不省人事，伴口眼㖞斜，半身不遂，语言不利为主。急性期多见标实证候；恢复期多虚实夹杂。本方主要针对脑梗死的恢复期，邪实未清，且正虚已现。治宜扶正祛邪。方中重用人参，大补元气，令气旺血行，瘀去络通；当归、川芎、赤芍、红花行气活血，祛瘀通络；全蝎为血肉有情之品，味性辛，长于走窜通行，具有息风止痉、通络止痛之功。全蝎在《图经衍义本草》中记载："疗诸风瘾疹，及中风半身不遂，口眼㖞斜，语涩，手足抽掣。"细辛味辛性温，长于温经散寒，行血通脉；胆南星豁痰开窍；山茱萸补益肝肾，收敛固涩，防止温燥之品伤及阴血；桂枝温通经脉，助阳化气；黄芪补气升阳，行滞通痹，利水消肿。甘草调和诸药。诸药配伍，共奏益气活血、祛痰通络之功。

指导老师按语　清代医家王清任在《医林改错》中指出"殊不知非跌仆得半身不遂，实因气亏得半身不遂""元气既虚，必不能达于血管，血管无气，必停留而瘀"。此案患者因邪盛损正，气虚不能正常推动血液运行，而致留滞成瘀。瘀血阻滞，可促进痰的生成，痰瘀之邪痹阻脑络，脑络失养。故在治疗此病时，采用祛瘀通络法的同时必兼化痰，化痰的同时必顾活血，以达到瘀祛痰化，经隧畅达，气血流通，正气盎然，诸症皆祛除之疗效。

（湖南中医药大学中医学院梁昊，指导老师：袁肇凯）

医案六

饶某，男，77 岁。2022 年 9 月 3 日初诊。主诉：2022 年 7 月，患者突发右侧肢体活动不利，当地医院行完善头颅 MRI 提示左侧侧脑室旁急性脑梗死，住院治疗后病情好转出院，现遗留右侧肢体活动不利，右手震颤，持物不稳，无言语不利，无口角流涎，无头晕头痛，纳可，夜寐安，二便调，舌淡红，苔黄燥，脉弦。查体：血压 140/90mmHg（未规律服药）。

辨　证　脾虚肝旺，风痰阻络。

治　法　健脾化痰，祛风通络。

处 方 醒脾汤加减。

党参 12g，茯苓 10g，法半夏 10g，白术 10g，陈皮 10g，木香 10g，天麻 10g，全蝎 3g，炒僵蚕 10g，薏苡仁 15g，秦艽 10g，胆南星 6g，甘草 6g，防风 10g，黄连 6g，砂仁 3g，贯叶金丝桃 6g。14 剂，水煎服，每日一剂，早晚 2 次分服。

解 析 本案证属脾虚肝旺、风痰阻络，伤及气血，气血本虚，所致脏腑阴阳失调，引动肝风，故右侧肢体活动不利且麻木，右手震颤，持物不稳，遂选醒脾汤为主方。醒脾汤以四君子汤健脾为基础，加陈皮、木香理气健脾，补而不壅，使脾能健运，则水谷精微生化有源，充养四肢，则肌肉、四肢有力。脾喜燥恶湿，法半夏燥湿化痰，又能助脾胃之运化，取"醒脾"之意；加以防风祛风通络，加秦艽以增止痹痛、通络之功；加胆南星、僵蚕、天麻、全蝎合奏息风化痰、通络止痉之效，全方以健脾为主，兼息风化痰。

指导老师按语 本案病位关键在脾：在生理上，脾胃乃气血生化之源，脾主四肢，脾气健运，则化生水谷精微充足，肌肉丰满，四肢有力；若脾胃虚弱，水谷运化不利，则四肢肌肉失于营养，肢体活动不利；脾脑相系，脾之气血上可滋润脑窍，荣养脑络。在病理上，脾为生痰之源，脾虚则运化失司，水饮停积，化生痰饮。痰阻脉道，则脉道不利畅，进而影响血液运行，则可生瘀血，影响气血运行而脑髓失去濡养。在五行生克中，可知肝克脾，脾虚则肝木乘之，进而引动肝风，肝风夹痰，引起气血逆乱，脑脉痹阻，而发生脑梗死，出现头晕、肢体活动不利等症状。

（湖南中医药大学第一附属医院卢青，指导老师：程丑夫）

🎐 医案七

王某，男，66 岁。2022 年初诊。主诉：发现血压、血糖升高 10 年余，再发脑梗 2 个月。现病史：患者 10 年前无明显诱因发现血压、血糖升高，诊断为高血压、2 型糖尿病，予以降压及降糖治疗，血压波动在 160～170/90～110mmHg，未规律监测血糖。后患者未规律服用降压药，2013 年 8 月份因饮酒后突发头晕头痛，于外院就诊完善相关检查，诊断为脑梗死，予以降压、抗板等治疗。2 个月前因血压控制欠佳，外院就诊完善颅脑核磁提示再发性脑梗死。现症见：言语謇涩，左上下肢活动不利伴发麻、头间晕，无目眩及耳鸣，腰痛，夜寐欠安，夜间口渴甚，无饥饿感，胸闷痛，夜尿 3～4 次，大便偏干结，3 日 1 次。舌淡暗，苔薄黄，脉细弦。辅助检查：空腹血糖检测（FPG）7mmol/L。

辨　证　肝肾不足，燥热内生，风痰瘀阻。

治　法　益肾平肝，清热润燥，活血通络。

处　方　经验方。

西洋参 10g，黄芪 10g，麦冬 10g，干地黄 15g，山茱萸肉 10g，山药 20g，丹参 10g，茯苓 10g，泽泻 10g，天花粉 10g，天麻 10g，钩藤 10g，桑枝 15g，白蒺藜 15g，炙水蛭 5g，地龙 10g，怀牛膝 10g，全瓜蒌 10g。

解　析　高血压、糖尿病在中医属风眩、消渴范畴。风眩为本虚标实之证，病机总属肝肾阳充阴亏，风阳上扰，气血逆乱，辨证当分虚实。治宜补虚泻实，调整阴阳，阳亢者息风潜阳，痰湿者化湿祛痰，痰火者清热化痰，瘀血者活血化瘀，气虚者补益气血，肾精不足者补肾填精。消渴病的基本病机是阴虚为本，燥热为标，故清热润燥、养阴生津为本病的治疗大法。消渴病的三多症状，往往同时存在，但根据其表现程度的轻重不同，而有上、中、下三消之分，及肺燥、胃热、肾虚之别。消渴病日久阴损及阳，则致阴阳俱虚；病久入络，血脉瘀滞，且阴虚内热，耗伤津液，亦使血行不畅而致血脉瘀滞。本案患者老年男性，血压、血糖高，脑梗死后期，言语謇涩、左侧肢体麻木不利多考虑肝肾亏虚，肝阳上亢，风痰瘀阻所致；夜间口渴，夜尿 3～4 次，腰痛，多考虑肾津亏损，阴虚燥热，治宜滋阴固肾，清热润燥；以干地黄、山茱萸肉、山药、怀牛膝、丹参、茯苓、泽泻滋补肾阴，清热润燥；配以天麻、钩藤、桑枝、白蒺藜平肝潜阳，息风通络；西洋参、黄芪、麦冬、天花粉健脾益气，生津止渴；病久入络，血脉瘀滞，以炙水蛭、地龙活血化瘀，搜风通络；胸闷痛，全瓜蒌清热涤痰宽胸。诸药合用，共奏益肾平肝、清热润燥、活血通络之功。

指导老师按语　中风总属肝肾亏虚，内热伤津，津伤则燥热内生；肝阳上亢，肾阴亏虚，缺血中风则以肾虚髓海不足，脑中气血逆调，风痰瘀阻于脑络，神经流贯阻滞，经络失利，拟益肾平肝，清热润燥，活血通络。

（湖南中医药大学第一附属医院邹译娴，指导老师：王行宽）

2. 心力衰竭（心衰）案

医案一

彭某，男，70 岁。主诉：反复胸闷、气促、下肢浮肿 10 余年。现病史：患者反复胸闷、气促、双下肢浮肿，病程 10 年余，曾诊断为冠心病，稳定型心绞痛，心脏扩大，心功能Ⅳ级，胸腔积液，腹腔积液，肝瘀血，前列腺增生，甲状腺功能减退症。现症见：胸闷、喘促，动则加重，不能平卧，颈静脉怒张，伴咳嗽、咳吐少量白色稀痰、腹胀、纳差、乏力、双上肢和下肢及阴囊高度浮肿，尿少、大便稀溏，无口干、口苦，无畏寒肢冷，精神萎靡。入院查体：体温36.7℃，脉搏75次/min，呼吸25次/min，血压144/85mmHg，神清合作，口唇发绀，双肺呼吸音稍粗，可闻及干湿啰音，心界向左扩大，心率75次/min，律齐，腹壁水肿，腹部膨隆，双上肢浮肿，双下肢、大腿及阴囊高度水肿。入院脑钠肽：12959.48pg/mL，提示心功能Ⅳ级。望之少神，半坐卧位，舌质干，暗红，无苔少津有裂纹。脉沉细无力。

辨 证 气阴两虚，血瘀兼阳虚水泛。

治 法 益气养阴，活血化瘀，温阳利水，泻肺平喘。

处 方 生脉散合丹参饮合真武汤合葶苈大枣泻肺汤加减。

西洋参10g，麦冬20g，五味子5g，丹参20g，砂仁5g，制附子10g，茯苓20g，炒白术10g，白芍10g，生姜皮10g，葶苈子10g，大枣10g，车前子15g，猪苓10g，泽泻10g，桂枝10g，黄芪20g，桃仁10g。5剂，水煎服，每日一剂，分2次服。

连续服用3剂后，患者气促浮肿明显消退，胸闷减轻可以平卧，症状好转，继续服用原方。

解 析 患者以胸闷、气喘、肢体水肿为主症，兼轻微咳嗽、腹胀、纳差、尿少、便溏，舌质干，暗红，无苔少津有裂纹，脉沉细无力。归属于中医学心衰范畴，证型为气阴两虚，血瘀兼阳虚水泛。

指导老师按语 患者冠心病、心衰反复发作，疾病日久，反复迁延，损及心之本脏，心体失荣，心脉失养、心阳不振，导致心脉瘀阻，水液内聚；脾虚运化不利，故腹胀、纳呆、便溏；肾气虚衰，肾阳不足，阳不化气，水湿下聚，故肢体浮肿，肾阳不足，膀胱气化不利，故尿量减少，舌质干，暗红，无苔少津有裂纹，脉沉细无力，均为气阴两虚，血瘀兼阳虚水泛。该患者为虚实夹杂之证，以心、脾、肾气虚、阳虚为本，以水湿、水饮、瘀血为标。以益气养阴，活血化瘀，温阳利水，泻肺平喘为大法。处方选西洋参补肺益气生津，麦冬养阴清热生津，五味子敛肺生津，加猪苓、泽泻加强利水渗湿，桃仁加强活血祛瘀，桂枝温通心阳，车前子利尿，患者便溏，取利小便实大便之意。

（益阳市第一中医医院曾梅芳，指导老师：杨征宇）

医案二

方某，女，72 岁。2022 年 6 月 21 日就诊。主诉为间断胸闷，气促 10 余年，加重半月。现病史：患者 10 余年前开始出现胸闷，为胸骨憋闷感，持续十余分钟不等，活动时明显，伴气促，多次住院治疗，诊断为心力衰竭，规律抗心衰治疗。半月前患者再次出现活动后胸闷气促，活动耐力明显减退，夜间需高枕卧位，下肢浮肿，神疲乏力，畏寒肢冷，精神食欲差，大便正常，小便少。舌淡胖苔白，脉沉迟。氨基末端脑钠肽前体（NT-proBNP）：9636.8pg/mL。

辨　证　心肾阳虚。

治　法　温补阳气，振奋心阳。

处　方　暖心膏加减。

黄芪 30g，桂枝 10g，附子 5g，土炒白术 15g，茯苓 15g，猪苓 20g，泽泻 10g，薏苡仁 20g，山药 15g，水蛭 5g，红花 6g，丹参 20g，麦芽 15g。7 剂，熬膏，每日一剂，分 2 次口服。

二诊：患者活动耐量较前增加，夜间仍需高枕卧位，食欲好转，舌淡胖，苔白，脉沉细，效不更方。7 剂，熬膏，每日一剂，分 2 次口服。

三诊：活动后胸闷气促进一步减轻，舌淡胖苔白，脉沉。原方 14 剂，熬膏，每日一剂，分 2 次口服。

解　析　心衰是以心悸、气喘、肢体水肿为主症的一种病证。为多种慢性心系疾病反复发展，迁延不愈的最终归宿。《金匮要略·水气病脉证并治第十四》指出："心水者，其身重而少气，不得卧，烦而躁，其人阴肿。"又《金匮要略·痰饮咳嗽病脉证并治第十二》云："水在心，心下坚筑，短气，恶水不欲饮……水停心下，甚者则悸，微者短气。"与现代医学心衰症状更加契合。患者久患心系疾病，反复迁延必损及心之阳气，加上阳气不足，鼓动无力，导致血脉瘀阻，心体失荣，均导致气阳亏虚，进而加重心血瘀阻，脏腑失养，水液内聚，故出现胸闷气促，食欲减退。

指导老师按语　心衰本为心之阳气不足，故方中用黄芪大补元气，附子、桂枝温补心阳。标实为水饮瘀血，故用桂枝辛温解太阳肌表而化膀胱之气；土炒白术苦温健脾胜湿；泽泻、猪苓、茯苓甘淡渗湿，化决渎之气，畅利水道；薏苡仁、山药健脾利湿；红花、水蛭、丹参破血、散瘀、通经；麦芽消食健胃。诸药配合，以奏温补心阳、利水活血之功。暖心膏为我科治疗心衰之经验方，制成膏剂，临床应用中对慢性心衰患者疗效良好。

（湖南省直中医医院赵彬，指导老师：夏建成）

医案三

王某，男，51岁。2022年4月11日就诊。主诉为活动后气促、心悸1年余。患者于1年余前无明显诱因出现活动后气促、心悸、双下肢反复水肿，外院诊断为心肌淀粉样变（TTR型），长期口服利尿剂氯苯唑酸，但活动后气促反复发作，为求中药治疗就诊。刻诊：行走100米后出现气促心悸，下肢轻度浮肿，神疲乏力，畏寒肢冷，夜间高枕卧位，食欲正常，大小便尚可。舌稍暗淡，苔白腻，脉沉细。

辨 证 心肾阳虚。

治 法 温阳利水，填精补血。

处 方 真武汤合右归饮加减。

附子10g，肉桂10g，茯苓15g，山茱萸10g，生姜15g，熟地黄10g，白术10g，山药10g，枸杞子10g，白芍15g，甘草10g，当归10g，杜仲10g，牛膝10g。7剂，每日一剂，分2次口服。

二诊：活动耐量增加不明显，仍有活动后气促心悸，舌稍暗淡，苔白腻，脉沉细，加黄芪50g，人参15g。7剂，每日一剂，分2次口服。

三诊：活动后气促心悸逐步好转，平路行走500米方可出现气促，夜间可平躺，效不更方。7剂，每日一剂，分2次口服。

解 析 心衰的最根本病机为心气不足、心阳亏虚。心主血脉，肺主治节，共同协调气血运行。心虚推动无力，肺气治节失司，则血行瘀滞，水津外渗；肝之疏泄失职，气血逆乱，则心脉为之痹阻；脾失健运，化生乏源，心气内虚，心体失养，痰饮内聚；肾气亏虚，不能上资于心，则心体失荣，君火失用，进一步加重虚、瘀、水的恶性演变。临床表现多为本虚标实，虚实夹杂之证。心阳气亏虚是病理基础，血瘀是中心病理环节。本例先天禀赋不足，加上后天久病、劳倦，耗伤元气，导致心肾阳气不足，进而瘀血停滞。

指导老师按语 真武汤以附子为君药，本品辛甘性热，用之温肾助阳，以化气行水，兼暖脾土，以温运水湿。臣以茯苓利水渗湿，使水邪从小便去；白术健脾燥湿。佐以生姜之温散，既助附子温阳散寒，又合茯苓、白术宣散水湿。白芍亦为佐药，其义有四：一者利小便以行水气，《神农本草经》言其能"利小便"，《名医别录》亦谓之"去水气，利膀胱"；二者柔肝缓急以止腹痛；三者敛阴舒筋以解筋肉瞤动；四者可防止附子燥热伤阴，以利于久服缓治。右归饮中熟地黄、山药、山茱萸、枸杞子培补肾阴，肉桂、附子温养肾阳，甘草补中益气，杜仲强壮填精。本方亦属于"益火之源"的方剂。肾为水火之脏，肾阳虚乏，阴寒内盛，则腹痛腰痿，肢冷脉细，甚则虚阳外越。两方合用共奏温补心肾利水之功。二诊时效果不佳，考虑元气耗伤，加黄芪、人参大补元气。

（湖南省直中医医院赵彬，指导老师：夏建成）

医案四

叶某，男，59岁。主诉：反复胸闷气促3年余，再发加重伴水肿半月。现病史：患者3年前出现胸闷气促，未行系统诊治。半月前无明显诱因下患者胸闷气促再发，并逐渐加重，时有心悸，活动后明显，无胸痛，神疲乏力，无头晕头痛，无明显畏寒，无咳嗽，纳差，食后腹胀，夜寐尚可，可平卧，双下肢水肿。脉搏（P）110次/min，BP106/70mmHg，心界不大，心率130次/min，心律绝对不规则，心音强弱大小不一，心前区可闻及收缩期3/6级吹风样杂音。舌质紫暗，苔白，舌下络脉瘀滞，脉虚涩。

辨　证　气虚血瘀，水湿内停。

治　法　益气活血，利水消肿。

处　方　保元汤加减。

炙黄芪15g，人参10g，红花5g，生蒲黄15g，猪苓10g，炒白术15g，桂枝15g，三七10g，降香8g，瓜蒌皮12g，净山楂20g，茯苓30g，鸡内金15g，赤芍10g，陈皮10g，甘松10g，法半夏10g，葶苈子5g。

解　析　气为血之帅，气行则血行。心气不足，鼓动无力，导致血行不畅而成瘀，出现胸闷气促、神疲乏力。气虚日久，累及心阳，致心阳受损，可见心悸。心阳亏虚，累及肾阳，致命门火不化津，津失敷布，水溢肌肤则水肿。结合患者舌苔脉，可辨证为气虚血瘀，水湿内停。方中以炙黄芪、人参益气健脾，补益根本；桂枝温通心阳；陈皮理气健脾，补而不滞；配合红花、生蒲黄、赤芍、三七活血化瘀，使血脉通畅调达；法半夏、炒白术、葶苈子从脾、胃、肺三者共奏祛湿利水之效；配以鸡内金、净山楂、降香、瓜蒌皮降气消积，使腑气通顺；茯苓、猪苓利水渗湿消肿，其中茯苓尚有健脾补中、宁心安神的功效；甘松理气开郁，现代药理发现，甘松中的有效成分缬草酮有抗心律失常的功效，故此用于心律失常。

指导老师按语　心衰的病位在心，往往涉及肺、胃、脾、肾等诸多脏腑。心气虚为发病基础，气虚血瘀是基本病机。益气活血为治疗心衰的基本治法。但不可一味补益，且循序渐进，补气的同时需配合健脾行气药物，使气机升降有度，同时谨守病机，灵活运用活血化瘀、利水消肿等方法，标本兼顾，使邪祛正复，改善患者预后，减少疾病再发。

（湖南省中西医结合医院赵启，指导老师：喻正科）

医案五

马某，女，76岁。主诉：反复胸闷1年余，再发伴双下肢水肿半月。现病史：胸闷，偶有心悸，活动后气促，神疲乏力，口干，畏寒肢冷，夜寐差，夜间高枕卧位，纳差，餐后胃胀，呕恶感，双下肢水肿明显。BP92/60mmHg；心率116次/min，心律绝对不齐，心音强弱不等，舌淡暗，苔白，脉沉细。

辨　证　阳气亏虚，血瘀水停。

治　法　益气温阳，化瘀利水。

处　方　参附汤合五苓散加减。

红参10g，黑附片6g，炙黄芪35g，茯苓20g，泽泻10g，猪苓10g，桂枝8g，炒白术25g，苍术15g，车前子15g，砂仁5g，佩兰15g，益母草15g，葶苈子5g，甘松10g，鸡内金20g，麦芽20g，大腹皮15g，红景天15g，薏苡仁20g，陈皮10g。

解　析　患者阳气虚衰，水停于胸中，心阳受损，故见胸闷，活动后气促，夜间需高枕卧位，影响睡眠；阳气不足，推行无力，从而水气泛滥，脉道痹阻，则水肿；阳虚失于温煦则见畏寒肢冷；脾阳不足，升清受遏，营气无源，精气不足，则见疲劳乏力，纳差，腹胀，呕恶感；水湿内停有余，但津液难以上养诸窍，故见口干。方中以红参、黑附片、炙黄芪温补心肾之阳，充盛一身之气，使阳有源而气有根；红景天补益心肺；炒白术、苍术、砂仁健脾祛湿益气，其药味均呈温性，能醒脾阳，恢复脾升清之功；鸡内金、麦芽通畅腑气，以降胃气；桂枝、益母草舒经通络活血，从而助阳行气，疏通经络，同时益母草还兼顾利尿消肿之效；大腹皮宽中理气；茯苓、车前子、葶苈子、泽泻、猪苓、薏苡仁利水消肿；甘松理气，醒脾健胃，改善心悸。诸药从标本、心脾肾多角度改善患者症状。

指导老师按语　本案以阳气虚衰为因，血瘀、水停为果，引发诸多不适，且患者脉沉细，血压低，需以温阳之品恢复心脏主血脉生理功能，同时从脾脏出发，健脾配合以利水，同时以黑附片、桂枝之品，心肾兼温。心主血脉，肾主水，二者同治，效力更佳，肾得温则肾气化功能恢复，其司水道开合，在掐断水源的前提下，开闸泄洪。方用参附汤合五苓散，针对本案稍有加减，随诊而变，不可死记方药，需活用方义，灵活变通。

（湖南省中西医结合医院赵启，指导老师：喻正科）

🐚 医案六

李某，男，73 岁。主诉：反复胸闷气促 5 年，加重伴双下肢水肿半月。现病史：患者自诉 5 年前无明显诱因下出现胸闷气促、心悸，于当地医院就诊，行心电图示 T 波改变，完善冠状动脉造影示冠状动脉左前降支（LAD）狭窄 70%，诊断为冠状动脉粥样硬化性心脏病，长期服用硫酸氢氯吡格雷片、阿托伐他汀钙片等药物。半年前患者再次出现胸闷气促，并夜间不能平卧，在当地医院就诊查 NT-proBNP 为 5070ng/L，诊断为慢性心力衰竭急性加重、冠状动脉粥样硬化性心脏病，予以扩冠护心、强心利尿、改善心肌重构及相关对症治疗后病情好转出院。半月前胸闷气促再发，并逐渐加重，伴双下肢水肿，故前来就诊。现症见：胸闷气促，活动后加重，心慌，偶有胸痛，夜间不能平卧，疲乏无力，口燥咽干，喉中有痰，质黏难咳，潮热盗汗，心烦不安，入睡困难，小便量少，大便稍干，双下肢水肿，舌质紫暗，舌下瘀点，苔少而干，脉细涩。

辨　证　气阴两虚，瘀血内阻。

治　法　益气养阴，活血化瘀。

处　方　经验方参竹心康方加减。

党参 20g，麦冬 15g，炙黄芪 20g，五味子 5g，玉竹 15g，丹参 20g，三七 5g，黄精 15g，葶苈子 10g，姜黄 10g，泽兰 10g，浙贝母 20g，土贝母 15g，龟甲 10g，鳖甲 10g，酸枣仁 15g，煅龙骨 20g，煅牡蛎 20g。14 剂。

二诊：自诉胸闷气促、心慌发作频率减少，未发胸痛，双下肢水肿减轻，易疲劳、口燥咽干、潮热盗汗、心烦失眠均较前改善，二便尚可，舌质紫暗，苔少，脉细涩。近日感腹胀，食后甚，予原方加厚朴 10g，砂仁 5g，理气除胀。继服 14 剂。

三诊：患者诸症皆除，无其他特殊不适，患者要求继服中药以巩固疗效，续予前方 14 剂，服法同前。

解　析　患者久病气虚致血行不畅，瘀阻心脉，心脉失养，则胸闷不适、活动后为甚；瘀血痹阻，不通则痛，故偶有胸痛；气虚无力行津，水液停聚，故双下肢水肿，夜间不能平卧；阴虚内热，迫津外泄，故潮热盗汗；瘀血内阻，蕴积化热，扰乱神明，故心烦不安；舌质紫暗，舌下瘀点，苔少而干，脉细涩皆为瘀血征象。方中党参、黄芪益气健脾，培补脾胃，以资化源；麦冬、玉竹、黄精养阴润燥，生津止渴；丹参、三七、姜黄活血化瘀通络；泽兰、葶苈子活血利水消肿；浙贝母、土贝母清热化痰；龟甲、鳖甲滋阴潜阳；酸枣仁养心安神；煅龙骨、煅牡蛎重镇安神；五味子敛阴止汗。二诊时患者诸症减轻，出现腹胀，系由气虚推动无力而郁滞，加用厚朴、砂仁健脾消胀。三诊时患者症状明显缓解，继服前方以巩固疗效。

指导老师按语　本病属冠心病后心衰，主要病机是久病气阴两虚，瘀血内阻。在治疗上以益气养阴、活血化瘀利水为法，气血同治，标本兼顾，使邪祛正安，疾病向愈。

（湖南省中西医结合医院赵启朱筱婧，指导老师：喻正科）

医案七

杨某，女，45岁。主诉：胸闷、心悸、气促反复发作10余年。现病史：自觉胸闷、心悸、活动后气促，双下肢轻肿。查体：心律齐，无杂音，心界轻左移，双下肢轻肿。舌质淡红，苔薄白，脉沉涩。患者有高血压病史。

辨　证　心肾阳虚。

治　法　温补阳气，振奋心阳。

处　方　温肾养心汤加减。

制附片（先煎）10g，白芍20g，炒白术15g，茯苓15g，生姜10g，桃仁10g，红花10g，桂枝10g，益母草20g，黄芪20g，泽泻15g，车前子15g，肉桂6g，甘草6g。

解　析　患者既往有高血压病史，心悸、气促、双下肢浮肿反复发作10余年，可辨病为心衰。心衰病位在心，属中医学"喘证""痰饮""心悸""水肿"范畴。本病的病机属本虚标实，本虚以心、肾阳虚为主，标实以瘀血、水饮、痰浊居多，温肾助阳、强心利水是基本治法。心衰初期以心气虚多见，气虚日久则发展为心阳不振，出现心悸、气喘、胸憋等症状；心气根于肾气，心阳有赖于肾阳的温煦，心病日久，穷必及肾，肾阳亏虚不能温煦体内水液，凝聚于下肢出现水肿。疾病中、后期以心肾阳虚为主，舌质淡红、苔薄白，沉涩脉，辨证为心肾阳虚证。方中制附片、肉桂、桂枝同用上助心阳，下补肾阳，阳盛则水自消；黄芪、炒白术、茯苓、泽泻、车前子益气温阳，助水消肿；桂枝与生姜共开腠理发汗以分消水湿。《金匮要略·水气病脉证并治第十四》中明确指出"血不利则为水"，血与水生理上皆属阴，互宅互生。水病可致血瘀，瘀血可致水肿。久病水肿者，虽无明显瘀阻之象，临床上亦可合用桃仁、红花、益母草以活血化瘀，化瘀得当，则水肿自消；重用白芍养血益营以止心中悸动；甘草调和诸药。全方共奏温补肾阳、利水消肿、活血消肿之效。

指导老师按语　慢性心衰的中医病机可用"虚""瘀""水"三字概括，其中心阳虚衰是病理基础，血瘀是中心病理环节，痰浊和水饮是主要病理产物。方中使用茯苓、炒白术、泽泻、车前子健脾渗湿、利水消肿的同时配伍益母草利小便以行水气。实验研究发现白芍中含有的芍药苷等有效成分具有一定的补血、抗抑郁作用，方中加入白芍以滋养营血，心神得养则心悸止；方中黄芪扶正益气、利水消肿。《素问·刺法论》曾记载："正气存内，邪不可干。"现代药理学研究表明黄芪具有明显上调三磷酸腺苷酶表达活性的作用，黄芪中含有的黄芪甲苷不仅具有保护心肌线粒体的功能，而且还能抑制心肌细胞的凋亡。此外，黄芪水煎液还被证明具有利尿的作用。茯苓-桂枝药对是经典名方苓桂术甘汤的核心药对，临床可用于治疗冠心病、心衰等疾病，已有研究表明该药对可通过调节心肌收缩力，抑制心室重构达到治疗心衰的作用。血与水生理上相互倚行，互宅互生；病理状态下水病可致瘀，瘀血可致水肿。对于此类水肿，若化瘀得当，则水肿自消。方中使用桃仁、红花、益母草活血通脉，逐瘀消肿。心衰患者可适度进行有氧运动以提高心肌对缺氧的耐受能力，做到勤监护、慢调理、长维持以达到病情稳定的常态化。

（湖南中医药大学中医学院简维雄，指导老师：袁肇凯）

3. 眩晕案

医案一

邓某，女，53岁，2023年2月20日初诊。主诉：头晕2个月。现病史：头晕，头痛，失眠，口干苦，食纳一般，二便调，舌质淡红苔薄白，脉弦细。既往有高血压病史，口服降压药物。体查：BP 150/100mmHg。

辨　证　肝阳上亢。

治　法　清肝泻热安神。

处　方　天麻钩藤饮加减。

天麻15g，柴胡10g，白芍10g，法半夏10g，川芎10g，石决明30g，珍珠母30g，茯神30g，炙远志10g，磁石30g，杜仲15g，豨莶草30g，川牛膝15g，郁金10g，百合20g，僵蚕10g，甘草6g。10剂，水煎服，每日一剂，分早晚温服。

二诊：服药后头痛、头晕缓解，口干苦，失眠，舌质淡红苔薄白，脉弦细。上方加党参20g，菊花10g。10剂，水煎服，每日一剂，分早晚温服。

解　析　《黄帝内经》中有"肝气上从"的记载，本案为肝阳风火，上扰清窍，清窍不宁，故见头晕、头痛、失眠。治以清肝泻热安神。

指导老师按语　临床上高血压、肝阳上亢可加杜仲、豨莶草、川牛膝以滋补肝肾，引热下行。

（岳阳市中医医院吴会，指导老师：沈智理）

医案二

吴某，男，61岁，退休工人，因头晕伴恶心呕吐5天来诊。现病史：患者5天前无明显诱因出现头晕，伴恶心呕吐，呕吐胃内容物，伴行走不稳，无明显视物旋转、耳鸣、饮食呛咳、肢体活动障碍，头晕与体位改变无明显关系，当时在家测血压190/110mmHg，在社区卫生服务中心静脉滴注"活血类"等药物，症状稍缓解，但症状仍很明显，日常生活受限，故来我院就诊，现患者头晕明显，恶心，间断呕吐，胸闷，精神不振，纳差，睡眠欠佳，大小便正常。血压152/90mmHg，表情痛苦，查体合作，脑神经阴性，双瞳孔等大等圆，直径为3mm，光反射灵敏，口角不歪，咽反射存在，伸舌居中，颈无抵抗，双侧布鲁津斯基征、克尼格征阴性；四肢肌力肌张力正常，腱反射（++），双侧巴宾斯基征阴性。舌淡红，苔白，脉弦滑。有多年高血压病史。外院核磁共振提示轻度脑白质病变。

辨　证　痰浊中阻。

治　法　化痰祛湿，健脾和胃。

处　方　半夏白术天麻汤加减。

半夏10g，白术15g，天麻15g，陈皮10g，胆南星10g，茯苓20g，薏苡仁20g，赭石15g，生姜10g，砂仁10g，枳壳10g，菊花9g，远志10g，甘草5g。7剂，水煎，每日一剂，分2次服。

二诊：患者头晕程度减轻，无恶心呕吐，精神食欲均改善，原方减赭石再进7剂，水煎服，每日一剂，分2次温服。4周后回访患者，头晕呕吐症状完全消失。

解　析　半夏白术天麻汤主治脾虚痰盛，风痰上扰之眩晕，为治风痰眩晕之代表方，此方由二陈汤去乌梅，加天麻、白术、大枣而成。方中半夏燥湿化痰，降逆和胃，为治痰要药；天麻平肝潜阳，以息肝风，为治风要药，两者为君药；因脾为生痰之源，故配白术健脾燥湿，茯苓健脾利湿，使脾旺健运，湿去痰消；陈皮理气化痰，与半夏相伍，又可降逆和胃，使痰消浊降。诸药合用，使风息痰消，诸症自已。

指导老师按语　　眩晕最早见于《黄帝内经》，称之为"眩冒"。"诸风掉眩，皆属于肝。"认为眩晕属肝所主，与髓海不足、血虚、邪中等多种因素相关。"无痰不作眩"，说明痰饮与眩晕密切相关。眩晕病因主要有情志不遂、年高肾亏、病后体虚、饮食不节、跌扑损伤及瘀血内阻，但基本病理变化为虚实两端，虚者为髓海不足，或气血亏虚，清窍失养；实者为风、火、痰、瘀扰乱清窍。本病病位在脑窍，病变与肝脾肾相关。临床上，眩晕病因常可同时存在，各证候之间可相互兼夹或转化，有时候眩晕可为中风的先兆表现，临证当仔细甄别。如今社会生活节奏快，压力大，很多中年人熬夜、劳累、酗酒、嗜肥甘厚味，损伤脾胃，运化不力，痰浊内生，易阻滞脾胃，清阳不升，易发眩晕，精准辨证后使用半夏白术天麻汤加减，获得理想疗效。

（湖南省直中医医院成键，指导老师：夏建成）

医案三

李某，女，82岁，退休职工。因反复头晕2年，加重1周来诊。现病史：患者约2年前开始出现头晕，活动后加重，比如爬楼梯后较明显，间断心悸，夜间睡眠差，头晕与体位改变无明显关系，曾在我院门诊就诊，查血常规提示血红蛋白87g/L，头部CT提示脑萎缩，予以止晕、改善脑循环等治疗后头晕可缓解，但易反复；1周前患者头晕再发，动则加重，神疲乏力，精神软弱，心中悸动，怕冷，纳少，大便稀溏，小便正常。血压142/90mmHg，面色㿠白，睑结膜稍苍白，神清，言语清晰，口角不歪，伸舌居中，颈无抵抗，双侧鲁津斯基征、克尼格征阴性；四肢肌力肌张力大致正常，腱反射（++），双病理征阴性。舌淡红，苔薄白，脉细弱。心电图提示心率101bpm，窦性心律。2022年9月头部CT：脑萎缩，脑白质病变。

辨　证　气血亏虚。

治　法　补益气血，调养心脾。

处　方　归脾汤加减。

人参15g，白术20g，黄芪20g，当归10g，熟地黄15g，龙眼肉10g，大枣5枚，茯苓20g，木香5g，远志10g，酸枣仁20g，合欢皮10g，升麻10g，薏苡仁20g，桂枝6g，甘草5g。10剂，水煎，日一剂，分2次服。

二诊：患者头晕程度减轻，乏力减轻，心悸基本消失，原方再进10剂，水煎服，每日一剂，分2次温服。4周后回访患者，患者头晕进一步好转，嘱药膳食疗，比如黄芪、薏苡仁煲粥。

解　析　归脾汤为治疗心脾气血不足的常用方，方中人参"补五脏，安精神，定魂魄"，补气生血养心脾；龙眼肉补益心脾，养血安神，共为君药。黄芪、白术助人参益气补脾，当归助龙眼肉养血补心，同为臣药。本方的配伍特点：一是心脾同治，气血并补，重点在脾，使脾旺则气血生化有源，方名归脾，意在于此；二是气血并补，但重在补气，意即气为血之帅，气旺血自生，血足则心有所养；三是补气养血药中佐以木香理气醒脾，补而不滞。

指导老师按语　《景岳全书·眩运》篇中指出："眩运一证，虚者居其八九，而兼火兼痰者，不过十中一二耳。"强调指出"无虚不作眩"。眩晕病证首辨相关脏腑，病在清窍，与肝脾肾密切相关；再辨标本虚实，凡病程较长，反复发作，遇劳即发，伴腰膝酸软，面色㿠白，神疲乏力，脉细或弱者，多属虚证。治疗上虚者当滋养肝肾、补益气血、填精生髓。该患者年事已高，主症头晕，动则加重，乏力，面色㿠白，结合舌脉，辨证气血亏虚得当，投予归脾汤加减效如桴鼓。

（湖南省直中医医院成键，指导老师：夏建成）

医案四

陈某，男，72岁。2023年3月10日就诊。主诉为间断头昏1周。现病史：患者近1周出现头部昏蒙不适，颈项胀痛，形体肥胖，平素间断咳痰，自测血压升高，在140/98mmHg附近波动，无头痛，无口舌歪斜及肢体活动不利，食寐可，二便调。BP160/100mmHg，舌红，苔黄厚，脉滑。

辨　证　痰浊上蒙。

治　法　化痰息风，健脾祛湿。

处　方　半夏白术天麻汤加减。

法半夏12g，白术12g，天麻20g，化橘红9g，茯苓15g，生姜5g，大枣5g，炙甘草6g，苦杏仁5g，薏苡仁20g，豆蔻10g，葛根15g，川芎10g，羌活10g。7剂，每日一剂，分2次口服。

二诊：头部昏蒙不适，颈项胀痛明显减轻，但自测血压仍波动在145/95mmHg左右，上方加三草汤（益母草15g，龙胆10g，夏枯草15g）。7剂，每日一剂，分2次口服。

三诊：上述症状基本缓解，血压135/85mmHg，舌淡红，苔白，脉滑。二诊原方7剂，每日一剂，分2次口服。

解　析　眩晕是以目眩与头晕为主要表现的病证。目眩是指眼花或眼前发黑，头晕是指感觉自身或外界景物旋转。《黄帝内经》对眩晕的病因病机有较多描述，认为眩晕属肝所主，与髓海不足、血虚、邪中、气郁等多种因素有关。《丹溪心法·头眩》中力倡"无痰则不作眩"之说，并提出当"治痰为先"。患者平素嗜酒无度，暴饮暴食，过食肥甘厚味，损伤脾胃，以致健运失司，水谷不化，聚湿生痰，痰湿中阻，则清阳不升，浊阴不降，致清窍失养而引起眩晕。

指导老师按语　方中法半夏、茯苓、化橘红、炙甘草善治痰证头眩心悸，加白术运脾化湿，天麻平息内风，对于风痰眩晕、头痛等确有卓效。《脾胃论》说："足太阴痰厥头痛，非半夏不能疗，眼黑头旋，虚风内作，非天麻不能除。"《医学心悟》亦说："有湿痰壅遏者，书云头旋眼花，非天麻半夏不除是也。"可知半夏和天麻二药，善于祛痰息风，故历代医家常用为眩晕头痛的要药。更加三仁汤清热利湿，使痰湿之邪从三焦分泄，又颈项胀痛，加羌活胜湿、葛根舒筋活络。二诊时虽然临床症状减轻，但血压未控制，故加刘渡舟老先生之三草汤。

（湖南省直中医医院 赵彬，指导老师：夏建成）

医案五

尹某，男，48岁，就诊日期：2022年9月1日。主诉为发现血压高10余年，头晕头痛1天。患者10余年前发现血压160～180/90mmHg，不伴有头晕头痛，口服阿利沙坦酯片降压，自诉血压控制在100～120/80mmHg。1天前无明显诱因感头晕头痛，无视物旋转，无肢体乏力，伴有颈后胀痛，恶心欲呕，故来我院就诊，左上肢血压181/127mmHg；右上肢血压173/120mmHg，头部CT、心电图未见异常，饮食欠佳，失眠多梦，大小便正常。舌红，苔薄黄，脉沉弦。西药予硝苯地平控释片30mg，每日1次。

辨　证　肝阳上亢。

治　法　补益肝肾，平肝息风。

处　方　天麻钩藤饮加减。

天麻10g，钩藤12g，益母草10g，首乌藤10g，石决明15g，杜仲10g，桑寄生10g，桃仁6g，红花6g，黄芩10g，栀子10g，酸枣仁10g，茯神10g，川牛膝10g，甘草6g。7剂，水煎服，每日一剂，作两次分服。

二诊：头晕头痛明显减轻，舌红，苔薄黄，脉弦，血压160/100mmHg，效不更方。7剂，水煎服，日一剂，作2次分服。

三诊：头晕头痛基本消失，睡眠改善，舌红，苔薄黄，脉弦，上方去桃仁、红花。7剂，每日一剂，分2次口服。

解析 眩晕是以目眩与头晕为主要表现的病证。目眩是指眼花或眼前发黑，头晕是指感觉自身或外界景物旋转。《黄帝内经》认为眩晕属肝所主，与髓海不足、血虚、邪中、气郁等多种因素有关。如《灵枢·海论》曰："髓海不足，则脑转耳鸣，胫酸眩冒。"《素问·至真要大论》云："诸风掉眩，皆属于肝。"该患者体虚多病，损伤肾精肾气，导致肾精亏耗，髓海不足，肝阳偏亢，风阳上扰，故头痛、眩晕；肝阳有余，化热扰心，故心神不安、失眠多梦等。

指导老师按语 本方证由肝肾不足，肝阳偏亢，生风化热所致。证属本虚标实，而以标实为主，治以平肝息风为主，佐以清热安神、补益肝肾之法。方中天麻、钩藤平肝息风，为君药。石决明咸寒质重，功能平肝潜阳，并能除热明目，与君药合用，加强平肝息风之力；川牛膝引血下行，并能活血利水，共为臣药。杜仲、桑寄生补益肝肾以治本；栀子、黄芩清肝降火，以折其亢阳；益母草合川牛膝活血利水，有利于平降肝阳；首乌藤、茯神宁心安神，均为佐药。另加桃仁、红花加强活血通络之效，酸枣仁养心安神。诸药合用，共成平肝息风、清热活血、补益肝肾之剂。

（湖南省直中医医院赵彬，指导老师：夏建成）

医案六

徐某，女，59岁。就诊日期：2022年8月25日。主诉为间断头晕1年，加重1天。现病史：患者于1年前无明显诱因感头晕，体检时测得收缩压达146mmHg，后间断测血压均高于正常值，间断口服苯磺酸左旋氨氯地平片治疗，1天前头晕加重，测血压见收缩压170mmHg，故来我院就诊。刻诊：间断头晕头痛，睡眠不佳，食欲可，大便干，小便黄，舌红，苔薄黄，脉弦细。血压：184/115mmHg。

辨证 肝阳上亢。

治法 补益肝肾，平肝息风。

处方 天麻钩藤饮加减。

天麻15g，石决明10g，栀子10g，钩藤15g，首乌藤15g，桑寄生10g，杜仲12g，益母草10g，川牛膝20g，黄芩6g，茯神10g，郁金10g，柴胡12g。7剂，每日一剂，分 2 次口服。

二诊：头晕头痛有所减轻，但情绪激动后仍明显，血压 165/98mmHg，遂加三草一母汤（豨莶草 15g，夏枯草 15g，龙胆草 10g，珍珠母 15g）。7 剂，每日一剂，分 2 次口服。

三诊：劳累及情绪激动后稍有头晕头痛，睡眠可，舌红，苔薄黄，脉弦，血压 150/90mmHg。效不更方。7 剂，每日一剂，分 2 次口服。

解　析　《黄帝内经》认为眩晕属肝所主，与髓海不足、血虚、邪中、气郁等多种因素有关。肝为刚脏，体阴而用阳，其性主升主动。患者长期情志不畅，忧患恼怒，肝气郁结，气郁化火，风阳扰动，发为眩晕。如《临证指南医案·眩晕》华岫云按："经云：诸风掉眩，皆属于肝。头为六阳之首，耳目口鼻皆系清空之窍。所患眩晕者，非外来之邪，乃肝胆之风阳上冒耳，甚则有昏厥跌仆之虞。"肝阳偏亢，风阳上扰，故头痛、眩晕；肝阳有余，化热扰心，故睡眠不佳。

指导老师按语　方中天麻、钩藤平肝息风，为君药。石决明咸寒质重，功能平肝潜阳，并能除热明目，与君药合用，加强平肝息风之力；川牛膝引血下行，并能活血利水，共为臣药。杜仲、寄生补益肝肾以治本；栀子、黄芩清肝降火，以折其亢阳；益母草合川牛膝活血利水，有利于平降肝阳；首乌藤、茯神宁心安神，均为佐药。另加柴胡、郁金疏肝理气。诸药合用，共成平肝息风、清热活血、补益肝肾之剂。二诊时仍有情绪激动后头晕头痛，血压也未有效控制，故加三草一母汤，以平肝潜阳，清肝降火，缓降血压。

（湖南省直中医医院赵彬，指导老师：夏建成）

医案七

肖某，女，61 岁。2022 年 12 月 28 日初诊。主诉：头晕，胸闷 5 年。现病史：诉胸闷，头晕，胸闷时伴胸痛，无左手臂牵扯痛，伴头晕，头晕发作时眼前发黑，视物旋转，恶心欲呕，伴出汗，无耳鸣，双上肢麻木，右手抽筋，双下肢麻木，口苦，眼矇，纳可，入睡可。大便调，小便可，现服二甲双胍、奥氮平、苯海索。既往史：糖尿病，有胃溃疡、精神分裂症病史。否认药物过敏史。体查：BP122/90mmHg，未服降压药，舌质淡红，苔薄白，舌缘有齿痕，脉细稍数。神清，语利，查体合作，瞳孔等大等圆，对光反射灵敏，伸舌居中，颈软，腹平软，四肢肌力与肌张力正常，克尼格征、布鲁津斯基征、巴宾斯基征（—）。查头颅 CT（2022 年 12 月 27 日）示两侧基底节区双侧脑室旁多发梗死灶或缺血灶，建议 MRI 进一步检查。

辨　证　痰湿中阻。

治　法　健脾益气，活血化痰。

处　方　眩晕定方（经验方）加减。

川芎 10g，地龙 10g，黄芪 15g，丹参 15g，葛根 20g，当归尾 10g，党参 10g，法半夏 10g，红景天 10g，茯苓 10g，瓜蒌 10g，薏苡仁 30g，白术 10g，泽泻 10g，天麻 10g，甘草 3g。14 剂。

复诊：2023 年 1 月 11 日。诉服药后头晕胸闷较前好转，纳寐可，大便秘结，小便调，手麻。体查：BP110/75mmHg，舌质淡红，苔薄白，舌体有一条裂纹，舌缘有齿痕，脉细稍数，新型冠状病毒感染康复。处方：上方加忍冬藤 10g，桑枝 10g，法半夏 10g，红景天 10g，茯苓 10g，瓜蒌 10g，薏苡仁 30g，白术 10g，泽泻 10g，旋覆花 10g，赭石 10g，天麻 10g，甘草 3g。5 剂。

解　析　本案为老年女性，既往有胃溃疡病史，可见其饮食不节，脾胃损伤而聚生痰湿。痰湿中阻，气机不利且清阳不升，血行不畅，瘀血阻络，故脑失所养而致头晕发作。治当益气健脾化湿。眩晕定方是王教授以补阳还五汤为基础方，依据"无虚不作眩""血瘀致眩"理论，在中医学诸家对眩晕病因病机论述的基础上，结合多年临床实践中总结出来的经验方。其以"气虚血瘀"作为眩晕的最主要病机和出发点，具有益气升清、活血化瘀之功效。方中以补益气血之黄芪为君，体现了"气血同病，治气为主，气行则血行"的证治观点；川芎活血行气上行头目，为血中之气药，当归尾活血之效更强于当归，两者合而为臣，辅佐君药，共达益气活血化瘀之效；配以虫类药地龙搜风通络；余为佐使之药，共奏益气升清、活血化瘀之功效。本案在眩晕定方基础之上加法半夏、茯苓、薏苡仁、白术、泽泻以达健脾化痰祛湿之效；佐以瓜蒌、旋覆花、赭石以增强行气宽中之作用，加桑枝，取善走上肢以加强通络之功效。

指导老师按语　《黄帝内经》："诸风掉眩，皆属于肝。"又云："髓海不足则脑转耳鸣。"后世皆以此为法。而脾胃为后天之本，气血生化之源，中焦如沤，主水谷受纳腐熟，并化气血，而脾主升，胃主降，中焦又是气机升降之枢纽。脾胃气虚，运化不健，痰湿中阴，清阳不升，浊气不降，久之导致气血两虚，气虚则清阳不升，血虚则清窍失养故而出现头晕目眩胸闷，且湿性黏滞，故症状缠绵难愈。本案中患者既往有胃溃疡病史，脾胃久虚，故本案中治疗当从脾胃论，治法以健脾益气、活血化痰为法。

（湖南中医药大学第二附属医院董大立 指导老师：王净净，孙绍裘）

医案八

王某，女，60岁。2022年9月3日初诊。主诉头晕伴高血压22年。现病史：患者头晕间作眩晕伴恶心欲呕，目眩视减，左耳鸣，胸闷，心冲气短，夜寐不谧，纳食不多，胃胀痛，二便调，舌淡暗红，苔薄黄，脉弦细。测血压：148/78mmHg。

辨　证　肝阳偏亢。

治　法　益肾平肝，祛痰化瘀。

处　方　天麻钩藤饮加减。

天麻10g，钩藤15g，白蒺藜15g，熟地黄15g，山茱萸肉10g，山药20g，丹参10g，茯神15g，炙远志10g，泽泻15g，葛根15g，片姜黄15g，女贞子10g，枸杞子10g，僵蚕10g，首乌藤15g。14剂，水煎服，每日一剂，分2次服。

复诊：2022年9月23日。患者诉头晕目眩，夜寐醒后难以入睡，纳食一般，口干口苦，余大致同前，舌淡红，苔薄黄，脉弦细。病机大致同前，续守原方，加强平肝潜阳，上方加珍珠母20g，炒酸枣仁20g。20剂。

解　析　《素问·至真要大论》曰："诸风掉眩，皆属于肝。"明确指出眩晕的发病与肝脏的关系。肝属风木之脏，体阴而用阳，主动主升。肝开窍于目，目受血而视，若肝病阴血亏虚，或风火相煽，上扰头目，则发眩晕。肝主疏泄，维系着血液在血脉中的正常运行，柯琴云："血道由肝。"即此意也。若血脉瘀阻则致肝疏泄失司，或肝气郁滞化热生火而耗伤肝阴，或损伤肝血，引起肝阴亏虚，发为肝火炽盛或肝阳上亢。肾藏精生髓，脑为髓海，肾脏亏虚则脑髓失养，发为眩晕，故《灵枢·海论》曰："髓海不足，则脑转耳鸣，胫酸眩冒，目无所见，懈怠安卧。"本病病变在肝，而发源在肾，肾水阴虚为本，阳亢为标，浅水不养龙，浮离之火上奔，故眩晕头痛。本案患者症见头晕眩晕伴恶心欲呕，目眩视减，左耳鸣，胸闷，治以滋阴潜阳，平肝息风。方用天麻钩藤饮加减。案中天麻、钩藤、白蒺藜是平肝息风的代表药。方中天麻甘平，入足厥阴肝经，擅长平肝息风，李杲说"眼黑头旋，风虚内作，非天麻不能除"；钩藤甘凉，功能清热平肝、息风定惊，善治头痛眩晕，张景岳云其"专理肝风相火之病"；酌加白蒺藜加强平肝疏肝之用，兼有夜寐不谧者易茯苓为茯神。熟地黄、山茱萸肉、女贞子、枸杞子滋阴补肾；山药健脾益胃；茯神、炙远志、首乌藤宁心安神；泽泻、葛根利水渗湿；丹参、片姜黄破血行气，加用僵蚕息风止痉。

指导老师按语　风眩、脑络痹、脑髓消、项痹、胸痹，总属脾肾亏虚、肝阳偏亢，髓海不足，脑络不畅，颈部经络瘀阻，督脉失利，痰瘀阻遏于血脉，拟益肾平肝，祛痰化瘀，疏通督脉。

（湖南中医药大学第一附属医院邹译娴，指导老师：王行宽）

医案九

申某，男，69 岁，因反复头晕、头痛 4 年余，加重 1 天就诊。现病史：患者诉 4 年前无明显诱因出现反复头晕、头痛，每次持续数分钟至数小时不等，经休息后可自缓，未行相关诊治，1 天前无明显诱因头晕、头痛再发，持续不缓解，现为求进一步诊疗至我院就诊。现症见：头晕，呈持续性，昏沉感为主，头痛，胀痛感，位置不定，伴颈部胀感不适，无视物旋转、无恶心呕吐，口干口苦，咽痒，时有咳嗽，干咳无痰。纳可，寐不佳，多梦易醒，二便调。查体：BP 150/70mmHg（未服药），舌淡红，苔白腻，脉弦。既往有高血压病史，间断服用依那普利控制血压，未规律监测血压。

辨　证　气滞湿阻。

治　法　理气化湿，疏风通络。

处　方　柴胡加葛汤合羌活胜湿汤加减。

柴胡 10g，甘草 10g，党参 10g，黄芩 10g，葛根 15g，羌活 10g，独活 10g，藁本 10g，防风 10g，蔓荆子 5g，川芎 10g，黄连 6g，全蝎 3g，香附 10g，米皮糠 15g，生姜 3 片。14 剂，每日一剂，分早晚温服。

二诊：服用 14 剂后复诊，头晕较前明显好转，无头痛，仍有后颈、枕部僵硬不适感，纳寐可，口苦。守方加姜黄 10g。14 剂。

解　析　本案患者为老年男性，慢性病程急性加重。患者高龄，年老体虚，头晕伴颈部胀感不适，为风湿之邪客于经络，阻遏气机，颈部经络气机不畅，故有头晕，颈胀。治疗当理气化湿，并疏散风邪温通经络，用柴胡加葛汤合羌活胜湿汤加减。方用小柴胡汤疏风解肌，葛根解表升阳，羌活、独活祛风除湿，通利关节，散一身上下之风湿。防风、藁本祛风胜湿，佐以川芎活血行气，蔓荆子祛风止痛。诸药共用，解表升阳，化湿止眩。

指导老师按语　本案眩晕当属项痹作眩，按项痹论治。患者气机升降不利，又湿邪郁遏，清阳不升，故见头晕。当疏利气机，疏风化湿，升托清阳。用柴胡加葛汤合羌活胜湿汤，加全蝎搜风通络，香附、米皮糠、生姜固护中焦，绝痰湿化生之源。

（湖南中医药大学第一附属医院谭琦，指导老师：程丑夫）

医案十

杨某，女，53 岁，2023 年 3 月 11 日初诊。主诉：发热，无力伴眩晕 1 周。现病史：患者 1 周前无诱因出现发热不适，少气懒言，无力，并伴头晕不适，无恶心呕吐，烦闷不适，喜热饮，自汗出，偶有头痛不适，高热至 38.7℃，予以布洛芬混悬液口服，汗出退，但温度持续在 37.2～38.5℃，口服感冒灵及头孢克肟分散片仍反复发热，由家人护送至我院门诊就诊。症见：发热，少气懒言，无力，并伴头晕不适，无恶心呕吐，烦闷不适，喜热饮，自汗出，纳一般，寐欠安，小便黄，大便溏，舌淡红苔薄黄脉浮。

辨　证　气虚发热。

治　法　补中益气。

处　方　补中益气汤加减。

黄芪 20g，党参 20g，白术 15g，炙甘草 10g，当归 15g，陈皮 10g，升麻 12g，柴胡 12g，生姜 6 片，大枣 6 枚，川芎 15g，五味子 15g，白芍 10g。7 剂。

解　析　本案有三因，首因脾气虚弱，阴分不足，肾火内生，心火亢胜，心火乘于脾胃，淫于肌肤则热生；二因为脾胃虚弱，升降失司，清阳不升，浊阴不降，中焦郁伏，而生伏火；三因脾胃虚弱，卫气生化不足，不能卫外，正虚邪恋，病邪缠绵，故予以补中益气，甘温除热之法。本方黄芪补中益气、升阳固表为君；党参、白术、炙甘草甘温益气，补益脾胃为臣；陈皮调理气机，当归补血和营为佐；升麻、柴胡协同党参、黄芪升举清阳为使，川芎血中之气药，善祛风邪之头痛，白芍、五味子生津敛汗。综合全方，一则补气健脾，使后天生化有源，脾胃气虚诸证自可痊愈；二则升提中气，恢复中焦升降之功能。欲想降火，必先升之，只要能升，则可自降。

指导老师按语　补中益气汤为金元医家李杲所创，是补中益气、升阳举陷的经典方。东垣认为，"人以胃气为本""有胃气则生，无胃气则死"，与脾胃为后天之本的说法实质上是一致的。中焦为枢转之处，脾主升，胃主降，升降适当则全身经络通达，气血通畅，生化之源正常。脾胃升降正常，卫气正常，卫气司外，抵御外邪，若脾胃之气虚弱，卫气则弱，清阳无以发腠理，邪气乘虚而入，则易感风寒之邪，病情缠绵，正虚邪恋，正邪相争则发热，或高或低，时轻时重。本方为甘温之剂，补其中而升其阳，甘温除大热。临床中治疗症状是以中气不接，全身疲乏，四肢沉重多见，常用于眩晕、发热、自汗、渗血、脱肛、子宫脱垂、崩漏、便血、内脏下垂等病症。

（张家界市中医医院向剑锋，指导老师：汤芳生）

医案十一

李某，女，67岁。2023年1月11日初诊。主诉：反复头晕头疼1年余。现病史：患者1年前无诱因出现头晕不适，伴头疼感，发作与起身行走等体位变化无关，头疼时以前额头顶疼痛为主，无恶心呕吐，无耳鸣耳聋，无汗出，自行多次在其他医院治疗，考虑为颈椎病，予以中草药内服，效果不佳，后服用氟桂利嗪效果不佳，后由家人护送至我院门诊就诊。症见：阵发性头晕，头疼，以前额头顶疼痛为主，与体位变化无关，恶风，纳可，寐一般，二便正常，舌淡苔薄白，脉涩。

辨　证　风寒阻络。

治　法　疏风止痛散寒。

处　方　川芎茶调散加减。

川芎20g，藁本15g，白芷15g，羌活15g，细辛6g，防风12g，荆芥12g，薄荷6g，甘草6g，桂枝15g，大枣10g，白芍10g。7剂。

解　析　本案因起居不慎，坐卧当风，感受风寒湿等外邪，而以风邪为主。故外邪自表侵袭经络，上犯巅顶，清阳之气受阻，气血不畅，阻遏络道，而致头痛。本方川芎为君，用量且大，善治少阳、厥阴经头痛，祛风活血而止头痛，且川芎为"诸经头痛之要药"；薄荷、荆芥为臣，取轻而上行，善疏风止痛、清利头目之意；羌活善太阳经头痛，白芷善阳明经头痛，细辛善少阴经头痛，三者佐使，加强疏风止痛之效；甘草调和诸药，且可益气和中；本方中配伍桂枝汤，可辛温解表、调和营卫之功效。诸药合用，共达疏风止痛、祛风除寒之效。

指导老师按语　《医方集解》："此足三阳药也。羌活治太阳头痛，白芷治阳明头痛，川芎治少阳头痛，细辛治少阴头痛，防风为风药卒徒，皆能解表散寒，以风热在上，宜于升散也。头痛必用风药者，以巅顶之上惟风药可到也。薄荷、荆芥并能消风散热，清利头目，故以为君，同诸药上行，以升清阳而散郁火。加甘草者，以缓中也。用茶调者，茶能上清头目也。"所谓"伤于风者，上先受之""高巅之上，惟风可到"。本方为主治风邪头痛的常用方剂。方中药物以辛温之品为多，故主要适用于风寒头痛。因本方集祛风止痛药于一方，升散中寓有清降，疏风止痛而不温燥。临床上可常用于偏头痛、血管神经性头痛、慢性鼻炎、颈椎病、后循环障碍等所引起的头痛。

（张家界市中医医院向剑锋，指导老师：汤芳生）

🐾 医案十二

吴某，女，40 岁。主诉：反复头晕，乏力 10 余年，加重 1 个月。现病史：患者自诉长期头晕，乏力，一直血压偏低，血压波动在 80～98/47～56mmHg 之间，入夏以来头晕乏力明显，困倦乏力，工作压力大，经常熬夜加班，睡眠欠佳，胃口不佳，面色暗，舌淡暗，苔白润，有齿痕，脉沉细。

辨　证　脾胃气虚。

治　法　益气健脾。

处　方　四君子汤加减。

党参 20g，云茯苓 15g，白术 12g，甘草 6g，淮山药 20g，龟甲 20g，柴胡 10g，升麻 8g。5 剂。

二诊：服药 5 剂后，患者感精神有所改善，血压为 95/75～95/80mmHg，上方加黄芪 20g，去龟甲。服 3 剂后，血压在 90～100/55～70mmHg。

三诊：患者症状基本消失。此后改用补中益气汤，服后患者精神较好，面色转润，血压在 100～110/60～80mmHg。连服补中益气汤 1 个多月，以巩固疗效。

解　析　患者脾阳不足，工作时至深夜，肾阴损耗，致肝阳相对偏亢。其病阴阳俱虚。治疗脾阳当升而肝阳应降，但升提不能太过，潜降不应过重。将大补的党参作为君药，味甘性温而能益气，可以健补脾胃。用白术作为臣药，协助党参健补脾胃之气，还可以利用白术的苦温特性，健脾燥湿，健运脾气。脾主湿，脾胃虚弱，运化水液无力，水湿停滞。所以配伍利水且健脾的云茯苓，既可以协助白术健运脾气，又可以利用它的甘淡特性，渗利湿邪，同时使党参、白术补而不滞。最后用甘温益气的甘草，协助党参、白术补中益气，还可以起到调和诸药的作用。四味药既使用补脾益气的药物，又使用了苦燥淡渗的药物，主次兼顾，迎合了脾喜润恶燥的特点。同时配伍龟甲滋阴潜阳，养心补心；柴胡、升麻升阳举陷，疏肝理气；淮山药补脾益肾，共奏益气健脾之功效。

指导老师按语　无论是气血还是津液，都来源于水谷精微，与脾气有莫大关系。脾气散精，上归于肺。肺吸进来的清气与脾胃消化而成的谷气合而为宗气。宗气和元气合成一身之气。故中医说"脾是气机生化的源泉，肺是气机输布的枢纽"。肺脾合力，可将肺吸入的清气，以及脾转输的津液和水谷之精微，通过有力的气机，向下布散于其他脏腑。四君子汤是补益剂之首，可补气，益气健脾。补益脾胃之气，可帮助胃气虚证患者缓解面色萎黄、语声低微、气短乏力、身体瘦弱、不思饮食、食少便溏、舌淡苔白、脉虚弱等症。

（湖南省中医药研究院附属医院朱筱婧，指导老师：喻正科）

❧ 医案十三

张某，女，52 岁。2022 年 11 月 4 日初诊。主诉：发现血压升高 2 年余，头晕耳鸣半年余。现病史：患者发现血压升高半年余，2 年前体检时发现血压升高，血压波动在 138～153/90～102mmHg 之间，当时无明显症状，近半年来常感头晕耳鸣，心烦，易激动，心悸，失眠，多梦，腰膝酸软，潮热盗汗，五心烦热，月经不调，量少，舌红少苔。脉细数。

辨　证　心肾不交。

治　法　滋阴降火，交通心肾。

处　方　六味地黄丸合交泰丸加减。

熟地黄 15g，山药 15g，山茱萸肉 12g，泽泻 9g，茯苓 12g，牡丹皮 9g，黄连 5g，肉桂 3g，甘草 5g。14 剂，每日一剂，水煎分 2 次服用。

二诊：患者头晕较前发作减少，耳鸣同前，血压较前下降，心烦易怒、潮热盗汗较前减轻，睡眠仍然欠佳，梦多，故临睡前间断服用阿普唑仑片 0.4mg，自觉症状明显好转。在原方基础上加天麻 10g，僵蚕 10g，以平肝息风；龙骨 20g，牡蛎 20g，珍珠母 15g，以重镇安神。15 剂。

三诊：连服 1 个月后，血压波动在合理范围，以原方加减治疗三个月后，头晕耳鸣诸症明显减轻，基本不需要服用安眠药可正常入睡。后续配合服用天王补心丹以滋阴养血，益心安神。

解　析　肾阴亏损，脑髓、耳窍失养，则头晕耳鸣；腰膝失养，则腰膝酸软；肾阴亏虚，不能上济心阴，而致心火偏亢，水不济火，扰动心神，心神不安则见心烦，惊悸，失眠多梦；肾阴虚，虚火可致冲任失调，则月经紊乱；阴虚阳亢，虚热内生，津液亏虚，失于濡润，则潮热盗汗，五心烦热，咽干少津；舌红少苔，脉细数为阴虚火旺之征。方中熟地黄为君药，以填精益髓，滋阴补肾。臣以山茱萸肉补益肝肾并能涩精；山药既能养肾阴，又固肾精。泽泻利湿泄浊，牡丹皮清泻相火，茯苓泻湿浊；黄连苦寒，入少阴心经，降心火，不使其炎上；肉桂辛热，入少阴肾经，暖肾水，不使其过寒；甘草入心经，生用取其寒，降心火。若心烦彻夜不眠者，加龙骨、牡蛎、珍珠母，以重镇安神；若心阴不足明显者，可用天王补心丹以滋阴养血，益心安神。

指导老师按语　各种原因所致肾阴亏虚，不能上济心火，水火失济，心火亢盛动风，血随气逆，鼓动血脉，可使血压骤升；心为君主之官，主神明，五志过极化火，君火亢盛，调控功能异常，可引动相火，使血逆乱，血压升高，本病与肝的关系最为密切，调肝为治疗高血压的重要一环，但治肝不一定限于肝经之药。清代王旭高《西溪书屋夜话录》对于肝气、肝火、肝风的治疗共 30 法，用药颇广，值得参考。王旭高治肝，以肝气、肝风、肝火辨治。三者同证异名，但为病不同，治法亦不相同，所以，王旭高治肝之法虽多，而偏重于清滋。肝气、肝风、肝火之证，不等于只属于高血压，但其中一些治法，已为后世所采用。

（湖南省中医药研究院附属医院朱筱婧、赵启，指导老师：喻正科）

医案十四

成某，男，25 岁。2023 年 2 月 11 日前来就诊。主诉：头晕、血压高 1 年余，加重 1 周。现病史：反复头晕，无目眩，时有耳鸣、腰酸痛，形体丰腴，夜寐不谧，梦扰，纳食可，胃胀，嗳气，口不渴，尿不多，大便成形，舌淡红，苔薄黄，脉弦细。查：血压 160/95mmHg，B 超示左侧颈动脉斑块形成。其父有高血压病史。

辨　证　阴虚阳亢。

治　法　益肾平肝潜阳，佐以豁痰清浊。

处　方　半夏白术天麻汤合六味地黄汤加减。

天麻 10g，钩藤 10g，石决明 20g，白蒺藜 15g，熟地黄 15g，酒萸肉 10g，山药 20g，泽泻 15g，法半夏 10g，怀牛膝 10g，丹参 10g，砂仁 6g，决明子 15g。14 剂，每日一剂，水煎服，分早晚两次温服。

解　析　眩晕为临床上常见病症，病情有轻有重，其发生的病机复杂，但归纳起来，不外风、火、痰、虚四个方法，临床上以痰浊上扰多见。《丹溪心法·头晕》中则偏重于痰，有"无痰不作眩"的主张，提出治痰为先的方法。在临床上须详察病情，辨证治疗，至于治法，也有从本、从标之异。急则多偏实，可选用息风、潜阳、消火、化痰等法则治其标；缓者多偏虚，当用补益气血，益肾养肝，健脾等法则，治其本为主。

指导老师按语　风眩，肥胖为主，禀赋遗传，阴虚阳亢之质，通过"二五之精"妙合而凝，内植于胚胎之中，出生后加之摄养不当，致使阴精愈虚，肝阳愈亢，终致气化无力，易聚湿生痰，拟予益肾平肝潜阳，佐以豁痰清浊。

（长沙市开福区青竹湖街道社区卫生服务中心洪海燕，指导老师：王东生）

医案十五

孙某，女性，19 岁。因眩晕、耳鸣、听力下降 4 个月就诊。其母亲代诉近 4 个月来出现听力下降，眩晕症状。在外院就诊后，诊断为梅尼埃病，予以口服倍他司汀治疗。2022 年 6 月 23 日、7 月 11 日再次发生眩晕，伴有呕吐，无法口服药物，需静脉给药缓解。并予以左耳鼓室内注射地塞米松。外院核磁示：右耳内淋巴积水。每次发病突然，睡眠质量差，大小便正常，月经常推迟。舌淡，苔白，脉细。

辨　证　肝胃虚寒。

治　法　暖肝和胃，降逆止呕。

处　方　吴茱萸汤加减。

吴茱萸 10g，人参 10g，生姜 10g，大枣 10g，泽泻 15g，泽兰 10g，钩藤 10g，茯苓 15g，葛根 30g，炙甘草 6g。15 剂。

二诊：（2022 年 8 月 16 日）：眩晕症状减轻，无恶心呕吐。感神疲乏力，睡眠差。舌淡红，苔薄白，脉沉细。原方加黄芪 15g，酸枣仁 10g，白术 10g。继服 15 剂。

解　析　梅尼埃病属"眩晕""冒眩"等范畴，对于该病发病机制认识尚未完全统一，西医治疗效果欠佳，易复发，患者受病痛反复折磨，对日常生活影响较大。中医认为其病在髓海、清窍，与脏腑关系密切，遇六淫入侵、情志失畅、年老体弱、饮食不节、劳欲过度皆可发病。吴茱萸汤出自《伤寒杂病论》，由吴茱萸、生姜、人参、大枣组成，功能暖肝和胃，降逆止呕，温经散寒。临床常用吴茱萸汤加减治疗梅尼埃病，可显著改善患者眩晕、耳闷、耳鸣、听力下降症状。

指导老师按语　梅尼埃病辨证当抓住"寒""湿"两个关键点，"寒"指中焦虚寒，"湿"多为痰湿蒙蔽清窍，临床喜用吴茱萸汤加减。对于年龄较大的老年患者，常用半夏白术天麻汤加减治疗，亦常可获良效。

（湖南中医药大学第一附属医院颜家朝，指导老师：秦裕辉）

医案十六

刘某，女，76 岁。主诉：头晕头痛反复 1 周。现病史：患者 1 周前感头晕头胀痛，测血压 170/110mmHg，服用缬沙坦胶囊 80mg Qd ＋苯磺酸左氨氯地平片 5mg Qd 降压，血压控制情况欠佳。现症见：时有头晕头胀，无明显胸痛，时有心慌，口干口苦，情绪急躁，纳寐欠佳，BP176/90mmHg，心界不大，心率 98 次/

min，律齐，心前区未闻及杂音。舌边红，苔黄，舌下络脉青紫，脉弦数。

辨　证　肝阳上亢。

治　法　平肝潜阳。

处　方　天麻钩藤饮加减。

天麻 10g，钩藤 15g，炒僵蚕 15g，益母草 15g，牛膝 15g，杜仲 15g，丹参 15g，山药 30g，珍珠母 30g，茯神 15g，合欢皮 15g，黄芩 10g，桑寄生 20g，酸枣仁 12g，蒲黄 10g，鸡内金 15g，甘草 6g，三七 10g，葛根 30g。15 剂。

解　析　患者老年女性，肝阳亢盛，上扰头面，则头晕头胀；热扰心神，可见难以入睡，易醒，情绪急躁；肝阳亢盛，热邪灼烁津液，阴液亏耗，故口干口苦；苔黄，脉弦数均为热象；舌边红为热在肝，患者舌下络脉青紫，为血瘀之象；故辨证为肝阳上亢证，治法以平肝潜阳为主，辅以活血通络。方中以天麻、钩藤平抑肝阳；珍珠母潜阳；酸枣仁、茯神、合欢皮养心血，安心神；黄芩清肝热，以折其亢阳；葛根升清阳，使之升降有度，不至潜降太过；三七、僵蚕、益母草活血祛瘀，通畅血脉；牛膝引火归元，引药下行，潜降心火，心肾交而夜寐安；桑寄生、杜仲补肝肾以制阳；鸡内金、山药护脾胃，防药物伤及后天之本；甘草调和药性。

指导老师按语　肝主藏血，心主血脉，心肝均为阳脏，易从火化，常引起阳气上逆，看似热象盛，实为气机逆乱，需平肝潜阳，如夹有心肝火旺之象则辅以凉润清热之品，本案中热象较之阳亢较轻，阳亢除而热自退，通畅血脉，从血气脉的角度，化解其血瘀，使气机升降合宜，则病自除。

（湖南省中西医结合医院赵启，指导老师：喻正科）

医案十七

唐某，男，51 岁。主诉：头晕 3 月余。现头晕、头眩反复发作，饮食尚可，睡眠正常。查体：形体稍胖，心律齐，无杂音，心界正常，双下肢不肿。血脂：总胆固醇 5.1mmol/L，甘油三酯 3.25mmol/L。

辨　证　痰瘀互结。

治　法　疏肝健脾，通腑泄浊，活血逐瘀。

处　方　柴香降脂汤加减。

柴胡 15g，木香 10g，白术 15g，茯苓 20g，桃仁 10g，丹参 15g，决明子 20g，茵陈 15g，山楂 15g，莱菔子 15g，泽泻 15g，虎杖 15g。

解 析 高脂血症是由于人体脂肪代谢失调，而致血液中脂类成分异常增高，是中老年人的一种常见病和多发病，易引起动脉粥样硬化，属中医学"痰证""虚劳""肥胖"等范畴，为本虚标实之证，以肝郁脾虚为本，痰瘀为标，治宜标本兼顾。方以柴胡疏肝理气，木香醒脾化湿，两药合用改善肝脏的脂质代谢；白术、茯苓益气健脾，利湿泄浊；山楂、莱菔子祛瘀消积，降气化痰；茵陈、虎杖化湿散结；决明子、泽泻清肝泻火，润肠通便降脂；丹参、桃仁活血化瘀。全方药简力专，寒温相协，药性平和，用芳香化浊，辛开苦降之法，以达祛痰活血、去实邪、畅气机、轻身延年之功。

指导老师按语 《素问·阴阳应象大论》云："人有五脏，化五气，以生喜怒悲忧恐。"情志不畅，肝失疏泄，气机不利；忧思过度或木郁乘土，伤及心脾，脾失健运，均可导致津液和膏脂的输布和代谢障碍，引发血脂异常。袁教授认为高脂血症的主要病机为肝郁脾虚，痰瘀互结，痰浊入血是高脂血症形成的关键环节，治疗上重视疏肝调脾，痰瘀同治，调气为先。治疗以疏肝健脾为主，佐以活血祛瘀、化痰通络类药物；痰瘀阻滞严重时，患者有明显的头晕、头眩，检查明显发现颈部血管或下肢血管有斑块时，以豁痰、散结、通络为主，佐以疏肝健脾固本，根据症状掌握补泻比例非常关键。袁教授建议高脂血症患者症状缓解后，将中药打成粗粉，每20g一袋，当茶泡服，长期坚持，效果良好。

（湖南中医药大学中医学院梁昊，指导老师：袁肇凯）

医案十八

刘某，女，67岁。主诉：头晕、胸闷反复发作1年。现头晕时作，伴有胸闷，无明显气促，双下肢水肿，口干口苦。查体：BP174/108mmHg，心律齐，心界左移。舌红，苔白腻，脉沉弦滑。

辨 证 肝阳上亢。

治 法 平肝潜阳，滋养肝肾。

处 方 地丹平压片加减。

生地黄20g，牡丹皮12g，白芍20g，桑寄生20g，黄芩10g，杭菊花10g，夏枯草20g，生牡蛎20g，石决明20g，益母草20g，生龙骨20g，甘草6g。

解 析 《素问·至真要大论》中曰："诸风掉眩，皆属于肝。""厥阴之胜，耳鸣头眩"，高血压病机主要责之于气血亏虚、肾精不足导致髓海空虚，清窍失养，或肝阳上亢、痰火上逆、瘀血阻窍而扰动清窍发生眩晕，为本虚标实证，肝肾阴虚为本，肝阳上亢为标。治宜滋肾养肝，清热息风。方中以桑寄生补益肝肾以培元；生地黄、白芍滋阴清热，养肝柔肝；黄芩、夏枯草、杭菊花、牡丹皮清肝降火，以折其亢阳；石决明属介类，其性咸寒重镇，功能平肝潜阳，除热明目，与生牡蛎、生龙骨合用，加强平肝息风之功；益母草能活血利水，有利于平降肝阳；甘草调和诸药。诸药合用，共奏平肝息风、清热活血、补益肝肾之功效。

指导老师按语　原发性高血压是以动脉血压增高为主要临床表现的疾病，常伴有心、脑、肾等器官功能性或器质性改变，属中医学"眩晕""头痛""肝风"等范畴。目花为眩，头旋为晕。患者年事已高，肝肾渐虚，导致阴不敛阳，肝阳上亢，出现头晕、胸闷、口干口苦、舌红、脉沉弦滑等症状，辨证为肝阳上亢证。肝为风木之脏，体阴而用阳。风为肝之本气，风性动摇，动则眩晕，故眩晕、头痛多与肝有关。平肝潜阳为治疗高血压病的重要法则，故患者治宜补益肝肾，平肝潜阳。袁教授在治疗高血压时常在大量补益肝肾药物中加平肝潜阳药物，如石决明、夏枯草，以达到阴平阳秘，如此血压才能稳定在正常范围。

（湖南中医药大学中医学院梁昊，指导老师：袁肇凯）

医案十九

匡某，女，60岁。2023年3月6日初诊。主诉：头晕乏力2年余。现病史：患者平素易觉头晕乏力，新型冠状病毒感染康复后更明显，偶有视物模糊，纳寐一般，二便可。舌红苔薄黄，边有齿痕，脉弦。BP124/88 mmHg（服药后）。既往高血压病史6年。

辨　证　脾虚湿热。

治　法　益气健脾，清热祛湿。

处　方　升阳益胃汤加减。

黄芪30g，党参10g，茯苓15g，泽泻10g，白术10g，陈皮6g，法半夏10g，柴胡10g，白芍10g，独活10g，羌活10g，防风10g，黄连6g，苦杏仁10g，石韦10g，炙甘草10g。14剂，水煎服，每日一剂，早晚两次分服。

解　析　本案病程日久，中气不足、统摄无权，故脾虚湿困、湿热内生，因而患者头晕乏力，舌红苔薄黄，边有齿痕，脉细。故用升阳益胃汤加减益气健脾，清热祛湿，方中黄芪、党参、炙甘草健脾补益肺气；柴胡、防风、泽泻、羌活、独活升举清阳，祛风除湿；羌活、独活一升一降升清阳以燥湿；白术、茯苓、法半夏、陈皮益胃化湿，使湿去而阳气得发；白芍养血和营；黄连清热祛湿；石韦利小便而清湿热。

指导老师按语 《黄帝内经》云："饮入于胃，游溢精气，上输于脾，脾气散精，上归于肺，通调水道，下输膀胱，水精四布，五经并行……。"本案患者平素易觉头晕乏力，新型冠状病毒感染康复后更明显，究其实质是指脾胃虚弱，不能把脾胃化生的精气游溢至肺，肺失濡养而致发病，谓之"肺之脾胃虚"实为"土不生金"；脾虚生湿、日久则化热；故本案方用李东垣《脾胃论》之升阳益胃汤："脾胃之虚，怠惰嗜卧，四肢不收……乃阳气不伸故也。当升阳益胃，名之曰升阳益胃汤。"该方由六君子汤加羌独活、防风、柴胡、黄芪、白芍、黄连、泽泻、茯苓组成，其中大剂量黄芪补脾气升清阳，全方有补有通，升降相得，清温并施。

（湖南中医药大学第一附属医院卢青，指导老师：程丑夫）

医案二十

李某，男，38 岁。2022 年 10 月 25 日首诊。主诉：反复头晕 4 年余。现症：偶有头晕，自觉记忆力下降，四肢麻木，伴有腰膝酸软，易口腔溃疡、口干，纳可，寐差，素有心情抑郁，小便可，大便干。既往高血压，血压最高 179/130mmHg，晕厥 2 次，现服硝苯地平、厄贝沙坦，血压控制不佳；有高血脂、高尿酸、脂肪肝、胆囊息肉病史；有高血压家族病史。舌红苔薄黄，脉小弦；BP 140/100mmHg。

辨　证 肝经郁火，上扰清窍。

治　法 疏肝解郁，清热止痛。

处　方 丹栀逍遥散加减。

牡丹皮 15g，栀子 15g，香附 15g，郁金 15g，当归 10g，白芍 15g，柴胡 10g，云茯苓 15g，白术 10g，天麻 10g，地龙 10g，川芎 10g，益母草 10g，桃仁 10g，泽泻 10g，罗布麻叶 3g，甘草 6g。14 剂，水煎服，每日一剂，早晚 2 次分服。

解　析 本案为木郁失调，气机郁滞，气有余便是火，日久化火生风上扰脑窍，表现为头晕；肝失疏泄气机不畅，故见情志抑郁，易口腔溃疡、口干、寐差；结合舌脉，均是肝郁化火表现；故证当属肝经郁火，上扰清窍；方选丹栀逍遥散加减。方中柴胡辛凉，疏肝解郁、条达肝气为君药；牡丹皮清热凉血，活血祛瘀，栀子泻火除烦，清热利湿，凉血解毒，当归养血和血，白芍柔肝缓急，俱为臣药；云茯苓、白术健脾益气，防止肝病传脾；天麻、地龙、川芎、益母草、桃仁活血通络定惊。诸药合用，共奏疏肝健脾、解郁清热、养血通络之功效。

指导老师按语　少阳肝木，对应东方，内藏相火，喜条达而恶抑郁，若少阳郁勃，相火内发，则肝木风火上扰，干扰清窍，导致头晕。若肝气郁滞日久，则气血运行不畅，郁而化热，此时逍遥散已不足以平其火热，故加牡丹皮以清血中之伏火，栀子以清肝热，并导热下行；柴胡疏肝解郁，使肝气得以条达，适肝之所喜。肝藏血，体阴而用阳，故又选用白芍性寒酸敛，善于滋养肝血，柴胡得白芍，疏肝而不劫肝阴，白芍得柴胡，养阴体而不留邪。一养一疏，也正符合肝为"体阴用阳"的生理特点，故临床疗效佳。

（湖南中医药大学第一附属医院卢青，指导老师：程丑夫）

4.头痛案

📖 医案一

杨某，男，53岁。主诉：头痛2个月。现病史：头痛，头晕，失眠，早醒，口干，耳鸣，大便正常，舌质淡红少苔，脉弦细。

辨　证　肝阳上亢。

治　法　平肝潜阳息风，

处　方　脑清汤加减。

天麻15g，姜半夏12g，茯神30g，当归10g，白芍10g，党参20g，僵蚕10g，地龙10g，川芎10g，丹参10g，川牛膝15g，炙远志10g，首乌藤30g，珍珠母30g，磁石30g，酸枣仁10g，炙甘草10g。10剂，水煎服，每日一剂，分早晚温服。

解　析　本案为肝阳上亢，上扰清窍，致头晕、头痛、心悸、失眠，治疗以平肝潜阳息风，方用脑清汤加减。脑清汤为国医大师张学文教授治疗头痛经验方，张老认为情志类疾病，气滞则血瘀，故治疗此类疾病多佐以活血化瘀之品，如丹参等药物。

指导老师按语　僵蚕、地龙等虫类药可增强息风之功。

（岳阳市中医医院吴会，指导老师：沈智理）

📖 医案二

刘某，女，46岁。初诊2022年11月10日，因头痛1周来诊。现病史：患者1周前淋雨劳作后出现头痛不适，伴有鼻塞流涕，发热，最高体温38℃，不伴寒战、咳嗽、腹痛腹泻，自行服用999感冒颗粒后鼻塞流涕消失，已无发热，但仍感头痛明显，如戴头箍，遇风加重，伴有全身酸痛沉重，胸闷恶心，精神软弱，食欲不振，大便稀，小便正常。血压130/70mmHg，心率67次/min，咽无明显充血，双肺呼吸音清晰，无明显干湿啰音，心律齐，无明显杂音，双瞳孔等大等圆，口角不歪，咽反射存在，伸舌居中，颈无抵抗，双侧布鲁津斯基征、克尼格征阴性；双上肢肌力肌张力正常，双侧巴宾斯基征阴性。舌淡红，苔白，脉濡。末次月经2022年11月3日。血常规未见异常。头部CT未见明显异常。

辨　证　风湿头痛。

治　法　祛风胜湿。

处　方　羌活胜湿汤加减。

羌活10g，独活10g，荆芥10g，防风12g，蔓荆子9g，川芎10g，藁本10g，厚朴10g，枳壳10g，法半夏10g，藿香10g，陈皮10g，茯苓15g，薏苡仁20g，甘草6g。5剂，水煎服，每日一剂，分2次温服。后回访患者已痊愈。

解　析　本方所治风湿在表之头痛，患者淋雨劳作后头痛，遇风加重，伴有全身酸痛沉重，胸闷恶心，舌淡红，苔白，脉濡，系风湿之邪侵袭肌表所致。风湿之邪客于太阳经脉，经气不利，故见头痛身重症状；湿邪阻滞气机，故见胸闷恶心；病在表，治当祛风除湿解表。

指导老师按语　头痛辨证首辨外感与内伤之分，外感头痛病程短，起病急，治疗当以解表为主。张仲景曰："治风湿者，发其汗，但微微似欲出汗者，风湿俱去也。"故宜祛风胜湿止痛。风湿在表，宜从汗解，但湿为阴邪，其性黏滞而难以骤除，如大汗之，则恐风去而湿独存，病不除，故宜祛风胜湿为法。方中羌活、独活共为君药，皆为辛苦温燥之品，其辛散祛风，味苦燥湿，故皆可祛风除湿。其中羌活善祛上部风湿，独活善祛下部风湿，二者合用能散一身上下之风湿，上下同治，此治妙也。臣以防风、藁本入太阳经，祛风胜湿，且善止头痛。佐以川芎活血行气，祛风止痛；蔓荆子祛风止痛。该患者辨证精准施治，收效甚好。

（湖南省直中医医院成键，指导老师：夏建成）

医案三

朱某，男，56岁。因反复头痛20余年，再发1周来诊。现病史：患者20余年前发生车祸，当时有颅内出血，在当地医院住院治疗后颅内出血吸收，此后反复出现头痛，难以忍受，部位在前额，呈刺痛样，熬夜或劳累后加重，多次在外院门诊就诊，诊断为脑外伤后遗症，间断口服扩血管、止痛等药物治疗，病情可短暂控制。此次于1周前熬夜后头痛发作，程度剧烈，夜间痛甚，部位及性质同前，口服布洛芬胶囊缓解不明显，不伴发热、呕吐、肢体无力发作，不伴视力下降，精神不振，夜寐差，大小便正常。血压142/70mmHg，心率78次/min，表情痛苦，查体合作，颅神经阴性，双瞳孔等大等圆，直径为3mm，对光反射灵敏，口角不歪，咽反射存在，伸舌居中，颈无抵抗，双侧布鲁津斯基征、克尼格征阴性；四肢肌力肌张力正常，腱反射（++），双侧巴宾斯基征阴性。舌暗红，舌下脉络迂曲，苔薄白，脉细涩。头部核磁共振提示脑内少许缺血灶。

辨　证　瘀血头痛。

治　法　活血化瘀止痛。

处　方　通窍活血汤加减。

赤芍10g，桃仁10g，红花10g，当归15g，川芎15g，全蝎5g，地龙10g，鸡血藤20g，党参15g，茯苓20g，枳壳10g，老葱3根，生姜10g，大枣5枚，甘草6g。10剂，加黄酒二两水煎，每日一剂，分2次服。

二诊：患者头痛发作频率减少，程度减轻，再进10剂加以巩固，水煎服，每日一剂，分2次温服。1个月后回访患者，患者头痛进一步好转，睡眠好转，嘱定期门诊复诊。

解　析　患者有头部外伤史，头痛病史20多年，头痛程度剧烈，位置固定，夜间痛甚，舌暗红，舌下脉络迂曲，苔薄白，脉细涩，为血瘀证的特点，治疗当以活血通窍，行气止痛，故投以通窍活血汤加减。

指导老师按语　内伤头痛有瘀血、痰浊等病因之分，其中瘀血头痛首选通窍活血汤，此方出自《医林改错》，方中赤芍、川芎行血活血，桃仁、红花活血通络，老葱、生姜通阳，黄酒通络，从而使赤芍、川芎、桃仁、红花更能发挥其活血通络的作用；久病入络，配以地龙、全蝎破血通络；同时配以党参、茯苓、枳壳益气活血，体现了气行则血行，治血先治气的观点。

（湖南省直中医医院成键，指导老师：夏建成）

医案四

龙某，女，17岁。2023年8月初诊。主诉：发热伴头痛头晕1周。现病史：患者1周前受凉后出现发热伴咽痛、头晕头痛，在当地诊所输液治疗6天（具体

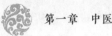

用药不详），咽痛好转，但仍感头晕头痛、乏力、畏寒怕风，低热38℃，口干口苦，纳差，汗出较多，咳嗽，自诉服布洛芬发热可退，但发热反复，精神萎靡。辅助检查：我院新型冠状病毒感染核酸检测、甲型流感病毒、乙型流感病毒均阴性，血常规、C反应蛋白、胸部CT无异常。舌脉：舌红苔黄厚腻，脉滑数。

辨 证 少阳证。

治 法 解表除热，清热祛湿，和解少阳。

处 方 小柴胡汤合芎芷石膏汤加减。

柴胡24g，黄芩8g，党参6g，法半夏9g，大枣6g，淡竹叶9g，羌活6g，白芷12g，藁本9g，甘草6g，生姜6g，紫菀9g，青蒿9g，滑石粉18g。3剂。颗粒剂冲服，建议3天药分2天吃完，热退即止。

解 析 小柴胡汤是临床使用频率非常高的一张处方，主治邪在少阳证，出自《伤寒论·辨太阳病脉证并治中》第96条，即"伤寒五六日中风，往来寒热，胸胁苦满、默默不欲饮食、心烦喜呕，或胸中烦而不呕，或渴，或腹中痛，或胁下痞硬，或心下悸、小便不利，或不渴、身有微热，或咳者，小柴胡汤主之"。其中"往来寒热""胸胁苦满""默默不欲饮食""心烦喜呕"即是小柴胡汤的四大主症，但见一症即是，不必悉具！该患者具有典型的发热，畏寒，不思饮食，口苦，咽部不适，纳差，头晕头痛等表现，提示病位在少阳，即为运用小柴胡汤的指征。且患者以前额及巅顶头痛为主，结合舌脉，辨证为风热头疼兼湿，合用芎芷石膏汤加减。巅顶及前额头痛，属于厥阴经和阳明经头痛，酌加羌活、白芷、藁本引药上行到病位而止头痛。此外，滑石、甘草合用名六一散，清暑利湿；加用紫菀润肺止咳，患者服用三剂后复诊，诉发热已退，头晕头痛、咳嗽症状均明显好转。

指导老师按语 柴胡始载于《神农本草经》，其味辛、苦，性寒，归肝、胆、肺经，在历代医家的不断实践与总结中，该药的临床应用十分广泛。不同剂量的柴胡具有不同的作用，如小剂量柴胡（6g）具有升举阳气的作用，中剂量柴胡（10g）具有疏肝解郁作用，大剂量柴胡（18~30g）具有疏散退热作用，并且柴胡与黄芩比例要达到3:1退热作用最好。此病案体现了大剂量柴胡的退热作用。此外，中医药治疗外感发热临床注意两点：一是服药不必一日两次，需要改为频服，3~4h一次，二是中病即止，不久服。

（湖南省中西医结合医院邓秀娟，指导老师：胡学军）

医案五

胡某，女，51 岁。因头痛 10 天余就诊。现病史：患者诉 10 天前无明显诱因出现头痛，未行相关治疗。现症见：头痛，巅顶、颞侧明显，夜间多发，伴背心汗出、胸闷，稍有头晕，无视物旋转，疲倦乏力，自觉口中发热，口干，偶有干咳，小便色黄，大便干结难解，2 天 1 解，寐欠佳，夜间时有胸闷、心悸，稍难入睡，纳可。查体：BP150/100mmHg，舌红，苔黄，脉弦。既往体健。

辨　证　风阳上扰证。

治　法　平肝息风。

处　方　天麻钩藤饮加减。

天麻 10g，钩藤 10g，石决明 10g，炒栀子 10g，黄芩 10g，牛膝 10g，杜仲 10g，益母草 15g，桑寄生 10g，首乌藤 15g，茯神 10g，川芎 10g，全蝎 3g，泽泻 10g，炒酸枣仁 10g，贯叶金丝桃 6g。14 剂，每日一剂，分早晚温服。

解　析　本方证由肝阳偏亢，生风化热所致。肝阳偏亢，风阳上扰，故头痛、眩晕；肝阳有余，化热扰心，故心神不安、失眠等。证属本虚标实，而以标实为主，治以平肝息风为主，佐以清热安神、补益肝肾之法。方中天麻、钩藤平肝息风，为君药。石决明咸寒质重，功能平肝潜阳，并能除热明目，两药合用，加强平肝息风之力；牛膝引血下行，并能活血利水；杜仲、桑寄生补益肝肾以治本；炒栀子、黄芩清肝降火，以折其亢阳；益母草合牛膝活血利水，有利于平降肝阳；首乌藤、茯神宁心安神。

指导老师按语　本案为高血压眩晕患者，患者血压偏高，肝风内动，脉管不利，肝阴失养，肝阳偏亢，当平肝潜阳息风，方用天麻钩藤饮，加全蝎搜风通络，泽泻通利小便，酸枣仁养心安神，贯叶金丝桃通络理气。

（湖南中医药大学第一附属医院谭琦，指导老师：程丑夫）

医案六

李某，女，35 岁。因反复头痛 10 余年就诊。现病史：患者诉 10 年来时有头痛，呈跳动感，于外院行颅脑核磁共振检查，未见明显异常，未行相关治疗。现症见：头痛头晕，呈搏动感，位置不固定，以前额或颞侧多发，发作时伴恶心欲呕，活动受限，春夏多发，潮湿环境易诱发，纳可，寐差，多梦，二便正常。查体：BP110/62mmHg，舌红，苔薄黄，脉细。既往体健。

辨　证　少阳夹风。

治 法 疏风和解少阳。

处 方 柴胡川芎散加减。

川芎 10g，柴胡 10g，羌活 10g，防风 10g，藁本 10g，甘草 10g，生地黄 10g，黄连 3g，黄芩 10g，细辛 3g，龙胆 10g，全蝎 3g，葛根 15g，桑叶 3g，贯叶金丝桃 6g。14 剂，每日一剂，分早晚温服。

二诊：服用 14 剂后复诊，诉头痛较前减轻，波动感减轻，疼痛较明显。舌红，苔薄黄，脉弦。守方加延胡索 10g。更服 14 剂。

解 析 患者中年女性，反复头痛 10 余年，慢性病程。少阳受风，风性牵引，故头痛见跳动感，方中柴胡、黄芩、川芎为少阳头痛引经之药，龙胆、藁本清利肝胆之热，以生地黄清热护阴，全蝎入络搜风，加用桑叶透肝经风邪于外，诸药合用疏风和解少阳。

指导老师按语 少阳头疼多由压抑、忧虑、焦虑情志不畅引起，以双颞侧疼痛为主要临床表现。本案患者诉平日情绪易感焦虑、抑郁，头痛以前额或颞侧多发，此为少阳、阳明头痛，位置不固定，呈搏动感，此为风邪性动所致，结合病史及舌脉症可明确受邪以少阳为主，故为少阳头痛，方用柴胡川芎散，兼用全蝎搜风通络。

（湖南中医药大学第一附属医院谭琦，指导老师：程丑夫）

医案七

万某，女，44 岁。头痛伴出汗 1 周。1 周前因天热洗头后在电扇前吹风，当即就感觉头痛，以左侧为甚。当地就诊予"头痛粉""川芎茶调散"，口服 5 天，停药即又痛，即往素有头懵沉不适。刻诊：头痛左则为甚、干呕、微汗不热余可、舌淡暗，苔白滑，脉弦滑、寸浮、关尺沉。

辨 证 风寒犯表夹饮。

治 法 疏风解表，散寒止痛。

处 方 桂枝汤合吴茱萸汤加减。

桂枝 20g，白芍 20g，炙甘草 10g，吴茱萸 30g，党参 20g，生姜 30g，大枣 8 枚。4 剂，水煎分 3 次温服，二诊病愈。嘱避风寒，加强运动。

解 析 头痛、出汗、脉寸浮。为太阳中风。头痛头懵，舌淡暗、苔白滑、脉弦滑，为太阳寒饮上逆于上焦，舌暗为病久有瘀之象。此案是比较典型的头部受风引起风邪外袭，卫气津液调动上聚于肌表和上焦与邪抗争，所以头痛，偏于左侧，应与患者左侧受风为主相关。卫气奋起抗邪而使营卫不能和谐同步，所以汗出。患者素有头懵沉不适，每遇感冒或寒冷或压力或少睡即可发作头痛，此为素有寒饮，外邪易于诱发寒饮上逆。

指导老师按语　此病主选桂枝汤调和营正、解除肌表和上焦的风邪，正所谓桂枝本为解肌，使营卫和谐同步。临床中太阴中风也可用，如太阴病，脉浮者，可发汗，宜桂枝汤。《伤寒论》述"干呕吐涎沫、头痛者，吴茱萸汤主之"，病机为寒饮上逆清阳，所以，寒饮上逆于上焦清阳者，头痛、头晕均可用之。吴茱萸主温中下气，止痛，咳逆寒热，除湿血痹，逐风邪，开腠理，能上达巅顶降饮逆而止痛，还可用于治表里同病。临证时，即使是辨太阳病，也不要忽视寒饮存在。因为多数病证常是寒热错杂，虚寒夹杂，无论遇见什么病，辨证思路都应考虑得广泛一些。

（醴陵市中医院罗宏茂，指导老师：丁桃英）

医案八

曾某，男，69岁。主诉：反复头痛10余年，加重伴头晕1周。现病史：患者10年前出现头痛，曾于他院行相关检查诊断为脑膜瘤，未行系统诊治，症状时有反复。1周头痛加重，伴有头晕，自服布洛芬胶囊未见缓解。现症见：头痛，以两侧为主，四肢乏力，走路不稳，偶头晕，视物旋转，多汗，腰膝酸软活动后加重，夜间盗汗，寐欠佳，梦多，二便调。BP150/90mmHg，心率86次/min，律齐，各瓣膜听诊区未闻及明显病理性杂音，舌淡，苔白厚，脉滑。

辨　证　肝气上逆，脾虚湿盛。

治　法　平肝降逆，健脾祛湿。

处　方　半夏白术天麻汤加减。

陈皮10g，法半夏10g，天麻10g，桑寄生20g，石菖蒲15g，牛膝15g，杜仲15g，郁金15g，僵蚕12g，全蝎4g，骨碎补15g，珍珠母20g，煅龙骨20g，煅牡蛎20g，川芎12g，川牛膝15g，浮小麦30g，鳖甲10g，白术20g，山药30g，砂仁6g，女贞子18g。

解　析　本病以脾虚肾虚为本，气逆痰湿为标，湿痰壅遏，且肾精亏耗、脾气亏虚，肝趁脾虚，引动肝气难遏，上扰头窍，故见头痛；脾气亏虚，脾在体为肉，主四肢，故四肢乏力；肾精亏虚，濡养不足，则走路不稳，腰膝酸软，夜间盗汗；肾精不足，无以制心火，故寐欠佳，多梦；结合患者舌苔脉，辨证为肝气上逆，脾虚湿盛证，兼见肾精不足。方中法半夏燥湿化痰，降逆止呕；天麻平肝息风，而止头眩，两者合用，为治风痰眩晕头痛之要药。李东垣在《脾胃论》中说："足太阴痰厥头痛，非半夏不能疗；眼黑头眩，风虚内作，非天麻不能除。"白术、砂仁健脾祛湿，以治生痰之源；杜仲、桑寄生、骨碎补、川牛膝补肝肾强筋骨；川牛膝引火下行；煅龙骨、煅牡蛎潜阳收涩；浮小麦加强敛汗之功；鳖甲滋阴潜阳；女贞子养肾阴以治心火；山药补脾肾，养精；郁金行气解郁；僵蚕、全蝎活血通络；川芎行气活血。诸药合治肝、脾、肾三脏，潜浮阳，祛湿邪，畅气机，通血脉。

指导老师按语 患者患病十载有余，久病入络，久病及肾，故除气机上逆、湿阻中焦外兼见肾虚，且四肢乏力，初看为脾病，盖营气不足，难以濡养，实则久病，伤及血络，故以僵蚕、全蝎、川芎从血脉治病，从本至标，均有所兼顾，以达固本祛邪之效。

（湖南省中西医结合医院赵启 指导老师：喻正科）

🍃 医案九

张某，女，48岁，岳阳人，因头痛头晕反复发作20年，于2022年5月26日就诊。现症见：头痛头晕，头重脚轻，似踩棉花，伴耳胀耳鸣，眼胀恶心，纳可，二便正常。舌苔薄白，脉滑数。既往有萎缩性胃炎史。

辨 证 风痰阻络。

治 法 祛风化痰，通络止痛。

处 方 葛根选奇汤合散偏汤加减。

葛根30g，黄芩6g，防风10g，羌活10g，天麻20g，钩藤20g，川芎10g，白芷30g，法半夏10g，白芥子10g，白芍10g，甘草6g，枳壳10g，广木香10g，香附10g，柴胡10g。20剂，每日一剂，水煎，分2次服。

二诊：6月16日：头晕已止，但感头痛，以左侧为盛，舌苔薄白，脉滑。处方：葛根选奇汤、散偏汤合天麻止痉散加减。葛根30g，黄芩6g，羌活10g，防风10g，细辛5g，川芎10g，柴胡10g，香附10g，白芍10g，白芷30g，白芥子15g，法半夏10g，天麻20g，僵蚕30g，全虫5g，蜈蚣1只，甘草6g。继服20剂，诸症基本消失。

解 析 患者因头痛头晕就诊，结合症状、舌脉象，考虑为风痰阻络证，以葛根选奇汤合散偏汤加减，疏风止痛，化痰通络。风邪清袭头面，清阳郁遏，故以风药羌活、防风祛风升阳，黄芩清泄郁热，甘草清热和中缓急，加葛根解肌退热、通经活络、升阳止痛，共同组成葛根选奇汤。散偏汤以川芎祛风止痛、行气活血，柴胡、香附疏利肝胆、和解少阳，白芷散寒止痛，白芥子利气化痰、通络止痛，白芍、甘草柔肝缓急止痛。诸药合用，祛风止痛、和肝利胆，治疗各种头痛，尤其是风邪袭于少阳之偏头痛的良方。因方证相应，故复诊时患者头晕已止，而仅头痛。继服上方合用天麻止痉散，即在原方基础上加用僵蚕、全虫、蜈蚣等虫类药，以加强疏风通络止头痛之功。

指导老师暗语：选奇汤出自《兰室秘藏》，具有祛风清热止痛之功，主治风热挟痰上壅，头痛眩晕，眉棱骨痛，加用解肌通络止痛之葛根，组成葛根选奇汤。散偏汤主治偏正头痛，或痛在左，或痛在右，时轻时重。二方合用，临床常用治各种原因引起的头痛，证属风痰阻络者尤佳。

（湖南中医药大学第一附属医院 蔡蔚，指导老师：熊继柏）

🍂 医案十

陈某，女，58岁。主诉：头痛10天。2022年10月1日来诊。10余天前因外感头痛，畏寒，自汗而服用中西药，因怕病情发展而在当地卫生站静脉输液（头孢类及辅助类西药），刚输液片刻，即感胸闷气短，头部出汗，腹部隐痛不适，便意频频，故立即终止静脉输液，经休息及喝白糖开水后症状稍有缓解。隔天之后，每日早上起床即感口干、口苦，胸胁闷胀，大便稀溏，每日二至三次，腰膝酸软无力，下肢怕冷，失眠，舌质淡红，舌苔薄白微黄，脉见左关浮弦，右关沉细。

辨　证　少阳病虚证，胆热脾寒。

治　法　和解散寒，生津敛阴。

处　方　柴胡桂枝干姜汤加减。

柴胡10g，黄芩8g，党参10g，牡蛎25g，法半夏8g，桂枝6g，干姜5g，白芍10g，葛根10g，甘草6g，大枣5枚，紫苏10g，百合15g。取药3剂，每日一剂，水煎服，分二次温服。

复诊：10月3日。服用上方后诸症明显改善，口干已消失，但仍有口苦，胸胁闷胀也大有改善，大便已成形，每日2次，睡眠质量也得以提高，察见舌苔薄白，已不见微黄之象，脉左关浮弦，右关脉沉软。拟上方加减：柴胡10g，黄芩8g，太子参15g，牡蛎25g，法半夏8g，桂枝6g，干姜5g，白芍10g，葛根10g，甘草6g，茯苓10g，陈皮6g，大枣5枚，紫苏10g，百合15g。取药3剂，每日一剂，水煎服。10月9日患者自述服用上方后诸症均愈。

解　析　根据其口干、口苦，胸胁闷胀，大便稀溏，腰膝酸软无力，下肢怕冷，左关脉浮弦，辨为少阳病虚证，胆热脾寒型，故此选用柴胡桂枝干姜汤，药与证相对应，故收良效。

指导老师按语　柴胡桂枝干姜汤是《伤寒论》仲景方，是针对少阳病兼里虚寒证的处方；《伤寒论·辨太阳病脉证并治下》云："伤寒五六日，已发汗而复下之，胸胁满微结，小便不利，渴而不呕，但头汗出，往来寒热，心烦者，此为未解也，柴胡桂枝干姜汤主之。"少阳病机横逆脾胃时，分寒热两途，一实热，一虚寒，入里传变分寒热两端，治实热者为大柴胡汤，治虚寒者为柴胡桂枝干姜汤。

（湖南中医药大学第二附属医院宾晓芳，指导老师：毛以林）

医案十一

向某，女，37岁。2022年11月18日初诊：诉偏头痛10余年，每日发作1~2次。发作时痛则呕吐，必服止痛药方能缓解。受寒或寐差而发作尤甚，经前加重，月经量少，畏冷风，舌质淡红，苔薄白，脉沉弦。

辨　证　寒凝肝脉，浊阴上逆。

治　法　温阳散寒，降浊止呕。

处　方　柴胡疏肝散合吴茱萸汤加减。

柴胡10g，川芎30g，香附10g，白芥子10g，天麻10g，陈皮10g，法半夏10g，茯苓15g，白芍15g，炙甘草10g，生姜3片，吴茱萸6g，白僵蚕10g，全蝎颗粒3g，蜈蚣颗粒3g。14剂，水煎，每日一剂，早晚分2次温服。

二诊：2022年12月5日。头痛人为减轻，呕吐明显缓解，发作次数大为减少。腹痛则泻，泻后痛缓。舌质淡红，苔薄白，脉沉弦。处方：陈皮10g，防风10g，白术10g，白芍20g，炙甘草10g，柴胡10g，川芎25g，吴茱萸5g，法半夏10g，天麻10g，白僵蚕10g，全蝎颗粒3g，蜈蚣颗粒3g。14剂，水煎，每日一剂，早晚分2次温服。

2023年1月9日陪其母看诊，诉服上方后头痛未再发作。

解　析　方用吴茱萸、生姜温散肝胆之阳；柴胡、香附、川芎、白芥子疏肝解郁，行气活血止痛；法半夏、陈皮降浊止呕；天麻息风止痛，白芍甘草缓急止痛，久病入络，以三虫散通络止痛。

指导老师按语　《灵枢·经脉》言："胆足少阳之脉，起于目锐眦，上抵头角，下耳后，循颈，行手少阳之前，至肩上。"偏头痛临床极为常见，病位总在少阳胆经，胆与肝相表里，所以兼症以二经最为常见。此案头痛受寒加重，畏风，属寒证。经前加重，经行量少，为寒凝肝脉。肝寒横逆犯胃，胃中浊阴之邪上逆，故痛则呕吐。

（湖南中医药大学第二附属医院谭雄，指导老师：毛以林）

医案十二

赵某，男，47岁。初诊2022年11月3日。诉入冬即咳嗽不止3年。平时只要变天，气温一下降就会咳嗽，同时伴背冷，头痛如针刺。喜温饮，即使炎热夏季也不饮冷。大便正常。舌质淡嫩，边有齿痕，脉沉细。

辨　证　肺肾阳虚，寒饮伏肺。

治　法　温补肺肾，散寒化饮。

处　方　附子汤合苓甘五味姜辛汤加减。

制附片（先煎）10g，人参10g，白术10g，茯苓40g，干姜10，细辛3g，五味子10g，炙甘草10g，前胡10g，桔梗10g，猫爪草10g，蜂房10g。14剂，水煎，每日一剂，早晚分温服。

二诊：2022年11月17日。前方显效，咳嗽大减，背寒除，头痛消失，舌质淡嫩，边有齿痕，脉沉细。前方加三棱、莪术各10g。14剂，煎服法同前。药已中的，再加三棱、莪术活血散肺结。

三诊：2022年12月1日。咳嗽痊愈。舌质淡嫩，边有齿痕，脉沉细。处方：茯苓40g，干姜6g，细辛3g，五味子10g，炙甘草10，制附片（先煎）10g，蜂房10g，猫爪草15g，土贝母10g，三棱10g，莪术10g，白芥子10g。14剂，水煎，每日一剂，早晚分温服。仍以苓甘五味姜辛汤温肺散寒止咳，制附片温补肾督。咳除，加强散肺结，再加土贝母、白芥子化痰散结。

解　析　《金匮要略》说："夫心下有留饮，其人背寒冷如掌大。"患者受寒则咳，兼有背寒，多有宿饮伏肺，同时有肺阳亏虚。一旦感受外寒，肺阳亏虚，不能卫外，寒邪直中肺脏，导致肺气不能宣通肃降而致咳，治当温肺散寒化饮，方用《金匮要略》苓甘五味姜辛汤，方中干姜、细辛温肺散寒止咳，茯苓、炙甘草甘温健脾，以杜痰源。五味子酸性收敛，固护肺气。加桔梗、前胡一升一降，宣肃肺气止咳。

患者平素畏寒，即使夏日亦喜热饮，感寒即出现背寒、头痛，当为素有阳气亏素，不能抵御外邪，寒凝督脉。《难经·二十八难》说："督脉者起于下极之俞，并入脊里，上至风府，入属于脑……"督脉两络于肾，督阳虚在临床上称作肾督阳虚。病在督脉，治在少阴。《伤寒论》304 条："少阴病，得之一二日，口中和，背恶寒者，当灸之，附子汤主之。"305 条："少阴病，身体痛，手足寒，骨节痛，脉沉者，附子汤主之。"故寒伤督阳出现的背寒、头痛，临床可以附子汤加减治疗。附子汤制附片温肾督之阳，人参扶元气。白术、茯苓运化水湿，叶天士说："通阳不在温，而在利小便。"寒凝则气血不畅，血凝则为肺结节，故加蜂房、猫爪草活血通络，消坚散结。

指导老师按语 肺肾同治在肺系疾病中占有很重要的地位。肺肾二脏通过经脉相联，在生理、病理上相互影响，相互联系，治疗上也莫不如此。如治疗久咳久喘，肺肾气虚的参蛤散；治疗肺痨咳血，肺肾阴虚的百合固金汤；治疗肺肾两虚，寒水泛为痰的金水六君煎；肾阳虚水停，循经射肺的真武汤莫不如此。《黄帝内经》云："五脏六腑皆令人咳，非独肺也。"临床治咳，治肺莫守肺！

（湖南中医药大学第二附属医院谭雄，指导老师：毛以林）

医案十三

杨某，女，53 岁。2022 年 9 月 20 日初诊。诉前额痛月余，感头中空，伴口干，舌质淡红，苔薄黄，脉细。

辨　证 阳明气虚，络脉失养。

治　法 益气温阳，通络止痛。

处　方 益气聪明汤加减。

生黄芪 30g，白参 10g，升麻 3g，柴胡 5g，蔓荆子 10g，白芷 10g，白术 10g，陈皮 10g，泽泻 10g，黄柏 10g。7 剂，水煎，每日一剂，早晚分 2 次温服。

复诊：2022 年 9 月 28 日。诉前额痛服药三剂后好转，偶感头空不适，舌质红，苔白，脉细。效不更方，仍从原方 7 剂，以巩固疗效。

解　析 此案患者前额空痛，舌质淡红，脉细，当为脾胃阳气不升，口干，苔薄黄，兼夹热象，古方以补中益气汤升脾胃之阳，加泽泻、黄柏清热，佐蔓荆子、白芷祛风止痛。

指导老师按语 足阳明胃经，"循发际，至额颅"，所以有前额头痛从阳明治之说。

众所周知，阳明经头痛的引经药为白芷。然阳明经头痛也有虚实寒热之分。《证治准绳》说："足阳明头痛，身热目疼鼻干，恶寒发热，脉浮缓而长，升麻汤（升麻、葛根），或石膏、白芷为主。"说的是阳明经表证的治疗方法，很多人恐难理解阳明亦有表证，阳明经脉循于头面胸腹，"起于鼻之交頞中……下循鼻外……循发际，至额颅"，所以阳明经受邪，可表现为额头疼痛，目痛鼻干，满面通红等阳明经气不利的证候。《医宗金鉴·伤寒心法要诀》将其归纳为"葛根浮长表阳明，缘缘面赤额头疼，发热恶寒而无汗，目痛鼻干卧不宁"。若系风热夹痰上壅，头痛眩晕，眉棱骨痛，可选用《兰室秘藏》之选奇汤（炙甘草、羌活、防风、酒黄芩）。若阳明气虚，经脉失养，或脾胃气陷，清气不能上升以涵养经脉，亦可出现前额头痛，总宜补益脾胃以升阳，稍佐祛风止痛剂。

（湖南中医药大学第二附属医院谭雄，指导老师：毛以林）

5.胸痹心痛案

医案一

张某，女，50岁。因胸闷，喉中梗阻半年就诊，自觉胸闷，喉中梗塞，叹气则舒，时有巅顶头痛，尿频，每晚7～8次，解小便有灼热感，尿不净，大便正常，舌红，苔黄腻，脉细滑。查体：体温36.8℃，脉搏70次/min，呼吸20次/min，血压135/80mmHg，神清合作，口唇发绀，双肺呼吸音清，未闻及干湿啰音，心界向左扩大，心率70次/min，律齐，四肢肌力正常。

辨　证　心气虚兼痰热阻滞。

治　法　益心气兼清热化痰。

处　方　十味温胆汤合小陷胸汤加味。

党参10g，丹参20g，炒酸枣仁15g，炙甘草10g，法半夏10g，茯苓10g，枳实10g，竹茹10g，黄连5g，炒瓜蒌皮8g，藁本15g，黄柏10g，车前子10g，炙甘草10g。5剂，水煎服，服药后患者复诊胸闷头痛和小便频数烧灼感减轻，继续服原方五剂后症状消失。

解　析　患者主症一是胸闷，二是喉中梗阻。胸闷而脉细，面色淡黄，这是心气不足，还兼有痰火；舌质红，苔黄腻，喉到胸部都有梗阻感，这是痰热阻塞胸膈。因此用十味温胆汤合小陷胸汤加味益气化痰浊，治胸闷。

指导老师按语　小陷胸汤出自《伤寒论》"小结胸病，正在心下，按之则痛，脉浮滑，小陷胸汤主之"，小陷胸汤就是治疗痰热结聚在胸膈之间的胸痛，其实痰热结聚不仅有胸痛，而且出现胸闷，所以小陷胸汤可以治疗她这个胸闷，一是清火，二是化痰。患者还有两个兼症，一是尿频夜尿多，二是巅顶头痛，这个小便频数，夜尿多不是虚症，因为她同时有小便热和烧灼感，解不干净，这是心火下移导致的，却不可用温阳的药，因此，此方还要加三味药，加藁本治疗巅顶头痛，黄柏和车前子清热利尿治疗小便频数。

（益阳市第一中医医院曾梅芳，指导老师：杨征宇）

医案二

杨某，男，59岁。2022年6月29日就诊。主诉为间断胸痛7年。现病史：患者2015年因急性胸痛至我院住院，诊断为急性心肌梗死，行支架植入术，术后规律服药（阿司匹林＋氯吡格雷＋琥珀酸美托洛尔＋阿托伐他汀钙片），2017年因胸痛再发，考虑支架内再狭窄，外院再次右冠状动脉支架植入，2022年胸痛再发，冠状动脉造影提示右冠状动脉再次闭塞，行药物球囊扩张。出院后症状仍未完全缓解，拟中药治疗就诊，目前间断胸闷胀不适，伴心悸，劳累后发作为主，休息十余分钟后逐步缓解，自觉喉中有痰，口中黏腻不爽，形态肥胖，食纳欠佳，夜寐可，大小便调。舌淡，苔白厚，脉弦滑。

辨　证　痰浊痹阻。

治　法　通阳泄浊，豁痰散结。

处　方　瓜蒌薤白半夏汤加减。

瓜蒌子10g，薤白10g，法半夏12g，陈皮12g，白术10g，茯苓15g，炙甘草12g，厚朴6g，紫苏梗9g，桂枝10g，龙骨30g，牡蛎30g，丹参12g，川芎12g。7剂，每日一剂，分2次口服。

二诊：患者诉胸闷胀症状减轻，活动耐量较前增加，纳食改善，仍有口中黏腻不爽，舌淡，苔白稍腻，脉弦滑。效不更方，继续原方10剂，每日一剂，分2次口服。

三诊：患者胸闷胀感很少发作，无心悸，自觉喉中有痰及口中黏腻不爽基本消失，舌淡，苔白，脉滑。原方去厚朴、紫苏梗，加党参15g健脾益胃。10剂，每日一剂，分2次口服。

解　析　该患者病程长，反复出现冠状动脉闭塞，先后三次介入手术，以活动后胸部闷胀为主症，辨病属胸痹心痛。病程久，嗜食肥甘厚味，脾胃运化功能失调，水湿内停为痰浊，胸中阳气不足，阴寒之痰浊上承阳位故胸闷胀，痰浊内停，故口中黏腻不爽，痰浊阻滞气机，痰气交阻，故自觉喉中有痰，脾胃运化功能受损故食纳欠佳。结合舌淡，苔白厚，脉弦滑，辨证属痰浊痹阻。

指导老师按语　胸痹病机以本虚标实为主，上焦阳气不足，下焦阴寒之痰浊上乘阳位，当标本同治。故选瓜蒌薤白半夏汤通阳散结，祛痰宽胸，配合二陈汤加强燥湿化痰之功，另外自觉喉中有痰，为痰气交阻之表现，合方半夏厚朴汤以行气散结，降逆化痰，本虚总为胸中阳气不足，加桂甘龙牡汤取其温补心阳，安神定悸之效，丹参、川芎活血通络而散血中瘀滞。二诊时症状减轻，效不更方，三诊：时症状基本控制，喉中有痰感消失，气机已通畅，故去厚朴、紫苏梗以免伤阴，加党参健脾益胃以治本。

（湖南省直中医医院赵彬，指导老师：夏建成）

医案三

曾某，男，70岁。2023年2月5日就诊。主诉为胸痛半月余。现病史：患者于半月前无明显诱因感胸痛，位于胸骨中下段，呈间断性闷痛，夜间多发，冠状动脉造影示前降支、右冠状动脉严重狭窄，行右冠状动脉、前降支支架置入并西药治疗后仍有症状，故来诊。刻诊：间断胸痛，位置在胸骨中下段，夜间多发，持续时间约半小时，伴下肢疼痛不适。精神一般，饮食正常，夜寐欠佳，大小便正常。舌暗，苔薄白，脉弦涩。

辨　证　心血瘀阻。

治　法　活血化瘀，通络止痛。

处　方　血府逐瘀汤加减。

桃仁12g，红花9g，生地黄12g，川芎15g，当归10g，炙甘草5g，川牛膝15g，柴胡12g，枳壳12g，赤芍15g，桔梗9g，香附9g，党参15g，降香（后下）15g。7剂，每日一剂，分2次口服。

二诊：患者胸痛程度有所减轻，但夜间仍有反复发作，饮食正常，夜寐欠佳，大小便正常，舌暗，苔薄白，脉弦涩。加丹参30g，檀香5g，田七粉9g，加强行气活血之功。7剂，每日一剂，分2次口服。

三诊：胸痛发作明显好转，活动后气短乏力汗出，舌暗红，苔薄，脉细涩，考虑气阴耗伤，去檀香、降香，改党参为西洋参12g，加沙参15g，麦冬15g，以奏益气养阴之功。7剂，每日一剂，分2次口服。

四诊：胸痛很少发作，继续原方巩固疗效。7剂，每日一剂，分2次口服。

解 析 该患者胸痛呈阵发性，夜间发作为主，夜间属阴，瘀血也属阴，结合舌暗，苔薄白，脉弦涩，辨病属胸痹心痛，辨证属心血瘀阻。胸痹多因患者年老体衰，脏腑亏虚，七情内伤致气滞血瘀，或因过食肥甘厚味损伤脾胃，子病及母，耗损心气，血行不畅，心脉瘀阻。

指导老师按语 张仲景对胸痹病因病机的概括，即上焦阳气不足，下焦阴寒气盛，认为此乃本虚标实之证。本证以标实为主，故急则治其标，选方血府逐瘀汤加减以活血化瘀，通络止痛。其中当归、桃仁、红花、赤芍、川芎、生地黄均有活血祛瘀之功效；柴胡疏肝理气；枳壳理气行气散结；桔梗宣肺引药上行，配枳壳行气宽胸，香附、降香芳香行气，气为血之帅，气行则血行；川牛膝引血下行；党参健脾益气；甘草调和诸药。本方活血不伤血，行气不耗气，诸药配合，合奏行气活血化瘀，通络止痛之功效。二诊时仍有胸痛频发，提示药力不足，加丹参30g，檀香5g，田七粉9g，加强行气活血之功，故三诊时胸痛明显缓解，但出现活动后气短乏力汗出，考虑温燥之品耗伤气阴，故去檀香、降香，改党参为西洋参12g，加沙参15g，麦冬15g，以奏益气养阴之功。

（湖南省直中医医院赵彬，指导老师：夏建成）

◈ 医案四

邹某，女，76岁，2022年10月7日就诊。主诉为间断胸闷4月余，再发2天。现病史：患者4个月以来间断胸闷、心前区刺痛，每次持续数分钟至2h，活动后加重，休息后能缓解，伴气短，外院冠脉造影示右冠状动脉严重狭窄病变，右冠状动脉行经皮冠状动脉腔内成形术（PTCA），然后规律西药治疗，出院后仍有活动后出现胸部刺痛，伴气短、乏力、纳差，精神一般，大小便正常。既往有高血压、糖尿病病史。舌紫暗，苔薄白，脉沉细涩。

辨 证 气虚血瘀。

治 法 益气活血，补虚止痛。

处 方 补阳还五汤加减。

黄芪30g，川芎15g，当归尾15g，桃仁12g，红花12g，赤芍15g，地龙12g，山药15g，知母10g，柴胡10g，桔梗10g，升麻10g，炙甘草9g。7剂，每日一剂，分2次口服。

二诊：胸痛有所减轻，但仍有活动后气短乏力，纳差，故加党参15g，白术12g。7剂，每日一剂，分2次口服。

三诊：患者活动耐量增加，胸痛症状基本缓解，效不更方，10剂，每日一剂，分2次口服。

解　析　胸痹以胸部闷痛为主症，一般持续几秒到几十分钟，休息或用药后可缓解，主要病机为心脉痹阻。老年人年过半百，脏气渐亏，精血渐衰，如肾阳虚衰，则不能鼓舞五脏之阳，可致心气不足或心阳不振，血脉失于温运，心气不足，鼓动不力，易致血瘀，故见心前区刺痛，气虚不足则见气短乏力。

指导老师按语　方中重用黄芪，甘温大补元气，使气旺以促血行，瘀去络通，为君药；当归尾活血通络而不伤血，为臣药；赤芍、川芎、桃仁、红花助当归尾活血祛瘀，为佐药；地龙通经活络，力专善走，并引诸药之力直达络中，为佐使药。患者气短明显，取升陷汤之黄芪大补元气，又善升阳；升麻、柴胡升阳举陷，助黄芪举陷升提；知母凉润，制黄芪之温性；桔梗为药中舟楫，可载药上行，直达病所。合而用之，则气旺、瘀消、络通，诸症可愈。二诊时气短乏力等气虚症状仍明显，故加党参、白术加强补气之功。

（湖南省直中医医院赵彬，指导老师：夏建成）

医案五

刘某，女，30岁。2022年5月初诊。主诉：胸闷气短不适10天。现病史：患者自诉20天前受凉后咽痛、咳嗽、低热，服用中西药物治疗上述症状好转，具体不详。后出现阵发胸闷、气短、乏力、动则尤甚，夜间憋醒感，在长沙市四医院完善血常规、心肌酶、甲状腺功能、D-二聚体、心电图、肺部CT、肺功能等检查均正常。因症状严重，故寻求中医治疗。目前自觉胸闷憋闷感，气短，努力呼吸，深吸气稍觉舒服，无喉间哮鸣音，无胸痛。舌红苔薄白，脉细。

辨　证　宗气不升，心阳不振。

治　法　升举阳气。

处　方　升陷汤加减。

黄芪20g，知母10g，柴胡6g，升麻4g，桔梗6g，太子参15g，甘草6g，山茱萸15g。7剂，水煎服，每日2次。

复诊服药1周后，患者诉胸闷气短明显改善，精神好转，效不更方，继续原方巩固疗效。

解　析　肺主一身之气，宗气积于胸中，上走息道，推动肺之呼吸，并贯注心脉，助心行血。宗气功能正常，则人体气血固摄有常，心脉搏动无恙；若因外邪、内伤或饮食不节等因素影响，则肺不能正常行使主气、司呼吸之功能，导致宗气虚则气不行，气不行则无以助心行血，可出现胸闷、气短、乏力等症状。此时用升举元气法，予以补中益气汤、升陷汤等可有明显疗效。本案患者阵发性气短、胸闷，无器质性疾病，结合舌脉考虑为气虚外感后宗气不升、肺气升降失常、心阳不振所致。故采用升陷汤加减治疗后患者症状明显缓解。

指导老师按语　胡老师运用张锡纯之升陷汤，主治"气短不足以息，或努力呼吸，有似乎喘。严重者或气息将停，危在顷刻"之证，此外，反复强调柴胡的用法，《本草纲目》载："元素曰：气味俱轻，阳也，升也。"故该方中柴胡仅用6g，小剂量柴胡可有升阳举陷的作用，配合桔梗上浮使药上行，升麻升举宗气，从而托举心肺，使其生理功能得以恢复。方中柴胡禀春升之气，轻扬升散。

（湖南省中西医结合医院邓秀娟，指导老师：胡学军）

医案六

朱某，女，60岁。因反复胸闷、胸痛3年余就诊。现病史：患者诉3天前无明显诱因出现胸闷、胸痛，遂于外院完善冠状动脉造影示左前降支狭窄75%，未行介入治疗。现症见：阵发性胸闷痛，以心前区隐痛、闷胀不适感为主，常于劳累、进食后发作，每次持续3～5min，无放射痛，经休息后可自行缓解，无心悸、活动后气促，无头晕头痛，纳可，寐一般，大便黏，1日1解，小便正常。BP137/62mmHg，舌红，苔黄腻，脉弦滑。既往高血压3级，极高危病史5年，规律服用硝苯地平30mg，每日1次，自诉平日血压控制尚可。

辨　证　痰热瘀阻。

治　法　清热化痰，活血通络。

处　方　柴陷丹参饮合失笑散加减。

柴胡10g，黄芩10g，党参10g，法半夏10g，黄连6g，瓜蒌子10g，丹参15g，木香6g，砂仁6g，蒲黄10g，五灵脂10g，川芎10g，全蝎3g，枳实10g，薤白10g，米皮糠15g。14剂，每日一剂，分早晚温服。

解　析　方中党参益气健脾，丹参益气兼有活血之功，黄连、瓜蒌子、法半夏清热化痰，木香、砂仁理气调中，川芎、全蝎通络化瘀，合蒲黄、五灵脂活血镇痛，薤白温通心阳。诸药合用，补气通络，痰热得清，病自可安。

指导老师按语　本案为痰热瘀搏结脉管所致胸痹心痛，患者病程较短，正气仍存，以祛邪为主治之法，但脉络阻塞日久，需佐以薤白温通心阳。痰热以脾胃功能障碍为根所生，加用米皮糠开胃下气，并改善患者营养状态，固护脾胃。

（湖南中医药大学第一附属医院谭琦，指导老师：程丑夫）

医案七

蔡某，男，55 岁。因剑突下疼痛 4 月余就诊。现病史：患者诉 4 个月来剑突下反复疼痛，伴心慌、气促，活动后加重。现症见：剑突下疼痛，伴心慌、气促，无明显诱发因素，夜间明显，休息后可缓解，稍有全身乏力，纳可，寐欠佳，易醒，小便调，大便干稀不调，2 日 1 解。BP 138/72mmHg（服用氨氯地平 2.5mg后），舌淡红，苔黄腻，脉缓涩。既往有高血压病史，规律服用氨氯地平控制血压，自诉血压控制良好。

辨　证　肝胃气郁。

治　法　疏肝和胃。

处　方　柴平煎加减。

柴胡 10g，半夏 10g，党参 10g，黄芩 10g，苍术 10g，厚朴 10g，陈皮 10g，甘草 10g，黄连 6g，枳实 10g，草豆蔻 10g，延胡索 10g，丹参 15g，砂仁 6g，木香 6g，九香虫 5g，防风 10g，米皮糠 15g，生姜 3 片。14 剂，每日一剂，分早晚温服。

二诊：服用 14 剂后复诊，疼痛明显减轻，偶有胸闷，夜寐较前转佳，小便正常，大便成形，1 日 1 解。舌红，苔薄黄，脉弦滑。守方去半夏，加附子 5g，桃仁 5g。更服 14 剂。

解　析　患者中年男性，因工作劳累饮食不规律，胃气受损，又情志郁结，肝脏失于疏泄，肝胃气机郁滞，不通则痛。治疗宜疏肝行气和胃。方中柴胡、陈皮疏肝理气而止痛；半夏、厚朴和胃降逆止呕；党参益气扶正健脾；苍术健脾燥湿行气；甘草保护脾胃，调和诸药。

指导老师按语　本案为胃心同治，患者因胃气不和，发为胃脘部疼痛，逆乱之气上犯于胸中，故见心悸，患者就诊时诉因心悸而影响睡眠，因当胃心同治，但总法调护脾胃，疏肝理气。患者情志不畅，失于调护，气机郁滞又有正气受损，故当行补同用。本病案用药和法为重，理气行气同时不忘固护正气。

（湖南中医药大学第一附属医院谭琦，指导老师：程丑夫）

医案八

李某，男，73岁。主诉：反复胸闷气促5年，加重伴双下肢水肿半月。现病史：患者自诉5年前无明显诱因出现胸闷气促、心悸，于当地医院就诊，行心电图示T波改变，完善冠状动脉造影示冠状动脉左前降支（LAD）狭窄70%，诊断为冠状动脉粥样硬化性心脏病，长期服用硫酸氢氯吡格雷片、阿托伐他汀钙片等药物。半年前患者再次出现胸闷气促，并夜间不能平卧，在当地医院就诊查NT-proBNP：5070ng/L，诊断为慢性心力衰竭急性加重、冠状动脉粥样硬化性心脏病，予以扩冠护心、强心利尿、改善心肌重构及相关对症治疗后病情好转出院。半月前胸闷气促再发，并逐渐加重，伴双下肢水肿，故前来就诊。现症见：胸闷气促，活动后加重，心慌，偶有胸痛，夜间不能平卧，疲乏无力，口燥咽干，喉中有痰，质黏难咳，潮热盗汗，心烦不安，入睡困难，小便量少，大便稍干，双下肢水肿，舌质紫暗，舌下瘀点，苔少而干，脉细涩。

辨　证　气阴两虚，瘀血内阻。

治　法　益气养阴，活血化瘀。

处　方　经验方参竹心康方加减。

党参20g，麦冬15g，炙黄芪20g，五味子5g，玉竹15g，丹参20g，三七5g，黄精15g，葶苈子10g，姜黄10g，泽兰10g，浙贝母20g，土贝母15g，龟甲10g，鳖甲10g，酸枣仁15g，煅龙骨20g，煅牡蛎20g。7剂，每日一剂，水煎分2次服。

二诊：诉胸闷气促、心慌发作频率减少，未发胸痛，双下肢水肿减轻，易疲劳、口燥咽干、潮热盗汗、心烦失眠均较前改善，二便尚可，舌质紫暗，苔少，脉细涩。近日感腹胀，食后甚，予原方加厚朴10g，砂仁5g，理气除胀。继服14剂。

三诊：患者诸症皆除，无其他特殊不适，患者要求继服中药以巩固疗效，续予前方14剂，服法同前。

解　析　患者久病气虚致血行不畅，瘀阻心脉，心脉失养，则胸闷不适、活动后为甚；瘀血痹阻，不通则痛，故偶有胸痛；气虚无力行津，水液停聚，故双下肢水肿，夜间不能平卧；阴虚内热，迫津外泄，故潮热盗汗；瘀血内阻，蕴积化热，扰乱神明，故心烦不安；舌质紫暗，舌下瘀点，苔少而干，脉细涩，皆为瘀血征象。方中党参、炙黄芪益气健脾，培补脾胃，以资化源；麦冬、玉竹、黄精养阴润燥，生津止渴；丹参、三七、姜黄活血化瘀通络；泽兰、葶苈子活血利水消肿；浙贝母、土贝母清热化痰；龟甲、鳖甲滋阴潜阳；酸枣仁养心安神；煅龙骨、煅牡蛎重镇安神；五味子敛阴止汗。二诊时患者诸症减轻，出现腹胀，系由气虚推动无力而郁滞，加用厚朴、砂仁健脾消胀。三诊时患者症状明显缓解，继服前方以巩固疗效。

指导老师按语　本病属冠心病后心衰，主要病机是久病气阴两虚，瘀血内阻，或长期治疗过程中过用温燥、渗利之品损及阴津，形成两虚或阴阳并损的证候。在治疗上以益气养阴、活血化瘀利水为法，气血同治，标本兼顾，使邪祛正安，疾病向愈。

（湖南省中西医结合医院朱筱婧，指导老师：喻正科）

医案九

刘某，男，66岁。主诉：反复胸闷胸痛5年，加重半月。现病史：患者5年前因劳累后出现胸闷胸痛，明确诊断为冠心病，未规律服药，半月前因急性心肌梗死在外院行急诊冠状动脉造影及心脏支架植入手术，胸闷胸痛较前好转，术后出现神疲乏力，自汗盗汗，手足心热，口干少津，睡眠不佳，舌质红，苔少，脉弱。心脏彩超提示：心脏支架术后改变，左心扩大，左室壁运动失调，左心功能减退（EF：48%）。

辨　证　气阴两虚。

治　法　益气养阴，活血通络。

处　方　生脉散合人参养营汤加减。

太子参15g，麦冬10g，五味子8g，白芍9g，当归10g，肉桂5g，炙甘草10g，陈皮10g，人参10g，炒白术10g，黄芪30g，茯苓15g，炒远志8g。7剂，每日一剂，水煎分2次服。

二诊：患者神疲乏力较前稍有好转，自汗盗汗，口干症状有所缓解，但仍有手足心热，原方加生地黄10g，知母10g。14剂。

三诊：患者精神较前明显好转，胸闷胸痛偶有发作，继续予以原方口服。

解　析　患者久病耗气，气虚故乏力、气短；阴伤而津液不足以上承，则口干，肾阴亏虚，虚火上扰，故手足心发热，口干少津。舌质暗红，苔少或无苔，脉细乃气阴两虚之象，治宜益气养阴，活血通络。方中太子参具有益气健脾、生津润肺之功效；麦冬甘寒，养阴清热，润肺生津；太子参、麦冬合用，则益气养阴之功益彰；五味子酸温，敛肺止汗，生津止渴；人参养营汤主治脾肺气虚、荣血不足，同时合用，重在扶正补虚，对于心脏术后康复尤其对症。

指导老师按语 心脏手术患者多为年迈体弱者，久病耗气，加之手术打击，气虚无以鼓血运行，又无以化生阴血，阴血亏少，同时心脏围手术期严格控制水摄取，频繁使用利尿药物以控制出入量，难免消耗阴血。该证型在心脏术后相当长一段时间均较普遍。

（湖南省中医药研究院附属医院朱筱婧，指导老师：喻正科）

医案十

袁某，男，54岁，2023年1月29日入院。主诉：胸闷胸痛反复发作4年，加重1个月。现病史：患者于2019年7月因急性心肌梗死在某医院行内科保守住院治疗，出院2个月余后开始经常感到胸痛间歇发作，呈针刺样疼痛，伴有压迫感，含服硝酸甘油片后能缓解，近1个月来发作较频而入院。目前症状为胸闷、胸痛间发，呈针刺样疼痛，劳累及情绪激动后尤甚，平素抽烟，每日1~2包，晨起咳嗽，咳少量黄痰，夜寐尚可，食纳正常，小便频数，大便干结。舌暗红，苔黄腻，脉缓。查体：血压120/92mmHg，心界向左下扩大，心律齐，心率59次/min，心尖区可闻及3/6级收缩期吹风样杂音，双肺呼吸音稍低，未闻及明显干湿啰音。心电图：窦性心动过缓，陈旧性下壁心肌梗死。心脏彩超：左心房大，左心室壁运动不协调，主动脉瓣、二尖瓣轻-中度反流，左心室舒张功能减低。西医诊断：冠心病，陈旧性心肌梗死。

辨　证 痰瘀阻络。

治　法 除痰通瘀，芳香化浊。

处　方 温胆汤加味。

党参15g，茯苓20g，法半夏9g，橘红5g，黄连4g，竹茹10g，枳实10g，郁金9g，降香8g，甘草5g，三七10g，川芎10g，当归10g。5剂，每日一剂，水煎分2次服用。住院期间曾出现头痛，上肢麻痹不适，加用白芷10g，葛根30g，鸡血藤30g，山楂10g。7剂，水煎分2次服用。

出院后续服又继续门诊复诊两次，均予以温胆汤加味。方剂连服2个月。无明显心绞痛发作，病情稳定。

解　析 冠心病，是冠状动脉发生粥样硬化病变，而引起血管腔狭窄或阻塞，造成心肌缺血、缺氧甚至坏死而导致的心脏病，冠心病已成为我国心血管多发的疾病之一。喻老师认为冠心病乃本虚标实之证，正虚（心气虚和心阴虚）是本病的内因，痰与瘀是本病继发因素。治疗冠心病心绞痛属气虚痰瘀者，喻老师喜用温胆汤加减。方中用党参补气扶正，温胆汤除痰利气，条达气机。老师使用该方时，用橘红代陈皮加强开胸之力；轻用竹茹，不在清热意在除烦宁心，降逆消癥。因本病属标实本虚之证，只顾通阳，并非久宜，故加党参补益脾胃，益气固本。

指导老师按语　结合湖南气候潮湿，脾土易受困而生痰湿的特点，故在湖南的冠心患者以气虚痰浊型多见。冠心病的病位在心，病变为心脏、血脉气血阴阳失调，痰瘀痹阻，而与其他四脏生理病理及病证密切相关，其中，又以脾胃与冠心病尤其相关。气血运行失和是冠心病发生发展的主要病机之一，脾胃作为气血生化之源，若脾胃失调，运化无权，则宗气匮乏，无力行血，轻则血运不畅，重则滞涩不通。此外，心血的充盈是维持正常血液循环的基础，但心血却又靠脾胃的供给，若脾胃功能失职，化源不足，血不养心，必致心脉不利，从而出现惊悸、怔忡以致胸痹、心痛等症状。

（湖南省中医药研究院附属医院朱筱婧，指导老师：喻正科）

医案十一

杨某，女，52岁。2022年7月5日初诊。主诉：反复胸闷4年余。现病史：患者于4年前开始间断出现胸闷症状，情绪变化时尤甚，伴全身闷胀感，无胸痛，无肩背放射痛，无嗳气反酸，持续一至数分钟不等，休息后可稍缓解；2022年7月心脏彩超：左心室壁运动欠协调，左心室舒张功能减退，收缩功能正常。心电图提示未见明显异常，生化提示：血清总胆固醇（TC）3.29mmol/L，余未见明显异常。现症见：间断胸闷，伴全身胀闷不适感，伴有心悸，情绪波动时尤为显著，无胸痛，无嗳气反酸，食纳正常，夜寐差，大便溏，小便调，月经前后不定期，量少，色淡，经前腹痛。舌质暗红，苔白，脉弦细。

辨　证　肝郁脾虚。

治　法　疏肝健脾。

处　方　逍遥散加减。

柴胡15g，当归15g，炒白芍15g，焦白术10g，茯苓15g，生姜10g，红曲1袋，荷叶15g，党参20g，炙甘草6g。14剂，水煎服，每日一剂。

二诊：2022年7月29日。患者诉服药后全身不适感明显好转，仍有少许不适，间断胸闷，大便较前好转，眠同前，诊见舌质淡红，苔白，脉弦细。原方加酸枣仁15g。再服7剂。

解　析　喻老师总结临床经验认为，高脂血症多为冠心病的前期阶段，其病机与肝脾关系密切。肝气疏通，则全身气机调畅，血脉运行畅通。而情绪不畅，导致肝气郁滞，脾胃功能也会失常，进而脂肪运输代谢障碍而成高脂血症。所以肝病会使气血津液运行不畅，脂肪停于血管中而发病。肝郁气滞的主症包括：情志抑郁或易怒，胸胁或小腹胀满疼痛；妇女可见乳房胀痛、月经不调等，治宜疏肝健脾，活血化瘀。喻老师时常提示要"见肝之病，知肝传脾，当先实脾"，对于脾，最重要的就是健脾运脾。健脾渗湿可用白术、茯苓等；燥湿运脾可用苍术、厚朴等；行气运脾可用枳壳、枳实、木香等；脾虚明显可加用人参、党参等。如肝郁明显，可加用薄荷、郁金等；如有肝阴血明显亏损，加用当归、白芍敛阴柔肝；本患者睡眠差，可加用酸枣仁、合欢皮、首乌藤解郁安神。

指导老师按语 高脂血症是冠状动脉粥样硬化性心脏病的一个高危因素；该病多属于中医学"眩晕""胸痹""头痛""心悸"。在对高脂血症的辨证治疗上，我们应注意下面几点。①辨证灵活，防止教条化；虽然大多数高脂血症患者辨证与肝脾密切相关，但也并非都是如此；我们灵活运用五脏相关理论，才能取得好的临床疗效。② 辨证应深入。对于大多数高脂血症患者，虽然知道辨证与肝脾两脏相关，但就此远远不足以指导临床用药；我们辨证应明确具体是肝脾的气血阴阳等关系的不协调，就此指导临床，虚则补之，实则泄之。③注意健脾运脾的运用，同时注意临证加减。

（湖南省中医药研究院附属医院朱筱婧，指导老师：喻正科）

医案十二

王某，男，71岁。2023年1月15日初诊。主诉：反复胸闷5余年，加重伴气促，双下肢水肿半月。现病史：患者5年前无明显诱因出现胸闷症状，劳累及活动后感觉明显，患者曾经于2019年在我院心血管科住院治疗，行冠状动脉造影明确诊断为冠心病，后规律服用降压、调脂、控制心率、抗血小板聚集药物，半月前因感冒后出现气促，双下肢凹陷性水肿等症状，轻微活动即感气促明显，有憋闷感，间断感胸痛，夜间难以入睡，乏力，四肢不温，食纳差，小便频多，大便溏。心脏彩超提示：左心扩大，室壁运动不协调，左心功能减退（EF42%）。心电图：ST-T改变提示心肌缺血。NT-ProBNP：3122.9pg/mL。舌暗淡，有瘀斑瘀点，舌下脉络曲张，苔白厚腻，脉弦涩或结代。

辨　证 心肾阳虚，水饮凌心。

治　法 温肾利水，活血化瘀。

处　方　苓桂术甘汤合桂枝甘草龙骨牡蛎汤加减。

茯苓 15g，桂枝 15g，党参 15g，白术 15g，炙甘草 5g，煅龙骨 30g，煅牡蛎 30g，干姜 5g，三七 15g，丹参 15g，制附子 15g，葶苈子 15g，五加皮 15g，防己 15g。14 剂，每日一剂，水煎，分 2 次服用。

二诊：2023 年 2 月 2 日。患者诉服药后胸闷、气促症状较前有所减轻，双下肢水肿减轻，间断胸闷，肢体畏寒略减，大便较前好转，睡眠同前，舌暗淡，有瘀斑瘀点，苔白腻，脉弦涩。原方加桂枝 10g，茯苓加至 20g。再服 7 剂。患者诉服药后整体症状明显好转，胸闷、气促均明显减轻，仍有肢体畏寒，守上方加干姜 5g，黄芪 20g。续服 1 个月，病情稳定。

解　析　冠心病日久耗伤心阳，心阳不振，心火不能下温肾水，肾水则不能化气，反而上凌于心，则可出现心悸、水肿等症。痰瘀互结胸中则见胸痛，疼痛剧烈，胸闷痞满，渴不欲饮；水湿运化无力则水液停留，膀胱气化不利则小便短少，下肢浮肿。肾主水功能失常多见于冠心病后期或者伴有心力衰竭。本方通阳利水，是为"病痰饮者，当以温药和之"的代表方剂。方中桂枝温经通络、温阳化气利水为君药；党参、白术、茯苓益气健脾，化湿利水，制附子、干姜温肾壮阳，共为臣药；煅龙骨、煅牡蛎镇心安神，葶苈子、五加皮、防己以泻肺利水，三七、丹参活血化瘀，共为佐药；炙甘草调和诸药。

指导老师按语　心肾阳虚，推动无力，体虚而寒，痰湿凝滞，瘀血停留，痰瘀互结，不通则痛，发为胸痹；若心阳不振，心火不能下温肾水，使肾水不能化气，反而上凌于心，则可伴随出现心悸、水肿等症。本例用制附子、桂枝温肾强阳以治心肾阳衰，温化痰饮，宣畅心脉，与益气药同用，温阳益气，终获良效。若咳嗽，喘促甚者，病位在肺，可加苦杏仁、桔梗宣肺利水，桂枝改为肉桂温肾纳气；若有血瘀偏重者，可加水蛭、地龙、僵蚕加强活血化瘀通络功效；若有神志异常者，可加石菖蒲、远志化痰开窍，若有失眠多梦者，可加首乌藤、制远志、酸枣仁养心安神。

（湖南省中医药研究院附属医院朱筱婧，指导老师：喻正科）

医案十三

刘某，男，19 岁。2023 年 6 月 19 日初诊，主诉突发右侧胸痛半月。现病史：患者自诉于本月 3 日突发右侧胸痛，不伴咳嗽、咳痰及呼吸困难，舌淡红，苔薄黄，脉细弦。做胸部 CT 检查示右侧气胸（肺组织压缩约 40%），右肺少许胸腔积液，右肺稍许感染，右肺尖肺大疱可能；6月8日复查胸部CT：右侧气胸（压迫40%），右胸腔少量积液，右下肺少量渗出灶。

辨　证　气阴两虚，气溢胸中，肺气不利。

治　法　益气养阴，宽胸利肺。

处　方　五磨饮子合紫苏子降气汤加减。

白参10g，百合20g，紫苏子10g，桔梗10g，枳实10g，乌药10g，沉香3g，广香5g，苦杏仁10g，茯苓15g，旋覆花10g，川厚朴10g，炙麻黄5g，桑白皮10g，黄芩10g，忍冬藤15g，甘草3g。20剂，水煎服，每日一剂，分2次温服。

并嘱患者卧床休息，尽量少讲话，减少肺活动，避免重体力活动及乘坐飞机，禁止进行潜水、跳水活动。同时适寒温，预防外感，保持良好情绪，多进食粗纤维食物，保持大便通畅，如疼痛明显及时急诊止痛、吸氧等处理。

二诊：2023年7月25日。患者药后胸部症状均已不著，活动时不伴气短，不咳，无痰，舌淡红，苔薄黄，脉小弦。上方与其病机吻合，治守原法续进20剂。

解　析　气胸，古代医籍无此病名，多归于中医之"胸痛""喘证""咳嗽"等范畴，老师以"滞气结胸"命名，贴切病机，恰如其分。本案为青少年患者，多因禀赋不足，因"百病生于气"，肺为娇脏，肺主气，故易受伐致损，肺气阴两虚是其发病的基础，肺主气功能失常，气机逆乱，肺气郁闭，肺气不能敛降而外泄。肺气郁闭者，治宜开郁降气，以五磨饮子加减主之；气上宜降之，故用沉香，气逆宜顺之，故用木香、乌药，佐以枳实，破其滞也；肺气阴两虚，治以白参、百合当以补养肺脏为重点；此外加炙麻黄宣畅肺气、苦杏仁泄降肺气，二药相伍，一宣一降；苦杏仁酌加茯苓，健脾利水，平上冲之气；紫苏子、川厚朴、旋覆花降气开胸除满，配以桔梗，　升一降，正合肺之机宜，气机得以恢复顺畅；舌苔薄黄、CT示右肺稍许感染，气郁化热，加桑白皮、黄芩、忍冬藤清热，甘草调和诸药。

指导老师按语　滞气结胸，恙由肺气阴素虚，肺泡破损，气溢聚于胸中，清气不得吸入，浊滞之气难以呼出，压迫肺叶，致使肺气不利而成。治宜益气阴以补肺，行气、降气以宽胸利肺。五磨饮子合紫苏子降气汤加味，药后效如桴鼓。

（湖南中医药大学第一附属医院彭亚平，指导老师：王行宽）

医案十四

熊某，女，68岁。主诉：反复胸闷气促2年余，加重1周。现病史：胸闷，偶有刺痛，气促，神疲乏力，无明显头晕头痛，稍畏寒，空腹胃痛，时有恶心欲呕，稍有反酸烧心，纳差，夜寐欠佳，易醒，大便稀，小便可。BP130/80mmHg，心率71次/min，心律齐，无杂音，舌淡，苔白，脉涩。冠状动脉造影示：左前降支中段狭窄60%，回旋支狭窄50%。既往有慢性胃溃疡病史。

辨　证　气虚血瘀。

治　法　益气健脾，行气活血。

处　方　六君子汤加减。

党参20g，炙黄芪15g，白芍15g，延胡索10g，麦芽30g，鸡内金15g，厚朴10g，蒲公英10g，茯苓15g，三七粉10g，法半夏10g，青皮10g，山药30g，葛根15g，炒白术15g，桂枝6g，酸枣仁15g，首乌藤30g，珍珠母30g，合欢皮15g，煅龙骨20g，瓦楞子20g，甘草5g。

解　析　胸中气虚，气血运行不畅，瘀血阻滞，故胸闷刺痛；气虚无力温化则见痰湿阻于胸中，气机不畅，反逆于上，故见恶心欲呕；阳气不足，稍畏寒；饮积于肠胃，郁而化火，故反酸烧心；痰气阻于中，郁而化热，上扰心神，则夜寐欠佳，易醒。方中以桂枝、党参、炙黄芪、炒白术温阳通脉，益气健脾；白芍、延胡索、甘草缓急行气止痛；瓦楞子消痰化瘀；山药补益脾胃；麦芽、鸡内金行气消积；厚朴、法半夏化痰理气宽中，通调腑气，顺气温阳，而痰饮自消；茯苓健脾利尿，引湿从小便出；蒲公英清郁热；首乌藤、酸枣仁宁心安神；合欢皮解郁和血宁心；青皮破气消积；三七活血通调血脉；珍珠母、煅龙骨潜阳；葛根升清，防止潜降太过。

指导老师按语　本案本于气虚，痰湿瘀滞所致，整体方药偏温而不过，温化痰湿，活血化瘀，温而不浮于上，交通心肾。患者兼夹溃疡痛，药味过度辛辣易刺激脾胃，故用多种药物顾护脾胃，防止药物过度刺激，且通畅气机，使胃气下行，改善症状。

（湖南省中西医结合医院赵启，指导老师：喻正科）

🦠 医案十五

谭某，女，80岁。主诉：反复胸闷30余年，再发加重伴胸痛心慌1周。现病史：患者30余年前无明显诱因出现胸闷，曾于当地医院多次住院治疗（具体不详），症状反复，迁延未愈，2023年5月胸闷再发并加重，来我院住院治疗，完善冠状动脉造影提示右冠状动脉可见散在斑块，近中端狭窄约70%，TIMI血流 3 级，明确冠心病诊断，予以抗血小板聚集、调脂稳斑、扩冠护心及相关对症支持治疗，症状好转出院，出院后规律服用药物。1 周前胸闷再发加重并伴有胸痛心慌，含服硝酸甘油仍时有反复，为求中西医结合治疗，遂来我院就诊。现症见：胸闷胸痛，偶有心慌，咳嗽咳白痰，口干口苦，纳呆腹胀，夜寐差，难以入睡，易醒，腰背痛，小便可，大便结，舌暗，苔白腻，脉弦滑，舌下络脉黑紫。动态心电图：窦性心律，频发性房性早搏，部分呈三联律，部分成对；短阵房性心动过速；室性早搏，部分呈二联律，偶见呈三联律，ST 段压低，心率变异性（HRV）：标准偏差（SD）＞50ms（135ms）。心脏彩超：左心房增大；室壁运动欠协调；升主动脉增宽、弹性减低；二、三尖瓣及主动脉瓣反流（轻度）；左心舒张早期松弛功能降低、收缩功能测值正常范围；心律不齐。

辨　证　痰瘀互结。

治　法　祛痰化瘀。

处　方　瓜蒌薤白半夏汤合丹参饮加减。

瓜蒌 10g，薤白 10g，法半夏 10g，炒白术 15g，茯苓 10g，陈皮 10g，牡丹皮 10g，丹参 15g，砂仁 5g，酸枣仁 15g，首乌藤 20g，麦芽 20g，石菖蒲 10g，浙贝母 18g，三七 10g，檀香 10g，紫菀 15g，珍珠母 20g，葛根 20g，甘草 6g。15 剂。

解　析　患者老年女性，内生痰饮水湿，血行受阻，痰与瘀阻滞于内，故见胸闷胸痛；腰背失濡养，且气血阻滞难行，故见腰背痛；痰湿郁于中，肝气郁滞，热邪内生，上扰心神，故见夜寐差，难以入睡，易醒；内有痰阻，肺气不通，肺失宣降故见咳嗽咳白痰。方中以瓜蒌、薤白宽胸散结；法半夏、浙贝母、紫菀、石菖蒲祛湿化痰止咳；茯苓利水渗湿；陈皮、厚朴降气化痰，助气下行，助肺气肃降；葛根升清，使升降合宜；炒白术、麦芽补益脾胃，补土制水；三七活血通络；配合丹参养心活血；牡丹皮凉血，防止心神受热邪侵扰；酸枣仁、首乌藤、茯神、合欢皮安神助眠；甘草调和诸药。

指导老师按语　患者多种疾病，情况复杂，需抓住诊病要点，患者现胸闷胸痛心慌反复发作，标急则先治标，结合患者症状不难发现，其痰饮水湿阻滞于上，心气不得出入，心血不得调畅，阻滞气机，郁而热邪内生，热邪裹心阳上行，肾阳不得心阳相资，脾阳不得心阳化湿，得见此证，故病在痰饮水湿，以实邪为主，去除实邪，则病去之八九。

（湖南省中西医结合医院赵启，指导老师：喻正科）

医案十六

肖某，女，66岁。主诉：胸闷、气促反复发作5年。现自觉胸闷，或实发性胸部疼痛（已有支架），活动后气促，口干唇干。查体：心律齐，无杂音，心界左移，双肺、双下肢肿不明显。舌暗红，苔薄白，脉沉弦。

辨　证　心气亏虚。

治　法　益气温阳，养心通脉，安神定志。

处　方　温通养心汤加减。

黄芪20g，柏子仁10g，川芎10g，五味子15g，茯神15g，远志10g，炒酸枣仁20g，桃仁10g，红花10g，肉桂6g，人参10g，生姜10g。

解　析　心功能不全是由于各种原因造成心肌收缩功能下降，使心脏前向性排血减少，造成血液瘀滞在体循环或肺循环从而产生相应的症状。早期以心气亏虚为主，症多见胸闷气短气促、神疲乏力、动则汗出气促，舌淡，脉虚。方中以人参、黄芪大补元气，温补心阳，共为君药；佐以远志、柏子仁、茯神、炒酸枣仁养心安神；五味子收敛神气之散越；桃仁、红花、川芎伍用，出自《医宗金鉴》之桃红四物汤，桃仁破血力强，红花行血力胜，配伍川芎行气活血，共奏活血破瘀之功；肉桂补火助阳，散寒止痛，活血通经；生姜味辛，性温。诸药配伍，共奏补益气血，养心安神之效。

指导老师按语　该患者以胸闷、气促为主要表现，辨证为心气不足证，以温通养心汤治疗，紧扣中医病机。养心汤出自宋代医家杨士瀛的《仁斋直指方论》具有补益气血、养心安神的功效，主治气血不足、心神不宁证，袁教授对杨氏养心汤进行了加减，临床上根据患者心电图心电轴移程度及心脏彩超结果并结合养心汤主治症状，治疗心功能不全，尤其是左心功能不全，临床表现以胸闷、气促、疲乏、头晕为主症，其组方特点是气血与阴阳并补，调畅气血与宁心安神并施。诸药配伍，以达到补益气血，养心安神功效，故袁教授以"温通养心汤"命名。

（湖南中医药大学中医学院梁昊，指导老师：袁肇凯）

医案十七

周某，男，88岁。主诉：阵发性胸痛反复发作2个月。现无诱因而胸闷，心痛，放射至左肩臂及左手。查体：心律齐无杂音，心界正常。舌边尖稍红，苔薄，脉弦。

辨　证　气虚血瘀。

治 法 益气通阳，化痰祛瘀，通络止痛。

处 方 宣痹冠心汤加减。

人参 20g，茯神 15g，石菖蒲 15g，远志 10g，丹参 20g，麦冬 15g，川芎 10g，三七 5g，降香 6g，桂枝 10g，砂仁 10g，炙甘草 10g。

解 析 冠心病属中医学"胸痹""真心痛"范畴，多见于中老年人，临床以胸部闷痛，动则益甚为主要表现，伴胸闷气短、倦怠乏力、自汗、烦躁等症，为本虚标实之证。本虚以心气虚、阳虚为主，标实为痰浊、瘀血、气滞，治宜标本兼顾。方中人参味甘、微苦，微温不燥，具有大补元气之功能，配以桂枝温阳化气，振奋心阳，以通心络而治其本，共为君药；丹参微苦，性微寒，主归心、肝二经，长于活血补血，辅以川芎、三七、降香行气活血，化瘀止痛，通利血脉，共为臣药；佐以茯神、石菖蒲、远志化痰通窍，安神定志，与臣药合用，以治其标；麦冬养阴清热，以制诸药温燥；砂仁化湿行气，温中止痛；甘草调和诸药。诸药配伍，共奏益气温阳、化痰祛瘀、通络止痛之功。

指导老师按语 患者胸痛，胸闷，心痛放射至左肩臂及左手，舌边尖稍红，苔薄，脉弦，为气虚血瘀、痰浊内阻之证。冠心病证治主要以中医脏腑学说为指导，治疗原则为"不离乎心，不止于心""治本在补，治标在通"。以宣痹冠心汤加减治疗，紧扣病机，以补益温阳之品人参、桂枝以治其本；以川芎、三七、降香、丹参活血补血，逐瘀通络；《本草纲目》云："盖丹参能破宿血……其功大类当归、地黄、川芎、芍药故也。"远志、茯神、石菖蒲化痰通窍，以治其标。全方以补气通络为要，使心气强健，血液充盈，脉道通利。

（湖南中医药大学中医学院梁昊，指导老师：袁肇凯）

 医案十八

黄某，男，55 岁。2023 年 4 月 1 日初诊。主诉：间发胸闷痛 10 年余，加重 2 月余。患者诉 10 年来间发胸闷痛，近 2 个月胸闷痛明显，偶有脚部刺痛，偶头晕，偶有心悸，口干无口苦，纳可，夜寐欠佳，入睡困难，二便可，双下肢无浮肿。舌暗红苔白腻，脉弦。血压 170/95mmHg［服用苯磺酸左氨氯地平片（施慧达）］。

辨 证 气郁痰热，心脉痹阻。

治 法 清热化痰，疏肝理气，活血通脉。

处 方 小柴胡汤合小陷胸汤合丹参饮加减。

柴胡 10g，法半夏 10g，党参 10g，黄芩 10g，黄连 6g，瓜蒌皮 10g，木香 6g，砂仁 6g，丹参 15g，川芎 10g，炒酸枣仁 15g，薤白 10g，忍冬藤 10g，全蝎 3g，贯叶金丝桃 6g，甘草 6g。14 剂，水煎服，每日一剂，早晚两次分服。

解　析　本案为气滞痰热、瘀血阻络之胸痹，由于疾病发作时间长，久则入络，血瘀内生，瘀血与痰热交阻于心脉，脉络不通，不通则痛，发为胸痹，出现胸闷痛、舌红苔黄微腻、脉弦；处以柴陷丹参饮加减为主方，即小柴胡汤合小陷胸汤、丹参饮加减，其中小柴胡汤针对气滞以疏肝理气，小陷胸汤针对痰热以清热化痰，丹参饮针对血瘀以活血化瘀，配全蝎、川芎、忍冬藤祛瘀通络止痛，薤白通阳散结，行气导滞，贯叶金丝桃疏肝解郁。各药合用，达到疏肝理气解郁、清热化痰、活血通脉之效。

指导老师按语　心血运行是否通畅与肝胆气机有关。本案为肝失疏泄，致少阳经气失于舒展，而致气滞血瘀，日久化火，炼津为痰，痰热内生，痰瘀交阻于心脉而发为胸痹心痛。故患者胸闷痛，且间断发作，在于胸中气机不舒，有少阳症时发时止之特点；其治疗在于胸中气机之斡旋，在于肝气之调达，故予以柴陷丹参饮疏肝理气解郁，清热化痰，活血通脉。同时也需根据患者痰瘀程度以及症状变化灵活加减，如气阴两虚、痰热瘀阻为主，以益气养阴、清热化痰、活血通脉为治法，加玉竹养阴生津；如瘀血重者，加活血化瘀之三七、桃仁等。

　　　　　　　　　　　　（湖南中医药大学第一附属医院卢青，指导老师：程丑夫）

6. 不寐案

医案一

　　李某，男性，75 岁，退休工人。初诊 2022 年 10 月 17 日。主诉：反复入睡困难 2 年余。现病史：患者 2 年多经常出现失眠，主要表现为入睡困难，有时候通宵不眠，多次在株洲市各医院就诊，诊断为睡眠障碍，经常用阿普唑仑片等镇静药治疗，服药时可入睡，停药后症状又出现。现主要以入睡困难为主，需 1～2h 方能入睡，睡眠质量差，严重时通宵无睡意，梦不多，醒后难以再睡，伴有头晕，无视物旋转，持续耳鸣，心烦，口不苦，大便偏干，夜间小便次数多，舌质红，苔薄黄，脉细弦。心率 89 次 /min，律齐，无明显杂音。有冠心病、高血压病史。心电图示窦性心律，T 波低平。

辨　证　肾虚郁热。

治　法　滋肾养阴，清热安神。

处　方　补肾安魂汤加减。

熟地黄 20g，山茱萸 10g，山药 30g，牡丹皮 10g，茯苓 15g，五味子 10g，酸枣仁 30g，首乌藤 30g，合欢皮 10g，龙骨（布包先煎）30g，珍珠母（布包先煎）30g，磁石（布包先煎）30g，生牡蛎（布包先煎）30g，泽泻 6g，龙胆 6g，黄连 5g。10 剂，水煎服，每日一剂，分 2 次服。

二诊：2022 年 10 月 29 日。服上方后入睡已好转，可以睡 4h 左右，仍头晕耳鸣，大便偏干，夜间小便仍多，舌质红，苔薄黄，脉弦。血压 170/80mmHg。效不更方，仍用补肾安魂汤加减再进 10 剂。熟地黄 30g，山茱萸 10g，山药 15g，牡丹皮 10g，茯苓 20g，五味子 10g，酸枣仁 30g，首乌藤 30g，龙骨（布包先煎）30g，珍珠母（布包先煎）30g，生牡蛎（布包先煎）30g，远志 10g，泽泻 6g，龙胆 3g，黄芩 6g。水煎服，每日一剂，分 2 次服。

解　析　此例患者西医诊断为睡眠障碍，主要表现以反复入睡困难为主，需 1～2h 才能入睡，严重时通宵无睡意，梦不多，醒后难以再睡，头晕，无视物旋转，持续耳鸣，心烦，大便偏干，夜间小便次数多，结合患者舌脉，中医辨证为肾虚郁热证，老师以补肾安魂汤加减，此方为七味都气丸合安魂汤加减组成。其中七味都气丸滋补肝肾；龙胆、黄连清肝泻火；酸枣仁、首乌藤、合欢皮养心安神；龙骨、珍珠母、磁石、生牡蛎重镇安神、潜镇安魂。

指导老师按语　自拟补肾安魂汤实则为七味都气丸合安魂汤加减组成，两者合用之主要功效为补肾滋阴，化痰安神，对于高龄失眠患者，容易情志不畅，肝气不舒，气机郁滞，郁而化热，甚至酿生痰热，此时配伍龙胆、黄连清肝泻热，效如桴鼓。

（湖南省直中医医院成键，指导老师：夏建成）

医案二

李某，女，83 岁，退休干部。初诊 2022 年 8 月 30 日。主因入睡困难 30 余年，加重 1 周来就诊。患者近 30 年经常出现失眠，入睡困难，甚至整晚不能入睡，多次在株洲各家医院就诊，诊断为睡眠障碍，间断口服安眠药助眠，吃药后能睡4～5h。1 周前因亲人去世而症状加重，即使服安眠药也难以入睡故来就诊。现患者以入睡难、易醒、醒后难再入睡为主，梦多，心烦，口干，思虑多，纳食及大小便尚可，舌质红，苔黄厚腻，脉弦滑。血压 140/71mmHg，心率 90 次 /min，双肺呼吸音清，无干湿啰音，心律齐，无明显杂音。神经系统无异常体征。既往有糖耐量异常、高尿酸血症病史。

辨　证　阴虚痰热。

治　法　养阴清热，化痰安神。

处　方　百合地黄汤合安魂汤加减。

生地黄 15g，百合 30g，法半夏 10g，茯神 10g，陈皮 6g，石菖蒲 20g，郁金 10g，酸枣仁 30g，首乌藤 30g，生龙骨（布包先煎）30g，磁石（布包先煎）30g，珍珠母（布包先煎）30g，生牡蛎（布包先煎）30g，黄连 6g，远志 10g。10 剂，水煎，每日一剂，分 2 次服，晚上需服一次。

二诊：2022 年 9 月 12 日。服上药后睡眠明显好转，睡前可以不服右佐匹克隆片，心烦口苦均有改善，舌质稍红，苔黄厚，脉弦滑，守法守方，继续百合地黄汤合安魂汤加减。生地黄 9g，百合 30g，法半夏 10g，茯神 10g，陈皮 10g，石菖蒲 10g，郁金 10g，酸枣仁 30g，首乌藤 30g，生龙骨（布包先煎）30g，磁石（布包先煎）30g，珍珠母（布包先煎）30g，生牡蛎（布包先煎）30g，黄连 3g，合欢皮 30g。15 剂，水煎，每日一剂，分 2 次服，晚上需服一次。

一个月后回访，患者睡眠时间每晚 5h 左右，基本不需要安眠药。

解　析　该患者西医诊断为睡眠障碍，主要表现以入睡难、易醒、难再睡为主，梦多，心烦，口干，思虑多，结合舌脉，表现为阴血亏虚、痰热内热，辨证为阴虚痰热证，投以经验方百合地黄汤合安魂汤加减。其治疗用生地黄、百合滋阴清热；黄连清心除烦；法半夏、石菖蒲燥湿化痰，同时黄连可防其辛燥太过；陈皮、郁金理气解郁；酸枣仁、首乌藤养心安神；生龙骨、磁石、珍珠母、生牡蛎重镇安神。

指导老师按语　此案乃阴血亏虚、痰热内扰所致，选用百合地黄汤合安魂汤，其中百合地黄汤出自《金匮要略》，主要治疗百合病，有滋阴清热除烦之功，而安魂汤出自《医学衷中参西录》，有补气血、化痰饮之力，两方合而妙用，起到清热滋阴化痰安神之效。

（湖南省直中医医院成键，指导老师：夏建成）

医案三

刘某，女，42 岁。初诊 2023 年 6 月 25 日。主诉：反复失眠 1 年余。现病史：患者诉近 1 年来因工作原因反复失眠，入睡困难，心悸，烦躁易怒，睡后易惊醒，梦多，食纳可，二便调。舌脉：舌红苔白腻，脉弦细。

辨　证　胆郁痰扰。

治　法　和胃利胆，养血安神。

处　方　酸枣仁汤合温胆汤加减。

法半夏 9g，茯神 15g，化橘红 6g，麸炒枳壳 10g，竹茹 15g，郁金 10g，合欢皮 15g，珍珠母 25g，淡竹叶 12g，山楂 12g，酸枣仁 15g，首乌藤 30g，知母 9g，煅龙骨 20g，甘草 5g，决明子 25g，制黄精 15g，牡丹皮 10g，丹参 15g。21 剂，每日一剂，水煎服，分 2 次温服。

后患者未复诊，电话联系患者诉睡眠明显改善。

解　析　患者以失眠、多梦为主要表现，中医辨病为不寐，病位主要在心，病机为痰热内扰，肝失疏泄，胆郁痰扰。多因情志忧郁，气郁化火，灼津为痰，痰热互结，内扰心胆，致胆气不宁，心神不安所致。故出现失眠、易惊醒，心悸不安，烦躁易怒等表现，用温胆汤加减和胃利胆；患者入睡困难，不得眠，肝血不足，心神失养，故心神不宁，夜不能寐，故用酸枣仁汤加减养血安神。

指导老师按语　《金匮要略·血痹虚劳病脉证并治第六》："虚烦虚劳不得眠，酸枣仁汤主之。"关于温胆汤，《三因极一病证方论》记载："治大病后虚烦不得眠，此胆寒故也，此药主之，又治惊悸。"此方中法半夏燥湿化痰和胃，竹茹取其甘而微寒，清热化痰，除烦；半夏与竹茹相伍，一温一凉，化痰和胃，除烦之功备。陈皮辛苦温，理气行滞，燥湿化痰；麸炒枳实辛苦微寒，降气导滞，消痰除痞；陈皮与枳实相合，亦为一温一凉，而理气化痰之力增。佐以茯苓，健脾渗湿，以杜生痰之源。重用酸枣仁，以其甘酸质润，入心肝之经，养血补肝，宁心安神。知母苦寒质润，滋阴润燥，清热除烦，以助安神除烦之功。加用煅龙骨、珍珠母重镇安神；合欢皮、首乌藤养心安神；丹参入心，决明子、淡竹叶清火除烦，郁金、山楂行气解郁，甘草和中缓急，调和诸药。故患者气郁得舒，心神得养，故能安神入睡。

（湖南省中西医结合医院邓秀娟，指导老师：胡学军）

医案四

杨某，女，74 岁。2023 年 2 月 18 日初诊。主诉：反复失眠 10 余年。现病史：患者现每晚入睡 3～4h，早醒，先后行中药汤剂及西药治疗，症状反复发作，现脾气急躁，口苦口干，进食油腻食物后尤甚，纳食一般，无腹胀痛，无嗳气，无便溏，小便可，舌暗红，苔薄微黄，脉弦细。

辨　证　肝脾肾不足。

治　法　补养肝肾，养心安神。

处　方　自拟方加减。

太子参 15g，茯苓 15g，莲子 15g，芡实 15g，白芍 15g，首乌藤 30g，淮小麦 15g，麦冬 10g，山茱萸 10g，合欢花 10g，丹参 20g，甘草 6g。予 14 剂，水煎服，每日一剂，分 2 次温服。

二诊：患者精神状态好转，入睡 5～6h，早醒，无心悸气促，平素易紧张，现无口干口苦，纳可，无嗳气，大便稀，小便可。舌暗红，苔白，脉弦细。上方太子参改为北沙参 15g，茯苓改为茯神 10g，去莲子、白芍、首乌藤、丹参，加石斛 10g、酸枣仁 20g、炙远志 10g、百合 15g、女贞子 10g，去清热之力而增加滋阴养肝，宁心安神之效，加薏苡仁 20g，山药 15g，以健脾渗湿止泻。予 14 剂，水煎服，每日一剂，分 2 次温服。

三诊：患者睡眠较前明显改善，无口干口苦，二便调。守初诊方，加大丹参用量至 30g，加五味子 6g，龙齿 15g，百合 10g。

解　析　不寐在《黄帝内经》称为"不得卧""目不瞑"，认为是邪气客于脏腑，卫气行于阳，不能入阴所致。不寐的病因虽多，但其病理变化属阳盛阴衰，阴阳失调。一为阴虚不能纳阳，一为阳盛不得入阴，其病位主要在心，与肝、脾、肾密切相关。因心主神明，神安则寐，神不安则不寐，而阴阳气血之来源，由水谷精微所化，上奉于心，则心神得养，受藏于肝，肝体柔和，统摄于脾，而生化不息，调节有度，化而为精，内藏于肾，肾精上奉于心，心气下交于肾，则神志安宁。本例患者年迈体虚，年过七七太冲脉衰少，肝肾亏虚，心神失养，以本虚为主，故以补养肝肾，养心安神为法，收敛良好。

指导老师按语　年老体虚者不寐多，肝肾亏虚，故治疗以补养肝肾，养心安神为主，多选酸枣仁、合欢皮、首乌藤等，但临床往往虚实夹杂，佐以祛痰、化湿、清热等。

（长沙市开福区青竹湖街道社区卫生服务中心洪海燕，指导老师：王东生）

医案五

彭某，女，44 岁。2023 年 2 月 1 日初诊。主诉：失眠、烦躁不安 3 个月。现病史：自诉 3 个月前因思虑过多而致入睡困难，易惊醒，醒后难眠，每晚入睡约 3h，有时甚至彻夜不眠，日间虚烦不安，头目眩晕，咽干口燥，注意力不集中，影响日常工作生活。自服谷维素、安神补脑液后症状未见明显改善。现月经紊乱，已2个月未至，无盗汗、面部烘热等不适。3天前病情加重，彻夜难眠，烦躁不安，要求中药治疗，遂来求吾师就诊，诊时见：精神欠佳，食纳欠佳，二便可。舌红，苔薄微黄，脉弦细。

辨　证　肝郁血虚。

治　法　清热除烦、养血安神。

处　方　酸枣仁汤加减。

酸枣仁20g，川芎6g，知母15g，茯神15g，合欢花15g，首乌藤20g，黄连3g，龙骨（先煎）30g，牡蛎（先煎）30g，甘草6g，浮小麦30g，大枣15g。14剂，水煎服，日一剂，分早晚温服。

二诊：患者诉上方服第5剂时，见效显著，夜间入睡明显安稳，情绪紧张焦虑较前好转，烦热缓解，舌苔薄白，质淡红，脉弦细，继拟上方加郁金12g。14剂，水煎服，每日一剂，分2次温服。

后随访精神状态极佳，心情舒畅，已无其他不适。

解　析　本例患者虚烦不眠，伴头目眩晕，脉弦细，是因肝血不足，血不养心，虚热扰心，心神不宁所致，重用酸枣仁养血安神，佐以调气疏肝之川芎，酸收辛散并用，具有养血疏肝之妙。

指导老师按语　失眠在《黄帝内经》中称为"目不瞑""不得眠""不得卧"，并认为失眠的原因主要有两种：一是其他病证影响，如咳嗽、呕吐、腹满等，使人不得卧；二是气血阴阳失和，使人不能入寐，如《素问·病能论》："人有卧而有所不安者，何也？……脏有所伤，及精有所之寄，则安，故人不能悬其病也。"不寐的常见病位主要在心，与肝脾肾有关，基本病机为阳盛阴衰，阴阳失交，病性有虚实两端，肝郁化火，痰热内扰，心神不安为实；心脾两虚，心胆气虚、心肾不交，心神失养为虚，但久病可表现为虚实兼夹或为瘀血所致，治疗当以补虚泻实、调整阴阳、安神定志为原则。实证泻其有余，如疏肝泻火，清化痰热，消导和中，虚证补其不足，如养血安神，镇惊安神，清心安神，配合心理疏导。

（长沙市开福区青竹湖街道社区卫生服务中心洪海燕，指导老师：王东生）

医案六

资某，女，48岁。2022年6月10日初诊。主诉：入睡困难半月。现病史：患者自诉半月前无明显诱因出现入睡困难，心烦，自行到药店购买百乐眠胶囊口服未见改善。现症见：入睡困难，伴心烦，心悸，无口干口苦，纳可，大便调，夜尿1～2次。舌淡红边有齿痕，苔薄白，脉沉细。

辨　证　肾阳虚夹痰饮。

治　法　补肾助阳，温化痰饮。

处　方　真武汤加味。

附子（先煎）6g，白芍15g，茯苓15g，泽泻15g，白术10g，生姜（自备）5片，杜仲15g，生龙骨（包煎）15g，生牡蛎（包煎）15g，炙远志10g。7剂，水煎服，每日一剂，分2次温服。

二诊：2022年6月17日。患者入睡困难，心烦、心悸等症状较前明显好转，继续守方治疗7剂后，患者入睡正常。

解　析　本例患者入睡困难，中医按不寐论治，根据症状及舌苔、脉象，辨证为肾阳虚夹痰饮，有是证用是方，故选用真武汤加味疗效显著。

指导老师按语　该例以入睡困难为主诉，当属不寐范畴。患者虽有心烦，不可误作"心火"。不寐辨证常见痰热、心气不足及心脾两虚等证型。该例结合症状、舌苔及脉象，考虑为肾阳不足，痰饮为患，扰其心神所致不寐。

（南华大学附属第一医院彭果然，指导老师：刘鑫）

医案七

吴某，女，54岁。2022年12月1日初诊。诉：失眠4年，夜间易惊醒，伴烦躁，右侧腰痛，右腿不适，活动加重，变天加重，畏寒，喜温饮，咽中如有痰阻，舌质淡红，苔白腻，脉沉。抑郁症筛查量表（PHQ-9）17分，广泛性焦虑量表（GAD-7）21分，提示重度广泛性焦虑伴抑郁。

辨　证　寒湿犯肾，阴阳失和。

治　法　温肾除湿，调和阴阳。

处　方　肾着汤合桂枝龙骨牡蛎汤加减。

茯苓40g，干姜10g，白术10g，炙甘草10g，桂枝10g，白芍10g，生龙骨30g，生牡蛎30g，生姜3片，大枣10个，牛膝10g，川续断10g，补骨脂10g，菟丝子20g。14剂，每日一剂，早晚分温服。

氟哌噻吨美利曲辛（黛力新）0.5mg，早中各1片。

二诊：2023年1月6日。夜间可睡5h，仍烦躁。腰痛除，舌质淡红，苔薄白，脉沉。处方：桂枝10g，白芍10g，生龙骨30g，生牡蛎30g，生姜3片，大枣 10 个，牛膝 10g，川续断 10g，熟地黄 15g，山茱萸肉 10g，补骨脂 10g，菟丝子 20g，川芎 15g。14 剂，每日一剂，早晚分温服。

三诊：2023 年 2 月 3 日。睡眠仍不佳，烦减，二便正常。舌质红，苔黄腻，脉沉。处方：柴胡 10g，黄芩 10g，竹茹 10g，枳实 10g，陈皮 10g，法半夏 10g，茯苓 20g，夏枯草 10g，胆南星 10g，郁金 10g，酸枣仁 20g，生龙骨 20g，炙甘草 10g。14 剂，每日一剂，早晚分温服。

四诊：2023 年 2 月 21 日。诉寐安，不烦，4 年来终于感觉恢复正常人。舌质淡红，苔薄白，脉沉。效不更方，守方 14 剂。

解 析 二诊时腰冷痛除，去肾着汤。三诊时舌红，苔黄腻，以柴芩温胆汤清热化痰，法半夏、夏枯草交通阴阳安神，郁金清心化痰安神，酸枣仁养心安神，生龙骨镇心安神；黛力新抗焦虑抑郁。

指导老师按语 腰痛冷，肾着汤，温散寒湿；失眠、畏寒，桂枝加龙牡汤调和阴阳，重镇安神；半百之人腰痛，总有肾气亏虚为内因，杜仲、牛膝、续断、菟丝子补肾气，强筋骨。

（湖南中医药大学第二附属医院宾晓芳，指导老师：毛以林）

7. 耳鸣案

医案一

王某，男，14 岁。2023 年 6 月 21 日初诊，主诉脑鸣及两耳鸣 1 年许。现病史：患者自诉近 1 年来反复脑鸣及两耳鸣，伴有头晕，神疲，记忆力减退，腰不痛，寐不谧，纳食一般，大便偏干，日解 1 次，尿量不多，舌淡红，苔薄黄，脉细弦。

辨 证 肾精亏虚，风邪内扰清窍。

治 法 补肾益精，调畅气血，祛风清窍。

处 方 黄芪四物汤合六味地黄汤加减。

黄芪 20g，当归 10g，白芍 10g，川芎 15g，熟地黄 15g，山药 20g，山茱萸 10g，茯神 10g，炙远志 5g，石菖蒲 5g，天麻 10g，蝉蜕 10g，白蒺藜 10g，僵蚕 10g，蔓荆子 10g，枸杞子 15g，沙苑子 10g，白参 10g，天冬 10g，麦冬 10g。14 剂。水煎服，每日一剂，分 2 次温服。并嘱患者听听音乐小品，避风寒，清淡饮食，学习劳逸结合，避免过度紧张。

二诊：2023 年 7 月 17 日。前方药后脑鸣、耳鸣减轻，舌淡红，苔薄黄，脉细弦。脑中风邪有减轻之势，续拟原方，加减 20 剂。黄芪 20g，当归 10g，白芍 10g，川芎 15g，熟地黄 15g，山药 20g，山茱萸 10g，炙远志 5g，石菖蒲 5g，天麻 10g，蝉蜕 10g，僵蚕 10g，女贞子 10g，枸杞子 15g，沙苑子 10g，白参 10g，天冬 10g，麦冬 10g。

三诊：2023 年 8 月 8 日。耳鸣、脑鸣总体较前减轻，唯有时稍有加重，神疲改善，舌淡红，苔薄黄，脉细弦。原方加味，加蔓荆子 10g，葛根 15g。再进 20 剂。

四诊：2023 年 8 月 25 日。耳鸣、脑鸣减轻十之八九，故治法遵上，佐以调畅气血、祛风豁痰。前方加法半夏 10g，茯苓 10g。

解 析 《黄帝内经》论及耳聋病因病机之处甚多，其病因有外感寒、暑、湿、燥，脏腑内伤及治疗失当，涉及脏腑虚实、气血逆乱、经脉失调等。《景岳全书》提出："耳鸣当辨虚实。凡暴鸣而声大者多实，渐鸣而声细者多虚；少壮热盛者多实，中衰无火者多虚；饮酒厚味素多痰火者多实，质清脉细素多劳倦者多虚。"本案耳鸣长达 1 年有余，结合头晕、神疲、记忆力下降，辨证为肾精亏虚、风邪内扰清窍，因此其治疗应补肾益精、调畅气血、祛风靖窍。方中黄芪四物益气生血，六味地黄汤取其三补之熟地黄、山茱萸、山药联合枸杞子、沙苑子补肾益精，佐以天麻、蝉蜕、白蒺藜、僵蚕、蔓荆子平肝祛风止鸣，耳鸣者多伴夜寐不安，炙远志、石菖蒲宁心安神，白参、天冬、麦冬益气养阴，全方合用，肾精得充，气血得补，风祛而鸣止。

指导老师按语 脑鸣、耳鸣之疾，悉由髓海不足，脑中气血逆调，风邪内生，上干清窍而成。缘脑之髓滥筋于肾，故肾精气亏虚，化髓不足，髓海失济。"损其肾者，益其精"，故治疗上拟补肾益精、调畅气血以息风而静谧琼室。药后耳鸣改善明显。耳鸣脑鸣，一般多从虚证辨治，虚为肾精亏虚，髓海失济，或"上气不足"，亦有因中气虚陷，清阳不升者治之，常常多有良效，然耳鸣之"鸣"，以此释之，总感欠缺，若脑中无风邪或痰饮内动，焉有鸣响之理，故治遵前述，祛风豁痰方称正道。

（湖南中医药大学第一附属医院彭亚平，指导老师：王行宽）

医案二

邹某，女，37 岁。2023 年 5 月 10 日。耳鸣明显，无头昏，无神疲，纳可，大便或溏或正常，小便可，舌淡苔薄，脉沉。电测听正常，外耳道无异常。

辨　证　脾胃气虚，清阳不升。

治　法　补气健脾，运化水湿。

处　方　补中益气汤合四物汤加减。

熟地黄 15g，川芎 6g，柴胡 8g，陈皮 12g，白参 6g，白芍 10g，黄芪 30g，升麻 6g，当归 10g，白术 6g，甘草 6g。10 剂，水煎服，每日 2 剂，早晚分服。

二诊：2023 年 8 月 7 日。耳鸣不明显，大便不成形，不畅，1～2 天 1 次，或每日 1～2 次，微腹胀，口不干苦，睡眠可，舌淡苔薄，脉沉，上方去熟地黄、白芍，加木香、磁石各 10g。

解　析　脾胃功能虚弱，无法化生气血濡养耳窍，会产生耳鸣。本病案患者劳累后耳鸣加重，神疲、头晕，舌淡苔白腻，脉细，辨为脾胃气虚，清阳不升证。脾位居中焦，脾胃互为表里，脾胃是人体气机升降的枢纽，故而脾虚会直接影响到胃以及其他脏腑功能。脾虚则气血生化无源，中气不足或中气下陷，可致气机升降失常。补中益气汤则恰好能起到健脾补中益气和升阳的作用，可用于治疗脾胃气虚和中气下陷等病症，从而治疗脾虚型耳鸣有效。补中益气汤出自金元四大家之一李杲的代表性论著《脾胃论》，方中重用黄芪为君药，黄芪味甘微温，入脾肺经，具有补益中气和升提阳气、固护肌表的功效。配伍臣药白参、甘草、白术可以甘温益气和补气健脾，臣药与黄芪合用，以增强它的补中益气之功效，甘草还可以调和诸药。气为血之帅，血为气之母，气虚日久势必可致营血亏虚，所以用当归和营养血，它可以协助人参和黄芪以补气养血；陈皮功效理气和胃，能使各种药物补气而不产生气滞之证，所以当归、陈皮共为佐药。少量升麻、柴胡为佐使药，可升阳举陷，协助君药以升提下陷之中气。方中诸药合用，使气虚者得以补之，气陷者得以升之，元气充沛，清阳得以升，则诸病症自然得愈。

指导老师按语　耳鸣有虚实之别，辨证时要注意耳鸣的程度、音调等。同时结合伴随症状及舌脉象明确虚实。虚有气虚、肾虚之不同。该例大便易溏、脾易虚，清气不升，故以补中益气汤为主。

（南华大学附属第一医院薛晓，指导老师：刘鑫）

医案三

李某，男，30 岁。主诉：耳鸣、听力下降 1 周。患者诉 1 周前熬夜玩电脑游戏后出现双耳耳鸣，呈间歇性发作，伴有头晕、耳胀、听力下降。情绪焦虑，夜寐不宁，口苦咽干。舌红，苔薄黄，脉弦。查：双耳听力检查，声阻抗均未见明显异常。耳郭外形正常，鼓膜无充血内陷，未见穿孔及积液。

辨　证　肝郁气滞。

治　法　疏肝解郁。

处　方　逍遥散加减。

柴胡 15g，生地黄 15g，当归 10g，丹参 15g，红花 5g，葛根 15g，茯苓 10g，酸枣仁 10g，白术 15g，白芍 15g，牡丹皮 10g，香附 10g，合欢皮 10g，栀子 10g，甘草 5g。15 剂。

二诊：（2022 年 9 月 6 日）：患者耳鸣、失眠好转，原方去合欢皮、酸枣仁后，继续服用 15 剂。后电话回访，诉诸症已消失。

解　析　神经性耳鸣属于耳鼻喉科的常见疾病和疑难病。属中医"蝉鸣""颅鸣""脑鸣"等范畴。《三因极一病证方论·耳病证治》曰："耳为听会……内关五脏，外合六淫。故风寒暑湿，使人聋聩耳鸣。"可见神经性耳鸣与五脏皆有关。现代医学认为本病由听觉中枢，或耳蜗病变，或神经传导路径病变引起。逍遥散具有疏肝解郁、养血健脾之功，临床广泛应用于耳鸣、慢喉喑、梅核气等耳鼻喉科疾病。方中柴胡长于疏肝解郁；当归养血活血；白芍柔肝养血，缓急止痛；白术、茯苓健脾益气，既防脾虚不运之势，又助气血生化有源；薄荷疏散郁遏之气，透达肝经郁热；甘草既可补益脾气，又可调和诸药。诸药合用，共奏疏肝解郁、行气通窍之效，气血兼顾，体用并调，耳鸣诸症自消。

指导老师按语　神经性耳鸣原因复杂，治疗比较棘手。中医辨证论治有一定效果，个人临证时对于青年人，伴有情绪紧张、劳累压力大者，用逍遥散加减治疗；对中老年人有肝肾不足表现者，常用六味地黄汤；对脾胃气虚者，用补中益气汤；对有血瘀征象者，用补阳还五汤加减治疗。用好此四方，基本可以适应临床所需。

（湖南中医药大学第一附属医院颜家朝，指导老师：秦裕辉）

8.心悸案

❧ 医案一

周某，男，75 岁。初诊 2022 年 6 月。主诉：胸闷 3 年，心悸 1 个月。现病史：胸闷，气短，乏力，时有心悸，微咳，无痰，舌质红苔薄黄，脉弦涩。既往有慢性阻塞性肺疾病史，有心律失常、频发室性早搏史。

辨 证 阴血不足，阳气虚弱。

治 法 益气滋阴，复脉定悸。

处 方 炙甘草汤合补中益气汤加减。

黄芪 30g，党参 20g，当归 10g，麦冬 10g，五味子 10g，白芍 10g，川芎 10g，丹参 10g，甘松 10g，浮小麦 30g，茯苓 15g，陈皮 10g，炙甘草 12g，桑白皮 10g，法半夏 10g，山茱萸 20g，红景天 20g。10 剂，水煎服，每日一剂，分早晚温服。

解 析 患者阴血不足，脉道无以充盈，阳气虚弱，血脉无以鼓动，故见胸闷、气短，气血俱虚，心失所养，故见心悸，选用炙甘草汤合补中益气汤。炙甘草汤出自张仲景《伤寒论·辨太阳病脉证并治》，其言："伤寒脉结代，心动悸，炙甘草汤主之。"《金匮要略·血痹虚劳病脉证并治第六》言："炙甘草汤，治虚劳不足，汗出而闷，脉结悸……"患者服药后心悸俱消，胸闷、气短明显改善。

指导老师按语 心悸、怔忡患者以心阳不足、心气虚弱为主。

（岳阳市中医医院吴会，指导老师：沈智理）

医案二

易某，男，70 岁。2022 年 10 月 13 日就诊。主诉为间断心悸 8 年。现病史：2014 年体检发现心房颤动，无明显症状，先后服阿司匹林及利伐沙班，近期心慌、胸闷，遂改服利伐沙班、琥珀酸美托洛尔、普伐他汀，仍心悸反复发作，开始口服胺碘酮，但仍有心悸胸闷发作，求中药治疗就诊。间断心悸胸闷，气短乏力，畏寒，食纳可，失眠多梦，口干，二便调，舌淡，苔白，脉沉细。

辨 证 心阳不振。

治 法 温补心阳，安神定悸。

处 方 桂枝甘草龙骨牡蛎汤加减。

桂枝 10g，炙甘草 10g，龙骨 15g，牡蛎 15g，煅珍珠母 15g，柴胡 10g，酸枣仁 8g，生地黄 15g，麦冬 15g，天花粉 15g。7 剂，每日一剂，分 2 次口服。

二诊：心悸胸闷症状减轻，但仍失眠多梦，口干明显，故加玄参 12g，柏子仁 12g，磁石 15g，合欢皮 10g，滋阴安神。7 剂，每日一剂，分 2 次口服。

三诊：心悸胸闷很少发作，睡眠时间延长，口干减轻，舌淡，苔白，脉沉细，原方去磁石并停用胺碘酮。7 剂，每日一剂，分 2 次口服。

解 析 心悸，是指患者自觉心中悸动，惊惕不安，甚则不能自主的一种病证。

《金匮要略》和《伤寒论》称之为"心动悸""心下悸""心中悸"及"惊悸"等，并认为其主要病因有惊扰、水饮、虚劳及汗后受邪等，提出了基本治则，并以炙甘草汤等为治疗心悸的常用方剂。患者体虚劳倦禀赋不足，素体虚弱；加上久病伤正，耗损心之气阴；致气血阴阳亏损，脏腑功能失调，心神失养，发为心悸。如《丹溪心法·惊悸怔忡》所言："人之所主者心，心之所养者血，心血一虚，神气不守，此惊悸之所肇端也。"

指导老师按语　桂枝甘草龙骨牡蛎汤出自《伤寒论》"火逆。下之因烧针烦躁者。桂枝甘草龙骨牡蛎汤主之"。方以桂枝辛甘而温，既温振心阳，为温心通阳之要药，又温通血脉以畅血行，为君药。臣以炙甘草，一则补心气，合桂枝辛甘化阳，温补并行，是温补心阳的基本结构；二则健脾气，资中焦，使气血生化有源。龙骨、牡蛎重镇潜敛，安神定悸，令神志安静而烦躁庶几可解，为佐药。四药合力，阳气得复，心神得安，血行得畅，则诸症悉除。另加煅珍珠母加强重镇安神的作用，合并阴伤，同时避免温阳药物进一步伤阴，故加生地黄、麦冬、天花粉养阴，柴胡疏肝，酸枣仁养心肝之阴而安神。该方蕴含了中医的阴阳平衡、动静结合、升降互补、刚柔相济、相反相成的配伍思想。

（湖南省直中医医院赵彬，指导老师：夏建成）

医案三

卢某，女，66岁。2022年4月25日就诊。主诉为间断心悸胸闷3年。现病史：患者2019年突发心悸胸闷，诊断为阵发性心房颤动，行射频消融，2020年11月复发，提示房性心动过速，药物治疗无效，电复律成功，2021年7月复发，开始口服胺碘酮，仍有反复发作，故来诊。现阵发性无胸闷，有时伴胸痛，易汗出，口干、口苦，食纳欠佳，夜寐不安，大便干，小便黄，舌红，苔黄腻，脉弦滑。

辨　证　痰火扰心。

治　法　清热化痰，宁心安神。

处　方　黄连温胆汤加减。

黄连6g，枳实12g，竹茹12g，陈皮12g，半夏9g，白术10g，炙甘草10g，生姜5g，大枣5枚，莲子心5g，栀子5g，酸枣仁12g，柏子仁12g，合欢皮15g，石菖蒲10g，火麻仁20g。7剂，每日一剂，分2次口服。

二诊：心悸胸闷症状较前减轻，睡眠仍差，效不更方，继续原方口服。7剂，每日一剂，分2次口服。

三诊：偶有心悸胸闷发作，睡眠时间延长，大小便正常，舌淡红，苔黄，脉弦滑，去栀子、莲子心。7剂，每日一剂，分2次口服。

解 析 心悸的病理性质主要有虚实两方面。虚者为气、血、阴、阳亏损，使心失滋养，而致心悸；实者多由痰火扰心，水饮上凌或心血瘀阻，气血运行不畅所致。该患者嗜食醇酒厚味、煎炸炙煿，蕴热化火生痰，痰火上扰心神，心神失养则为悸，热扰心神，故失眠多梦；热象明显，故口干大便干。正如清·吴澄《不居集》云："心者，身之主，神之舍也。心血不足，多为痰火扰动。"

指导老师按语 黄连温胆汤出自清·陆廷珍《六因条辨》。方中黄连清热燥湿，泻火解毒；半夏降逆和胃，燥湿化痰；枳实行气消痰；竹茹清热化痰，止呕除烦；陈皮理气燥湿化痰；茯苓健脾渗湿消痰；炙甘草、生姜、大枣益脾和胃，以绝生痰之源。制方精当，药专力宏，若病机与痰、浊、湿、热相关，可获良效。同时加栀子、莲子心清心火，酸枣仁、柏子仁养心补肝，宁心安神，合欢皮解郁安神，石菖蒲祛痰化浊，火麻仁通便。全方共奏清热化痰、宁心安神之功。三诊时热象已减轻，故去栀子、莲子心避免苦寒伤阴。

（湖南省直中医医院赵彬，指导老师：夏建成）

医案四

梅某，男，39岁。因反复心悸2周就诊。现病史：患者诉2周前无明显诱因出现心悸，持续数分钟不缓解，经休息后自行缓解，后心悸反复发作，常于情绪激动、劳累后发作。现症见：偶有心悸，心中跳动不安，情绪激动、劳累后发作，休息后可稍缓解，无胸闷、胸痛，无头晕头痛，无口干，有口苦，纳可，寐差，易醒，醒后可继续入睡，大小便正常。查体：BP138/92mmHg（未服药），舌红，苔黄腻，脉小弦略数。心电图（ECG）：①窦性心律（98次/min），②ST（Ⅱ、Ⅲ、avF）压低≤0.05mV。既往体健。

辨 证 郁热扰神。

治 法 清热解郁，疏肝安神。

处 方 柴胡加龙骨牡蛎汤加减。

柴胡10g，煅龙骨15g，煅牡蛎15g，桂枝3g，熟大黄10g，黄芩10g，党参10g，茯苓15g，半夏5g，丹参15g，木香6g，砂仁6g，黄连6g，全蝎3g。14剂，每日一剂，分早晚温服。

二诊：服用14剂后复诊，诉夜寐转佳明显，仍偶有心悸，大便稍稀，1日1

解。舌红，苔薄黄，脉弦。守方去熟大黄，加米皮糠 15g。更服 14 剂。

解　析　患者中年男性，气郁又痰热内生，情绪激动或劳累后，肝气妄动，则郁热内犯于心神，发为心中激动不安；治疗宜疏解郁热，清痰通络。方中柴胡理气疏肝，煅龙骨、煅牡蛎清热镇惊安神，桂枝平冲降逆，黄芩、黄连、熟大黄引热邪自下而出制半夏、木香、砂仁之热，丹参益气兼有活血之功，木香、砂仁理气调中，全蝎通络化瘀，总起清热解郁、安神定悸之效。

指导老师按语　《伤寒论》第 107 条：伤寒八九日，下之，胸满、烦惊、小便不利、谵语、一身尽重、不可转侧者，柴胡加龙骨牡蛎汤主之。本方治太阳少阳阳明并病见气冲心悸、二便不利而烦惊不安者，是小柴胡汤去甘草，加桂枝、茯苓，泻下的大黄，镇静安神的煅龙骨、煅牡蛎而成，本案中察患者诸症及舌脉，可知郁热生于内，而患者心悸之症以心中惴惴不安为主要表现，郁热扰动心神，阳不能敛于阴，故心悸、夜寐不安，当标本兼治，解郁清热兼用宁心安神。

（湖南中医药大学第一附属医院谭琦，指导老师：程丑夫）

🐚 医案五

邹某，女，56 岁。2022 年 10 月 15 日初诊。主诉：反复心慌 2 年，加重 5 天。患者于 2 年前开始出现心慌，情绪紧张时尤甚，时有气短、胸闷，反复发作。在当地医院就诊，行动态心电图提示频发室性期前收缩（9562 次 /24h），诊断为心律失常，频发室性期前收缩，予琥珀酸美托洛尔片每次 47.5mg，每日 1 次，盐酸胺碘酮 0.2g，每日 1 次口服，症状可缓解。服用 1 年后，心悸仍反复发作，遂于省级医院就诊，予停盐酸胺碘酮，后心悸症状较前加重，遂先后予盐酸美西律片口服，但服用上述抗心律失常药后仍效果不佳，近 5 天自觉心慌心悸明显，劳累及精神紧张时加重，遂于我院门诊治疗。刻下症：神疲倦怠，心悸，无胸闷胸痛，偶有头晕，纳可，睡眠差，二便调。舌淡暗，苔白浊，脉滑。

辨　证　脾气亏虚，痰瘀阻络。

治　法　补益心脾，祛痰通络。

处　方　温胆汤加减。

党参 20g，白术 15g，茯苓 15g，竹茹 10g，法半夏 15g，枳壳 10g，郁金 10g，柴胡 10g，龙骨（先煎）30g，牡蛎（先煎）30g，三七粉 5g，制远志 10g，石菖蒲 10g，甘草 5g。7 剂，每日一剂，水煎分 2 次服。

二诊：患者诉精神较前好转，心悸心慌，睡眠情况较前稍改善。但仍有头晕，舌淡暗，苔微腻，脉弦滑。遂酌加珍珠母 30g 以重镇安神，酸枣仁 15g，首乌藤 20g，以宁心助眠，薏苡仁 30g 加强祛湿化浊之功。14 剂。

三诊：患者诉睡眠好转，心悸症状较前减轻。舌淡暗，苔微白腻，脉弦。继续予以原方 7 剂。

该患者已坚持门诊治疗半年，病情稳定，心悸症状较前明显减轻，睡眠情况大为改善，2023 年 4 月再次复查动态心电图提示频发室性期前收缩较前明显减少（625 次 /24h）。

解 析 心属火，脾属土，为母子关系。在生理和病理上，二者联系紧密。心主血脉，气血充盈，脉道通利是保证各脏腑经络得以濡养的前提。心脉通畅，心阳温煦，脾土则能正常运化水谷精微。该患者心悸多于精神紧张或疲劳时发生，提示多因情志及思虑劳神诱发或加重，故于方中酌加柴胡、郁金等疏肝理气之品，患者舌象仍提示有痰有瘀，郁金兼能化瘀；同时心为五脏六腑之大主，心主神明，故调养心神亦尤为重要，故继续予首乌藤、合欢皮、酸枣仁等宁心安神。

指导老师按语 从病因来看，患者病程 2 年，选用西药治疗，久则耗伤心脾气血；并且平素工作压力较大，精神紧张，劳逸失衡，忧思伤脾，使正气虚耗，脾胃运化失司，聚湿成痰，痰浊阻滞有碍血液运行，此外气为血之帅，气行则血行，故气虚亦可致血瘀，痰瘀痹阻脉络，心脉失养，故可发为心悸之患。兼有头晕为脾虚不能运化，痰浊上蒙清窍所致，失眠为心神失养之征。在心悸的治疗上，辨病与辨证相结合，擅用调脾护心、益气除痰法治疗心悸，取得良好的疗效。

（湖南省中医药研究院附属医院朱筱婧，指导老师：喻正科）

医案六

张某，女，67 岁。2022 年 10 月 8 日初诊。主诉：心慌不适 3 月余。现病史：患者 3 个月前开始自觉心慌不适，伴头晕，无胸闷胸痛及头痛等症状，曾于外院就诊，查血压：138/88mmHg，心脏彩超：左心房内径高值，轻度二尖瓣反流、主动脉瓣反流，左心室顺应性减退，左心功能代偿 EF 60%。经西医治疗后未见明显好转，遂转诊我院。既往有高血压、腔隙性脑梗死病史。现在症：精神稍疲倦，时觉心慌不适，伴口干，头晕耳鸣，腰膝酸痛，双下肢乏力，食纳正常，睡眠不佳，难以入睡且易惊醒，夜尿 1 晚 2 次，大便调。舌质暗红，苔薄白，脉沉细。

辨 证 肾阴亏虚，心火旺盛。

治 法 滋阴清火，养心安神。

处　方　六味地黄汤合黄连阿胶汤加减。

黄连 6g，黄芩 10g，阿胶 10g，芍药 15g，鸡子黄 2 枚，熟地黄 15g，盐山茱萸肉 15g，山药 15g，泽泻 10g，茯苓 15g，牡丹皮 10g，厚朴 15g，党参 15g，白术 15g，首乌藤 30g，合欢皮 15g，珍珠母（先煎）30g。15 剂，每日一剂，水煎分 2 次服。

二诊：患者诉心慌不适较前好转，精神状态有所改善，头晕耳鸣，腰膝酸痛症状有所减轻，双下肢乏力，纳可，眠差，夜尿每晚 2 次，大便调，舌质淡红，苔白，脉沉细。效不更方，守原方 10 剂。

三诊：患者诉心慌不适较前减轻，夜间汗出，但口干，耳鸣、腰膝酸痛较前改善，双下肢乏力，纳可，睡眠一般，大便调。血压基本正常，舌质淡红，苔薄白，脉细。在补肾基础上，加用二至丸以增滋阴之力。方药组成：熟地黄 15g，盐山茱萸肉 15g，山药 15g，泽泻 10g，茯苓 15g，牡丹皮 10g，厚朴 15g，党参 15g，白术 15g，首乌藤 30g，合欢皮 15g，石斛 15g，女贞子 15g，墨旱莲 15g。

该患者后以六味地黄丸加减连服半年，症状改善明显，精神状态好转，活动耐量亦较前稍提高。

解　析　肾阴肾阳乃气血化生、运行的源头。李中梓在《医宗必读》中曰："心肾不交，心不下交于肾，浊火乱其神明。肾不上交于心，精气伏而不用。火居上则因而为痰，水居下则因而生躁。扰扰纭纭，昏而不宁，故补肾而使之时上，养心而使之善下，则神气清明，志意常治。"可见水火既济，生克制化，缺一不可。本病患者亦以六味地黄丸补肾为底，根据口干、眠差等症加减使用安神、滋阴生津之药；珍珠母可平肝潜阳；党参、白术、厚朴益气行气，气行则血行；坚持治疗后疗效显著。

指导老师按语　临床上冠心病、心律失常患者以年长者居多，除头晕、胸闷、心悸等症状外，还可见气短、耳鸣、腰膝酸软、下肢乏力、夜尿多、水肿、舌淡、脉沉等症，此为年老脏器虚衰，尤以肾虚为本。治疗可从肾入手，以肾为本，根据肾阴阳的偏盛偏衰、痰浊瘀血的兼夹，分别治以滋肾阴或温肾阳之法，并配伍化瘀活血之药，才可切中病情。

（湖南省中医药研究院附属医院朱筱婧，指导老师：喻正科）

医案七

肖某，男，60 岁。2023 年 3 月 18 日初诊。主诉：胸闷、心慌半年余。现病史：

患者诉近半年无明显诱因出现胸闷、心慌，活动后加重，伴口苦、气喘，多方治疗无效，曾诊为冠心病。舌淡，苔白，脉促。心电图示：窦性心动过速（105 次 /min），ST 段压低。

辨　证　心血不足，神失所养。

治　法　补益心血，安神定志。

处　方　定心汤加味。

龙眼肉 30g，玉竹 30g，黄芪 30g，丹参 30g，酸枣仁 15g，山茱萸肉 15g，柏子仁 12g，生龙骨 12g，生牡蛎 12g，乳香 3g，没药 3g，磁石 30g。14 剂，每日一剂，水煎分 2 次温服。

二诊：4 月 1 日复诊。心电图示：窦性心动过速（85 次 /min），ST-T 变化。前方略加减用药 14 剂，随访后诸症减轻。

解　析　本证因心血不足、神失所养所致，故用龙眼肉、酸枣仁、柏子仁、山茱萸肉补血安神，人参补气安神，生龙骨、生牡蛎重镇安神，乳香、没药活血通络。临床上，可加黄芪、玉竹补气养阴活血，丹参、苦参清心安神，琥珀、磁石宁心安神。心阳不振或心肾阳虚者加桂枝、制附子等。

指导老师按语　心悸的病位主要在心，但与脾、肾、肺、肝四脏功能失调有关。如脾失健运，气血化生无源，或劳心过度，血液耗损过多，可致心脾两虚而出现心悸；若肾水不足不能上济心阴以涵养心阳，使心火独亢而出现心悸；若肺气虚损或肺的宣降失常，影响宗气的生成或气机阻滞不畅，势必影响心主血脉之功能，导致血液运行不畅而出现心悸；若肝血不足，牵及心血亏虚亦可出现心悸。心悸的病位在心，但可因他脏的功能失调而引起，故临床应审证求因，辨证论治。

（长沙市开福区青竹湖街道社区卫生服务中心洪海燕，指导老师：王东生）

医案八

周某，女，39 岁。2023 年 7 月 28 日初诊。主诉间发胸闷、心忡、气短 2 个月。现病史：患者自诉近 2 个月来出现胸闷心忡气短症，伴神疲乏力，夜寐梦扰，纳食一般，口干兼苦，大便软，日解 1 次。舌淡红，苔薄黄，脉细弦，有结脉之象。心电图示：偶发室性早搏。动态心电图：频发室性早搏。

辨　证　气阴两虚，肝胆失疏，心神失养。

治　法　益气养阴，疏肝利胆，宁心定悸。

处　方　生脉散合柴芩温胆汤加减。

西洋参 10g，麦冬 15g，五味子 5g，柴胡 10g，黄芩 10g，丹参 10g，枳实 20g，竹茹 10g，茯神 15g，炙远志 10g，柏子仁 10g，白术 10g，茯苓 10g，炙甘草 5g，石菖蒲 10g，龙骨 10g，煅牡蛎 20g。14 剂。水煎服，每日一剂，分 2 次温服。

二诊：2023 年 8 月 9 日。患者诉药后胸闷、心忡、心悸明显改善，神疲乏力亦获缓解，夜寐不谧，舌淡红，苔薄黄，脉细弦，偶有结象。治守原法酌加砂仁一味以行气醒脾和胃，上方加砂仁 8g，14 剂。

解　析　心动悸可分虚实两端，虚者不外气血阴阳亏损；实者多为痰饮瘀血、心火炽盛，且虚实之间又可兼夹错杂。本案患者气短、神疲乏力，伴口干，气阴两虚明显；口兼苦，脉弦，提示肝胆失疏，致生痰邪，阻滞心脉，心脉悸动，痰热内扰心神，则夜寐不谧。"损其心者，调其营卫"，故西洋参、麦冬、五味子即生脉散一补一润一敛，使气复津生，气阴两复；柴芩温胆汤加减疏肝利胆，清热化痰，少阳经气不利得复，心脉得通；再因该患者夜寐不谧，一味丹参，功同四物，活血通脉，养血安神；炙远志定心气、止惊悸，与石菖蒲联用，祛痰开窍，宁心安神；柏子仁主治惊悸，安五脏，养心安神；龙骨、煅牡蛎重镇敛神魂而定惊悸，除多梦而安定神魂，夜寐归宁。二诊患者诸症悉减，加砂仁一味以行气醒脾和胃，取"见肝之病，知肝传脾"之意，醒脾以养肝。

指导老师按语　心动悸，虽云其病在心神，气阴两虚，心神失养。然其咎却责之于肝胆失疏，肝为心之母，母病及子，胆气内通于心，故古人云："心悸怔忡宜治胆为主"。若能二者结合论治则其效或更加昭著。复诊时患者病情提示心气阴渐复，肝胆渐疏，故心神获养。

（湖南中医药大学第一附属医院彭亚平，指导老师：王行宽）

医案九

许某，男，55 岁。主诉：心悸反复 3 年，心房颤动射频消融术后 2 个月。现病史：患者 3 年前出现心悸，心电图示：心房颤动，先后服用过琥珀酸美托洛尔、稳心颗粒等药物，症状时有反复。2 个月前因心房颤动行射频消融术，术后规律服用吲哚布芬、普罗帕酮等药物。现症见：活动后心悸，偶有胸闷，神疲乏力，背胀明显，背部汗多，头晕，无头痛，脘痞纳呆，夜寐差，难以入睡，二便调。BP120/78mmHg，心率 90 次/min，律尚齐，各瓣膜听诊区未闻及明显的病理性杂音。舌淡胖，苔腻，舌下络脉瘀，脉涩。

辨 证 心脾气虚，痰瘀痹阻。

治 法 健脾益气，化痰通络。

处 方 归脾汤合桃仁红花煎加减。

党参 15g，炒白术 15g，茯神 15g，甘草 6g，法半夏 10g，桂枝 10g，瓜蒌 15g，百合 15g，桃仁 15g，红花 10g，赤芍 10g，川芎 15g，丹参 18g，当归 10g，香附 10g，酸枣仁 15g，合欢皮 15g。

解 析 患者中年男性，以心脾气虚，痰湿无法宣散，痰浊痹阻心脉，加之气虚无力推动血行，血脉瘀阻，出现心脉失养，故见活动后心悸、胸闷、神疲乏力；背部为督脉所覆，阳气循行，被痰湿与瘀血阻遏，难以充养头窍，则见背胀、背部多汗、头晕；湿邪困阻脾胃，故脘痞纳呆；脾虚运化失司，气血生化乏源，不能上奉于心，以至于心神失养，而出现夜寐差，难以入睡；舌淡胖，苔腻，舌下络脉瘀，脉涩为心脾气虚、痰瘀痹阻之象。方中以党参、炒白术益气健脾；法半夏燥湿化痰；川芎行气活血；桃仁、红花、赤芍活血祛瘀、畅通血脉；当归、丹参养血活血；香附理气宽中，补而不滞；瓜蒌宽胸散结，桂枝温通心脉、助阳化气；百合、合欢皮清心安神；酸枣仁养血安神；茯神宁心安神；甘草调和药性；诸药合用，健脾益气，祛瘀化痰，充养心之形，补益心之神。

指导老师按语 心主一身之血脉，心失养则血脉难通，脾虚则后天营气不足，生化无源，故宜心脾同调、痰瘀共治，从而心脉通，脾得健，痰化瘀祛，诸症悉去。

（湖南省中西医结合医院赵启，指导老师：喻正科）

医案十

杨某，女，47 岁。主诉：反复心悸 4 月余。现病史：心悸，多于情绪激动时症状加重，偶有胸闷，形体偏瘦，面色萎黄，口干，自觉烦热，时有乳房胀痛，纳差，夜寐欠佳，每晚睡眠 4～5h，偶有彻夜不眠，小便正常，大便干稀不调。查体：BP116/70mmHg，心界不大，心率 62 次 /min，律欠齐，每分钟可闻及 2～3 次早搏，心前区未闻及杂音。舌淡尖边红，边有齿痕，苔白，脉弦细。ECG 示：窦性心律，室性早搏。既往有乳腺增生病史。

辨 证 肝郁脾虚。

治 法 疏肝健脾，宁心安神。

处 方 丹栀逍遥散加减。

柴胡 10g，当归 10g，白芍 10g，炒白术 10g，茯苓 10g，牡丹皮 15g，薄荷

6g，法半夏 10g，山药 30g，栀子 15g，甘松 10g，酸枣仁 20g，首乌藤 30g，煅龙骨 20g，煅牡蛎 20g，合欢皮 15g，鸡内金 15g，炙甘草 5g。

二诊：患者心悸缓解，睡眠改善，早搏减少，仍纳差。原方去煅龙骨、煅牡蛎，加麦芽 30g、砂仁 6g。

三诊：患者无明显心悸，纳寐改善，无口干、烦热，要求服用成药，予以逍遥丸。

解　析　肝性喜条达，恶抑郁，为藏血之脏，体阴而用阳。心悸常由情志失调所诱发。若情志不畅，肝失条达，则肝体失于柔和，以致肝郁血虚，母病及子，心体失养，心神不宁，故见心悸；乳房为肝经循行之所，肝郁气滞，则乳房胀痛；肝郁化火，故口干，自觉烦热，扰及心神，夜寐差。肝木为病易于传脾，脾胃虚弱故形体偏瘦，面色萎黄，纳差、大便干稀不调。方用柴胡疏肝解郁；当归、白芍养血柔肝；茯苓、炒白术、法半夏健脾燥湿；栀子清三焦之热；牡丹皮清热凉血，使热清血静则肝不妄动；山药增强健脾补中、益气生津之力；少入薄荷以增疏散条达之功；煅龙骨、煅牡蛎重镇安神；酸枣仁、首乌藤养血安神；合欢皮理气解郁；鸡内金调畅腑气，消积通气；甘松行气，开郁醒脾；炙甘草益气补脾和胃。诸药合用，则肝郁得解，脾虚得补，心脉得通，心神得养，心悸渐消，诸症自愈。二诊时患者心悸、睡眠等症状改善，治疗有效，效不更方，去重镇安神的煅龙骨、煅牡蛎，仍纳差，加麦芽 30g，砂仁 6g，健脾化湿和胃。三诊时诸症均改善，无口干、烦热，热象已除，去清热的牡丹皮、栀子，单以逍遥丸以固疗效。

指导老师按语　肝郁脾虚证是心悸的常见证型。本案采取疏肝健脾法治疗，全程守方缓图，既注重疏肝解郁，又健脾固本，攻补兼施，标本兼顾，则心脉通畅，心有所养，心神安而心悸止。在治疗的过程中还需特别注重心理疏导，畅达情志，以期事半功倍。

（湖南省中西医结合医院赵启，指导老师：喻正科）

医案十一

邹某，女，72 岁。主诉：心悸、气促、头晕反复发作 10 余年。

现病史：自服降压药 10 余年，活动后气促，口干。查体：心律齐，无杂音，心界左移，A2＞P2，双肺（－），双下肢不肿，舌边尖红，苔薄白，脉弦。

辨　证　肝阳上亢。

治　法　平肝息风，补益肝肾。

处 方 天麻钩藤饮加减。

天麻 15g，钩藤 15g，牛膝 10g，茯神 10g，栀子仁 10g，黄芩 10g，杜仲 20g，桑寄生 30g，石决明 15g，首乌藤 15g，益母草 20g，甘草 6g。

解 析 《黄帝内经》云："时眩……病本于肾。"患者年逾七十，肾精亏虚而无以充盈髓海，为眩晕之本；《黄帝内经》亦载："诸风掉眩，皆属于肝。"肝阳偏亢，风阳上扰，化热扰心，为眩晕之标。患者头晕反复发作，舌边尖红，口干而脉弦，为肾阴不足，水不涵木，阴不敛阳的表现，故辨为肝阳上亢证。患者心悸、气促为心脏长期负荷代偿后，心功能下降所致，故叩诊可见心界左移，心脏听诊可见主动脉瓣听诊区第二心音大于肺动脉瓣听诊区第二心音（A2＞P2）。根据患者上述症状及辨证结果，宜采用天麻钩藤饮进行加减治疗。方中天麻、钩藤平抑肝阳，息风止眩，清肝止痉，共为君药。石决明长于平肝潜阳，清热明目；配以栀子、黄芩清肝降火，以折其亢阳；牛膝活血利水，引血下行，兼能补益肝肾；益母草合牛膝活血利水，以平降肝阳；杜仲、桑寄生补益肝肾以治其本。考虑到患者已年逾七十，肾阴亏损，故加大杜仲和桑寄生的用量；首乌藤、茯神宁心安神，再加少量甘草调和诸药。诸药合用，标本兼顾，以平肝息风治标为主，兼以补益肝肾，清热安神。

指导老师按语 我国古代中医典籍中并无高血压的相关论述，根据患者症状，可划分到中医学"眩晕"的范畴。本病的基本变化主要包括虚实两个方面，虚者肾精亏虚，髓海不足，或气血两虚而清窍失养；实者多见风、火、痰互结上扰清窍。本案患者年龄偏高，肾属水，肝属木，肾水不足，水不涵木，不能滋养肝阴，阴不敛阳，肝阳上亢则发为眩晕。患者有多年高血压病史，心脏长期负荷代偿，查体可见患者心界左移，日久左心室肥大，心功能下降，活动后可见明显气促。方中天麻、钩藤为君药，均入肝经，平肝息风止眩，现代药理学研究指出，大麻和钩藤均有降压和减慢心率的作用，既能减轻患者眩晕的症状，又能减少心脏负荷。石决明平肝潜阳，可加强君药平肝息风之效；牛膝补益肝肾，可入足厥阴肝经和足少阴肾经，补髓填精，益阴活血，二者共为臣药。栀子、黄芩均属于清热药，能清肝胆之火，药理研究表明二者均有降低血压的效果。益母草属于活血化瘀药物，其有效成分益母草碱，能减轻心肌缺血损伤，对心脏有一定的保护作用。杜仲、桑寄生补肝肾、强筋骨，针对眩晕之本，二者有效成分中的苷类物质还对神经细胞有一定的保护作用，能减轻患者头晕的症状，可兼顾眩晕之标。茯神与首乌藤性平，归心经，与其同用，可以安神宁心。方中再加入少量甘草，调和诸药。

（湖南中医药大学中医学院简维雄，指导老师：袁肇凯）

医案十二

范某，女，72 岁。主诉：心悸气促 2 年。2022 年 9 月 1 日初诊：心悸 2 年余，气短，动则气喘，眼睑浮肿，畏寒不能饮冷，舌质淡红，舌根苔黄腻，脉沉细。心电图显示：窦性心动过缓，窦性停搏，窦房传导阻滞，交界性逸搏。心脏彩超：左心房增大 35mm，主动脉瓣退行性改变，二三尖瓣、主动脉瓣轻度反流，规范西医治疗。

辨　证　肾阳亏虚，宗气下陷。

治　法　温阳益肾，升提宗气。

处　方　四逆汤合升陷汤加减。

制附片（先煎）10g，干姜 10g，桂枝 10g，细辛 3g，白参 10g，黄芪 30g，升麻 5g，柴胡 5g，桔梗 10g，薏苡仁 30g，黄柏 6g，砂仁 6g，炙甘草 10g。14 剂，煎服，日一剂，早晚分温服。

二诊：2022 年 9 月 13 日。服前方，心悸明显减轻，气短好转，睑肿减退，下肢不肿，畏寒，背冷汗出，不能饮冷，寐差，舌质淡红，苔根黄腻，脉沉缓。脉率 55 次 /min。处方：制附片（先煎）10g，干姜 10g，炙甘草 10g，桂枝 10g，白芍 10g，生姜 3 片 10g，大枣 10g，白参 10g，黄芪 30g，升麻 5g，柴胡 5g，桔梗 10g，茯苓 30g，细辛 3g，生龙骨（先煎）20g，生牡蛎（先煎）20g。14 剂，煎服法同前。

三诊：2022 年 10 月 13 日。心悸明显好转，脸肿减轻，活动耐力增加，二便正常，寐差，舌质淡红，苔薄白，苔根黄腻，脉沉缓。心电图：窦性心动过缓并不齐，偶发室上性早搏。前方加玄参 10g，黄柏 6g。14 剂，煎服法同前。

解　析　一诊证属少阴阳气亏虚，营卫不固，宗气下陷，方以四逆汤温肾阳，桂枝汤调营卫，升陷汤升固宗气；二诊汗出、畏风，以桂枝汤调和营卫，失眠加生龙骨、生牡蛎镇心安神，睑肿，加茯苓利水。三诊久用干姜、制附片，以玄参克制其燥性。舌根苔黄腻，用黄柏泻下焦肾浊。

指导老师按语　张锡纯汲取《黄帝内经》大气学说，以为胸中乃气海所居，心主血脉，心肺借宗气以为联结，宗气上走息道以行呼吸，贯心脉以行血，气行则血行，脉道通利，气虚则血瘀，脉络阻滞，不通则痛；痰浊趁心虚上犯，发为胸闷；心主神明，君火妄动则心悸不止。然高年之人，下元亏损，肾气先乏，气不归根则喘促，精不养神则衰惫，当补虚为主，泻实为辅，升陷汤不若回阳升陷汤更为稳妥，若取升陷汤，可酌情合贞元饮、固本丸之类燮理下焦，不至于升发太过，奉生不足。

（湖南中医药大学第二附属医院宾晓芳，指导老师：毛以林）

9. 郁证案

医案一

杨某，女，53岁，沅江人。情志不舒、全身疼痛4年，加重2个月。外院诊断为郁病，行疏肝解郁治疗，效不佳，遂来我院求治。刻诊：精神抑郁，情绪不宁，胸部满闷，全身疼痛，寒热往来，二便尚可，夜寐欠安，舌质淡，苔薄黄，脉弦细。

辨　证　少阳郁结，营卫不畅。

治　法　疏利少阳，调和营卫。

处　方　柴胡桂枝汤加减。

柴胡24g，桂枝9g，黄芩9g，白芍15g，半夏12g，党参15g，生姜3片，酸枣仁15g，栀子10g，首乌藤15g，郁金10g，大枣15g，甘草8g。7剂。水煎服。每日一剂，分2次服。

二诊：患者胸部满闷、全身疼痛均减轻，心情好转，守上方再进七剂，诸症消除。

解　析　郁病治疗常法多为疏肝解郁，然本案患者以胸部满闷，全身疼痛，寒热往来为主症。《伤寒论》第146条："伤寒六七日，发热，微恶寒，支节烦疼，微呕，心下支结，外证未去者，柴胡桂枝汤主之。"然《伤寒论》指出："营卫不通，血凝不流。"营卫运行失常可导致血液失于疏通而凝滞。本案患者定属少阳不利，营卫不和，当以疏利少阳，调和营卫，方以柴胡桂枝汤加减。本方诸药合用，切中病机，在治则治法上主旨在"和"，包括和枢机、和气血、和营卫而治疗郁病，诸症自解。

指导老师按语　如何治疗郁病，是一个临床医师常会面临的问题。医者认为主要从以下方面考虑：以心烦易怒、口渴便干为主的，柴胡加龙骨牡蛎汤是基础效方；以忧愁喜思为主的，逍遥三合（逍遥散、百地地黄汤、甘麦大枣汤）方为应证底方；而以心烦、骂詈明显属肝胆心火夹痰者，生铁落饮合温胆汤合蒙石滚石汤加减；以怕冷、神疲、惊悲忧虑为主者，桂枝加龙牡汤合四逆汤合妙香散化裁……但有些病并非如此典型和简单，不仅两者可以兼夹，而且还有其他常见的病机和可选之方。郁病之状，复杂多变，从上到下，从内到外，寒热虚实，难以明辨，医者当以从繁至简，抓住病机，方可收效。

（益阳市第一中医医院肖国庆，指导老师：杨征宇）

医案二

李某，女 42 岁。2023 年 1 月 4 日就诊。主诉：焦虑，抑郁，失眠 5 个月。现病史：因夫妻争吵而致失眠，每晚只能睡 1～2h，有时通宵不能睡。在中南大学湘雅附二院开了氟哌噻吨美利曲辛，有一定效果。心情抑郁，焦虑，情绪化。有时控制不住自己，易激动。氟哌噻吨美利曲辛已停 2 天。现在每晚能睡 3～4h。感染了新型冠状病毒，现仅有干咳。听到刺激的事情，肠胃不好，腹泻。体重减轻很快。每日大便 3～4 次。纳差，腹泻，曾于当地心理医师及中医师未见明显疗效。现仍存在头晕，脑胀，颈胀，背胀，乏力。既往史：甲状腺功能减退，乳腺结节。对青霉素（PNC）、头孢菌素过敏。体查：BP120/80mmHg，舌质淡红，苔白，舌缘有齿痕，脉细。神清，语利，查体合作，瞳孔等大等圆，对光反射灵敏，伸舌居中，颈软，心肺（-），腹平软，四肢肌力与肌张力正常，克尼格征、布鲁津斯基征、巴宾斯基征（-）。

辨　证　肝气郁结，胆郁痰扰。

治　法　疏肝解郁，化痰祛湿，宁心安神。

处　方　宁神温胆汤加减（经验方）。

半夏 12g，竹茹 9g，枳实 12g，陈皮 9g，甘草 6g，茯神 15g，酸枣仁 30g，柴胡 10g，郁金 10g，合欢花 10g，胆南星 10g，礞石 5g，生龙骨 30g，生牡蛎 30g，百合 10g，远志 10g，黄连 3g，厚朴 10g，栀子 3g，紫苏梗 10g。7 剂。

二诊：2023 年 1 月 11 日。睡眠较前改善，睡眠时间加长，后颈部不适，发胀，精神改善。自觉上眼睑无力，视物稍觉昏花。舌质淡红，苔薄白，舌缘有齿痕，脉细。前方加菊花 10g，千年健 10g。7 剂。

解　析　本案患者为中年女性，因与老公争吵发生失眠，恼怒伤肝，木郁不达，气郁化火，上扰心神则不寐，情志不舒，中焦郁火不解，内灼阴津，清阳不升，邪阳上扰，郁火内灼，故夜难入寐，睡眠质量不高。宁神温胆汤为王教授经验方，由温胆汤合酸枣仁汤加减。方中半夏、竹茹、胆南星、礞石化痰祛湿，酸枣仁、茯神、远志宁心安神，柴胡、郁金、合欢花疏肝解郁，生龙骨、生牡蛎重镇安神。二诊时患者睡眠质量提高，精神改善，视物稍觉昏花。故加菊花 10g 清利头目，千年健 10g 强健骨骼。

指导老师按语　不寐在《黄帝内经》中称为"目不瞑""不得眠""不得卧"，《黄帝内经·素问》中记载有"胃不和则卧不安"是指"阳明逆不得从其道""逆气不得卧，而息有音者"，后世医家延伸为凡脾胃不和，痰湿、食滞内扰，以致寐不安者均属此。在而"心藏神""肝藏魂""心主血脉""肝主藏血"，本案中患者因与其家人争吵情志不畅，肝气郁结，疏泄不利，肝郁日久化火；火陷于血，烁营阴，血热传心，扰乱心神，以致焦虑失眠，而致焦虑状态；肝木乘脾土，化源不足故见纳差，脾虚而见腹泻。故疏肝解郁，健脾养血，宁心安神。

（湖南中医药大学第二附属医院董大立，指导老师：王净净 孙绍裘）

医案三

赵某，女，68岁。头晕目眩，无耳鸣，记忆减退，无明显腰痛。神疲乏力，易汗出，手足心热，然又畏冷，夜寐不易入眠，心烦，焦虑。纳食尚可，口干苦，夜尿2～3次，大便溏稀，日解2次，舌淡红，苔薄黄，脉弦细。

辨 证 心肾不交。

治 法 补益肝肾，交通心肾。

处 方 天王补心丹加减。

西洋参10g，天冬10g，麦冬10g，五味子5g，熟地黄15g，山药10g，山茱萸10g，柴胡10g，黄芩10g，茯神15g，茯苓10g，炒酸枣仁20g，炙远志5g，莲子心15g，天麻10g，枸杞子15g，沙苑子10g，首乌藤20g，浮小麦20g，黄芪20g。14剂，水煎服，每日一剂，分2次温服。

并嘱患者避风寒，慎起居，少食膏粱厚味，避免过度劳累。

解 析 现代医学中的抑郁症、焦虑症、更年期综合征等疾病都可参照郁证进行辨证论治。《景岳全书·郁证》："凡五气之郁，则诸病皆有，此因病而郁也；至若情志之郁，则总由乎心，此因郁而病也。""初病而气结为滞者，宜顺宜开；久病而损及中气者，宜修宜补。然以情病者，非情不解。"患者久病郁火伤之阴，阴伤则火盛，相火出游，扰及心神，虚实夹杂，病情迁延不愈。患者脉弦为肝郁之象，脉细为阴伤之征，五心烦热为相火扰心所为，其余口干口苦、焦虑抑郁皆属于肝气不畅，头晕目眩则为肝肾阴虚。肝肾阴伤，气化无由，且壮火食气，故又见气虚之症，如神疲乏力、大便溏稀等皆是。故取柴胡疏肝针对病因病本；沙苑子、枸杞子、天冬、麦冬、熟地黄、山药养三焦阴血，针对病久伤阴；西洋参、黄芪益气，远志、茯苓、茯神、五味子、首乌藤安神，则针对当前所苦所疾之标症。处方标本兼顾，多方合力，共奏疏肝解郁、滋补肝肾、益气安神之功。

指导老师按语 患者郁证、不寐、脑络痹并见，辨证总属肝肾亏虚，气阴不足。故见脑络不畅，肾水无以济心火，且加之肝胆失疏，痰热内扰，故见神魂失于宁谧。

（湖南中医药大学第一附属医院邹译娴，指导老师：王行宽）

医案四

陈某，女，59岁。主诉：心悸，胸闷2年余，加重3个月。现病史：患者自诉2年前因家中变故出现胸闷、心悸等症状，情绪不佳时尤为明显，心痛时作，痛如针刺，伴有倦怠乏力，睡眠不佳，难以入睡，容易惊醒。饮食正常，二便正常。心电图未见明显异常，心脏彩超提示：二尖瓣、主动脉瓣少量反流，左心室舒张功能减退，收缩功能正常。血脂：胆固醇及甘油三酯升高，同型半胱氨酸升高。焦虑自评量表（SAS）评分升高。舌质淡暗或有瘀斑，脉涩。

辨　证　肝气郁结，心血瘀阻。

治　法　活血化瘀，理气通络。

处　方　血府逐瘀汤合逍遥散加减。

当归10g，生地黄20g，桃仁8g，红花8g，枳壳10g，牛膝10g，川芎10g，柴胡10g，赤芍15g，三七粉5g，桔梗10g，茯神15g，首乌藤15g，甘草6g。7剂，每日一剂，水煎，分2次服。

二诊：患者诉胸闷痛有所减轻，夜间睡眠仍不佳，予原方加黄芪30g，酸枣仁15g。15剂。

三诊：患者诉胸闷胸痛症状较前明显缓解，发作次数减少，夜间睡眠时间延长，倦怠感减轻。

解　析　肝气郁结，会影响心气的畅通及血脉的运行，而产生瘀滞，使心失于养，心神受扰而发心悸。本证有两个关键致病因素：气滞、血瘀。气滞责之于肝，血瘀则着重在心。方中桃仁破血行滞而润燥，红花活血祛瘀以止痛，一上一下，逐瘀活血共同为君药。赤芍、川芎助君药活血祛瘀，牛膝活血通经，祛瘀止痛，引血下行，共为臣药。柴胡疏肝解郁，升达清阳，桔梗开宣肺气，载药上行，合枳壳一升一降，开胸行气，使气行则血行，均为佐药。生地黄凉血清热，合当归、三七粉又能养阴润燥，使祛瘀不致伤血，茯神、首乌藤养心安神，甘草调和诸药。

指导老师按语　肝失疏泄，气机郁结，则情志抑郁；久郁不解，失其柔顺之性，故急躁易怒。心脉由于各种诱发因素致脉不充盈，心之阳气不足以推动血液运行，则容易导致瘀血内阻、气机阻滞，而出现心痛时作，痛如针刺，唇甲青紫，舌质淡暗或有瘀斑，脉涩或结代等血瘀之象。若寒凝血瘀或阳虚血瘀者，伴畏寒肢冷，脉沉细或沉迟，可加干姜、桂枝或肉桂、高良姜等温通散寒之品，或人参、附子等温阳益气之品。若肺气虚伴有气短乏力，自汗，脉细缓或结代，为气虚血瘀之象，当益气活血，可加人参、黄芪等益气健脾补肺祛瘀之品。另外，本病多本虚标实，病情缠绵，故破血之品应慎用，且不可久用、多用，以免耗伤正气。

（湖南省中医药研究院附属医院朱筱婧，指导老师：喻正科）

医案五

李某，女，36岁。2023年2月24日初诊。主诉：情志不舒1个月。患者因流产后一直情绪不舒，多思，夜不能寐。间断服褪黑素等治疗，症状无明显好转。现症见：畏寒胸闷，心悸乏力，心中烦闷，遍体酸楚，动则汗出，口不渴，食纳不香，睡眠差，小便利，大便调，舌质红、苔黄，脉细弦。

辨　证　邪郁少阳，枢机不利。

治　法　疏肝解郁，和解少阳。

处　方　小柴胡汤加减。

柴胡10g，黄芩10g，姜半夏10g，太子参10g，广郁金10g，合欢皮10g，佛手15g，炒麦芽20g，陈皮10g，炙甘草6g，生姜3片，大枣5枚。14剂，水煎服，每日一剂，分2次温服。

二诊：2023年3月10日。食欲较前好转，烦减，但心情仍显郁闷，仍夜寐不宁。守方加生龙骨30g，生牡蛎30g，首乌藤15g。续服14剂。舌质红、苔薄黄，脉细弦，诸症较前减轻。

三诊：2023年3月24日。患者诸证基本好转，效不更方，续服7剂。随诊1个月后诸症痊愈。

解　析　中医认为肝主藏血，"治女从肝"。妇人以血为本，以气为用。而足厥阴肝经与足少阳胆经互为表里，同司疏泄。其性喜条达而恶抑郁，喜疏泄而恶凝滞，为表里阴阳顺接之枢纽，掌内外出入之道，司上下升降之机。小柴胡汤在《伤寒论》中被誉为和解少阳、疏肝解郁第一方，第96条所描述的"胸胁苦满，默默不欲饮食，心烦喜呕，或胸中烦而不呕，或渴，或腹中痛，或胁下痞硬，或心下悸，小便不利，或不渴，身有微热，或咳者"，仲景云该方证"但见一证便是，不必悉具"。小柴胡汤和解治法，能使清阳升而邪解，所谓木郁则达之也。方中柴胡气质轻清，升达疏透；黄芩苦寒质重，清泄邪火，二者相伍，外透内泄。姜半夏、生姜调理胃气，降逆止呕；炒麦芽、陈皮行气健脾，疏肝理气，助消化，太子参、炙甘草、大枣扶助正气，培土和中。三组药物既可防木邪犯土，亦可扶正以助柴胡、黄芩祛邪。加入广郁金、佛手行气解郁，合欢皮、首乌藤安神助眠，生牡蛎、生龙骨伍用加强疏肝、镇肝的同时又能安神定志，对抑郁症的烦躁、失眠可谓有标本兼顾的作用。全方攻补兼施，寒温合用，升降协同，内外并举，可疏利三焦，宣通内外，调达上下，和畅气机。

指导老师按语　妇女以气血为主，多愁善感，性格脆弱是生理特点。患者流产后情志抑郁，肝失条达，疏泄失常，肝气郁结，厥阴经与少阳经互为表里，厥阴肝经气机受阻则影响少阳经的气机输布，少阳经为气机升降之枢纽，现少阳枢机不利，气机郁滞不舒，气血互结不通，气血津液不行，木不疏土脾失运化之职，则饮食减少，生化乏源，营养渐耗，心失所养，神失所藏。

（长沙市开福区青竹湖街道社区卫生服务中心洪海燕，指导老师：王东生）

医案六

颜某，男，26岁。主诉：胸闷、烦躁不安1年余。现病史：患者1年前因工作压力大，逐渐出现胸闷喜叹气，烦躁不安，情绪波动大，两胁疼痛，肢体困重，易腹胀，纳差，夜寐欠佳，多梦易醒，小便可，大便黏腻。BP110/80mmHg，心率78次/min，心界不大，律齐，无杂音。舌淡，苔厚腻，脉滑。

辨　证　肝气郁结，痰湿阻滞。

治　法　疏肝解郁，豁痰祛湿。

处　方　二陈平胃散加减。

苍术15g，法半夏10g，厚朴10g，陈皮10g，茯苓15g，酸枣仁20g，川芎12g，柴胡10g，石菖蒲10g，首乌藤20g，合欢皮20g，郁金10g，甘草5g，15剂。

二诊：胸闷较前明显改善，情绪较前平稳，胁痛好转，睡眠有改善，仍较差，纳欠佳，二便尚可。舌淡，苔厚腻，脉滑。原方去郁金，加麦芽30g，煅龙骨30g，煅牡蛎30g。15剂。

解　析　患者因工作压力大，情志异常发病。肝气郁结，肝失疏泄，故见胸闷喜叹气，烦躁不安，情绪波动大；两胁为肝经循行之处，肝郁则胁痛；肝郁抑脾，脾虚则水湿自生，水湿阻碍气机运行则郁更甚；脾主运化，喜燥恶湿，湿盛困脾，则脾不健运，气机阻滞，故见腹胀，纳差；湿性重浊，脾主肌肉，湿盛故肢体困重，湿邪下注故黏腻。方中陈皮理气和胃而化痰湿，以助脾运；苍术、法半夏燥湿化痰；厚朴理气化痰，使气行湿去，则脾自运化；石菖蒲祛痰湿而开头窍；茯苓健脾祛湿；柴胡、郁金疏肝理气；酸枣仁养血宁心安神；合欢皮解郁宁心；首乌藤养心安神且兼通络之效；川芎活血行气；甘草调和诸药。二诊守原方加减，继续以疏肝解郁、健脾祛湿为主，加用煅龙骨、煅牡蛎潜阳安神，加强对于肝气的潜藏及疏泄；食欲欠佳，加用麦芽健脾开胃。

指导老师按语　《金匮钩玄》中提到"郁者，结聚而不得发越也，当升者不得升，当降者不得降"，便是情志致病，该病初起为肝郁脾虚，在祛痰湿的同时需要把握根本，则病可根治，如仅仅祛痰湿，病必复。在诊治过程中，还需适时潜降肝气，改善睡眠食欲，将影响情绪的身体因素清除，同时告知患者改善心态，必要时心理干预，对促进疾病的好转乃至痊愈都甚有裨益。

（湖南省中医药研究院附属医院赵启，指导老师：喻正科）

🐚 医案七

罗某，男，30岁。2023年8月5日初诊。主诉：情绪抑郁有3年；3年来情绪抑郁，有时情绪低落，白天感头晕，活动后加重，晚上入睡困难，有时能睡7~8h，有时彻夜不眠，时服阿米替林（2天吃半片），纳可，大小便调。舌淡胖大，有齿痕，苔薄白、脉弦滑，BP100/70mmHg，既往有脂肪肝，诉尿酸偏高（480μmol/L）。

辨 证 痰气郁滞。

治 法 理气化痰，疏肝解郁。

处 方 顺气导痰汤加减。

木香6g，香附10g，胆南星6g，法半夏10g，茯苓10g，陈皮6g，枳实10g，天麻10g，黄连6g，肉桂3g，石菖蒲10g，郁金10g，远志10g，贯叶金丝桃6g，合欢皮10g，生龙齿15g，甘草6g。7剂，水煎服，每日一剂，早晚两次分服。

解 析 本案特点为青年男性，痰气郁滞导致情绪抑郁，头晕，活动后加重，夜寐差，舌淡胖大，有齿痕，苔薄白、脉小弦等临床表现；导痰汤由二陈汤去乌梅，加枳实、胆南星而成，有燥湿豁痰、行气开郁之功。顺气导痰汤在导痰汤基础上加入木香、香附两味药理气化痰；同时本案痰久郁而化热，故加用贯叶金丝桃清热理气解郁，远志、生龙齿宁心安神，镇惊安神。

指导老师按语 痰是众多疑难病的病因之一，有"怪病多痰""顽证多痰"之说，故治痰为疑难病治疗要义。同时痰作为病理产物，痰的产生、聚散与气机的畅滞密切相关，所谓"气滞则痰凝，气顺则痰消"，故疏利气机有助于痰的消除。因而顺气导痰汤在导痰汤基础上加木香、香附等疏肝理气之品；在清《本草求真》中述："（香附）专属开郁散气，与木香行气，貌同实异。木香气味苦劣，故通气甚捷，此则苦而不甚，故解郁居多，且性和于木香，故可加减出入以为行气通剂。"二者合用，顺气开郁，并进一步促进"导痰"，故治疗痰气郁结病证疗效佳。

（湖南中医药大学第一附属医院卢青，指导老师：程丑夫）

第四节　肝胆病证医案

1.黄疸案

医案一

方某，男，40岁。因乏力纳差2年半，伴身目尿黄5天来就诊。患者有慢性肝炎病史（大三阳），2年半来乏力、纳差，入院前5日因受寒病情突然加重，出现尿黄，如浓茶样，身目发黄，乏力、纳差加重，伴恶心，呕吐。就诊时见：精神疲乏，四肢无力，恶心呕吐，厌油、食欲不振，口干口苦，右胁肋隐痛，全身皮肤及巩膜重度黄染，尿深黄，舌稍红，苔黄腻，脉濡。辅助检查示肝功能：总胆红素/直接胆红素（TBil/DBil）322.2/179.4μmol/L，天冬氨酸转氨酶/丙氨酸转氨酶（AST/ALT）568.3/757.78U/L，白蛋白/球蛋白（A/G）42.8/25.6g/L，乙型肝炎病毒基因（HBV-DNA）7.68×10^{6}U/mL，凝血酶原时间23s，活动度32.6%。

辨　证　湿热并重。

治　法　清热利湿，利胆退黄。

处　方　甘露消毒丹加减。

茵陈20g，滑石10g，木通10g，藿香10g，豆蔻6g，黄芩10g，连翘10g，大黄6g，金钱草12g，赤芍15g，甘草3g。10剂，日一剂，水煎服，早晚分服。

配合抗病毒、护肝、利胆、抗感染、能量支持及其他对症支持治疗后，患者自觉恶心、呕吐减轻，皮肤巩膜黄染明显消退，复查TBil 177.3μmol/L，效不更方，继续治疗半月后好转出院，出院时复查肝功能：TBil/DBil 72.4/53.6μmol/L，AST/ALT 58.9/43.8U/L，A/G 40.8/29.7g/L。

解　析　湿热交蒸，蕴而化毒，充斥气分，故见口干口苦，湿邪困遏清阳，水谷精微运化不行，清阳不充四肢，见四肢无力、精神疲倦乏力；湿热熏蒸肝胆，胆汁外溢，则见身目发黄；湿热下注于膀胱，气化不利，见小便短赤，是以病涉三焦，虽然病症繁杂，但皆由湿热蕴毒所致，故当总以清热解毒，利湿化浊为治疗大法。方中针对湿热蕴结的主要病机，应用清热利湿退黄要药之茵陈、黄芩，合滑石利水渗湿、泻火解毒，三药相伍，切中湿热并重之病机。臣以豆蔻、藿香行气化湿，醒脾和胃，令气畅而湿行，协助君药增强祛湿之力。加连翘突出辛香宣透之力，增强全方解毒之效。"治湿不利小便，非其治也"，故以木通清热通淋，使得湿热从小便而去。湿热毒盛，最易入营伤血，故重用赤芍、大黄性凉兼化瘀之品，防止毒邪深入，形成血瘀毒热证，出现谵妄等邪陷厥阴之症。全方苦寒芳化渗利同用，上解中化下利并行，为治疗湿热疫毒的常用方。

指导老师按语 肝瘟由湿热疫毒，蕴结气分所致，西医"重症肝炎"也属此范畴。本症起病急骤，病情险恶，病变极快，属黄疸中之重症，治疗与一般湿热黄疸不同。重症肝炎病因湿热毒盛，最易入营伤血，形成血瘀毒热证，故治疗重在解毒，贵在化瘀。甘露消毒丹被称为"治湿温时疫之主方"，针对湿热，上焦芳香清宣，中焦清热解毒，下焦淡渗清利，又能兼调肺脾胃，应用于肝瘟此湿热疫毒类疾病往往能有不错的疗效。

（湖南中医药大学第一附属医院彭建平，指导老师：孙克伟）

🍃 医案二

王某，男，45岁。因发现HBsAg阳性3年，身目黄染、食欲下降30天就诊。患者3年前因肝功能异常，HBV-DNA阳性开始服用恩替卡韦抗病毒治疗，6个月前自行停药，30天前出现乏力、易疲劳，食欲下降，恶心、厌油，尿黄如浓茶样，身目发黄，在当地医院住院治疗，先后行4次人工肝血浆置换术，效果欠佳，身目黄染加重。就诊时见：身目黄染，黄色晦暗鲜明不甚明显，小便不利，色黄，乏力明显，腹胀，稍口干口苦，痞满，纳差，精神不振，舌淡红，边有齿痕，苔薄黄，脉数。辅助检查示肝功能：A28g/L，ALT/AST 159/179U/L，TBiL/DBiL 619/382μmol/L，HBV-DNA 5.49×10^{6}U/mL，凝血酶原时间（PT）44s。

辨　证　阴阳黄。

治　法　温阳化湿，化瘀退黄。

处　方　茵陈术附汤加减。

茵陈30g，白术10g，附子6g，大黄6g，赤芍50g，葛根30g，丹参15g，郁金10g，生薏苡仁30g，白花蛇舌草15g。5剂，日一剂，水煎服，早晚分服。

服药后患者腹胀减轻，食欲增加。原方续服7剂，患者黄疸有所消退，精神好转，纳食好转，但患者大便溏稀，四肢欠温，舌淡，苔薄白，脉弦细。复查肝功能：A32.6g/L，TBiL/DBiL 345.5/278.25μmol/L，ALT/AST 101/174U/L，PT 41s。在原方基础上，加大附子、白术剂量，附子改用10g，白术改用15g。住院第4周患者精神明显好转，乏力缓解，身目黄染明显减轻，四肢转温，大便正常，舌淡红，苔薄白，脉弦细。住院第6周，患者精神可，身目轻度黄染，纳食可，无乏力，四肢温，予以出院，出院时肝功能：TBil/DBil 79/46μmol/L，ALT/AST

43/24U/L，PT23s。

解　析　方中茵陈清热利湿退黄，治疗黄疸之标。考虑长期服药病史，外院多次行血浆置换术，导致损伤脾胃而致脾胃亏虚，黄疸土虚木郁，故以白术健脾益气升阳，治疗黄疸脾虚之本；肾为水之主，以附子温肾阳，肾阳旺则水湿祛；大黄性味苦寒，活血化瘀，解毒退黄，用其以推陈出新之功；黄疸贵要化瘀，大剂量赤芍活血化瘀，且赤芍味苦能泻，酸以入肝，专泻肝火，兼以利胆退黄；黄疸必要解毒，白花蛇舌草助大黄以清热解毒；水道梗阻，小便不通，湿邪无外泄之路，故以生薏苡仁利湿通淋，导毒热从小便中去，葛根升清阳，启汗孔，通畅经络，生津止渴，患者精神不振，且有肝炎基础病，郁金活血清心，并防热邪深入营血而伤心神，兼以配合赤芍加强活血散瘀之效。方中寒温并用，通补兼施，标本同治，中阳健运则邪无滋生之源。

指导老师按语　由于当代气候等外部环境的变化，肝病疾病谱也有改变，西医治疗，尤其是长期使用抗生素及反复行人工肝血浆置换术，易伤脾阳，导致非阳黄证的发生。临床可见黄疸阴黄、阳黄区别不甚明显，处于阴黄阳黄中间，其病机为脾虚兼湿浊或湿热，可将其定义为"阴阳黄"范畴。虽然湿热是黄疸的核心病机，但纯用寒凉，易伤脾土，反成腹胀。在阴阳黄阶段，阳气已伤，适当应用温阳健脾药物，一则防止苦寒伤胃，二则有助于振奋中阳，湿邪祛而热可清，这也正符合仲景"于寒湿中求之"的思想。

（湖南中医药大学第一附属医院彭建平，指导老师：孙克伟）

医案三

陈某，男，35岁。因纳差、厌油、尿黄1周来就诊。就诊时见：恶寒低热，无汗，身目俱黄，纳差，厌油，腹胀，偶有恶心嗳气，小便不利而色黄，舌质红苔薄黄，脉数。患者既往无乙型肝炎（乙肝）病史。辅助检查：TBil/DBil 104/87μmol/L，ALT 214 U/L，AST 204 U/L。

辨　证　阳黄兼表证。

治　法　清利湿热，发汗利水。

处　方　麻黄连翘赤小豆汤加减。

麻黄6g，连翘9g，苦杏仁9g，赤小豆30g，桑白皮10g，生姜6g，大枣5枚，炙甘草6g。7剂，每日一剂，水煎服，早晚分服。

配合西药护肝、利胆等治疗。服药7剂后，患者无恶寒发热，身、目黄染明显消退，但仍有厌油，纳食增加，腹胀减轻，舌红苔黄，脉数，续予以清利湿热之茵陈蒿汤加减。服药7剂后黄疸消退，诸症消失。门诊复查肝功能正常。

解　析　太阴湿土，为表邪所闭，故身发黄，故以解表散寒之麻黄为君，麻黄泻皮毛之郁，开腠理使得表邪去；苦杏仁降利肺气，配合麻黄恢复肺气宣发肃降，又可制麻黄耗散肺气之弊；胆胃之气上逆，浊气熏冲，可见恶心嗳气，甚至呕吐，连翘用以治太阴病，瘀热在里而发黄，清胃胆上逆之瘀热，小便不利则热不下泄，故瘀热在里，一则汗而发之，用麻黄，二则小便利则湿随便去，故以赤小豆利水而泻湿热；桑白皮气寒，味苦酸，可升可降，气寒可利水，除肺中水气，消水肿而利水道，合赤小豆共利湿邪。生姜、大枣也是调和营卫的一个小结构，两味药相和，在外调和营卫，在内调和脾胃，因营卫也属于气血的浅层，故也可认为生姜、大枣可调和气血，炙甘草作为使药，调和药性。全方麻黄、苦杏仁发皮毛以散水于外，桑白皮利水于内；连翘散血分之热，赤小豆疏血分之结；生姜、炙甘草、大枣调和脾胃，协助诸药到达肌肉，切合"伤寒在表，瘀热发黄"的病机。

指导老师按语　麻黄连翘赤小豆汤出自《伤寒论》：伤寒瘀热在里，身必发黄。邪气在表有失解散，伤寒郁热与胃中湿气互结，湿盛腹满，胆胃之气上逆，相火愈遏，湿化为热，湿邪外无出路，发为黄疸，故治疗上应解表与利湿双管齐下，使得湿邪可表里分解。

（湖南中医药大学第一附属医院彭建平，指导老师：孙克伟）

医案四

刘某，男，45岁。2022年9月8日初诊。主诉：身目尿黄伴发热、呕吐、恶心1周。现病史：患者1周前无明显诱因出现身目发黄，伴恶心呕吐，厌油腻，既往体健，否认慢性乙型、丙型肝炎病史，否认饮酒及药物史。现症见：身目发黄，恶心呕吐，厌油腻，疲乏纳差，口干口苦，大便干燥，小便黄，舌苔黄、脉弦数。实验室检查肝功能：ALT 523 U/L，TBil 35μmol/L，抗-HAV阳性。

辨　证　湿热内蕴。

治　法　清热解毒，利湿退黄。

处　方　茵陈蒿汤加味。

绵茵陈30g，栀子10g，生大黄（后下）10g，龙胆10g，白花蛇舌草15g，竹茹10g，小通草10g，丹参15g，郁金10g，薏苡仁30g，甘草5g。7剂，水煎服，每日一剂，早晚分服。

二诊：2022 年 9 月 15 日。服药后发热、恶心、呕吐等症状消失，食欲精神好转，大便正常，小便淡黄，唯夜寐有些口干口苦，舌苔薄黄，脉弦细不数。化验肝功能：ALT 85U/L，TBil 20μmol/L。因湿热减轻，消化道症状好转，仍宗前方去龙胆、竹茹。再进 7 剂。

三诊：2022 年 9 月 22 日。患者自觉症状基本消失，食纳恢复，二便为常，舌苔白薄，脉弦细。化验肝功能正常。病情趋愈，为巩固疗效，前方去栀子、大黄、薏苡仁，茵陈减量至 15g。再服 10 剂，追踪一个月未见复发。

按语：急性黄疸型肝炎，属中医"黄疸病"范畴，按"阳黄、阴黄"辨证施治。其病因为感染湿热毒邪蕴结肝胆，疏泄失常，胆汁外溢于肌肤，故身目发黄而色泽鲜明。因热邪偏重，故症见发热口渴，口干咽苦，恶心呕吐，乃湿热熏蒸，胃浊上逆所致。小便短少而黄，为湿热下注膀胱，气化不利所致。湿热蕴结于肠胃，气机阻滞，腑气不通，故腹部胀满，大便干结。舌苔黄腻、脉象数弦，均为肝胆湿热之证候。此案以茵陈蒿汤加味，方中绵茵陈苦平微寒，寒能清热，苦能燥湿，既能发汗使湿热从汗而出，又能利水使湿热从小便而去，是治疗黄疸的要药。它与苦寒泻火、通利小便的栀子同用，则能直导肝胆湿热出小便外泄。生大黄苦寒泄热，荡涤胃肠，不但能协助绵茵陈、栀子以泄郁热，并能通大便以泻结实。三药都是苦寒泄利之品，所以主治身热、便秘的阳黄热症。方中绵茵陈清热利湿，疏利肝胆为君；栀子清泄三焦湿热，并可退黄为臣；大黄通利大便，导热下行为佐，三药相配，使湿热之邪从二便排泄，湿去热除，则发黄自退。用茵陈蒿汤加龙胆、白花蛇舌草、小通草清热解毒，利湿退黄，佐丹参、郁金疏肝活血，有利于退黄，竹茹清热除烦止呕，薏苡仁健脾利湿，甘草调和诸药，共奏清热解毒、利湿退黄之功，药后症状减轻，故于方中减去大黄、龙胆等苦寒之味，以免苦寒太过损伤脾胃。

指导老师按语　《伤寒论》云："伤寒七八日，身黄如橘子色，小便不利，腹微满者，茵陈蒿汤主之。"病因皆缘于邪热入里，与脾湿相合，湿热壅滞中焦。黄疸灿灿如金色，伴大便秘结、口干口苦、纳差等中焦湿热、热重于湿征象，辨证属阳黄，治当以清热利湿、活血退黄为法，方选以茵陈蒿汤。

（湖南中医药大学第一附属医院张涛，指导老师：孙克伟）

医案五

周某，男，40 岁。2022 年 1 月 3 日初诊。主诉：反复身目发黄 2 年余，再发伴进行性加重 10 天。现病史：患者 2 年前始出现身目发黄，在当地医院检查发现慢性乙型肝炎，一直未行抗病毒治疗，症状时有反复。10 天前再次出现身目发黄，在当地医院治疗 5 天，黄疸继续加深，并且觉头昏、嗜睡、呃逆，鼻衄等证候。现症见：伴神疲乏力，嗜睡，厌油，恶心呕吐，纳食大减，口干口苦，全身皮肤及巩膜发黄，小便深黄，眼结膜充血，舌质红，苔黄干燥，脉弦数。实验室检查示：TBiL 1322 μmol/L，ALT 153U/L，A/G 42.8/25.6g/L；HBsAg、HBeAg、抗 -HBc 均为阳性，HBV-DNA 阳性，凝血酶原时间 20s。

辨　证　热毒炽盛，欲陷心包。

治　法　解毒化瘀退黄。

处　方　解毒化瘀汤加减。

茵陈 30g，赤芍 30g，丹参 15g，大黄 10g，白花蛇舌草 15g，郁金 10g，菖蒲 10g，栀子 10g，半枝莲 15g，甘草 6g。7 剂，水煎服，每日一剂，早晚分服。送服安宫牛黄丸 1 粒，日服 2 次，恩替卡韦抗病毒。

二诊：2022 年 1 月 10 日。仍身目发黄，头昏嗜睡已解，进食后仍有腹胀，口干喜饮，未再鼻衄，有少量牙龈出血，眼结膜充血好转，舌脉依然。仍守原方，改赤芍 60g，加枳壳 10g。7 剂。

三诊：2022 年 1 月 17 日。患者黄疸逐渐消退，食欲增多，精神复常。检查：TBiLl 175μmol/L。B 超提示：肝硬化腹水，肝前腹水。又有少量牙龈出血，舌质红绛无苔，脉弦细，仍守上方，减解毒化瘀之品半枝莲、大黄，加养阴清热之药，生地黄 10g，麦冬 10g，随证加减。又服 14 余剂。精神纳食如常，复查肝功能接近正常，出院后追访 1 年未见复发。

解　析　本案为湿热疫毒侵犯脾胃，损伤肝胆或热毒炽盛，弥漫三焦，肝气郁结，脉络瘀阻，病情进展迅猛，湿热化火，入营动血。毒邪内陷危及心包为重症肝炎之成因。其病因病机主要是热毒炽盛，脉络瘀阻。故解毒化瘀是解决本病的主要关键。解毒化瘀汤具有解毒化瘀的作用，热毒清、肝火宁、瘀血化、病自除。方中栀子、茵陈、大黄、白花蛇舌草解毒清热，除湿退黄，郁金疏肝解郁，赤芍、丹参化瘀凉血，使瘀血得散，气机得畅，则湿自化，菖蒲利水化湿，开窍醒脑。甘草调和药性，诸药合用，功在解毒清热，化瘀利湿。

指导老师按语　肝衰竭多属中医"急黄""瘟黄"之范畴。湿热毒盛，病情凶险，传变极快，易伤营血，形成"毒""瘀"胶结的血瘀毒症，治疗关键"重在解毒，贵在化瘀"。采取快速截断的果断措施，早用解毒化瘀汤，以阻断温邪热毒侵犯营血，扭转病机，预防变证热毒内陷心包等危证发生。本方中不仅有大量清热解毒、利湿退黄之品，同时重用赤芍等凉血解毒、化瘀消黄之药，针对病因病机，使血中之热毒解、瘀血除，则黄自退，病自愈。

（湖南中医药大学第一附属医院张涛，指导老师：孙克伟）

医案六

陈某，男，45 岁。2022 年 7 月 3 日初诊。主诉：发现 HBsAg（＋）3 年，身目黄染 1 月余。现病史：患者 3 年前体检发现 HBsAg（＋），当时肝功能正常，未系统诊治。1 月余前因身目黄染入院治疗。入院查 TBiL 1534μmol/L，ALT 263U/L，PT 44s（PTA13%）；HBsAg、HBeAg、抗 -HBC 均为阳性，HBV-DNA $5.68×10^6$IU/L。先后以血浆、白蛋白支持疗法、替诺福韦抗病毒治疗、护肝等西医综合治疗，中药第一次处方以凉血解毒化瘀方加减。治疗后患者病情无明显好转，并出现腹水、肠道感染等。现症见：巩膜、皮肤重度黄染，极度乏力，纳呆、腹胀，食后加重，口干不欲饮，舌淡、舌苔腻夹黄，边有齿痕，脉弦数。

辨　证　脾虚瘀黄。

治　法　温阳化湿，化瘀退黄。

处　方　温阳解毒化瘀方加减。

赤芍 60g，制附片 6g，茵陈 30g，白术 10g，丹参 15g，薏苡仁 30g，甘草 6g。14 剂，水煎服，每日一剂，早晚分服。

2022 年 7 月 17 日：黄疸较前明显消退，仍感乏力，食后腹胀。守原方，加太子参 10g，枳壳 10g。14 剂。

8 日 1 日出院时情况：TBil/DBil 78/25μmol/L，HBV-DNA 低于检测下线，PT22s（PTA38%）。

解　析　本案西医诊断为慢加亚急肝功能衰竭（晚期），该病病死率达 90% 以上。该病是在慢性肝病基础上急性起病，表现为黄疸、腹胀、口干口苦、舌质红、舌苔腻，中医辨证为湿热疫毒，初起应用清热凉血解毒化瘀之品。治疗后患者无明显好转，并出现腹水、肠道感染、腹胀、食后加重、舌质转淡、苔仍腻等，考虑为虚实夹杂，虚为脾虚，实为湿热，总为脾虚湿热为患，应用温阳解毒化瘀汤加减治疗。方中重用赤芍 60g，以加强解毒化瘀的功效，制附片大辛大热有温补脾阳的功效，并可防方中药物寒凉太过，两者寒热并用为君药；茵陈味苦微寒，有清利湿热、利胆退黄功效，为治黄疸之要药；丹参味苦微寒，活血祛瘀、凉血消痈，与茵陈共为臣药，以配合君药加强清热化湿、活血化瘀的功效；再佐以白术、薏苡仁以燥湿健脾益气，防诸药损伤脾胃。诸药配伍共奏温阳化湿、化瘀退黄功效。

本案先按阳黄辨证，效不显著，是因该病起病之初系湿热疫毒为患，但因该病基础往往迁延日久，故新发月余后迅即出现腹胀、大便溏稀等脾虚表现，形成虚实夹杂之候，其中虚以脾气亏虚、脾阳不足为主，实以瘀热或湿热为多。肝瘟患者起病之初常夹有脾虚之侯，再治之以一派寒凉清热之品，则脾虚愈甚，因此肝瘟中医辨证治疗中顾护脾胃尤重。本案二诊始用温阳健脾之白术、制附片，腹胀、大便稀溏即见好转，后期治疗中或温阳健脾，或健脾益气，处处顾护脾胃之气，终使沉疾得愈。

指导老师按语　慢加亚急性肝衰竭属"肝瘟"范畴，按黄疸辨证，其病因以湿热疫毒为主，但病程日久犯脾肾，形成正虚邪实，虚实夹杂之候，此既不属于传统的阳黄，亦不属于阴黄，吾谓之"阴阳黄"，临证既要解毒化瘀以祛邪，但须不忘益气健脾温阳以扶正，正所谓"脾阳得运，湿热得除，毒邪得解，瘀血得化"是也。

（湖南中医药大学第一附属医院张涛，指导老师：孙克伟）

医案七

何某，男，40岁。2022年3月10日初诊。主诉：发现HBsAg（+）10余年，身目黄伴肝区不适、烦躁易怒1周。现病史：患者10余年前发现乙肝标志物HBsAg阳性，一直未系统诊治，近1周来因劳累，出现身目黄，伴自觉肝区不适明显，烦躁易怒，头痛目涩，日晡潮热，伴恶心、厌油、口干，大便偏干，1～2日1次，小便深黄，舌质红苔黄腻，脉弦滑。初诊：实验室检查HBV-DNA 7.56×10^{8}U/mL，ALT 232U/L，AST 126U/L，TBil 106μmol/L，DBil 54μmol/L。B超检查提示：①肝实质光点增粗增强，②胆囊炎。

辨　证　湿热蕴结。

治　法　清热化湿，利胆退黄。

处　方　丹栀逍遥散加减。

牡丹皮10g，栀子10g，柴胡10g，白芍30g，丹参15g，郁金10g，茵陈15g，白花蛇舌草15g，虎杖10g，金钱草15g，当归15g，薏苡仁15g，茯苓15g，甘草6g。7剂，水煎服，每日一剂，早晚分服。同时以恩替卡韦抗病毒治疗。

二诊：2022年3月17日。药后肝胆区疼痛、头痛目涩症状明显好转，口干恶心厌油已除，身目发黄减轻，大便正常，日行 1 次，小便仍黄，仍有烦躁易怒、日晡潮热，实验室检查：ALT 116U/L，AST 63U/L，TBil 74μmol/L，DBil 35μmol/L。舌脉同前。去白芍、郁金，再进 7 剂。

三诊：2022 年 3 月 24 日。病情进一步好转，纳食、精神均佳，烦躁易怒、日晡潮热、郁热症状消退，唯大便偏稀，日行 1～2 次。小便黄，舌薄白苔，脉弦细。实验室检查：ALT 56U/L，AST 40U/L，TBil 51.14μmol/L，DBil 21.47μmol/L。患者黄疸、转氨酶均有下降，而有便溏，说明湿热证虽有减轻，但有脾虚现象，故于前方去虎杖、金钱草，加太子参 15g，白术 10g，以益气健脾利湿，扶正祛邪。再进 14 剂。

四诊：2022 年 4 月 7 日。患者自觉纳食精神均佳，大小便正常，化验肝功能诸项均正常，病已趋愈，为巩固疗效，前方去牡丹皮、栀子苦寒清热之品，加炒麦芽 15g，鸡内金 10g，以助健脾消食之功。再进 14 余剂，未见复发。

解析　本病多因感染湿热疫毒或治疗不当，或调护失宜，以致湿热之邪未能彻底清除，余邪留恋，寄居于肝胆，而蕴结于脾胃。因肝主两胁，性喜条达而恶郁结，湿热侵犯肝气郁结，故胁肋胀痛，蕴结于中州，脾胃失运，故纳差、恶心、欲呕、厌油腻。因湿为阴邪，其性黏腻，热为阳邪，伤津而口苦，湿热胶结损伤脾胃而口黏，大便黏滞秽臭；湿热蕴结肝胆，致胆汁排泄失常，不循常道，浸渍于肌肤而身目发黄，下注膀胱，则尿黄；舌苔黄腻，脉弦数或弦滑数，皆湿热蕴结肝胆所致之证候。丹栀逍遥散乃逍遥散加牡丹皮、栀子而成。逍遥散由柴胡、当归、白术、茯苓、白芍、甘草等六味中药组成，具有疏肝解郁、健脾养血和营功效，本证因肝郁化火，伤及肝阴，牡丹皮以清血中之伏火，栀子善清肝热，并导热下行，故加牡丹皮、栀子清血中之热。又因本病证湿热较盛，故加白花蛇舌草、虎杖清热解毒，加茵陈利湿退黄。诸药合用不仅能清肝胆湿热，且具有解毒、利湿退黄功效。

指导老师按语　肝属木，其性刚而喜条达，必须水以涵之，土以培之，若七情内伤，或六淫外束，犯之则木郁而病变多矣。肝气郁结，疏泄失调，是本证病机。治宜调气疏肝；病性属热，法当清其郁热，只有清热与疏肝并举，才合此证机制。丹栀逍遥散源自《太平惠民和剂局方》的逍遥散，是由逍遥散加牡丹皮、栀子而成，疏肝药与清肝药合用配伍，体现清热疏肝之法则，此方清热利湿苦寒药物居多，久服需注意苦寒败脾胃之虞，故清热利湿同时兼顾护脾胃；病情好转则减少苦寒药物用量。

（湖南中医药大学第一附属医院张涛，指导老师：孙克伟）

2. 胁痛案

医案一

方某，男，50岁。因右胁肋胀满1周来就诊。患者1周前体检，腹部彩超显示轻度脂肪肝。血清总胆固醇6.7 mmd/L、甘油三酯2.5 mmd/L，ALT 67U/L、乙肝两对半阴性。患者拒绝西药，特来我院门诊就诊。就诊时见：右胁肋胀满，局部波动感，晨起口黏，口中有异味，大便黏腻不爽，偶有泄泻，患者体型肥胖，舌淡，舌苔厚白腻，脉弦。

辨　证　湿浊内停。

治　法　祛湿化浊。

处　方　胃苓汤加减。

苍术10g，陈皮10g，厚朴7g，泽泻10g，猪苓10g，赤茯苓15g，藿香10g，佩兰10g，桂枝10g，白术10g，甘草6g。10剂，每日一剂，水煎服，早晚分服。嘱患者少食肥甘厚味，忌酒。

二诊：服用10剂后患者肝区胀满、局部波动感减轻，口中异味减轻，于原方中加桂枝10g，猪苓加量至20g。5剂，ALT 35U/L。患者精神佳，已无肝区胀满，局部跳动，略有口黏，舌苔薄黄微腻，脉弦。嘱继续服药2～3个月。

解　析　方中有健脾燥湿之二术（苍术、白术），醒脾化湿之陈皮、厚朴，温阳化气之桂枝，淡渗利湿的赤茯苓、猪苓、泽泻，加之芳香化湿之藿香、佩兰，配方法度不可谓不全；所用入脾经之陈皮、入胃经之厚朴，既可醒脾化湿，又可舒畅气机，针对湿阻气机不畅的病理改变，桂枝一味，既可助肾化气，又可温通经脉，兼顾了津不化而碍其血行的病理特点，内蕴除湿行津，兼调气血之法；其中淡渗利水的赤茯苓、泽泻、猪苓，一方面，将中焦湿邪引至下焦而出，另一方面，也体现利小便而实大便之治疗水湿泄泻的分利之法。此方由平胃散合五苓散化裁而来，平胃散燥湿化浊，是治寒湿困脾的主方，五苓散化气利水，是治肾系气化失常的主方，全方共用，体现了燥湿和脾、化气行水、脾肾同治之法，可治疗脾肾功能失常而引起水液失调诸病。

指导老师按语　肝癖是因嗜食肥甘厚味，劳逸失度，情志失调，他病传变等，导致肝失疏泄，脾失健运，痰湿瘀互结，壅滞肝络，体内肥浊之气过多地蓄积于肝脏所引起的以胁肋胀痛为主要表现的病证。故要对患者进行健康宣教，科学饮食必不可少。中医辨病辨证上主要根据患者的症候分为湿浊内停、湿热蕴结、痰瘀互结三种证型，总体上都离不开"湿邪为患"的病理特点，故治疗上可综合运用多种利湿治法，如开鬼门、洁净腑、去菀陈莝，宣上、畅中、渗下等，予湿邪多种出路。

（湖南中医药大学第一附属医院彭建平，指导老师：孙克伟）

医案二

李某，女，47岁。因右胁部疼痛2月余，加重3天来诊。患者出生时即有乙肝，现服用恩替卡韦规律抗病毒治疗10年。就诊时见：右胁部胀痛，呈阵发性，心烦，易怒，口干口苦，偶有反酸，大便干，小便黄，纳食欠佳，夜寐可，面色偏暗，未见朱砂掌及红丝赤缕，舌质红苔黄，脉弦数。辅助检查：HBsAg（+），HBeAb（+），HBcAb（+），HBV-DNA阴性，ALT 54U/L，余项正常。肝胆胰脾（包括门静脉系统）彩超大致正常。

辨　证　气郁化火。

治　法　疏肝理气，清肝泻火。

处　方　丹栀逍遥散加减。

牡丹皮10g，栀子10g，白芍10g，茯苓15g，柴胡6g，枳壳10g，当归10g，白术10g，川芎10g，甘草6g。7剂，每日一剂，水煎服，早晚分服。

患者服药后，胁部疼痛明显好转，口干口苦基本缓解，原方再服7剂，上述症状基本缓解。后询问患者，患者每次大怒后症状会加重或复发，在治疗同时，告知患者调节情绪，注意舒畅情志。

解　析　方中柴胡为疏肝解郁要药，《本草经解》称其"气味轻升，阴中之阳，乃少阳也。其主心腹肠胃中结气者"。肝气郁滞化火，灼伤津液，配合白芍，一疏一敛，疏肝而不伤阴血。当归甘温质润，长于补血，被誉为"血中之气药，血中之圣药"，可养肝体。患者右胁胀痛明显，气滞较重，恐柴胡一味效力未足，故再加川芎、枳壳。川芎辛香善升，归肝、胆、心包经，合肝气主升；枳壳降气为主，畅通脘腹气机；二者一升一降，通畅气机。肝郁木壅，脾土失其健运，一则易水湿内生，二则多纳食欠佳。脾为后天生化之源，水谷精微运化布输不足，累及肝体失养，久之愈失疏泄，肝脾失其制化。故治疗上健脾、祛湿必不可少，茯苓、白术兼顾二者，白术燥湿，以中焦为主，茯苓渗湿，利小便，水湿从下而走。肝郁久化火，灼伤津液，配以牡丹皮清血中伏火，栀子清肝热并导热下行，甘草补中益气，和中缓急。全方以疏肝为主，针对肝郁化火，结合清泻肝火，兼顾气血津液。

指导老师按语　《黄帝内经》云："肝欲散，急食辛以散之，用辛补之，酸泻之。"李中梓认为"违其性则苦，遂其性则欲，本脏所恶，即名为泻，本脏所喜，即名为补"，故治疗肝郁化火，一方面要顺应肝为刚脏的生理特点，施以辛味药如柴胡、川芎，辛散疏肝，"适其性者为补"，一方面用酸味药白芍以泻之。方中白芍和栀子、牡丹皮的"泻"是两种不同的概念。中青年女性患者胁痛，肝气郁滞是非常重要的一个病理基础，在治疗的全过程都要注意调畅气机的原则，使得气血津液通畅运行。

（湖南中医药大学第一附属医院彭建平，指导老师：孙克伟）

☙ 医案三

患者，女，45 岁。主诉：诊断自身免疫性肝炎 1 年余。现病史：1 年前体检时发现肝功能异常，经某肝病专科医院进一步检查，排除甲型肝炎、丙型肝炎等传染性肝炎，诊断为自身免疫性肝炎，经中西药治疗 1 个月后肝功能无明显改善。现症：右胁胀痛不适，每因闻异味而加重，纳差，口苦，胃脘不适，喜叹息，形体消瘦，面色萎黄，倦怠乏力，小便调，大便稀溏，日行 1～2 次。诊查：舌体略胖，舌质淡略暗，苔薄白腻微黄，脉略弦。肝功能检查示 ALT 140.5U/L，AST 190.2U/L。碱性磷酸酶 503.3U/L，γ- 谷氨酰转移酶 338 U/L。彩超诊断为肝损伤。

辨　证　脾虚肝郁，气血郁滞，湿郁化热。

治　法　健脾疏肝，养血行血，佐以清利湿热。

处　方　四君子汤合逍遥散加减。

党参 25g，麸炒白术 15g，柴胡 12g，白芍 12g，当归 15g，茯苓 25g，麸炒枳壳 12g，醋三棱 12g，醋莪术 12g，茵陈 15g，败酱草 15g，炒鸡内金 15g，炙甘草 6g。14 剂，每日一剂，水煎 400mL，分 2 次温服。嘱其适寒温，调情志。

二诊：右胁肋胀痛较前减轻，喜叹息未再发，纳食增加，但倦怠乏力、大便稀溏同前，效不更方，上方加黄芪 25g，麸炒白术增至 20g。继服 14 剂。

三诊：右胁肋胀痛偶作，乏力有所缓解，大便恢复正常，上方减醋三棱、醋莪术，麸炒白术减至 15g。守方继用 10 剂。

四诊：右胁肋胀痛消失，舌体略胖，舌质淡，舌苔由薄白微黄转为薄白腻，脉沉缓。复查肝功能示 ALT 36.5U/L，AST 40.7U/L；碱性磷酸酶 53.3U/L；γ- 谷氨酰转移酶 47U/L。上方减茵陈、败酱草，继服 15 剂，以善其后。随访半年，病情稳定。

解　析　自身免疫性肝炎可归属于中医学"胁痛"之范畴。本例患者素体消瘦，面色萎黄，纳差，加之因忧病难愈，而渐致胁肋胀痛，显然属土壅木郁，即脾胃气虚，运化失常，湿聚中焦，阻滞气机，肝失疏泄条达而发病。脾胃为后天之本，气血生化之源，土壅木郁则木郁乘土，而加重脾虚，气血生化乏源，肝脉失养，不荣则痛。故其治疗以健脾疏肝、养血行血为主，佐以清利湿热，且健脾益气一法需运用于病程始终。

指导老师按语　方中用四君子汤甘温益气，健脾燥湿，加黄芪以增强益气助运之力；合逍遥散以养血疏肝，兼能健脾益气；加入炒鸡内金以和胃降逆，消食健胃；醋三棱与醋莪术相配，以疏肝理气，活血止痛；茵陈清利肝胆湿热，败酱草清热解毒。全方以健脾益气、养血疏肝为主，补而不峻，温而不燥，且守方守法，而收全功。

（醴陵市中医院易冬花，指导老师：丁桃英）

医案四

吴某，男，42 岁，2022 年 5 月 12 日初诊。主诉：反复胁痛 1 个月，加重 5 天。现病史：患者既往有慢性乙型病毒性肝炎病史，目前口服恩替卡丰胶囊抗病毒治疗，平素好饮酒。5 天前因工作熬夜后自觉胁肋疼痛加重。刻下症见：反复胁肋疼痛，自觉烦闷不舒，头身困重，口干欲饮，晨起口中苦味尤甚，不欲饮食，食后易腹胀，舌红、苔黄腻，脉弦。

辨　证　湿热内蕴。

治　法　清热化湿止痛。

处　方　甘露消毒丹加减。

滑石 20g，豆蔻 15g，黄芩 10g，石菖蒲 10g，栀子 6g，丹参 10g，藿香 10g，佩兰 10g，柴胡 10g，陈皮 10g，郁金 10g，茯苓 15g，白术 10g。7 剂，水煎服，每日一剂，早晚分服。嘱患者戒酒，清淡饮食。

二诊：2022 年 5 月 19 日。诉胁痛、口干口苦较前明显改善，但仍食欲欠佳，食后易腹胀，大便不成形，次数多。舌苔白腻，较前变薄。上方去黄芩、郁金、栀子，加枳壳 10g，砂仁 10g，神曲 10g，增大陈皮用量至 20g。7 剂。

三诊：2022 年 5 月 26 日。诉无明显胁痛、口苦，食欲较前改善，稍有口干，舌淡红、苔薄白，脉弦。二诊方改陈皮 10g，砂仁 6g，加葛根 20g，白芍 10g。7

剂。后随访诸症皆消。

解 析 患者感染湿热疫毒,湿性黏滞重浊,易阻滞气机,气机不通故见胁痛;酒湿之毒壅塞肝胆,肝失疏泄,津不上承,故见口干;热邪伤津,火热内生,故见口苦;湿热交蒸,蒙蔽清窍,故见头身困重;脾胃、肝胆同属中焦,湿邪阻遏气机,常犯脾胃,脾胃失于健运,故患者不欲饮食;湿热内生,腑气不通,故稍食即见腹胀。甘露消毒丹方中滑石清热利湿,黄芩清热燥湿,泻火解毒;石菖蒲、藿香辟秽和中,宣湿浊之壅滞;豆蔻、佩兰芳香悦脾,使气机调畅而湿行;柴胡疏肝解郁理气,条达肝气,肝气得舒,疏泄得宜,气机得畅,则脾气健运,升降相因;郁金清热活血,丹参活血化瘀,共行活血行气止痛之功;配以苦寒之栀子,增强清热利湿之效;陈皮理气燥湿;茯苓、白术健脾化湿。全方共奏清热化湿、行气止痛之效。湿邪得去,毒热得清,气机调畅,诸症自除。后患者复诊,诉胁痛、口苦口干改善。考虑舌苔已由黄腻转变成白腻,且厚腻程度较前明显减轻,可见热象已退,水湿之象较前改善,但患者自觉不欲饮食,考虑乃是湿性致病缠绵难愈,湿阻困脾之象,此时不可一味清热燥湿,当健脾行气化湿,徐徐图之。故在原方基础上去黄芩、郁金、栀子等苦寒清热之品,加行气健脾之药,其中枳壳理气宽中、行滞消胀,砂仁化湿开胃,以助脾运。神曲擅消酒食之积,配大剂量陈皮意在健脾和胃、消食化滞。三诊患者诸症改善,自觉仍时有口干,舌淡、苔薄白,考虑陈皮、砂仁味辛性温,故减量,予以葛根助脾阳得升,则湿得阳温则化,白芍柔肝养阴,阴阳调和则津液化生有源,诸症皆消。

指导老师按语 甘露消毒饮乃叶天士"治湿温时疫之主方",有清热解毒、化浊利湿之功。此案病因为湿热瘟毒之邪,早期当以清热化湿为要;病久易消耗肝肾之阴、脾胃之阳,宜按脏腑辨证,从滋补肝肾或调理脾胃着手,治宜益气健脾,疏肝和胃,可选用柴芍六君汤或参苓白术散加减。

(湖南中医药大学第一附属医院张涛,指导老师:孙克伟)

医案五

黄某,男,59岁。2022年2月10日初诊。主诉:反复胁痛1年。现病史:患者诉近1年来反复出现胁痛,以刺痛为主,固定不移,无放射痛,夜间尤甚,休息后尚可缓解,既往有乙肝、肝硬化病史数年。现症见:面色晦暗,胁肋刺痛,呈阵发性,夜间痛甚,疼痛拒按,稍有头晕,前胸可见赤丝红缕,进食欠佳,夜寐差,大小便正常。舌暗、苔薄白,脉弦涩。

辨　证　血瘀内阻。

治　法　活血通络化瘀，疏肝健脾解郁。

处　方　鳖龙软肝汤合膈下逐瘀汤合加减。

鳖甲 20g，炒地龙 10g，当归 15g，川芎 10g，柴胡 15g，党参 10g，茯苓 15g，白术 10g，枳壳 10g，桃仁 6g，红花 6g，延胡索 10g，甘草 5g。7 剂，水煎服，每日一剂，早晚分服。

二诊：2022 年 2 月 17 日。患者胁痛缓解，自觉食纳较前增加，但稍食即觉胃脘饱胀，嗳气得舒。在上方基础上加鸡内金 10g，青皮 10g，佛手 10g。7 剂。嘱患者少食多餐。

三诊：2022 年 2 月 24 日。患者诉胁痛诸症皆消，但常觉腰膝酸软，不耐劳累，予左归丸 10 剂巩固疗效，后随访，患者诸症皆消。

解　析　选方鳖龙软肝汤合膈下逐瘀汤加减，方中病久入络，当以鳖甲、炒地龙直达肝脾，活血通络，软坚散结；柴胡疏肝解郁；党参、茯苓、白术益气养中；当归活血养血，加枳壳增强行气之力；血随气行，故以当归、川芎、赤芍养血活血，血液运行复常，桃仁、红花破血逐瘀，以消积块，则瘀血自除；白芍敛阴养肝，以防活血祛瘀之品性烈伤阴；配香附、乌药、枳壳、延胡索行气止痛。患者服用 7 剂后复诊，面色晦暗较前改善，胁痛缓解，食纳增加，但食后易觉饱胀，考虑此时脾气已复，但气行滞缓，故见嗳气得舒，予佛手理气和胃，佛手药性平和，虽性温苦辛，但无燥烈之弊，且归属肝脾二经，配鸡内金健脾消食，共助脾胃运化，气机和畅。孙思邈云："食欲数而少，不欲顿而多，则难消也。"久病之人，饮食尤应注意，故嘱患者少食多餐，避免胃肠壅滞。三诊时患者胁痛诸症已消，诉时觉腰膝酸软，不耐疲劳。此乃肝病病程长，迁延难愈，又因肝肾同源，精血相生，肝阴、肾阴相互充养，而瘀血日久伤阴，肝病日久及肾，故见肝肾阴亏，阴损及阳。故用方左归丸加减，滋补肝肾。

指导老师按语　患者肝硬化病史数年，久病入里入络，血瘀阻络，不通则痛，故见反复胁痛。患者肝病日久，瘀血内阻，新血不生，气血失养于头面，故见面色晦暗无光；脑窍失于濡养而见头晕。治当祛瘀通络，行气止痛。因病久伤及正气，脾胃衰弱，而祛瘀药性燥烈伤脾，故祛瘀的同时需顾护脾胃之气，以防攻邪伤正。此案患者当以活血通络化瘀、疏肝健脾解郁为要，同时不忘益气养中，敛阴养肝，方随证变，环环相扣，故获佳效。

（湖南中医药大学第一附属医院张涛，指导老师：孙克伟）

3.臌胀案

医案一

黎某，男，54 岁。2023 年 7 月 1 日就诊。主诉：患者腹胀 1 个月，食后明显，纳少，半月前出现手足心热，胸闷，头身困重；伴腰痛月余，大便正常或稀，小便可，舌淡红苔薄黄腻，脉沉虚。辅助检查：2023 年 7 月 27 日 CT 诊断对比 2023 年 3 月 3 日：①双肺多发结节（新增），结合病史考虑肺转移瘤；② 右肺上叶新增少许炎症，建议治疗后复查；③双肺下叶、右肺中叶少许慢性炎症，较前稍增多；④主动脉及冠脉钙化斑，同前。既往肝硬化病史、病毒性肝炎（乙型）。

辨　证　湿热内蕴。

治　法　清热利湿。

处　方　茵陈四苓散加减。

茵陈 30g，炒栀子 6g，黄芩 10g，茯苓 15g，泽泻 10g，白术 10g，猪苓 10g，三棱 3g，莪术 3g，白花蛇舌草 3g。10 剂，水煎服，每日 2 剂，早晚分服。

解　析　从中医角度看，肝腹水可归为"臌胀"范畴，与湿热稽留，耗阴血伤，血瘀阻络等存在密切的联系。肝肾本同源，肝硬化患者多数脾肾阳虚，运化功能失调，故而将出现水湿阻滞，形成腹水，为本虚标实之症。对于本病，按照急则治标，缓则治本的原则，可从清热利湿、甘淡渗湿的角度入手进行治疗。茵陈五苓散属于清热利水的经典方剂，方中茵陈对湿热黄疸等有着显著的作用，且现代药理学也证明可保肝利尿，茯苓与泽泻联用，则能够除湿利小便，可加快腹水的排除，猪苓可通畅水道，有利于消除水肿，茯苓则可助阳除湿，又以白术健脾去湿，可增强脾之运化功能，配以桂枝则能够化气祛湿，温阳通气。诸药共使，共奏清热利湿、泻火解毒之功效。另结合患者证型进行加减用药，能够明显提高用药的针对性，有利于进一步提高治疗的效果。

指导老师按语　该例腹胀为主症，大便易稀或正常，则可排除阳明腑实之腹胀。身重，纳少，舌淡红苔薄黄腻，脉沉虚则当利湿热，腹胀多属太阴病，湿热阻滞，气机不畅，以茵陈四苓散为主方加活血化瘀之品，腹胀则消。

（南华大学附属第一医院薛晓，指导老师：刘鑫）

医案二

方某，男，61 岁。因右上腹胀满不适 3 月余来就诊。患者有慢性乙型病毒性肝炎病史 20 余年，2～3 年复查 1 次肝功能，偶有谷丙转氨酶升高（具体不详），3 个月前彩超提示肝硬化，HBV-DNA 阳性，开始服用富马酸丙酚替诺福韦片抗病毒。就诊时见：右上腹胀满不适，按之觉舒，无腹痛及恶心干呕，食欲欠佳，失眠，夜间难以入睡，大便溏稀，小便可，平素性情急躁，发怒时偶有头晕。查体：慢性肝病面容，肝掌阳性，肝区叩击痛阳性，肝区压痛阳性，腹壁静脉稍显现。舌质红，舌下络脉稍瘀曲，苔薄黄，脉弦细。辅助检查：肝功能 A/G 31.3/42.7 g/L；ALT/AST 38.3/23.6IU/L；TBil/DBil 36.4/28.7μmol/L；HBV-DNA 6.16×10^3 U/mL。B 超：肝硬化、脾大，门脉高压，胆囊继发改变。

辨　证　肝郁脾虚。

治　法　疏肝解郁，健脾安神。

处　方　枳壳白术汤加减。

栀子 10g，白术 10g，枳壳 10g，川芎 10g，鳖甲 10g，茯苓 15g，陈皮 5g，黄芪 15g，酸枣仁 15g，煅牡蛎 15g。10 剂，水煎服，早晚分服。

嘱患者长期抗病毒治疗。服药后患者右上腹胀满明显缓解，睡眠状态大为改善。后予以我院自制药鳖龙软肝片口服以活血化瘀，软坚散结，患者定期复诊，患者未诉特殊不适，复查 B 超未见肝硬化加重表现。

解　析　肝积病程日久，病性多虚实夹杂。本案患者感受湿热疫邪，肝气郁结，脾失健运，湿热内生，上扰心神，形成腹胀、失眠等症。方中白术升补，升清健脾祛湿，黄芪健脾益气，两药并用，也可防治理气药行气但易耗气之弊；枳壳性和缓，祛邪而不伤正，功专入中焦，善宽中理气，消胀除满，为治疗各种原因所致气滞作胀的要药，中焦脾胃为气机升降之枢纽，故用陈皮、枳壳调节脾胃升降，畅通全身气机；气机郁滞易化火伤阴津，故加性寒之栀子泻三焦而直折郁火，川芎能行血中气滞，配合鳖甲活血化瘀，退血分之邪；患者肝血不足，加之平素性情急躁，相火妄动，可见头晕、失眠等症，故加酸枣仁以养肝安眠、煅牡蛎平肝潜阳。全方消补并用，补不留滞，使得中焦气机畅通而胀满自去。

指导老师按语　本例患者右上腹胀满，但按之觉舒，且脉弦细，"大实有羸状，至虚有盛候"，考虑是湿热邪气损伤脾胃而致脾失健运，非一味清热利湿可解。故治疗上当以健脾益气为要，同时佐以理气。临床上运用枳壳、白术，可根据患者具体情况以不同配比，脾胃气虚明显可重白术，佐以少量枳壳，使得气旺而不壅滞；脾胃气滞明显可重用枳壳而佐白术，使气畅而不耗气；湿浊中阻可两者并重，使得湿化而中焦健运，从而达到散中有守，守不碍散的治疗效果。

（湖南中医药大学第一附属医院彭建平，指导老师：孙克伟）

医案三

张某，女，47岁。因腹胀间作10个月，加重伴乏力2天来诊。患者慢性乙肝病史10年，4年前发现肝硬化，未规律抗病毒治疗。10个月前自觉腹胀，进食后加重，自服利尿剂治疗，效果欠佳，2天前腹胀加重，伴乏力明显，下肢凹陷性水肿，特来诊。就诊时见：精神疲倦，平时较怕冷，腹胀，右胁疼痛，腰酸，纳眠一般，小便清，量偏少，大便软。舌淡，苔薄白，脉沉细。辅助检查：B超示肝脏弥漫性改变，脾脏增大，腹盆腔积液。生化指标：ALT 62U/L、AST 76U/L、TBil 25.8μmol/L、DBil 10.7μmol/L、白蛋白（Alb）34.9g/L、葡萄糖（Glu）5.5mmol/L。

辨　证　阳虚水泛。

治　法　健脾益气温阳，利水消胀。

处　方　真武汤合五皮饮加减。

生黄芪30g，党参15g，炮附子（先煎）10g，白术15g，茯苓皮15g，大腹皮15g，桑白皮10g，桂枝10g，泽泻10g，生姜皮10g，陈皮10g，牛膝10g。5剂，每日一剂，水煎服，早晚分服。

同时予以护肝利尿、补充白蛋白、抗病毒及腹腔穿刺放腹水治疗，患者腹胀、乏力明显缓解，但出现大便干，去大腹皮、生姜皮，加用当归、熟地黄，连服7剂，经治疗后患者症状明显缓解，出院后规律我科门诊复查，彩超提示少量腹水，余无特殊。

解　析　真武汤出自《伤寒论》，温阳利水，主治阳虚水泛证；五皮饮行气化湿，利水消肿，用于全身水肿，胸腹胀满。五皮饮方中生黄芪、党参、白术补益脾胃之气；炮附子直补先天，桂枝以助炮附子温阳，陈皮入脾，健脾利湿，桑白皮泻肺，生姜皮利水消肿，大腹皮、伏苓皮行气，推动水湿下行至膀胱，使得水湿得以排出，再加入牛膝活血化瘀，泽泻渗湿泻浊，促使气机疏通，气化宣行，则水道通调，小便利而水肿消退。全方力足势缓，兼顾攻逐水饮与补肾健脾，使得祛邪而不伤正。患者治疗后出现大便干等，考虑与大量利尿及放腹水相关，故在上方基础去大腹皮及生姜皮，加用当归、熟地黄，以润肠通便，其中熟地黄以补肾阴，一则长期温阳利水恐伤肾阴，二则温阳之中加入补阴之药以阴中求阳，正如张景岳曰："善补阳者，必于阴中求阳，则阳得阴助而生化无穷；善补阴者，必于阳中求阴，则阴得阳升而泉源不竭。"

指导老师按语　臌胀的核心病机为气滞、血瘀、水停于腹中，本病的病机特点为本虚标实，虚实并见，故其治疗宜以攻补兼施为原则，合理选用行气、化瘀、健脾利水之剂。腹水严重时可先予以腹腔穿刺引流治疗，减轻患者痛苦，但此种办法属于"急则治其标"，腹水速去但有速生之患，故需要配合中医治疗以巩固疗效。臌胀至后期，往往兼见肾阴阳两虚的情况，此时应注意补肾，应用肉桂、熟地黄、牛膝等药物，亦可配合穴位贴敷、神阙灸等中医特色治疗。

（湖南中医药大学第一附属医院彭建平，指导老师：孙克伟）

医案四

阳某，女，39 岁。因发现 HBsAg 阳性 30 年，乏力 5 个月来诊。患者 30 年前体检发现 HBsAg 阳性，当时无明显症状，未予治疗，亦未定期复查。其母亲有慢性乙型肝炎病史，目前病情稳定。5 个月前患者自觉乏力，纳差，腹胀，肝区隐痛，腰膝酸软，咽干，特来就诊。就诊时见：面色晦暗，可见朱砂掌及红丝赤缕，无身目尿黄，舌红，少苔，脉弦细。肝脾肋下未扪及，肝功能：ALT 56U/L，余正常，HBsAg 阳性，HBV-DNA 阴性。

辨　证　邪毒久羁，肝郁阴伤。

治　法　补肾解毒。

处　方　补肾解毒方加减。

党参 15g，淫羊藿 10g，黄芪 30g，白芍 15g，生地黄 30g，女贞子 10g，枸杞子 20g，薏苡仁 30g，黄芩 10g，白花蛇舌草 15g，丹参 15g。15 剂，每日一剂，水煎服，早晚分服。

连服 15 剂后患者肝区隐痛、腹胀减轻，乏力缓解，胃纳稍增，但仍感腰膝酸软，头晕，咽干。原方加牛膝 15g，再服 15 剂后，头晕、咽干消除，腹胀缓解。复查肝功能正常。续予我科自制药扶正解毒颗粒调治 6 个月后患者乏力消失，精神好转，恢复工作。再次复查肝功能均正常，HBsAg 转阴。随访一年，患者症状、体征及生化实验室检查均无异常。

解　析　此方中用女贞子助肾填精，肾者主水，肾水得益，真阴不涸则人身正水各行其用，否则邪气湿热蕴着下焦不解，初起缘其湿中有热，未见火热伤津耗液，平素下焦阴伤则难解救，何况再逢湿热，极易陷入补阴则益湿，清热则杀阳的两难之地。故而先其时而防其弊。枸杞子补养肝肾，可补肝阴肝气，白芍则通顺血脉，养血柔肝，两者合用则使肝气疏发。党参补益脾气，黄芪可升阳益气，尚可补脾气，使人身气机生发有根。诸药相配，滋养肝脾肾三阴之地，从人身正水入手，补其不足以治本，可保患者阴津无虞。配伍薏苡仁化湿泄浊，并防三阴药滋腻恋邪。丹参清泄疫毒潜伏所致伏热，兼能活血化瘀，淫羊藿则可辛以润肾，甘温益阳气，通气行血以助其化，故补肾气而利小便也。方中清热以白花蛇舌草为主，除肝经湿热。薏苡仁清利湿热，导湿热从小便而去。治湿热应三焦同治，使人身气机流行无阻。故诸药相合，重在扶正化湿，兼活血化瘀，使湿邪得去，毒热得清，气机调畅。因此扶正法与解毒法合用则可内强人身正气，使其后继有力，在外则可以同调三焦之气，使湿热从三焦而解。

指导老师按语　祖国医学认为，肾为先天之本，为阴阳之根，是脏腑功能活动的根本要素所在，"五脏之伤，穷必及肾""久病及肾"，本病的主要症状及本病的病理基础为脾肾气虚、热毒未尽，故方中黄芪、薏苡仁补气健脾渗湿，淫羊藿、生地黄、女贞子、枸杞子补肾益气，佐以黄芩、白花蛇舌草清热解毒，丹参活血化瘀。诸药有补肾健脾、扶正固本兼清余热之效。本病病程长，短时间内难以取效，故应坚持"效不更方"的原则，连续治疗半年以上为佳，但应注意辨证施治的原则。

（湖南中医药大学第一附属医院彭建平，指导老师：孙克伟）

医案五

刘某，男，48岁。2022年8月31日初诊。主诉：乏力、腹胀，肝功能异常3个月。现病史：患者3个月前自觉乏力，在医院检查行彩超示重度脂肪肝、肝功能轻度异常，排除乙肝及丙型肝炎（丙肝），现为系统诊治就来就诊。现症见：乏力、腹胀，偶感周身困重，晨起口中有黏腻，纳食可，大便溏稀，日行3～5次，小便正常。查体：体型肥胖，腹部膨隆，无腹壁静脉曲张，腹软。无吸烟、嗜酒等不良嗜好。舌质淡，舌下络脉瘀曲，苔白腻，脉弦滑。门诊查肝功能：ALT 63.8U/L，AST 45U/L，余项正常。血脂：甘油三酯（TG）3.90mmol/L，低密度脂蛋白（LDL）3.66mmol/L。腹部彩超：脂肪肝声像，胆囊息肉，请结合临床。肝脏弹性检测：肝脏硬度8.1kPa，脂肪衰减310dB/m，体重指数30.1。

辨　证　脾虚湿盛，痰瘀互结。

治　法　化痰利湿，行气活血。

处　方　脂康饮加减。

柴胡10g，山楂15g，泽泻15g，郁金10g，丹参15g，枳壳10g，陈皮10g，茯苓10g，半夏10g。14剂，水煎服，每日一剂，早晚分服。配合适当体育运动，生活方式调控。

二诊：2022 年 9 月 14 日。患者诉周身困重，晨起口中有黏腻症状好转，稍感乏力，大便基本正常，进食后仍有饱胀感。舌红，苔质较前变薄，脉弦滑有力。予前方去半夏、郁金、陈皮，加鸡内金 10g。14 剂。配合适当体育运动，生活方式调控。

三诊：2022 年 9 月 28 日。患者诉服用上方后，配合锻炼，体重下降约 5kg，自觉腹部胀满较前明显减轻，食纳佳，无厌油，口中无黏腻等不适，舌红，苔薄白，脉弦滑；查肝功能、血脂基本恢复正常，肝脏弹性检测：肝脏硬度 6.6kPa，脂肪衰减 271dB/m，体重指数 28.5。上方去鸡内金，加荷叶 10g，玉米须 10g。共30 剂巩固治疗。

随访体重继续下降 6kg 后，维持稳定，肝功能一直正常。

解　析　脂肪肝在中医属"积聚""肥气"等范畴。此案患者素喜肥甘厚味之品，且缺乏运动，久之伤及脾胃，致肝失疏泄，痰浊内生，气血郁滞，痰瘀结于胁下而成。肝失疏泄，多表现为腹部胀满不适；脾失健运，湿浊上泛，见头身困重、口中黏滞，湿浊下注，故见大便黏腻不爽。脂康饮以化痰利湿、行气活血立法。方中柴胡条达肝气，舒畅气机为君；丹参活血祛瘀，郁金活血、行气解郁，山楂行气散结、活血化瘀消积，共为臣。枳壳破气除痞、化痰消积，泽泻泻水湿，陈皮、法半夏化痰饮，共为佐。加山楂、鸡内金强健脾消食、化瘀通络之功，使脾胃运化自如，湿浊自消。全方共奏祛湿化痰、行气活血之功。

指导老师按语　朱丹溪云："肥白人多痰湿。"脂肪肝超重患者皆从"肥白人多痰湿"着手，治疗上化痰利湿，行气活血贯穿始终，若体内痰湿、瘀浊之邪祛除，则脾胃运化功能自健，肥胖自消。

（湖南中医药大学第一附属医院张涛，指导老师：孙克伟）

🦢 医案六

田某，女，29 岁。2022 年 4 月 11 日初诊。主诉：发现乙肝标志物阳性 10 年，乏力 1 个月。现病史：患者 10 余年前，体检发现乙肝全套：HBsAg、HBeAg、抗 -HBC 均为阳性，HBV-DNA 阳性，肝功能正常。未经中西药物系统治疗，病情一直稳定，无明显自觉症状。近 1 个月来感觉身倦乏力，不耐劳累，口淡乏味，腹胀食少，便溏不爽，时感情绪抑郁。舌淡有齿痕，舌苔白腻，脉弦细。实验检查：肝功能正常，HBV-DNA7.44×10^{7}U/mL，ALT 215U/L，AST 120U/L，A/G 49/26g/L。B 超提示：肝实质光点增粗，脾稍大，脾厚约 42mm。

辨 证 肝郁脾虚。

治 法 行气疏肝，健脾化湿。

处 方 柴芍六君子汤加减。

柴胡 10g，白芍 15g，太子参 20g，白术 10g，丹参 15g，郁金 10g，炒麦芽 15g，鸡内金 10g，虎杖 10g，白花蛇舌草 15g，板蓝根 15g，生薏苡仁 15g，茯苓 15g，甘草 5g。14 剂，水煎服，每日一剂，早晚分服。同时以替诺福韦抗病毒治疗。

二诊：2022 年 4 月 25 日。守前方服药半月，复查肝功能：转氨酶接近正常，ALT 62.4U/L，AST 48.5U/L，A/G 47/22g/L，自觉精神纳食均有好转，但夜寐欠佳，失眠多梦，二便正常，舌脉同前，前方加女贞子 10g，墨旱莲 10g。再服月余。

三诊：2022 年 5 月 25 日。睡眠好转，复查 B 超提示：肝实质光点密集，脾厚 39mm，化验肝功能各项均正常，HBV-DNA 低于检测下线。但劳累后仍感乏力，余无特殊不适，舌淡齿痕减少，舌苔白腻，脉细弱。前方去女贞子、墨旱莲、虎杖，加太子参 15g，再服一月余。

四诊：2022 年 7 月 3 日。病情进一步好转，无明显自觉症状，仍按前方加减治疗 1 个月，病情未见反复。

解 析 肝病日久，肝木克脾土，必致肝脾功能均受损伤。肝性喜疏泄，故症见胸闷不舒，情志抑郁。脾主运化，脾土受损，运化失常，故纳食减少，口淡乏味，脘痞腹胀，饭后为甚。又因脾虚不能运化水谷精微，以充养全身，故身倦乏力。大便溏泄，常因进食生冷油腻或不消化食物而加重，均因脾虚为湿所困，运化失常所致。舌质淡有齿痕，苔白腻、脉弦滑，皆肝郁脾虚之候。柴芍六君汤为治肝郁脾虚症基本方，以四君子汤益气补脾，加炒麦芽、鸡内金健脾化食，增强食欲。柴胡疏肝行气解郁，白芍柔肝止痛，并养肝阴以防柴胡疏肝耗阴之弊，加白花蛇舌草、虎杖、薏苡仁清热利湿，祛邪扶正，以利正气恢复而促使病愈。患者二诊诉夜寐欠佳，失眠多梦等，此乃肝郁气滞，郁久化火，火灼阴津，致肝肾阴虚，加用二至丸益阴清热，滋养肝肾。

指导老师按语 《金匮要略》云："见肝之病，知肝传脾，当先实脾。"此案致病既有湿毒困阻中焦病机，又有肝木侮土，脾失健运病机存在。盖因肝木脾土，生理相关，病理相连，肝病能传脾，实脾能治肝。根据《黄帝内经》云"木郁达之"的原则，首先顺其条达之性，开其郁遏之气，并宜养营血而健脾土，以达养阴补脾之目的。

（湖南中医药大学第一附属医院张涛，指导老师：孙克伟）

医案七

朱某，男，30岁。2022年5月8日初诊。主诉：反复乏力、纳差伴腹胀大4年，再发加重20天。现病史：患者于4年前始出现乏力、纳差症状，在当地医院诊断为乙型肝炎肝硬化（失代偿期）并腹水，经住院治疗后病情好转，此后病情时有反复，近20天症状反复并加重，在当地医院治疗病情无好转，遂求治于中医。现症见：乏力、纳差，腹胀大，进食后尤甚，伴全身汗出，头晕、气短、口干咽干、尿少；舌质暗红，苔白腻，脉沉细。

辨　证　肝郁脾虚证。

治　法　健脾益气，化瘀利水。

处　方　益气养阴利水方。

黄芪30g，白芍10g，麦冬15g，五味子6g，党参30g，茯苓15g，薏苡仁15g，生地黄15g，升麻6g，豆蔻6g，甘草5g。5剂，水煎服，每日一剂，早晚分服。

二诊：2022年5月13日。患者头晕症状缓解，全身无汗出，仍感腹胀，乏力，纳差，尿少。舌质暗红，苔白稍腻，脉沉细。处方：黄芪30g，白芍10g，党参30g，茯苓15g，薏苡仁15g，豆蔻6g，防己10g，大腹皮15g，泽兰15g，猪苓10g，茵陈30g，车前子15g，红花6g，甘草5g。7剂。以攻补兼施。

三诊：2022年5月20日。患者尿量明显增加，腹胀减轻，纳食改善。舌质淡红，苔白，脉弦细。继续以健脾益气为主，利水消肿为辅。处方：黄芪30g，白芍10g，党参30g，茯苓15g，薏苡仁15g，防己10g，大腹皮15g，淮山药15g，白术10g，白扁豆10g，泽泻10g，地龙10g，丹参10g，茜草10g，甘草5g。

继续治疗7日，患者尿量正常，腹胀消失，纳食恢复。复查B超未见腹腔积液。后续调理肝脾，长期未见复发。

解　析　本例反复多次腹水，诊前外院大量利尿等治疗，患者气阴大伤。故治疗需补益为先，益气养阴方能固本。正气渐复后再行攻补兼施，行气、化瘀、利水数法并用，腹胀渐消，但脾气渐见亏虚，续以益气健脾为主，并辅以利水消肿，腹水消退后调理肝脾，病得痊愈。本案所用之益气活血利水方，以大剂量黄芪配合太子参、白术、茯苓健脾益气为关键，辅以活血化瘀通络之地龙、泽兰、丹参、茜草及利湿逐水之猪苓、车前子、茵陈等药。诸药合用，攻补兼施，标本兼治，使脾气健旺，瘀滞得化，水湿以除。患者病情稳定而出院。

指导老师按语　臌胀临床表现复杂，变化多端。常因肝为湿邪所困，失其疏泄之功，而为气滞终成血瘀。气滞、血瘀、水湿三者互结终为臌胀。针对肝硬化腹水的复杂机制，不能简单地使用一法一方或纯补猛攻，以求速效；应精细辨证，谨守病机，各司其职，灵活施治；正确处理好消、攻、补的关系。

（湖南中医药大学第一附属医院张涛，指导老师：孙克伟）

第五节　肿瘤（肿块）病证医案

1.肺癌案

医案一

陈某，女，65岁。2022年11月15日初诊。主诉：右肺腺癌术后2年。现病史：患者自诉两年前于中南大学湘雅医院行右上肺切除术，术后完善CT示：右上肺癌术后改变，术区及左下肺少许纤维灶，右肺下叶内基地段纯磨玻璃结节，大小约10.6mm×6.2mm，右肺下叶后基底段混合磨玻璃结节，直径小于5mm，余双肺多发小结节，建议结合临床资料定期复查。现症见：乏力、咽喉异物感明显，咽干口苦，胃脘部胀闷不舒，寐差，纳差、大便溏结不调，小便可。舌脉：舌红苔薄白，脉细。

辨　证　脾胃气虚，痰阻气滞。

治　法　补脾益气，化痰散结。

处　方　香砂六君子汤合癌复方加减。

太子参12g，茯苓12g，山药10g，炙甘草3g，法半夏6g，麸炒枳壳10g，矮地茶15g，北沙参10g，夏枯草10g，猫爪草15g，莪术9g，前胡10g，重楼6g，防风6g，鱼腥草20g，浙贝母9g，预知子10g，白花蛇舌草20g，木蝴蝶5g，砂仁3g。30剂，每日一剂，水煎服，分2次温服。

后一直服药至2023年6月20日，均在此方基础上加入酸枣仁10g，菝葜9g，天竺黄9g，玉竹10g。服药后症状缓解，睡眠、乏力、食欲较前改善，2023年6月25日，复查肺部CT示：右上肺癌术后改变，术区及左下肺少许纤维灶基本同前，右肺部分结节基本吸收，余双肺小结节基本同前，建议定期复查。

解　析　患者因右肺癌切除术后就诊，中医辨病为癌病，病位在肺脾，病机为久病体虚，肺气不足，精微不能散布，痰浊内生，子病及母，导致脾气虚，脾不运化，水湿内停，痰湿蕴结，阻滞气机，故见胃脘部胀闷不舒，大便溏结不调。

指导老师按语　香砂六君子汤，出自《古今名医方论》卷一引柯韵伯方，具有益气化痰、行气温中的作用，主治脾胃气虚、痰阻气滞证。癌复方为胡主任经验方，方中太子参、山药、茯苓、炙甘草益气健脾；法半夏、砂仁、麸炒枳壳、矮地茶、鱼腥草、前胡理气化痰；猫爪草、夏枯草、浙贝母、预知子散结消肿，莪术破气行血散结；重楼、白花蛇舌草解毒消肿散结；防风祛湿散结；木蝴蝶清肺利咽。本方健中有消，行中有补，共奏补脾益气、化痰散结功效，胡老师常用于肿瘤术后患者，疗效显著。后方中加莪葵、天竺黄增加其行气化痰散结之功效，患者原右下肺结节消失，疗效显著。此外，患者久病体虚，加玉竹养阴润肺，生津止咳，注意治本以预防肿瘤复发。

（湖南省中西医结合医院邓秀娟，指导老师：胡学军）

医案二

杨某，男，56 岁。2023 年 2 月 4 日初诊。主诉：反复胸闷气促，伴咳血 5 天。现病史：患者 2023 年 1 月 31 日无明显诱因感胸闷气促、咳血，就诊于城步苗族自治县中医医院，行胸部 CT 平扫提示：右肺上叶占位性病变，考虑为中央型肺癌并阻塞性肺不张；考虑纵隔淋巴结转移性病变。2023 年 2 月 4 日，患者为求中医治疗来潘老门诊就诊。刻下症见：胸闷气促，咳嗽咳痰，痰白夹血丝，偶有头晕，进食哽咽感，无发热汗出，无恶心呕吐，纳差，大便可，小便调，夜寐一般。舌暗，苔少，脉细数。

辨　证　肺脾气虚，瘀毒内结。

治　法　健脾补肺，化瘀解毒。

处　方　二陈汤加减。

党参片 20g，黄芪 30g，白术 15g，茯苓 15g，法半夏 9g，陈皮 10g，炒麦芽 30g，炒稻芽 30g，鸡内金 15g，醋延胡索 10g，重楼 10g，浙贝母 15g，桔梗 10g，焯苦杏仁 10g，半枝莲 30g，石见穿 30g，仙鹤草 30g，三七 10g，甘草片 6g，制壁虎 10g。7 剂，水煎服，每日一剂。

解　析　此患者为肺癌并纵隔淋巴结转移，患者年过五旬，平素抽烟，饮食不节，损伤肺脾；肺主气、脾主运化，肺脾功能失职，气无以化生，故气虚；肺气亏虚则宣发肃降失司，呼吸功能减弱，宣降失职，气逆于上，故见胸闷气促；脾气虚，运化失职，水谷精微化生乏源，则纳差；脾虚不能运化水液，痰饮水湿上蒙清窍，故见头晕。脾为生痰之源，肺为储痰之器，脾虚痰湿内生，故咳嗽、咳痰；痰湿内阻脉络，血行不畅，聚而为瘀，故痰白夹血丝；肺脾气虚，气血生化乏源，进而正气亏虚，邪毒外侵，痰瘀毒内结于肺，形成肺部肿块。结合舌苔脉象，辨证为肺脾气虚，瘀毒内结证。治以健脾补肺，化瘀解毒之法，方予以二陈汤加减。方中党参片、黄芪、白术、茯苓补脾益气；法半夏、浙贝母、桔梗、燀苦杏仁理气化痰止咳；陈皮健脾开胃，燥湿化痰；炒麦芽、炒稻芽、鸡内金健脾和胃，增强食欲；醋延胡索活血化瘀止痛；重楼、半枝莲、石见穿解毒散结；仙鹤草、三七收敛化瘀止血；制壁虎化瘀软坚；甘草片调和诸药。此方重在健脾补肺，辅以化瘀解毒、软坚散结、止血止痛之品，使扶正与抗癌并重，攻补兼施。

指导老师按语 肺癌病位虽在肺，但需重视脾胃。李东垣曰："内伤脾胃，百病由生。"脾为肺之母，脾胃损伤，则气血生化无源，脏腑失养，以致肺气虚弱。目前，肺癌所采用的手术、放疗、化疗等西医治疗方法可损伤脾胃，致脾胃虚弱。"脾为生痰之源"，脾虚则运化失职，水湿聚集，故肺癌患者症见咳白色稀痰伴头晕者，可健脾以绝生痰之源。中药补脾可保后天之本，充气血生化之源，且虚则补其母，肺气虚，亦可通过补脾培土生金以补肺。

（湖南省中西医结合医院邓天好，指导老师：潘敏求）

医案三

彭某，女，77 岁。2023 年 6 月 3 日初诊。主诉：发现肺部占位 10 天。现病史：患者 2023 年 5 月因颈项部疼痛就诊于醴陵市中医院。胸部 CT 提示：左下肺占位伴明显不均匀强化，考虑肺癌可能，建议活检；肝右叶占位伴环形强化：转移瘤？其他？遂进一步就诊于中南大学湘雅二医院，胸部｜全腹｜颅脑 CT 提示肺部、肝脏、颅脑占位，进一步行肺、肝肿块穿刺活检，病理检测结果提示左肺肿块穿刺碎组织，共 0.4cm×0.3cm×0.1cm，镜下肺组织内见多灶肿瘤细胞，结合免疫组化结果，符合分化较差的腺癌。特殊染色：阿利新蓝（AB）染色（−），过碘酸雪夫（PAS）染色（−），抗酸染色（−）。免疫组化：CK（+），CK5/6（灶 +），P40（−），TTF-1（+），NapsinA（+），CK7（+），Syn（−），CgA（−），CD56（−），PD-L1（TPS：10%+），Ki67（40%+），P53（60% 强弱不等 +，提示可能为野生型），ALK（−）。肝肿块穿刺碎组织，共 0.8cm×0.4cm×0.1cm，镜下肝组织中见肿瘤细胞，局灶呈腺样结构，结合免疫组化结果，符合分化较差的腺癌，倾向肺来源。特殊染色：AB 染色（−），PAS 染色（−），抗酸染色（−）。免疫组化：

CAM5.2（+），TTF-1（+），NapsinA（+），Gly-3（－），Arginase-1（－），CK19（灶+），PD-L1（CPS：0），Ki67（40%+）。2023 年 6 月 3 日，患者为求中医治疗来潘老门诊就诊。现症见：头痛欲裂，恶心呕吐，纳差，行走不稳，双目视物模糊，偶有咳嗽，咳白痰，痰难咳出，无咯血，偶有左胸背部疼痛，无恶寒发热，无口干口苦，夜寐欠佳，小便尚可，大便调。近 1 个月体重减轻 3kg。舌暗，苔白腻，脉滑。

辨　证　脾虚痰湿，瘀毒内结。

治　法　健脾除湿，化瘀解毒。

处　方　肺复方合四君子汤加减。

党参 15g，茯苓 15g，枸杞子 12g，酒女贞子 15g，盐杜仲 10g，旋覆花 10g，白术 12g，郁金 10g，石菖蒲 10g，白芷 10g，法半夏 9g，炒麦芽 15g，葛根 15g，白芍 15g，白茅根 15g，灵芝 10g，三七 5g，白英 20g，白花蛇舌草 30g，全蝎 3g，土贝母 6g，牡蛎 30g，夏枯草 15g，炙甘草 5g。7 剂，水煎服，每日一剂。

解　析　本例患者为肺癌并颅脑、肝脏转移，患者长期饮食不节，伤及脾胃，脾胃亏虚，气血生化乏源；气虚无以推动血行，血聚为瘀，故见恶心呕吐，纳差；脾虚无以运化水湿，水湿上聚于肺，化为痰湿，故见咳嗽，咳白痰等；血瘀、痰湿互结，于肺中结为肿块，故见左胸背部疼痛，痰、瘀、毒互结于颅脑形成肿块，阻滞气机，故见头痛欲裂。结合其舌脉，辨证为脾虚痰湿、瘀毒内结证。治疗当以健脾除湿、化瘀解毒为法，予以经验方肺复方合四君子汤加减。方中党参、茯苓、白术、灵芝益气健脾，培土生金；酒女贞子、枸杞子、盐杜仲益肾填精；旋覆花、法半夏理气降逆，使胃气和，呕吐止；石菖蒲祛痰开窍，安神定志，醒脾开胃；郁金活血化瘀；白芷搜风通络，化瘀止痛；葛根生津润燥；炒麦芽健脾开胃，行气消食，能够增强脾胃功能，促进食物消化，增强食欲；白芍润肺止咳；白茅根清热解毒；三七活血化瘀解毒；白英、白花蛇舌草、全蝎解毒散结；牡蛎、夏枯草、土贝母软坚散结；炙甘草调和诸药。脾为后天之本，此方重在健脾化湿，还可益气补肺，充养机体，提高机体的抗邪能力，又恐邪毒未尽，伏于体内，遂投以化瘀解毒、软坚散结之品，使扶正与抗癌并重，攻补兼施。

指导老师按语　历代中医典籍中并未明确提出"肺癌"这一病名，但不乏与之相关的描述。如《素问·玉机真脏论》云："大骨枯槁，大肉陷下，胸中气满，喘息不便。"指出了肺癌咳嗽、消瘦的临床表现。肺癌的病因尚未明确，现代医学认为吸烟是导致肺癌的主要危险因素，除此之外，遗传因素、环境污染、职业暴露、饮食不节等均对肺癌的发生有不同程度的影响。肺复方治疗非小细胞肺癌，特别是中晚期患者，能减轻临床症状、提高生活质量、增加体重，并能稳定瘤体、延缓疾病进展、延长生存期，中医药治疗老年非小细胞肺癌是安全有效的治疗方法之一。

（湖南省中西医结合医院邓天好，指导老师：潘敏求）

医案四

李某，女，75岁。2022年6月20日初诊。主诉：反复胸闷气促2个月，左肺肿物1周。现病史：患者家属代诉2022年4月患者无明显诱因出现胸闷气促，活动后加重，当时未予重视。2022年6月12日因胸闷气促加重就诊于益阳市南县人民医院。CT示：左肺上叶肿块灶，周围少许渗出影，纵隔内及左侧锁骨上窝多发淋巴结肿大，考虑肺癌并阻塞性肺炎、淋巴结转移；后纵隔肿块灶，考虑淋巴结转移可能性大，转移瘤？心包少量积液；右侧胸腔少量积液，左侧胸腔中量积液。胆囊结石，腹膜后淋巴结肿大。住院期间行胸腔积液穿刺引流后出院。6月20日患者为求中医治疗来潘老门诊就诊。刻下症见：胸闷气促，活动后加重，无胸痛，偶咳嗽少痰，无咯血，咽中异物感，乏力纳差，夜寐欠佳，二便调，近6个月来体重减轻6kg，舌暗红，苔薄白，脉细滑。

辨　证　气阴两虚，毒瘀痰结。

治　法　益气养阴，化瘀解毒。

处　方　沙参麦冬汤加减。

黄芪30g，党参、麦冬、南沙参、女贞子、枸杞子各15g，黄精30g，紫菀15g，款冬花15g，法半夏10g，瓜蒌皮15g，鱼腥草30g，浙贝母15g，夏枯草15g，生牡蛎30g，重楼10g，半枝莲、石上柏、白英各30g，全蝎6g，壁虎15g，莪术10g，石见穿30g，炙甘草6g。30剂，每日一剂，水煎，分早晚2次温服。

解　析　本案患者为肺癌并多处淋巴结转移，临床症见胸闷气促，活动后加重，偶咳嗽少痰，咽中异物感，乏力纳差，夜寐欠佳。究其病机，患者古稀之年，五脏俱虚，免疫力下降，加之患者久居工业污染区，毒气长期熏肺，邪毒蕴结，癌毒内生，毒瘀痰结，日久而成肺积；多种病理产物夹杂阻滞气机，肺失宣降，故出现咳嗽、咳痰；瘀毒化热伤阴，故夜寐不安、五心烦热。癌毒侵袭，耗伤阴液，导致元气不足，津液亏虚，综合舌脉，辨为气阴两虚、毒瘀痰结证；治以益气养阴、化瘀解毒之法。方中以黄芪、党参、麦冬、南沙参、女贞子、枸杞子、黄精益气养阴；紫菀、款冬花止咳化痰；浙贝母、法半夏、瓜蒌皮、夏枯草、生牡蛎化痰散结；鱼腥草、重楼、半枝莲、石上柏、白英清热解毒；全蝎、壁虎、莪术、石见穿攻毒化瘀散结；炙甘草调和诸药。同时注重随症加减。

指导老师按语　肺癌以癌毒内生、毒瘀痰结病机为总纲。毒瘀痰结、气阴两虚是肺癌的基本病机，贯穿于肺癌的各个阶段。本案患者为高龄，正气本就虚弱，再加上癌毒耗伤阴液，最后导致气阴两虚，治当以扶助正气为先，益气养阴，平衡阴阳，在此基础上辅以解毒攻邪。临床需灵活运用黄芪、党参等益气药，麦冬、南沙参等滋阴药，紫菀、款冬花等化痰药，鱼腥草、重楼等解毒药，全蝎、壁虎等散结药。谨守病机，用量精准，可获显效。

（湖南省中西医结合医院邓天好，指导老师：潘敏求）

医案五

李某，女，65岁。主诉：右下肺中分化腺癌术后2年余。现病史：右下肺中分化腺癌术后2年余，复查肺部CT：双肺磨玻璃结节较前增大，大者7mm×9mm（3-s类）。现症见：偶干咳，胸闷痛不著，无气短，纳食可，胃部胀痛，夜卧时胃及胸骨后有灼热感，口干苦不著，夜寐梦扰易醒，大便偏干，小便正常。舌暗淡红，苔薄黄，脉小弦。

辨　证　痰瘀互结，气阴两虚。

治　法　益气养阴，化痰行瘀，散毒消结。

处　方　自拟方。

南沙参15g，北沙参15g，百合20g，忍冬藤20g，炙麻黄5g，苦杏仁10g，浙贝母10g，瓜蒌10g，桑白皮10g，黄芩10g，桃仁10g，冬瓜仁15g，茯苓10g，重楼5g，丹参10g，山慈菇5g，甘草3g。

解　析　中医古籍中并无肺癌这一病名的记载，根据肺癌的临床症状特点归属于中医学中的"肺积""息贲""咳嗽""咯血""胸痛"等范畴。肺癌的病机为本虚标实，人体免疫力差，正气虚弱，致病的癌毒亢盛，正气不足以抵抗，出现全身属虚，局部属实的病症。中医认为，肺内恶瘤形成过程中，以"痰热瘀毒"为核心，"痰热瘀毒"既是病理产物，也是病邪病因。其发病过程，热毒灼炼津液成痰，痰热内生，日久影响血脉系统，痰瘀互结，毒热郁伏其中，难以清除。痰瘀阻滞三焦脉络，毒热伤阴津气血，而致虚实夹杂。本例患者，属肺癌术后，治宜益气养阴，化痰行瘀，散毒消结。方中南北沙参滋养肺阴，清肺益气，百合清心安神，炙麻黄配苦杏仁宣肃肺气，浙贝母、瓜蒌、桑白皮、黄芩、冬瓜仁清热化痰散结，茯苓清热利湿，重楼、山慈菇、忍冬藤清热解毒，散结通络，桃仁、丹参活血化瘀，甘草调和诸药。诸药合用，共奏益气养阴、化痰行瘀、散毒消结之功。

指导老师按语 肺癌术后，肺中积块，恙因痰热瘀毒互结，恶变为癌，留着肺中，虽经切除，然其"毒根深藏"，难言尽彻，且痰瘀互结于肺络之象尤昭著，久则肺气阴暗耗，自在不言之中。故拟益气阴，化痰瘀，佐以解毒散结。

（湖南中医药大学第一附属医院邹译娴，指导老师：王行宽）

医案六

陈某，男，65岁。患者门诊查正电子发射计算机断层显像（PET-CT）示：①左上肺尖后段－纵隔旁团块影，考虑肺癌；②左锁骨上、左肺门淋巴结转移；③双肾上腺转移癌；④双上肺及右下肺背段陈旧性结核。2022年1月21日颈部、锁骨上淋巴结彩超：左侧锁骨上区异常增大淋巴结。左锁骨上区淋巴结穿刺病理：转移性癌，倾向鳞癌。补充报告：（左锁骨上区淋巴结穿刺）转移性分化差，结合免疫组化结果，考虑腺癌，肺来源可能性大。后行化疗、放疗及免疫治疗。临症见：咳嗽，痰少，偶有痰中带血，乏力，气短息促，咽干口燥，小便可，大便稍结，舌质淡暗，苔薄黄，脉细数。

辨　证 气阴两虚，瘀毒内结。

治　法 益气养阴，凉血止血，解毒散结。

处　方 肺复方加减。

三七粉3g，穿山甲5g，白及10g，陈皮、玄参、桂枝、重楼、僵蚕、壁虎、土鳖虫各15g，炮姜、广藿香各20g，白术、浙贝母、炒麦芽、鸡内金、山药、百合、赤芍、丹参、龙葵、半枝莲、苍术、海螵蛸、六神曲、仙鹤草各30g，黄芪、薏苡仁各50g。

解　析 方中黄芪、白术、陈皮、薏苡仁健脾化痰，炮姜辛热暖中焦，炒麦芽、鸡内金、六神曲行气消食，健脾开胃，百合、玄参益气养阴，润肺止咳；赤芍、浙贝母泻肺热，止咳化痰，龙葵、重楼、半枝莲、壁虎、穿山甲、僵蚕、丹参清热解毒，化瘀散结；患者痰中带血，加仙鹤草、三七粉凉血止血，海螵蛸、白及收敛止血。诸药合用，共奏益气养阴、凉血止血、解毒散结之效。

指导老师按语 患者年老体衰、慢性肺部疾患，肺气耗损而生成不足，肺气、肺阴亏虚，外邪乘虚而入，客邪留滞不去，气机不畅，终致肺部痰瘀积滞，结而成块。肺阴不足，肺气上逆，故干咳少痰。阴虚津少，故咳嗽痰少或痰中带血。肺气不足，则气短息促，乏力。阴虚甚，进而出现"火旺"则咽干口燥。舌质淡暗，苔薄黄，脉细数均为气阴两虚征象。予以肺复方加减，益气养阴，凉血止血，解毒散结。

（湖南省肿瘤医院周琼，指导老师：王云启）

医案七

彭某，女，67岁。患者自诉2018年确诊右肺上叶腺癌（患者拒绝提供相关病历资料，具体治疗不详），2021年8月3日复查CT示：右肺上叶肺癌，纵隔、右侧肺门淋巴结增大；双肺是右侧胸膜多发转移；右侧胸腔积液。病情进展，2021年8月5日至2022年3月12日行化疗六周期；后定期复查病情稳定，予以中医药治疗至今。临症见：咳嗽，咳黄痰，偶有痰中带血，乏力，活动后气促不适，食纳差，夜寐一般，小便可，大便干结，舌质淡暗，苔薄黄，脉细。

辨　证　气阴亏虚，瘀毒内结。

治　法　益气养阴，解毒散结。

处　方　肺复方加减。

三七3g，陈皮、赤芍、麦冬、重楼、黄芩、僵蚕、蝉蜕各15g，炮姜、蒲黄炭、白及、浙贝母各20g，白术、炒麦芽、鸡内金、百合、丹参、海螵蛸、龙葵、半枝莲、苍术、仙鹤草、垂盆草、款冬花、六神曲各30g，黄芪、薏苡仁各50g。

解　析　方中黄芪大补元气而补三焦，白术、陈皮、薏苡仁健脾化痰，炮姜辛热暖中焦，炒麦芽、鸡内金、六神曲行气消食，健脾开胃，百合、麦冬益气养阴，润肺止咳；赤芍、黄芩、浙贝母、款冬花泻肺热，止咳化痰，龙葵、重楼、半枝莲、僵蚕、丹参清热解毒，化瘀散结；患者痰中带血，加蒲黄炭、仙鹤草、三七粉凉血止血，海螵蛸、白及收敛止血。诸药共奏益气养阴、凉血止血、解毒散结之效。

指导老师按语　患者化疗后正气亏损，余毒积于肺，使肺气受阻，宣降失调，津液失于输布，加之毒邪未清，瘀阻脉络，阻塞气道，故出现咳嗽，咳痰，痰中带血；毒邪互结于肺，肺阴不足，无以生津，气随津脱，肺气阴两虚致使患者乏力，活动后气促。予以肺复方加减，益气养阴，解毒散结。

（湖南省肿瘤医院周琼，指导老师：王云启）

医案八

王某，男，57 岁。患者自诉 2022 年体检发现肺结节，未予以重视，2023 年 2 月 23 日于我院我科门诊复查 CT：左上肺结节，考虑为肺癌并双侧锁骨上、左腋下、纵隔及左肺门多发淋巴结，右侧第 11 后肋骨转移。肝胆道磁共振成像（MR）：①肝右叶囊肿，② 右侧局部肋骨骨转移瘤可能性大。脑 MR：①右侧额叶异常信号灶，考虑转移瘤，②颅骨多发异常强化，考虑骨转移瘤。彩超：双锁骨上区、左侧腋下区多发异常增大淋巴结，转移可能性大。病理检查申请病理诊断：检材见凝血组织中异型细胞团，结合免疫组化符合肺腺癌。免疫组化：ALK（－）、P40（－）、TTF–1（＋）、CgA（－）、CK5/6（－）、P63 散在（＋）、CK（＋）、Ki–67 约 60%、CK7（＋）、INI–1（＋）、Nap（＋）、Syn（－）、Brg–1（＋）。临症：咳嗽，咳黄痰，偶有痰中带血，乏力，活动后气促不适，食纳差，夜寐一般，二便可，舌质淡暗，苔薄黄，脉弦。

辨　证　气阴亏虚，瘀毒内结。

治　法　益气养阴，解毒散结。

处　方　肺复方加减。

三七粉（冲）6g，西洋参（蒸兑）9g，紫菀 10g，陈皮、麦冬、重楼、半夏各 15g，鱼腥草、炙杷叶、藿香、款冬花、六神曲各 20g，白术、灵芝、炒麦芽、鸡内金、山药、百合、赤芍、丹参、半枝莲各 30g，大枣 40g，黄芪、薏苡仁各 50g，炮姜 15g。

解　析　方中百合、麦冬养阴润肺，黄芪、白术、山药、薏苡仁健脾益气，西洋参助其益气养阴。鱼腥草、半枝莲、龙葵、重楼清热解毒，方中大量苦寒之品，佐以炮姜温经散寒，慎防凉遏冰伏毒邪，闭门留寇。痰饮为病，肺失宣降则咳喘，故用半夏燥湿利痰，陈皮顺气下痰，取二陈汤燥湿和痰，顺气和中之意，气顺则痰消；郁热伤阴，则痰黄质黏，难以咳出，配伍炙杷叶、款冬花、紫菀润肺化痰，降逆止咳。赤芍、丹参、三七粉活血祛瘀。大枣补益气血，鸡内金、六神曲、炒麦芽消食和胃，藿香化湿和中，灵芝补气安神。

指导老师按语　吾师认为气阴两虚，邪毒蕴郁，是肺癌的病因病机之一，而主张采用养阴清解法治疗，方用肺复方加减。诸药合用，共奏益气养阴、清热解毒之功。阴液充足，邪毒自清，痰化热退，咳嗽自止。

（湖南省肿瘤医院周琼，指导老师：王云启）

医案九

陈某，男，65岁。主诉：肺癌术后放化疗后6年余，复发2年余。现病史：患者2011年6月3日在全身麻醉下行右上肺叶切除＋淋巴结清扫术，术后病检：中分化腺癌，侵犯胸膜，支气管残端未见癌，气管旁淋巴结8/15癌转移。术后行TP方案化疗4周期，10月29日至11月29日行肺部放疗。2015年12月发现复发并肺内、骨转移，拒绝其他治疗，至老师门诊行中药治疗。2017年7月复查CT双肺结节较前减少。2018年8月复查CT病情稳定。症见：咳嗽，痰中带血丝，腰膝酸痛，偶见头晕，乏力，大便干结，舌质淡暗，苔薄白，脉弦。

辨　证　脾肾两虚，瘀毒内结。

治　法　补益肝肾，化瘀散结。

处　方　肺复方加减。

细辛5g，大黄6g，附子12g，川芎12g，桂枝15g，天麻15g，重楼15g，陈皮15g，黄芩15g，熟地黄20g，炒鸡内金20g，地龙20g，补骨脂20g，何首乌24g，骨碎补25g，炮姜30g，半枝莲30g，狗脊30g，续断30g，白术30g，炒麦芽30g，杜仲30g，蒲公英30g，百合30g，六神曲30g，墨旱莲30g。

解　析　中医认为肺主气，司呼吸，主宣发肃降；肺朝百脉，通调水道；肺为娇脏，喜润恶燥，易耗气阴，易为外邪侵袭；肺为贮痰之器；肺与大肠相表里，肺属金，土生金，金水相生。因此，肺癌的病因病机必定与其自身的生理特点相关，内虚为发病的根本。肺癌之发病与其正气虚损，感受邪毒密不可分，因虚而得，邪毒致实，全身属虚，局部属实，正虚邪实，虚实夹杂，应属"本虚标实"之证。此方中运用熟地黄、百合滋阴，炮姜、桂枝、附子温中散寒，助阳化气，黄芪、白术健脾益气，陈皮理气健脾，鸡内金、炒麦芽、六神曲健脾开胃。患者头晕，以天麻息风定惊，细辛祛风通窍，川芎行气开郁，加以地龙通络。骨转移发病的主要病机为肾精亏虚，精骨失养，故易出现骨痛、骨折。由于肾精气亏虚、督脉虚损、血行不畅、血瘀阻络，治宜补肾活血，通络壮骨为主。方中重用续断、杜仲、骨碎补、狗脊、补骨脂补肝肾强筋骨。墨旱莲凉血止血，半枝莲、重楼、黄芩、蒲公英清热解毒，大黄、何首乌润肠通便。

指导老师按语　肺主皮毛，为人体之藩篱，当出现气虚及气不通，正气不得抗邪，卫外不固则六淫之邪易趁虚而入，气滞容易导致血瘀、痰凝等病理产物，最终癌肿内生。虚、毒、痰、瘀并存是中晚期肺癌的基本病机特点也已得到了我国中医专家的共识，补气、行气是治疗肺癌的关键。肺癌病位在肺，可与其他四脏相关，涉心（反侮）及肾（母病及子），波及肝（金不制木）、脾（子盗母气），可在疾病过程中分别出现相应症候，因此，在治疗中既应重点治"肺"，也应注重五脏的整体调治。

（湖南省肿瘤医院：邹蓉，指导老师：王云启）

医案十

张某，男性，69岁。主诉：肺癌术后放化疗后6年余，复发2年余。现病史：患者2017年8月15日至湖南中医药大学附属第一医院就诊，胸部CT：右肺门及纵隔多发软组织密度影，淋巴瘤？中央型肺癌并纵隔淋巴结转移？行右下肺肿块穿刺活检：中分化腺。免疫组化：神经内分泌癌，倾向于大细胞神经未分化癌。2017年9月15日首次求诊我院，病理会诊：符合大细胞癌。患者本人拒绝化疗等治疗，要求行中药治疗。就诊时症见：咳嗽少痰，易感乏力，口干，舌红少苔且苔白，脉细涩。中药治疗后2018年1月10日复查CT：肺门肿块符合肺癌；纵隔多发淋巴结及肿块，考虑淋巴结转移可能性大，右侧胸腔积液，心包积液，右中肺及左下肺结节，转移瘤？调整处方继续中药治疗。2018年8月17日在我院再次复查CT：右肺门区肿块较前缩小，纵隔多发结节及肿块影较前明显缩小，右侧胸腔积液、心包积液均较前减少，右中肺结节较前缩小，左下肺结节同前。其后一直服用中药，2022年2月21日复查CT仍示病情稳定。

辨　证　气阴亏虚，痰瘀互结。

治　法　益气养阴，化痰散结。

处　方　肺复方加减。

黄芪50g，白术30g，陈皮15g，党参30g，炒麦芽30g，炒鸡内金30g，山药30g，薏苡仁50g，百合30g，赤芍30g，丹参30g，麦冬15g，桑白皮20g，海螵蛸30g，龙葵30g，重楼15g，半枝莲30g，仙鹤草30g，炮姜15g，六神曲30g，三七6g，黄芩15g，浙贝母20g，僵蚕15g，五味子15g，鳖甲30g，葶苈子15g。

解　析　中医文献中没有"肺癌"病名，也没有与肺癌对应的中医疾病名称。结合肺癌患者各期的表现，肺癌应归属于多种疾病的范畴，其中包括"息贲""息积""咳嗽""咯血""胸痛""肺痛""肺积""肺岩""喘息""肺痿""痰饮""虚劳"等。肺主气，司呼吸，外合皮肤，开窍于鼻，与大肠相表里。肺主皮毛，为人体之藩篱。中医论"肺"常离不开论"气"。肺癌以肺之正气虚及气阴虚为发病的内因，随着邪毒日久，正邪交争，则气阴愈伤，"养正气，积自除"，因此，补气、行气是治疗肺癌的关键。方中重用黄芪、白术、山药、薏苡仁以补脾健脾，培土生金，大补脾肺之气，百合、麦冬养阴润肺，加用鳖甲滋补肝肾，金水相生，气阴双补。脾为生痰之源，肺为贮痰之器，方用陈皮、白术、浙贝母健脾化痰，葶苈子泄肺中之水饮及痰饮，佐以黄芩入脾肺，燥湿清热。赤芍、丹参、重楼、半枝莲、三七等清热解毒，活血化瘀，僵蚕化痰软坚散结，仙鹤草既可补虚又兼止血之功。炒麦芽、炒鸡内金、炮姜、六神曲以消食和胃，健脾益气，芳香醒脾，顾护中焦。病情变化病邪加重时加大攻邪之力，桑白皮、龙葵祛邪，同时加用党参加强补脾益肺之功，五味子、海螵蛸等收涩之物防破气消积太过而破血动血，全方组成既助脾肺之气阴，又祛痰瘀之毒，兼止血之功，同时顾卫中焦，助扶正祛邪，使邪去正安。

指导老师按语　肺癌以内虚为发病的根本，肺癌的正虚多与脾相关。肺居上焦，脾位于中焦，因"肺手太阴之脉，起于中焦"，故其经脉联属构成了肺、脾间生理、病理相互联系、相互作用的基础。肺、脾同为太阴，气血阴阳具有同步变化的趋势，常相互影响，或脾病及肺，或肺病及脾。李东垣所言："饮食入胃，而精气先输脾归肺。"故脾气充足则肺健气旺，宗气充盛，脾气不足则肺气虚少，宗气不足，即"土不生金"，所以李东提出了"脾胃一虚、肺气先绝"之论，故临床上肺脾气虚每多并见，常用"培土生金"之法治之，治肺善治脾。

（湖南省肿瘤医院：邹蓉，指导老师：王云启）

医案十一

朱某，男，60岁。于2022年11月5日首诊。患者于2022年9月在中南大学湘雅医院诊断为右上叶舌段中央型肺癌。现病史：咳嗽，咳痰，色黄，夜间偶有口渴，大便偏干，夜寐差，饮食尚可，舌暗红，苔黄腻，脉滑。既往患者长期吸烟，烟龄30余年。

辨　证　痰热瘀互结。

治　法　清肺泄热，化痰逐瘀。

处　方　千金苇茎汤加减。

芦根30g，薏苡仁30g，冬瓜仁20g，桃仁10g，泽兰15g，生白术20g，枳实10g，生黄芪30g，瓜蒌30g，白花蛇舌草30g，半枝莲15g，桑白皮15g，浙贝母10g。14剂，每日一剂，水煎服，分早晚两次温服。

二诊：2022年11月19日。患者咳嗽减轻，睡眠可，体力可，大便干好转。舌红，苔白，脉滑，患者瘀证不明显，故去桃仁，加射干10g，法半夏10g，增加祛痰力量。服14剂。现仍于我院门诊随诊。

解　析　千金苇茎汤由苇茎、薏苡仁、桃仁、冬瓜仁组成，方中芦根甘寒轻浮，善清肺热；冬瓜仁清热化痰，利湿排脓，能清上彻下，与芦根配合则清肺宣壅，涤痰排脓；薏苡仁上清肺热而排脓，下利肠胃而渗湿；桃仁活血逐瘀，兼有止咳平喘之作用，且润燥滑肠，与冬瓜仁配合，可使痰瘀从大便而出，瘀去则痛消。诸药合用，共奏清热解毒、化痰逐瘀之功。

指导老师按语　根据肺癌的临床表现，可归属于中医"肺积""息贲""肺痿"等范畴。王老师认为肺癌的形成，主要包括三方面因素，即机体失衡、邪积正虚和癌毒形成。机体失衡，脏腑功能障碍，是疾病发生的根本原因。邪积正虚、癌毒形成贯穿于疾病发生的始终，互为因果，相互影响。肺癌由正气内虚、邪毒外侵，导致气滞血瘀、痰凝毒聚、热结阴伤所致。邪气袭肺，积于胸中，使肺失宣降，气机不畅，血行瘀滞，或水道失司，凝聚成痰；脾失健运则津液输布障碍、三焦不利，化湿生痰；肝失条达则气机不利，化火致瘀伤阴；邪毒外侵，耗阴伤气，肺热津亏，气阴两伤。痰、热、瘀、毒阻壅于肺，胶结日久而成积，产生癌毒。同时，癌毒可反作用于机体产生一系列病理变化，如癌毒内蕴或阻滞中焦，津液输布障碍，则化湿成痰生浊；阻滞气机，则气滞血瘀；蕴蒸日久，郁而化热，则伤津耗液，损伤正气。在临床诊治中，常见肺癌放化疗后或合并肺部感染者，辨证多属热毒壅肺，痰瘀互结，治当清肺泄热，化痰逐瘀，以千金苇茎汤加减治疗，多取良效。

（长沙市开福区青竹湖街道社区卫生服务中心洪海燕，指导老师：王东生）

医案十二

王某，男，62岁。2022年6月2日初诊。主诉：发现肺占位、咳嗽胸痛半年。现病史：半年前发现肺部占位性病变，现时有咳嗽、左胸痛，连及背痛，舌淡红，舌苔薄黄腻，脉细。2022年5月9日外院胸部CT：①左肺门区-左肺下叶占位，考虑肿瘤性病变（肺癌）侵及左肺门及纵隔、左肺动脉及左下肺静脉可能性大，胸膜转移可能，右肺下叶背段实性结节，转移灶？并左肺炎症，左侧胸腔及叶间积液；建议进一步检查。②余双肺小结灶，转移待删，建议随诊复查。③肝脏多个低密度结节，考虑囊肿可能，转移待删，建议MR增强复查。④双肾多发结石；双肾多发囊肿可能。

辨　证　痰热蕴肺，气滞血瘀。

治　法　清热化痰，活血行气止痛。

处　方　桑贝小陷胸汤合姜黄颠倒散加减。

桑白皮 15g，浙贝母 30g，黄连 5g，炒瓜蒌皮 5g，法半夏 10g，片姜黄 15g，郁金 15g，木香 6g，三七粉 6g，白花蛇舌草 15g，半枝莲 15g。20 剂，水煎，早晚温服。

二诊：2022 年 6 月 16 日。稍咳，胸背痛好转，乏力。胸部 CT 提示左侧胸腔及叶间积液。舌淡红，苔黄腻，脉细滑。继予桑贝小陷胸汤合姜黄颠倒散合葶苈大枣泻肺汤加减。桑白皮 15g，浙贝母 40g，茯苓 30g，葶苈子 10g，大枣 6g，白花蛇舌草 15g，黄连 3g，法半夏 10g，炒瓜蒌皮 5g，苦杏仁 10g，片姜黄 15g，郁金 15g，广木香 6g。30 剂，水煎，早晚温服。

解　析　患者咳嗽、左胸痛，连及背痛，舌淡红，舌苔薄黄腻，脉细，辨证为痰热蕴肺，故予小陷胸汤清热化痰，宽胸散结。桑白皮泄肺热而下气平喘，浙贝母清热化痰止咳、解毒散结消痈。颠倒木金散，其组方为木香、郁金。《医宗金鉴·杂病心法要诀》记载："胸痛气血热饮痰，颠倒木金血气安，饮热大陷小陷治，顽痰须用控涎丹。"此患者痰热蕴结于肺，气血郁结，不通则痛，故见胸痛连及后背，故予颠倒散 + 片姜黄，旨在活血行气止痛。二诊患者咳嗽减轻，胸背痛好转，继予前方，因左侧胸腔及叶间积液，故予葶苈大枣泻肺汤以泻肺行水，葶苈大枣泻肺汤见于张仲景《金匮要略》，主治肺中水饮壅塞，胸满喘咳。

指导老师按语　肺癌多由气滞、痰饮及瘀血三者相互抟聚而生，肿块主要是由痰和瘀形成的，因此化痰散结、活血化瘀之法贯穿始终。治疗肺癌抓主症，揭病机，辨机施治，标本兼顾，衷中参西，疗效方能彰显。

（湖南中医药大学第一附属医院徐文峰，指导老师：熊继柏）

医案十三

雷某，男，54 岁。主诉：发现左肺占位 1 年零 4 个月余，伴骨、脑、淋巴转移 5 个月。病史：2021 年 11 月在外院诊断为左肺腺癌，基因检测 EGFR *L858R*（+），口服奥希替尼靶向治疗一年。2022 年 11 月初外院复查发现骨转移、脑转移、淋巴结转移，提示疾病进展，予培美曲塞 + 奈达铂化疗联合伏美替尼靶向治疗 4 周期后拒绝继续治疗。现患者为求进一步中医治疗住院湖南省中医药研究院附属医院肿瘤科，2023 年 4 月至潘敏求教授门诊求诊。现症见：患者头痛，纳寐一般，听力下降、二便调，口干。舌红，苔薄白，脉细。2022 年 11 月辅助检查：

颅脑 MRI 示右侧卵圆中心结节；左侧额叶小片状强化灶，转移瘤？胸部 CT 示①左肺上叶尖后段占位（3.4cm×3.1cm），双肺小结节；②纵隔少许肿大淋巴结；③脊柱双侧多发肋骨胸骨多发转移瘤。

辨 证 气阴两虚，瘀毒内结。

治 法 益气养阴，清热润肺，化瘀解毒。

处 方 肺复方加减。

人参 10g，黄芪 15g，白术 10g，黄芪 15g，茯苓皮 15g，枸杞子 10g，女贞子 10g，菟丝子 10g，当归 10g，川芎 10g，赤芍 10g，桃仁 10g，红花 5g，细辛 3g，土贝母 6g，莪术 9g，蜈蚣 2g，全蝎 4g，法半夏 9g，竹茹 10g，桑白皮 15g，大腹皮 15g，陈皮 15g，甘草 5g。30 剂。

解 析 疾病进入晚期，中年患者正气亏虚，肝肾失养，致气阴两伤、邪毒伏于肺内，向肺外传变，遍及全身。肺复方乃吾师临床诊治肺癌经验方，该患者组方以肺复方为基础，临证加减，顾护脾肾先后天之本。方中人参、黄芪、白术、茯苓皮补益脾胃，加以枸杞子、女贞子滋养肝肾之阴，菟丝子温肾阳，有阴阳互生之妙；气阴两虚，不能濡养清窍，用川芎、细辛做引经药，以活血止痛、引药上行、祛瘀生新；法半夏、竹茹、土贝母清热化痰，辅助散结；气为血之帅，陈皮、桑白皮、大腹皮行水宽中；桃仁、红花、莪术、蜈蚣、全蝎加强化瘀通络散结，抑制肿瘤防止进一步扩散。

指导老师按语 晚期肺癌多处转移系临床疑难重症或急症，根据其转移的部位不同，可以肺复方临证加减。中老年肺癌患者，体弱多病，有先天阴阳耗损，正气不足，邪之所凑，故易感外邪，且正气抗邪无力，导致外邪留置体内，日久不去，积聚流窜出现转移。其组方用药当注意顾护先天之阴阳，注重滋养肝肾，可事半功倍。如伴脑转移，可加入僵蚕、蜈蚣、红花等中药；伴多发骨转移，可加鹿角胶、肉桂等温阳补肾，强筋健骨。

（湖南省中西医结合医院唐蔚，指导老师：潘敏求）

医案十四

何某，女，56 岁。主诉：发现右上肺占位并术后 1 年 3 个月余。病史：患者 2021 年 6 月因体检发现右肺肿块，完善相关影像学检查考虑肺癌可能，于 2021 年 6 月 20 日行右肺占位根治术，术后病检示中分化浸润性腺癌，TTF-1（+），NapsinA（+），CK7（+）；术后结合基因检测结果，口服克唑替尼靶向治疗。为求进一步中医治疗，2022年9月28日就诊于潘敏求教授门诊。刻下症见：患者胸背胀痛，气短乏力，无咳嗽咳痰，纳寐可，二便调，舌红，苔黄腻，脉细。

辨　证　气阴两虚，瘀毒内结。

治　法　益气养阴，解毒化瘀。

处　方　肺复方加减。

西洋参10g，黄芪15g，白术10g，茯神10g，枸杞子10g，盐菟丝子10g，酒女贞子10g，三七5g，当归10g，赤芍10g，桃仁10g，红花5g，桂枝6g，连翘10g，土贝母6g，醋莪术9g，菝葜30g，石见穿30g，半枝莲20g，白花蛇舌草20g，陈皮10g，全蝎3g，甘草5g。15剂。

解　析　中医古籍无肺癌之病名。中医认为肺癌病位主要涉及肺、脾、肾三脏，以气、血、痰、瘀相交阻而成，外感邪毒，日久蕴结成癌。此患者术后机体正气不足，肺脾受损，输布失司，进一步导致气血津液的亏虚。吾师认为本病本虚为主，虚实夹杂，以气阴两虚为根源。组方以益气养阴、健脾益气为主，运用经验肺复方加减。术后正气亏虚，余邪停肺，瘀阻脉络，阻塞气道，肺宣降失司，故胸痛引背；肺阴不足，气随阴脱，气阴两虚则气促乏力。方中西洋参、黄芪、白术健脾益气；酒女贞子、枸杞子、盐菟丝子滋阴养血；加三七、醋莪术、桃仁、红花活血化瘀，通络止痛。当归、桂枝可温阳益气，辅助行血，引药达病所；术后余毒未尽，脾虚则内生湿热，佐以白花蛇舌草、半枝莲、石见穿、菝葜清热利湿，同时解毒抗癌，甘草调和诸药。

指导老师按语　肺癌早期症状不明显，部分患者就诊时，已属于中晚期阶段。西医首选手术，放疗、化疗的不良反应对身体伤害相当大，极大降低患者生活质量。中医通过辨证论治、中西医结合治疗、中药抗癌机制研究等方法对肺癌的研究已取得一定的进展。肺癌中医临床辨证分型以气阴两虚多见，虚证表现为气虚、阴虚，实证表现为痰、热、瘀、毒互结，兼顾癌毒。但临证之时少见单一证型，常见虚实并存，非因一证而发病。因此，施治用药应当注意辨别主次，病证结合；针对肺癌术后或放化疗后体质虚弱的患者，应扶正为主，祛邪为辅；虫类药使用可增强疗效，注意剂量的使用。

（湖南省中西医结合医院唐蔚，指导老师：潘敏求）

2．鼻咽癌案

秦某，男，57岁。主诉：鼻咽占位综合治疗后1年，发现骨转移3个月。病史：2020 年 3 月在外院诊断为鼻咽低分化鳞癌，辅以放疗＋化疗 6 周期（具体用药不详）治疗后服中药维持。2021 年初外院复查示颅底骨转移，未行特殊治疗。2021 年 2 月中旬发现左侧下鼻道新发肿物（28mm×30mm），2021 年 3 月为求进一步治疗至潘敏求教授门诊求治。现症见：患者吞咽稍受阻，饮水呛咳，流少量黄涕，无明显头痛头晕，流质饮食，大便不成形，小便调。舌淡红，苔薄白，脉弦细。

辨　证　气阴两虚，瘀毒内结。

治　法　养阴益气，清热解毒，化瘀散结。

处　方　扶正抑瘤汤加减。

人参 10g，黄芪 15g，白术 10g，茯苓 10g，当归 10g，赤芍 10g，桃仁 10g，红花 10g，枸杞子 10g，女贞子 10g，紫花地丁 15g，夏枯草 15g，野菊花 15g，土贝母 6g，香附 10g，莪术 9g，陈皮 10g，重楼 9g，半枝莲 20g，白花蛇舌草 20g，甘草 5g，菝葜 30g。30 剂，每日一剂，分 2 次温服。

解　析　《黄帝内经》有云：“邪之所凑，其气必虚。”患者鼻咽癌放化疗后机体正气不足，致气阴两虚，伏邪复发，邪毒流窜于骨，蕴结为癌。中医认为鼻咽癌属先天禀赋不足，后天失养，外感六淫，内伤七情，致气血紊乱，脏腑失调，内外合邪，痰凝瘀毒结于鼻咽腔内而成。吾师认为鼻咽癌肿是一个全身性疾病的局部表现，治疗中要注重其辨证，结合患者舌脉，治以养阴益气、清热解毒、化瘀散结为法。脾胃为气血生化之源，组方中运用人参、黄芪、白术、陈皮、茯苓健脾益气；女贞子、枸杞子滋养肾阴，使三焦阴液得养；香附行气补而不滞，承接上中二焦之气，佐以当归、赤芍、桃仁、红花、莪术加强活血止痛功效；放疗后气阴亏虚，致热毒内蕴，用夏枯草、野菊花、紫花地丁清热解毒；邪毒复发，佐以重楼、白花蛇舌草、半枝莲、菝葜利湿解毒抗癌。全方气阴双补，热瘀同祛。

指导老师按语　中医学中没有鼻咽癌的名称，可归属于“失荣”“鼻渊”“真头痛”“上石疽”“控脑砂”等范畴，最早记载见于《黄帝内经》。扶正抑瘤汤为本人多年临床经验方之一，扶正与祛邪并用，适用于属气阴两虚证的各期鼻咽癌患者，在临证时可随症加减。此方还可兼顾清热化痰，适用于热度较重的初发鼻咽癌患者，加黄芩、鱼腥草等；联合化痰软坚，加土贝母、山慈菇；凉血止血，加三七、生地黄、牡丹皮等。养阴类及扶正类中药在鼻咽癌放化疗后组方中使用较多，中药可联合放化疗全程使用，有巩固疗效、减少复发转移作用；部分老年晚期患者，中医中药攻邪为主对症治疗，可减轻痛苦，延长生存期。

（湖南省中西医结合医院唐蔚，指导老师：潘敏求）

3.胰腺癌案

王某，女，55 岁。主诉：发现胰头占位 1 月余。病史：2022 年 10 月因黄疸于浏阳市人民医院就诊，CT 示：胰头区占位性病变，主胰管及肝内外胆管扩张；胆囊切除术后腹膜多发小淋巴结。于 2022 年 10 月 29 日于中南大学湘雅三医院行经皮肝穿刺胆道引流（PTCD）术，术后病理：镜下纤维间质内见少量肿瘤细胞，局灶见腺癌细胞，结合免疫组化符合分化较差的腺癌。2022 年 11 月求治于潘敏求教授门诊。现症见：患者头痛，腹痛，背痛，纳差，厌油，寐差，双下肢乏力，精神差，术前大便每日 5 次，小便可。舌暗红，苔白，脉细。

辨　证　气滞血瘀，癌毒内结。

治　法　行气活血，化瘀解毒。

处　方　扶正抑瘤汤加减。

明党参 10g，白术 10g，当归 10g，赤芍 10g，桃仁 10g，红花 5g，土贝母 6g，莪术 9g，紫花地丁 15g，夏枯草 10g，桂枝 6g，连翘 10g，百合 10g，合欢皮 30g，陈皮 10g，甘草 5g。15 剂。

解　析　胰腺癌归于中医学"结胸""黄疸""胸痛"等范畴。患者机体正气亏虚，邪毒内蕴，有明显瘀滞体征，阻滞气血正常运行，不通则痛，结合其舌脉特点，吾师治以行气活血为主，扶正祛邪，临证加减。组方中明党参、白术、陈皮、百合健脾益气，培补先天之本以助脾胃水谷运化；气为血之帅，血为气之母，采用当归、赤芍养血活血，土贝母、桃仁、莪术破瘀行气，解毒散结，祛瘀生新。中医认为癌毒由邪气所生，癌毒多由脾胃损伤、瘀结形成，偏于热性，常与痰、瘀、湿等病理产物互生互助，吾师加入紫花地丁、夏枯草、连翘以清热解毒，实现热瘀同祛目的；佐桂枝温通血脉，调和营卫之气。

指导老师按语　胰腺癌属于消化道恶性肿瘤之一，恶性程度高、病情进展快，预后差。相关文献报道 90% 以上患者在确诊后 1 年内死亡，中位生存期仅 6 个月。胰腺癌的发生，中医认为与机体内、外多种发致病因素有关，多属本虚标实。此类患者由于正气不足，脏腑虚弱或情志不遂、饮食内伤，脏腑功能受损，外邪乘虚而入，致使气血运行不畅，气血凝滞，久留不散。病变部位在胰，与肝、胆、脾胃相连，组方兼顾调理中焦，运化水湿，转化水谷之精微，有助正气恢复，提高机体抵御疾病的能力；其次，要注意抓主证，脾虚、瘀毒、湿热并见为特点，互相关联，用药需分清主次，针对性加强。

（湖南省中西医结合医院唐蔚，指导老师：潘敏求）

4.乳腺癌案

医案一

曾某，女，48岁。主诉：左乳房肿物1年。现病史：患者诉2021年9月自查时触及左乳房肿物，当时未予重视。2022年8月中旬，左乳房肿物进行性增大，伴疼痛，无乳头内陷、乳头溢液、橘皮征等改变，2022年9月8日于我院行乳腺＋腋窝＋锁骨下淋巴结彩超提示：左乳房实质性占位，乳腺影像报告和数据系统（BI-RADS）分级为5级，建议进一步检查；双乳房多发低暗回声结节，BI-RADS分级为3级；双侧乳房声像考虑小叶增生；双侧腋下、颌下可见淋巴结。2022年9月9日于我院行左乳腺结节穿刺活检，病理报告示：左乳腺结节穿刺组织4条，长0.2～1.2cm，直径0.1cm，质软。镜下见增生的纤维间质中有异型细胞呈小巢状、条索样生长，结合免疫组化，符合乳腺非特殊类型浸润性癌（浸润性导管癌，Ⅱ级），穿刺组织代表性有限。免疫组化：肿瘤细胞E-cadherin（＋），P120（膜＋），P63（肌上皮部分缺失），Calponin（肌上皮部分缺失），CK5/6（肌上皮缺失），ER（强＋，＞90%），PR（强＋，75%），HER-2（3＋），P53（野生型），Ki-67（40%＋）。PD-L1（CPS评分为0分，PD-L1为阴性，阳性对照为阳性，阴性对照为阴性）。胸部＋颅脑/颅骨＋全腹及盆腔平扫增强三维成像：左侧乳腺占位灶（最大截面约24mm×18mm），双侧腋窝多发增大淋巴结，请结合病理学检查。甲状腺右叶低密度灶；建议B超。双肺马赛克样改变，提示肺小气道病变可能性大或肺血增多。左侧肾上腺结节样增粗，增生？腺瘤？其他？子宫体积增大，内见低密度灶，子宫肌瘤？其他？宫颈及右侧附件区囊性灶，囊肿？双侧股骨头多发高密度影，骨岛？转移待删。双侧额顶叶缺血灶可能。2022年9月13日，患者为求中医治疗来潘老门诊就诊。症见：穿刺口已无渗血、渗液，左乳头疼痛，左上肢活动可，无麻木疼痛，无头晕头痛，口干口苦，纳寐可，二便调。舌淡红，有裂纹，苔黄腻，脉弦细。

辨　证　肝郁痰凝，瘀毒内结。

治　法　疏肝理气，健脾化痰，化瘀解毒。

处　方　乳复方加减。

枸杞子10g，酒女贞子10g，醋北柴胡9g，当归6g，白芍12g，郁金9g，预知子9g，山慈菇9g，土贝母6g，漏芦15g，牡蛎30g，黄芪20g，姜厚朴9g，熟地黄9g，云芝1袋，白花蛇舌草30g，燀桃仁6g，三七5g，甘草6g，炒麦芽12g。7剂，水煎服，每日一剂。

解　析　此患者为乳腺癌并淋巴结转移，患者平素情志不舒，肝失调达，气血运行不畅，导致机体阴阳失调，脏腑功能障碍，经络阻塞，气血运行失常，气滞血瘀，痰凝邪毒等相互交结而致肿瘤形成。结合患者舌脉体征症状，中医辨证为肝郁痰凝，瘀毒内结证；治以疏肝理气、健脾化痰、化瘀解毒之法；予乳复方加减。方中醋北柴胡、郁金、白芍疏肝柔肝理气；黄芪、甘草健脾益气；枸杞子、酒女贞子补肾益精；熟地黄温补化凝；当归补血活血，调经止痛；预知子疏肝解郁，软坚散结；山慈菇、土贝母、漏芦、云芝、白花蛇舌草解毒散结；牡蛎化瘀软坚，解毒散结；姜厚朴宽中理气；焯桃仁、三七化瘀散结；炒麦芽健脾和胃，增强食欲；甘草调和诸药。诸药合用，配伍精当，扶正抗癌，标本兼治，使肝气得疏，脾肾同补，积聚得消，寓攻于补，补中有消，为攻补兼顾之方。

指导老师按语　中医学认为，乳腺癌的发病多与情志有关。若情志失调则气不行津，津液停留而凝聚成痰；复因肝木克土，致脾胃不能升清降浊，则痰浊内生；气滞痰凝血瘀日久，停于乳络则结为肿块。乳腺癌的病因病机可概括为"瘀""毒""虚"，即正气亏虚，毒瘀内结。"瘀"因肝郁气滞、邪毒壅滞诸因所致，乳房肿块，乳腺胀痛、刺痛等是"瘀"的客观表现；"毒"即热毒、痰毒、湿毒、瘀毒、寒毒等，七情失调，肝气郁结，疏泄失常，气滞血瘀，乳络不通，进而结为肿块，日久酿毒；"虚"包含了先天不足和后天失养，以脾肾亏虚为本，且有"久病必虚""久病伤脾"；或多产房劳，肝肾亏虚，冲任失养，乳络不荣；或饮食不节，过食肥甘厚味，脾肾亏虚，脾虚生痰，痰阻脉络，乳络不荣与乳络壅滞不畅并存，最终形成乳岩。"瘀""毒""虚"三者并存，互为因果，恶性循环，贯穿于乳腺癌的整个病程。乳复方是基于"瘀、毒、虚"这一乳腺癌基本病机而制订的经验方，配伍精当，扶正抗癌，标本兼治，使肝气得疏，脾肾同补，积聚得消，寓攻于补，补中有消，为攻补兼顾之方。在临证中应注重个体化治疗原则，不应拘泥于乳腺癌基本方，而当辨证论治，随证加减，急则治标，缓则标本兼治。

（湖南省中西医结合医院邓天好，指导老师：潘敏求）

医案二

彭某，女，37 岁。患者因发现左乳肿块于 2019 年 3 月 21 日在我院 B 超引导下行左乳肿块空芯针穿刺术，病理示：（左乳穿刺标本）浸润性癌。免疫组化：ER（-）、PR（-）、CerbB-2（3+）、Ki-67 约 60%、AR（+）、EGFR（+/-）、P53（-）、CK5/6（局灶 +）、P63（-）。化疗 6 周期后，行左乳腺癌根治术 + 游离 DIEP 皮瓣修复，术后病理示乳腺癌化疗后手术标本：①（左乳）检材见纤维组织增生、炎细胞浸润，未见明确残存癌，符合化疗反应 5 级（Miller-Payne 分级）；②皮肤、基底切缘及乳头均未见癌侵犯；③腋下 12 个淋巴结均未见癌转移，胸肌间为脂肪组织，未见癌。术后建议患者行放疗，患者拒绝，术后恢复可，予靶向治疗。后定期复查及中药抗肿瘤，病情稳定。2022 年 1 月 17 日入院复查：左乳腺呈术后改变，现左前下胸壁软组织密度结节影，PET 于相应部位见异常放射性浓聚影，考虑转移性病变；右侧内乳、右侧膈上淋巴结转移。肝左内叶稍低密度结节影，PET 于相应部位见异常放射性浓聚影，考虑恶性肿瘤，肝转移瘤可能性大。行化疗及靶向治疗。临床症见：口苦，纳呆，烦躁易怒，胸闷，舌红少苔，脉弦。

辨　证　肝郁气滞，痰湿结聚。

治　法　疏肝解郁，健脾化湿。

处　方　自拟方。

大黄（后下）5g，三七粉（冲）6g，陈皮、莪术、土鳖虫、熟地黄、僵蚕、北五味子、桂枝、重楼、壁虎、黑附片（先煎）各 15g，郁金、香附、炮姜各 20g，白术、党参、炒麦芽、苏木、垂盆草、半枝莲、苍术各 30g，黄芪 45g，薏苡仁 50g。

解　析　本方中郁金、香附疏肝理气；以黄芪、白术、党参、薏苡仁补中益气；苍术燥湿健脾；肿为阴邪，其阳本虚，方以炮姜温中，守而不走，能去恶生新，附片温下，为通行十二经纯阳之要药，走而不能守，桂枝善通阳气，用于阴寒遏阻阳气，而致津液不能输布、水湿停滞之病，三药合用，温阳化湿散阴寒；熟地黄、北五味子养阴固精；陈皮、炒麦芽、鸡内金消食导滞；又以土鳖虫、僵蚕、壁虎攻毒散结，苏木、莪术、三七粉活血化瘀，垂盆草、半枝莲、大黄消痈退肿，攻补兼施。

指导老师按语　本病属于中医"乳岩"范畴。脾主运化水湿，患者忧思郁怒，情志不畅，忧思伤脾，运化失司，水湿内停；肝主疏泄，调畅气机，郁怒伤肝，肝失调达，气机郁结，气不行血，血运不畅，血液瘀滞停积而为瘀毒，经络阻塞，水湿与瘀毒互结于乳而发为本病。治则疏肝解郁，健脾化湿，佐以化瘀解毒。女子以肝为本，患者服用中药后复诊，纳食可，诸症稍有缓解。嘱患者平时保持心情舒畅，七情致病亦可通过调畅情志治病，在原方基础上予逍遥散加减。

（湖南省肿瘤医院周琼，指导老师：王云启）

医案三

张某，女，47 岁。患者于 2018 年 8 月 20 日在全身麻醉下行左乳癌改良根治术，术后病检结果：①（左乳）浸润性导管癌Ⅲ级，小部分为导管内癌，肿块最大径约为 2cm；②左腋下淋巴结 1/14 枚见癌转移；③乳头、皮肤及基底切缘均未见癌。免疫组化报告：ER（强，40%）、PR（中，30%）、CERB-2（0）、Ki-67 约 10%、P63 及 CK5/6 示大部分肌上皮缺失。术后行化疗及内分泌治疗。2021 年 7 月 6 日至我院门诊就诊，上腹 MR：肝内多发结节，考虑转移瘤可能性大。症见：头晕乏力，少气懒言，口淡无味，纳差，腹胀，进食后加重，畏寒，小便清长，大便结，排便费力。

辨　证　气血亏虚，瘀毒内结。

治　法　益气养血，解毒散结。

处　方　脾肾方加减。

白参 15g，黄芪 50g，白术 30g，当归（片）15g，蜈蚣 3 条，三七粉 6g，大黄 10g，陈皮、北五味子、僵蚕、川芎各 15g，赤芍、菟丝子、淫羊藿、补骨脂、枸杞子、女贞子、枳实、厚朴、地龙、火麻仁、肉苁蓉各 20g，白术、炒麦芽、鸡内金、半枝莲、白花蛇舌草各 30g，黄芪、薏苡仁、车前子各 50g。

解　析　方中重用黄芪补气健脾；白术、薏苡仁均健脾渗湿，助黄芪健脾之力，益气培本；枸杞子、女贞子、菟丝子、五味子有滋阴益肾、填精充髓之功，淫羊藿、补骨脂、肉苁蓉则补肾助阳，阳中求阴，阴阳双补。乳腺癌患者多有气滞血瘀，川芎能理气解郁，使"气行则血行"，助活血药消散郁结，气血调畅，使积聚自消。三七粉加强行气活血、化瘀消瘤之功。僵蚕、蜈蚣、地龙助祛风通络散结之功。半枝莲、白花蛇舌草能清热解毒消瘤。炒麦芽、鸡内金健脾消食，助脾胃运化，充后天之源，亦防苦寒太过伤胃。大黄泻热通便，枳实破气消痞，厚朴行气散满，火麻仁润肠通便，诸药并用，共奏轻下热结、除满消痞之功效，使邪有出路。全方补中有行，补而不滞，气机通畅，则痰湿瘀滞则以消散；平肝息风，风停则眩晕止。全方扶正为主，祛邪为辅，强调扶正不留邪，祛邪不伤正，攻补兼施，健脾补肾，平肝息风，调理冲任，清热散结。

指导老师按语　晚期恶性肿瘤病程迁延，证候多虚实夹杂，正虚为本为主，治疗时当扶正为主。该患者为女性患者，体质本弱，脾肾亏虚，正气已虚，又经手术化疗等治疗后气血更伤，正气更损，客邪留滞，邪气胶着，气滞血瘀，痰湿、水饮、热毒等病理产物积聚，日久而成痰、瘀、毒，形成肿瘤，因此该患者治疗当以扶持正气、培本固元的治法为主，以增强体质，提高机体抗邪抗病能力，辅以祛邪。

（湖南省肿瘤医院周琼，指导老师：王云启）

医案四

王某，女性，72岁。主诉：右乳癌术后化疗后8年余，复发转移6年余。现病史：患者2012年4月17日行右乳癌根治术，术后病检：（右乳肿块）符合浸润性导管癌（低分化或Ⅱ～Ⅲ级），免疫组化（IHC）：ER（++），PR（+），CerbB-2（-），Ki-67<10%。术后行4周期化疗，化疗结束后行依西美坦内分泌治疗。2014年12月8日查脑MR：右侧基底节区异常信号影，考虑脑转移瘤可能性大。外院行脑部伽马刀姑息放疗。2015年11月在解放军163医院再次行头部检查，提示头部转移瘤，再次行脑部伽马刀姑息放疗后患者症状缓解。2017年4月椎体MRI示T_{12}椎体压缩性骨折伴信号异常，考虑转移瘤。2017年4月13日行T_{12}椎体经皮椎体成型术（PVP）。其后一直用来曲唑内分泌治疗及中药治疗。2017年9月脑MR：右侧基底节区异常信号灶范围较前增大。继续中药及内分泌治疗，不定期复查，病情基本稳定。症见：头晕乏力，少气懒言，口淡无味，纳差，腹胀，进食后加重，畏寒，舌淡红，苔白，脉沉细，小便清长，大便结，排便费力。

辨　证　气血亏虚，瘀毒内结。

治　法　益气养血，解毒散结。

处　方　脾肾方加减。

黄芪50g，白术30g，当归（片）15g，赤芍20g，菟丝子20g，淫羊藿20g，补骨脂20g，何首乌20g，枸杞子20g，女贞子20g，陈皮15g，炒麦芽30g，天麻15g，鸡内金30g，半枝莲30g，薏苡仁50g，枳实20g，北五味子15g，大黄2×5g/包，厚朴20g，川芎15g，僵蚕15g，车前子50g，三七粉6g，百合30g，泽泻10g，地龙20g，白花蛇舌草30g，火麻仁20g，蜈蚣3条，肉苁蓉20g。

解　析　患者症见头晕乏力，少气懒言，口淡无味，纳差，辨证属于气血亏虚、脾肾不足之证。方中重用黄芪补气健脾，白术、薏苡仁均健脾渗湿，助黄芪健脾之力，益气培本。枸杞子、女贞子、菟丝子、北五味子有滋阴益肾、填精充髓之功，淫羊藿、补骨脂、肉苁蓉则补肾助阳，阳中求阴，阴阳双补。虽病位在脑，但其源头为乳腺癌，而乳腺癌发病多由于肝气不舒，精血内耗，脏腑阴阳气血不相顺接，致体内生痰生瘀，久而积聚为癌。方中川芎辛温，可走肝足厥阴之脉，上达巅顶，下行血海，为"血中之气药"。《日华子本草》记载川芎"治一切风，一切气，一切血，调众脉，破症结宿血，养新血"，能祛风除痛，行气活血，并可有效通过血-脑屏障。川芎辛温升散，可"上行头目"兼为佐使，引诸药上行头目。乳腺癌患者多有气滞血瘀，川芎能理气解郁，使"气行则血行"，助活血药消散郁结，气血调畅，积聚自消。天麻性甘平，入肝经，具有息风止痉、平抑肝阳之功，善治多种原因引起的眩晕、头痛，为止眩晕之良药。何首乌能补肝肾、益精血、强筋骨，与天麻合用加强平肝息风之力。当归、赤芍、三七粉加强行气活血、化瘀消瘤之功。僵蚕、蜈蚣、地龙助祛风通络散结之功。半枝莲、白花蛇舌草能清热解毒消瘤。炒麦芽、鸡内金健脾消食，助脾胃运化，充后天之源，亦防苦寒太过伤胃。百合益气养阴，润肺化痰，防诸药温燥伤肺。泽泻利水渗湿，陈皮燥湿健脾，既助行气除痞之力，又助泽泻健脾渗湿，兼化痰之功。大黄泻热通便。枳实破气消痞，厚朴行气散满，火麻仁润肠通便。诸药并用，共奏轻下热结、除满消痞之功效，使邪有出路。

指导老师按语　乳腺癌是女性发病率最高的恶性肿瘤，晚期易发生脑转移，其发生率仅次于肺癌，占所有脑转移的 15%～20%。晚期恶性肿瘤中医治疗具有独特的优势。晚期恶性肿瘤病程迁延，证候多虚实夹杂，正虚为本为主，治疗时当扶正为主。乳腺癌脑转移瘤主要为瘀血、痰浊、毒邪闭阻络而成，其病因病机或为髓海受损，痰瘀凝聚，闭阻脉络，瘀久化热，热灼津液，引动肝风，伤阴损阳所致；或为素体禀赋不足，肝肾亏虚，痰浊瘀毒内生，痹阻脑络所致。其发生与肾、脾、肝三脏关系最为密切。虽病位在脑，但其源头为乳腺癌。其病因病机与肝脏功能失调密不可分，可以从内风论治乳腺癌脑转移瘤，其治疗多以息风清热、化痰散结、祛瘀通络为主。

（湖南省肿瘤医院邹蓉，指导老师：王云启）

医案五

患者刘某，女性，63 岁。主诉：乳腺癌骨转移综合治疗 6 年余。现病史：患者 2016 年 4 月于我院乳腺肿块穿刺：左乳浸润性癌。免疫组化：ER（–）、PR（–）、CERB-2（++）。Fish 检测提示：阳性（Her-2 扩增）。骨扫描：胸骨体骨转移可能性大。后行 6 周期化疗，2016 年 9 月乳腺癌专家组会诊建议靶向及姑息手术治疗。患者拒绝，行中药治疗。2017 年 6 月复查病情进展，行靶向化疗 8 周期，后拒绝其他治疗继续中药治疗，2019 年 4 月查 MRI 示胸 12 椎体骨转移瘤并病理性骨折，遂行第 12 胸椎椎体穿刺活检＋椎体成形术。继续中药治疗，病情一直稳定。症见：腰背部酸胀痛不适，无红肿发热，易感倦怠乏力，口淡不渴，畏寒，舌淡红，苔白，脉沉细。

辨　证　气血亏虚，阳虚寒凝。

治　法　温阳补血，散寒通滞。

处　方　阳和汤加减。

熟地黄 15g，炮姜 30g，黑附片 30g，桂枝 15g，炙甘草 30g，薏苡仁 60g，白参 15g，白芥子 15g，细辛 6g，续断 30g，狗脊 30g，骨碎补 30g，蜈蚣 3 条，北五味子 15g，黄芪 60g，白术 30g，陈皮 15g，菟丝子 30g，炒麦芽 30g，鸡内金 30g，大黄 5g，苍术 30g，仙鹤草 30g，枸杞子 20g，墨旱莲 30g，紫草 20g，杜仲 30g。

解　析　方中熟地黄滋补阴血，填精益髓；黑附片通行十二正经和督脉，上能助心阳以复脉，中温脾土以健运，下补肾阳以益火，能出能入，通行气血，五脏六腑均可入，为温阳扶正之要药。桂枝、炮姜辛温通阳，发散通经。黑附片、桂枝相须为用，一入气分，一入血分，一走一守，可加强补肾助阳、温经散寒止痛之功。白芥子辛温，可达皮里膜外，温化寒痰，通络散结。少量细辛能散在表之风寒，除在里之寒邪。方中重用炙甘草，一则可补中益气，充后天之源，二则配伍诸药：炙甘草配伍桂枝上温心阳，配伍炮姜破群阴、温中土脾阳，配黑附片，乃扶阳回阳救阳，伏肾火坎阳之气，先后天之气旺，以达正气存内，邪不可干。方中黄芪、白参、白术、薏苡仁以补脾健脾，充后天温中土，续断、狗脊、骨碎补、杜仲、菟丝子以通筋活络、温补肾阳、填精益髓以壮骨，枸杞子、墨旱莲、北五味子滋养肝肾之阴，滋水涵木，并能制黑附片之燥烈，刚柔并济。陈皮、苍术燥湿温中健脾，配伍炒麦芽、鸡内金旨在调理痼冷沉寒，固正于内。紫草、蜈蚣解毒通络，散结止痛。仙鹤草防破血逐瘀太过而出血。大黄泻下，使邪有出路。诸药配伍兼顾祛邪和扶正，引阳气由里达表，通行周身，化阴凝而使阳和，扶正而不滞邪，祛邪而不伤正，温养阳气而不伤阴，填补精血而不留痰瘀，散寒而不耗气散血。

指导老师按语　恶性肿瘤晚期发生骨转移的概率约 20%～70%，其中乳腺癌最常见，其骨转移发生率高达 70%。骨转移病理多为溶骨性破坏，出现顽固性骨痛、运动功能障碍、病理性骨折及高钙血症等症状，严重影响患者生活质量，甚至危及生命。骨转移癌属中医文献中的"骨瘤""骨蚀""骨痨疮""骨疽""骨痹"等范畴，病机可归结为二：一是本虚，二是瘀阻。以肾虚为根本，累及肝脾，造成人体气血阴阳失调，寒、痰、瘀血兼夹胶着，流窜至骨而为病，而阳虚寒凝是其重要病机，属本虚标实之证。因此对于乳腺癌骨转移的治法当以温阳补气、散寒通滞为根本，主张用阳和汤加减。

（湖南省肿瘤医院邹蓉，指导老师：王云启）

医案六

陈某，女，48岁。主诉：发现左乳占位11个月，复发化疗后1个月。病史：2021年11月因左乳疼痛，在外院完善B超提示诊断为左乳占位，予术前6次新辅助化疗后（具体治疗方案不详），于2022年5月13日行左乳全切术。术后病理：左乳浸润性癌，符合浸润性导管癌（Ⅲ期），伴大量坏死，肿块大小5cm×4cm×3cm，见脉管内癌栓，未见明确神经周侵犯，皮肤切缘及乳头均未见癌，左腋窝淋巴结见癌转移（1/12）。免疫组化：ER（-），PR（-），HER-2（0），EGFR（+），P53（-），Ki-67（+70%）。术后继续予以6周期化疗，复查后发现肺转移、骨转移、肝转移，提示疾病进展，末次化疗时间为2022年9月，后因病情进展而停止。现患者为求进一步中医治疗而来湖南省中医药研究院附属医院肿瘤科住院，2022年10月求治于潘敏求教授门诊。症见：患者乏力，干咳，气促，活动后加重，无胸闷，口苦，纳差，夜寐差，二便可。舌淡红，苔白腻，脉细数。

辨　证　气阴两虚，癌毒内结。

治　法　益气养阴，健脾理气，解毒散结。

处　方　乳复方加减。

人参10g，黄芪15g，白术10g，茯神15g，菟丝子10g，巴戟天10g，淫羊藿20g，当归10g，赤芍10g，桃仁10g，红花5g，土贝母6g，重楼9g，半枝莲30g，白花蛇舌草30g，陈皮10g，甘草5g。15剂。

解　析　该患者为乳腺癌晚期，吾师认为其病机多由术后正气亏虚，余毒未清，癌毒滞留于体内，进而流窜于全身，出现远处转移。其病本虚标实，本质在于术后机体正气亏虚，涉及脾肺肝肾。遵《金匮要略》"见肝之病，知肝传脾，当先实脾"之古训，治疗上以肝肺为主，佐以健脾之药，以期达到疏肝健脾益肺的目的。循《医学衷中参西录》所言："升散常用，实能伤气耗血，且又暗伤肾水以损肝木之根。"故方中多加用菟丝子、巴戟天、淫羊藿等补肾阴、肾阳之品，达到补肾养肝体，柔肝阴的目的。针对本例患者乏力，纳差，吾师用人参、黄芪、白术、黄芪以健脾益气，改善食欲；茯神养心安神助眠；久病入络，癌毒内结，予半枝莲、重楼、白花蛇舌草清热解毒，散结抗癌；桃仁、红花、土贝母活血化瘀，加强散结功效，甘草调和诸药。

指导老师按语　三阴性乳腺癌属于一种特殊乳腺癌类型，该型预后较差，短期复发率高，复发转移在1~3年内达到顶峰，与其他类型的乳腺癌相比，三阴型乳腺癌患者生存期较短，西医疗效不佳，是乳腺癌中较难治的类型。该患者术时发现伴有腋窝淋巴结转移，有高危因素存在，后期复发、转移为正常病程发展。临床组方应辨证论治，用药扶正兼顾祛邪。对于中老年女性患者，多从肝脾二脏着手，为施治重点，妇女情志致病多见，肝气不舒致气血瘀滞体内，蕴久易生结节，搭配活血类中药，则气血畅行而瘀滞难留。

（湖南省中西医结合医院唐蔚，指导老师：潘敏求）

医案七

李某，女，49岁。主诉：发现左乳占位2年2月余，综合治疗后1年6月余。病史：2020年7月体检发现左乳肿块，遂住院穿刺病检示左乳浸润性导管癌Ⅲ级，免疫组化：ER（−），PR（−），HER-2（−），Ki-67（40%+）。增强CT未见远处转移，遂行左乳改良根治术，术后共行8周期全身化疗，现为求进一步中医治疗，2022年9月28日求诊于潘敏求教授门诊。症见：患者乏力，夜寐差，入睡困难，纳可，无口干口苦，二便正常。舌暗红，苔白，脉细弦。

辨　证　脾肾两虚，瘀毒内结。

治　法　健脾益肾，化瘀解毒。

处　方　脾肾方加减。

黄芪15g，白术10g，茯神10g，盐菟丝子10g，淫羊藿10g，盐巴戟天10g，土贝母6g，醋莪术9g，全蝎3g，合欢皮30g，炒酸枣仁20g，重楼9g，半枝莲20g，白花蛇舌草20g，陈皮10g，甘草5g。15剂。

解　析　乳腺癌中医称之为"石痈""乳岩""乳栗"等，患者大多病程较长，证候各异，虚实夹杂，错综复杂。临床见局部属实，正虚邪实案例居多。该患者为三阴性乳腺癌，采用西医手术及化疗治疗。吾师认为其病机为正气邪恋，手术及化疗耗伤气血，致脾肾亏虚，正气不足，毒邪蕴结。故方中黄芪、白术、茯神、陈皮培补先天之本，健脾益气；炒酸枣仁、合欢皮养血安神；辅以盐菟丝子等滋补肝肾，柔肝阴；淫羊藿、盐巴戟天温补肾阳，达到阴阳双补之效；扶正的同时祛邪毒，用土贝母、醋莪术散结化瘀，重楼、半枝莲、白花蛇舌草清热解毒，全蝎攻毒散结；甘草调和诸药，扶正为主，祛邪为辅。

指导老师按语　中医学对乳腺癌的认识始于晋·葛洪《肘后备急方》，一般认为本病的发生与外感六淫、邪毒蕴结，或情志不畅，肝脾两伤及冲任失调，气血凝滞有关，病变与肝脾肾及冲任的关系最为密切。乳腺癌的发生与情志关系甚密，情志不畅而肝气郁结，脾失健运则痰湿内生，气滞痰凝，经络痞涩，致成本病。早期乳腺癌患者绝大多数以乳房肿块为首发症状，不易发觉；晚期乳腺癌癌肿突出，有少数乳头溢液呈血性、浆血性，溃破后亦如岩穴之凹陷，患者生存质量较差。三阴乳腺癌属于乳腺癌中较特殊的类型，现代医学诊疗手段有限，疗效欠佳，有易复发转移、进展快、生存期短的特点。中医治疗三阴型乳腺癌仍以辨证论治为主，从肝脾肾三脏着手，针对术后化疗或放疗后患者，应扶正与祛邪并用，以扶正为主，即"养正即积自消"防止肿瘤复发及转移。

（湖南省中西医结合医院唐蔚，指导老师：潘敏求）

医案八

谢某，女，47岁。2022年8月18日初诊，因右乳腺癌术后，伴右上肢肿胀半年就诊。当时患者右上肢肿胀明显，麻木稍痛，神疲，寐差，自汗甚。舌边紫，苔薄白，脉细。

辨　证　气虚血瘀。

治　法　益气活血，化瘀消肿。

处　方　补阳还五汤合黄芪虫藤饮加减。

黄芪40g，当归尾5g，赤芍10g，川芎5g，桃仁6g，红花6g，地龙10g，僵蚕10g，全蝎5g，鸡血藤10g，海风藤10g，忍冬藤10g，水蛭粉3g，甘草6g。30剂，水煎，每日一剂，分2次服。

1个月后复诊，右上肢肿胀、麻木明显减轻。

解　析　患者因乳腺癌术后上肢肿胀就诊，起因于手术史。根据患者右上肢肿胀麻木，疲乏无力，自汗，舌边紫，苔薄白，脉细等症，考虑为气虚血瘀证，选方补阳还五汤合黄芪虫藤饮加减。补阳还五汤以补气为主，活血化瘀通络为辅。方中黄芪益气活血通络为君药；当归尾活血通络而不伤血，为臣药。赤芍、川芎、桃仁、红花协同当归尾以活血化瘀；地龙通经活络，力专善走，周行全身，为佐药。黄芪虫藤饮，以地龙、僵蚕、全蝎等虫类药搜风通络；鸡血藤、海风藤、忍冬藤等藤类药舒筋活络。二方合用，加强益气活血、舒筋通络之功。

指导老师按语　补阳还五汤为《医林改错》中的经典名方，重用黄芪补益元气，意在气旺则血行，该方补气药与少量活血药相伍，使气旺血行以治本，祛瘀通络以治标。方中补气而不壅滞，活血又不伤正，合而用之则气旺、瘀消、络通。黄芪虫藤饮常用于中风后遗症肢体偏瘫的患者，取虫类药的搜风通络和藤类药舒筋活络之效。因方证相应，效如桴鼓，诸症向愈。

（湖南中医药大学第一附属医院蔡蔚，指导老师：熊继柏）

医案九

患者，女，51 岁，2023 年 4 月 22 日初诊。患者于 2022 年 3 月发现右乳肿物，穿刺病理提示右乳浸润性导管癌，行改良根治术，病理报告示"右乳浸润性导管癌Ⅲ级，腋窝淋巴结 3/14，ER（30%+）、PR（20%+）、HER-2（−）、Ki67（57%+）"，术后予"AC 序贯 T 方案"辅助化疗，4 个周期化疗后出现口腔疼痛，有溃烂，难以忍受，自行口服双黄连口服液未见好转。症见：双下舌体两侧、两颊多个溃疡，进食、进水下咽疼痛加剧，口干，纳寐欠佳，大便稍干、不通畅，小便稍黄，舌暗红，苔薄黄，脉弦数。

辨　证　气阴两伤，火热上扰。

治　法　清透火郁，益气养阴。

处　方　升降散合生脉散加减。

北沙参、南沙参各 15g，麦冬 10g，五味子 5g，僵蚕 10g，蝉蜕 10g，姜黄 10g，大黄（后下）10g，栀子 10g，淡豆豉 10g，连翘 15g，藿香 10g，薄荷 10g，芦根 10g，甘草 6g。5 剂，水煎服，每日一剂，煎水 400mL，分 2 次温服用。

二诊：患者服药 2 剂后疼痛好转，4 剂后疼痛消失，溃疡较前明显变小，饮水进食无明显疼痛，纳寐可，大便略稀。

解　析　升降散源自《万病回春》内府仙方，由"大黄四两、僵蚕二两、蝉蜕二钱半、姜黄二钱半"组成，《伤寒瘟疫条辨》改名为"升降散"，并以升降散为治温总方。方中僵蚕升阳中之阳，味辛能散，能祛外风、化痰结、解郁结，蝉蜕宣散透发、疏散风热，二药轻浮而升，升而不霸；姜黄味辛苦，大寒无毒，体现《黄帝内经》"以苦发之"思想；大黄苦寒无毒，清热泻火，使里热下泄而解；加生脉散以益气养阴生津，体现《黄帝内经》"佐以甘苦，以酸收之"治则；加栀子豉汤宣通邪热，既清且透；加连翘、藿香、薄荷助升降散清透之力；加芦根以清透气分实热，又能生津。全方共奏升清降浊、透达郁热之效，"郁热"一透，诸症自解。

指导老师按语　口腔溃疡是乳腺癌化疗后常见并发症，多发生在齿龈、舌体、两颊、上颚，主要表现为局部顽固性疼痛，伴黏膜红斑、糜烂、溃疡，影响进食、说话及睡眠，甚至影响患者对化疗的耐受性和依从性。目前西医治疗主要采用局部外用药物以缓解疼痛等，但这些药物多含有抗生素类、麻醉类和激素类成分，易并发较严重的不良反应。根据临床表现，乳腺癌化疗性口腔溃疡属中医学"口疮""口糜"范畴，其病机主要为火热毒邪潜伏于体内，遵《素问·六元正纪大论》"火郁发之"，治当"透"法为宜。吴瑭认为"热之所过，其阴必伤"，同时，化疗性口腔溃疡的发生与乳腺癌发病的内因正气不足密切相关，故祛邪时不忘扶正，扶正即祛邪。

（湖南中医药大学第一附属医院袁博，指导老师：刘丽芳）

医案十

姜某，女，46 岁，初诊于 2022 年 9 月 15 日。患者左乳癌术后半年就诊。患者外院行保乳手术治疗，术后病理诊断为左乳分泌型癌，免疫组化：ER（40%+），PR（85%+），HER2（+），Ki67（45%+）。术后行化疗及放疗、内分泌治疗。为求中医药治疗至吾师处就诊。症见：潮热、口干口苦、两胁胀满，晨起喜呕，不欲饮食，大便调，夜尿频数。舌淡胖，苔薄黄，脉弦细。

辨　证　肝郁脾虚。

治　法　和解少阳，疏肝健脾，清热解毒。

处　方　小柴胡汤加减。

太子参 15g，黄芪 15g，白术 12g，茯苓 15g，柴胡 12g，郁金 15g，半夏 12g，白芍 15g，黄芩 12g，甘草 6g，关黄柏 9g，栀子 9g，鸡内金 12g，炒谷芽 30g，炒麦芽 30g。14 剂，水煎服，每日一剂，煎水 400mL，分 2 次温服用。

二诊：患者神情自然，诉潮热好转明显，口干口苦已除，胃纳一般，厌食油腻，二便自调，舌淡苔薄白，脉弦细。予原方加蛇莓 30g，六神曲 15g，山楂 15g。14 剂，水煎服，每日一剂，煎水 400mL，分 2 次温服用。

三诊：患者来诊时喜笑颜开，一般情况可，舌暗，苔薄白，脉细。予原方加丹参 30g。后患者于门诊随访，无明显不适主诉，病情稳定。

解　析　乳腺癌患者常见精神抑郁或急躁易怒，以及胸胁、乳房、脘腹胀满、口苦、呕恶等肝气郁结，气郁化火，少阳枢机不利之证候，并可见纳差、便溏、乏力等脾虚表现。因此刘老师认为乳腺癌以少阳枢机不利，情志失调，肝郁乘脾为本；气机郁滞所化生之火毒热邪，以及脾虚运化失常所酿生之痰湿为标。故投以小柴胡汤加减。脾虚较重者加黄芪、白术助原方之太子参益气健脾，并配合鸡内金、炒谷麦芽开胃助运。气滞与火毒、痰湿交结，形成癌肿，并可影响血液正常运行，出现瘀血。考虑柴胡疏肝行气活血力单，故加郁金，或可改白芍为赤芍以助柴胡活血行气，再以栀子、关黄柏、蛇莓等诸多药物结合原方之黄芩清热解毒。如此少阳枢机得利，肝气调达，脾胃运化及气血运行如常，则火毒、痰湿、瘀血皆无处可聚，乳腺癌肿无处可生，为术后患者健康保驾护航。

指导老师按语 乳腺癌是危害居民生命健康的最主要的恶性肿瘤之一，其发病率位居城乡女性首位。乳腺癌发病机制复杂，迄今其发病原因仍待探究。现代医学认为，摄入过量雌激素、遗传因素、未生育者、饮食习惯、年龄、环境等是导致乳腺癌发病的主要因素。西医治疗方法主要包括手术、放疗、化疗、内分泌治疗、靶向治疗、免疫治疗等。近年来，中医药在治疗乳腺癌方面取得了较好的成绩，一是可以提高机体免疫力，减少手术后的复发及转移；二是减轻放化疗及内分泌治疗的不良反应；三是减轻患者治疗期间出现的乏力、食欲不佳、恶心呕吐、寐差、便秘或腹泻等不适，使患者的生存质量明显改善；四是延长患者的生存时间。通过长期临床观察发现，一部分乳腺癌患者见精神抑郁或急躁易怒，同时胸胁、脘腹胀满，口干口苦，胃纳不佳甚或不思饮食，大便多不成形。因此，这部分乳腺癌患者是由于少阳枢机不畅，肝气郁而乘脾，郁久化生火热毒邪所导致。故乳腺癌患者临床常有精神抑郁，并伴有胸胁、脘腹胀满，乳房胀痛等症状。肝木旺则乘脾土，故出现胃纳差、不思饮食、大便不成形的临床症状。气本属阳，若气机郁滞日久则可化生火热之邪，表现出口干口苦，急躁易怒。肝郁脾虚又可酿生痰湿，并与气机郁化之火热毒邪相互交结，形成乳腺癌肿块。治当和解少阳枢机，疏肝健脾，同时清热解毒，化痰散结，方选小柴胡汤。

（湖南中医药大学第一附属医院袁博，指导老师：刘丽芳）

医案十一

成某，女，45 岁，2022 年 12 月就诊。患者 2022 年 5 月因发现右乳结节，穿刺活检后诊断为右乳乳腺癌，外院行右乳腺癌改良根治术，术后病理：右乳腺浸润性小叶癌，淋巴结（4/10）。免疫组化：ER（++），PR（++），CerB2（+），Ki-67（30%+）。术后化疗 6 周期，化疗后以托瑞米芬口服内分泌治疗。症见：颜面部、双上肢水肿，伴肿胀感，神疲乏力，舌淡红，苔薄白，脉细。

辨　证 脾肾两虚，水湿内停，瘀毒未尽。

治　法 健脾益肾，利水消肿，化瘀解毒。

处　方 四君子汤合五皮饮加减。

党参 15g，黄芪 20g，白术 10g，茯苓皮 15g，陈皮 10g，大腹皮 15g，桑白皮 15g，巴戟天 10g，枸杞子 10g，菟丝子 10g，淫羊藿 10g，桂枝 5g，连翘 10g，王不留行 15g，半枝莲 15g，白花蛇舌草 15g，甘草 6g。15 剂，水煎服，每日一剂，煎水 400mL，分 2 次温服用。

二诊：患者颜面部、双手、双下肢水肿减轻，肿胀缓解，稍乏力，舌淡红，苔薄白，脉细。守方治疗。

三诊：颜面部、双手、双下肢水肿消失，稍乏力，腰膝酸软，腰痛纳可，夜寐安。舌淡红，苔薄白，脉细。上方去桂枝、连翘，加杜仲 10g，川牛膝 10g，夏枯草 15g。15 剂。水煎服，每日一剂，煎水 400mL，分 2 次温服用。

四诊：乏力，腰膝酸软及腰痛减轻，舌淡红，苔薄白，脉细。上方去王不留行，加山茱萸 20g，女贞子 10g。15 剂。水煎服，每日一剂，煎水 400mL，分 2 次温服用。

五诊：腰膝酸软及腰痛消失，全身皮肤有蚁行感，虫咬感，周身不适，舌淡红，苔薄白，脉细。上方去杜仲、牛膝，加鸡血藤 20g，莪术 9g。15 剂。水煎服，每日一剂，煎水 400mL，分 2 次温服用。

六诊：潮热，体温正常，舌淡红，苔薄白，脉细。上方加柴胡 10g，墨旱莲 15g。15 剂。水煎服，每日一剂，煎水 400mL，分 2 次温服用。

七诊：潮热消失，无明显不适感，舌淡红，苔薄白，脉细。上方去柴胡，加生牡蛎 15g，全蝎 3g。15 剂。水煎服，每日一剂，煎水 400mL，分 2 次温服用。

八诊：患者 3 月余复诊一次，以四君子汤为基本方加减治疗。无明显不适感，未见肿瘤复发及转移，生活质量良好。继续中药治疗，内分泌治疗。

解　析　患者初诊时，乳腺癌术后、化疗后，正气亏虚，脾肾两虚，水液运化失常，水湿内停，致面部、双手、下肢水肿，伴肿胀感，以四君子汤加减健脾；以巴戟天、枸杞子、菟丝子、淫羊藿等补肾固本；水湿、瘀毒为标，以五皮饮加减利水消肿；王不留行、半枝莲、白花蛇舌草化瘀解毒治标，标本兼治。其后患者面部、双手、双下肢水肿消失，针对患者腰膝酸软、腰痛，故在继续健脾的基础上，加巴戟天、女贞子、墨旱莲、淫羊藿、杜仲、川牛膝、山茱萸等，加强温肾阳、益肾精之力肾强则腰健。

指导老师按语　乳腺癌是严重威胁女性健康的一类恶性肿瘤，发病率逐年上升，防治日益受到重视。乳腺癌属中医学"乳岩"范畴。随着新型治疗手段及药物的不断出现，乳腺癌患者的生存期及治疗有效率有了明显改善，但发病率在我国仍呈快速上升趋势。目前乳腺癌的治疗方法包括手术、放疗、化疗、内分泌治疗、分子靶向治疗、免疫治疗和中医药治疗等。研究证实，中医药以其独特的临床疗效，长期以来在乳腺癌的综合治疗中起着个性化的辅助治疗作用，能明显提高患者的生活质量、延长生存期。基于乳腺癌的基本病机，制订"疏肝健脾、补肾益精、化瘀解毒"为乳腺癌的基本治则。常用的治疗乳腺癌中药有疏肝健脾类：如柴胡、郁金、香附、黄芪、白术、茯苓等；补肾益精类药：如枸杞子、菟丝子、女贞子等；化瘀解毒类药：如重楼、半枝莲、白花蛇舌草、莪术、夏枯草等。临床中应注重整体观念，辨证论治，个体化治疗，重视扶正与祛邪并用，标本兼治。

（湖南中医药大学第一附属医院袁博，指导老师：刘丽芳）

医案十二

段某，女，42岁，2022年7月23日初诊。双乳癌术后4月余，疲劳2月余。患者外院行双乳癌改良根治术，术后给予化疗、靶向治疗及内分泌治疗。近2个月感疲劳、乏力，在外院以营养支持等对症处理后，未见明显好转。刻下症见：神疲乏力，少气懒言，肢体畏寒，腰酸，纳差，寐欠佳，大便干结。舌质暗，舌下脉络曲张，苔薄白，脉弦细，按之无力。

辨　证　气虚下陷。

治　法　益气升陷，温补肾阳。

处　方　升陷汤加减。

黄芪30g，党参20g，柴胡10g，升麻20g，知母10g，桔梗10g，山茱萸20g，仙茅10g，淫羊藿10g，仙鹤草30g，桂枝10g，生麦芽15g，炙甘草6g。14剂，水煎服，每日一剂，煎水400mL，分2次温服用。

二诊：服上方后神疲乏力、腰酸、畏寒较前好转，纳寐尚可，大便较前通畅，舌脉如前。效不更方，续服14剂，水煎服，每日一剂，煎水400mL，分2次温服用。

三诊：神疲乏力、腰酸、畏寒较前明显好转，未诉气往下坠之感，纳寐可。舌质暗，舌下脉络曲张，苔薄白，脉弦细，按之较前有力。考虑患者大气已复，加用化痰散结、活血祛瘀、消癌解毒之法以祛除病邪，原方去生麦芽，减升麻为10g，加法半夏、丹参各10g，藤梨根15g。续服14剂，水煎服，每日一剂，煎水400mL，分2次温服用。

1个月后电话随访，患者反馈病情平稳，未言特殊不适。

解　析　患者手术及化疗后大气已伤，不能有力地推动和激发人体各种功能活动，故见神疲乏力、少气懒言、气往下坠、畏寒等大气下陷之症，方用升陷汤以益气升陷，加用党参、山茱萸乃取"气分虚极下陷者，酌加人参数钱，或再加山茱萸肉数钱，以收敛气分之耗散，使升者不至复陷更佳"之明言；加仙茅、淫羊藿、仙鹤草，国医圣手干祖望教授称之为"中药小激素"，用于扶正补虚、益气提神；

加桂枝亦取"或问：桂枝一物耳，何以既能升陷，又能降逆？答曰：其能升陷者，以其为树之枝，原在上，桂之枝又直上而不下垂，且色赤属火，而性又温也"之明训。首诊、二诊考虑患者大气下陷尤甚，集中力量以益气升阳举陷，未参入祛邪之药以免伤正。三诊时鉴于大气已复，酌加化痰、活血、解毒之品，切实做到扶正即祛邪，祛邪即扶正。

指导老师按语 乳腺癌是全球范围女性最常见的恶性肿瘤。癌性疲乏是一种与癌症或癌症治疗相关的持续性主观疲劳感觉，此种疲劳与近期活动无关，休息后不能缓解。乳腺癌虽经手术治疗癌肿已去，但在祛邪的同时也不可避免地失血失液而耗伤人体气血，加之化疗、放疗、内分泌治疗、靶向治疗等攻伐之术进一步折损正气，影响脾胃运化和气血生化之源。西医主要纠正贫血、兴奋中枢、营养支持等对症处理。中医认为本病属于"虚劳"范畴，大气下陷为重要病机，运用益气升陷法进行论治是有效治疗法则。

（湖南中医药大学第一附属医院袁博，指导老师：刘丽芳）

医案十三

张某，女，35岁。2022年11月9日初诊。发现左乳肿块15天。患者就诊前15天无明显诱因出现左乳肿块，伴红肿疼痛，无发热畏寒，于外院行穿刺示：左乳见淋巴细胞、中性粒细胞及浆细胞浸润，倾向于肉芽肿性小叶性乳腺炎。外院予抗感染治疗，效果欠佳。刻下症见：左乳肿块处疼痛，纳可，寐欠安，二便调，平素月经规律，性格急躁。体格检查：左乳3～12点处可扪及肿块约8cm×5cm大小，边界欠清，质韧略硬，轻压痛，双腋下未扪及明显肿大淋巴结。舌淡，苔薄黄，脉弦。

辨　证 肝经郁热。

治　法 疏肝清热，活血化瘀。

处　方 柴胡清肝汤加减。

醋柴胡10g，川芎10g，当归10g，生地黄15g，黄芩10g，炒栀子10g，天花粉10g，炒牛蒡子10g，连翘10g，金银花15g，炒王不留行15g，白芍10g，蒲公英10g，醋鳖甲10g，炒麦芽10g，薏苡仁15g，甘草10g。14剂，水煎服，每日一剂，煎水400mL，分2次温服用。肿块处如意膏外敷。

二诊：患者诉左乳疼痛减轻，局部皮肤微红，肿块较前缩小，约6cm×4cm大小，质韧。初诊方基础上去王不留行，加炒白芥子、玄参各15g。14剂，水煎服，每日一剂，煎水 400mL，分 2 次温服用。肿块处如意膏外敷。

三诊：患者诉左乳肿块处时有疼痛，左乳扪及散在肿块，质韧，无压痛，约 5cm×3.5cm 大小。于前方基础上去天花粉、金银花、炒白芥子、玄参，增大蒲公英用量为 30g，加虎杖、猫爪草、盐橘核各 10g，夏枯草 15g。14 剂，水煎服，每日一剂，煎水 400mL，分 2 次温服用。肿块处如意膏外敷。

四诊：患者诉左乳肿块无疼痛，肿块逐渐缩小，约 3.5cm×2cm 大小，继服上方 14 剂，外用药物不变。

五诊：诉未见特殊不适，仅残留 12 点乳晕处肿块，指尖大小，质韧，无压痛。于四诊方基础上去黄芩、炒栀子、薏苡仁、玄参、甘草，加金银花、茯苓、土贝母、海藻各 10g。20 剂，水煎服，每日一剂，煎水 400mL，分 2 次温服用。

六诊：未扪及明显肿块，复查彩超：9 点处可见 8mm×3.6mm 大小的低无回声区。予以乳核袋泡茶巩固治疗。后复诊两次，未见复发。

解析 女子以肝为先天，肝升肺降，对全身气机的调畅，气血的调和起着重要的作用。肝失疏泄，气失畅达，则痰湿内生，血行不畅，则形成瘀血，痰瘀互结，郁久化热，滞于乳房，热蒸肉腐，而成痈疡。火郁发之，治当因势利导，宣发郁热，疏散郁结，透邪外出。清热解毒兼具辛凉疏透之法，郁热可解，郁闭得散。若苦寒太过，恐有凉遏之弊，致邪毒凝聚，故佐以温散之药，防止闭门留寇。患者首诊时，局部肿块红肿疼痛，对于脓肿初起尚未成脓者，无论阴阳表里，俱可服柴胡清肝汤，方中醋柴胡、白芍一疏一敛，相互为用，疏肝而不伤阴，敛肝而不滞气，生地黄、黄芩、炒栀子、天花粉、炒牛蒡子、连翘、金银花、蒲公英清肝经郁热，辅以养阴，川芎、当归、王不留行活血消痈，醋鳖甲软坚散结，炒麦芽、薏苡仁既可疏肝气，化痰结，又可顾护胃气。全方共奏疏肝清热、化痰散结之功。肝气条达则气机通畅，痰结得气舒则化，郁热得气行则消。

指导老师按语 肉芽肿性乳腺炎中医属"粉刺性乳痈"范畴，是一种病变以乳腺小叶为中心，多灶分布的慢性炎症。临床表现见乳房局部出现肿块，伴溃破、窦道、瘢痕形成，伴或不伴有疼痛，全身症状较轻。该病西医主要以抗结核、激素、手术治疗为主，副作用大，影响外观，易于复发。相比较而言，中医药治疗并发症少，患者可接受。

（湖南中医药大学第一附属医院袁博，指导老师：刘丽芳）

医案十四

陈某，女，70岁。2022年8月10日初诊。右乳癌术后2年余，胸部刺痛3个月。患者于2017年6月在当地医院行左乳癌改良根治术，术后常规病理报告：非特殊类型浸润性乳腺癌（浸润性导管癌Ⅲ级），左侧腋窝淋巴结2/12；免疫组化：ER（−）、PR（−）、Her-2（−）、Ki67（约60%+）。术后予AC-T方案化疗8周期。1个月前因胸部时有刺痛不适，外院行胸部CT检查：右肺下叶占位，大小2.5cm×2.5cm，考虑转移，行GP方案化疗2周期，因恶心呕吐等不良反应较大，要求中医保守治疗。现症见：胸部时有刺痛，无胸闷、呼吸困难，无咳嗽咯血，患者神清，面色㿠白，神疲乏力，腰酸怕冷，纳寐欠佳，大便干结，小便可。舌质暗红，苔薄白，舌下脉络迂曲，脉细无力。

辨　证　阳虚气化不利，痰瘀毒互结。

治　法　温阳化气，化痰散结，活血化瘀，抗癌解毒。

处　方　四逆汤合阳和汤加减。

黄芪20g，当归10g，黑附片（先煎）15g，干姜10g，熟地黄15g，肉桂（冲服）6g，鹿角霜10g，白芥子10g，炮姜10g，乳香10g，没药10g，全蝎5g，蜈蚣1条，桔梗10g，旋覆花10g，枳壳10g，甘草6g。14剂，水煎服，每日一剂，煎水400mL，分2次温服用。

二诊：患者诉服用上方后，胸痛、乏力较前好转，舌脉同前。原方加墨旱莲10g，女贞子10g。续服14剂，水煎服，每日一剂，煎水400mL，分2次温服用。

三诊：服用上方后，上症较前明显好转，舌质暗红，苔薄白，舌下脉络迂曲，脉细，按之较前有力。去黑附片，加仙茅10g，淫羊藿10g。续服14剂，水煎服，每日一剂，煎水400mL，分2次温服用。

四诊：无明显胸痛，无明显神疲乏力，无明显腰酸怕冷，纳寐馨，二便可。继续以温阳化气、化痰散结、活血化瘀、抗癌解毒为法，随症加减治疗。

五诊：2023年4月复诊，患者间断性地服用上方中药，并定期复查，现患者精神、纳寐可，肺部结节未见增大。

解　析　《灵枢·百病始生》所云："积之始生，得寒乃生，厥乃成积也……卒然外中于寒……温气不行，凝血蕴里而不散，津液涩渗，著而不去，而积皆成矣。"刘教授治疗乳腺癌肺转移，主张温阳以促气化，温阳能够使痰饮、瘀血、余毒等阴邪得到正常气化，肺转移瘤逐渐消散为无形之物。阳和汤乃王维德《外科证治全生集》治疗鹤膝风、贴骨疽和一切阴疽之方，可使阳虚得补，营血得充，寒痰凝滞得除。现代医学研究证实，阳和汤能够有效地抑制乳腺癌肺转移浸润。痰为有形之邪，类水属阴。阳气功能低下，水谷精微不能正常输布与排泄，致水湿内停，酿饮成痰。痰饮具有流动性、多变性，随气升降，遍身可到，内至五脏六腑，外至四肢百骸，痰浊流注是肿瘤转移的关键。本病的发生是由于阳气亏虚，气化功能失司，痰瘀毒邪积聚于肺络。四逆汤为四肢厥逆，恶寒蜷卧，脉微细而设。阳和汤温阳与补血并用，祛痰与通络相配。两方合用，标本兼顾。加乳香、没药以增强活血化瘀之力；加全蝎、蜈蚣以加强抗癌解毒之功；加旋覆花以加强消痰、软坚之效，如《本草正》所说："旋覆花，开结气，降痰涎，通水道，消肿满，凡气壅湿热者宜之。"加枳壳，取枳实桔梗汤之义，一升一降，调畅胸中气机。二诊，加墨旱莲、女贞子滋补肾阴，乃取"阴中求阳"之义。三诊，考虑阳气已渐得启发，痰瘀毒仍在，加仙茅、淫羊藿以微微生火。处方用药意在扶正与祛邪兼顾，扶正即祛邪、祛邪即扶正。

指导老师按语 乳腺癌作为女性同胞的头号杀手，手术、放化疗、内分泌治疗、靶向治疗与免疫治疗等综合治疗已在临床上得到广泛应用，生存率有了较大提高。但复发和转移是其主要原因，转移性乳腺癌患者预后往往欠佳，5 年生存率仅为 27%。中医药治疗晚期乳腺癌的目的在于提高生存质量，延长生存时间，收到"带瘤生存"的效果。刘丽芳教授认为乳腺癌肺转移以"本虚标实"为其病机特点，气化失司，尤其以阳气亏虚为发病之根本，痰饮、瘀血、余毒互结于肺络是发病之标实。阳气亏虚，气化功能失司是乳腺癌肺转移的重要病机。"温阳以促气化"是治疗乳腺癌肺转移的重要方法，并主张温阳之法贯穿于乳腺癌肺转移治疗的整个过程，灵活运用化痰散结、活血化瘀、抗癌解毒等法，权衡虚实轻重、标本兼顾，切实做到祛邪不伤正，扶正不留邪，扶正即祛邪、祛邪即扶正。

（湖南中医药大学第一附属医院袁博，指导老师：刘丽芳）

5. 肝癌案

医案一

刘某，男，58 岁。2022 年 4 月初诊。主诉：肝癌术后、热灌注化疗后 2 个月。现病史：患者 2021 年 12 月中旬体检发现肝占位，2022 年 1 月 13 日至湖南省人民医院诊治，诊断为肝细胞癌、肝炎后肝硬化、慢性乙型病毒性肝炎。于 2022 年 1 月 19 日行右肝 S5 段肿物切除＋胆囊切除＋腹腔热灌注化疗。刻诊右上腹胀痛，乏力，口干，舌质暗苔薄白，脉弦细。实验室资料：2022 年 1 月 24 日肝脏肿块病理检查：结节性梁索型 - 团片型肝细胞癌Ⅲ级，伴出血，大部分已坏死，坏死组织紧邻肝被膜，肝切缘净。2022 年 2 月 21 日腹部增强 CT：①"右肝 S5+ 胆囊切除术"术后改变，术区少许渗出；② 肝 S8、S4 新增低密度灶，性质待定，转移待排；③肝硬化、脾大；④胰头部囊性灶同前。2023 年 7 月 12 日复查腹部增强 CT：①右肝 S5+ 胆囊切除术后改变；②肝硬化、脾大、门静脉高压同前；③胰头部囊性灶较前略增大。

辨　证　气阴两虚。

治　法　扶正祛邪，健脾疏肝。

处　方　康泰汤合柴胡疏肝散加减。

黄芪 30g，太子参 15g，灵芝 20g，法半夏 12g，茯苓 15g，陈皮 10g，柴胡 10g，香附 10g，郁金 10g，冬凌草 30g，藤梨根 20g，石菖蒲 10g，预知子 10g，厚朴 10g，鸡内金 15g，麦芽 30g，甘草 6g。10 剂，水煎服，每日一剂，分早晚温服。

上方间断服药一年余。

解　析　沈老师认为正气不足是肿瘤发病的根本，患者经历手术、化疗双重打击后正气愈虚，故见腹胀、乏力，化疗致阴虚，故见口干。沈老师师从国医大师张学文教授，治肿瘤类疾患善用张教授经验方康泰汤扶正祛邪，根据患者正邪盛衰情况调整药物。本案系肝癌，合用柴胡疏肝散疏肝理气，气贵流而不贵滞，贵平而不贵强。患者间断服药 1 年腹胀明显改善，精神佳，复查腹部增强 CT 病情未见进展。

指导老师按语　肿瘤患者的治疗应注意辨病与辨证相结合，扶正祛邪，根据病程的不同阶段各有侧重，同时要适当选用虫类药。

（岳阳市中医医院吴会，指导老师：沈智理）

🍂 医案二

赵某，男，65 岁，2023 年 5 月 29 日初诊。主诉：腹胀 1 年余，肝部占位 15 天。现病史：患者于 2022 年 4 月无明显诱因出现腹胀，予抑酸、保护胃黏膜等治疗后患者症状稍缓解。2023 年 5 月 14 日患者腹胀加重，遂至宁远县人民医院就诊，行上腹部 + 下腹部 + 胸部 + 盆腔螺旋 CT 三维增强扫描示：肝脏多发占位，考虑肝癌并肝内多发转移可能性大；肝囊肿；腹膜后多发小淋巴结；双肺多发粟粒结节，炎性结节？其他待排，建议随诊复查。未予特殊治疗。2023 年 5 月 29 日，患者为求中医治疗来潘老门诊就诊。刻下症：腹胀，进食后加重，无腹痛，无恶寒发热、胸闷气促、恶心呕吐，纳寐欠佳，易醒，醒后难以入眠，大小便尚可，大便2天1行。舌红，苔白腻，脉弦滑。

辨　证　肝郁脾虚，瘀毒内结。

治　法　疏肝健脾，化瘀解毒。

处　方　肝复方加减。

党参片15g，黄芪30g，白术15g，茯苓30g，酒女贞子15g，仙鹤草30g，枸杞子15g，法半夏10g，醋莪术10g，石见穿30g，重楼10g，石上柏30g，半枝莲30g，天花粉15g，预知子15g，郁金15g，首乌藤30g，制壁虎10g，全蝎6g，大枣10g，炒鸡内金10g，醋鳖甲30g，煅牡蛎30g。7剂，水煎服，每日一剂。

解　析　此患者为肝癌并肝内多发转移，患者年过六旬，正不胜邪，瘀毒内结于肝脏，形成肝脏肿块，阻滞气机，不通则痛，故出现腹胀；肝木乘土，脾气亏虚，运化失司，水液代谢失常，化为痰饮之邪，故见纳食欠佳，结合患者舌脉，考虑辨证肝郁脾虚，瘀毒犯肺证，治以疏肝健脾，化瘀解毒，方以肝复方加减治疗。方中党参片、白术、茯苓为四君子汤组成药物，重在健脾、益气、渗湿，补后天之源，而疗诸虚不足，以达扶正培本之目的，此为治疗脾虚的基础方。黄芪甘温，加强补气健脾；酒女贞子、枸杞子益肾填精；仙鹤草、醋莪术化瘀散结；法半夏消痞散结；石见穿、重楼、石上柏、半枝莲清热解毒，消瘀散结；天花粉清热生津；预知子疏肝解郁，软坚散结；郁金活血化瘀，行气解郁；首乌藤安神，活血止痛；全蝎、制壁虎、醋鳖甲、煅牡蛎化瘀软坚散结；大枣补中益气，养血安神；炒鸡内金健脾和胃，增强食欲。诸药配伍，共奏疏肝解郁、健脾益气、活血化瘀、解毒散结之功。全方药物配伍精要，扶正抗癌，攻补兼施，标本兼顾。

指导老师按语　肝癌发病之本在于脾虚，瘀、毒、虚是肝癌的基本病机。肝癌的发病进程可分为早、中、晚3个阶段。早期：此期正气充足，癌毒局限，范围小，且尚未"形诸外"，临床可无任何瘀毒与脾虚证候。随着疾病的发展，瘀毒等病理产物亦转化为病因，与"癌毒"共同作用于机体，克伐正气（脾气），导致抗邪之力减弱，瘀毒扩散，进一步克伐正气，瘀毒与脾虚交炽，则病情继续发展。中期：此期多数患者已出现肿瘤扩散，临床表现为肝区疼痛、上腹肿块、腹胀纳差、神疲乏力、恶心呕吐、腹泻、消瘦、发热等瘀毒脾虚证候。晚期：此期多表现为瘀毒弥漫与脾气衰败并存，临床可见黄疸、臌胀、恶病质和远处转移。由此可见，瘀毒与脾虚贯穿肝癌全病程，二者互为因果。仲景云："见肝之病，知肝传脾。"故先"治未病""安未受邪之地"。肝复方是根据肝癌病机特点，以健脾理气、化瘀软坚、清热解毒为治法研究出的治疗肝癌的经验方，全方以健脾理气药为主，配伍活血化瘀、清热解毒药，能有效稳定瘤体，延缓其恶性进程，延长患者生存期，是临床治疗肝癌的有效方。

（湖南省中西医结合医院邓天好，指导老师：潘敏求）

医案三

周某，男，66岁。2022年11月21日初诊。主诉：肝脏肿块术后10个月余。现病史：患者2022年1月体检时发现肝脏肿块，于2022年1月12日行腹腔镜辅助下复杂性右肝癌（肝S7段）切除术＋右肝增生结节（肝S6段）切除术＋右肾上腺部分切除术＋胆囊切除术＋门静脉化疗泵埋置术，术后病检提示中分化肝细胞肝癌，侵犯并突破肝被膜，可见微血管癌栓（MVI评级：M1级），未见神经侵犯，周边肝组织呈硬化改变，肝切缘切片未见癌。术后予以抗炎、护肝、静脉营养、补充白蛋白及补液等支持治疗。现在行免疫＋靶向治疗：信迪利单抗注射液200mg＋贝伐珠单抗注射液400mg，静脉注射，辅以抗病毒、升白细胞、升血小板等治疗。11月21日患者为求中医治疗来潘老门诊就诊。刻下症：腹部胀满不适，恶心欲呕、厌油、纳食少，夜寐一般，大便溏泄，小便调，舌红，苔薄白，脉细数。

辨　证　肝郁脾虚，瘀毒内结。

治　法　疏肝健脾，化瘀解毒。

处　方　肝复方加减。

党参片15g，黄芪30g，酒女贞子15g，白术15g，茯苓30g，淫羊藿10g，鸡血藤30g，法半夏10g，陈皮10g，醋莪术15g，石见穿30g，重楼（七叶一枝花）10g，半枝莲30g，石上柏30g，全蝎6g，土贝母15g，龙葵30g，夏枯草15g，郁金15g，预知子15g，制壁虎10g，甘草片5g，仙鹤草30g。7剂，每日一剂，水煎，分早晚2次温服。

解　析　本案患者为肝癌术后，临床表现为腹部胀满不适，恶心欲呕、厌油、纳食少，夜寐一般，大便溏泄，小便调，舌红，苔薄白，脉细数。分析其病机，患者年过六旬，正气虚弱，外邪入侵机体，积聚于肝脏，日久化瘀成瘤，故见结节；加之手术及介入治疗后损伤人体正气，致脾虚失健，运化失调。综合患者症状体征及舌脉，中医辨为肝郁脾虚，瘀毒内结证；治以疏肝健脾、化瘀解毒之法。方中黄芪、党参片补虚益气；酒女贞子补益肝肾；白术、茯苓健脾利水渗湿；淫羊藿补肾阳，强筋骨，祛风湿；鸡血藤补血活血，舒筋活络；法半夏燥湿化痰，健脾和胃；陈皮、醋莪术行气健脾，解郁；石见穿、重楼（七叶一枝花）、半枝莲、石上柏、全蝎、土贝母等清热解毒散结，有较好的抑癌效果；龙葵活血消肿，解热镇痛，抗菌；夏枯草清肝明目，解毒散结，利尿；预知子疏肝理气，活血止痛散结；郁金配合行气药疏肝解郁；制壁虎疏通经络，清热解毒；仙鹤草收敛止血，解毒；甘草调和诸药，缓急止痛。

指导老师按语 此患者为肝气郁结犯脾所致，故中医以疏肝健脾、化瘀解毒为治法；从总体上来看，此方注重于清热解毒散结之功，配合行气健脾和胃等扶正之药，使其祛邪不伤正。本方运用补气、疏肝健脾、解毒散结、活血止痛等药物，诸药合用，扶正固本，祛邪抑癌，标本兼顾，效如桴鼓。

（湖南省中西医结合医院邓天好，指导老师：潘敏求）

🐚 医案四

乔某，男，57 岁。2023 年 5 月 20 日初诊。主诉：肝脏肿块切除术后 2 年 11 个月余，言语不利 1 周。现病史：患者 2020 年 6 月因出现腹胀遂至当地医院检查发现肝脏占位性病变，随后至湖南省人民医院就诊，行肝脏肿块切除术，术后病检示：肝细胞癌，术后一直服用仑伐替尼靶向治疗，至 2022 年 11 月，患者复查时发现肺转移，遂停服仑伐替尼，后未行特殊治疗，一周前患者出现言语不利，伴肢体乏力。胸部＋上腹部＋颅脑/颅骨平扫增强三维成像：肝部分切除术后，术区囊性灶，建议复查；左额叶占位，考虑转移瘤可能性大，继发大脑镰下疝可能；双肺多发转移瘤，纵隔及双肺门多发肿大淋巴结，转移灶可能，请结合临床对比老片；肝内多发小囊性灶，囊肿？囊性转移瘤不排除。右肾实质稍高密度灶，复杂囊肿？转移瘤。双肾多发囊肿。2023 年 5 月 20 日患者为求中医治疗而来潘老门诊就诊。刻下症见：言语不利，表达障碍，四肢乏力，右侧肢体乏力明显，活动时稍感肝区牵拉不适，偶有气促，吞咽稍梗阻，无咳嗽咳痰，无自汗盗汗，纳一般，夜寐可，二便调，舌淡红，边有齿痕，苔白腻，脉弦细。

辨　证 肝郁脾虚，瘀毒内结。

治　法 疏肝健脾，化瘀解毒。

处　方 肝复方加减。

黄芪 15g，党参 15g，白术 10g，茯苓 10g，炒栀子 5g，灵芝 10g，醋鳖甲 15g，蟅虫 10g，柴胡 10g，法半夏 10g，竹茹 10g，菟丝子 10g，女贞子 10g，虎杖 15g，白花蛇舌草 15g，半枝莲 15g，麦芽 15g，谷芽 15g，甘草 5g。15 剂，每日一剂，水煎，分早晚 2 次温服。

解　析　本案患者为肝癌并脑转移，患者症见言语不利，表达障碍，四肢乏力，右侧肢体乏力明显，活动时稍感肝区牵拉不适，偶有气促，吞咽稍梗阻，舌淡红，边有齿痕，苔白腻，脉弦细。分析其病因病机，因患者年过半百，既往感染邪毒，外邪入侵机体，积聚肝脏，加之喜好饮酒，日久致肝失调达，瘀毒内结，故见肿块，手术后进一步损伤正气，日久损脾，脾气亏虚，故见言语不利，四肢乏力，纳一般。综合患者症状体征及舌脉，中医辨为肝郁脾虚，瘀毒内结证。脾气亏虚，津液代谢失常，气血运行不畅，痰瘀阻滞脏腑，郁久化热，是肝癌晚期最重要的病理变化。《黄帝内经》言："诸湿肿满，皆属于脾。"痰瘀湿阻，皆因脾气不健所致。治病必求于本，脾胃虚弱，气血两衰，脾气不健而独化痰湿，势必难治。脾胃健运得复，气血运行通畅，痰湿之邪无所生，此谓"治湿不治脾非其治也"。肝病则木郁，木郁则横逆脾土，脾胃五行属土，其位在中，是气血生化之源，后天之本。"见肝之病，知肝传脾，当先实脾"。因此，治疗肝癌时要固护脾胃，旨在恢复脾胃转运功能。脾胃得健，气血乃生，则痰瘀自除，以达"养正积自消"之效。

潘老认为肝癌发病之本在于脾虚，瘀、毒、虚是肝癌的基本病机。"瘀"为肝郁气滞、邪热壅滞所致，以肝区疼痛、上腹部肿块为其临床表现；"毒"包括湿毒、热毒、瘀毒等，湿毒多见腹胀，热毒多见黄疸，瘀毒多见肝区疼痛。机体处于"虚"的状态时，遭受"癌毒"（肝炎病毒、黄曲霉毒素和饮水污染等）侵袭，导致气滞血瘀，瘀毒互结而发病。肝复方是潘老以"健脾理气、化瘀软坚、清热解毒"为依据研究出的治疗肝癌的经验方，包括黄芪、党参、白术、茯苓、香附、陈皮、柴胡、醋鳖甲、䗪虫、大黄、桃仁、三七、生牡蛎、全蝎、重楼、半枝莲共 15 味中药。方中党参、黄芪、白术、麦芽、谷芽补脾养胃，健运中气；炒栀子、醋鳖甲入肝经，与䗪虫共奏活血化瘀散结之功；白花蛇舌草、半枝莲解毒清热，散结止痛；茯苓利湿健脾，增强脾胃运化功能。柴胡解郁疏肝，亦有引经之效，使药达病所；灵芝补气养血；菟丝子、女贞子滋补肾阴；虎杖利水渗湿；法半夏、竹茹理气止呕；甘草调和诸药。全方以健脾理气药为主，与活血化瘀、清热解毒药配伍，是健脾理气、化瘀软坚、清热解毒法的具体体现。

指导老师按语　本案患者为高龄男性，脏腑虚损，气血运行不畅，瘀痰毒聚而生癌瘤，结于肝内故见有形结块。针对患者情况，采用肝复方加减治疗。肝复方是根据肝癌病机特点及治法而设，能有效稳定瘤体，延缓其恶性循环进程，延长患者生存期。方中党参、黄芪、白术、茯苓、麦芽、谷芽等健脾胃，菟丝子、女贞子等滋补肝肾之阴、健脾补肾以固本，虎杖、白花蛇舌草、半枝莲、炒栀子、醋鳖甲、䗪虫等清热解毒散结，灵芝补气养血，甘草调和诸药。患者正气渐复，症状得以缓解，生活质量得以改善。本病为本虚标实，预后不良。

（湖南省中西医结合医院邓天好，指导老师：潘敏求）

医案五

张某，男，48岁。患者2021年11月19日在全身麻醉下行腹腔镜下左肝外叶切除术。术后病理：（左肝外叶）低分化癌，考虑为混合性肝细胞胆管癌，经典型，肿块大小约4cm×4cm×3.1cm，可见脉管内瘤栓，未累及肝被膜，未见神经侵犯，肝切缘净；MVI评级为M1级；慢性肝病分期分级为G2/S3。免疫组化：CK8/18（+）、CK7（+）、Glypican-3（−）、Hepatocyte（小灶+）、Arg-1（−）、CA19-9（散在+）、Ki67（热点区+，30%）、NLH1（+）、MSH2（+）、MSH6（+）、PMS2（+）、CEA（局灶+）。术后一直于我院门诊中药治疗，规律复发，暂未见转移及复发。刻下症见：消瘦，神疲乏力，腹胀，肝区疼痛，痛处固定，纳差，夜寐一般，大便稍结，小便不畅，舌质淡红、苔薄白、脉弦细。

辨　证　肝郁脾虚，瘀毒内结。

治　法　健脾理气，疏肝和胃，解毒散结。

处　方　益肝消积方加减。

大黄（后下）5g，三七粉（冲服）6g，壁虎10g，陈皮、莪术、土鳖虫、桂枝各15g，鸡内金、六神曲、香附、郁金、延胡索、苏木、炮姜各20g，党参、白术、山药、炒麦芽、大腹皮、醋鳖甲（先煎）、蒲公英、半枝莲、白花蛇舌草、垂盆草各30g，黄芪、薏苡仁、土茯苓各50g。

二诊：服药1个月，诉精神转佳，食欲改善，大便通畅，上方去大黄。

三诊：服上方后患者腹胀消，肝区疼痛减轻，守方继续治疗。

解　析　方中黄芪、党参、白术、山药、薏苡仁健脾益气，又以炒麦芽、鸡内金、六神曲等可健脾消食，改善胃纳，促进水谷运化，充实后天之本。香附、郁金、大腹皮、陈皮疏肝理气，延胡索理气止痛；三七粉、莪术、苏木、土鳖虫活血，醋鳖甲、壁虎加强活血化瘀、软坚散结之功，佐以蒲公英、半枝莲、白花蛇舌草、垂盆草之品清热解毒，予炮姜、桂枝温顾中焦，防寒凉败坏脾胃；大黄后下泻下通腑，导毒邪外出。

指导老师按语　本病属中医"肝之积""痞气""心之积"等。主要病因病机为肝气郁结，脾虚失健，气血痰湿，热毒互结。患者术后余邪未尽，余毒未清，邪毒留着，故而复发。邪毒侵袭肝脏，肝郁气滞，阻遏气机，阻滞胃肠，因此肝区疼痛、腹胀；肝失疏泄，木郁犯土，脾胃受损，故胃纳差，无以化生水谷精微，四肢百骸失养，故患者消瘦，神疲乏力。治宜健脾理气，疏肝和胃，解毒散结。

（湖南省肿瘤医院周琼，指导老师：王云启）

医案六

黄某，男，59岁。因右上腹疼痛1年来就诊。患者诉近1年来反复出现右上腹疼痛，以刺痛为主，固定不移，无放射痛，夜间尤甚，休息后尚可缓解，既往有乙肝肝硬化病史数年。就诊时见：右上腹刺痛，头昏乏力，口干苦，腹胀，纳食欠佳，寐中易醒，精神状态稍差，面色晦暗，大便稍干，2日一行，小便可。辅助检查：右剑突下可扪及质地较硬之包块，似有结节感，疑为肝癌。经超声波、肝扫描检查，均提示肝右叶下部及顶部靠后占位性病变。患者拒绝手术及放化疗，仅中药保守治疗。

辨　证　血瘀内阻。

治　法　活血化瘀止痛。

处　方　膈下逐瘀汤合鳖龙软肝汤加减。

鳖甲20g，炒地龙10g，当归15g，川芎10g，赤芍20g，柴胡15g，党参10g，茯苓15g，白术10g，枳实6g，青皮10g，甘草10g。10剂，每日一剂，水煎服，早晚分服

服药后患者右上腹刺痛减轻，面色晦暗较前改善，食纳增加。患者继续服用10剂后因时间、经济等原因改为服用我院自制药鳖龙软肝片以软坚散结，定期复查腹部CT，1年内肿块无明显增大。

解　析　该案患者肝硬化病史数年，久病入里入络，血瘀阻络，不通则痛，故见反复右上腹刺痛。患者肝病日久，瘀血内阻，新血不生，气血失养于头面，故见面色晦暗无光、脑窍失于濡养而见头昏。治当祛瘀通络，行气止痛。因病久伤及正气，脾胃衰弱，而祛瘀药性燥烈伤脾，故祛瘀的同时需顾护脾胃之气，以防攻邪伤正。选方膈下逐瘀汤合鳖龙软肝汤加减，方中当归活血养血；柴胡、青皮疏肝解郁，又加枳实增强行气之力；气为血之帅，故以赤芍、川芎行气活血，血液运行复常则瘀血自除；病久入络，非虫类药恐效力不达血络，故以鳖甲、炒地龙直达肝脾，活血通络，软坚散结；患者脾胃虚弱，用党参、茯苓、白术、甘草之

四君子汤益气养中，扶助正气。诸药合用以推陈出新，延缓疾病进程。

指导老师按语　肝脏恶抑郁喜条达，为血海，藏泄有度，且结合西医学认为肝为解毒器官，药毒、酒毒、虫毒损伤肝络，致使络脉不通，使得肝癌发病多因气、瘀、毒相互胶结，蕴结日久而成。肝癌发病日久，经络气滞血瘀毒蕴，故治疗上应以理气、活血、化瘀、解毒为重要治法。另一方面，肝为刚脏，其气急而动，为风木之脏，其气主升主动，而肝体阴柔，刚柔相济，肝脏才能功能正常。故肝病用药不可过于攻伐，应注意"以柔克刚"，治疗肝癌时注意避免单用、大剂量用青皮、莪术、三棱等破气攻伐类药物。

（湖南中医药大学第一附属医院彭建平，指导老师：孙克伟）

医案七

李某，男，57岁。主诉：发现肝内占位2月余。病史：2022年7月当地医院体检发现肝内占位（结果未带），伴肝硬化、脾大、腹水、肝内多发弥漫性病变。临床考虑肝癌可能，自诉既往有乙肝病史10余年，2022年9月21日复查肝功能：碱性磷酸酶（ALP）265.7U/L↑；谷氨酰转移酶（GGT）374.5U/L↑；ALB34.73g/L；激活全血凝固时间（ACT）61.6U/L；血清总蛋白（TP）61.84g/L；A/G1.28ng/mL；AST156.6U/L↑。肿瘤标志物：甲胎蛋白（AFP）205ng/mL↑；糖类抗原199（CA199）139.31U/mL↑。血常规：RBC2.5×10^{12}/L↓；Hb81g/L↓；PT60×10^9/L。2022年9月就诊于潘敏求教授门诊。刻下症见：患者肝区酸胀，疲乏，纳少，畏寒，口干，口苦，巩膜轻度黄染，厌油，小便黄，大便稀，每日6～7次，量少，舌质红，苔薄，脉弦。

辨　证　肝郁脾虚。

治　法　健脾理气，化瘀软坚，清热解毒。

处　方　肝复方加减。

明党参10g，黄芪15g，白术10g，茯苓15g，灵芝10g，盐菟丝子10g，大腹皮15g，炒栀子6g，半枝莲20g，酒女贞子10g，陈皮15g，大黄炭3g，白花蛇舌草20g，枸杞子10g，葛根15g，麸炒枳壳6g，桑白皮15g，重楼9g，甘草5g，金钱草10g，黄芩10g，厚朴10g。30剂，每日一剂，水煎服，分2次温服。

解　析　吾师认为治疗肝癌黄疸，以疏肝利胆、清热利湿为主。《本草拾遗》云葛根："生者破血，合疮，堕胎，解酒毒，身热赤，酒黄，小便赤涩。"故重用葛根。患者纳少、疲乏、大便稀，为脾虚表现，脾气亏虚，运化失司，水液代谢失常，血停脉中，化为瘀血，阻滞气机，不通则痛，故出现肝区疼痛、右胸胁疼痛，结合患者舌脉，拟方以吾师经验肝复方加减，肝脾同治，扶正兼以祛邪。方中明党参、黄芪、白术、茯苓均能补中益气，其中明党参清肝明目，促进肝脏新陈代谢；重用桑白皮、麸炒枳壳、大腹皮以行滞消胀利水；半枝莲、重楼、白花蛇舌草清热解毒，软坚散结；加用金钱草、黄芩清肝胆湿热，加强退黄；厚朴归胃、大肠经，能下气除满，消腹胀。"治积之法，理气为先"，佐陈皮理气调中，健运脾肝，灵芝养心安神，提高机体免疫力。

指导老师按语　中医古籍中有一些类似肝癌的描述。最早书籍中描述一种叫"息贲"的病，它在右胁下，覆大如杯。肝癌临床症状，像黄疸、腹水，中医书中也早有描述，腹水称为鼓胀。依据多年经验，肝癌的基本病机是瘀、毒、虚，健脾理气、化瘀软坚、清热解毒为肝病及肿瘤的基本治则，肝复方多用于肝郁脾虚证型，疗效较好。此患者用药以疏肝健脾为主，针对其肝癌并发症黄疸、腹水等，临症加减；小剂量大黄炭兼顾凉血化瘀、止血作用，禁用破瘀类活血药物，防止出血；病情稳定期，可加用蜈蚣、全蝎等虫类药物，疗效颇佳。

（湖南省中西医结合医院唐蔚，指导老师：潘敏求）

医案八

李某，男，54岁。主诉：发现肝内占位并介入术后1月余。病史：患者2022年8月初因"右腹隐痛"就诊于当地医院，完善相关检查（增强CT）后临床诊断考虑肝癌并双肺转移，未取活检病理。2022年8月4日在当地行肝脏介入治疗（用药不详），2022年9月14日遂至潘敏求教授门诊求诊。刻下症见：患者肝区隐痛无腹胀，纳差，偶有口干口苦，夜寐欠佳，二便调。舌暗红，苔黄厚，脉弦细。既往有乙肝大三阳病史30余年。

辨　证　肝郁脾虚，瘀毒内结。

治　法　健脾理气，化瘀软坚，清热解毒。

处　方　肝复方加减。

西洋参10g，黄芪15g，茯苓10g，白术10g，陈皮10g，女贞子10g，枸杞子10g，菟丝子10g，炒栀子6g，莪术9g，大黄炭3g，鳖甲15g，全蝎3g，土贝母6g，土鳖虫5g，半枝莲30g，白花蛇舌草30g，重楼9g，地耳草15g，甘草5g。15剂。

解　析　《诸病源候论》曰："癥瘕者，皆由寒温不调，饮食不化，与脏气相搏结所生也。"此患者素有肝积，介入术后肝失疏泄，气机不畅，则肝区隐痛；肝郁致脾虚，可见纳差、夜寐欠佳，结合舌脉，吾师辨证从"肝脾"两脏入手，认为"瘀、毒、虚"病因三者并存，互为因果贯彻病程。组方中用黄芪、西洋参、茯苓、白术、陈皮健脾益气；肝喜条达而恶抑郁，内寄相火，炒栀子入肝经，可清肝泻火，疏肝理气；肝为刚脏，阳常有余，辅以菟丝子、枸杞子补益肝肾之阴；扶正兼顾祛邪，肝癌为瘀滞有形之包块，佐以莪术、大黄炭化瘀，土贝母、鳖甲、土鳖虫软坚散结，全蝎解毒散结，以毒攻毒，可抑制癌细胞生长；重楼、白花蛇舌草、半枝莲消肿止痛，清热解毒，诸药合用，共奏健脾理气、化痰软坚、清热解毒之效。

指导老师按语　肝癌归属于中医学"癥瘕""积聚""臌胀""黄疸""肝积"等范畴。西医治疗不良反应多，且患者耐受性差，故生存期较短，临床疗效欠佳。中医认为肝癌的病因多为情志不舒、气滞血瘀、邪毒内侵、疾病传变等因素。其病变主要涉及肝、脾、肾三脏。中医药治疗肝癌具有独特优势，如早期防治、预防复发转移、减毒增效等方面，可在一定程度上延长患者生存期，提高生活质量。根据多年诊疗肝病经验，循《金匮要略》中"见肝之病，知肝传脾"的观点，针对肝郁脾虚型肝癌，使用经验肝复方加减，肝脾同治，疗效较佳；肝癌患者既往多有乙肝、肝硬化等慢性肝疾病史，加入地耳草抗肝纤维化，抗乙肝病毒复制。

（湖南省中西医结合医院唐蔚，指导老师：潘敏求）

医案九

闫某，男，75岁。主诉：发现肝内占位1年1月余，介入术后近1年。病史：患者2021年8月初因"腹胀、腹痛"就诊于当地医院，经影像学及病理确诊为肝细胞肝癌，伴肝内多发转移。后于2021年9月初当地医院行肝脏介入术（具体不详），之后未予其他特殊治疗。2周前于长沙市第一医院复查增强MRI发现肝内肿块增大，评价病情进展，拒绝西医治疗，为求中医治疗，2022年9月14日遂至潘敏求教授门诊就诊。辅助检查：2022年8月31日（长沙市第一医院）：甲胎蛋白326μg/mL↑；2022年9月1日（长沙市第一医院）腹部增强MRI：对比2021年12月17日老片，肝内结节较前体积均增大，另可见新发结节，最大者位于肝S6段，大小约66mm×60mm，脾脏增大，未见腹水，腹腔内腹膜后未见明显肿大淋巴结。刻下症见：腰痛、腹痛、腹胀，双侧髋部麻木，夜间睡眠差，小便多，大便干结。舌质红，苔薄，脉弦细。既往有乙肝大三阳、肝硬化、脾大病史。

辨　证　肝郁脾虚，瘀毒内结。

治　法　健脾理气，化瘀软坚，清热解毒。

处　方　肝复方加减。

党参10g，白术10g，黄芪15g，茯苓10g，灵芝10g，枸杞子10g，女贞子10g，菟丝子10g，炒栀子6g，大黄炭3g，地耳草15g，鳖甲15g，醋延胡索15g，郁金10g，全蝎3g，陈皮10g，半枝莲30g，白花蛇舌草30g，甘草5g，炒僵蚕10g，重楼9g，桂枝10g，连翘10g。15剂。

解　析　该患者肿瘤处于进展期，吾师肝癌论治，认为应从肝、脾、肾三脏着手，生理上肝主藏血、主疏泄，寄相火，主升主动；脾居中州，主运化水谷，有生血统血之能。肝对脾运化功能的正常与否起着极为重要的作用，《金匮要略》云："夫治未病者，见肝之病，知肝传脾，当先实脾，四季脾旺不受邪，即勿补之；中工不晓其传，见肝之病，不解实脾，惟治肝也。"组方中用党参、白术、茯苓、黄芪等健脾理气；枸杞子、女贞子、菟丝子补益肝肾；肝主筋，肝失疏泄，可出现机体麻木感；肝气郁结，不通则痛，辅以郁金、醋延胡索疏肝理气止痛；肝郁日久蕴而化热，炒栀子、大黄炭、地耳草清热化瘀；进展期肝癌，祛邪毒为主，用连翘、重楼、半枝莲、白花蛇舌草等清热解毒抗癌，佐以全蝎、炒僵蚕、鳖甲软坚散结，抑制肿瘤快速生长。组方中灵芝具有增强免疫、保肝的作用，搭配虫类药为吾师用药特色。

指导老师按语　肝癌为癌中之王，现代医学治疗手段有限，临床疗效不佳且患者生存期较短，生存质量较差。古籍记载其形态及病因病机较多，病机总属本虚标实，与肝脾密切相关，诸多医家讲究肝脾同治，提倡未病先防的观点。肝为刚脏，体阴而用阳，肝得脾所输布的水谷精微滋养，才能使疏泄功能正常运行；脾运健旺，生血有源，统摄有权，则肝有所藏。病理上，肝失疏泄就会影响脾的运化功能，从而出现"肝脾不和"的病理表现。《难经·七十七难》曰："上工治未病，中工治已病者，何谓也？然，所谓治未病者，见肝之病，则知肝当传之与脾，故先实其脾气，无令得受肝之邪。"是指肝病发展，病邪会侵犯脾脏。因此，临证治疗肝癌各阶段，均应先实脾气，使脾气旺而不受邪，以阻断病邪的传变，组方祛除邪毒的同时顾护脾胃正气，祛邪而不伤正，达到抑制肿瘤发展的目的。

（湖南省中西医结合医院唐蔚，指导老师：潘敏求）

医案十

石某，男，58 岁。2022 年 9 月 8 日初诊。主诉：右胁疼痛不适半年余。现病史：患者半年余前出现右胁疼痛不适，未予重视。2 个月前在外院诊断为右肝肝癌，行原发性肝癌切除术，病理诊断为中分化肝细胞癌，现为求中医治疗前来就诊。现症见：右胁痛频繁，上腹胀满，乏力，纳差，大便干结，小便正常，余无不适。舌质红，边有齿痕，苔白，脉弦涩。

辨　证　肝郁脾虚，瘀毒互结。

治　法　疏肝健脾，解毒化瘀。

处　方　疏肝理脾汤加减。

柴胡 10g，白术 10g，茯苓 15g，当归 10g，白芍 20g，莪术 10g，丹参 15g，太子参 20g，桃仁 10g，赤芍 30g，郁金 10g，虎杖 15g，半枝莲 15g，半边莲 15g，鳖甲 10g，甘草 6g。7 剂，水煎服，每日一剂，早晚分服。

二诊：2022 年 9 月 15 日。食纳一般，右胁疼痛不适缓解，大便溏，日 2 次，小便黄，舌质红，苔薄白，脉弦细。守原方去虎杖、桃仁，加葛根 30g，黄芩 30g，黄连 6g。7 剂。

三诊：2022 年 9 月 22 日。患者大便已成形，纳食仍未恢复，有进食后仍腹胀感，小便黄，舌质淡红，舌苔白厚，脉细弦。上方去茵陈，加枳壳 10g，神曲 10g。7 剂。

此后患者每月定期复诊，无明显不适，可进行轻体力活动，食欲佳，纳食，无肝区隐痛、腹胀等症状，大小便均正常。

解　析　肝岩多因外感疫疠之邪、饮食失调，加之七情内伤、忧思劳倦、脏腑虚损，日久肝脾受损，气血逆乱而成本虚标实之证。本虚即气血不足，正气亏损，标实即邪气内蕴，血瘀火毒。治疗上以攻补兼施、扶正祛邪为原则，治疗以扶正补虚、祛邪解毒为主。对于切除、介入等术后患者，治疗多以健脾理气、补养肝肾、活血化瘀、清热解毒、生津润燥、补益气血等法以减毒增效。本案为原发性肝癌切除术后患者，术后出现右胁疼痛频繁，乏力，上腹胀满，纳差，大便干结等症，此为肝郁脾虚、瘀毒互结所致。方选疏肝理脾汤加减，方中柴胡疏肝理气，莪术破血行气止痛，丹参苦能降泄，微寒清热，入肝脾血分，活血祛瘀，凉血消肿，三者共为君药；太子参、白术、茯苓益气健脾，当归、桃仁活血养血，白芍养血柔肝以顾肝体，半枝莲、半边莲清热解毒，共为臣药；赤芍活血止痛，鳖甲滋阴养血，共为佐药；郁金辛开苦降，芳香宣达，既入血分凉血逐瘀，又入气分行气解郁。全方合用，共奏疏肝健脾、解毒化瘀之功。

指导老师按语　张景岳言："脾肾不足及虚弱失调之人，多有积聚之病。"王清任又云："肚腹结块，必有形之血。"内有正气先虚，外有邪毒侵犯，肝木失其疏泄、调畅之性，气滞血瘀，湿热蕴结，正不胜邪，最终积而成块，聚于肝脏，形成肝癌。故"疏肝理脾、活血化瘀"之法贯穿于肝癌治疗始终。

（湖南中医药大学第一附属医院张涛，指导老师：孙克伟）

6.肠癌案

医案一

张某，男，65岁。主诉：直肠癌姑息切除+降结肠造口术后6月余。现病史：患者6个月前因"便秘、便血"至医院就诊，行腹部CT示直肠肿块，至岳阳市人民医院完善肠镜检查后病理检查示：直肠中分化腺癌，诊断直肠癌、淋巴转移、肺转移、肝转移，于2022年9月23日行"直肠癌姑息性切除术+降结肠造口术"，术后行靶向治疗+化疗。刻诊乏力，大便溏稀，纳可，舌质暗苔薄白，脉沉细。实验室资料：胸部、全腹部CT（2022年11月22日）示直肠癌术后改变，伴直肠盲端管壁增厚，结肠造瘘术后改变，肝脏多发转移灶同前，左侧肾上腺结节灶同前，性质待定，腹膜后多发稍大淋巴结；右肺多发小结节，性质待定。

辨　证　脾胃虚弱，气血亏虚。

治　法　益气健脾。

处　方　六君子汤加减。

黄芪30g，炒党参20g，灵芝30g，法半夏10g，茯苓20g，陈皮10g，炒白术15g，厚朴10g，苍术10g，砂仁10g，木香10g，炒芡实30g，白扁豆10g，炒山药30g，藤梨根20g，神曲10g，麦芽30g，甘草6g。10剂，水煎服，每日一剂，分早晚温服。

二诊：乏力、气短，微咳，痰不易咳出，大便溏，舌质淡，苔厚黄腻，脉弦细。处方：黄芪30g，炒党参20g，法半夏15g，仙鹤草30g，浙贝母15g，苦杏仁10g，无花果20g，灵芝20g，冬凌草30g，藤梨根20g，茯苓20g，炒白术15g，白扁豆20g，炒山药30g，厚朴10g，砂仁6g，麦芽30g，炒芡实30g，甘草6g。7剂，水煎服，每日一剂，分早晚温服。

三诊：气短、乏力，微咳，口干，大便溏，舌质淡，苔薄白，脉沉细。处方：黄芪40g，炒党参20g，炒白术15g，灵芝20g，砂仁10g，木香10g，灵芝20g，冬凌草30g，拳参20g，藤梨根20g，茯苓20g，法半夏10g，陈皮10g，厚朴 10g，神曲 15g，浙贝母 10g，无花果 20g，炙甘草 10g。10 剂，水煎服，每日一剂，分早晚温服。

四诊：精神明显好转，大便成形，纳可，舌质淡，苔薄白，脉弦细。处方：黄芪 30g，炒党参 20g，白术 20g，厚朴 10g，冬凌草 30g，法半夏 15g，茯苓 20g，陈皮 10g，砂仁 10g，木香 10g，白扁豆 20g，山药 30g，灵芝 20g，白鲜皮 10g，麦芽 30g，藤梨根 20g，甘草 6g。7 剂，水煎服，每日一剂，分早晚温服。

解 析 本案患者久病脾气亏虚，治以健脾益气，方用六君子汤加减，癌病的治疗是辨病与辨证相结合，在治疗上一方面健脾以扶正，一方面加用药效作用于直肠等抗肿瘤药物。

指导老师按语 抗肿瘤的中药选用，根据肿瘤的发病部位不同要有所侧重，本证消化道肿瘤可选藤梨根、冬凌草、灵芝，具有扶正、清热解毒的作用。

（岳阳市中医医院吴会，指导老师：沈智理）

医案二

周某，男，55 岁。2023 年 3 月 16 日初诊。主诉：乙状结肠占位 3 月余。现病史：患者 2022 年 12 月因体检发现左肺上叶肿块、乙状结肠占位，遂进一步就诊于中南大学湘雅医院。胸部平扫＋增强 CT 提示：左上肺尖后段实性结节灶，Lung-RADS 4X 类，肺癌可能性更大；瘤周小结节，转移瘤？右中肺及左肺少许炎症；肝 S6 段钙化灶。脑 MRI 平扫＋增强＋功能成像提示：左侧基底节转移瘤可能性大。全身 PET-CT 提示：左上肺尖后段软组织密度结节，PET 于相应部位见淡淡放射性浓聚影，考虑肺癌；左侧基底节区低密度结节，PET 于相应部位见淡淡放射性浓聚影，考虑骨转移瘤可能性大；乙状结肠结节状异常放射性浓聚影，考虑乙状结肠占位，建议肠镜检查；脂肪肝；肝内钙化灶；右肾囊肿。全身其他部位未见明显异常。遂进一步行肺穿刺活检提示：腺癌，不排除胃肠道转移来源。肠镜病检提示：乙状结肠腺癌。患者当时强烈拒绝化疗、靶向药物等抗肿瘤治疗。患者因剧烈头痛于 2023 年 3 月 16 日于潘老门诊就诊。刻下症见：头痛，视物模糊，行走欠稳，咳嗽咳痰，晨起口干口苦，偶健忘，大便偏黑成形，每日 2 次，无明显恶心呕吐，无明显腹痛，小便可，纳寐欠佳。舌淡，苔白，脉细。

辨 证 脾虚血亏，瘀毒内结。

治 法 健脾养血，化瘀解毒。

处 方 益气调腑汤加减。

党参片 15g，黄芪 30g，白术 15g，茯苓 30g，酒女贞子 15g，枸杞子 15g，淫羊藿 10g，法半夏 10g，紫菀 15g，款冬花 15g，醋莪术 10g，石见穿 30g，重楼 10g，半枝莲 30g，干鱼腥草 30g，全蝎 6g，炒僵蚕 15g，制壁虎 10g，苏木 10g，川芎 10g，白芷 10g，天麻 10g，钩藤 15g，大枣 10g，预知子 15g，首乌藤 30g，烫骨碎补 15g，浙贝母 15g。7 剂，水煎服，每日一剂。

解 析 本例患者为肠癌并脑、肺、肝转移，患者脏腑虚弱，正气不存，脾虚无力运化，气血不足，内有余毒，无力运血，气血不荣于筋脉，故出现行走欠稳；加之饮食不节，情志不遂，使脾胃升降失调，气虚无以推动血行，血滞为瘀；脾虚无以运化水湿，水聚为痰、湿，痰、湿、瘀积聚日久酿生为毒，邪毒结聚而成瘤块，癌毒日久损伤人体，久病及肺，故见咳嗽咳痰；久病及脑，故见头痛，视物模糊；加之患者舌淡，苔白，脉细，通过中医四诊合参，辨证论治，辨为脾虚血亏，瘀毒内结证。首以健脾养血、化瘀解毒为法，予益气调腑汤加减。方中党参片、黄芪、白术、茯苓补脾益气养血；酒女贞子、枸杞子、淫羊藿、烫骨碎补益肾填精；法半夏、紫菀、款冬花、浙贝母理气化痰止咳；醋莪术化瘀散结；石见穿、重楼、半枝莲解毒散结；干鱼腥草清热解毒，化痰止咳；全蝎、炒僵蚕、制壁虎活血化瘀软坚；苏木、川芎、预知子活血通经，祛瘀止痛；白芷搜风通络，化瘀止痛；天麻、钩藤清热平肝，镇静安神；首乌藤安神，活血止痛；大枣补中益气，养血安神。六腑以通为用，以降为顺，全方在健脾补血的基础上配合理气，使补而不滞，同时配伍清热解毒、散结之品抗癌制瘤。

指导老师按语 《灵枢·水胀》载："肠覃何如？岐伯曰：寒气客于肠外，与卫气相搏，气不得营，因有所系，癖而内著，恶气乃起，瘜肉乃生。"大肠癌多因正气内虚，气血不足，加之饮食不节，情志不遂，致使脾胃升降失调，气机不畅，日久邪毒结聚而成瘤块。故而大肠癌病机以脾虚血亏、瘀毒内结为主，治法上注重补土、健脾、养血，以补后天之本，同时强调化瘀解毒的重要性。根据分期不同，采用不同的治疗方法：早期以扶正祛邪为主，中期以减毒增效为主，晚期重在扶正，内外兼治；临床治疗时，需根据患者的不同症状来灵活运方。

（湖南省中西医结合医院邓天好，指导老师：潘敏求）

医案三

袁某，女，56 岁。2022 年 12 月 26 日初诊。主诉：大便习惯性改变 6 个月余，直肠占位性病变并术后 14 天。现病史：患者自诉 2022 年 6 月无明显诱因出现大便次数增多，质稀等症状，未予重视。2022 年 12 月初，患者出现便中带血，遂于 2022 年 12 月 8 日至中国人民解放军联勤保障部队第九二一医院就诊，完善相关检查后考虑直肠占位性病变，遂于 2022 年 12 月 12 日在全身麻醉下行直肠根治 + 肠粘连松解术，术后予以补液等对症支持治疗，患者症状好转后出院。胸部 + 颅脑 / 颅骨 + 全腹及盆腔平扫增强三维成像：直肠癌术后，吻合口管壁增厚，术区及子宫右后方、左附件区软组织密度灶，复发？请对比老片。子宫前壁结节灶，肌瘤？左肾上腺稍增粗，增生？建议复查。双肺少许感染性病变可能；左肺下叶基底段结节灶，转移？建议对比老片。右侧额叶可疑强化灶，转移？建议进一步 MR 增强扫描或复查。右上颌窦炎症。双侧髂骨高密度影，退变？待删转移。2022 年 12 月 26 日患者为求中医治疗来潘老门诊就诊。刻下症见：下腹部坠胀，无明显疼痛、恶心、呕吐、头晕，睡眠尚可，饮食一般，小便正常，大便每日 2～3 次，质稀，无便血，舌红，苔薄白，脉弦数。西医诊断：直肠癌。中医诊断：锁肛痔。

辨 证 气血亏虚，瘀毒内结。

治 法 益气养血，化瘀解毒。

处 方 归脾汤加减。

党参 15g，白术 15g，黄芪 30g，薏苡仁 15g，法半夏 9g，山药 30g，莪术 15g，马齿苋 30g，猕猴桃根 30g，半枝莲 30g，白花蛇舌草 20g，石见穿 30g，壁虎 10g，鸡血藤 25g，当归 10g，山楂 15g，鸡内金 10g，甘草 5g。30 剂，每日一剂，水煎，分早晚 2 次温服。

解 析 本案患者为直肠癌并脑转移，症见下腹部坠胀、大便次数稍多，质稀，无便血，舌红，苔薄白，脉弦数。患者年过五旬，机体始虚，平素嗜辛辣肉食，饮食不洁，损伤脾气，邪毒乘虚而入，日久瘀积而成癌毒，蕴结肠道，故形成肠癌。脾胃为气机升降之枢纽，脾虚气机升降失调，故见腹胀；脾虚水谷运化失司，清阳不升，故见面色萎黄、食少。四诊合参，辨为脾虚血亏，瘀毒内结证；治以益气养血、化瘀解毒之法。方中党参、黄芪、白术、薏苡仁、法半夏、山药健脾益气，扶正固本，补养后天，使气血生化有源；鸡血藤、当归补血养血；马齿苋、猕猴桃根、半枝莲、白花蛇舌草、石见穿、壁虎、莪术化瘀解毒散结；山楂、鸡内金健脾和胃；甘草调和诸药。根据症状变化，求其根本，灵活加减。

指导老师按语 肠癌基本病机为癌毒内生，脾虚气滞，故应将健脾益气、通腑解毒、化瘀散结这一基本治法融会贯通于肠癌治疗的全过程，依据肠癌各阶段的特点来正确选择行气导滞、清热利湿、补益气血、温肾补阳等治法。在扶正与祛邪的基础上做到病因病机与治则治法的相切合，随症加减党参、黄芪等健脾益气药、鸡血藤、当归等补血养血药、半枝莲、白花蛇舌草等解毒散结药、山楂、鸡内金等健脾开胃药，临床疗效颇佳。

（湖南省中西医结合医院邓天好，指导老师：潘敏求）

医案四

廖某，男，56 岁。2022 年 6 月 19 日初诊。主诉：大便性状改变并盆腔占位 9 年。现病史：患者于 2013 年无明显诱因出现大便性状改变，表现为大便次数增多、质稀，无便血，至湖南省肿瘤医院就诊，腹部 CT 提示盆腔占位，考虑为盆腔肿瘤、腹腔淋巴结转移、肝脏多发转移，具体报告未见。后至中国人民解放军某医院行伽马刀等西医治疗。肺部三维成像＋增强＋HRCT、腹膜后腔（上下腹和盆腔）三维成像＋增强：肝内及腹腔多发占位，考虑转移瘤，部分较前缩小；双侧腹股沟区及腹膜后多发小淋巴结，建议追踪复查；左肾小囊性灶，左肾结石并肾萎缩伴左肾积水同前；直肠左侧壁肿块较前缩小，考虑恶性占位性病变并周边侵犯可能；双侧胸腔积液基本吸收，右肺中叶改变，右中肺综合征？请结合临床；前列腺钙化。2022 年 6 月 19 日患者为求中医治疗而来潘老门诊就诊。刻下症见：稍感腹胀，进食后腹胀明显，无腹痛、黑便，恶心呕吐，无头晕头痛，无明显咳嗽咳痰，稍乏力，纳寐一般，小便量不多，大便稀，舌淡，苔白，脉细数。西医诊断：直肠恶性肿瘤。中医诊断：锁肛痔。

辨　证　气血两虚，瘀毒内结。

治　法　益气养血，化瘀解毒。

处　方　归脾汤加减。

人参 15g，白术 15g，茯苓 15g，法半夏 10g，砂仁 6g，黄芪 30g，酒女贞子 20g，白花蛇舌草 30g，半枝莲 30g，石见穿 30g，制壁虎 10g，重楼 10g，姜厚朴 10g，木香 10g，鳖甲胶 1 块，炙甘草 5g，炒鸡内金 10g，炒麦芽 15g，炒稻芽 15g，茵陈 15g，虎杖 10g，地耳草 30g。7 剂，每日一剂，水煎，分早晚 2 次温服。

二诊：6 月 26 日，患者无便溏，腹胀较前好转，稍潮热盗汗，夜寐不佳，舌淡红，苔少，脉细弦。上方去茯苓、茵陈、虎杖，人参改为西洋参 15g，加酸枣仁、首乌藤各 10g。

解　析　本案为肠癌并肝、淋巴结多处转移，患者既往行放疗、靶向治疗，现为求中医治疗来潘老处就诊。患者临床表现为稍感腹胀，进食后腹胀明显，伴恶心呕吐，稍乏力，小便量不多，大便稀，舌淡，苔白，脉细数。究其病机，乃因脾肾渐亏，气血生化不足，脾虚血亏，气血津液运行不畅，导致邪毒、瘀血蕴结于肠道所致。故辨证为气血两虚、瘀毒内结证；治以益气养血、化瘀解毒之法。治疗以四君子汤为基础方，配伍理气除胀、解毒抗癌药。四君子汤功专益气健脾，其中人参大补脾胃之气，脾健则血旺，脾运则分输五脏，气血生化泉源不竭；茯苓、白术均可健脾，二者与人参配伍，使得健脾助运之功倍增。合用黄芪、法半夏、砂仁、炒鸡内金、炒麦芽、炒稻芽等药大补元气，健脾益胃，助气血生化之源，从而纠正气血亏损，增强患者食欲。配以白花蛇舌草、半枝莲、石见穿、制壁虎、重楼解毒抗癌；酒女贞子、鳖甲胶滋补肾阴；木香、姜厚朴行气消胀；茵陈、虎杖利水渗湿。二诊时，因患者无便溏，故去茯苓、茵陈、虎杖；因潮热盗汗，故将人参改为西洋参；伴夜寐不佳，故予酸枣仁、首乌藤。后随访，患者症状明显改善，续予中药巩固治疗。

指导老师按语 潘老认为肠癌的治疗应先辨疾病邪气深浅，再辨正气强弱。本案患者全身多处转移，预后不良，患者既往行放疗、靶向治疗，正气受损，不耐攻伐，故首应补益气血，用四君子汤加减，人参、茯苓、白术、甘草健脾益气，辅以理气除胀、解毒抗癌等药对症治疗，辨证准确，标本兼治，疗效颇佳。

（湖南省中西医结合医院邓天好，指导老师：潘敏求）

医案五

刘某，男，60岁。患者2021年10月7日因大便性状改变2月余就诊，行直肠癌根治术，术后病理（2021年10月21日）：（直肠）中分化腺癌（溃疡型），伴中等级别肿瘤出芽，肿块大小2cm×1.7cm×0.4cm，癌组织侵及浆膜下层，小灶可见血管侵犯，未见肯定脉管内癌栓及神经侵犯，手术标本两端及另送标本（吻合口远端）未见癌残留。术后行放化疗。2023年2月8日复查PET-CT示双肺多发结节，考虑肺转移瘤。行化疗及靶向治疗。刻下症见：咳嗽咳黄痰，时有腹胀，偶胁肋部胀痛，精神、食纳欠佳、夜寐一般，大便稀，小便调，舌质淡红、苔白、脉细。

辨 证 脾虚湿盛，瘀毒内结。

治 法 健脾利湿，散瘀解毒。

处 方 肠复方加减。

蜈蚣3条，壁虎、桔梗各10g，附子（先煎）12g，陈皮、莪术、土鳖虫、桂枝、僵蚕、黄芩、五味子各 15g，鸡内金、香附、郁金、苏木、炮姜各 20g，白术、山药、炒麦芽、半枝莲、白花蛇舌草各 30g，黄芪、薏苡仁各 50g。

二诊：偶有咳嗽，咳黄痰，精神、食纳较前改善，大便成形，小便通畅，继续服用原方治疗。

三诊：咳缓，方中去黄芩、桔梗。此后坚持服用中药并定期复查。

解析　黄芪健脾益气为君药，白术健脾益气，燥湿利水，佐以薏苡仁健脾化湿，山药补气助脾化湿，陈皮理气健脾，燥湿化痰消痞，郁金行气解郁，使补气而不滞气；炮姜温顾中焦，桂枝、附子助阳化气行水，三者共用通利血脉；蜈蚣、壁虎、僵蚕解毒散结，加莪术、苏木、土鳖虫等活血化瘀之品，抑癌抗瘤；用半枝莲、白花蛇舌草清热解毒；三组药物同用，共治"水、瘀、毒"三邪。予黄芩清肺热，桔梗宣肺止咳，五味子敛肺，用于治疗肺热所致咳嗽、咳痰效果显著。

指导老师按语　肠癌晚期阶段，癌毒内蕴，攻伐正气，耗伤气血，加之前期应用手术、化疗等各类综合治疗手段，也造成人体正气的损伤，正气亏虚不能制约邪气，从而出现周身乏力、神疲倦怠、食欲不振等临床症状，肠道功能受损，大肠失于传导，可见脘腹胀满、腹痛便秘、恶心呕吐等症状。日久癌毒可循经传至其他脏腑，导致脏腑的转移。晚期肠癌的核心病机仍以正气不足、脾肾亏虚为本，湿热、瘀毒互结为标。本案患者脾胃虚弱，一方面不能运化水湿，水湿内停，下注大肠，滞留积聚；另一方面，水湿停聚，阻碍气机，气不行则血瘀，于是乎水湿、气滞、瘀血相交搏而成病。治以肠复方加减。全方主要起健脾利湿、消瘀散结之功效。

（湖南省肿瘤医院周琼，指导老师：王云启）

医案六

易某，女，50 岁。主诉：结肠癌术后化疗后 10 年余，卵巢转移术后化疗后 5 年余。现病史：患者于 2012 年 1 月 29 日全身麻醉下行腹腔镜辅助乙状结肠癌根治术，病理回报示：乙状结肠隆起型中分化腺癌，侵及肠壁全层，吻合口未见癌侵犯；肠旁淋巴结可见癌转移（1/9），术后分期为 PT4N1M0 Ⅲ B 期。术后于 2012 年 3 月 6 日至 2012 年 8 月 28 日先后 11 次行 mFOLFOX6 方案化疗 11 周期，2012 年 9 月 10 日入院复查 CT 示：乙状结肠癌术后改变，局部未见明显复发征象；子宫右侧囊性肿块影较前明显增大，囊肿？考虑 CT 示子宫右侧囊肿有增大改变，不能排除转移瘤可能，终止全身化疗。2012 年 9 月 14 日行腹腔镜下手术切除右侧附件，术后病检：右附件良性囊肿性病变。术后恢复可出院。2013年3月12日患者在湖南省人民医院复查B超示：左附件无回声区，考虑囊性占位，转移？于2013年3月20日在全身麻醉下行全子宫＋左附件切除术，术后病检回报：（左卵巢）中分化腺癌，结合免疫组化结果及病史，符合结肠癌转移源性。术后于2013年4月19日至2013年8月8日行6周期FOLFIRI方案化疗，其后患者拒绝静脉化疗，于2013年9月17日至2014年3月22日行卡培他滨化疗8周期。治疗期间及化疗结束后一直中药治疗至今，期间定期复查病情稳定。刻下症见：间有腹部痛胀不适，嗳气，食纳差，夜寐可，大便结，有血便，小便调。舌质淡暗，苔白有瘀斑，脉弦。

辨　证　肝郁脾虚，瘀毒内结。

治　法　疏肝健脾，解毒散结。

处　方　肠复方加减。

黄芪50g，白术30g，陈皮15g，炒麦芽30g，鸡内金30g，薏苡仁45g，香附20g，郁金20g，莪术15g，苏木15g，土鳖虫15g，炮姜20g，桂枝15g，生地黄10g，蜈蚣2条，半枝莲30g，生大黄10g，枳实20g，垂盆草30g，壁虎15g，白花蛇舌草30g，桃仁20g，黑附片15g，赤芍20g，北五味子15g，仙鹤草30g，蝉蜕15g，三七粉3g。

解　析　方中黄芪、白术、陈皮、炒麦芽、鸡内金、薏苡仁健脾开胃，助脾运化，香附、郁金行气散结，血随气行，赤芍活血祛瘀；炮姜温中止痛，黑附片补火助阳，熟地黄滋补肾阴，并制约炮姜、黑附片温燥之性；防寒凉之品伤脾胃，方中加炮姜、桂枝温阳，既可保护中焦又可补充人体阳气，以温煦、推动气血津液；郁金、三七粉行气解郁，活血化瘀止血，莪术、苏木破瘀行气，垂盆草、仙鹤草清热解毒，大黄、枳实泻下攻积，逐瘀通经，土鳖虫、蜈蚣、壁虎、半枝莲、白花蛇舌草共用解毒散结。全方攻补兼施，扶正与祛邪并举。该患者已生存10年余，目前生活状态良好。

指导老师按语　大肠癌是胃肠道常见的恶性肿瘤，也是我国常见九类癌症之一。中医学称之为"癥瘕""积聚""肠覃"等，引起本病的原因比较复杂，虽病位在肠，但与脾胃肝胆的功能障碍有关，胃为水谷之海，脾主运化精微，肝主疏泄，调畅气机，胆主储藏和排泄胆汁，小肠主泌别清浊，大肠主传导以排泄糟粕。故脾胃、肝胆、大小肠在生理上关系密切，在病理变化上也相互影响。肝与大肠相通，肝主升，大肠主降，肝主一身之气机，大肠主传化糟粕，为传化之腑，以通为顺，肝气机舒畅则大肠传化得宜。女性患者多容易情志失调，致肝失疏泄，肝逆犯胃，肝胃失和，肝脾气滞，由气及血，凝结成块，滞于肠道，气滞血瘀，日久蕴结成瘤，发为本病，治疗上宜疏肝健脾，解毒散结。

（湖南省肿瘤医院邹蓉，指导老师：王云启）

 医案七

虞某，男，53 岁。主诉：反复腹痛 4 月余，腹泻伴便血 1 月余。现病史：患者 2022 年 4 月因"腹痛 1 周"就诊于当地医院，完善相关检查，增强 CT 考虑直肠癌可能，伴肝转移，骶骨多发骨转移，可疑腹腔淋巴结转移。肠镜取活检病理示：（直肠中段）中分化腺癌，病灶大小为 1.3cm×5.2cm，侵犯并超出固有肌层。当地医院予 4 周期化疗（方案不详）、2 次肝动脉血管介入术、6 次放疗（直肠、骶骨）；综合治疗后 1 个月前出现腹泻伴便血，2022 年 8 月 10 日遂至潘敏求教授门诊求治。刻下症见：体虚乏力，腹痛，里急后重，大便日行 6～7 次，质稀，少量便血夹黏液，肛门灼热感，小便短赤，纳差，寐可，口干口苦。舌淡红，苔黄腻，脉滑数。

辨　证　脾虚血亏，瘀毒内结。

治　法　健脾养血，化瘀解毒。

处　方　益气调腑汤加减。

西洋参 10g，黄芪 30g，白术 10g，茯苓 10g，枸杞子 10g，盐菟丝子 10g，烫骨碎补 20g，酒女贞子 10g，桂枝 6g，连翘 10g，败酱草 15g，葛根 20g，黄芩 10g，苦参 15g，槐角 10g，生蒲黄 10g，大腹皮 15g，陈皮 15g，桑白皮 15g，冬瓜皮 20g，仙鹤草 30g，半枝莲 20g，白花蛇舌草 20g，大黄炭 3g，土贝母 6g，土鳖虫 5g，甘草 5g。15 剂。

解　析　肠癌中医最早载于《黄帝内经》，散见于"肠澼""伏梁""积聚""脏毒"等病。其形成多为素体脾肾阳虚，运化不足，痰湿内生，气化不足，大肠传导失司，加之饮食所伤、情志不遂、外受寒邪等因素，使局部气血凝滞，湿热蕴结，聚而成块。该患者放化疗后损伤机体正气，脏腑亏虚，脾失运化，气血不足，致气滞不通，不通则痛，故体虚乏力，腹痛反复；湿邪停滞，郁而化热，结合舌象所见；中焦失调，可见纳差；脾虚进一步损伤他脏，下焦气化失常；湿热与瘀毒互结肠道，灼伤血络，可见里急后重，便血等症状。吾师施治注重病证结合，认为此类晚期患者，辨证多属脾虚为主，拟方以西洋参、黄芪、白术、茯苓补脾益气；枸杞子、盐菟丝子、烫骨碎补、酒女贞子补益肝肾，辅生气血；苦参、黄芩清热燥湿；肠癌便血，用生蒲黄、大黄炭化瘀兼顾止血，重用仙鹤草止血并补虚；晚期肿瘤治疗扶正与祛邪并重，以半枝莲、白花蛇舌草、败酱草等解毒抗癌；土鳖虫破瘀散结，改善疼痛。

指导老师按语 直肠癌是消化道恶性肿瘤中较常见的类型，早期手术是首选，中晚期常伴多器官转移，临床症状较复杂。本病病位在肠，但与脾、胃、肝、肾的关系尤为密切。其病性早期以湿热、瘀毒邪实为主，晚期多为正虚邪实。此患者脾胃损伤导致水湿内生，郁久化热，是发病的重要原因。就诊患者治疗后正气不足，损伤气血。诸气之虚皆因脾胃之气虚损，故选方用药上尤重中焦；查其症状乏力、大便质稀次数多、纳差、便血等皆因脾气不足，湿邪内阻化热导致，辨病与辨证结合，诸药合用扶正抗癌，可使病情趋缓，提高患者生活质量。

（湖南省中西医结合医院唐蔚，指导老师：潘敏求）

医案八

彭某，男，68 岁。因直肠癌术后 2 年，纳呆便血 2 个月，于 2022 年 6 月 30 日初诊。症见餐后胸背痛，纳一般，大便黑。胃镜：十二指肠溃疡出血。舌苔黄腻，脉细滑略数。

辨 证 脾虚湿热。

治 法 健脾祛湿，清热止血。

处 方 香砂六君子汤合连朴饮、三七白及散加减。

党参 15g，炒白术 10g，茯苓 30g，陈皮 10g，法半夏 10g，砂仁 10g，广木香 6g，黄连 5g，厚朴 20g，三七粉 6g，白及 30g，白花蛇舌草 15g，炒鳖甲 30g，甘草 6g。20 剂，水煎，每日一剂，分 2 次服。

二诊：8 月 11 日。大便下血已止，黑便转黄，但纳差欲呕，不反酸水，痰黏，舌苔黄腻，脉细滑略数。上方去三七粉、白及、白花蛇舌草、炒鳖甲，加神曲 10g，藿香 10g，瓦楞子 10g，浙贝母 30g。30 剂，水煎服。

解 析 患者以肠道肿瘤术后纳呆便血为主症，结合舌脉象考虑为脾虚湿热之便血，故在香砂六君子汤健脾利湿的基础上，配合连朴饮、三七白及散清热利湿止血。其中黄连清热燥湿；厚朴理气化湿；三七粉活血化瘀消肿止痛；白及收敛止血生肌，使收敛生肌、化瘀止血之力增强。诸药相配，扶正祛邪，标本兼治。复诊时患者仍有脾虚纳呆、腹泻之症，故继用香砂六君子汤和连朴饮以健脾利湿、清热以止泻。

指导老师按语　三七白及散的配伍特点要了解，三七走而不守，白及守而不走，三七以散为主，白及以收为要，二者相伍，一走一守，一散一收，相互促进又相互制约，使收敛生肌、化瘀止血之力增强，故使用之后迅速止住了大便下血，二诊时出血即止。

（湖南中医药大学第一附属医院蔡蔚，指导老师：熊继柏）

7. 胆囊癌案

　　何某，女，42 岁。主诉：胆囊癌肝转移术后介入治疗后 9 年余。现病史：患者于 2013 年 12 月底体检发现癌胚抗原（CEA）升高，行 PET-CT 提示：胆囊癌可能性大，肝内多发转移瘤。于 2014 年 1 月 22 日至广州军区广州总医院就诊，完善相关检查后诊断为胆囊癌并肝内多发转移。行肝脏 S4、S5 及部分 S6、S8 段切除，胆囊癌根治术。术后病理：低分化腺癌。2014 年 2 月 10 日至该院行肝动脉灌注化疗术，一周后予奥沙利铂静脉化疗（具体不详）。2014 年 3 月 10 日湖南省肿瘤医院复查 CT：右肝切缘及胆囊窝低密度灶，考虑转移瘤。2014 年 3 月 13 日在湖南省肿瘤医院行 TACE，术中见肝内 2 个肿瘤染色，予奥沙利铂、羟喜树碱肝动脉灌注化疗，吡柔比星＋碘化油行瘤体载瘤动脉化疗栓塞，术后恢复可。2014 年 4 月 8 日复查 CT：①胆囊及部分肝实质缺如呈术后改变，胆囊窝低密度灶较前缩小，右肝切缘低密度灶同前；②左肝外叶及肝右叶小结节呈介入术后改变；③腹膜后多发小淋巴结同前。为求中药治疗，2014 年 5 与 28 日遂至老师门诊开始中药治疗并持续至今，期间多次复查 CT 示病情稳定，未见复发及转移。刻下症见：口苦，胸胁胀痛，纳差，烦躁易怒，舌红苔薄黄，脉弦。

辨　证　肝郁气滞，瘀毒内结。

治　法　疏肝利胆，理气散结。

处　方　肝复方加减。

　　黄芪 60g，白术 30g，陈皮 15g，党参 20g，炒麦芽 30g，鸡内金 20g，大枣 40g，山药 30g，薏苡仁 50g，郁金 20g，莪术 15g，香附 20g，土鳖虫 15g，苏木 20g，蒲公英 30g，大腹皮 30g，炮姜 20g，三七（冲）9g，延胡索 20g，桂枝 15g，半枝莲 30g，垂盆草 30g，大黄 6g，壁虎 10g，醋鳖甲（先煎）35g，白花蛇舌草 30g。

解　析　本方以黄芪、白术、党参、山药、大枣、薏苡仁补气健脾，郁金、香附疏肝解郁，大腹皮行气导滞，延胡索行气活血止痛，共奏理气散结之功。莪术、土鳖虫、壁虎、苏木破血逐瘀，再与三七配伍活血止血以防破血动血。蒲公英、半枝莲、垂盆草、白花蛇舌草清热解毒，桂枝温经散寒，温清并用，以调和阴阳。又以炒麦芽、鸡内金消食导滞，以防滋腻碍胃，攻伐太过伤胃。《金匮要略》中鳖甲煎丸，主以鳖甲为君软坚散结，后世多宗此方治疗癥瘕积聚，故方中用醋鳖甲软坚散结，化有形之肿块。全方共奏补中益气、疏肝利胆、行气散结之效，同时力避滋腻伤中，攻伐伤正，通过调动机体自身的免疫、康复功能控制病情发展，最终达到抗癌转移。

指导老师按语 胆道恶性肿瘤较为少见，包括胆囊癌和肝内外胆管癌，占所有消化道肿瘤的3%。中医典籍虽无晚期胆囊癌的名称，但属"积聚""胁痛""黄疸""腹痛"等范畴。胆为六腑之一，其气主降，以通为用。肝主疏泄，胆为中清之府，肝胆互为表里，胆汁源于肝，贮于胆囊。凡气血郁积胆腑，湿热瘀结中焦，必影响肝的疏泄和胆的中清、通降。"胆病以肝求之"，然"见肝之病，知肝传脾，当先实脾"。肝与脾常相互影响，肝郁则脾虚气滞，气滞则血瘀，瘀热互结胆经，郁滞成积，积久克土，使脾失健运，胃失和降。胆囊癌的治疗先从肝而治，回归脾胃，通过健运中焦，充后天以促先天，调气血以化瘀散结。

（湖南省肿瘤医院邹蓉，指导老师：王云启）

8. 食管癌案

彭某，男，57岁。患者因进行性吞咽困难2月余就诊我院。完善检查于2021年9月23日在全身麻醉下行右侧胸腔镜＋开腹＋左颈食管癌根治术＋腹腔粘连松解术。术后病检回报：①（食管）高-中分化鳞癌，侵犯管壁固有肌层，肿块大小4.2cm×2.3cm×1cm，未见神经脉管侵犯；②（食管、胃残端）未见癌；③淋巴结：（左喉返神经）2/6，（右喉返神经）1/2，（隆突下）0/1，（食管上段）0/1，（食管中段）0/7，（胃左）1/4，（胃小弯）0/2，（食管下段）1/8，（贲门）3/3见癌转移。刻下症见：进食稍梗阻，偶有咳血，心烦失眠，夜寐难安，舌质红，苔黄，脉弦细。

辨　证 痰热互结，瘀毒蕴积。

治　法 行气散结，祛瘀散结。

处　方 四物消瘰汤加减。

蜈蚣3条，大黄（后下）5g，蜂房10g，陈皮、莪术、炮姜、桂枝、僵蚕、土鳖虫各15g，鸡内金、香附、郁金、蒲公英各20g，白术、山楂炭、炒麦芽、山药、苏木、丹参、威灵仙、百合、半枝莲、白花蛇舌草各30g，红枣40g，薏苡仁

50g，黄芪 60g。

二诊：一般情况可，未见咳血，进食无梗阻感，无胸骨后疼痛感，无畏寒发热、咳嗽咳痰、胸闷气促、恶心呕吐等不适，精神、食欲、睡眠尚可，二便调。继续坚守一诊原方，在其基础上去山楂炭止血之药。

解　析　方中黄芪甘温、白术甘平，皆入脾经，相须为用，加之陈皮补气健脾、炒麦芽、鸡内金、山药、薏苡仁健脾开胃，助脾运化。香附理气调中，郁金味辛能行能散，既能活血，又能行气，与香附共用，使行气而不滞气，补而不滞。苏木、丹参活血祛瘀，莪术既入血分，又入气分，能破血散瘀，消癥化积，三药合用能行气止痛，活血化瘀以祛邪。半枝莲、白花蛇舌草、蒲公英清热解毒，炮姜、桂枝温中散寒，合而为用则寒热平调。土鳖虫、威灵仙化瘀散结，蜈蚣、僵蚕、蜂房散结通络止痛。山楂炭止血，大枣补益气血，百合甘寒养阴，大黄泻下使邪有所出。

指导老师按语　患者为（食管）高－中分化鳞癌术后。患者要求中药治疗。患者因痰热互结，瘀毒蕴积致癌瘤生成，治宜行气散结，祛瘀解毒。

（湖南省肿瘤医院周琼，指导老师：王云启）

第六节　内分泌病证医案

1. 消渴案

医案一

谢某，男，48 岁。发现血糖升高 5 年，纳差、乏力半个月。于当地医院确诊为 2 型糖尿病，后予以二甲双胍、格列美脲控制血糖，未规律监测血糖，血糖控制情况不详。刻诊：近半个月来，纳差，口干多饮，乏力，动则尤甚，身体困倦，精神不振，夜寐欠佳，小便多、偏黄，大便黏。舌质红，苔厚腻，脉弦。实验室指标：随机血糖 8.8mmol/L，糖化血红蛋白 7.3mmol/L，肝肾功能（－），尿糖（－），体重指数（BMI）28kg/m^2。

辨　证　热盛伤津，湿热蕴结。

治　法　清热利湿，生津止渴。

处　方　葛根芩连汤加减。

葛根 60g，黄连 30g，黄芩 30g，天花粉 10g，甘草 8g，鬼箭羽 10g，干石斛 10g，山楂 10g，生石膏 30g，川芎 10g，黄芪 30g。7 剂，每日一剂，水煎服，早晚温服。嘱其自我监测血糖，勿进食肥甘厚腻之品。

二诊：诉口干、身重困倦等症较前好转，夜间休息尚可，仍感乏力，动则加剧，纳食不佳，自测空腹血糖在 6～8mmol/L，餐后在 11mmol/L 左右。续以上方，加用西洋参 10g，红曲 6g，砂仁 10g。再进 7 剂。

三诊：诉诸症好转，纳食精神可，大小便正常，稍感口干，自测空腹血糖在 6～7mmol/L，餐后在 10mmol/L 左右。故以原方再服 7 剂，以固疗效。

解 析 本病以中满内热兼杂湿滞为核心病机，葛根芩连汤始载于《伤寒论》："太阳病，桂枝证，医反下之，利遂不止，脉促者，表未解也，喘而汗出者，葛根黄芩黄连汤主之。"为太阴湿热、阳明风燥方，具有清里解表、坚阴止利、生津柔润的功效，所治属太阳表证入里传变而致热利证者，亦契合消渴湿热内盛之证。

指导老师按语 本例患者体型超重，素来饮食不节，酷爱肥甘及凉食，滋腻碍胃，损伤气机，中焦不利，湿热内盛，进一步加重气机不畅，故见口干多饮、纳差、乏力身重等症状，结合舌脉，辨证准确。运用葛根芩连汤加减治疗此证，方用葛根甘辛而凉为君，葛根入阳明经，可清胃肠内热，生津润燥；黄芩、黄连性味苦寒，是为臣药，入大肠经，清泄胃肠实热，解毒燥湿；加大黄芩、黄连用量，实则加强苦寒直中、清热泻火之功效；葛根配黄连以制约其苦燥，避免药量过重耗津伤气。黄芪健脾益气，推动津液正常运化，干石斛、天花粉、生石膏清热生津止渴，川芎、鬼箭羽活血化瘀，山楂消积食、促消化，共为佐药；炙甘草甘缓调中，调佐诸药。诸药合用清泄实热，养阴生津。二诊患者仍感乏力，动则加剧，纳食不佳，故加用西洋参滋阴补气，红曲、砂仁行气消食，故诸症向愈。

（醴陵市中医院罗宏茂，指导老师：丁桃英）

医案二

甘某，男，68 岁。2023 年 7 月 25 日初诊，主诉口干，发现血糖升高 4～5 年。现病史：患者自诉 4 年前无明显诱因出现口干，查血糖升高，口服降糖药物控制欠理想，曾偶有腰痛，饥饿感不著，无头晕及目眩，手足不麻，夜寐欠谧，大便偏干不爽，1～3 日一解，夜尿每晚 2～3 次。舌淡红有裂纹，苔薄黄，脉细弦。

辨 证 肾精气亏虚，燥热内生。

治 法 益气养阴清热，补肾益精。

处　方　参麦地黄汤加减。

西洋参 10g，黄芪 20g，天冬 15g，麦冬 15g，干地黄 10g，山茱萸 10g，山药 20g，茯苓 10g，牡丹皮 10g，泽泻 10g，柴胡 10g，黄芩 10g，川黄连 5g，天花粉 15g，百合 20g，知母 10g。20 剂。水煎服，每日一剂，分 2 次温服。并嘱患者糖尿病饮食，少食膏粱厚味，限烟酒，加强运动，监测血糖，定期复查。

二诊：2023 年 8 月 23 日。患者诉药后诸症改善，舌淡暗红，苔剥薄黄，脉细弦。守原法加强养阴清热之力，上方加石斛，20 剂。

解　析　王老师在丰富的临床诊疗过程中，再研习历代医家消渴之诊治思想，认为消渴系"身心疾病"，"心"者指受社会、情志影响，而情志中又以郁怒为主，此与心肝密切相关。为此倡导消渴乃以肾精气亏虚为本，肾水不能上潮于心，水不涵木，致使心肝火旺移易于肺胃为标之说。肺为肾之母，金水相生，"虚则补其母"，故治宜肺肾并治，精气双补，清肝泻心，滋阴润燥。方拟参麦地黄汤加减。

指导老师按语　消渴，此疾虽有上中下三消之分，然肾精气亏虚为其发病之本则无不同。肾气虚，气不化阴，阴伤则燥热内生，金水相生，肾阴虚金失滋润则肺燥热；水不沃土，则胃燥津伤，故其肺燥、胃热实亦源自肾。故昔贤赵献可、陈士铎等均倡导不必问及上中下，但以治肾为主，诚真知灼见，何况仲景师早已示范"男子消渴，小便反多，以饮一斗、小便一斗，肾气丸主之"，倡消渴从肾论治之先河。

（湖南中医药大学第一附属医院彭亚平，指导老师：王行宽）

医案三

谭某，男，49 岁。主诉：患糖尿病 8 年。现病史：皮肤痒，心节律齐，无杂音，左手麻木，轻度发胀，舌质淡红，脉沉细，耳鸣。查体：BP138/90mmHg。

辨　证　气阴两虚。

治　法　益气生津，养阴润燥。

处　方　龙牡降糖汤加减。

太子参 15g，麦冬 15g，五味子 12g，生地黄 20g，山茱萸 15g，生龙骨 20g，生牡蛎 20g，苍术 15g，玄参 20g，黄芪 20g，葛根 15g，五倍子 10g，淮山药 15g。

解　析　《临证指南医案·三消》中记载："经营无有不劳心，心阳过动，而肾阴暗耗，液枯，阳愈燔灼。""久久烦劳，壮盛不觉，体衰病发，皆内因之症。"患者阴气已半，津液心血渐衰而内热生，故消渴病发。此病耗气伤阴，易致气阴两虚，阴虚致肌肤失养，故而患者时感皮肤干燥瘙痒；气为血之帅，气虚而致血行受阻，不能濡养肢体，而使肢体失濡、麻木，同时也可伴见肢体轻度发胀的现象；肾开窍于耳，肾阴亏虚，精血不能上承耳目，因而产生耳鸣的症状，根据患者上述症状，宜采用龙牡降糖汤加减进行治疗。本方中加入了太子参、麦冬等滋阴润肺的药物，以达到滋上源以生水的目的，上下兼顾，滋其化源，则病易痊愈。此外，方中加入大剂量黄芪，意在升阳补气，利水消肿，以减少患者发胀的症状；消渴病患者易感燥热口渴，配伍生地黄、玄参、葛根可以起到清热生津的作用，同时患者血压较高，利用葛根可以达到调节血压的目的。五味子、五倍子、生龙骨、生牡蛎等药物收敛固涩，益气生精，滋肾宁心，主养五脏，除热，生阴中肌。

指导老师按语 糖尿病的临床特征为口渴多饮、多食、多尿、消瘦、乏力，或尿浊、尿有甜味，故当属中医学"消渴"范畴。《黄帝内经》中记载："左右者，阴阳之道路也。"肝藏血，肺主气，肝升于左，肺降于右，左行气，右行血；患者左手麻木，系气虚不能推动血行沐养四肢，使之失于濡养。消渴日久耗气伤阴，肾开窍于耳，精血不能上濡，以致耳鸣，脉沉细也为（肾）阴虚之象。患者所述症状符合消渴病"阴虚为本，燥热为标"的基本病理表现。因此，治疗上当抓住气阴两虚之本，燥热之标以标本同治。"虚则补其母"，肾属水，肺属金，金生水，肺为肾之母，故而予以太子参、麦冬、五倍子、五味子等滋阴润肺之品；气虚者当着重补气，方中加入黄芪、淮山药等药物以助升阳气，助血行，祛湿浊。在降糖方中，常可见于麦冬、山药、五味子的配伍。实验研究表明，麦冬、山药、五味子配伍可促进细胞对上清液中葡萄糖的摄取，增加细胞修复的活力。山药作为益气养阴之佳品，常用于消渴的治疗。现代药理学研究发现山药能起到清除体内氧自由基、减少过氧化脂质合成的作用，且能提高机体对葡萄糖的耐受能力。消渴日久，燥热易灼伤阴液，患者易感口渴，佐以葛根生津止渴，同时葛根在一定程度上能降低患者的空腹血糖值。方中苍术 - 玄参药对出自《施今墨对药》，二者相须为用，常用于消渴的治疗。在临床试验中苍术 - 玄参药对的多糖和正丁醇能够显著降低糖尿病小鼠的空腹血糖。中药山茱萸补益肝肾，收涩固脱，其本身所含熊果酸也能有效降低患者的血糖值。消渴病易生多种并发症，患者应定期检查有无雀目、跛行、中风、胸痹等先兆病变，积极预防，早期干预，辨证施治，标本兼治。

（湖南中医药大学中医学院简维雄，指导老师：袁肇凯）

2．瘿瘰案

医案一

黄某，女，56 岁。2021 年 12 月 12 日就诊。主诉：发现甲状腺结节 1 月余。现病史：1 月余前体检发现甲状腺结节。现症见：精神易紧张，情绪起伏大，时有胸闷，口干，夜寐欠安、入睡困难，食纳一般，二便可。舌质偏暗红，苔薄黄，脉细滑。

辨　证　肝郁气滞。

治　法　疏肝解郁，理气活血。

处　方　逍遥散加减。

柴胡 10g，白芍 10g，当归 10g，茯苓 15g，白术 10g，薄荷 5g，浙贝母 15g，红景天 10g，灵芝 10g，山慈菇 5g，夏枯草 15g，牛蒡子 10g，车前草 10g，牡蛎 15g，莪术 10g，蝉蜕 5g，甘草 3g。15 剂。

解　析　该方中逍遥散为治疗肝郁脾虚之代表方，以疏肝解郁为主。肝郁日久致血瘀，疏肝理气与祛瘀同施，活血而无耗血之弊，酌情配伍化痰散结的牡蛎、莪术，抗肿瘤的山慈菇、夏枯草等，则全方使痰得化，瘀得除，结节得以消散，情志得以调畅，亦体现出中医"治未病"的思想。

指导老师按语　本案基本病机为气滞痰凝，肝气郁结，久病入络，痰浊停滞而发为结节，随着病情进展，痰湿、肝郁、气滞等影响周身血液运行，血行不畅，形成瘀血，气、血、痰、瘀胶结，故在化痰祛瘀的同时，应注重疏肝解郁以调畅情志。

（湖南中医药大学第一附属医院姚璐莎，指导老师：范伏元）

医案二

刘某，女，62 岁。主诉：甲状腺功能减退，服用左甲状腺素钠（优甲乐）半月余。现病史：自觉怕冷，间或疲乏，睡眠欠佳。颈部可扪及甲状腺结节，边缘光滑，活动较好，舌质淡红，苔薄白，脉弦小滑。

辨　证　心肾阳虚。

治　法　温补心肾，行气化痰。

处　方　仙桂甲减汤加减。

仙茅 20g，桂枝 10g，巴戟天 20g，何首乌 15g，细辛 3g，益智仁 15g，白芥子 6g，鹿衔草 20g，白芷 12g，艾叶 15g，淫羊藿 20g，川芎 10g，甘草 3g。

解 析 《诸病源候论·瘿候》："瘿者，由忧恚气结所生……而当颈下也，皮宽不急，垂捶捶然是也。"《杂病源流犀烛》云："瘿瘤者，气血凝滞，年数深远，渐长渐大之症。"瘿生颈前，乃气血痰瘀凝滞所成。本案患者年事已高，心肾阳气渐弱，又兼气滞痰凝日久，结于颈下，故成瘿瘤。《景岳全书·传忠录》云："命门为元气之根，为水火之宅。"肾中内涵命门之火，生发其余脏腑及周身之阳气，患者畏寒、间或疲乏，均乃心肾阳虚，难以温煦所致。《薛氏医案》言："若血浊气滞，则凝聚而为痰。痰乃津液之变，如天之露也。故云痰遍身上下，无处不到。"患者颈下扪及结节，且脉弦主饮，脉滑主痰，可见此属阳虚水液不化，以致血浊气涩，酿成痰核。当行温补心肾之品以治本，并佐行气化痰之药以治标，则阳虚得温，痰核得散。方以仙桂甲减汤加减，其中仙茅、桂枝为君，峻补心肾阳气，温散寒湿；花甲之人后天之本尤虚，遂辅以鹿衔草填补肾精，强筋壮骨；再合巴戟天、淫羊藿等品提补肾火，何首乌、益智仁性润，温肾益精之余又可制约其余温药之燥性，以防燥盛生火；细辛辛通力强，温散寒湿，配合白芥子豁痰利气，消散结肿，白芷消肿排脓，行经发表，二药相伍，破除痰核；川芎行气消滞，破瘀除涩，艾叶理气解郁，温散寒湿，以解滞留之气血，使痰核难以复生。全方温阳益精，散寒行气，破痰开郁，痰核遂去，阳气复来。

指导老师按语 甲状腺功能减退症简称甲减，中医理论中将该病归属于"瘿瘤""虚劳""虚损"等范畴。《寿世保元》："凡人头面、颈颊、身中有结核，不痛不红，不作脓者，皆痰注也。"痰饮能流窜遍布全身，若宿痰失道，结于颈下，则发为瘿瘤。瘿瘤多因素体情志不调，伴脏腑虚损日久所致。情志责之肝胆，而虚损责之心、脾、肾三脏。《济生方》言："人之气道贵乎顺，顺则津液流通，决无痰饮之患，调摄失宜，气道闭塞，水饮停于胸膈，结而成痰。"肝属木，木气冲和调达，气机畅顺，则痰核方无停留凝滞之机，若情志不调，肝失疏泄，气滞络阻，痰饮凝聚颈下，致生痰核。《景岳全书》言："夫痰即水也，其本在肾，其标在脾，在肾者，以水不归原，水泛为痰也。"肾为先天之本，内藏元阴元阳，肾阳虚气化不利，水湿则易聚为痰核。心为一身之主，位于上焦，主火属阳，与肾中水火相交济，肾阳虚日久，累及心阳，则心肾阳虚，病亦加重。《诸病源候论·虚劳痰饮候》言："劳伤之人，脾胃虚弱，不能克消水浆，故为痰也。"脾胃后天之本，主运化水湿，脾虚升降失司，水谷精微不能正常运化，亦能聚而为痰。该案患者属甲减早期，症状较少，然年事已高，肾阳易虚，但心肾既济，肾中相火有上温心中君火之功，肾阳虚之老者必见心阳不足，且纯补肾阳尤恐过燥，损及肾阴、心阴，反生变证，故补益时应兼顾心阳并防温补过燥。方以温补心肾、破痰行气立法，在治疗甲状腺功能相关疾病时，白芥子、白芷属于常用的两味消肿散结的专药，白芥子善去顽痰，朱丹溪曰："痰在胁下及皮里膜外，非白芥子莫能达。"白芷强于散结排脓，实验研究表明，白芷具有明显的抗炎作用，能显著降低水肿反应，抑制微循环扩张，此外还具有抗氧化、抗凝的效果。方中仙茅、巴戟天、淫羊藿为二仙汤中主药，二仙汤善温肾阳，填补肾精，该患者表现为单纯的心肾阳虚，且未见阴虚生火的症状，故去清泻肾火之黄柏、知母；舌质淡红，苔薄白，无血虚之象，故又将补血活血的当归易为行气活血的川芎。现代实验研究表明，肾阳虚证主要是由下丘脑-垂体-肾上腺皮质轴紊乱导致皮质醇激素分泌不足所致，巴戟天能不同程度地提高皮质醇水平，发挥保护生殖系统、促进生精和改善肾虚证的作用；仙茅能有效提升体内血清雌激素及睾酮水平以及5-羟色胺与多巴胺浓度；淫羊藿能延缓性腺衰弱，保护卵巢，提高精子活性及存活率。此外，方中桂枝、细辛、川芎、艾叶性味辛温，四药共奏行气开郁、散痰去滞之功。为防药性燥烈，又加入何首乌、益智仁填补肾精，温阳之余又兼柔润，已有药理学研究发现，何首乌提取液可通过上调衰老生精细胞的表达，下调促生精细胞凋亡表达的蛋白，从而对生殖细胞起到抗衰作用；益智仁中的白杨素、圆柚酮、杨芽黄素能显著改善认知能力，以此起到改善肾精虚损证的作用。全方标本兼治，面面俱到，对治疗心肾阳虚型的甲状腺功能减退症颇具疗效。

（湖南中医药大学中医学院简维雄，指导老师：袁肇凯）

第七节　肾病病证医案

医案一

李某，男，71岁。因反复口干多饮8年余，双下肢浮肿4个月，加重1周就诊。刻诊：精神疲倦，口干多饮，双下肢浮肿，畏寒，间有头晕，腰膝酸冷，纳食少，眠可，大便稀溏，小便量少。舌淡胖，边有齿痕，苔薄白，脉沉细无力。辅助检查：糖化血红蛋白（HbA1c）6.9%，随机血糖8.15mmol/L，血尿素氮11.2mmol/L，血肌酐141μmol/L；尿蛋白（++），尿糖（+）；24h尿蛋白定量8.38g；肝功无异常。血脂：总胆固醇9.27mmol/L，甘油三酯3.54mmol/L，高密度脂蛋白1.49mmol/L，低密度脂蛋白4.8mmol/L。

辨 证 脾肾阳虚。

治 法 温肾健脾，行气化湿。

处 方 真武汤合鸡鸣散加减。

熟附子（先煎）10g，茯苓 60g，白术 30g，白芍 30g，炙甘草 6g，干姜 10g，桂枝 15g，槟榔 15g，陈皮 6g，木瓜 15g，吴茱萸（包煎）10g，紫苏叶 10g，桔梗 10g，益母草 15g，泽兰 15g，黄芪 40g。7 剂，每日一剂，水煎服。

二诊：患者精神好转，小便量稍增，无头晕，晨起稍口干，进食后稍腹胀，无恶寒、腰膝酸冷，大便成形。续上方，加厚朴 30g，炙甘草增至 15g。共 7 剂。

三诊：患者双下肢水肿较前消退，胃纳好转，二便调。续上方加减服药 1 个月，水肿消退。复查肾功：血尿素氮 4.69mmol/L，血肌酐 57μmol/L；24h 尿蛋白定量 0.14g；尿蛋白（−），尿糖（−）。血脂：总胆固醇 5.8mmol/L，甘油三酯 2.67mmol/L，高密度脂蛋白 1.01mmol/L，低密度脂蛋白 2.15mmol/L。肝功无异常。

解 析 糖尿病肾病患者随着病情的发展，往往阴损及阳，常见尿少、尿浊、肿满、畏寒、倦怠乏力，甚至关格等表现。与《伤寒论》少阴病篇提纲"少阴之为病，脉微细，但欲寐"及原文"少阴病，二三日不已，至四五日，腹痛，小便不利，四肢沉重疼痛，自下利者，此为有水气。其人或咳，或小便不利，或下利，或呕者，真武汤主之"中所描述的症状，以及真武汤证的病机大致相符，故选用真武汤加味治疗本病。消渴病久，肾阳衰微，脾失运化，水湿泛溢肌肤发为水肿；湿邪不得外达，故见小便不利。本案药用熟附子温肾壮阳，化气行水，兼暖脾土以助运水湿，桂枝温通行气；重用淡渗利水之茯苓，合白术、芍药祛湿以利小便。脾肾阳衰，阴寒内盛，易生姜为干姜，增强熟附子补火助阳、温阳散寒之功。

指导老师按语 《景岳全书》有："凡治肿者，必先治水；治水者，必先治气。"选用槟榔、陈皮行气以助水液运行；木瓜、吴茱萸化湿邪；紫苏叶宽中理气；桔梗宣肺利水。气能生津，津血同源。《金匮要略·水气病脉证并治第十四》云："血不利则为水。"治水先治血，故酌加泽兰、益母草活血化瘀，利水消肿，血脉通则水有出路，肿自可消退。佐以黄芪益气，桂枝温阳通络。二诊中患者出现腹胀，故加用厚朴行气，并加大炙甘草剂量健脾益气。

（醴陵市中医院罗宏茂，指导老师：丁桃英）

医案二

兰某，女，55 岁。2022 年 8 月 10 日初诊。主诉双下肢水肿 1 年余。现病史：患者自诉 1 年来出现双下肢水肿，久坐久站及入暮时尤著，翌晨可消退，不伴尿频尿急及尿痛，头不晕，腰酸痛，颈部不适，纳食馨，大便黏稠，夜尿每晚 1 次。舌淡红，苔薄黄，脉细弦。尿常规、肝肾功能、甲状腺功能、心电图均正常。

辨　证　肝肺肾失调，水湿不化。

治　法　疏肝健脾，温肺化气，利湿行水。

处　方　鸡鸣散合五苓散加减。

紫苏叶 10g，吴茱萸 5g，桔梗 10g，柴胡 10g，茯苓 20g，白术 10g，陈皮 10g，大腹皮 10g，泽泻 10g，枳壳 10g，白芍 10g，猪苓 10g，桂枝 10g，炙甘草 3g，冬瓜皮 20g。14 剂。水煎服，每日一剂，分 2 次温服。

二诊：2022 年 8 月 23 日。药后前述症状改善，舌淡红，苔薄黄，脉细弦。治守原法，重点在肺肝并调，鸡鸣散加减续进 20 剂。处方：白参 10g，百合 15g，紫苏叶 5g，苦杏仁 10g，茯苓 20g，桑白皮 10g，柴胡 10g，桔梗 10g，枳壳 10g，白芍 10g，泽泻 10g，大腹皮 10g，冬瓜皮 20g，炙甘草 3g。

解　析　中医认为水肿是因感受外邪、饮食失调或劳倦过度，使肺失通调、脾失转输、肾失开合、膀胱气化不利，导致体内水液潴留，泛溢肌肤。治疗水肿要注重调节肺、脾、肾、三焦功能，尤其重疏肝行气，使气行则水行，水行则肿自消。纵观鸡鸣散，方中陈皮、吴茱萸、紫苏叶燥湿健脾，大腹皮、陈皮行气理气，其中陈皮主行脾胃之气，脾胃为中焦，中焦之气通行，则上下得以交通，三焦气机调畅，三焦为决渎之官，通行水液，与湿相伴，又为脏腑之外腑，上及心、肺，下及肝、肾。故陈皮可借由行脾胃之气，畅调三焦，宽及五脏，而除全身之湿。吴茱萸兼以疏肝，助大腹皮、陈皮理气。紫苏叶可以散邪而解表。桔梗宣肺，调节肺之通调水道、布津、助脾运，以化水湿。且吴茱萸温中散寒，温煦脾阳，脾阳温，则湿得以化。加五苓散温阳化气，淡渗利水，使全方以行气降浊，化湿通络为主，还兼有健脾、宣肺、疏肝等功效。

指导老师按语　特发性水肿，中医则通以"水肿"名之。中医认为水肿的发生与肺、脾、肾三脏功能失调，三焦气化功能失司密切相关。肝虽然不直接参与水液代谢，但在此过程中发挥了重要作用，肝疏泄功能正常，气机调畅，三焦水道通利，水液得以正常运行。且脾运化水湿功能也与肝疏泄气机密切相关，肝失疏泄，气机失畅，气滞水停则发为水肿；肺失通调，肝木失疏，水渍气化失司；肾虚水湿不化，故拟肺肝肾并治。患者经治疗后诸症好转，肾虚得充。本案虽名水肿，然发生之主脏在肺肝，肺失通调，肝不主水渍，故水湿不化，治宜肺肝并调，故主以鸡鸣散合五苓散加减。

（湖南中医药大学第一附属医院彭亚平，指导老师：王行宽）

医案三

王某，女，48岁。主诉：左下肢肿胀1年余。现病史：左下肢肿胀，不痛不痒，平卧时减缓。查体：心律齐，无孕育，左下肢肿。舌质红，苔薄白，脉沉弦小滑。

辨　证　阳虚水停。

治　法　温阳化饮，温经通脉。

处　方　真武汤加脉痹汤加减。

茯苓15g，炒白术20g，白芍20g，附子（先煎）10g，干姜炭6g，蜜麻黄10g，细辛3g，熟地黄10g，鹿角霜12g，桂枝10g，白芥子6g，牛膝10g，甘草6g。

解　析　患者久病，阳气亏虚，不能推动水液运行导致水液堵塞于局部形成左下肢淋巴回流受阻形成水肿。本案水肿病为阴水，水饮内停在里，故见脉沉弦滑，沉主里，弦滑主水饮。《医宗金鉴》曰："阴水者，因脾肾虚弱也，脾虚不能制水，肾虚不能主水，以致外泛作肿，内停作胀。"水肿病与脾、肾密切相关，脾虚水停、肾虚不能摄水都能形成水肿病，除此之外水液循环与肺、膀胱相关，《黄帝内经》云："饮入于胃，游溢精气，上输于脾，脾气散精，上归于肺，通调水道，下输膀胱，水精四布，五经并行。"诸症合参，辨证考虑为阳虚水停证。肺、脾、肾三脏为通调津液运行之脏，膀胱为水液代谢之腑，治疗应以温阳化饮、温经通脉为原则，处以真武汤温阳化饮，加干姜炭、桂枝助阳温经通脉，蜜麻黄、细辛、白芥子加强温通之力，推动水液循环，恐温散行经药耗散之力过强，故加熟地黄、鹿角霜温养精血。

指导老师按语　下肢淋巴回流障碍形成的水肿属于"水肿"的范畴。阳虚推动无力，水液运化不畅，停聚于下肢。脉沉弦小滑为水饮常见脉象，《脉经》言："水肿之脉，浮大易愈，沉细难痊。"《三指禅·水肿脉浮大沉细论》论道："以其脉之沉细者言之，脉而沉细，病愈深而侵入脏矣。"治疗应以温阳化饮、温经通脉为主。真武汤出自《伤寒论》，书中记载："少阴病……腹痛，小便不利，四肢沉重疼痛。其人或咳，或小便利，或下利，或呕者。真武汤主之。"真武汤具有温阳化饮的功效，加干姜炭助阳，蜜麻黄、细辛、桂枝、白芥子加强温经行散之力，推动水液循环，恐温散行经药耗散之力过强，故加熟地黄、鹿角霜温养精血。现代药理学认为地黄、茯苓具有利尿的作用，有利于水液排出；麻黄强心升压，含D-伪麻黄碱也具有利尿作用；桂枝含桂皮醛，抗血小板聚集是其温经通脉的体现。方中药物含有的有效成分共同发挥利尿、强心、升压、抗血小板的药理作用，有利于淋巴液的吸收和排除，促进水肿的消退。真武汤加脉痹汤根据阳虚、水停、瘀阻的病机加减处方，灵活运用，诸症得除，疗效满意。

（湖南中医药大学中医学院简维雄老师，指导老师：袁肇凯老师）

第八节　气血津液病证医案

医案一

廖某，男，26岁。主诉：自汗6月余。现症见：6个月前出现易出汗，进食时明显，以头颈部为主，无盗汗，睡眠可，有吸烟、饮酒史，早起干呕，舌淡红，苔薄白腻，脉弦细。

辨　证　气虚不固，营卫不和。

治　法　敛阴止汗，益气固表。

处　方　牡蛎散加减。

黄芪30g，法半夏15g，南沙参30g，茯苓20g，陈皮10g，当归10g，白芍15g，党参20g，桑叶20g，龙骨30g，牡蛎30g，牡丹皮10g，牛膝15g，麦芽30g，浙贝母15g，甘草6g。10剂。

解　析　《黄帝内经》言："汗出，是谓津。"自汗，与卫气虚，肌表疏松，毛孔不能固密有关，所以有"阳虚自汗"之说，故此方以黄芪为君药，黄芪甘温，功能补气疏卫，固表止汗，牡蛎、龙骨咸寒，功能潜虚阳，敛津液，煅用固涩，故重用，以南沙参、党参益气阴，以白芍、甘草酸甘化阴，以牡丹皮清血分虚热，以牛膝引虚热下行，茯苓健脾宁心，"津血同源"，以当归养血和血，以防津液亏虚。

指导老师按语　牡蛎散固表敛汗，是一般止汗剂。主治诸虚不足，体常自汗，夜卧加重，心悸惊惕，短气烦倦等。阴虚则热，热则气会泄，牡蛎清热敛阴，固涩止汗。阳虚卫外就失固密，用黄芪益气固表。

（岳阳市中医医院朱元洁，指导老师：沈智理）

医案二

刘某，女，55岁。2022年6月初诊。主诉：盗汗1个月。现病史：盗汗，汗出湿衣，气短，乏力，口干苦，大便偏干，失眠，舌质暗，苔薄黄腻，脉弦细。

辨　证　气阴两虚，虚火上炎。

治　法　益气养阴，降火敛汗。

处　方　当归六黄汤合牡蛎散加减。

黄芪30g，党参20g，法半夏10g，生地黄30g，牡丹皮10g，地骨皮10g，十大功劳30g，百合20g，知母10g，珍珠母30g，龙骨30g，牡蛎30g，当归10g，白芍10g，桑叶30g，浮小麦30g，甘草6g。10剂，水煎服，每日一剂，分早晚温服。

二诊：服药后盗汗、失眠缓解，口干苦，大便成形，舌质淡红，苔薄白，脉细。上方改黄芪50g，加鳖甲（先煎）10g，山茱萸20g。10剂，水煎服，每日一剂，分早晚温服。

解　析　本案为汗证，概因气阴两虚，阴虚火旺，逼津外泄。气虚，故见气短、乏力；阴虚，虚火伏藏于阴分，迫使阴津失守而盗汗；火耗津伤，故见口干苦、大便偏干。需标本兼治。治以益气养阴，降火敛汗。当归、生地黄入肝肾滋阴养血以制火，黄芪益气实卫以固表，牡蛎、浮小麦收敛止汗，地骨皮、十大功劳清退虚热，百合、珍珠母宁心安神。

指导老师按语　汗证辨证需临证详辨，《景岳全书·汗证》认为"自汗盗汗亦各有阴阳之证，不得谓自汗必属阳虚，盗汗必属阴虚也"。更年期患者往往还可伴有阳虚之证，可佐温阳之品，如仙茅、淫羊藿等。

（岳阳市中医医院吴会，指导老师：沈智理）

医案三

段某，男，46岁。2023年2月18日初诊。自诉近2年来夜间盗汗，五心烦热，乏力，消瘦。近一个月来盗汗更加严重，伴口渴，现病史：患者面色萎黄，神情状态消瘦，舌淡，苔薄白，脉细数。

辨　证　阴虚内热。

治　法　养阴清热，固涩敛汗。

处　方　青蒿鳖甲汤加减。

青蒿6g，生地黄15g，当归12g，知母10g，煅牡蛎30g，鳖甲10g，五味子6g，党参10g，炙甘草6g，龟甲15g。14剂，水煎服，每日一剂，分2次温服。

二诊：患者服药后出汗明显减轻，口微渴，舌淡，苔薄白，脉细数。系上方加麦冬15g。14剂，水煎服，每日一剂，分2次温服。

三诊：患者盗汗已止，但大便干燥，舌淡苔薄，脉细，继上方加玄参12g，炒大黄10g。7剂，水煎服，每日一剂，分2次温服。

解　析　盗汗又名寝汗，表现为入睡后出汗，醒来即止，多见于虚证，以阴虚者为多。其中少数人由于体质关系，平素易于出汗，而不伴有其他症状，正如《笔花医镜·盗汗自汗》说："盗汗为阴虚，自汗为阳虚，然亦有禀质如此，终岁习以为常，此不必治也。"盗汗病因常见有病后体虚、情志不调、嗜食辛辣，病机主要是阴阳失调，腠理不固，以至外泄失常。一般来说，盗汗属虚者多，但因肝火、湿热等邪热郁蒸所致者，则属实证。病久或病重者，会出现阴阳虚实错杂的情况，故治疗时当根据证候的不同而治以益气、养阴、补血、调和营卫，虚实夹杂者当根据虚实的主次而适当兼顾。此外，由于盗汗常为腠理不固、津液外泄病变，故可加麻黄根、浮小麦、五味子、牡蛎等固涩敛汗之药，以增加止汗之功。

指导老师按语　盗汗为临床常见症状之一，历代医家多则责之于阴虚，但盗汗亦有阳虚者，所以盗汗亦有阴阳之证，不得有汗必阳虚，盗汗必属阴虚也，放在临床上，绝不可拘泥于"阴虚盗汗"，必须四诊合参，随证治之。

（长沙市开福区青竹湖街道社区卫生服务中心洪海燕，指导老师：王东生）

医案四

黄某，女，49岁。2023年8月2日初诊。背及腰部汗出4年。无口干苦，纳可，入睡困难，多梦，大便正常，小便可，易怒，月经后期不定，1～2月一行，舌淡，边齿痕，苔薄白，脉沉。

辨　证　营卫不和。

治　法　调和营卫。

处　方　桂枝加龙骨牡蛎汤加减。

桂枝 15g，白芍 15g，甘草 6g，煅龙骨 15g，生牡蛎 15g，百合 15g，熟地黄 15g，合欢皮 15g，酸枣仁 10g，生姜 3 片。10 剂，水煎服，1 天 2 剂，早晚分服，并嘱其清淡饮食。

二诊：头背及腰部汗出较多，微头昏，纳可，入睡较前好转，多梦，大便略稀，1 次，小便可，末次月经 8 月 4 日至 8 月 10 日，量少，色红，无腰痛，无心慌，无胸闷。口不干苦，舌淡苔薄，脉沉弱。上方去合欢皮、酸枣仁，熟地黄改生地黄，加麻黄根 5g，防风 6g，黄芪 30g，白芍 15g，浮小麦 30g，淡附片 6g。继服 12 剂。

解　析　汗证是指人体阴阳失调，营卫不和，腠理不固，引起汗液外泄失常的病证。《素问·阴阳别论》对汗与气血阴阳关系认识有"汗者精气也""阳加于阴谓之汗""五脏化液心为汗"；汗为心之液，由精气所化，不可过泄。从广义来看，汗也为人体之精，汗出过多也意味着人体失精，人体背部为阳中之阳，且冬天自然界的阴寒较盛，阳气较衰，而该患者背部汗出，同时伴有畏寒，多梦，舌淡苔薄白，边齿痕，脉沉，当属营卫不和、阴阳失调之证，故投以桂枝汤调阴阳、和营卫，加龙骨、牡蛎收敛安神。效桂枝加龙牡汤法治之。

桂枝加龙骨牡蛎汤出自汉代张仲景《金匮要略》，原文："夫失精家，少腹弦急，阴头寒，目眩，发落，脉极虚芤迟，为清谷亡血、失精。脉得诸芤动微紧，男子失精，女子梦交，桂枝加龙骨牡蛎汤主之。""桂枝汤，外症得之，解肌和营卫；内证得之，化气调阴阳"（《金匮要略论注》），故以桂枝汤调和阴阳，辅以龙骨、牡蛎收敛固涩止汗。方中桂枝辛温通阳、化气行水，白芍敛阴止汗，防止毛窍开而不合。从药物性味上看桂枝辛温属阳，白芍酸苦属阴，二者相配，一方面可以借桂枝的辛温之性疏散风邪解表和营，另一方面也可以借白芍的酸苦之性敛汗护阴。桂枝配白芍紧密结合了汗证形成的三大环节，风为阳邪，侵扰津液，毛窍开合失司而外泄无制，故自汗出。二药配伍使用之后，使发散而不伤津，敛阴而不助邪，调和营卫，疏风解肌；生姜辛温，佐桂枝以通阳；酸枣仁养心阴，益肝血，且能敛汗生津，合欢皮解郁宁心，熟地黄滋阴补肾，百合宁心安神。诸药相配，体现了标本同治的思想，有和营卫、调气血阴阳、交心肾、安神志之作用。

指导老师按语 手足心汗出，仍可归于汗病的范畴。该患者以背及腰部汗出、入睡困难、多梦为主，舌淡边齿痕，苔薄，脉沉。从舌脉辨证，当归为营卫不和；睡眠困难与心神有关。

（南华大学附属第一医院薛晓，指导老师：刘鑫）

第二章
中医外科

第一节　皮肤病医案

1. 丹毒案

🐚 医案一

李某，男，59岁。因右下肢红肿热痛5天伴发热入院。患者5天前出差途中发热，体温最高达38℃，伴恶寒、无寒战，下肢红肿、疼痛，局部皮温升高，有烧灼感、紧绷感，行动受限，自服抗生素3天无效，持续发热，局部肿痛加剧。发病以来无咳嗽、咳痰以及腹痛、腹泻、尿频、尿急、尿痛等症；遂就诊于本院急诊。急诊以"丹毒"收住院。体格检查：体温37.9℃，神志清楚，右侧下肢局限性红肿，面积约15cm×10cm，触痛明显，压之褪色，足背动脉搏动尚可，右小腿明显较对侧肿胀、皮肤粗糙增厚，左下肢无水肿。舌红，苔黄厚腻，脉弦数。

辨　证　湿热毒蕴。

治　法　利湿通络，清热解毒。

处　方　五味消毒饮和四妙勇安汤加减。

金银花20g，野菊花20g，蒲公英10g，紫花地丁10g，玄参15g，当归12g，川牛膝10g，牡丹皮10g，黄柏10g，苍术10g，薏苡仁20g，甘草5g。5剂，分早晚2次温服。

入院第5天，皮肤逐渐干燥，伴随色素沉着，紧绷感较前明显减轻。续服原方5剂，下肢肿痛消失，皮肤色素沉着逐渐消退。

解　析　本病例中，患者以湿热毒蕴为主，故在五味消毒饮及四妙勇安汤的基础上进行加减化裁。方中金银花清热解毒，疏散风热，野菊花清热解毒，蒲公英清热解毒，消肿散结，紫花地丁清热解毒，凉血消肿，玄参清热凉血，泻火解毒，滋阴，当归补血调经，活血止痛，川牛膝补肝肾，强筋骨，利水通淋，引火引血下行，牡丹皮清热凉血，活血祛瘀，黄柏清热燥湿，泻火解毒，除骨蒸，苍术燥湿健脾，祛风散寒，薏苡仁利水胜湿，健脾，除痹，清热排脓，甘草补脾益气，缓急止痛，清热解毒，调和药性；诸药合用，共奏利湿通络、清热解毒之功。

指导老师按语　西医学多采用局部处理及全身抗菌的方法治疗本病，通过控制炎症、消除水肿来达到缓解症状的目的。虽然青霉素、头孢菌素类抗生素治疗丹毒疗效显著，但单独应用抗生素可能存在治疗周期长、增加抗生素耐药风险、细菌残留等问题，从而导致疗效不稳定、治疗疗程长、容易复发等。此外，部分老年患者合并多种基础疾病包括糖尿病、高血压、免疫功能低下等，长期应用抗生素可能诱发菌群失调、免疫功能紊乱等。中医认为丹毒多因素体火旺，血分有热，郁于肌肤所致，或在肌肤破损处有湿热火毒之邪乘隙侵入，郁阻肌肤而发。《圣济总录》对其精辟概括："热毒之气，暴发于皮肤间，不得外泄，则蓄热为丹毒。"血热为病之本，外受毒邪乃病之标，久则血行被瘀阻，故发为本病。急性期以热毒证、实热为主，治以清热解毒为大法。

（湖南中医药大学第一附属医院祁林，指导老师：刘丽芳）

医案二

　　孙某，女，25 岁。2023 年 3 月 10 日初诊。双下肢多发疼痛性结节 1 个月，加重 1 周。患者 1 个月前食海鲜后出现双下肢红肿，疼痛明显，在当地医院考虑丹毒，予以青霉素静脉滴注，疗效不佳。1 周来出现大小不等的鲜红色结节，质硬，疼痛明显，再次就诊于当地医院，予以泼尼松治疗（具体剂量不详），疼痛较前稍好转，结节未见明显消除，遂来我院就诊。现症见：双下肢胫前可见多个大小不等的结节，色暗红，边界清楚，轻度疼痛，无恶寒发热，平素纳食可，睡眠欠佳，大便偏干，小便色黄，易神疲乏力。舌质淡红，苔薄黄，脉弦细略数。抗链球菌溶血素 O（ASO）试验阴性。

辨　证　阳气亏虚，湿瘀郁而化毒。

治　法　温阳化湿活血，透解毒邪。

处　方　鸡鸣散加减。

槟榔 10g，陈皮 10g，木瓜 10g，吴茱萸 6g，紫苏 10g，桔梗 10g，生姜 5 大片，独活 10g，红花 10g，桃仁 10g，金银花 15g，败酱草 30g，泽泻 10g；甘草 6g。10 剂，水煎温服，每日一剂，分 2 次服。予以阳和膏外敷。

二诊：2023 年 3 月 22 日。上述症状好转，结节颜色减退，结节数目减少，质地较前变软，轻压痛。上方加丹参 10g，以增强活血化瘀之力。续服 10 剂。外敷药物不变。

三诊：2023 年 4 月 2 日。结节数目较前明显减少，皮色大都恢复正常，无明显触痛。予以四君子汤巩固治疗。

解 析 湿瘀郁而化毒是结节性红斑的关键病机之所在，故刘教授强调，温阳化湿活血、透解毒邪为结节性红斑急性期治疗的首要法则。刘教授多以"鸡鸣散"为基本方，鸡鸣散出自《类编朱氏集验医方》，由槟榔、陈皮、木瓜、吴茱萸、紫苏、桔梗、生姜组成。方中槟榔辛苦温，既能利水，又能行气，气行则水行，气行则湿亦化；陈皮燥湿健脾，杜绝痰湿生化之源；木瓜温通，祛湿舒筋；吴茱萸辛苦热，辛能疏肝解郁，苦能燥湿，热可温中散寒；紫苏开化宣散，乃轻疏灵通之品，使邪疏透于外；桔梗开宣肺气，治节行则全身气血津液运行通畅；生姜辛温，辛可温通，温可散寒，助紫苏以提高轻清透邪的功效。诸药合用，共奏温宣开通、升清降浊之效。原方适用于寒湿壅滞经络所致的足胫肿重无力、麻木冷痛等症。刘教授用于治疗结节性红斑遵循"证同则治同"的辨证原则。刘教授临证时，若寒湿偏甚者，加独活、威灵仙、桂枝等以温化寒湿；若湿浊偏甚者，加薏苡仁、泽泻、茯苓等以淡渗利湿；若结节较硬者，加桃仁、红花、丹参等以活血化瘀；若红肿热痛明显者，酌减原方中辛温之品用量，加金银花、连翘、败酱草等辛寒清透之品，透能"祛其壅塞，展布气机"。只有气机畅达，方能使郁闭于里的毒邪透达于外。甚则可加栀子、生石膏、水牛角等清热泻火凉血，但勿过用大寒之剂直折其火，以免出现先受寒凉之祸，表里凝滞，其毒不解的弊端。

指导老师按语 结节性红斑病机为阳气亏虚，寒湿侵袭肌肤，以致气血凝滞，瘀阻经络。故治疗结节性红斑，急性期多强调温阳化湿活血，透解毒邪；缓解期则调补肺肝脾肾；参以外治之法，内外合治，以收痊愈全功。阳气亏虚，尤其是肾阳不足是结节性红斑发病之根本；湿瘀郁而化毒是结节性红斑发病之关键。

（湖南中医药大学第一附属医院祁林，指导老师：刘丽芳）

2. 面疹案

夏某，女，18岁，面部多发性红丘疹，脓疱反复发作半年。症见：面部皮肤油腻。毛孔粗大，以额头及双侧面颊为甚，大量红丘疹、脓疱。平素喜甜食，睡眠欠佳，大便偏干。舌质红，苔薄黄，脉滑。

辨　证　肺经风热。

治　法　清热疏风。

处　方　清肺饮加减。

枇杷叶10g，桑白皮10g，黄芩10g，黄连10g，连翘10g，金银花20g，紫花地丁15g，大青叶10g，白花蛇舌草15g，丹参10g，生石膏30g，知母15g。14服，水煎，每日一剂。

二诊：症状缓解，脓疱基本消失，去生石膏、知母，自觉皮肤油腻，加山楂、泽泻、茯苓各10g。14服，水煎，每日一剂。

解　析　刘教授清肺饮源自《医宗金鉴》枇杷清肺饮。方中枇杷叶、桑白皮具有清肺胃之功。现代药理学研究表明，枇杷叶、桑白皮煎剂对金黄色葡萄球菌有明显的抑制作用；黄芩、黄连清肺胃热、解疮毒，二者对葡萄球菌、志贺菌属、铜绿假单胞菌等多种致病菌有抑制作用；丹参凉血消痈，其有效成分丹参酮为一种缓和的雌激素样药物，具有抗雄激素、抗菌、抗炎以及调节免疫功能的作用；金银花、紫花地丁、大青叶、白花蛇舌草清热解毒亦能抑制葡萄球菌等多种致病菌和皮肤真菌，其中白花蛇舌草具有抑制皮脂腺分泌的效果；石膏、知母辛、寒入肺胃经，专清内热。

指导老师按语　痤疮多因肺经风热蕴阻肌肤或肠胃湿热上逆肌肤所致。《诸病源候论》认为本病是"面上有风热"所致。《外科正宗》则认为是"血热郁滞不散"。《医宗金鉴》则进一步提出"此证由肺经血热而成"，故治疗以清肺胃热为大法。厌食者加山楂；口苦、小便黄者加栀子、龙胆；便秘者加生大黄；冲任失调者加当归、益母草；脓疱多者加连翘；脓肿结节多者加浙贝母、皂角刺、桃仁、红花、赤芍；脂溢明显者加泽泻、茯苓。

（湖南中医药大学第一附属医院祁林，指导老师：刘丽芳）

3. 斑疹案

医案一

胡某,男,21岁。2022年11月8日初诊。主诉:结节性红斑2年。双下结节红斑2年伴关节疼痛,双手亦发,扪之灼热、喜冷饮。背部结节似痤疮,上牙龈溃疡。舌质淡红苔黄腻,脉沉细。

辨　证　热入血分,闭阻络脉。

治　法　蠲痹止痛,清热凉血。

处　方　白虎加桂枝汤合犀角地黄汤加减。

生石膏(先煎)30g,知母10g,甘草10g,桂枝10g,水牛角30g,赤芍10g,牡丹皮10g,生地黄30g,藿香10g,防风10g,栀子10g,薏苡仁30g。7剂,水煎,每日一剂,早晚分温服。

二诊:2023年3月27日。因新型冠状病毒感染疫情耽误未能及时复诊,双下肢结节红斑变暗淡,双下肢关节疼痛。口腔溃疡,大便正常,喜冷饮,纳差。舌质红,苔黄腻,脉细数,舌下脉络纡曲、边有齿痕。此为湿热内蕴,前方合入四妙散。处方:生石膏(先煎)30g,知母10g,甘草10g,桂枝10g,水牛角30g,赤芍10g,牡丹皮10g,生地黄30g,藿香10g,防风10g,栀子10g,薏苡仁30g,黄柏10g,川牛膝10g,苍术15g。7剂,水煎,每日一剂,早晚分温服。

三诊:2023年4月14日。服前方,红斑均已消失,守前方再进。

解　析　红斑加关节疼痛,热在血分,是为热痹,方以白虎加桂枝汤清热通络,蠲痹止痛;犀角地黄汤清热凉血,口腔溃疡,脾胃伏热,四妙散清利湿热。

指导老师按语　木病既入血分,则应凉之,取叶天士"入血就恐耗血动血,直须凉血散血"之意。

(湖南中医药大学第二附属医院宾晓芳,指导老师:毛以林)

医案二

阳某,男,16岁。主诉:双下肢皮疹月余。2023年3月17日初诊:双下肢出现皮疹月余,经西医诊断为单纯型过敏性紫癜,治疗月余无效。刻诊:双下肢皮疹类似出血点,连接成片,色红,按之不褪色,大便溏臭,纳可,寐安,舌质红,苔白腻,脉沉细。

辨　证　脾虚湿热,毒邪内阻。

治　法　清热祛湿，清热解毒。

处　方　参苓白术散合犀角地黄汤加减。

人参 10g，白术 10g，茯苓 15g，水牛角 20g，生地黄 20g，赤芍 10g，牡丹皮 10g，海螵蛸 15g，茜草炭 10g，仙鹤草 20g，蒲黄炭 10g，连翘 20g，黄柏 10g，川牛膝 10g，甘草 10g。14 剂，水煎，每日一剂，早晚分温服。

二诊：2023 年 4 月 3 日。上方服完，又自购 7 剂，今来复诊，双下肢皮疹消失。仍守前方 7 剂巩固。

解　析　此患者属单纯型皮疹。病程月余，大便溏臭，舌质红，苔白腻，属脾虚湿热毒邪内阻，方以人参、茯苓、白术、甘草健脾化湿，黄柏、川牛膝清热祛湿，连翘清热解毒。色红属络中有血热，用犀角地黄汤凉血散血。配伍仙鹤草、海螵蛸、茜草炭、蒲黄化瘀止血。

指导老师按语　过敏性紫癜是一种过敏性炎症，往往是由自身免疫系统功能紊乱引起，可能波及全身多处小血管。本病入血分，则应凉之，取叶天士"入血就恐耗血动血，直须凉血散血"之意。

（湖南中医药大学第二附属医院宾晓芳，指导老师：毛以林）

医案三

李某，男，12 岁。2023 年 4 月 1 日首诊。主诉：荨麻疹 1 月余。现患者前胸后背两侧皮疹，伴有瘙痒，发热，脚趾长寻常疣，平素喜吃手指，无口干口苦，食纳可，夜寐安，二便调，舌红、苔黄、脉小弦。

辨　证　血热夹风。

治　法　清热疏风，养血凉血。

处　方　芩连四物汤加减。

黄芩 10g，黄连 3g，当归 10g，赤芍 10g，生地黄 10g，川芎 10g，牡丹皮 10g，紫草 10g，乌梢蛇 6g，白鲜皮 6g，防风 10g，藿香 10g，荆芥 10g，甘草 6g。14 剂，水煎服，每日一剂，早晚两次分服。

解　析　本案乃由血热夹风，扰于肌肤所致，故出现皮疹，伴有瘙痒，发热，舌红苔黄、脉弦等症；处以芩连四物汤加减：其中黄芩有清热燥湿、消肿止痛之功；黄连泻火解毒；川芎祛风止痛，活血化瘀；当归活血补血；牡丹皮、赤芍、紫草清热凉血活血；白鲜皮、防风以清热燥湿，祛风止痒；荆芥以解表散风，透疹消疮；生地黄清热凉血，养阴生津。全方主要具有清热疏风、养血凉血止痒之功效。

指导老师按语　荨麻疹以皮肤上突然出现风团块，于数分钟或数小时后即可消退，来去无定踪，瘙痒异常，这正好体现了"风善行而数变""风无定体"的特点，属典型风证；隋·巢元方《诸病源候论》称之为"风瘙痒"。风邪引起过敏，有内因和外因两方面的因素，内因方面主要是禀赋不足，卫表不固、血虚、血热等。本案患者血热内蕴，则可耗阴生风，若外风侵袭，两风相应，扰于营卫肌肤，则瘙痒不已。

（湖南中医药大学第一附属医院卢青，指导老师：程丑夫）

4.脱发案

罗某，男，11岁。因脱发严重，毛发不生5年，于2022年7月7日就诊。曾于2019年、2021年多次就诊，服药后改善，停药后复发，现症：全秃，稍有头油，饮食睡眠可，大便干。面色淡白，苔薄白，脉细。

辨　证　肝肾两虚。

治　法　滋肝养肾，养血生发。

处　方　神应丹加减。

当归5g，白芍10g，熟地黄15g，川芎3g，天麻10g，菟丝子15g，羌活10g，木瓜10g，制何首乌10g，桑椹15g，女贞子15g，茯苓15g，甘草6g。30剂，水煎，每日一剂，分2次服。

一个月后复诊，头顶似有毛茸茸，上方继续服用3个月，明显改善。

解　析　患儿严重脱发至全秃，临床少见，属中医"油风"范畴，该名出自《外科正宗》，又名鬼剃头、游风毒、梅衣秃等，指毛发成片脱落，头皮光亮而软，无其他自觉症状。《医宗金鉴·外科心法要诀》指出："此证毛发干焦，成片脱落，皮红光亮，痒如虫行，俗名鬼剃头，由毛孔开张，邪风乘虚袭入，以致风盛燥血，不能荣养毛发。宜服神应养真丹，以治其本。"对于此患儿，因久病气血两虚，肝肾不足，精不化血，血不养发；肌腠失润养，发无生长之源，毛根空虚而发落成片。其治疗宜滋补肝肾，养血祛风，内服神应养真丹即神应丹。神应丹出自《三因极一病证方论》，由四物汤养血活血；菟丝子、木瓜、熟地黄滋养肝肾；羌活、天麻辛苦而温，祛风通络，引药上行巅顶。

指导老师按语　《黄帝内经》云发为血之余。气血充足，则头发生长；气血不通，犹如禾苗缺水，则毛发干枯不生。神应丹中含四物汤以养血活血，加羌活、川芎之类的风药。风为气，气为血之帅，补血之后需要风药（气药）引血上行，犹如给头发施肥之后，吹一阵春风，使毛发干枯、血虚而致的脱发部位生新发，所谓"巅顶之上惟风药可到也"。此外，在神应丹的基础上，加制何首乌、桑椹、女贞子、茯苓补益肝脾肾，先后天同补，以促新发生长。

（湖南中医药大学第一附属医院蔡蔚，指导老师：熊继柏）

5.疱疹案

医案一

符某，男，37岁。2023年6月10日初诊。主诉：左侧胁肋部起成簇小丘状疱疹3天。现病史：局部皮肤发红灼烧，痛如火燎，夜不能寐，伴口苦、咽干、渴欲饮水，大便偏干，小便可。查体：左侧胁肋部可见散在密集成群绿豆大小的水疱，基底部红色、充血，疱疹晶莹剔透，部分疱疹破溃，舌红，苔黄腻，脉弦滑。

辨　证　肝胆实火，兼感毒邪。

治　法　清热利湿，凉血解毒。

处　方　龙胆泻肝汤加减。

龙胆15g，黄芩10g，栀子10g，白术20g，乳香6g，没药6g，板蓝根15g，蒲公英10g，甘草6g，生地黄15g，车前子（包煎）10g，丹参20g，柴胡10g，火麻仁20g。7剂，水煎服，每日一剂，分2次温服。

二诊：大便通畅，已不燥结，疼痛减轻，夜间可睡眠，纳欠佳。守前方去火麻仁、白术，加炒麦芽20g。共服7剂而痊愈。

解析　肝胆之经布两胁，本例缠腰火丹是属肝胆实火，且感受毒邪，热毒循经壅炽于肌肤经络而致。故取龙胆泻肝汤泻肝胆之实火，加板蓝根、蒲公英以清热解毒，丹参、乳香、没药以活血通络止痛，火麻仁润肠通便，用白术以防诸苦寒之药损伤脾胃之气，方对其证，故疗效显著。

指导老师按语　带状疱疹是一种常见多发性皮肤病，是由水痘-带状疱疹病毒感染引起的一种以沿周围神经分布的群集疱疹和神经痛为特征的病毒性皮肤病。根据临床表现，带状疱疹有轻症和重症。轻症者疼痛较轻，疱疹较少，疱疹粒也较小，水液晶亮透明，一般呈单个散发；重症者，全身症状反应较重，呈烧灼样疼痛，疱疹多且密集或融合在一起，水液多混浊，容易破溃，疱疹周围可见浸润性红晕，个别患者出现高热、头痛头晕、食欲不振、神疲乏力、胸胁闷痛，甚至神昏惊厥、呼吸困难等。带状疱疹中医学称"缠腰火丹""串腰丹""蛇串疮"等，其病因有外因和内因两个方面，但其病理基础则是湿热邪气之毒引发所致。五脏六腑之中，以肝胆受损最显著。其中湿热型带状疱疹用本方辨证加减疗效甚为理想。

（长沙市开福区青竹湖街道社区卫生服务中心洪海燕，指导老师：王东生）

医案二

徐某，女，52岁，2023年3月21日因带状疱疹后遗症1年余就诊。患者1年前发作带状疱疹。刻下症见：左侧肋胁下疼痛，纳少，寐差，难以入睡。舌质偏红，苔薄黄，脉细弦。

辨　证　肝气郁结，气滞血瘀。

治　法　疏肝泄热，化瘀止痛。

处　方　柴胡疏肝散加减。

瓜蒌皮10g，黄连5g，法半夏10g，柴胡10g，枳实10g，郁金10g，薄荷5g，延胡索10g，九香虫5g，炒酸枣仁15g，百合10g，白芍10g，茯神10g，川芎10g，丹参10g，没药10g，甘草5g。7剂，每日一剂，水煎服，早晚分服。

解　析　带状疱疹中医名蛇串疮，主要是由肝气郁结，脾经湿热内蕴，外溢皮肤，以及气滞血瘀产生。本证有肝经郁热，故胁肋疼痛，难以入睡，予以疏肝泄热解郁之方药。

指导老师按语　本病与肝、肺、脾病变及外感湿热邪毒有关。或因情志内伤，肝气郁结，久而化火妄动，以致心肝之火外炎，蕴积肌肤而发；或肺脾湿热内蕴，蕴久外泛肌肤。年老体弱患者常因血虚肝旺，脾经湿热，气滞血瘀而反复发作。

（湖南中医药大学第一附属医院徐豫湘，指导老师：范伏元）

医案三

刘某，女，48岁。2022年11月20日初诊。患者自诉左侧腰腹起水疱伴刺痛2天。刻下症见：2天前自觉瘙痒，发现局部起红斑水疱，疼痛明显，夜不能寐，口干，大便干结，三日未解，小便基本正常。舌红，苔黄，脉弦滑。体查：左侧腰腹部见带状分布的红斑，部分红斑上见小水疱，局部皮温高，触觉敏感。

辨　证　肝胆湿热。

治　法　清利肝胆湿热。

处　方　龙胆泻肝汤加减。

龙胆（酒炒）5g，黄芩（酒炒）10g，山栀子（酒炒）10g，泽泻10g，木通10g，车前子10g，当归（酒炒）10g，生地黄15g，柴胡10g，延胡索10g，大青叶15g，板蓝根15g，赤芍10g，威灵仙10g，生甘草6g。3剂，水煎，每日一剂。局部院内自制矾冰液湿敷，每日3～5次，每次15min。

二诊：自诉服完上药三剂，疼痛已明显减轻，饮食、睡眠都有好转，查看大面积疱疹已见干枯，部分已脱痂，没有起新疹。舌质偏红，苔稍黄腻，脉弦滑。效不更方，继服上方3剂，病痊愈。

解　析　中医将带状疱疹归属于"蛇串疮""缠腰火丹"等范畴，多因患者先天禀赋不足，正气虚弱，加之湿热毒邪侵袭机体，内蕴化火，肝胆化生湿热，日久聚而成痰，瘀滞经脉，经血运行不畅，皮肤腠理无法滋养而发病，治疗需清热燥湿，泻火解毒。龙胆泻肝汤为清利肝胆湿热的经典方剂，方中生地黄清热凉血，养阴生津，龙胆（酒炒）清热燥湿，泻肝胆火，利水祛湿，共为君药；黄芩（酒炒）泻火解毒，清热燥湿，山栀子（酒炒）泻火除烦，清热利湿，凉血解毒，共为臣药；柴胡疏散退热，疏肝解郁，和解表里，当归（酒炒）活血化瘀，调经止痛，车前子清热利尿，渗湿，共为佐药；木通、生甘草清热利水渗湿，为使药。诸药合用，共奏清热泻火、解毒祛湿之功。

指导老师按语　本病初期以湿热火毒为主，初期从肝论治，以清热解毒利湿为法，以经典名方龙胆泻肝汤加减。若病在头面部以菊花引药上行，升麻、鱼腥草、蒲公英清阳明肺胃肝之热；若大便干结不畅加大黄、枳实以泻火通便。龙胆泻肝汤出自清·汪昂的《医方集解》，作为治疗湿热证的代表方剂，被历代医家广泛应用。

（湖南中医药大学第一附属医院祁林，指导老师：刘丽芳）

医案四

彭某，女，26岁。现病史：患者因胚胎移植26天，额头出疹疼痛1周，于2023年6月21日来诊。患者此次妊娠为胚胎移植术后，一周前无明显诱因出现左侧额部及颞侧出现散在疱疹，伴剧烈疼痛，先后于多家医院就诊，均诊断带状疱疹，均因患者此次妊娠为珍贵儿，未使用抗病毒药物，自行使用曲安奈德外擦，疼痛无缓解，为求中医治疗，故来诊。刻下见：患者左侧额部、颞侧、眉头多处可见粟米大成簇水疱，基底部充血，个别破溃，其中以前发际线正中偏左侧

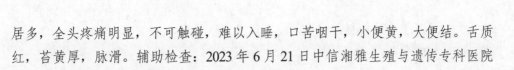

居多，全头疼痛明显，不可触碰，难以入睡，口苦咽干，小便黄，大便结。舌质红，苔黄厚，脉滑。辅助检查：2023 年 6 月 21 日中信湘雅生殖与遗传专科医院B 超示宫内早孕，单活胎。血常规、肝功能均正常。

辨　证　湿热证（蛇串疮）。

治　法　清热利湿，通络止痛。

处　方　（1）针刺京骨，泻法，行针 3min 后患者额部疼痛消失。

（2）五倍子研磨，醋调外敷疮疡处。

（3）四妙勇安汤加减：金银花 10g，蒲公英 15g，玄参 12g，当归 10g，枸杞子 10g，苎麻根 10g，党参 15g，黄芪 10g，甘草 5g，桑寄生 10g，白术 10g，茯苓 15g。3 剂，水煎服。

二诊：2023 年 6 月 25 日。诉自从针刺后即再无疼痛，睡眠正常，服药 1 剂后疱疹未再发，现均已结痂。

解　析　中医治病，善于辨证论治，可辨经络，辨脏腑，辨气血等。欧阳老师治疗疾病，不拘泥于某一种单一的思维及治疗方式，对于本病，患者以单侧额头出疹多，疼痛也以头部明显，该处为足太阳膀胱经巡行所过之处，治病求本，必责之于足太阳膀胱经，京骨穴为足太阳膀胱经的原穴，原穴治疗脏腑疾病，为远端取穴，疏通经络，且不伤及胎元，针刺入穴，气血得通，故疼痛自止。五倍子有收湿敛疮之效，《本草纲目》："盐麸子及木叶，皆酸咸寒凉，能除痰饮咳嗽，生津止渴，解热毒、酒毒，治喉痹、下血、血痢诸病。五倍子乃虫食其津液结成者，故所主治与之同功。其味酸咸，能敛肺止血，化痰，止渴，收汗；其气寒，能散热毒疮肿；其性收，能除泄痢湿烂。"因此欧阳老师以五倍子外敷以促其速效。之所以予以中药口服，以求治病之本，清热而利湿，以防疾病再发。欧阳老师最能体恤患者苦楚，治病常以速效、标本兼顾著称。

指导老师按语　带状疱疹西医认为其为疱疹病毒感染，治疗以抗病毒治疗为主，但治疗疗程较长，妊娠期用药更需谨慎。此患者以经络辨证而治其标，以气血津液辨证而治本，标本兼治，效如桴鼓。

（湖南省妇幼保健院谢锂岑，指导老师：欧阳紫婷）

6.疮疡案

邹某，男，24 岁，宁乡人。2022 年 8 月 25 日初诊。因尾椎手术后伤口溃烂半年而就诊，当时尾骶部的皮肤伤口未愈溃烂，伴枕后皮肤疮疡溃烂，时有痒痛不适，口干不苦，纳一般，稍疲乏。苔黄腻，脉细数。

辨　证　气虚湿热。

治　法　益气托毒排脓，清热解毒利湿。

处　方　黄芪透脓散合五味消毒饮加减。

黄芪 40g，当归尾 5g，赤芍 10g，川芎 10g，金银花 15g，蒲公英 15g，紫花地丁 10g，野菊花 10g，天葵子 15g，连翘 10g，皂角刺 10g，段乳香 6g，煅没药 6g，黄柏 10g，黄连 5g，甘草 6g，炮穿山甲 3g。30 剂，水煎，每日一剂，分 2 次服。

二诊：9 月 22 日。服药后症状缓解，无痛痒等不适，纳增，精神好转，苔黄白腻，脉细略数。原方去连翘、皂角刺，加土茯苓 30g，再服 30 剂。配合外洗方：苦参 50g，黄柏 50g，黄连 30g，黄芩 30g，蛇床子 30g，金银花 30g，甘草 6g。共 15 剂，两日一剂，煎水外洗。

解　析　皮肤疮疡（溃疡）中医分型有湿热瘀毒、肝郁血瘀、血虚湿滞等常见证型。该患者久病致虚，兼有气虚的表现，辨证为气虚湿热证，选黄芪透脓散和五味消毒饮合方以益气托毒，清利湿热。黄芪透脓散由透脓散重用黄芪组成，方中黄芪益气托毒为君；当归尾活血补血除积血，川芎活血破积养新血，二者合用，活血和营。炮穿山甲气腥而窜，无往不利，贯彻经络而搜风；皂角刺搜风化痰，引药上行，与炮穿山甲助黄芪消散穿透，直达病所，软坚溃脓，以消散脉络中之积，去除陈腐之气。五味消毒饮有清热解毒、消散疔疮之功。与黄芪透脓散合用，加强托毒排脓、清热解毒之功，促进溃疡愈合。

指导老师按语　透脓散出自明代医家陈实功的《外科正宗》，方中重用黄芪益气托毒，鼓动血行，为疮家圣药，生用能够益气托毒，炙用补元气而无托毒之功，但有助火益毒之弊，故此处生用。中医处方用药辨证是前提和关键，辨证准确，才能选准方；选好方剂之后，方能准确用药，这是理、法、方、药的基本原则和步骤。

（湖南中医药大学第一附属医院蔡蔚，指导老师：熊继柏）

第二节　乳腺病证医案

医案一

伍某，女，38 岁。2022 年 8 月 20 日初诊。患者自诉 6 月 5 日食龙虾后夜间突然出现左乳肿块，有刺痛，皮肤微红，皮温稍高。于外院彩超提示左乳混合回声改变，考虑乳腺炎性病变，BI-RADS4类，行肿块穿刺病理检查考虑（左乳）标本内可见大量炎性肉芽组织，予以头孢哌酮抗感染10天等对症处理，疼痛较前缓解，肿块未见明显缩小，经朋友介绍前来就诊。刻下症见：左乳肿块，如鸡蛋大小，皮色不红，皮温不高，易疲劳，纳寐欠佳，二便调，无关节疼痛及下肢结节性红斑。查体：左乳内上象限10点距乳头2cm处可扪及一肿块，约4cm×3cm，质稍硬，边界欠清，活动度欠佳，无压痛，舌淡红，苔薄白，脉弦细，按之无力。既往有左乳乳汁瘀积史。

辨　证　阳气亏虚，痰瘀互结。

治　法　温阳补血，祛痰通络。

处　方　阳和汤加减。

荔枝核10g，全瓜蒌20g，熟地黄12g，鹿角霜10g，炮姜10g，肉桂6g，炙麻黄10g，白芥子10g，牡蛎（先煎）20g，浙贝母15g，三棱10g，莪术10g，仙茅10g，淫羊藿10g，甘草6g。10剂，水煎服，每日一剂。配合院内制剂阳和膏外敷。

二诊：2022年8月31日。服用上方后，肿块较前稍变软，未见明显缩小，加黄芪20g，当归12g，续服14剂。外敷药物不变。

三诊：2022年9月16日。患者诉左乳红肿疼痛，查：左乳内上象限皮肤色红，皮温高，肿块中央可扪及一2cm×2cm大小的波动感，按之痛甚，舌淡红，苔薄黄，脉细数。复查彩超显示：左乳大片液性暗区，周边为低回声区，考虑脓肿形成。在局部麻醉下行左乳脓肿切开排脓术，排出脓血性液体约20mL，放置一引流条引流，外敷矾冰液（院内制剂，由明矾、冰片组成）湿纱布以清热解毒，消肿止痛，垫棉法以促进脓液排出，促进空腔闭合。予阳和汤合透脓散加减。处方：炙麻黄5g，生地黄15g，鹿角霜10g，炮姜10g，肉桂6g，白芥子10g，全瓜蒌20g，白芷10g，桔梗10g，川芎10g，皂角刺10g，甘草6g，三棱10g，莪术10g，金银花15g，连翘20g。继服14剂。嘱患者定期换药。

四诊：2022年10月2日。切口已基本愈合，皮色稍红，脓液明显减少，局部仍可扪及肿块，约1cm×1cm。舌淡红，苔薄黄，脉弦细略数。继续予阳和汤加减。处方：生地黄15g，炙麻黄5g，鹿角霜10g，炮姜10g，肉桂6g，白芥子10g，全瓜蒌20g，牡蛎（先煎）20g，浙贝母20g，连翘20g，三棱10g，莪术10g，皂角刺10g，甘草6g。继服28剂。继予阳和膏外敷以箍围消散余肿。

1个月后复查肿块消退，空腔完全闭合，乳房外观良好，半年后随访未见复发。

解　析　"女子以肝为先天"，肝主疏泄，具有疏通、畅达全身气机的作用，肝为刚脏，喜条达恶抑郁。妇女之人"性喜偏隘，善怀而又多郁"，易导致肝的疏泄功能失常，气机阻滞，气滞则血瘀，气滞则痰凝，痰瘀蕴结于乳络。刘教授喜用荔枝核、佛手、全瓜蒌等辛苦温之品，辛则行，苦则泄，温则通行。全瓜蒌，润燥开结，荡热化痰。《金匮要略·痰饮咳嗽病脉证并治第十二》强调"病痰饮者，当以温药和之"，故刘教授常选用白芥子、细辛等温阳化痰之品。白芥子，《得配本草》谓其"辛热，入手太阴与足阳明，温中散寒，豁痰利窍，止心腹痛，散痈肿瘀血"。刘教授指出在温阳化痰散结的同时，需注重温阳活血祛瘀的重要性。活血祛瘀之药，刘教授喜用三棱、莪术等。

指导老师按语　阳和汤为治疗鹤膝风、贴骨疽及一切阴疽之主方，温阳与补血并用，祛痰与通络相配，可使阳虚得补，营血得充，寒凝痰滞得除。二诊加黄芪、当归功在益气养血，取"然毒之化必由脓，脓之来必由气血，气血之化必由温也，岂可凉乎？"之旨。三诊发现肿块已大部分化脓，外治予以切开排脓，收到毒随脓泄之效，内治以透脓散排脓泄毒。四诊继予以阳和加减以消散残留肿块。

（湖南中医药大学第一附属医院祁林，指导老师：刘丽芳）

医案二

　　周某，女，31岁。2021年5月21日初诊，主诉：反复经前乳房胀痛1年余。患者于1年余前生气后反复出现双乳经前胀痛不适，触痛明显，伴有心烦急躁易怒、不寐等，经后双乳胀痛、心烦症状缓解，但仍有失眠，伴神疲乏力之感觉，自服逍遥丸，疗效不佳，末次月经：2021年5月19日。刻下正值月经期第3天，平素30天1个月经周期，周期规律，每次行经5天左右，月经量少，色淡红，偶有血块。专科检查：双乳形态对称，外观无畸形，可扪及腺体层增厚，呈片块状，双乳可扪及散在结节感，稍见压痛，触诊未发现明显异常。舌红，苔薄白，脉弦。完善乳腺彩超提示：双侧乳腺小叶增生。

辨　证　肝郁痰凝。

治　法　疏肝解郁。

处　方　乳癖经前方和乳癖经后方加减。

　　处方1：乳癖经前方加减：柴胡、枳实、白芍、甘草、郁金、合欢皮、栀子、延胡索、香附、当归各10g，川楝子、川芎各6g。7剂，嘱患者经前期服用，见月经即停服。

处方 2：乳癖经后方加减：仙茅、淫羊藿、补骨脂、熟地黄、菟丝子、山茱萸、酸枣仁、柏子仁各 15g，五味子、川芎、丹参各 6g。18 剂，嘱患者月经干净后即可开始服用，服用完处方 2 即可开始服用处方 1；外治上予乳增宁贴膏（院内制剂）夜间贴敷乳房痛处。

二诊：2021 年 6 月 18 日。患者诉服上方后，乳房疼痛及诸症皆较前明显好转，效不更方，嘱患者按上法继续服用两个月经周期，外治仍予乳增宁贴膏，服药后定期复查乳腺彩超。

随访半年患者诉已无乳房疼痛，乳腺彩超未见明显异常。

解析 乳腺在月经不同周期时间发生不同的改变，通过月经前以及月经后的时间可知乳房局部的气血充盈及疏泄变化，刘丽芳教授认为经前乳癖患者乳房精血充盈，肝气旺盛，气血瘀滞不通，不通则痛，久则郁而化热，为邪气盛，邪气盛为实；刘丽芳教授基于此，创立了治疗乳腺增生的乳癖经前方，乳癖经前方是由四逆散根据乳腺增生之症状、病因病机化裁所来，方中以柴胡疏肝解郁为君，乳癖经前疼痛多以不通则痛为要，肝主疏泄，且肝为女子先天之本，故用枳实疏肝气，白芍柔肝止痛，延胡索、郁金、香附，行气活血止痛，气血通行，则气滞血瘀不生，五脏元真通畅，人即安和。经后血海空虚，且正气虚损，气为血之帅，恐至经前期时无力推动精血运行，加重瘀滞的病理状态，故经后宜调补冲任以固本；乳癖经后方是从二仙汤根据乳癖经后的生理病理特点化裁而来，仙茅、淫羊藿（仙灵脾）"二仙"调理冲任为君，肾气充沛，冲任二脉方能正常发挥功能，故方中使用山茱萸、补骨脂、菟丝子、熟地黄补益肝肾，再加之川芎使补而不滞，达到冲任二脉充盈且畅，则邪气不侵，隐核不存。

指导老师按语 月经周期疗法，属于中医时间医学理论内容一部分，女子月经一月一行为月信，如月之盈缺，潮汐之涨退，而人体气血的荣衰也随月经周期变化，正如《素问·八正神明论》云："月郭满，则血气实，肌肉坚；月郭空，则肌肉减，经络虚。"而乳癖随月经变化的周期性疼痛症状也极具时间性规律，并且经前经后乳癖病机虚实不同，经前为肝郁气滞，气滞血瘀之证，是实；经后肝肾不足，冲任失调之证，为虚。结合"实则泻之，虚则补之"之法，创立乳癖经前方、乳癖经后方随证治之，以期为临床治疗本病提供新的治疗思路和方法。

（湖南中医药大学第一附属医院祁林，指导老师：刘丽芳）

医案三

张某，女，41 岁，已婚。2023 年 2 月 21 日初诊。主诉：双乳胀痛 13 天。患者诉近 13 天来自觉双乳无明显规律反复胀痛，未经治疗胀痛逐渐加重，平素月经 3～5/27d，末次月经（LMP）：2023 年 1 月 24 日，量色可，无痛经。性情急躁易怒，纳寐可，二便调。舌红，苔黄稍腻，脉弦滑。查体：双乳外观（-），可扪及腺体增厚，质韧，呈块片状，压痛明显。双乳未扪及明显肿块，双乳头有被动性溢液，色白，多孔，量中等，双腋下（-）。乳腺 B 超示：乳腺增生；右乳多发囊性暗区。查性激素示：促乳素（PRL）10.78ng/mL，雌二醇（E_2）97.00pg/mL，孕酮（P）8.60ng/mL。

辨　证　肝郁痰凝。

治　法　疏肝解郁，化痰散瘀。

处　方　予乳核袋泡剂 2 包，随症加入山楂 20g，麦芽 30g，栀子 10g（均为颗粒剂）。治疗 1 个月经周期。配合消结安胶囊以活血化瘀，软坚散结。经期停药。

二诊：2023 年 3 月 24 日。述左乳疼痛反复，右乳已无明显胀痛，LMP：2023 年 3 月 19 日。纳寐可，二便调。舌红，苔薄黄，脉弦。查体：双乳头有被动性溢液，右乳多孔，乳液色白奶酪样，量中等，左乳单孔，量少。效不更方，继续予以 1 个月经周期原方及消结安胶囊治疗，用法同前。

三诊：2023 年 5 月 4 日。述服药后左乳疼痛消失。停药 1 周后近 2 天左乳疼痛复发，较前疼痛减轻，月经提前 10 天，LMP：2023 年 5 月 2 日，色红量少，不痛经。纳寐可，二便调。舌红，苔薄白，脉弦。查体：右乳头被动性溢液，色淡黄，2 孔，量少，左乳无溢液。于原方基础上加入益母草 15g（颗粒剂）。继服 1 个月经周期。

后持续随访，患者述自行按压乳头未见溢液复发。

解　析　乳核袋泡剂药物组成为丹参 15g，三棱 10g，姜黄 10g，赤芍 15g，海藻 10g，莪术 10g，香附 10g，柴胡 10g，郁金 10g，当归 10g，夏枯草 5g，青皮 10g，延胡索 10g。方中柴胡、香附、郁金行气解郁；海藻、青皮化痰散结；当归、丹参、延胡索补血活血；三棱、莪术、姜黄行气祛瘀；赤芍、夏枯草清热化痰；诸药合用，共奏疏肝解郁、化痰祛瘀之功效。刘教授临床用药经验，随症加入甘酸收敛之麦芽、山楂；健脾利湿之薏苡仁、白术；清热燥湿之栀子、决明子；行气止痛之延胡索、川楝子；活血调经之益母草；清热散结之蒲公英、白花蛇舌草等药物一同泡服。

指导老师按语　乳核袋泡剂来源于乳核散，乳核散是湖南中医药大学第一附属医院外科黄海峰教授多年防治乳腺增生病的经验方。因疗效佳，医院将其方进行现代加工，既保留了中药的疗效又免去了煎煮的麻烦，制成了中成药乳核袋泡剂供患者泡水服用。

（湖南中医药大学第一附属医院祁林，指导老师：刘丽芳）

医案四

王某，女，37岁。2021年7月18日初诊。主诉：双侧乳房胀痛6年，加重1周，每因情绪急躁及月经来潮前加重。初诊：双侧乳房胀满疼痛，双乳外上可触及蚕豆及绿豆大小不等的包块数个，质偏硬。肿块如杏大小，情绪急躁及月经来前加重，时有头晕、夜寐多梦，口干，食欲不振，脘腹胀满，月经正常，二便尚可，舌红，苔薄白，脉弦滑。在湖南省某医院诊断为双侧乳腺增生，服桂枝茯苓胶囊、乳癖消疗效不佳，时轻时重。察其舌质稍淡，边尖红，舌体稍胖大，舌苔稍白腻。

辨　证　肝郁痰凝，气滞化热。

治　法　疏肝理气，软坚化痰。

处　方　柴胡疏肝散加减。

柴胡12g，当归10g，白芍15g，川芎10g，法半夏10g，夏枯草20g，瓜蒌15g，浙贝母20g，橘核10g，生牡蛎15g，穿山甲10g，莪术10g，鹿角胶30g，香附10g。7剂。经期停药。

二诊：2021年8月8日。月经后第1天复诊，诉乳房疼痛减轻，查体：包块较前变软，舌淡苔薄黄。鉴于处于经后，治宜滋肾益精，疏肝理气，上方加山药、熟地黄、山茱萸肉各10g，14剂。

三诊：2021年9月12日。患者诉疼痛明显减轻。查体：包块软，较前明显减小，舌淡红、苔薄白，脉滑，经前期治宜调补冲任，疏肝活血，方用上方加山药、黄芪各10g，10剂。

随诊3个月，未见复发。

解　析　刘教授认为部分医者只看到有形的肿块，大量运用破血消积、软坚散结之类药，更有甚者把疏肝行气药完全去掉，这种舍本求末的治法在一定程度上虽然可以暂时缓解症状，但不能根治。因肝经循行乳房"入期门穴，穴在乳下，出于上入于下"，肝主疏泄，喜条达，恶抑郁。肝气郁结，瘀血阻滞，循经上逆，客于乳房发为乳癖，正所谓"木郁不达，乳房结癖"。故肝气郁结、痰瘀凝滞为本病的病机。治宜疏肝理气，软坚化痰。方中川芎为血中之气药，香附为气中之血药，二药共用，为宣通脏腑、流通经络之要药；当归、白芍活血止痛消瘀；法半夏、瓜蒌、夏枯草化痰软坚散结；莪术善化瘀以理血，穿山甲走窜之性无微不至，二药合用凡血凝血聚之为病，皆能开之；浙贝母、生牡蛎长于清火散结；鹿角胶散瘀活血消肿，清热凉血生津养液，因其质重，故用量达30g之多。多药合用，肝气调和，痰瘀得散，疼痛得止，诸症自消。

指导老师按语　乳腺增生病属中医学乳癖、乳结核范畴，为25～45岁育龄妇女常见病，我国30岁以上妇女中发病率约占30%～50%，严重影响患者的工作与生活。临床表现为乳房疼痛、乳房肿块，可发生于一侧或双侧，乳房疼痛和肿块与情志和月经周期关系密切，目前西医治疗本病尚无特殊疗法。在本病的治疗过程中，除了用中医治疗为主外，情绪的舒畅、饮食的合理搭配等对乳腺增生病的防治有非常重要的作用。故临床上对每一位乳腺增生患者，在给予中药治疗外，还应嘱其调畅情志，饮食宜清淡，适当调补等。

（湖南中医药大学第一附属医院祁林，指导老师：刘丽芳）

医案五

患者，女性，45岁。2022年10月13日来诊。患者诉双乳胀痛1年余，经前较甚，经后缓解。近期乳痛又作，伴有月经量少，色淡。外院检查诊断为双侧乳腺小叶增生。刻下症见：双乳乳房胀痛，经前较甚，经后缓解，经期偶有腰酸，月经量少色淡，纳可，夜寐欠安。专科检查：双乳散在结节，质韧，活动可，触痛（+）。舌淡，苔薄，脉弦细。

辨　证　肾虚肝郁，冲任失调。

治　法　温肾疏肝，消痰化瘀。

处　方　经验方。

柴胡10g，白芍10g，郁金20g，制香附10g，巴戟天10g，莪术20g，桃仁10g，肉苁蓉15g，海藻30g，淫羊藿15g，丹参15g，佛手20g，蒲公英15g，生牡蛎（先煎）30g，党参10g，陈皮10g，甘草6g。10剂，月经前十天开始服用，水煎服，每日一剂，煎水400mL，分2次温服用。

二诊：患者乳房胀痛已除，夜寐欠佳，加用合欢花15g，百合10g。继续治疗2个月，诸症俱消，乳房肿块消失。

解　析　乳腺增生病属中医学"乳癖"范畴。该患者年已不惑，身心劳顿，加之情志不畅，终致冲任气血运行不畅，痰瘀阻络，而为乳癖。治疗立足于冲任二脉，结合患者的症候特点，其主要矛盾在于肾气不足、肝郁气滞，而导致冲任运行失调，痰瘀阻于冲任二脉。故治以温肾疏肝、化痰消瘀、调畅冲任。方中淫羊藿、巴戟天、肉苁蓉以温肾益气，使肾气盛而泌天癸，使正经气血归于冲任；党参、陈皮、甘草益后天以助先天；柴胡、白芍、郁金、制香附、佛手疏肝养血以调畅冲任，如此使冲任、乳腺气血运行盈亏有度；莪术、丹参活血化瘀而定痛；其中莪术用量较大，刘教授认为该药除上述作用外，又可预防乳癖变生他病；蒲公英清郁久之热；佐以生牡蛎、海藻等化痰软坚之品，使肿痛消散于无形。

指导老师按语 乳房居上焦胸膺部；冲脉起于胞中，下出会阴后，从气街部起与足少阴经相并，夹脐上行，散布于胸中……任脉起于胞中，下出会阴，经阴阜，沿腹部和胸部正中线上行……故乳房居于冲任二脉循行所过之处。乳房生理功能的发挥与冲任气血的运行关系密切。乳癖发生的主要病机为肾、肝、脾、胃等脏腑功能失调，导致冲任二脉气滞、血瘀、痰凝，而为乳癖之疾；冲任二脉气血运行状态对乳癖的发生、发展及预后至关重要。临证多选用巴戟天、续断、肉苁蓉、淫羊藿等药物以温肾助阳；选用柴胡、白芍、郁金、丝瓜络、佛手以疏肝理气；选用生黄芪、白术、党参、怀山药以益气健脾。而乳腺局部的肿块、疼痛多与痰、瘀阻络有关，故石见穿、山慈菇、蛇六谷、白花蛇舌草、莪术等消痰、化瘀之品，可治疗冲任气血异常运行所形成的病理产物，亦是平时治疗乳癖的常用药。

（湖南中医药大学第一附属医院袁博，指导老师：刘丽芳）

 医案六

陈某，女，40 岁。2022 年 9 月 29 日初诊。发现右乳肿块 20 天。患者自诉 20 天前发现右乳肿块，无红肿疼痛，自服逍遥丸后肿块未见明显缩小，并出现红肿疼痛，遂于外院就诊，完善各项检查，乳腺彩超示：右乳 3～8 点位可见 7cm×5cm 混合回声结节。外院予以头孢唑肟进行抗感染治疗一周，辅以西黄丸口服治疗，症状未见明显改善，外院穿刺术，病理组织学检查示：右乳肉芽肿性乳腺炎。刻下症见：右乳肿块红肿疼痛，食欲减退，夜寐可，二便调。查体：右乳下象限可扪及约 9cm×6cm 大小肿块，边界不清，皮色红，乳晕旁处轻度波动感。舌淡，边有齿痕，苔薄白，脉弦细。

辨　证 气血亏虚。

治　法 补虚养血，消肿溃坚。

处　方　八珍汤加味。

人参10g，当归10g，川芎10g，熟地黄15g，茯苓10g，白芍15g，黄芪15g，白术10g，金银花10g，炒麦芽10g，鳖甲15g，天花粉10g，蒲公英10g，海藻10g，陈皮6g，牡丹皮10g。15剂，水煎服，每日一剂，煎水400mL，分2次温服用。

中医外治法：予以脓肿切开排脓术＋药线引流术。

二诊：患者诉引流口可见黄白色脓液流出，量多，自觉肿块明显缩小，稍有疼痛，纳食尚可，夜寐欠安，二便调。舌淡红、边有齿痕，苔薄白，脉弦。治以补虚养血、托里透脓之法，续予上方加减：去熟地黄、天花粉、海藻，加生地黄10g，白芷10g，皂角刺10g，玄参10g，栀子10g。15剂，水煎服，每日一剂，煎水400mL，分2次温服用。

三诊：诉引流口已愈合，乳房无明显疼痛，纳食可，夜寐安，二便调。查体：右乳外侧可见多处手术瘢痕，切口已愈合，可扪及散在质硬结节，无红肿，无压痛。舌淡红、苔薄白，脉细。治以补虚养血、散结通络之法。予前方加减，改白芍为赤芍10g，去栀子，加牡蛎10g，路路通10g。并辅以如意膏加强散结功效。15剂，水煎服，每日一剂，煎水400mL，分2次温服用。

3个月后电话随访询问患者情况，患者服用三诊方一个月，肿块已消，未再复发。嘱患者每半年复查1次乳腺彩超。

解　析　患者于3年前顺产一子，《素问·上古天真论》中指出女子："五七，阳明脉衰，面始焦，发始堕。"足阳明胃经行于胸前，女子乳房属胃，阳明脉衰则脾胃虚，气血无力，无以推动乳汁运化，且哺乳期患有急性乳腺炎，乳管内残奶堵塞，排空不畅，郁而化热，则出现红肿热痛之状。究其根本，是因患者气血化生无力，则残奶瘀积，发为本病，辨证为气血亏虚，治法当用补虚养血法，方用八珍汤为基础，根据病情的变化随证加减：当肿块未溃破时，可合用金银花、炒麦芽、鳖甲、天花粉、蒲公英、陈皮、牡丹皮，使其在补虚养血的基础上，辅以消肿溃坚；当肿块成脓溃破时，可使用白芷、皂角刺、玄参，不仅补虚养血，还可兼顾透脓；当脓液色偏稀白时，可加用薏苡仁；若脓液呈黄偏深时，可使用栀子；当脓血流尽，仍有少许散在结节感时，可用牡蛎辅以软坚散结，配合中医外治法起到内外合治之功效。

指导老师按语　肉芽肿性乳腺炎是非哺乳期乳腺炎的一种，属于慢性乳腺炎。根据临床观察可以发现，本病起病急，多发于育龄经产女性，起病初期多伴有乳房红肿、疼痛、局部皮温升高，病变范围广等表现。中医文献记载的"乳痈""乳漏"与本病类似，虽然在病因上与本病有所不同，但其发病机制均是乳管内残奶郁积，阻滞乳络，气血运行不畅，痰瘀互阻而凝聚成块，郁久化热，热盛肉腐而发为脓肿；瘀阻日久则新血不生，导致血虚。肉芽肿性乳腺炎发病多是因为乳管内残奶聚集，排空不畅，或外伤导致迫血妄行，或其他不内外因。其病机是由于阴阳失调，脏腑失衡，经络失疏；气属于阳，血属于阴，气血失和则阴阳失调，治疗上当调和气血。血充血活则瘀阻渐去。

（湖南中医药大学第一附属医院袁博，指导老师：刘丽芳）

医案七

周某，女，34岁。2023年3月21日初诊。患者反复经前乳房胀痛半年余。患者于半年前生气后反复出现双乳经前胀痛不适，触痛明显，伴有心烦急躁易怒、不寐等，自服逍遥丸，疗效不佳，现感经前双乳胀痛不适，触痛明显，伴有心烦急躁易怒、不寐，经后双乳胀痛、心烦症状缓解，但仍有失眠，伴神疲乏力。乳腺彩超提示：双侧乳腺小叶增生。专科检查：双乳形态对称，外观无畸形，可扪及腺体层增厚，呈片块状，双乳可扪及散在结节感，稍见压痛，触诊未发现明显异常。舌红，苔薄白，脉弦。

辨　证　肝郁痰凝。

治　法　疏肝行气解郁。

处　方　乳癖经前方和乳癖经后方加减。

乳癖经前方：柴胡10g，枳实10g，白芍10g，甘草10g，郁金10g，合欢皮10g，栀子10g，延胡索10g，香附10g，当归10g，川楝子6g，川芎各6g。10剂，水煎服，每日一剂，煎水400mL，分2次温服用。嘱患者经前期服用，见月经即停服。

乳癖经后方：仙茅10g，淫羊藿10g，补骨脂10g，熟地黄15g，菟丝子10g，山茱萸10g，酸枣仁15g，柏子仁10g，五味子10g，川芎6g，丹参10g。7剂，水煎服，每日一剂，煎水400mL，分2次温服用。嘱患者月经干净后即可开始服用，服用完乳癖经后方即可开始服用乳癖经前方；外治上予乳增宁贴膏（院内制剂），夜间贴敷乳房痛处。

二诊：患者诉服上方后，乳房疼痛及诸症皆较前明显好转，效不更方，嘱患者按上法继续服用两个月经周期，外治仍予乳增宁贴膏，服药后定期复查乳腺彩超；随访半年患者诉已无乳房疼痛。

解　析　《黄帝内经》云："审察病机，无失气宜。"而乳癖此病，经前经后病机全然不同，切不可一概而治，经前经后需要分而治之，否则易犯"虚虚实实"之戒。乳癖之病，经前多因肝失疏泄，而肝能疏泄宣通冲任之气血，输布周身，若肝气遏郁，郁则肝失条达，则气血不畅，日久则气、痰、瘀郁滞不通致乳络不畅，不通则痛，故乳癖经前方中以四逆散缓肝调肝，使肝条达，疏泄功能复常以治其本，乳络瘀滞，不通则痛，故方中以延胡索与川楝子合用行气活血止痛以治其标，再以川芎、郁金、香附以增活血行气解郁之力，失眠恐因肝气不舒，郁而化火，火乱心神所致，故以栀子、合欢皮解郁火，安心神。而乳癖经后则因冲任气血之海不盛，不能荣养乳络，且气血不旺，则流通不利，使气滞痰饮内伏存患，经前发而为病，故当荣养冲任，而冲任之本在于肾，天癸来源也在肾，故当补肾以养冲任，肾强则冲任不虚，天癸有源，此患者经后神疲乏力，且月经量少皆是肾虚不充的表现，故方中以仙茅、淫羊藿调补冲任，加入补骨脂、熟地黄、菟丝子、山茱萸以补肝肾，盈冲任，治其本，并予以川芎、丹参补而不滞，患者经后仍有失眠，恐为仲景之虚劳虚烦不得眠之意，故在补肾填精基础上予以酸枣仁、柏子仁、五味子养心安神。临床中发现大多数患者夜间刺痛明显，故夜间予以乳增宁贴膏外敷，取中医时间医学理论中的"旦慧、昼安、夕加、夜甚"之意，择时用药，因时制宜。

指导老师按语　乳腺增生病是乳腺实质以及乳腺间质不同程度地增生及复旧不全导致乳腺正常结构紊乱的一种良性乳房疾病，其临床表现主要呈现为经前疼痛经后缓解的周期性变化，可伴有乳腺结节。月经周期疗法，属于中医时间医学理论内容一部分，女子月经一月一行为月信，如月之盈缺，潮汐之涨退，而人体气血的荣衰也随月经周期变化，正如《素问·八正神明论》云："月郭满，则血气实，肌肉坚；月郭空，则肌肉减，经络虚。"而乳癖随月经变化的周期性疼痛症状也极具时间性规律，并且经前经后乳癖病机虚实不同，经前为肝郁气滞，气滞血瘀之证，是实；经后肝肾不足，冲任失调之证，为虚。结合"实则泻之，虚则补之"之法，创立乳癖经前方、乳癖经后方随证治之。

（湖南中医药大学第一附属医院袁博，指导老师：刘丽芳）

医案八

王某，女，28岁，产后3个月，2023年3月9日初诊。双乳哺乳疼痛1个月，加重5天。患者1个月前发现左乳头出现皮肤破溃，予以温毛巾热敷，未见明显好转，随即出现双乳哺乳疼痛，初起尚可忍受，自行按摩，后疼痛逐渐加重，发作次数较前频繁。刻下症见：患者常于哺乳时及哺乳后 1～2h 内出现乳房疼痛，呈痉挛性，间或伴有刺痛，热敷无缓解，纳可，寐差，因疼痛影响难以入睡，二便可。患者因疼痛刺激及作息失调常感痛苦，恐惧哺乳，欲退奶，家庭关系紧张。询及其产后常食高汤，哺乳尚通畅，乳汁充足。乳腺彩超提示：双乳符合哺乳期声像，未见明显乳汁瘀积声像。查体：双乳呈哺乳期外观改变，双侧乳头无短小、内缩、偏斜，左乳头可见血痂，可扪及腺体片块状增厚，伴轻压痛，未扪及明显肿块。舌淡红，苔薄黄，脉弦而数。

辨　证　肝胃郁热。

治　法　解郁泻热止痛。

处　方　瓜蒌牛蒡汤加减。

瓜蒌皮 10g，牛蒡子 10g，黄芩 10g，天花粉 10g，柴胡 5g，金银花 10g，连翘 10g，蒲公英 15g，皂角刺 10g，陈皮 10g，延胡索 15g，丝瓜络 10g，王不留行 10g，炒麦芽 30g，山楂 15g，白芍 15g，甘草 5g。7 剂，水煎服，每日一剂，煎水 400mL，分 2 次温服用。另左乳头处外用康复新液湿敷，每次哺乳前使用温热 0.9% 氯化钠溶液冲洗干净，注意正确哺乳姿势，饮食清淡。

二诊：哺乳疼痛明显缓解，发作次数较前减少，程度减轻。左乳头痂皮脱落，未见明显破损。继服上方 7 剂，外用药物不变。

电话随访患者乳房已无疼痛，左乳头恢复正常。

解　析　中医对乳腺管痉挛的认识尚在逐步探索，病因病机及辨证论治缺乏系统梳理，现代医家多认为本病属于中医学"乳痛""瘛疭"的范畴。《张氏医通·瘛疭》："瘛者，筋脉拘急也；疭者，筋脉张纵也。"刘丽芳教授临床根据其肝胃不和、不通则痛的病机特点，以清为贵，以通为用，予以疏肝和胃，解郁泻热止痛，方用瓜蒌牛蒡汤合芍药甘草汤加减。瓜蒌牛蒡汤出自《医宗金鉴》，其方疏厥阴之气而通阳明之热，内通乳络，外疏表邪，行气滞而和营血，消肿痛而化瘀滞，经过诸多临床研究证明其疗效确切。方中瓜蒌皮、牛蒡子为君以清热消痈肿。瓜蒌皮利气散结；牛蒡子亦升亦降，清泄热毒的同时助邪透出。天花粉清热生津，消肿排脓；金银花疏散风热，芳香透达；蒲公英入厥阴、阳明经，清热解毒，消痈散结，为治疗乳痈之要药；黄芩清肝胆、肠胃之热，泻火解毒；连翘为"疮家圣药"，配合金银花既可清里热，又可透热达表以祛邪；天花粉、蒲公英、金银花、连翘、黄芩合用，共奏清热解毒、消痈散结之功，重用"清"法以达到中医治则中的"以消为贵"之目的，皂角刺归肝归胃，直达病所，溃坚拔毒消肿；以上诸药为臣，以"清""消"为主。柴胡疏肝解郁，引药入经；陈皮理气疏肝，王不留行行血下乳，丝瓜络通气下乳；柴胡、陈皮、王不留行、丝瓜络四药为佐，理气通络，气行则乳行，络通则郁通，体现了郁滞期要以"通"为主的治疗特点。方中延胡索加强止痛之功，薏苡仁性味冲和，善于清补脾胃，荣养宗筋。若患者恶露未尽则加当归10g，益母草15g，去黄芩；患者乳汁瘀滞则加路路通10g，小通草6g；若患者乳汁过多则加山楂15g，炒谷芽15g，炒麦芽30g。

指导老师按语　乳腺管痉挛是指哺乳期妇女的乳腺导管出现痉挛疼痛、狭窄不通的表现，部分还伴有乳房的雷诺现象。目前关于乳腺管痉挛的定义在文献中均未明确说明，在临床工作中发现本病临床多发于初产妇，常于哺乳后出现乳房疼痛，多表现为乳头乳晕向乳房的放射性刺痛、撕裂痛或灼烧痛，伴或不伴抽掣感、皮肤紧缩感，持续数分钟至2h，轻者可自行或热敷后缓解，重者病情常呈进行性加重，严重影响哺乳。查体常发现患侧乳房乳头短小、内陷，哺乳不畅，乳汁瘀积甚或形成肿块，乳头皮肤破损或乳头乳晕雷诺现象，呈现由白转变为紫红最后恢复正常的颜色变化，少数患者可无阳性体征。西医尚无系统的治疗方案。乳腺管痉挛引起的哺乳疼痛是持续的负性刺激，疼痛的不良感受直接导致产妇主观地缩短哺乳时间、减少哺乳次数。若不予重视或干预不当，则容易发生乳汁瘀积、乳腺炎、乳头炎等并发症。营卫不调、肝风内动为其发病根本，肝胃不和、不通则痛为其病机关键，故以清为贵，以通为用，予以疏肝和胃，解郁泻热止痛，方用瓜蒌牛蒡汤合芍药甘草汤加减治疗。

（湖南中医药大学第一附属医院袁博，指导老师：刘丽芳）

第三节　男性病医案

王某，男，35岁。因阳痿早泄3年，于2023年6月1日初诊。当时症见：勃起不佳，难以完成性生活，早泄，疲乏无力，胃中时有疼痛。精液常规：精子存活率低，不活动（IM）59.9%。舌淡，苔薄白，脉细。

辨　证　阳痿、早泄肾精亏虚。

治　法　益肾固精，疏肝止痛。

处　方　参芪衍宗丸合金铃子散加减。

白参10g，生黄芪30g，补骨脂15g，枸杞子20g，菟丝子20g，覆盆子10g，五味子 6g, 车前子 10g, 川楝子 10g, 延胡索 10g, 法半夏 10g, 浙贝母 10g, 巴戟天 15g。30 剂, 水煎, 每日一剂, 分 2 次服。

2023 年 7 月 20 日复诊, 阳痿早泄好转, 可以完成性生活, 胃脘胀痛改善, 守方继服 20 剂。

解　析　参芪衍宗丸由五子衍宗丸加白参、黄芪组成, 加强益气固本之功。五子衍宗丸枸杞子、菟丝子补肾精, 壮阳道, 助精神; 覆盆子养真阴, 固精关, 起阳痿; 五味子补肾水, 益肺气, 止遗泻; 车前子利小便, 与上述四子相配, 补中寓泻, 补而不腻。诸药相配成方, 共奏扶正固本、补肾益精之功。配合金铃子散疏肝止痛以治胃痛, 疗效甚佳。

指导老师按语　五子衍宗丸出自金元四大家之一朱丹溪的《丹溪心法》, 由枸杞子、菟丝子、覆盆子、五味子、车前子组成, 具有滋补肝肾作用, 常用于治疗肾虚阳痿、早泄遗精等症, 还可以提高精子质量。根据患者疲乏无力、脉细, 知虚证明显, 故加益气固本之黄芪、人参, 组成参芪衍宗丸。同时患者胃痛不适症状明显, 故加金铃子散治疗胃脘痛。

（湖南中医药大学第一附属医院蔡蔚, 指导老师: 熊继柏）

第四节　肛肠病证医案

医案一

高某, 男, 64 岁。主诉: 便后有物脱出不能自行回纳, 伴肛门不适 7 天余。现病史: 患者 7 天前无明显诱因出现便后有物脱出, 不能自行回纳, 用手助力回纳后在咳嗽、用力甚至站立时会再次脱出, 伴有排便不尽和下坠感, 夜寐欠安, 纳食欠佳, 舌质淡, 苔白, 脉弱。肛查: 检查时患者需下蹲后用力屏气, 可见圆形、红色、表面光滑的肿物脱出肛门, 脱出长度约 3cm, 黏膜皱襞呈环状; 指检可触及两层折叠的黏膜; 直肠指检时感到肛门括约肌收缩无力; 嘱患者用力收缩时, 仅略有收缩感觉。

辨　证　脾虚气陷。

治　法　健脾益气, 升提固脱。

处　方　补中益气汤加减。

黄芪 20g, 升麻 10g, 柴胡 15g, 当归 10g, 陈皮 10g, 党参 15g, 白术 10g,

炙甘草 6g，酸枣仁 15g，柏子仁 10g。14 剂，水煎服，每日一剂，分 2 次服。配合做提肛运动，每日 100～200 次。

解　析　直肠脱垂是中医脱肛病，多见于小儿、老人及久病体弱者。本病辨证包括脾虚气陷证、肾气不固证、气血两虚证及湿热下注证，最为常见的属脾虚气陷证。本病患年老体弱，气血不足，固摄失司，导致肛管直肠向外脱出而发脱肛。法当健脾益气，升提固涩。方选补中益气汤加减。方中黄芪味甘微温，入脾肺经，补中益气，升阳固表；配伍党参、炙甘草、白术补气健脾。当归养血和营，协党参、黄芪补气养血；陈皮理气和胃，使诸药补而不滞；酸枣仁、柏子仁养心安神；少量升麻、柴胡升阳举陷，协助君药以升提下陷之中气；炙甘草调和诸药。进药 14 剂，配合平日规律提肛运动，效果显著。

指导老师按语　脱肛病的发生与肺脾肾功能失调有关，各种原因导致的肺脾肾虚损均可引发本病。古人曰："脾为气血生化之源。"脾主升清。若脾胃气虚，气血生化无源，则四肢百骸失养，气虚失于固摄则脏器下陷，发于肛门则见脱肛。法当健脾益气，升提固涩，中气固则诸症自愈。

（湖南中医药大学第二附属医院胡响当，指导老师：何永恒）

医案二

高某，女，24 岁。主诉：周期性肛门疼痛伴便血 5 天。现病史：患者 5 天前用力排便后出现肛门疼痛，排便后数分钟内疼痛减轻或消失，随后又剧烈疼痛，疼痛持续数小时至十多小时，伴便血，为滴血状，色鲜红，量不多，大便数日一行，排出困难，夜寐欠安，纳食佳，舌质红，苔黄，脉弦数。肛查：肛周 12 点位可见一梭形溃疡，创面颜色鲜红，边缘整齐，肛门镜检因患者疼痛剧烈未做。

辨　证　血热肠燥。

治　法　泄热通便，滋阴凉血。

处　方　凉血地黄汤加减。

川芎 9g，当归 15g，白芍 9g，生地黄 15g，地榆 15g，山栀子 9g，天花粉 9g，知母 9g，白术 9g，黄连 12g，甘草 9g，麻子仁 15g，苦杏仁 10g，桃仁 10g，14 剂，水煎服，每日一剂，分 2 次服。

复方芩柏颗粒剂，熏洗患处。

解　析　肛裂是一种常见病，在肛肠疾病中发病率仅次于痔疮，多见于青壮年。此病多是由血热肠燥、气机阻滞或阴虚津亏，导致大便秘结，排便努挣，引起皮肤裂伤所致。该病患由于过食辛辣、炙煿之品，实热内生，热结肠腑，燔灼津液致粪便秘结，粪便粗硬，排便努挣，擦破肛门皮肤，复染邪毒，局部气血阻滞，运行不畅，失于气血濡养而发，属血热肠燥证，治以凉血地黄汤加减，以泄热通便，滋阴凉血。方中生地黄、白芍、当归凉血活血；川芎调血行气；黄连清热解毒；天花粉、知母滋阴清热；地榆、山栀子清理大肠燥热瘀滞；白术补脾益气；麻子仁、苦杏仁、桃仁润肠通便；甘草调和诸药。配合复方芩柏颗粒剂熏洗坐浴，行气活血，缓解疼痛。诸药合用，大便得通，血热得除，肠燥得润，疼痛得缓，肛裂则愈。

指导老师按语　肛裂的治疗以软化大便、保持大便通畅、止痛、解除括约肌痉挛、促进愈合为目的。治疗提倡内外合治，内治以润肠通便为主，结合中药熏洗坐浴等外治法，往往可收获较好疗效。

（湖南中医药大学第二附属医院胡响当，指导老师：何永恒）

医案三

邓某，男，34岁。主诉：肛门红肿疼痛4天余。现病史：4天前，患者大量饮酒后肛门部出现一硬结，红肿疼痛，伴恶寒发热，自行外用"百多邦"后未见明显缓解。现上症仍存，夜寐欠安，纳食佳，舌质红，苔黄，脉数。肛查：肛门周围有一硬结，大小约4cm×4cm，局部红肿、温度增高，触痛明显，质硬。

辨　证　火毒蕴结。

治　法　清热解毒，消肿止痛。

处　方　仙方活命饮加减。

赤芍10g，当归尾15g，牡丹皮10g，贝母10g，金银花15g，乳香5g，防风10g，天花粉6g，白芷10g，陈皮10g，皂荚15g，连翘15g，甘草6g。7剂，水煎服，每日一剂，分2次服。

复方芩柏颗粒剂，熏洗患处；若成脓，早期切开排脓，择期行根治手术。

解　析　肛周脓肿属中医肛痈范畴，多见于20～40岁青壮年，临床起病急骤，疼痛剧烈，可伴恶寒发热等。该病患大量饮酒后，损伤脾胃，湿热内生，下注肛门，蕴久化热，久而热胜化火，血败肉腐，发为痈。法当清热解毒，消肿散结，方选仙方活命饮加减。方中金银花、连翘清热解毒疗疮。当归尾、赤芍、乳香、陈皮行气活血通络，消肿止痛。疮疡初起，其邪多羁留于肌肤腠理之间，与白芷、防风相配，通滞散结，热毒外透；牡丹皮清热凉血；贝母、天花粉清热化痰散结，消未成之脓；皂荚通行经络，透脓溃坚，可使脓成即溃；甘草清热解毒，并调和诸药。诸药合用，共奏清热解毒、消肿溃坚、活血止痛之功。配合复方芩柏颗粒剂，熏洗患处以清热解毒；若脓肿未散，成脓时及时切开排脓，择期行根治手术。

指导老师按语　肛痈未成脓时提倡中医内外合治清热解毒以消未成之脓，脓成时应尽早切开排脓，使邪有出路，择期行根治手术。

（湖南中医药大学第二附属医院胡响当，指导老师：何永恒）

医案四

伍某，女，30岁。主诉：肛门疼痛3天。现病史：3天前，患者用力排便后出现肛门疼痛，呈持续性刺痛，大便1～2日1次，干结，夜寐差，纳可，舌质暗红，苔黄，脉细涩。肛查：肛门3点、9点可见黄豆大小紫暗色肿物，触之疼痛不适。

辨　证　气滞血瘀。

治　法　活血化瘀止痛。

处　方　活血散瘀汤加减。

生地黄20g，赤芍20g，桃仁10g，红花10g，枳壳10g，黄芩15g，火麻仁10g，当归尾10g，川芎10g，甘草6g，苏木10g。7剂，水煎服，每日一剂，分2次服。

另肛泰栓1粒，纳肛，每日1次；止痛如神汤，坐浴，每日一剂，每次8min，每日2次。

解　析　此病例诊断为血栓外痔，属气滞血瘀证。因大便干结，临厕努责，肛门局部气滞血瘀，血瘀不散，发为血栓，不通则痛，症见肛门疼痛，呈持续性刺痛。肛门3点、9点可见黄豆大小紫暗色肿物，触之疼痛不适，舌质暗红，苔黄，脉细涩，均为气滞血瘀之象。治疗法当活血化瘀止痛，方选活血散瘀汤加减。方中川芎、当归尾、赤芍、苏木、桃仁、红花活血祛瘀，通调血脉；生地黄、黄芩清热凉血；枳壳破气消积，疏通气道；当归尾、川芎、苏木、赤芍之破瘀，得利气之品，则祛瘀之功益著；火麻仁润肠通便，甘草调和诸药。配合外治之肛泰栓纳肛清热解毒，消肿止痛，止痛如神汤坐浴行气化瘀止痛，诸症皆除。

指导老师按语　血栓外痔常由于临厕努责或剧烈运动，局部气血瘀滞而成，故治疗上宜内服活血化瘀药物，配合中药坐浴及栓剂塞肛，可使血栓消散，减缓疼痛。

（湖南中医药大学第二附属医院胡响当，指导老师：何永恒）

医案五

陈某，女，85岁。主诉：肛门瘙痒3年。现病史：患者3年前无明显诱因出现肛门奇痒难忍，皮肤干燥，无光泽少弹性，常因抓痒而造成抓痕和血痂，夜寐难安，睡少梦多，自用丁酸氢化可的松乳膏等软膏，症状缓解，不久后复发，病程日久，经治不愈。现仍肛门奇痒难忍，大便干，小便可，舌淡少苔，脉细弦。肛查：肛门外观可见肛门皮肤色素沉着，有抓痕、糜烂或出血点，患处皮肤角化粗糙，有苔藓样变，余无明显异常。

辨　证　血虚风燥。

治　法　滋阴养血，润燥止痒。

处　方　当归饮子加减。

熟地黄30g，白芍10g，当归15g，牡丹皮10g，何首乌30g，黄芪15g，荆芥10g，防风10g，蝉蜕6g，刺蒺藜5g，木通6g，苦参15g。14剂，水煎服，每日一剂，分2次服。

复方芩柏颗粒剂，每次12g，1000mL开水兑化，待冷至皮温后外洗患处。

二诊：药后肛门瘙痒明显缓解，大便仍稍干，夜寐欠安，上方加酸枣仁15g，火麻仁10g。再进14剂而安。

解　析　原发性肛门瘙痒症，属于中医肛痒风范畴。其病因广泛，主要有饮食不节、情志内伤、外感风邪、素体虚弱等。该患者年老体弱，症见肛门奇痒难忍，皮肤干燥，无光泽少弹性，常因抓痒而造成抓痕和血痂。病程日久，经治不愈，舌淡少苔，脉细弦，此为气血亏虚，风邪乘虚而入，客于肛门部皮肤而为病。何老师常以当归饮子为主方，滋阴养血，润燥止痒，随症加减，配合复方芩柏颗粒剂，外洗患处，疗效甚佳。

指导老师按语　肛痒风的中医辨证分型很多，老年人以血虚生风证最为常见。治疗上，法当滋阴养血、润燥止痒为主，气血足，则风息痒自止。此外，肛痒风患者要注意生活调护，勿用肥皂等刺激性洗护用品清洗肛门，以免加重病情，年老体弱者平素可适当服用当归等滋阴养血之品。

（湖南中医药大学第二附属医院胡响当，指导老师：何永恒）

医案六

徐某，男，40岁。主诉：肛瘘术后2个月。现病史：患者2个月前在外院行肛瘘手术，现伤口愈合缓慢，肛门酸胀，有较多分泌物，淋漓不净，创面灰白，夜寐差，纳食差，舌淡红，苔白厚腻，脉弦滑。肛查：正后方可见一伤口，创面灰白，分泌物较多。

辨　证　痰湿凝结。

治　法　燥湿化痰，行气养血。

处　方　二陈汤加减。

陈皮 10g，半夏 9g，黄连 6g，熟地黄 10g，当归 10g，木香 5g，桔梗 5g，贝母 5g，甘草 5g，茯苓 30g。14 剂，水煎服，每日一剂，分 2 次服。

另九华膏纱条，换药引流；止痛如神汤，坐浴。

解　析　肛瘘术后创面难愈是肛肠术后恢复一大难题，本病见伤口愈合缓慢，肛门酸胀，有较多分泌物，淋漓不净，创面灰白，夜寐差，纳食差，舌红，苔厚白，脉缓。何老师认为此病患因素体痰盛，痰湿结聚肛门，气血壅塞不通而为病，法当内外合治。内治以燥湿化痰，行气养血，方选二陈汤加减。方中陈皮、半夏、茯苓健脾化湿；熟地黄、当归、木香行气养血；桔梗、贝母燥湿化痰；甘草调和诸药。外治以九华膏纱条换药引流敛疮生肌及止痛如神汤坐浴行气止痛。

指导老师按语　肛瘘手术是根本，而术后创面管理是关键，两者功劳各半。术后换药应辨创换药，必须辨别阴阳、新旧、有无腐肉、胬肉、脓毒等，必要时应内外合治，方收全功。

（湖南中医药大学第二附属医院胡响当，指导老师：何永恒）

医案七

方某，男，25 岁。主诉：肛门隐痛伴肛周潮湿半月余。现病史：患者半月前长期熬夜后出现肛门不适，隐隐作痛，便时加重，肛门黏液溢出，大便干结，小便调，夜寐差，纳食佳，舌红，苔少，脉细数。肛查：肛门有黏液溢出，色清，质黏，味腥臭。肛窦及肛乳头触痛，肛门镜检示肛窦充血。

辨　证　阴虚内热。

治　法　滋阴清热，凉血止痛。

处　方　凉血地黄汤加减。

川芎 9g，当归 15g，白芍 9g，生地黄 15g，地榆 15g，山栀子 9g，天花粉 9g，知母 9g，白术 9g，黄连 12g，甘草 9g，青蒿 10g，鳖甲 15g。7 剂，水煎服，每日一剂，分 2 次服。

另熏洗灌肠液，保留灌肠，每日一次；麝香痔疮栓，塞肛，每晚一次。

解　析　肛窦炎病因病机较为广泛，多为饮食不节、过食膏粱厚味和辛辣刺激之物，致使湿热内生，浊气下注肛肠；或大便干燥，用力努责，肛管损伤染毒，肛肠湿毒热结，致使气血瘀滞，经脉阻塞而成；或虫积骚扰，湿热内生，下注肛门；或因脾虚，中气不足；或阴虚不制阳，湿热乘虚下注，郁久酝酿而成。此病患半月前长期熬夜，致阴液亏虚，阴不制阳，湿热乘虚下注，郁久蕴酿而成本病。何老师认为此病宜内外合治，内治以凉血地黄汤加减滋阴清热，凉血止痛。方中生地黄、白芍、当归凉血活血；川芎调血行气；黄连清热解毒；天花粉、知母滋阴清热；地榆、山栀子清理大肠燥热瘀滞；白术补脾益气；青蒿、鳖甲清虚热；甘草调和诸药。诸药合用，共奏滋阴清热、凉血止痛之功。配合熏洗灌肠液保留灌肠及麝香痔疮栓塞肛，收效显著。

指导老师按语　肛窦有肛门疾病的"发源地"之称，因此肛窦炎的早期诊断、早期治疗，对预防许多肛肠疾病的发生具有重要意义。而对肛窦炎的治疗，首选保守治疗，提倡中医辨证论治，予以中药口服配合中药熏洗、塞肛等外治法，往往疗效显著，必要时可采取手术疗法。

（湖南中医药大学第二附属医院胡响当，指导老师：何永恒）

医案八

陈某，女，37岁，2021年11月5日初诊。主诉：肛周瘙痒2年余，加重1周。曾求诊于湖南省内多家医院，病情反复，迁延难愈。患者自诉2年前有肛周瘙痒，轻微可忍，后自行外用卤米松乳膏，症状好转，而后反复瘙痒，夜间加重，遂搔抓，反复发作，再用卤米松乳膏等药物无效。近1周，肛门部不分昼夜奇痒，或痒如虫爬，心烦失眠，五心烦热，食纳欠佳，二便尚可。体格检查：面色　白，肛周可见4cm×3cm发白皮肤，肥厚干燥无光泽，苔藓样变，部分皲裂至前阴，并见抓痕血印，边界清晰，唇白，舌淡，苔薄，脉细数。

辨　证　玄府虚损，气液失调。

治　法　宣通玄府，调和气液。

处　方　四物消风散加减。

生地黄20g，当归20g，白芍15g，荆芥20g，薄荷30g，蝉蜕20g，柴胡10g，川芎15g，全蝎15g，地龙15g，苦参20g，百部20g，地肤子15g，防风20g。甘草9g。15剂，每日一剂，分早晚2次坐浴。每剂中药煎2次，每次坐浴10min。

嘱患者避风寒，慎起居，生活规律，忌食辛辣刺激性食物，穿宽松棉制衣物，避免搔抓和热水烫洗。

二诊：2021 年 11 月 20 日。自觉肛门瘙痒明显缓解，肛周皮损范围缩小，皮肤肥厚减轻，食寐尚佳。效不更方，守法继用 10 剂。

三诊：2021 年 11 月 30 日。白昼瘙痒消失，仅夜间自觉轻微瘙痒，肛周干燥皮肤尚有光泽，无明显苔藓样变，面色唇色好转，夜寐尚可。去全蝎、地龙，加蒺藜 15g，白鲜皮 15g。再进 10 剂。

四诊：2021 年 12 月 11 日。肛周皮损及瘙痒症状消失，食寐尚可。予八珍汤口服巩固疗效。

解　析　本案以肛周瘙痒为主诉，属中医学"肛痒风"。首诊根据其症状、体征、舌苔脉象，考虑其证属玄府虚损，气液失调。患者病久反复，耗伤阴血，致气血、津液不足，脏腑、经络、孔窍、肌肤失养，玄府虚损而郁闭；血虚易生风化燥，气液运行不畅。以宣通玄府、调和气液为基本治则。生地黄、当归、白芍滋阴养血补血，血足则玄府得荣；加柴胡、川芎疏肝理气，调畅气血，血活又利生血；薄荷、蝉蜕以疏风解表，清热透疹；苦参、百部、地肤子清热燥湿，祛风杀虫止痒。全蝎、地龙搜风通络，与荆芥、防风均有宣通玄府腠理之功。全方以"补"为基础，与"通"结合，攻补兼施，标本同治。有是证，用是方，故每获佳效。另患者长期虚耗，后期以八珍汤口服重固其根本，气液充沛调和，营运周身，故病不至反复发作。本案主要运用外治坐浴法，直接作用于病变局部，可有"调血脉""通腠理""清毒邪"之妙。坐浴时需"适温、适时、适度"。适温为与皮温接近的舒适温度；适度的坐浴时间为 10min；适度的药液熏洗与泡洗相结合。规范合理的坐浴疗法不仅加强了治疗效果，改善了舒适度，还可减少不良刺激、降低不良反应。

指导老师按语　《理瀹骈文》云："外治之理，即内治之理；外治之药，亦即内治之药。"中医坐浴法运用外治药物直达病所，通过皮肤腠理、汗孔等吸收，加之药力和热力的综合作用使玄府气液系统恢复正常的生理功能，从而达到治疗的目的。坐浴法治疗肛门瘙痒症由来已久，有着丰富的理论基础和临床经验。从"玄府气液"微观辨证角度出发，"玄府气液"理论是对肛门瘙痒症病机认识的拓展和补充，从"玄府气液"理论的新视角入手，不但能明确地解释肛门瘙痒症的临床症状及病理特点，更能阐释坐浴法及外用药物的治疗作用，对临床的治疗有重要的指导价值。

（湖南中医药大学第一附属医院祁林，指导老师：刘丽芳）

第三章
中医妇科

第一节 月经病证医案

1. 月经不调案

☙ 医案一

杨某，女，34 岁，2021 年 4 月 23 日初诊。主诉：月经周期紊乱 3 年余，就诊时患者已规律服用雌二醇/雌二醇地屈孕酮两年余，末次月经为 2021 年 4 月 15 日。现病史：患者自诉青年时期月经常提前而至，自 2018 年二胎剖宫产 1 女后月经延后未至，经外院诊断为卵巢功能早衰，后规律服用雌二醇/雌二醇地屈孕酮，停药则经断。刻下症见：月经量偏少，色暗红，轻微痛经，经前双乳胀痛，无腰膝酸软，精神疲倦，头晕眼花，同房稍感阴道干涩，食纳可，尿频，大便可，余无特殊不适。舌质淡，苔薄白，脉沉细。问及家族史，母亲绝经年龄 52 岁，姊妹亦无月经不调病史。后经仔细询问，乃知患者 5 年前曾注射"瘦脸针"（具体不详），且因工作原因长期熬夜，自发现卵巢功能不佳后虽有意规律作息，但常感精神疲倦、睡眠欠佳，五心烦热，易早醒。既往 2 次剖宫产手术史，1 次人工流产史，否认其他手术史，否认鼻部整形史，否认其他基础疾病史。本院 B 超示：子宫大小为 42mm×31mm×44mm，"假腔" 1.6mm×4.3mm，内膜 4.3mm，左侧卵巢 11mm×7mm×10mm，右侧卵巢 21mm×8mm×12mm，双侧卵巢均未见明显卵泡。性激素六项检查示：卵泡刺激素（FSH）偏高。

辨　证　脾肾不足。

治　法　补肾益脾。

处　方　经验方。

生地黄 15g，熟地黄 10g，菟丝子 15g，石斛 10g，泽泻 10g，桑椹 10g，牡丹皮 9g，巴戟天 9g，黄芪 12g，枸杞子 10g，合欢花 10g，乌药 10g，甘草 5g。共14 剂，每日一剂，水煎，分 2 次服。配合药膳暖巢煲 2 个（林洁自拟），补肾益脾，助卵泡成熟。

二诊：2021 年 5 月 26 日。本次月经延后未潮，刻下症见：同房干涩较前明显改善，睡眠欠佳但较前改善，二便可，仍感精神疲倦，小腹常有虚寒之感，常畏冷。基础体温（BBT）双相。辨证：肝肾不足证。治法：疏肝补肾。处方：同前，减乌药、泽泻，加月季花 10g，当归 10g，川芎 10g，三七花 10g。继服 7 剂。

三诊：2021 年 6 月 22 日。末次月经时间为 6 月 7 日。患者本次月经量较前增加，经前无腰酸乳胀。睡眠质量较前改善明显，偶尔心悸，同房无明显障碍。

嘱患者规律作息，保持心情舒畅，继续依前方治疗 2 个月，不适随诊。

解 析 卵巢生成卵子后能排卵、分泌女性激素，具备藏泻双重功能。在生理上，卵巢作为女性的性腺，内部组织相对充实，协同下丘脑、垂体、子宫共同促进女子正常生理周期，为娇贵之脏；而排卵和分泌功能又似六腑，以通为用，以降为顺。卵巢功能早衰导致的闭经，多由先天禀赋不足，经源枯竭，加之后天肝血虚少，或脾失健运，血海不充。治疗中应顺应卵巢的生理特性，以肾、肝、脾三脏为主。

指导老师按语 患者自诉经西医院确诊为卵巢功能早衰（缺乏当时资料分析），辨证为脾肾不定型闭经。患者平素长期熬夜，根据子午流注理论，夜间 23 点至凌晨 3 点为胆经与肝经主时，长此以往，影响全身血液归经，肝血虚少，则血海不充，故头晕眼花，月经量少；患者既往曾注射"瘦脸针"，林洁教授结合多年临证观察，认为此针影响患者排卵，严重的可导致闭经或卵巢功能减退。以中医理论而言，此即影响癸水之本，导致患者经源枯竭，月水不潮。在临证中，常运用花类药等轻柔飘散之品，认为女性如花似水，卵巢更需细心呵护，切忌破瘀峻猛之品。卵巢娇嫩易损，熬夜、有毒有害物品接触史等均可损伤卵巢，在临证用药时亦注意时时顾护卵巢。

（湖南中医药大学第一附属医院游卉，指导老师：林洁）

医案二

颜某，女，32 岁。初诊 2023 年 6 月 24 日。主诉：月经量少两年余。患者既往两次胎停清宫后出现月经量逐渐减少，患者未予重视，现月经量极少、色黑、无血块，无痛经，2 天干净，周期 28 天，LMP：2023 年 6 月 2 日。纳寐可，二便调。唇周乌线，舌暗，苔薄白，脉细涩。经阴道三维超声（3D-TVS）（2023 年 6 月 24 日）：内膜连续性欠佳，有小粘连带，内膜偏薄（6mm）；宫角距 26mm，双侧宫角及开口尚清晰，结合带＋整体不均匀；子宫内膜血流 1 级，2 支血管，子宫内膜无蠕动，双侧子宫动脉舒张期血流阻力较高。

辨　证　胞络虚瘀，肝肾不足。

治　法　滋补肝肾，活血调经。

处　方　调经方加减。

黄芪 12g，白术 10g，山药 15g，两面针 10g，瓦楞子 10g，金银花 6g，连翘 10g，当归 10g，川芎 10g，益母草 10g，三七花 6g。14 剂。

配合养膜糕 1 盒，一次一片，一天两次。

二诊：服用上方后患者月经量较前少改善，色鲜红，夹小血块，无痛经。服药后感胃部不适，大便质稀，纳寐可，小便调。唇色较前改善，舌暗，苔薄白，脉细涩。前方加陈皮 10g。再服 14 剂以巩固疗效，继续配合养膜糕长养内膜。

解　析　患者既往多次宫腔操作史后出现月经量减少，结合 3D-TVS，可以明确为轻度宫腔粘连。林洁教授结合多年临床经验，认为轻度宫腔粘连可以通过中医调理后改善月经量，无须行宫腔粘连手术可自然受孕，故予以调经方加减。宫腔粘连（IUA）为金刃损伤胞宫，导致胞宫络断脉伤，从而累及各脏及经脉，致胞宫不能维持其正常生理功能，出现月经量少、闭经甚或不孕。故 IUA 病因为金刃损伤，基本病机为胞脉受损，络断脉伤。肝藏血、肾藏精，IUA 患者内膜薄，需要补益肝肾以长养内膜。调经方中黄芪益气扶正，为君药；两面针、瓦楞子、金银花、连翘、益母草清热解毒，活血化瘀，共为臣药；三七花、川芎、当归养血活血调经，共为佐药。全方共奏益气活血、清热解毒之功，以改善宫腔环境，配合养膜糕滋补肝肾长养内膜。二诊患者月经量色、气色较前改善，但出现服药后胃部不适，大便质稀，故续服前方加陈皮以健脾护胃止泻。

指导老师按语　本案患者 3D-TVS 明确西医诊断为 IUA。根据患者主诉，中医诊断为月经过少，结合患者人工流产的病史以及超声诊断结果，考虑患者病因为金刃损伤胞宫，病机为胞宫络断脉伤。患者为轻度粘连，子宫内膜容受性尚可，故无须宫腔镜手术分离粘连。若患者后期有孕求，也无须进行宫腔镜手术，确认妊娠后，可予以养胎方益气养血安胎。

（湖南中医药大学第一附属医院游卉，指导老师：林洁）

医案三

吴某，女，20 岁，学生。主诉：月经周期延长两年。2023 年 4 月 18 日初诊，患者自诉近两年月经紊乱，月经周期 30～90 天，4～5 天干净，月经量时多时少、色暗红、有血块，轻微痛经，经前无乳房胀痛、无腰酸。LMP：2023 年 2 月 10 日。无性生活史。白带正常，平素易疲乏，脸颊红，长痘，纳寐可，二便调。舌暗淡，舌尖红，苔薄黄，脉弦细。2023 年 4 月 18 日妇科 B 超：内膜 11.5mm、不均匀、囊性增生，双侧卵巢多囊样改变，盆腔积液。

辨　证　气虚血瘀夹热。

治　法　益气活血，清热泻火解毒。

处　方　内炎方加减。

党参 10g，白术 10g，黄芪 10g，败酱草 10g，金银花 10g，两面针 10g，栀子 5g，淡竹叶 10g，佛手 15g，三七花 5g，当归 10g，川芎 10g，泽兰 10g，甘草 3g。14 剂。

配合地屈孕酮片 1 盒，一次两粒，连续服用 10 天停药。

二诊：服用上方后患者月经来潮，月经量色可、小血块，无痛经。白带正常，脸上痘痘较前减少，纳寐可，二便调。舌淡红稍暗，苔薄微黄，脉弦。续服前方 14 剂巩固疗效，地屈孕酮片换盆炎丸 2 瓶，一次 20g，一天两次。

解　析　月经后期是指月经延长 7 天以上，甚至 3～5 个月一行，连续 3 个周期以上称为月经后期，相当于西医月经稀发。林洁教授善于中西医结合诊治疾病，使用妇科 B 超明确患者发病原因。患者由于多囊卵巢综合征引起月经稀发，同时伴有子宫内膜炎、盆腔积液。林洁教授认为多囊卵巢综合征是一种遗传代谢性疾病，主要靠患者日常饮食和锻炼来改善，未出现下列症状不需要就诊，如：月经两个月未潮、15 天以上月经未净以及一个月月经两至则需要就诊寻求帮助。所以林教授此次看诊主要针对子宫内膜炎、盆腔积液处方用药，拟用内炎方为基本方加减，益气解毒。患者脸上长痘、舌尖红当泻火，故加入金银花、淡竹叶、栀子等清热泻火药；血液瘀滞不畅则表现为月经色暗红、夹有血块，舌暗红、脉弦，方中加入当归、川芎、泽兰、三七花活血通经；全方共奏益气活血、清热泻火解毒。

指导老师按语　患者虽是由于多囊卵巢综合征，卵泡长速慢、无排卵导致月经稀发，但结合患者妇科 B 超结果，以及患者症状舌脉，先中药调理子宫内膜炎及盆腔积液，再考虑调卵泡，故拟用内炎方加减益气活血，清热泻火解毒，配合地屈孕酮片催经。

（湖南中医药大学第一附属医院游卉，指导老师：林洁）

医案四

刘某，女，38 岁，已婚。2023 年 1 月 26 日初诊。主诉：月经量少 4 年。既往月经尚规律，初潮：14 岁，3/30 天，月经量少。LMP：2023 年 1 月 10 日，量少，色暗黑，无血块，无痛经。现症见：无特殊不适，纳可，寐可，二便调理。舌紫暗，苔薄白，脉细涩。性激素六项检查：FSH12.98mIU/mL，黄体生成素（LH）5.03mIU/mL，$E_2$46pg/mL，睾酮（T）0.99ng/mL，PRL11.13ng/mL，P0.4ng/mL。抗米勒管激素（AMH）0.78ng/mL。妇科 B 超：子宫大小正常，内膜厚 5mm，左侧卵泡 3 个，右侧卵泡 2 个。G4P2A2（G，怀孕；P，流产；A，生育），无孕求，确认已避孕。

辨　证　肾虚血瘀。

治　法　补肾活血。

处　方　助卵方加减。

党参 15g，黄芪 15g，白术 15g，山药 15g，覆盆子 10g，桑椹 10g，玉竹 10g，石斛 10g，菟丝子 10g，百合 10g，甘草 6g，莲子 10g，三七花 10g，当归 10g，川芎 10g，益母草 15g。21 剂。

配合经验方养巢煲 2 个，养泡煲 2 个，先养巢后养泡，间隔 7 天服用 1 个。

二诊：月经量较前增多，色可，纳寐可，二便调。治疗：①自拟助卵方，14 剂，煎服同前；② 配合养巢煲 2 个，养泡煲 2 个，先养巢后养泡，间隔 7 天服用 1 个炖法同前。定期复诊。

解　析　卵巢功能减退（DOR）在中医学中无相应的病名，根据临床表现与疾病特点，可归属于中医学"月经后期""月经过少""闭经"等范畴。肾与女性生殖关系最为密切，肾气的强弱会对冲任二脉产生影响，对女性卵巢功能起决定性作用。因此，DOR 的首要病机为肾精亏虚。予助卵方暖巢养泡。方中党参甘、平，归脾、肺经，可健脾益肺，养血生津；白术甘、苦、温，归脾、胃经，可健脾益气；黄芪甘、微温，归脾、肺经，可补气生津养血；莲子甘、涩、平，归脾、肾、心三经，能补脾益肾，涩精益精；山药甘、平，归脾、肺、肾经，可补脾生津，益肺补肾；五药合用，补益后天脾胃，且有补肾涩精、养心益气之效。石斛甘、微寒，入肾经，有滋阴助卵泡发育之效；百合甘、寒，归心、肺经，可清心养阴，补肺启肾；玉竹甘、微寒，归肺、胃经，可养阴润燥，生津助卵；三药合用，补肾养阴，促天癸充盛，助卵泡如期发育成熟。覆盆子甘、酸、平，入肝、肾经，可滋补肝肾，助阳化精；菟丝子辛、甘、微温，归肝、肾、脾三经，可补肾固精，微温而不燥；桑椹甘、酸、微寒，归心、肝、肾经，可补肝肾，益精血；三者合用，可濡养卵泡，促进卵泡的生长发育，所谓"阳得阴助，则生化无穷"。三七花甘、凉，可活血止血，生津润燥，助气血运行，宣通经脉，使卵泡依时排出。甘草调和诸药。

指导老师按语　根据患者的AMH、B超以及性激素检查结果，明确西医诊断为DOR。根据患者主诉，中医诊断为月经过少，辨证为肾虚血瘀证。根据初诊，林洁教授予以"助卵方"配合"养巢煲"及"养泡煲"，补肾健脾，宣散化瘀，助卵育泡，以求月经增多。二诊，患者月经量较前增多，守方继服，改善症状。

（湖南中医药大学第一附属医院游卉，指导老师：林洁）

医案五

　　李某，女，40岁，月经后期。主诉：月经不规则半年，2～3个月1次，色红，无血块，5天干净，无腹痛，腰痛，末次月经6月22日至26日。现症见：带下偏少，睡眠可，纳可，大便略干，1～3天1次，小便可，舌淡红，苔薄根微黄，舌下稍瘀滞，右沉细，左沉弱。辅助检查：超声示子宫壁异常改变（肌瘤待排查），右侧卵巢未见明显卵泡回声。LH28.25mIU/mL；FSH 55.55mIU/mL；E_2 28.2pg/mL；AMH0.03ng/mL。

辨　证　肝肾不足，冲任未通。

治　法　补肾养肝，调理冲任。

处　方　二仙汤加减。

　　淫羊藿15g，巴戟天15g，仙茅15g，附子5g，肉桂3g，菟丝子12g，熟地黄20g，山药12g，山茱萸肉12g，黄柏10g，知母10g，菟丝子12g，桃仁10g，红花6g。10剂，水煎服，1天2剂，早晚分服。

解　析　本病属于中医学"血枯""经闭"等范畴。《景岳全书》云："及其甚也，则四脏相移，必归脾肾。"肾为先天之本，脾为后天之本，肾气盛则天癸至，月事以时下；脾气健，则气血旺盛，血海按时满盈，月经方能正常。脾肾损伤，则冲任亏虚，血海欠盈，发为月经不调甚则闭经。肾主藏精，精能化气，肾精所化之气为肾气，肾气的盛衰主宰着天癸的至与竭，肾气充盛，方能月事以时下，肾气亏虚，何能盈满而化经水外泄？脾为后天之本，气血生化之源，《女科经纶》引程若水说："妇人经水与乳，俱由脾胃所生。"故张景岳在《景岳全书·经不调》中指出："调经之要，贵在补脾胃以资血之源；养肾气以安血之室。"二仙汤出自《中医方剂临床手册》。方中仙茅、淫羊藿、巴戟天温肾阳，补肾精；黄柏、知母泻肾火，滋肾阴；当归温润养血，调理冲任。全方共奏温补脾肾、填精养血、调和冲任之效。此患者禀赋素弱，肾气不足，天癸未至，冲任未通，精血虚少无以化为经血，故月经迟迟不潮，用二仙汤加减补肾养肝、调理冲任而获效。

指导老师按语　月经后期，2～3 个月 1 行，伴腰痛，脉沉细，多为肾精不足，天癸不足，故从肝肾冲任调之。二仙汤补肾填精，附子、肉桂温元阳，加化瘀之品以通络。

（南华大学附属第一医院薛晓，指导老师：刘鑫）

🐚 医案六

肖某，女，42 岁。初诊日期：2023 年 3 月 8 日。主诉：不规则阴道流血 20 多天。现病史：患者本次经行于 2 月 16 日开始，迄今已 20 多天，未予特殊治疗。今日就诊阴道仍少许流血，色红，淋漓不尽，时夹少量血块，伴有轻微头晕、目眩、腰酸胀，面色㿠白。舌淡红，苔白，脉弦细。其诉 2 年多来，间断经行，量多，色红，夹有紫块，曾用屈螺酮炔雌醇治疗 3 个月，该 3 个月月经量有所减少，停药后经量复多。既往无特殊病史，婚育史：G3P2，避孕套避孕，自诉 3 个月无性生活。查 B 超：子宫大小正常。

辨　证　肝肾亏损。

治　法　滋养肝肾，敛血固冲。

处　方　自拟滋养肝肾方加减。

菟丝子 15g，当归 10g，白芍 10g，太子参 15g，杜仲 10g，淮山药 15g，枸杞子 12g，女贞子 12g，墨旱莲 15g，蒲黄炭 10g，茜草 10g，三七粉 6g。7 剂，一日一剂，每日 2 次，温服，连服 7 天

二诊：2023 年 3 月 18 日。服上药后，阴道出血停止。现无不适。舌淡红，苔白，脉细。拟健脾以善后。药用：党参 15g，黄芪 12g，白术 10g，茯苓 10g，淮山药 15g，杜仲 12g，牡丹皮 10g，当归 10g，甘草 5g。每日水煎服 1 剂，连服 15 剂。

三诊：2023 年 4 月 19 日。4 月 12 日月经来潮一次，量中，色红，无血块及痛经，轻微腰酸，持续 5 天自止，现无头晕乏力，无目眩，偶有腰酸，面色润，舌淡红，苔白，脉稍细。予补养气血，固冲调经为治。药用：党参 15g，黄芪 15g，白芍 12g，熟地黄 15g，当归 10g，川芎 10g，杜仲 12g，菟丝子 12g，枸杞子 12g，玫瑰花 8g，益母草 10g，香附 12g，女贞子 10g，墨旱莲 10g，淮山药

15g，炙甘草 5g。每日水煎服 1 剂，连服 15 剂。

此后随访 2 个月，月经周期，经、色、量均基本正常。

解　析　本病为肝肾亏损证之崩漏，因肾藏精，肝藏血，同为冲脉任脉之所系。肝肾亏损，则冲任不固，故阴道出血淋漓，漏下不能自止；头为精明之府，肝开窍于目，腰为肾之外府，肝肾亏损，精血不足，清窍失养，故头晕、目眩、腰胀。以滋养肝肾，佐以敛血之法治之。

指导老师按语　本案 2 年多月经量过多，流血无度，病情延绵时间长，导致肝血亏虚，肾气不固，非峻补不能获效，进而发展成崩漏。方中太子参、菟丝子、枸杞子、女贞子益气养阴，平补阴阳，以柔养肝肾；墨旱莲、蒲黄炭、三七粉、茜草同用，既能滋阴敛血，又能导滞化瘀。二诊时本"见肝之病，当先实脾"之旨，以四君子汤加淮山药健脾补养为主。三诊时从补养气血着眼，故以圣愈汤配二至丸为主治之。加益母草、香附调气活血，防其离经之血停滞。治疗崩漏不离塞流、澄源、复旧三法，需将三法融为一体，不拘泥于先后，出血期间塞流时不离澄源、复旧；非经期复旧中重在澄源以治其本。本案血止后仍需养肾健脾、调冲固本，养肾意在固护先天之本，健脾意在助脾气，最终引血归经。

（湖南省妇幼保健院宁东红，指导老师：欧阳紫婷）

医案七

胡某，女，37 岁。2022 年 11 月 9 日就诊。主诉：月经提前 6 个月。现病史：患者既往月经规则，近 6 个月月经周期缩短，20～23 天来潮 1 次，6～7 天干净，量中，色暗红，无血块，无腹痛。前一次月经（PMP）：2022 年 10 月 16 日至 2022 年 10 月 22 日，量中，色暗红，夹少许血块，轻微腹痛，无腰酸，乳房胀痛，现未干净。LMP：2022 年 11 月 5 日，性质基本同前，现未干净。就诊症见：患者精神可，易烦躁，觉口干口苦，食纳睡眠可，二便调。舌红，苔薄黄，脉弦数。既往体健，孕产史：孕 3 产 1 人流 2，现无生育要求，避孕套避孕。

辨　证　肝郁血热。

治　法　疏肝清热，凉血调经。

处　方　丹栀逍遥散加减。

牡丹皮 10g，栀子 10g，当归 10g，白芍 15g，柴胡 12g，白术 12g，茯苓 15g，香附 12g，郁金 12g，淮山药 15g，甘草 6g。15 剂，每日 1 剂，水煎服，分 2 次温服。

二诊：2022年12月10日。LMP：2022年12月3日至2022年12月8日，量中，色暗红，无血块，无痛经，经前乳房胀痛明显好转，现患者精神良好，偶腰酸，轻微口干，无口苦，夜尿频，偶有耳鸣，无尿急尿痛，食纳睡眠可，大便调。舌淡红，苔薄，脉弦细。方药如下：牡丹皮10g，栀子8g，当归10g，白芍15g，柴胡10g，白术12g，茯苓15g，香附12g，淮山药15g，女贞子12g，墨旱莲12g，杜仲12g，五味子6g，益智仁15g，牡蛎15g，甘草6g。继续服用15剂。

三诊：2023年1月9日。LMP：2023年1月1日至2023年1月6日，量中，色红，无血块，无下腹痛，无腰酸，经前轻微乳房胀痛。现患者精神良好，无腰酸，偶有口干，无口苦，夜尿频明显好转，无耳鸣，无尿急尿痛，食纳睡眠可，大便调。舌淡红，苔薄黄，脉稍细。予方药如下：牡丹皮10g，山茱萸10g，生地黄12g，茯苓15g，白芍15g，柴胡10g，白术12g，香附12g，菟丝子12g，淮山药15g，杜仲12g，五味子6g，益智仁15g，牡蛎15g，甘草6g。继续服用15剂。

四诊：2023年1月31日。患者诉今日月经来潮，量中，色红，无血块，无腹痛及腰酸，无乳房胀痛。继续服用上方巩固治疗1个周期（15天），后随诊，患者诉月经周期已恢复正常。

解 析 此患者证属于肝郁血热证，肝郁化热，热扰冲任，迫血妄行，故月经提前，血为热灼，故经色暗，有血块，肝郁气滞，故经前乳房胀痛，肝郁化火，气机不舒畅，故烦躁不安、口干口苦，舌红，苔薄黄，脉弦数，均为肝郁血热之征，治疗需分阶段，前期以疏肝清热、凉血调经为主，当肝郁解，血热清，需以固冲调经，固本培元巩固治疗，预防复发。

指导老师按语 明代《景岳全书》云："凡血热者，多有先期而至。"宋代《妇人大全良方》云："过于阳则前期而来。"指出了本病病机，治疗本病需本着审证求因、辨证论治的原则，基于正常月经周期的特点来调理。本病若治疗不及时，可发展为崩漏。本案患者表现为肝郁血热证，故治疗上以疏肝清热、凉血调经为法，治用牡丹皮、栀子等清热凉血；用郁金、香附、柴胡等疏肝解郁；当归、白芍等养血柔肝，白术、茯苓、甘草等健脾益气；全方配伍，使肝气畅达，肝热得清。待血热症状控制理想后，根据月经周期"肾气消长、气血盈亏变化节律"的特点，进行固冲任，益肾精，调经血治疗，使月经周期恢复。

（湖南省妇幼保健院宁东红，指导老师：欧阳紫婷）

医案八

罗某，女，30岁，已婚。初诊时间：2023年1月4日。主诉：反复月经后期，量少1年，要求调理受孕。现病史：患者13岁初潮，既往月经欠规律，月经周期为7天/1～3个月，量少，末次月经2022年12月17日至今（服用炔雌醇环丙孕酮后，自行停药）。既往于2022年3月生化妊娠一次。检查发现多囊卵巢综合征，未予以系统治疗，间断服用炔雌醇环丙孕酮。就诊时症见：精神焦虑，形体偏瘦，自行停用炔雌醇环丙孕酮后反复阴道少量出血，色暗红，无血块，无痛经，用护垫即可。乳房胀痛，下腹坠胀，腰底酸痛，白带量少，平素头痛头晕，口干，心烦，怕冷，夜尿多，乏力，寐差，面部有痤疮，小便可，大便偏结。舌质紫暗，舌尖红，苔薄黄。妇科检查：外阴外观正常，阴道通畅，分泌物少；宫颈重度糜烂，可见多个纳氏腺囊肿，子宫后位，大小正常，双侧附件未触及异常。双乳微胀，乳晕周围可见一根较长汗毛。2022年12月19日性激素测定：促卵泡激素（FSH）8.71U/L，黄体生成素（LH）10.1IU/L，雌二醇（E_2）45pg/mL，睾酮（T）82.5nmol/L。2022年12月19日妇科B超检查示：内膜4mm，左侧卵巢大小46mm×30mm，内可见大于10个卵泡，最大卵泡5mm×6mm，右侧卵巢大小41mm×27mm，内可见大于10个卵泡，最大卵泡5mm×5mm。提示：双侧卵巢多囊样改变，宫颈多发腺囊肿。

辨　证　肾阴亏虚，瘀滞胞宫。

治　法　滋阴补肾，活血化瘀。

处　方　经验方。

太子参10g，黄芪10g，白术10g，沙参15g，桑椹10g，菟丝子10g，覆盆子10g，牡丹皮10g，栀子10g，莲子10g，鹿衔草10g，墨旱莲10g，马鞭草10g，荆芥穗10g，仙鹤草10g，甘草5g。每日一剂，水煎服，7剂。嘱其监测基础体温，并记录。

二诊：2023年1月11日。阴道流血停止，乳房胀痛缓解，下腹坠胀，腰底酸痛，白带量少，头痛头晕，口干，心烦，怕冷，夜尿多，乏力，寐差，面部有痤疮，小便可，大便偏结。舌质紫暗，舌尖红，苔薄黄。基础体温单相，波动在35.2～35.5℃。处方：柴胡10g，当归10g，牡丹皮10g，沙参15g，石斛10g，桑椹10g，菟丝子10g，覆盆子10g，桑寄生10g，栀子10g，莲子10g，橘叶10g，荔枝核10g，甘草5g。21剂，水煎服。嘱其监测基础体温，并记录。

三诊：2023年2月6日。乳房胀痛缓解，无下腹坠胀，腰底酸痛，白带量较前增多，口干缓解，仍感心烦，怕冷，夜尿减少，寐差，面部有痤疮，小便可，大便一日一次。舌质紫暗，舌淡红，苔薄白。基础体温单相，波动在35.5～35.7℃。处方：二诊方改栀子为莲子心 5g，加玄参 10g，淡竹叶 10g，桑叶 10g。21 剂，水煎服。嘱其监测基础体温，并记录。

解 析 多囊卵巢综合征是妇科常见的生殖功能障碍性疾病，其发生率占生育年龄妇女的 5%～10%，在妇科内分泌临床上占 20%～60%。中医历代文献中既没有"卵巢"之名，亦未见"多囊卵巢综合征"病名的记载，只有"不孕"的记载，根据本病临床表现，其治疗常常散见于"不孕症""月经后期""闭经"和"癥瘕"等病证中。患者临床症状可见月经稀发或闭经、不孕、多毛和肥胖等症状。林洁教授认为，多囊卵巢综合征病因病机错杂，应从各种矛盾中梳理出主要矛盾。针对多囊卵巢综合征复杂病机，临床辨证以肾虚血瘀为主，分为胖瘦两型。本病辨证属于瘦型。朱丹溪云："瘦人多火，肥者多湿，瘦人多阴虚。"肝为藏血之脏，由于脏腑化生的血，除营养周身外，皆藏于肝，其余部分，下注冲任（血海），冲脉起于会阴，夹脐上行，与胃经并行，而络乳头；肝经之脉自足上行，沿腹内侧及阴毛中，环绕阴器，故肝与冲脉相连，肝血注入冲脉，为产生月经的来源之一。另一方面肝喜条达疏泄，肝气畅达，气机调畅，冲任二脉得以通畅，血脉流通，卵子则顺利排出，月经按期来潮。肝肾同居下焦，肝血肾精同源互补，所以肝失疏泄、气郁日久，化火灼伤肝阴，进而可损伤肾阴、肾阳。肝失疏泄，气郁化火或肝热素盛是导致不孕的主要原因。临床上形体偏瘦之人，大多多火、多毛、痤疮、发热，治疗当滋肾养阴清热为主。

指导老师按语 本病治疗时根据月经周期分段施治，经后期，血海空虚为阴长阳消期，宜酌加滋阴养血药，如当归、白芍、女贞子、墨旱莲等；经间排卵期为重阴转阳期，应在补肾阳的同时加重活血通络药以促进阴阳的顺利转化，如赤芍、丹参、泽兰等；经前期为阳长阴消期，应以补阳药为主，以顺应生理变化，促使周期的正常演变；行经期胞脉充盛，血海由满而溢，治应理气调血，以促进经血的顺利排泄。随证加减运用柴胡、当归、牡丹皮、栀子、沙参、玄参、石斛、莲心、泽泻、甘草等滋肾养阴，清热调经。

（湖南中医药大学第一附属医院易星星，指导老师：林洁）

医案九

李某，女，36 岁，G5P1A4，曾于 2015、2017、2018、2020 年行人工流产并清宫，近期有避孕，有孕求。初诊时间：2022 年 5 月 18 日。主诉：月经量少 3

年余。现病史：患者平素月经规律，月经 1~3/18~25 天，量少，色暗红，无血块，无痛经。末次月经 2022 年 4 月 30 日，量、色、质同前。现下患者未诉特殊不适，手脚偏凉，畏寒，无口干口苦，纳可，寐欠佳，常熬夜，小便清长，大便尚可，舌质淡，苔白，舌底脉络曲张，脉细沉涩。2022 年 4 月 21 日经期第 9 天，经阴道彩超提示：内膜 3.5mm，左卵巢大小约 30mm×19mm，内可见黄体声像；右侧卵巢 25mm×20mm。2022 年 5 月 1 日月经周期第 2 天，性激素六项提示：人绒毛促性腺激素（HCG）<1.20mIU·mL^{-1}，FSH 5.21mIU·mL^{-1}，LH 2.18mIU·mL^{-1}，T 1.53nmol·L，E$_2$ 33Pg·mL^{-1}，P 0.31ng·mL^{-1}，PRL 8.54ng·mL^{-1}。

辨　证　肾虚血瘀。

治　法　温肾助阳，化瘀调经。

处　方　温阳调经汤加减。

淫羊藿 15g，仙茅 15g，益母草 10g，阿胶 9g，肉桂 3g，女贞子 15g，鹿茸 1g，人参 6g，何首乌 15g。每日一剂，水煎服，早晚温服，共 7 剂。

二诊：2022 年 6 月 20 日。上方已服完。末次月经 2022 年 5 月 30 日至 6 月 3 日，量较前增多，色红，无血块，无痛经。白带正常。患者刻下无特殊不适，畏寒较前稍有减轻，纳寐可，小便调，服用中药时近大便质稍稀，不成形，余尚可，舌质淡红，苔薄白，脉细弱。经阴道超声检提示：内膜 8.00mm，左卵巢大小约 30mm×21mm，内可见黄体声像；右侧卵巢 28mm×23mm。处方：淫羊藿 15g，仙茅 15g，益母草 10g，阿胶 9g，肉桂 3g，女贞子 15g，鹿茸 1g，人参 6g，何首乌 15g，巴戟天 10g，熟地黄 10g。每日一剂，水煎服，早晚温服，共 7 剂。

三诊：2022 年 7 月 11 日。上方已服完，末次月经 2022 年 6 月 30 日至 7 月 6 日，量较前明显增多，色红，无血块，无痛经。刻下患者未诉特殊不适，手足温，畏寒较前明显缓解，纳寐可，二便调，舌质淡红，苔薄白，脉细。2022 年 7 月 8 日，经阴道 B 超提示：内膜 6mm，左卵巢大小约 30mm×21mm，内可见一大小约 12.5mm×14mm 优势卵泡，内见约 6~8 个小卵泡；右侧卵巢 25mm×18mm，未见明显优势卵泡声像，内可见约 6~8 个小卵泡。处方：菟丝子 15g，石斛 10g，生地黄 10g，熟地黄 10g，覆盆子 10g，桑椹 10g，肉苁蓉 10g，南沙参 10g，山药 10g，莲子 10g，莲子心 3g，月季花 5g，甘草 3g。每日一剂，水煎服，早晚温服，共 7 剂。嘱患者隔天同房一次，调情志，节起居，配合适当运动，不适随诊。

解　析　肾气的盛衰决定天癸的"至"与"竭"，天癸的至竭决定"任脉通"与"太冲盛"，任通冲盛决定月经"潮"与"止"，月经的潮止决定生殖功能的成熟与消失，可见肾中精气的盛衰在月经的潮止上起主导作用。肾阳为一身阳气之本，是机体温煦气化的原动力，"五脏之阳气，非此不能发"。若肾阳充盛，脏腑形体官窍得以温煦，各脏腑功能得以正常发挥；若肾阳虚衰，冲任失于温煦，胞脉虚寒，气血运行不畅以致冲任血海阻滞。女子性矜持，对各事物敏感，不得隐曲之事颇多，故多有情志不遂，常忧思、郁忿、悲伤，而致肝气郁结。肾主封藏，肝主疏泄，两者之间存在着相互为用、相互制约的关系。若肝失疏泄，气机郁滞，加之命门火衰，肝气结甚，可致冲任血海阻滞。肝经瘀血为有形之邪，久留不去，势必伤肾。故本例月经过少的病因病机重点在肾，肝郁脾虚，血阻成瘀为疾病发生的关键。

指导老师按语 患者以肾虚血瘀为主证，治疗上当以温肾助阳、活血化瘀之法。初诊时患者处于黄体期，运用温阳调经汤，该方鹿茸为血肉有情之品，益精血之要药；人参温而不燥，培补滋养先天元气，益气助阳，为临床治虚劳内伤第一要药，凡一切气血津液不足之证皆可用之，人参、鹿茸合用，其力刚雄无比，历代医家多视为峻补之剂。益母草苦泄辛散，主入血分，善活血调经，使方中补中有泻，以防温补过甚而动火。全方气血阴阳兼顾，但终以温阳益气调血为要，共奏温肾益阳、活血和血之功。二诊患者月经量较前增多，肾阳虚较前好转，且患者仍处于此次月经的黄体期，故续用温阳调经汤，再加以巴戟天、熟地黄，一是巴戟天助淫羊藿滋补肾阳之功，二是运用熟地黄滋阴补血，调整阴阳，使阴平阳秘，且所谓"善补阳者，必于阴中求阳，阳得阴助而生化无穷"。三诊患者月经量较前明显增多，根据患者处于卵泡期，卵泡正处于成长阶段，改用护卵汤加减。该方具有补而不滞，温而不燥，滋而不腻，济阴和阳之特点，在内胞宫冲任精血充足，使得"肾气盛、精血充"，犹如为种子准备了充足的养料，在外通过疏肝解郁及清心养心来调节整体精神状态，使得"任通冲盛"，从而综合提高卵子的质量及胚胎种植率，以助患者有孕之愿。

（湖南中医药大学第一附属医院易星星，指导老师：林洁）

医案十

余某，女，46岁。2023年5月10日就诊。主诉：月经紊乱1年，阴道流血量多10天。现病史：患者既往月经规律，5～6/28～30天。1年前开始无明显诱因出现月经紊乱，5～15/25～60天，量时多时少，色暗红，夹血块。2个月前妇科门诊行诊刮术，术后病检为子宫内膜简单型增生。诊刮术后未用药。10天前开始出现阴道流血，量多，色暗红，夹血块，持续至今未净，伴下腹部隐痛，腰酸，头晕乏力，胸闷纳呆，食欲减退，舌质暗，舌边有瘀点瘀斑，脉细。

辨　证　脾虚不摄，瘀热夹杂。

治　法　健脾益气，清热化瘀止血。

处　方　四君子汤合四草汤加减。

党参15g，生黄芪15g，白术10g，茯苓10g，阿胶15g，仙鹤草30g，马鞭草10g，女贞子10g，墨旱莲15g，鹿衔草10g，茜草10g，青蒿10g，金银花10g，连翘10g，桑寄生10g，甘草6g。5剂，每日一剂，分2次温服。

二诊：2023年5月20日。服上方3剂后，阴道流血减少，下腹疼痛及腰酸减轻，再服上方2剂，阴道流血止。以上方去止血仙鹤草，加山药15g。继续服7剂。嘱下次经期时服原方5剂。

解　析　根据崩漏之虚、热、瘀病机特点，以四君子汤合四草汤随症加减治之。方中除四君子汤健脾益气外，用仙鹤草、马鞭草、墨旱莲、鹿衔草组成四草汤止血。仙鹤草，味苦、涩，性平，入心、肝、肺经，因其收涩作用较强，故止血效佳；又因药性平和，故寒、热、虚、实各种出血证均可运用。马鞭草，味苦、性凉，入肝、脾二经，功用清热解毒，活血散瘀，利水消肿，故有凉血、活血、止血之功效。墨旱莲，味甘、酸，性凉，入肝、肾经，功擅补肝肾之阴，亦为凉血、止血之要药，常用于治疗肝肾阴虚的头晕目眩，以及阴虚血热之月经过多、崩漏下血等出血病症。鹿衔草，味甘、苦，性温，入肝、肾经，有补虚、益肾、活血调经、治崩止带之功效。仙鹤草长于补虚，收涩止血；马鞭草长于凉血、活血、止血；墨旱莲长于滋阴，活血止血；鹿衔草长于温经、活血、止血，四草合用，熔止血药于一炉，兼有清热、滋阴、化瘀、补虚之功效，且鹿衔草性温能防马鞭草、墨旱莲之寒凉，故四草配伍用于此。

指导老师按语　崩漏是月经的周期、经期、经量发生严重失常的病证。病机乃是阴阳、气血不相维系为病。临床所见之妇科崩漏病证，往往由于气虚、血热、瘀结三者相结为患，形成虚实夹杂，虚、瘀、热互结之复杂病症。四草汤四草配伍，活血而不动血，止血而不留瘀，凉血而无寒凝之弊，祛瘀而无伤正之忧。

（湖南中医药大学第一附属医院易星星，指导老师：林洁）

医案十一

夏某，女，26岁。2023年1月9日就诊。主诉：月经先期8年余。现病史：患者月经初潮16岁，平素月经5～6/15～22天，量少，色淡暗，质稀，无血块，

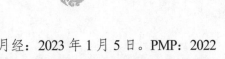

经行期间时感腰酸腿软，偶头晕耳鸣。末次月经：2023年1月5日。PMP：2022年12月15日至12月20日。纳寐可，二便调。舌淡暗，苔少，脉沉细。患者有孕求。

辨　证　肾气虚。

治　法　补肾填精，养血调经。

处　方　归肾丸加减。

熟地黄10g，山药15g，杜仲10g，桑椹10g，覆盆子10g，黄精10g，山茱萸10g，肉苁蓉10g，石斛10g，玉竹10g，当归10g，枸杞子10g，菟丝子10g，三七花5g，百合10g，绿梅花10g，甘草5g。共14剂，水煎服。

二诊：2023年2月6日。末次月经2023年2月1日，月经周期间隔延长，月经量较前稍增多，色暗红，夹小血块，经期仍感腰酸，伴乏力，耳鸣好转。纳可，寐欠安，易醒，二便调。舌淡暗，苔少，脉沉细。处方：熟地黄10g，山药15g，山茱萸10g，杜仲10g，桑椹10g，覆盆子10g，肉苁蓉10g，当归10g，枸杞子10g，菟丝子10g，玉竹10g，百合10g，绿梅花10g，五味子6g，远志6g，甘草5g。共14剂，水煎服。

解　析　冲任之本在肾，肾气不足，封藏失司，冲任不固，故月经提前；肾虚精血不足，故经量少；肾不足，肾阳虚弱，血失温煦，则经色淡暗、质稀；外府失荣，筋骨不坚，故腰膝酸软；头晕耳鸣，舌淡暗，脉沉细均为肾虚症状。

指导老师按语　在行经期的1～6天，胞宫气血由满而溢泻渐至空虚，肾气相对减弱，是阴长阳消之时，此期是调经的基础阶段。对于有孕求者，应补肾填精，治疗重点放在改善卵巢功能，提高卵子质量和数量，和促进排卵上。

（湖南中医药大学第一附属医院易星星，指导老师：林洁）

2．闭经案

李某，女，17岁，未婚，无性生活史。初诊时间：2023年4月24日。主诉：月经稀发1年余。现病史：患者14岁初潮，自初潮后月经一直不规律，3～7天/1～6个月，近1年来加重，不吃药则月经无法来潮，多次使用黄体酮后月经始来潮1次。末次月经：2023年3月6日（肌内注射黄体酮后），量少，色暗红，有血块，无明显经行腹痛。体型肥胖。2023年3月外院性激素六项：LH12.68mIU/mL，FSH7.94mIU/mL，E_2 145.65pg/mL，P6.13ng/mL，PRL359.09nmol/L。2023年3月外院妇科彩超示子宫内膜8mm，左右卵巢各12个左右卵泡，未见优势卵泡。现在症：精神可，白带量多，色白，质地清稀。饮食、睡眠、大小便均正常，舌淡暗，苔白，脉迟涩。

辨　证　肾阴阳两虚，瘀血阻络。

治　法　补肾益精，化瘀通络。

处　方　经验方。

紫石英15g，补骨脂10g，菟丝子10g，熟地黄15g，生地黄15g，桑寄生10g，覆盆子10g，山茱萸10g，土鳖虫10g，水蛭10g，生鸡内金10g，路路通10g，泽泻10g，台乌药10g，桔梗10g，泽兰10g，甘草5g。21剂，水煎服，每日一剂，分2次服用。嘱测基础体温。

二诊：2023年5月22日。于5月17日月经来潮，量少，色红，夹小血块，持续3天干净。处方：紫石英15g，补骨脂10g，菟丝子10g，熟地黄15g，生地黄15g，桑寄生10g，覆盆子10g，山茱萸10g，土鳖虫10g，水蛭10g，生鸡内金10g，路路通10g，泽泻10g，台乌药10g，桔梗10g，泽兰10g，甘草5g。21剂，水煎服，每日一剂，分2次服用。嘱测基础体温。

三诊：2023年7月24日。服药期间月经3～5/30～40天。嘱继续服药3个月。

解　析　本例肾阴阳两虚为主，兼血阻络之虚实夹杂，治疗需以肾阴阳同补为根本，方可从根本上调理月经。肾阴肾阳虚日久都易致血瘀，瘀血阻滞胞宫胞络，阻碍卵子排出，因而在阴阳双补的基础上辅以活血通络之品，以促进卵泡排出。故补肾通络为其主要治则。遣方用药通补结合，静中有动。方中紫石英、补骨脂、菟丝子温补肾阳，熟地黄、生地黄、桑寄生、覆盆子、山茱萸平补肾阴，正所谓"善补阳者，必于阴中求阳，则阳得阴助而生化无穷；善补阴者，必于阳中求阴，则阴得阳升而泉源不竭"。上药合用能使肾阴得养，肾阳得化，同时奏补肾以通心络、养心安神之效。生殖之精充足，生殖之力充沛，卵子得以发育成熟，月经得以至。同时，土鳖虫、水蛭、生鸡内金、路路通、泽泻、泽兰走冲任而活血利水，祛瘀而通滞。台乌药、桔梗调畅气机，合用使气血调达，冲任通畅，卵子得以顺利排出。诸药合用使补中有通，静中有动，而达补肾通络之功效。调补阴阳，条达气血，通畅冲任，使卵子得以顺利排出。

指导老师按语　肾气充盛是任通冲盈的基础，而冲任流通，气血畅达，卵子方能顺利排出。肾精亏虚使卵子发育缺乏物质基础，难以发育成熟；肾阳亏虚既不能鼓舞肾阴的生化和滋长，更使排卵缺乏原动力，故肾虚是排卵障碍的根本原因。肾气虚无力推动血行，冲任血行迟滞而成瘀。瘀阻脉络形成后，又碍肾气的生化、肾阳的鼓动、肾阴的滋养，而加重肾虚。本例患者肾虚血瘀是其病的病机根本，因虚致瘀，因瘀致虚，互为因果，形成恶性循环。

（湖南中医药大学第一附属医院易星星，指导老师：林洁）

3.痛经案

医案一

黄某，女，38岁，无孕求，确定已避孕。初诊：2023年7月9日，主诉经行腹痛25年。现病史：既往月经规律，13岁初潮，10+天/26～28天，LMP：2023年6月20日。PMP：2023年5月26日。月经量正常，色暗红，无血块，重度痛经，自诉需服用解热镇痛类药物止痛，经前乳房胀痛。舌暗，苔白，脉弦。G4P2P2（2010年顺产1女，2011年顺产1男，既往人工流产2次，时间不详）。辅助检查：2021年8月25日，CA125为78.9U/mL；2021年7月30日，TSH2.85mIU/L；2023年7月8日，CA125 47.18U/mL，CA199 28.12kU/L，人附睾蛋白4（HE4）43.51pmol/L。2023年7月8日，经阴道四维超声：①子宫大小61mm×59mm×63mm，子宫腺肌病可能；②腺肌瘤47mm×39mm×52mm；③子宫内膜厚5.8mm，C型；④肌层结合带回声不均匀，整体回声不均匀；⑤内膜容受性：子宫血流2级，内膜不规则蠕动；⑥左卵巢大小33mm×21mm×21mm，内可见1个小卵泡（16mm×14mm），卵巢内可见黄体声像，卵巢内可见巧克力囊肿15mm×11mm，输卵管积水85mm×20mm；⑦右卵巢大小34mm×15mm×19mm，内可见3个小卵泡，输卵管积水63mm×26mm。既往史：2021年7月于湖南省中医药大学第二附属医院开腹行左侧卵巢巧克力囊肿剥离手术。否认药物食物过敏史。否认其他慢性疾病及传染病史。

辨　证　气滞血瘀。

治　法　活血消癥，理气止痛。

处　方　妇炎方加减。

党参15g，黄芪15g，白术15g，甘草5g，蒲公英10g，两面针12g，白芍12g，续断10g，泽泻10g，三七花5g，土贝母15g，土茯苓15g，土鳖虫5g，墨旱莲10g，槐花10g，醋延胡索15g，盐川楝子10g，盐荔枝核10g，桔梗10g。14剂，水煎服，每日一剂，早晚温服。

解　析　患者原发性痛经，根据患者症状及辅助检查结果明确原发性痛经的原因为子宫内膜异位症。根据舌脉症，辨证为气滞血瘀之痛经。胞宫气血由经前充盛到经期泻溢、经后暂虚，气血变化急骤，易受病邪干扰，邪气阻滞气机，使气血运行障碍，经血泻而不畅，导致胞宫气血不畅，不通则痛，积久成癥。患者表现为痛经，对症可选有止痛之效的中药以解患者之苦疾。该方选用党参、黄芪、白术以健脾益气，气为血之帅，气可行血；三七花、两面针活血化瘀通经；泽泻归肾经，利尿泄浊，引血下行，给血瘀之邪以出路；土贝母、土茯苓利湿化痰，消癥散结；土鳖虫破血逐瘀而消积通经；蒲公英消肿散结；白芍养血调经，柔肝止痛；续断补益肝肾；醋延胡索和盐川楝子为金铃子散的组成药物，盐川楝子泻气分热，醋延胡索行血分滞，寒热配伍，共奏清热行气止痛之功；桔梗入肺，肺朝百脉则气达，通条水道则血畅；盐荔枝核形如睾丸，古云肾子，并具温性，故可温肾之精，且入肝经，调肝之气；盐荔枝核与桔梗，一升一降，辛温芳香，通达气血，通则不痛；结合该患者经期延长特点，予以槐花、墨旱莲以止血，兼以补益肝肾；甘草调和诸药。全方消中有补，使消癥而不伤正，补气而不留邪。

指导老师按语　痛经是指妇女正值经期或经行前后，出现周期性小腹疼痛，或伴腰骶酸痛，甚至剧痛晕厥，影响正常工作及生活的疾病。有关痛经最早的记载见于《金匮要略》，对于痛经的病因病机概括为"不通则痛"及"不荣则痛"，分为寒凝血瘀、气滞血瘀、湿热蕴结、气血虚弱、肝肾亏虚等证型，治疗上经期重在调血止痛以治其标，及时缓解控制疼痛，平素辨证求因以治本。西医学的原发性痛经或子宫内膜异位症、子宫腺肌病、盆腔炎性疾病等引起的继发性痛经可参照中医痛经治疗。本例痛经患者明确病因为气滞血瘀，肝失条达，冲任气血郁滞，经血不利，不通则痛，故经期腹痛；冲任气滞血瘀，故经行不畅，色暗有血块；肝郁气滞，经血不利，故乳房胀痛。根据多年临床经验，运用妇炎方，根据患者疼痛及经期延长之症状加用药对，疗效显著。

（南华大学附属第一医院薛晓，指导老师：刘鑫）

🌀 医案二

谭某，女，33 岁。2022 年 7 月 9 日初诊，月经于 7 月 2 日至 7 月 8 日，少腹冷痛，经色红，夹血块，神疲，口不干苦，睡眠可，纳可，带下色白，量多，舌淡苔薄少，脉沉。

辨　证　寒湿凝滞。

治　法　温经散寒祛湿。

处　方　温经汤加减。

香附 10g，吴茱萸 6g，阿胶 4g，桂枝 10g，党参 15g，川芎 10g，当归 10g，

桃仁 10g，巴戟天 15g，白芍 10g，甘草 6g，牡丹皮 10g，菟丝子 15g。10 剂，水煎服，每日 2 剂，早晚分服。

二诊：2022 年 8 月 3 日。月经于 7 月 27 日至 8 月 1 日来潮，伴头痛、乳痛、少腹痛，经色红，夹血块，纳可，睡眠可但多梦，舌淡边有齿痕，苔薄，脉沉。原方去香附、巴戟天、菟丝子，加炮姜 6g，鹿角霜 15g，茺蔚子 10g，艾叶 6g，牡丹皮 10g，延胡索 15g。继服 10 剂。

三诊：2022 年 11 月 7 日。末次月经 10 月 15 日至 10 月 21 日，量中等，色暗红，夹血块，第 1～4 天少腹冷痛，经前乳胀，腰酸，经前面部皮肤风团样皮疹，四肢冷，睡眠可，纳可，大便略干，2～3 天 1 次，小便可，舌淡红，苔薄，脉右微弦细、左沉弱。原方加当归四逆汤 10 剂，针刺足三里、三阴交、关元。

解 析 关于痛经在古代文献记载相当丰富，病名也不尽相同：有"女子胞中痛""吊阴痛""连脐腹痛""少腹坚痛月水不通""妇人血气痛""经期腹痛""经行腹痛"等。早在东汉·张仲景就在《金匮要略》中指出了痛经的特点，即与月经周期有关的少腹疼痛。隋·巢元方《诸病源候论》提出此观点："妇人月水来腹痛者，由劳伤气血，以致体虚，受风冷之气，客于胞络，损冲任之脉。"指出风冷之气客于胞络从而导致冲任之脉受损引发痛经。宋·陈自明《妇人大全良方》提出："寒气客于血室。"也指出寒气是痛经发生的病因。《景岳全书》曰："若寒滞于经，或因外寒所逆，或素日不慎寒凉，以致凝结不行，则留聚为痛而无虚。"指出感受寒湿风冷之邪，使得气血运行不畅可致痛经。痛经，证有虚实。实者或因寒滞，或因血滞，或因气滞，或因热滞；虚者有因血虚，有因气虚。然实证者，多痛于未行之前，经通而自减；虚证者，于既行之后，血去而痛未止，或血去而痛益甚。大都可按、可揉者为虚，拒按、拒柔者为实。中医学认为痛经常见的分型有气血虚弱、气滞血瘀、寒湿凝滞、湿热蕴结等。其中寒湿凝滞型原发性痛经为主要中医证型。

祖国医学认为：痛经病位多在胞宫、冲任。主要是由于起居不慎、情志所伤、六淫为害等病因发生在经期及经期前后，以致冲任二脉、胞宫气血不畅，不通则痛；或胞宫失于濡养，不荣则痛。故原发性痛经的主要病因病机是"不通则痛""不荣则痛"。在临床上治疗多以调冲任、理气止痛、补益气血为总的治则。肾气充盛，脾胃健运，气血充盈，肝气条达，则月经顺畅。月经和足三阴经、冲任二脉联系紧密，故治疗痛经应以调节冲任及胞宫、调和气血、理三阴为本。针刺穴位能治疗内脏疾病，是通过经络"内属于腑脏，外结于肢节"，即经经络和相应脏腑器官联系而实现的。关元为小肠募穴、任脉和足三阴经交会穴，近胞宫，针之可以壮元阳，暖胞宫；三阴交为足太阴、厥阴、少阴的交会穴，与胞宫和小腹联系密切，足三阴经和任脉相通，足太阴脾经通过足少阴肾经与冲脉相通，还通过冲任二脉与胞宫相通。针之可调肝、脾、肾三经而理冲任，通经活血，调理胞脉。足三里为阳明经经穴和足阳明胃经下合穴，针之可以调理经气，疏通经脉；脾胃又为气血生化之源，针之还可以资气血生化之源，补益气血，使胞脉得养，冲任自调。诸穴合用能起到调理任冲，温通胞脉，调经止痛的功效。

当归四逆汤出自《伤寒论》，为东汉时期张仲景所创的一首名方。原方由当归三两，桂枝三两（去皮），芍药三两，细辛三两，甘草二两（炙），通草二两，大枣二十五个（擘，一法十二个）组成。主治血虚寒凝，手足厥寒，舌淡苔白，脉沉细欲绝者。方中当归苦辛甘温，既能养血，又能和血行血为君药。桂枝温通经脉，以畅血行。芍药（白芍）益阴和营。桂芍相合，犹能调和营卫。当归与芍药合用，善补血虚而和营。细辛温散，配桂枝善除内外之寒。通草即今木通，犹能通血脉。甘草、大枣益气健脾而资化源，既助当归、芍药补血，又助桂枝、细辛通阳。诸药合用，营血充，阳气振，既可养血通脉，又能温经散寒，是故可以治疗女性痛经。

温经汤出自《金匮要略·妇人杂病脉证并治第二十二》，其主要功效为温经散寒，祛瘀养血。方中吴茱萸味辛、苦，性大热，入肝胃肾经，功效散寒止痛，温中助阳；桂枝味辛、甘，性温，入心、肺、膀胱经，能温通经脉，助阳化气；二药合用为君药，更增加其温经散寒止痛、通利血脉之效。当归、川芎、白芍均入肝经，能活血祛瘀，养血调经；牡丹皮味苦、辛，性微寒，入心、肝、肾经，可活血祛瘀，共为臣药。麦冬味甘、微苦，性微寒，入心、肺、胃经，养阴清热，并可佐制吴茱萸、桂枝之温燥。党参、甘草味甘入脾，益气补中以资气血生化之源。法半夏辛温，入脾、胃经，与党参、甘草配伍，健脾和胃，更有助于祛瘀调经。生姜温里散寒，与半夏合用，温中和胃，共为佐药。甘草味甘，性平，益气补中，缓急止痛，调和药性，为使药。全方配伍，温经散寒以活血，补养冲任以固本，则瘀血去，新血生，虚热退，月经调而病自除。另外，艾叶味苦、辛，性温，善于温经散寒调经；香附味辛、微苦、微甘，性平，长于理气调经止痛；益母草苦泄、辛散，主入血分，善于活血祛瘀调经，为妇科经产要药，必要时均可酌情加减。

指导老师按语　痛经原因虽多，不外寒凝、虚、瘀、湿热等导致胞宫气机不畅，不通则痛，该患者以温经汤温经通络、养血温肝为主。疼痛缓解，后因感寒经期痛经而加用当归四逆散，痛经缓解。

痛经除中药缓解外，针灸是重要的治疗方式。取穴以三阴交、关元为主，针药结合，疗效更佳。

（南华大学附属第一医院薛晓，指导老师：刘鑫）

医案三

蒲某，女，16 岁。主诉：痛经反复发作 3 年。现病史：患者痛经反复发作 3 年。常于月经期前后腰骶部疼痛，痛处固定，月经基本正常。舌边尖红，苔厚白，脉弦小滑。

辨 证 经气瘀滞。

治 法 理气行滞，化瘀止痛。

处 方 疏肝汤加减。

柴胡 8g，当归 10g，薄荷 10g，茯苓 10g，炒白术 10g，生姜 6g，白芍 10g，牡丹皮 10g，栀子仁 6g，香附 6g，益母草 12g，甘草 6g。

解 析 痛经为常见的妇科疾病，最早见于《金匮要略·妇人杂病脉证并治第二十二》，其载："带下经水不利，少腹满痛，经一月再见者，土瓜根散主之。"本案患者舌边尖红，脉弦小滑，系痛经，经气瘀滞证。患者肝气郁结，血行不畅，瘀阻胞中，经行不畅发为痛经。肝脏乃调气理血之枢，肝失条达，则影响气血运行。经气瘀滞的痛经患者在治法上宜疏肝理气行滞，养血化瘀止痛，故采用疏肝汤进行加减。方中柴胡既能清解肝胆郁热，又能行气疏肝，佐以香附、薄荷增强疏肝解郁之效；当归、白芍养血活血，柔肝止痛，多药配合，既补肝体又和肝用；牡丹皮、栀子仁清热利湿，佐茯苓、炒白术健脾祛湿，合益母草、香附行气活血，通络止痛，药理实验结果表明，益母草可通过增强机体抗炎效应以及抑制痉挛的子宫收缩治疗女性痛经；甘草补中缓急且调和诸药。全方共奏疏肝理气清热、化瘀通络止痛之功。

指导老师按语 痛经指行经前后或月经期出现下腹部疼痛、胀坠，且常伴有腰酸等症状，属于妇科常见疾病。女子以血为本，肝藏血，冲脉起于胞中而通于肝，女子月经与肝密切相关。肝脏在妇科疾病中起着重要作用。《傅青主女科》亦云："夫肝属木，其中有火，舒则通畅，郁则不扬。经欲行而肝不应，则抑拂其气而疼生。"肝失疏泄，气机不畅，气不能运化水湿则聚而为痰，气不行血则气滞血瘀。肝之调节失常，气滞血瘀，阻于胞宫作痛，可发为痛经。结合患者舌边尖红，苔厚白，脉弦小滑，故辨证为经气瘀滞证，治法上宜疏肝理气，化瘀止痛。本案患者年十六，处于"天癸至，任脉通，太冲脉盛"的关键时期，各脏腑功能尚未完全发育成熟，易脾气不足，气血生化乏源，导致肝失所养而生肝郁，且女子经期气血亏虚更甚，胞宫失于濡养，不荣则痛。故宜补脾胃，配以茯苓、炒白术益气健脾，甘草补中缓急且调和诸药。痛经应注意日常生活调摄，具体可参考以下几个方面：清淡饮食，营养搭配均衡；平素注意保暖，切忌贪凉；保持情绪舒畅；适当进行体育锻炼，增强体质。

（湖南中医药大学中医学院简维雄 指导老师：袁肇凯）

医案四

李某，女，36 岁。2023 年 3 月 13 日初诊。主诉：经期腹痛 20 余年，加重 10 年。现病史：患者 13 岁月经初潮，5～7/28～35 天，量中，色暗红，夹少许血块，伴痛经，能耐受，近 10 年痛经持续加重，经前 2 天左右开始出现下腹疼痛，胀痛为主，时伴乳房胀痛，经期第一天下腹刺疼痛加重，以刺痛和胀痛为主，经色鲜红或紫暗，夹血块，得热痛减，遇寒加重，伴汗出，时有呕吐，不能正常生活和工作，近 2 年需服用止痛药（布洛芬）稍能缓解，经期第三天疼痛逐步缓解。既往无特殊病史。婚育史：已婚，G1P1，现避孕套避孕。LMP：2023 年 2 月 20 日。3 月 13 日我院就诊，查 B 超：子宫大小正常。其精神可，无烦热，轻微乳房胀痛，无口干口苦，无自汗盗汗，白带不多，色白，无异味及阴痒，怕冷，四肢凉，食纳可，睡眠欠佳，多梦，二便调。舌暗夹瘀点，苔薄白，脉沉紧。

辨　证　寒凝血瘀。

治　法　温经散寒，化瘀止痛。

处　方　自拟温经止痛方加减。

柴胡 10g，当归 15g，川芎 15g，赤芍 12g，黄芪 12g，延胡索 15g，乌药 6g，蒲黄 15g，五灵脂 12g，醋香附 10g，淮山药 15g，牛膝 15g，鸡血藤 15g，肉桂 5g，益母草 15g，甘草 5g。每日一剂，每日 2 次，温服，连服 7 天，嘱下次经前 7 到 10 天复诊，忌生冷寒性食物。

二诊：2023 年 4 月 13 日。LMP：2023 年 3 月 20 日。量中，色红，夹少许血块，痛经较前明显好转，胀痛为主，无头痛，不需止痛药，可正常生活和工作，现精神可，无烦热，无乳房胀痛，无口干口苦，无自汗盗汗，白带不多，色白，无异味及阴痒，食纳可，睡眠可，二便调。舌暗夹瘀点，苔薄白，脉弦。方药：柴胡 10g，当归 15g，川芎 15g，赤芍 12g，黄芪 12g，延胡索 15g，干姜 6g，蒲黄

15g, 五灵脂 12g, 醋香附 10g, 淮山药 5 个, 牛膝 15g, 鸡血藤 15g, 杜仲 12g, 益母草 15g, 甘草 5g。每日一剂, 每日 2 次, 温服, 连服 7 天。随访: 4 月 2 个日月经来潮, 量中, 色红, 无明显痛经。予上药经前一周巩固治疗 7 剂后即停药, 随访 2 个月痛经症状无复发。

解　析　此患者证属于寒邪内伏, 经期冲任、胞宫气血运行不畅, 寒凝为滞成块, 得热散寒, 故腹痛减轻；血凝, 瘀滞胞宫, 不通则痛, 致痛经持续发作。寒凝遏制阳气, 阳气不能散布全身, 故怕冷且四肢凉, 舌暗夹瘀点, 苔薄白, 脉沉紧均为寒凝血瘀之征。

指导老师按语　《景岳全书·妇人规》:"经行腹痛, 证有虚实。实者或因寒滞……。"本病是一个典型经行腹痛实证——寒凝血瘀案例, 故诊治时以温经散寒, 化瘀止痛之法治之。方中予温经散寒止痛为主药, 如肉桂、延胡索、鸡血藤、乌药、干姜；益母草、蒲黄化瘀止痛；因其病史久远, 久则耗伤气血, 加用补气之品, 气行则血行；加用疏肝健脾之品, 肝气条达, 脾气健运, 气血通畅, 实取化瘀不伤正, 扶正有利于化瘀之义。

(湖南省妇幼保健院宁东红, 指导老师: 欧阳紫婷)

医案五

刘某, 32 岁, 职员, 已婚。2023 年 3 月 15 日初诊。主诉: 经行腹痛 10 余年, 进行性加重 2 年多。患者 12 岁初潮, 初潮后月经基本正常, 10 余年前无明显诱因出现进行腹痛, 初起时热敷、服用姜糖茶可缓解, 近 2 余年无明显诱因, 经行腹痛症状逐渐加重, 需服用布洛芬方可缓解, 影响日常生活。现月经: 5～7/28～30 天, LMP: 2023 年 2 月 23 日。月经量偏多, 色暗红, 夹血块, 月经 1～3 天腹痛、腰酸, 疼痛剧烈时伴恶心, 影响日常生活, 平时畏寒, 手足冷, 嗜热饮, 饮食睡眠可, 二便调。舌质紫暗, 苔薄白, 脉沉。辅助检查: 2023 年 3 月 15 日查 B 超示子宫增大, 考虑子宫腺肌病并子宫腺肌瘤, 双侧附件未见明显异常。CA 125: 82U/mL。婚育史: 结婚 3 年, 孕 1 产 0, 2021 年因稽留流产清宫, 现有生育需求。

辨　证　寒凝血瘀。

治　法　温经散寒, 化瘀止痛。

处　方　少腹逐瘀汤加减。

吴茱萸 3g, 肉桂 5g, 当归 12g, 赤芍 12g, 川芎 6g, 五灵脂 15g, 蒲黄 15g,

延胡索 12g，炮姜 9g，郁金 10g，山药 15g。7 剂，水煎，每日一剂，早晚分温服，月经前一周左右开始服用，服用至月经来潮。

艾灸治疗：予以艾灸下腹部及腰骶部，每日一次，交替艾灸，连续 7 天。

连续治疗 3 个月经周期。经行腹痛症状基本消失，复查 B 超子宫增大，考虑：子宫腺肌病并子宫腺肌瘤，双侧附件未见明显异常，CA 125：42U/mL。

解　析　临床痛经以寒凝血瘀证多见，患者痛经多年，未予重视，寒凝经脉，气血瘀滞，凝结成块，故子宫形态改变，形成腺肌病、腺肌瘤，腺肌瘤阻碍气血运行，经血排除不畅，故痛经加剧，形成寒凝血瘀之证。老师予以少腹逐瘀汤为主方，温经而散寒，行气化瘀而止痛，患者月经量多，改干姜为炮姜，温中而止血；加用郁金，行气解郁，活血止痛。同时，老师认为，病久必虚，故使用山药以健脾益气以补后天，使气血生化有源。中药内治只是治疗疾病的方式之一，对于寒证的治疗，艾灸是很好的外治方式，艾灸以温热之力渗透腰骶及下腹部，直达病所，散寒通经，通则不痛。

指导老师按语　子宫腺肌病的病因不清楚，中医治病善于治证，从痛经的症状下手，进行治疗，仅 3 个月经周期，患者痛经的症状明显基本消失，肿瘤标志物 CA125 的水平较前下降，治疗确有其效。中医治病不应着眼于疾病本身，而从改善患者的生活状态出发，往往疾病自然向愈。

（湖南省妇幼保健院谢锂岑，指导老师：欧阳紫婷）

医案六

刘某，19 岁，学生，未婚。2023 年 3 月 7 日就诊，主诉：经行腹痛 1 年多，加重 3 个月。患者 1 年前经期淋雨后出现经行腹痛，此后逐渐加重，仅 3 个月尤为明显，每次经行时需要卧床休息，影响日常学习，偶伴恶心呕吐，需服用止痛药方可缓解，本次月经昨日来潮，服用止痛药后疼痛缓解不明显，且伴有恶心呕吐，故来诊。刻下症：精神萎靡，面色发白，畏寒肢冷，弯腰挽扶行走，下腹疼痛明显，得温缓解，月经量偏多，色暗红，夹血块，因为腹痛影响睡眠，纳差，大小便可。2023 年 2 月 15 日 B 超：子宫大小正常，双附件未见明显异常。

辨　证　寒凝血瘀。

治　法　温经散寒，化瘀止痛。

处　方　少腹逐瘀汤加减。

肉桂 3g，吴茱萸 3g，炮姜 6g，当归 15g，川芎 9g，赤芍 15g，蒲黄 10g，五灵脂 10g，延胡索 10g，熟地黄 15g，续断 15g。3 剂，水煎，每日一剂，早晚分温服。并嘱下次月经来潮前 7 天，服用上方，每日一剂，服用一周，连续 3 个月经周期。

另针刺关元、气海、地机、血海、内关以活血化瘀止痛，神阙予以蒲黄、五灵脂、没药、延胡索等份黄酒调，行隔物灸法。待患者疼痛缓解后予以腰骶部箱式悬灸。约 40min 的治疗后患者疼痛基本缓解，无恶心干呕感，精神明显好转。

4 个月后随访，患者痛经消失，月经量基本正常，未见明显血块。

解　析　《诸病源候论·妇人杂病诸候》中提出"妇人月水来腹痛者，由劳伤血气，以致体虚，受风冷之气，客于胞络，损伤冲任之脉……其经血虚，受风冷，故月水将来之际，血气动于风冷，风冷与血气相击，故令痛也"。患者刘某正值经期，气血不足，冒雨涉水，寒湿之邪客于胞脉，经行引动气血，出现腹痛。患者就诊时，疼痛明显，予以针刺疏通经络，给邪以出路，邪出而主安，再予以艾草的温热之气以灸之，温经而散寒，故疼痛立即缓解。再予以少腹逐瘀汤活血化瘀，温经散寒，同时予以当归、川芎、熟地黄、赤芍（四物汤）以补血，令经络不虚，而图长治久安。

指导老师按语　原发性痛经在临床常见，常因经脉空虚，感受外邪所致，治疗当审证求因，标本兼治。治愈后需嘱咐患者调节生活起居，避免六淫邪气扰乱气血经脉；劳逸结合，强健体魄，正气得固，就不容易生病。

（湖南省妇幼保健院谢锂岑，指导老师：欧阳紫婷）

4.经间期出血案

曾某，女，29 岁。2023 年 3 月 9 日初诊。主诉：经间期出血 1 年多。现病史：患者自 2021 年 10 月开始经间期出血，持续 2～7 天不等，量逐步增多，色暗红，质黏稠，时伴下腹隐痛不适，平素易口干口苦，易口渴，偶有潮热，于 2022 年 3 月至 5 月在西医妇科予地屈孕酮片周期治疗，2 个月无排卵期出血，停药后复发。期间月经周期为 28 天左右，持续 5～7 天干净，色暗红，夹有少许血块，轻微痛经。既往无特殊病史，婚育史：未婚，G0P0，有固定性伴侣，避孕套避孕。LMP：2023 年 2 月 18 日。3 月 9 日门诊就诊，精神可，轻微烦热，口干口苦，无自汗盗汗，白带偏多，色黄，质黏，无异味及阴痒，食纳可，睡眠欠佳，多梦，小便调，大便黏。舌红，苔黄腻，脉滑数。查 B 超：子宫大小正常，盆腔液体（2.4cm）。

辨　证　湿热蕴结。

治　法　清热利湿，凉血调冲。

处　方　自拟清热调经汤加减。

柴胡10g，当归12g，川芎10g，赤芍12g，黄芪10g，防风10g，黄柏10g，黄芩6g，地骨皮10g，茵陈蒿10g，醋香附10g，淮山药5个，薏苡仁15g，土茯苓15g，蒲黄12g，牡丹皮10g，甘草5g。10剂，每日一剂，每日2次，温服，嘱：经期不需停药，忌辛辣黏腻食物。

二诊：2023年3月24日。2023年3月18日月经来潮，量中，色红，无血块，无痛经，持续5天干净。现无明显烦热，无明显腹痛，口干口苦好转，白带不多，色淡黄，无异味及阴痒，睡眠可，食纳可，二便调。舌稍红，苔薄黄，脉滑数。

治　法　清热利湿，凉血止血。

处　方　自拟清经汤加减。

生地黄10g，玄参12g，麦冬10g，黄芪10g，防风10g，黄柏10g，黄芩6g，茯苓10g，白术12g，墨旱莲12g，女贞子15g，茵陈蒿10g，醋香附10g，淮山药5个，薏苡仁15g，牡丹皮10g，甘草5g。每日一剂，每日2次，温服，连服15天。

三诊：2023年3月8日。自诉本月经间期无异常阴道流血，无明显烦热，无口干口苦，无腹痛，白带不多，色白，无异味及阴痒，睡眠可，食纳可，二便调。舌淡红，苔薄白，脉稍滑。继续予清热调经汤加减巩固治疗，去黄芩、地骨皮、茵陈蒿，加杜仲、芡实、苍术各10g。每日一剂，每日2次，温服，连服10天。

3月到5月随访，诉无经间期阴道出血。

解　析　此患者证属于湿热蕴结，经间期正值阳气内动之时，湿热内动，损伤冲任，破血妄行致阴道流血，血与湿热搏结，故色暗质黏稠；湿热导致血行瘀滞，故下腹痛，湿热下注导致白带偏多并色黄，湿热上行熏蒸上焦，故口干口苦，查其舌脉，均为湿热蕴结之象。

指导老师按语　该病病机主要是湿热蕴结证。患者久居湖南湿热之地，年轻饮食不调，喜食肥甘厚腻之物，导致湿热蕴结体内，与血相搏，且湿气黏滞，致病情缠绵不愈。治疗上清热利湿调冲贯穿月经周期，因长期湿热内灼，伤津成瘀，故经前期配合化瘀调经，去热中瘀血，经后期配合摄血归经，湿热解，冲任固，血不外泄，方能留血归经。湿、热、瘀互解，致氤氲期阴阳转化协调。后加用健脾固肾之品益气健脾，固冲系带，预防精血外泄。

（湖南省妇幼保健院宁东红，指导老师：欧阳紫婷）

第二节　妊娠医案

医案一

王某，女，41岁，职员。2022年1月16日来诊。主诉：体外受精-胚胎移植（IVF-ET）术前，发现窦卵泡数少1+年。现病史：1年多前患者因未避孕未孕5年多于我院生殖中心就诊，诊断卵巢储备功能减退、窦卵泡数时少而行IVF-ET术，先后以微刺激方案取卵两次，共获卵两枚，配成受精卵1枚，养囊失败未移植。现于生殖中心检查提示窦卵泡少，转介至中医妇科门诊，要求改善卵巢功能。患者近半年月经3~4/23~25天，LMP：2023年1月15日，月经量少，色暗红，夹少许血块，伴下腹隐痛、腰酸不适。平时偶感腰酸，自觉畏寒，无明显发热汗出，饮食可，睡眠欠佳，二便调。舌质淡暗，边有齿痕，苔薄白，脉沉细。患者身高158cm，体重51kg。2023年1月16日辅助检查：AMH0.23ng/mL，FSH9.11 IU/L，LH5.12 IU/L，$E_2$112.5pmol/L，B超提示子宫大小正常，左侧卵巢2.8cm×2.0cm，窦卵泡数1个，右侧卵巢2.3cm×1.5cm，未见明显窦卵泡。

辨　证　肾虚。

治　法　补肾益气，调补冲任。

处　方　毓麟珠加减。

当归12g，川芎6g，熟地黄15g，白芍10g，党参10g，白芍12g，白术12g，茯苓15g，菟丝子15g，鹿角霜10g，杜仲12g，淫羊藿10g，首乌藤12g。水煎服，每日一剂，早晚分温服。每个月经周期服用15剂，月经干净后开始服用。

中医外治：针刺中脘、天枢、气海、关元、中极、子宫、归来、血海、足三里、三阴交、照海、神门、太冲、肾俞、次髎，有双侧穴位者均双侧取穴，补法，其中中脘、关元、子宫、足三里温针治疗。隔日一次，每次月经周期治疗7次，月经干净后开始治疗。

治疗2个月经周期后患者月经较前增加，经行腹痛、腰酸等症状较前明显好转，复查B超提示窦卵泡数共增加至5个，予以再次促排卵，取卵4枚，配成受精卵3枚，予以移植后成功妊娠。

解析　患者临近六七之年，三阳脉衰，同时出现月经量少，色暗红，伴下腹隐痛、腰酸等均为肾虚的表现；肾主生殖，肾精亏虚，故种子的能力下降，从而出现不孕。肾气不足，温煦乏力，故畏寒，寒主收引，经血排除不畅，故出现经血中夹血块的血瘀之征；肾主先天，脾主后天，肾虚不能暖脾土，故有舌边齿痕的脾虚不运之征。欧阳老师以《景岳全书》中的毓麟珠为主要处方治疗卵巢储备功能下降，屡获奇效，以四物汤养血、四君子汤健脾而益气，菟丝子、杜仲、鹿角霜以温养肝肾，以淫羊藿替代川花椒以温冲任，全方既能温养先天肾气以生精，又培补后天脾胃以生血，精血充足，胎孕乃成。欧阳老师在治病中关注患者睡眠状态，老师认为，合理的作息有利于身体阳升阴降的气机运行，有利于生育能力的维持。患者睡眠欠佳，故老师选用首乌藤，取其交泰之意以畅气机，安心神。老师治疗疾病从不拘泥于一种治疗方式，常内外合治。《黄帝内经》云："药之不及，针之不到，必须灸之。"药-针-灸在临床是可以联合使用的，以药物补其亏虚，以针灸治疗祛瘀陈盾，直达病所，针药结合，相得益彰。取穴选用中脘、气海、足三里、血海、太冲以畅气机，关元、子宫、归来、肾俞、次髎以补肾填精，以共同促进窦卵泡的生长发育。

指导老师按语　卵巢储备功能下降，发病率有逐年上升的趋势，特别是在 IVF-ET 患者中尤为突出，此病主张中西医结合治疗，中药以补肾为主，可配合外治疗法共同治疗。

（湖南省妇幼保健院谢锂岑，指导老师：欧阳紫婷）

医案二

陈某，女，35 岁，无业。主诉：发现子宫内膜薄半年。2023 年 5 月 7 日初诊。现病史：患者既往有 4 次不良妊娠清宫手术病史，曾有 3 次宫腔粘连分离术，近半年拟行胚胎移植术，多次因 B 超提示子宫内膜薄（转化前子宫内膜不足 7mm），取消移植，现欲中医治疗促进子宫内膜生长。LMP：2023 年 4 月 29 日，月经量少，色暗红，夹少许血块，经行伴下腹隐痛、腰膝酸软不适。现戊酸二醇片等药物人工周期治疗准备移植，现月经第 9 天，B 超提示子宫内膜薄。患者形体消瘦，精神欠佳，易疲乏无力，腰膝酸软，饮食欠佳，睡眠多梦、易醒，醒来时间为凌晨 3～5 点，夜尿 1～2 次，大便正常。舌质淡暗，边有齿痕，苔薄白，脉细。辅助检查：2023 年 5 月 7 日 B 超示子宫大小正常，内膜 4.5mm，子宫动脉阻力偏高：左侧 S/D 为 12.3，右侧 S/D 为 8.9。2023 年 2 月宫腔镜检查：宫腔形态正常，内膜菲薄。

辨　证　脾肾两虚。

治　法　健脾益气，补肾填精。

处　方　四君子汤合归肾丸加减。

人参 10g，白术 10g，茯苓 12g，当归 15g，熟地黄 15g，川芎 3g，山药 15g，菟丝子 15g，杜仲 12g，枸杞子 15g，熟地黄 12g，淫羊藿 10g，金樱子 15g，炒麦芽 30。5 剂，水煎，每日一剂，早晚分温服。

针灸治疗：俯卧位选肾俞、大肠俞、秩边、次髎、心俞、脾俞；仰卧位选中脘、下脘、天枢、气海、关元、中极、子宫、归来、足三里、血海、三阴交、神门、内关。每日治疗一次，俯卧位、仰卧位交替选穴。共治疗 6 次。

复诊：2023 年 5 月 14 日。患者精神好转，睡眠好转，无夜尿，饮食量增加，子宫内膜长至 8.5mm，遂加用地屈孕酮片转化内膜。

继续上述治疗维持 4 天后冻胚移植 2 枚，移植 26 天查 B 超提示宫内早孕，单活胎。

解　析　患者素体瘦弱，先天脾肾不足，无力养胎，故多次出现胚胎发育异常而行清宫术，多次的清宫及宫腔粘连手术损伤肾气，肾气 - 冲任不足，脾之运化乏力，气血生发不足，故子宫内膜生长缓慢。腰膝酸软、夜尿频繁为肾精亏虚之征。脾虚不足，故食纳欠佳；凌晨 3～5 点为肺经当令，《灵枢·经脉》"肺手太阴之脉……环循胃口"，脾胃虚弱之人，经气不能顺利循行，故易醒。治疗以四君子汤健脾益气，归肾丸补肾填精，加用淫羊藿以温阳而化气，金樱子以固精，炒麦芽醒脾胃，胃和则寐安，全方同补先后二天，补而不滞。

针灸治疗以俞穴而补脏腑，针次髎、大肠俞而通经络，针中脘、足三里以激发脾胃之气，针关元以培补元气，针气海、血海以调经活血，针内关、神门而安神。气血调和，诸症得消，子宫内膜自然增长；脾肾得补，气血生化有源，胚胎正常生长。

指导老师按语　现因人工流产、清宫术等宫腔操作损伤宫腔内环境，诱发宫腔粘连，尽管可予手术分离粘连，但术后出现再次粘连、内膜菲薄的情况常见，这给生育造成极大的危害，严重影响 IVF-ET 的成功率。中医治疗或可成为挽救方式之一，中药结合针灸治疗，可有效改善子宫动脉阻力，内膜的改善程度较单纯使用雌激素明显提高，有望增加胚胎移植的成功率，减少再次流产的可能。

（湖南省妇幼保健院谢锂岑，指导老师：欧阳紫婷）

医案三

张某，女，35 岁，教师。2022 年 8 月 7 日初诊。主诉：停经 3 个多月，发现宫颈短 1 天。现病史：患者因既往 2 次孕中期流产病史，现停经 3 个多月，B

超提示宫颈较短。要求中医治疗避免再次出现孕中期流产，故来诊。LMP：2022年5月6日。孕早期曾因先兆流产保胎治疗，现已经停药。2022年8月6日B超：宫内妊娠12+3周，胎盘着床于后壁，边缘覆盖宫内口，胎盘下可见一2.5cm×4cm血窦，边缘靠近宫内口，宫颈长2.1cm。因胎盘位置低及低位血窦，暂不能行宫颈环扎术，故来诊。刻下见：自觉精神欠佳，乏力，久坐或者久立后腰酸不适，偶感肛门坠胀不适，饮食欠佳，多梦易醒，夜尿每晚1~2次，大便溏结不调。舌质淡胖，边有齿痕，苔薄白，脉细滑。既往史及婚育史：患者适龄结婚，孕4产0，孕1~2均为孕早期人工流产，此后因宫腔粘连行宫腔镜下宫腔粘连分离术3次；孕3为2020年怀孕5个月胎膜早破引产；第四次妊娠为2022年1月，怀孕5个多月因宫颈功能不全行宫颈环扎术，术后2个多周因宫腔感染自然流产。2022年3月我院妇科门诊诊断为宫颈功能不全。中医诊断：胎动不安。

辨　证　脾肾两虚。

治　法　益肾健脾，补中升阳。

处　方　寿胎方和补中益气汤加减。

党参15g，黄芪30g，白术10g，升麻6g，杜仲15g，桑寄生15g，续断15g，阿胶（烊化）6g，苎麻根15，甘草6g，柴胡6g，当归10g。10剂，水煎，每日一剂，早晚分温服。

另艾灸百会穴，隔日一次，每次持续灸30min左右，以整个头部温热为度。

二诊：2022年8月20。患者自觉精神状态较前好转，腰酸程度减轻，无明显肛门坠胀感，饮食量较前增加，大便仍溏结不调。欧阳老师守上方继续治疗。

此后整个妊娠期共复诊10次，欧阳老师均守方加减对症治疗，患者未行宫颈环扎并于2023年2月10日平安产1足月活女婴。

解　析　患者多次流产、宫腔手术，容易诱发宫颈管松弛，并第三次妊娠出现孕中期流产，且确诊为宫颈功能不全，西医的治疗常是孕前或孕早期行宫颈环扎术，但仍有部分出现术后流产。此患者因胎盘位置及胎盘下血窦失去了环扎机会，中医治疗为成功妊娠赢得生机。患者多次流产、宫腔手术损伤肾气，因此久坐或者久立后腰酸、夜尿频繁；肾虚日久不能温煦脾土，脾运不足，故饮食欠佳，大便溏结不调；脾肾不足，生化乏力，中气不足，清阳不升，无力托举胎儿，因此孕中期出现宫颈缩短、流产。此次妊娠后出现神疲乏力、肛门坠胀不适即为阳气不升之征；清阳不升，浊阴不降，因此容易出现多梦易醒等症状；舌质淡胖，边有齿痕，脉细滑亦为肾气不足、脾不健运之征。故治疗以寿胎方为基础而补肾安胎，补中益气汤加减以健脾益气，补中升阳，使得清阳得升，浊阴得降，冲任和调，则胎元得固。

欧阳老师善于外治，予以艾灸百会以升提中气。百会又名三阳五会，《会元针灸学》载："百会者，五脏六腑奇经三阳百脉之所会，故名百会。"其属督脉经腧穴，督脉为"阳脉之海"，该穴位于头部，头为诸阳之会，本穴处于人之头顶，在人的最高处，又是手、足三阳经与督脉的交会穴，故而艾灸百会穴具有良好的升阳举陷、益气固脱的作用。欧阳老师以此穴来预防孕中期流产，疗效卓著。

指导老师按语 随着 IVF-ET 术的推广，孕中期流产率较前明显增加，尤其是双胎孕中期流产率较前明显增加，涉及宫颈功能不全的问题均可从脾肾论治，尽早中医干预，益肾健脾，补中升阳，或可减少孕中期流产的发生率，减少医疗资源的消耗。

（湖南省妇幼保健院谢锂岑，指导老师：欧阳紫婷）

医案四

患者，女，31 岁，2020 年 8 月 21 日初诊。主诉：滑胎 2 次，第 2 次胎停清宫术后 6 月余。现病史：就诊时乃第二次胎停清宫术后第 6 个月。患者分别于 2019 年 5 月、2020 年 2 月出现胚胎停止发育（均为孕 8 周时），行两次清宫术，术后月经周期、经量均规则。现症见：夜寐安，食纳可，二便调。舌暗红，苔薄白，脉弦滑。末次月经为 2020 年 8 月 2 日。辅助检查：他院检查已排除免疫学常见因素及染色体异常因素。3D-TVS 示：子宫大小为 47mm×39mm×45mm，内膜厚约 10.2mm，C 型，回声不均匀，夹有高回声光点及液暗区。左卵巢大小 25mm×18mm×25mm，卵泡计数 4 个。右卵巢大小为 25mm×18mm×21mm，卵泡计数 4 个。子宫直肠窝内可见 16mm 深液暗区。子宫内膜容受性评估：子宫内膜血流 2 级，子宫内膜不规则蠕动，双侧子宫动脉阻力大。西医诊断：①复发性流产；②卵巢储备功能不良（双卵巢卵泡计数共 8 个）；③盆腔炎；④内膜容受性欠佳（子宫内膜血流 2 级、子宫内膜不规则蠕动、双侧子宫动脉阻力大）。

辨　证 瘀热互结。

治　法 清热解毒，活血化瘀。

处　方 经验方。

夏枯草 5g，板蓝根 10g，甘草 3g，党参 12g，连翘 10g，黄芪 12g，炒白术 10g，千年健 10g，两面针 10g，三七 5g，当归 10g，川芎 10g，益母草 10g，绞股蓝 10g，金樱子 10g，石榴皮 10g。14 剂，每日一剂，水煎，分 2 次服。

另药膳：暖巢煲 3 个（每 7 天 1 个）；丸剂：妇炎丸 3 瓶。

嘱患者避孕，监测基础体温（basal body temperature，BBT）。

二诊：2020 年 10 月 1 日。患者末次月经为 2020 年 9 月 3 日，月经量偏少，无血块，经期腹部稍感不适，无乳胀及腰酸，纳寐可，二便正常，白带可，监测 BBT 结果示双相。舌淡暗，苔薄白，脉弦。

守前方，加阴阳双补之枸杞子、菟丝子各 10g。14 剂。嘱患者避孕。药膳：暖巢煲 2 个；康妇消炎栓 2 盒（外用）。

三诊：2020 年 10 月 15 日。末次月经为 10 月 6 日。月经量较前增加，但仍觉偏少，色暗，有血块，无痛经。白带可，BBT 双相。舌淡红，苔薄白，脉弦。处方：熟地黄 10g，黄芪 15g，白术 5g，黄精 10g，山药 15g，桑椹 12g，盐菟丝子 12g，金樱子肉 10g，人参花 5g，莲子 10g，山茱萸 10g，佛手 10g，百合 10g，玫瑰花 10g，甘草 5g，三七花 3g。14 剂，每日一剂，水煎，分 2 次服。药膳：暖巢煲 2 个（每 7 天 1 个）。着床煲 1 个（指导同房后第六天服用）。嘱患者第 12 天检测排卵并继续监测 BBT。

四诊：2021 年 1 月 7 日。患者于 2020 年 11 月 18 日自行造影，经林教授阅片，确诊双输卵管通而不畅。末次月经为 2020 年 12 月 11 日。患者诉月经量仍觉少，色可，有血块，轻微痛经；大便干。未避孕，BBT 未测。舌淡红，苔薄白，脉弦。治法清热活血，健脾补肾。处方：①来月经始服：夏枯草 5g，板蓝根 10g，甘草 3g，党参 12g，连翘 10g，黄芪 12g，炒白术 10g，千年健 10g，两面针 10g，三七 5g，当归 10g，川芎 10g，益母草 10g。每日一剂，水煎，分 2 次服，6 剂。② 接上方服用：熟地黄 10g，黄芪 15g，白术 5g，黄精 10g，山药 15g，桑椹 12g，盐菟丝子 12g，金樱子肉 10g，人参花 5g，莲子 10g，山茱萸 10g，佛手 10g，百合 10g，玫瑰花 10g，甘草 5g，三七花 3g。10 剂，服用方法同前。③暖巢煲 2 个（每 7 天 1 个）。④外敷包 4 个，经期外敷双下腹部。⑤着床煲同前。

五诊：2021 年 2 月 18 日。患者 2 月 11 日月经来潮，现略感腰酸，无其他不适。舌淡红，苔薄白，脉弦。处方：守前方巩固治疗；暖巢煲、着床煲同前。

六诊：2021 年 3 月 11 日。患者月经延后未潮，尿检阳性，确认妊娠。现症见：阴道少量褐色分泌物，余无特殊。舌淡，苔薄白，脉滑。治法：健脾益子，止血安胎。处方：①黄芪 15g，山药 15g，续断 10g，白芍 12g，石莲子 15g，紫苏梗 10g，白术 15g，桑寄生 10g，党参 15g，山茱萸 12g，陈皮 10g，槐花 10g，侧柏叶 10g，甘草 5g。10 剂，每日一剂，水煎，分 2 次服。② 药膳：安胎煲 4 个（每

7天1个）。嘱患者保持心情舒畅，多饮水，保持大便通畅，勿做双手上举等危险动作，定期产检，若有异常，就近保胎治疗。

七诊：2021年4月10日。确认宫内活胎，末次月经2月11日。现服用地屈孕酮片中。舌淡，苔薄白，脉滑。治法：固肾安胎。处方：①黄芪15g，熟地黄15g，桑寄生10g，党参15g，山茱萸12g，山药15g，菟丝子20g，续断10g，莲须5g，白芍12g，白术15g，陈皮10g，甘草5g。10剂，每日一剂，水煎，分2次服。②安胎煲4个（每7天1个）。

2022年3月6日随访：患者诉宝宝已满百天，自上次就诊后无特殊不适。孕39周检查时因羊水偏少于当地住院保胎治疗。后因合并妊娠糖尿病于外院人工破膜顺产一男婴，母子体健。

解　析　滑胎是指堕胎或小产连续发生2次或以上者。其病名始于清代，《医宗金鉴·妇科心法要诀》中云："数数堕胎，则谓之滑胎。"脏腑功能失调，或冲任虚损、寒冷湿热淫邪致病、气血失调、房劳伤挫等，致胎元不固，或胎元不健，不能成形，遂致滑胎。清代医家王清任认为血瘀也是导致滑胎发生的病因之一，并首次将"血瘀致病"理论用于滑胎病症中。林老师临证时亦重视情志因素对于现代妇女的影响。恰如元代医家朱丹溪在《格致余论·胎自堕论》中云："……或劳怒伤情，内火便动，亦能堕胎。"

指导老师按语　首诊时患者查3D-TVS提示双侧卵泡数量偏少，提示脾肾不足之征。但考虑患者就诊时为清宫术后，结合患者舌、脉、症，故前两次就诊以清热解毒、活血化瘀为先，以增大月经量，改善胞宫血流，提高内膜容受性，同时辅以药膳暖巢煲以暖巢养泡，助卵排出。三诊时患者月经量较首诊时增多，患者亦求子心切，故积极备孕，经期以清热活血为主而消痼疾，经后宜健脾补肾以助卵泡顺利生长，同时以着床煲摄托胚胎，助胚着床。经三次试孕后患者成功受孕，六诊时为孕早期，结合患者舌、脉、症状，宜健脾益子，止血安胎。七诊时患者虽无特殊不适，然考虑患者既往两次胎停史均出现在孕8周左右，故此时宜继续治疗，以固肾安胎为主，配合药膳安胎煲滋肾补气，益母强子。

（湖南中医药大学第一附属医院游卉，指导老师：林洁）

医案五

郭某，女，25岁，备孕，2023年7月31就诊。主诉：婚后胎停1次，备孕3个月未孕，月经6～7/25～30天，末次月经7月16日，月经量正常，色暗红，少许血块，第4天量少，褐色，口不干苦，体偏瘦，面色少华，纳可，大小便可，舌淡暗，苔薄，脉沉细弱。辅助检查：2023年7月26日于南华大学附属第二医院子宫B超示未见优质卵泡。

辨　证　肾虚血瘀。

治　法　补肾养血，活血调经。

处　方　养精种玉汤加减。

白术15g，续断6g，白芍15g，巴戟天15g，杜仲6g，仙茅15g，菟丝子15g，熟地黄30g，茯苓9g，山茱萸15g，当归10g。10剂，水煎服，每日2剂，早晚分服。

解　析　中医古典医籍中并无"排卵障碍性不孕"的病名，但早在两千年前就有对"不孕"的描述，最早见于《素问·骨空论》："督脉为病……其女子不孕。"正式提出了该病的病名。《备急千金要方》中将继发性不孕称为"断绪"，原发性不孕称为"全不产"，属"无子""不孕"等病症范畴。肾为先天之本、藏精、主生殖，肾中所藏精为先天之精，而肾精肾气的盛衰直接影响着生殖器官的发育和性功能的维持，并影响着生殖能力。卵泡为有形物质，属肾精所化，而卵泡的化生依赖着肾气的推动。冲任脉通畅，肾中肾精肾气充足，肝疏泄有度，各脏腑功能协调，则卵子排出顺利。血瘀是血液循环受阻，瘀积于脉络或脏器，血瘀在妇人多因情志内伤抑郁，气机不畅，气随血结，而致气滞血瘀。瘀血既是病理产物，同时又是致病因素。若存在瘀血，则胞宫、胞脉阻滞，不利于卵子的顺利排出。癥而不孕，同时瘀血瘀积日久则难以摄精成孕。养精种玉汤源自傅山的《傅青主女科》，本方专为不孕所创，体现了傅氏对不孕症中精血的重视，原方由熟地黄、当归、白芍、山茱萸组成，本方为《傅青主女科》中治疗不孕的首选方，君药：熟地黄补血养阴，填精益髓。臣药：当归补血活血，调经止痛，白芍养血敛阴，山茱萸补益肝肾。诸药合用，共奏补肾养血、活血调经之功。

指导老师按语　女性不孕原因不明，但正如《妇科玉尺·求嗣》中引用："女子以血为主，阳精溢泻而不竭，阴血时下而不愆，阴阳交畅，精血合凝，胚胎结合而生育滋矣。"生殖根本为肾精、天癸，养精血为基础。该例体疲、少华、舌淡暗，脉沉细，属肝肾不足，正如傅山所说："精满则子宫易摄精，血足则子宫易于容物；皆有子之道也。"

（南华大学附属第一医院薛晓，指导老师：刘鑫）

医案六

叶某，女，32 岁。2022 年 12 月 15 日初诊。主诉：停经 50 天，阴道流血 10 天。现病史：患者 14 岁月经初潮，5/28 天，量中，色暗红，夹少许血块，无痛经。LMP：2022 年 10 月 26 日。11 月 31 日自测尿 HCG 弱阳性，12 月 5 日无明显诱因出现少许咖啡色阴道流血，伴下腹隐痛不适，当日我院查血 HCG：360IU/L。予 B 超患者拒绝，自行回家后阴道流血仍淋漓不尽，12 月 15 日复诊查血 HCG：485IU/L，B 超：子宫大小正常，子宫右侧见一混合性包块（约 2.6cm×1.7cm）；盆腔积液。即收入西医妇科住院治疗，拟予中药保守治疗，至该科会诊查看患者，其精神可，无烦热，无口干口苦，无自汗盗汗，少许阴道流血，咖啡色，伴下腹隐痛，无腰酸，无肛门坠胀，食纳可，睡眠可，二便调。舌暗夹瘀点，苔薄白，脉弦。既往无特殊病史，婚育史：已婚，G2P1，有生育要求。

辨　证　血瘀证。

治　法　活血化瘀，杀胚消癥。

处　方　宫外孕Ⅱ号方加减。

丹参 15g，赤芍 15g，桃仁 12g，三棱 12g，莪术 12g，白花蛇舌草 15g，天花粉 30g，蜈蚣 3 条，紫草 20g，皂角刺 15g，茜草 15g，牛膝 15g，淮山药 15g，蒲黄 15g，夏枯草 15g，甘草 6g。7 剂，水煎服，每日一剂，分 2 次温服。

二诊：2022 年 12 月 22 日。复查血 HCG 为 260IU/L，B 超：子宫大小正常，子宫右侧见一混合性包块（约 2.0cm×1.1cm）；盆腔少量积液。再次查看患者，其极少量阴道流血，咖啡色，无腹痛及肛门坠胀，继续予上方加薏苡仁 15g。治疗一周。

三诊：2022 年 12 月 29 日。复查血 HCG 为 75IU/L，B 超：子宫大小正常，子宫右侧见一混合性包块（约 1.2cm×1.0cm）。再次会诊查看患者，其无阴道流血，无腰酸、腹痛及肛门坠胀，予上方去茜草、蒲黄，加牡蛎 20g，路路通 12g。治疗一周。患者今日出院，嘱其一周后门诊复诊。

四诊：2023 年 1 月 5 日。门诊复查血 HCG 为 8.0IU/L，B 超：子宫大小正常，子宫右侧见一混合性包块（约 0.8cm×0.6cm）。其无特殊不适，予上方去紫草、白花蛇舌草、天花粉、蜈蚣，加地龙 12g，党参 15g，黄芪 15g，茯苓 15g。10 剂。

五诊：1 月 16 日。月经来潮，量中，无血块，无痛经，持续 5 天干净，1 月 26 日门诊复查 B 超：子宫大小正常，子宫右侧未见混合性包块。

解　析　异位妊娠病因病机是瘀血阻滞少腹，在治疗过程中应以中医辨证为指导，结合异位妊娠的病理发展阶段和患者的临床症状给予治疗，初诊患者阴道流血时间长、下腹隐痛，B超提示盆腔包块，结合舌脉，辨证为血瘀证，故治疗以活血化瘀、杀胚消癥为法，用药使瘀散脉络通、旧血得去，新血自生。常用药：丹参、赤芍、三棱、莪术、桃仁、紫草等药物活血化瘀消癥，同时配合天花粉、蜈蚣、白花蛇舌草等药物降HCG值，杀胚。

指导老师按语　《现代中西医妇科学》中指出异位妊娠多为早期胚胎种植于输卵管，这种病变可视为血瘀。瘀血日久化热，热入血分，破血妄行，引起出血，若离经之血瘀于盆腔、腹腔，从而加重了瘀血，导致恶性循环，出现一系列出血的临床表现，故本病的实质为瘀血证，考虑患者病程长，久病耗伤气血，久用活血化瘀消癥攻伐类药物，必将耗伤正气，故调整治疗方案，去蒲黄、蜈蚣，加黄芪、党参、茯苓健脾益气养血。该患者有生育要求，在杀胚消癥治疗使输卵管混合性包块完全消散后，可继续予活血化瘀，通经活络疗法疏通输卵管，以期预防再次异位妊娠及输卵管不孕症。

（湖南省妇幼保健院宁东红，指导老师：欧阳紫婷）

医案七

刘某，女，38岁。初诊日期：2023年3月16日。主诉：胚胎移植术35天，阴道流血伴腰酸10天。现病史：患者于3月12日因输卵管性不孕行胚胎移植术，移植2枚冻囊胚，3月6日无明显诱因出现少量阴道流血，色暗，伴腰酸不适。3月8日查B超示宫内妊娠40多天，活胎，宫腔积血：孕囊周边可见1.4cm×2.0cm×0.8cm欠规则液暗区，予黄体酮针、保胎灵胶囊、地屈孕酮片、间苯三酚、氨甲环酸治疗后症状无明显改善。3月15日复查B超示宫内妊娠50多天，活胎，宫腔积血：孕囊周边可见3.7cm×2.5cm×3.5cm欠规则液暗区，夹有弱光点，既往月经6/26天，色暗红，夹有少许血块，轻微痛经。既往于2023年3月行宫腔镜下宫腔粘连分离术（5分），婚育史：G3P0，稽留流产2次。现精神可，少量阴道流血，色暗，伴腰酸，无明显腹痛，无口干口苦，无自汗盗汗，食纳可，睡眠欠佳，偶有头晕耳鸣，多梦，小便频数，大便可。舌淡红，舌边少许瘀点，苔薄白，脉细弦。

辨　证　肾虚夹瘀。

治　法　益气固肾，化瘀止血安胎。

处　方　寿胎方加减。

党参12g，黄芪12g，白术10g，白芍15g，川续断10g，桑寄生15g，杜仲

10g, 茜草炭 10g, 黄芩 6g, 苎麻根 12g, 淮山药 15g, 陈皮 10g, 甘草 5g。每日一剂，每日 2 次，温服，连服 7 天；三七粉 1.5g，泡服，每日 2 次。

二诊：2023 年 3 月 22 日。复查 B 超示宫内妊娠 60 天左右，活胎，宫腔积血：孕囊周边可见 1.0cm 左右欠规则液暗区，夹有弱光点。无阴道流血，轻微腰酸，无明显耳鸣头晕，睡眠欠佳。予上方减黄芩，加远志 8g，百合 10g。三七粉继续服用 7 日。

三诊：2023 年 3 月 29 日。复查 B 超：宫内妊娠 70 天左右，活胎，未见宫腔积血。

解　析　此患者属于肾气虚，兼血瘀证。肾虚冲任不固，胎失所系，带脉失约，故腰酸不适；肾虚冲任不固，摄血不利，故有阴道流血；肾虚髓海不充，故头晕耳鸣；肾虚膀胱失约，故尿频；肾气虚运血不利，瘀滞胞宫，故有宫腔积血；舌淡红，舌边少许瘀点，苔薄白，脉细弦，为肾虚夹瘀之征。

指导老师按语　肾为先天之本，肾气的盛衰始终影响到整个妊娠期。本病主要发病机制是冲任气血失调，胎元不固。安胎大法以固肾安胎止血为主，化瘀为辅，予菟丝子、桑寄生、川续断补肾固冲安胎，党参、白术益气安胎，黄芩、苎麻根止血安胎，茜草炭、三七粉化瘀止血，意在止血不留瘀，化瘀不伤正，促进宫腔积血的吸收，全方共奏安胎之效。

（湖南省妇幼保健院宁东红，指导老师：欧阳紫婷）

医案八

张某，女，29 岁，职员。主诉：胚胎移植 45 天，反复阴道流血伴腰酸 20 天。现病史：因胚胎移植 45 天，反复阴道流血 20 天于 2023 年 3 月 4 日收住院。患者 2023 年 1 月 19 日因子宫腺肌病、输卵管性不孕于我院冻胚移植 2 枚（将调人工周期），移植术后予以黄体酮胶囊、固肾安胎丸、雌二醇片 / 雌二醇地屈孕酮片等药物口服，胚胎移植 14 天查 HCG 提示妊娠。胚胎移植 25 天无明显诱因出现少许鲜红色阴道流血，稍感腰酸，无明显腹痛及肛门坠胀不适，先后予以氨甲环酸、间苯三酚等治疗后，患者阴道流血反复。3 月 4 日我院查 B 超：宫内妊娠 60 天，双活胎，宫腔积血 6.5cm×4.5cm×3.1cm，子宫不均匀性增大。考虑子宫腺肌病。人绒毛膜促性腺激素为 230561 IU/L，孕酮为 125nmol/L，雌二醇为 4563pmol/L。为求进一步保胎治疗，诊断先兆流产而收住院。刻下见：患者精神可，少许咖啡色阴道流血，腰酸，恶心干呕，饮食一般，睡眠可，二便调。舌质淡红有瘀点，苔薄白，脉弦。

辨　证　胎动不安，肾虚血瘀。

治　法　化瘀止血，补肾安胎。

处　方　寿胎方和四物汤加减。

桑寄生 15g，续断 20g，杜仲 12g，阿胶（烊化）6g，当归 15g，熟地黄 15g，白芍 15g，苎麻根 10g，黄芩炭 5g，甘草 6g。7 剂，水煎，每日一剂，早晚分温服。生三七粉 1.5g 冲服，每日 2 次。

上方治疗 3 天后逐渐排出黑色瘀血，3 月 11 日复查 B 超：宫内妊娠 60 天左右，双活胎，宫腔积血 2.3cm×1.5cm×1.0cm，子宫不均匀性增大。考虑子宫腺肌病。治疗有效，守上方继续治疗。约治疗 10 天后阴道流血干净。

3 月 18 日复查 B 超：宫内妊娠 70 多天，双活胎，孕囊周边见 0.5cm 液暗区，子宫不均匀性增大。考虑子宫腺肌病。

解　析　患者既往有子宫腺肌病病史，瘀滞胞宫，妊娠后因反复出现阴道流血，离经之血蓄积在子宫内，没有排出，故 B 超提示宫腔积血大，若积血持续存在，继续妊娠过程中出现大出血、胎膜早破、宫腔感染的风险很大。中医对于血症的治疗经验丰富，本方以寿胎方补肾安胎，四物汤养血化瘀。方中去辛温之川芎，改用生三七粉以求其化瘀生新、化瘀而不伤正之效。阿胶搭配四物汤，为《金匮要略》中胶艾汤，减少性温之艾叶，改用黄芩炭止血，《三因极一病证方论》记载胶艾汤主治"妊娠不问月数深浅，因顿仆胎动不安，腰腹痛"。故治疗当审证求因，根据患者既往史、检查结果，四诊合参，以寿胎方和四物汤加减补肾而安胎，祛瘀不伤胎元，方能在治疗中使瘀血逐渐排出，宫腔积血迅速减少，胎元稳固。

指导老师按语　妊娠合并宫腔积血始终是临床的常见疾病及难治性疾病，临床治疗中用药均需谨慎，即要能化瘀，又不伤胎元，故需攻补兼施，严格把握用药剂量，观察病情，需中病即止。

（湖南省妇幼保健院谢锂岑，指导老师：欧阳紫婷）

🐾 医案九

秦某，32 岁，无业。2022 年 9 月 2 日就诊。主诉：反复自然流产 6 次，要求孕前治疗。现病史：因既往 5 次早孕稽留流产，1 次中孕流产病史，现备孕。患者既往月经不规则，5～6/30～180 天，LMP：2022 年 8 月 25 日，月经量偏少，色淡红，伴经期腰酸。26 岁结婚后备孕，G1～G6：均于停经 50 多天诊断为稽留流产，或行药物流产或行清宫术。刻下症：神疲乏力，腰膝酸软，月经量少，饮食睡眠可，二便调。舌质淡暗，苔薄白，脉细沉。辅助检查：2022年7月15日B超示子宫大小正常，双侧卵巢多囊样改变。2022年8月27日内分泌：LH12.3U/L，FSH4.2U/L。相关免疫检查基本正常。

辨　证　脾肾两虚。

治　法　补肾填精，益气固冲。

处　方　补肾固冲丸加减。

菟丝子15g，续断15g，淫羊藿10g，杜仲15g，当归12g，熟地黄12g，枸杞子15g，鹿角霜10g，党参15g，白术12g，刘寄奴15g，茯苓10g。15剂，水煎，每日一剂，早晚分温服。

复诊：2022年9月20日。患者自觉精神好转，腰膝酸软感较前好转。老师以上述处方加减，治疗3个月后患者月经量较前增加，脉象由细沉脉转为细脉后，嘱患者试孕。

2023年1月31日自测尿妊娠阳性，欧阳老师予以寿胎方加减安胎治疗。现孕晚期，胎儿及母体均状况良好。

解　析　患者素体肾气不足，月经不调，加之多次自然流产病史，而流产和清宫均可损伤肾气；月经量偏少，色淡红，经期腰酸均是肾气不足的表现。肾气不足，无力孕育胎儿，故屡孕屡堕。老师认为治疗滑胎的关键在于预培其损。患者肾气不足，当先补肾填精，冲任调和，方可以再次孕育。临床治疗中，不急于怀孕保胎，而是先予以大剂量补肾填精之品以补虚，待正气恢复，方可再次孕育生命。对于有多次流产史的患者，老师常用刘寄奴，吾师认为刘寄奴为金刃损伤要药，而多次流产常可伤及子宫内膜，刘寄奴的活血通经之性恰可改善子宫动脉阻力，有利于受伤后的子宫内膜恢复。

指导老师按语　保胎成为当下的热门话题，多种中西医治疗方案层出不穷，但疗效仍不容乐观，导致再次妊娠失败的原因往往是胚胎质量的问题，中医向来认为"男精壮，女经调，方能有子"。因此，保胎治疗的关口应当前移，在备孕前开始干预治疗，待夫妻双方的生活状态达到最佳时备孕，此时种子的质量好，孕育的胚胎自然有旺盛的生命力。预培其损，方为治疗滑胎的正道。

（湖南省妇幼保健院谢锂岑，指导老师：欧阳紫婷）

医案十

金某，女，32岁，初诊日期2023年6月7日。主诉：停经46天，阴道流血伴下腹痛5天。现病史：患者既往月经规律，5/30天，末次月经为2023年4月23日。G3P1A1。2023年5月30日自测尿HCG阳性。今日妇科彩超示宫内早孕。现在症：阴道少量流血，色暗红，无血块，无肉样组织物排出，伴下腹隐痛，腰部酸痛，晨起恶心欲呕，少寐，纳食可，二便调。舌淡红，苔薄白，脉细滑。

辨　证　脾肾亏虚。

治　法　补肾健脾，宁心安胎。

处　方　寿胎丸加减。

桑寄生10g，菟丝子15g，续断10g，党参15g，黄芪15g，白术10g，莲子心15g，紫苏梗12g，石斛10g，苎麻根12g，甘草5g。7剂，水煎服，每日一剂，分2次服。

二诊：2023年6月14日。3天前阴道流血停止，腹痛消失，仍有轻微腰部酸痛。恶心呕吐，呕吐物为胃内容物，纳食可，寐安，二便调。舌质淡，苔薄白，脉沉细。处方：桑寄生10g，菟丝子15g，党参15g，黄芪15g，白术10g，莲子心5g，紫苏叶12g，黄连5g，石斛10g，甘草5g。5剂，水煎服，每日一剂，分2次服。

解　析　肾之精气充盛是胎孕的物质基础，肾气充盛，胞有所系，则胎自安，故补肾固冲任为安胎的主要治则，治疗当以治肾为先，益精为要，肾精充沛，冲任得养，则胎元自固。心血肾精由胞脉输注达于胞宫，经孕乃正常，加之患者出现流产症状后精神紧张易致心烦、心神不宁，《周慎斋遗书》云："欲补肾者须宁心，使心得降"。方中苎麻根性寒味甘，功能清热安胎，凉血止血。莲子心味甘涩性平，入心、脾、肾经，具有补肾健脾、养心安神功效，还能收敛浮躁的心火，让人宁静且容易入睡。紫苏梗性甘微温，功能理气安胎，石斛味甘微寒，能养阴清热，益胃生津。以上四药合用具有清热凉血、宁心安神之效。全方共奏补肾健脾、宁心安神之效，使冲任得固，胎元安稳。

指导老师按语　《傅青主女科》中指出："夫胎之成，成于肾脏之精。"《医学衷中参西录》亦云："男女生育，皆赖肾脏作强，菟丝大能补肾肾旺自能萌胎也。"心肾、胞宫关系密切，"胞脉者上系于心""心主神，肾藏精"，心火下降于肾使肾水不寒，肾水上济于心使心火不亢，心肾相交，水火既济，而胞宫是其交济之所，胞宫的藏泻是建立在心肾相济的基础上，故在补肾健脾的同时宁心安神，心气下降，心肾相济则胎元稳固。

（湖南中医药大学第一附属医院易星星，指导老师：林洁）

第三节　带下病医案

孙某，女，35 岁。2022 年 12 月 1 日初诊。主诉：带下多 1 年余。现病史：患者于 2021 年 6 月开始出现白带增多，质时黏时稀，经常浸湿内裤，白色为主，偶为黄色，无明显外阴瘙痒及异味，经前后及劳累后增加，时有腰酸不适，无口干口苦，经前乳房轻微胀痛，曾多次在西医妇科就诊查白带常规、支原体、衣原体及淋球菌均正常，予甲硝唑栓剂阴道上药及妇科千金片口服后症状无明显改善，甚为困扰，影响生活质量，故寻求中医治疗。询既往月经规则，6/30 天，量中，时为淡红色，时鲜红，无血块，轻微腰酸，无痛经。LMP：2022 年 11 月 20 日。精神欠佳，易乏力，无五心烦热，无自汗盗汗，冬季怕冷，四肢凉，腰酸，易烦躁，白带多，需要用护垫，质黏，黄白相间，无外阴瘙痒及异味，食纳欠佳，面色白，睡眠欠佳，多梦，尿频，大便易稀。舌淡红，苔薄白，脉沉细。既往无特殊病史，婚育史：平产 2 次，人工流产 1 次。妇科检查：外阴正常，阴道内见中量白色分泌物，宫颈已产型，肥大，轻微糜烂，双附件区无异常。辅助检查：白带常规、液基薄层细胞学检查（TCT）、人乳头瘤病毒（HPV）均正常。B超：子宫大小正常。

辨　证　肝郁脾虚，湿盛下注。

治　法　疏肝健脾，祛湿止带。

处　方　完带汤加减。

党参 15g，茯苓 15g，白术 12g，淮山药 15g，车前子 12g，荆芥 10g，芡实 15g，怀牛膝 12g，杜仲 12g，陈皮 10g，苍术 12g，香附 12g。10 剂，每日一剂，分 2 次饭前 1h 温服。

二诊：2022 年 12 月 11 日。白带较前明显减少，色白，不黏稠，精神好转，偶有乏力，无五心烦热，怕冷较前明显好转，四肢渐温，轻微腰酸，偶有烦躁，食纳增加，面色白，睡眠好转，尿频无明显改善，大便可。舌淡红，苔薄白，脉沉细。量较前增多，色红，无血块，无痛经。方药：党参 15g，茯苓 15g，白术 12g，淮山药 15g，车前子 12g，荆芥 10g，益智仁 15g，鸡血藤 12g，当归 12g，巴戟天 10g，川牛膝 12g，杜仲 12g，陈皮 10g，苍术 12g，香附 12g。10 剂，每日一剂，分 2 次饭前 1h 温服。

三诊：2022 年 12 月 30 日。LMP：2022 年 12 月 20 日，量中，色红，无血块及痛经，经前无明显乳房胀痛。月经干净后白带少，色白，精神好转，无乏力，无五心烦热，无明显怕冷，四肢温，无腰酸烦躁，食纳增加，面色红润，睡眠可，偶有尿频，大便可。舌淡红，苔薄白，脉稍细。继续予完带汤加减巩固治疗10天。

电话随访2个月，白带均正常，未复发。

解　析　此患者脾阳虚弱运化不足，水湿内停，湿浊下注于任带二脉，约束无力，不能固摄，故带下量多。脾虚中阳不足，故神疲乏力，四肢凉；脾虚运化失职，故食纳少，大便稀；久病肝气郁结，故烦躁及乳房胀痛；带脉失约，故腰酸及尿频，舌脉均为肝郁脾虚之征。治疗上脾、胃、肝三经同治，提升肝木之气，肝血不燥，避免下乘脾土，补培脾土之阳气，脾土旺，湿气除，补胃得以由里及表，水分尽消。

指导老师按语　带下病病因病机是湿邪为患，带脉失约，水湿下注。主要为肝郁乘脾，损伤脾土，导致运化失常，水湿浊下注，带脉不能被约束。本案予党参、山药、芡实、甘草健脾益气，苍术、白术、陈皮健脾燥湿和胃，车前子利水湿，荆芥防风祛风胜湿。全方予补于散之中，消于升之上，加用疏肝之品得以风木上升，脾土之气上升，使脾气健运，则湿气自消，白带亦消。肝、脾、胃同治，以期疏肝健脾，升阳祛湿止带。

（湖南省妇幼保健院宁东红，指导老师：欧阳紫婷）

第四节　不孕症医案

医案一

王某，女，30岁，已婚，初诊2023年2月28日。主诉：未避孕2年未孕。患者既往月经不规则，14岁初潮，4～5天/1～3月，经量时多时少，色暗黑，无血块，经时轻微腹痛、伴腰酸。G0P0。LMP：2023年2月27日。症见：形体肥胖，面部痤疮，多毛，纳寐可，无口干口苦，二便调。舌质紫暗、苔薄白，脉细。查妇科彩超示：子宫大小正常，内膜厚5mm，双侧卵巢多囊样改变，血流1级、未见明显蠕动、双阻力。性激素六项（经期）：FSH 6.62mIU/mL，LH 13.49mIU/mL，E_2 35.04pg/mL，T 28.53ng/dL，PRL 198μIU/mL，P 0.08ng/mL。输卵管造影：双侧输卵管通畅（未见单）。自诉男方精液正常。

辨　证　脾肾亏虚。

治　法　补肾填精，健脾益气。

处　方　（1）内炎方加减。蒲公英 10g，紫花地丁 10g，板蓝根 10g，葛根 15g，大青叶 10g，连翘 10g，夏枯草 10g，香附 10g，甘草 5g，党参 15g，黄芪 15g 白术 15g。6 剂。

（2）助卵方加减。党参 10g，黄芪 10g，白术 5g，三七花 5g，黄精 10g，覆盆子 10g，菟丝子 10g，桑椹 10g，山药 10g，莲子 10g，石斛 10g，玉竹 10g，百合 10g，黑豆 10g，甘草 5g。10 剂。

配合卵巢煲 2 个，监测排卵，着床煲 1 个。

二诊：患者诉已孕，未诉特殊不适。予养胎方加减 10 剂，安胎煲 2 个。

处方：太子参 15g，黄芪 15g，白术 15g，白芍 10g，桑叶 10g，紫苏梗 10g，桑寄生 10g，续断 10g，山药 10g，桑椹 10g，百合 10g，莲须 10g，菟丝子 10g。

解　析　多囊卵巢综合征是一种生殖功能障碍与糖代谢异常并存的内分泌紊乱综合征，是生育期妇女月经紊乱，不孕最常见的原因之一。林教授诊治多囊卵巢综合征以中医辨证施治为原则，通过全身的调节和干预，气血同调，脏腑并治，促进卵泡的正常发育和排出，恢复自主排卵。常采用分段论治，月经期 1～6 天，调经治痼。月经后 7～16 天，调泡理膜。行经期以内炎方加减为主，经后期以助卵方加减为主。方中党参、黄芪、白术、山药益气健脾，肾为先天之本，脾胃为后天之本，脾气健旺，脾胃化生水谷精微才有动力，才能充后天以滋先天，使先天肾精得以充足。肾精有助于生长发育生殖，只有肾精充足，才能改善不孕的症状。脾主运化水湿，脾气健运也避免了痰饮水湿等诸邪的积聚，也就不会妨碍卵泡的生长发育。方中以黄精、玉竹、石斛、桑椹、黑豆滋阴补肾；覆盆子和菟丝子等药可以补阳益阴。助卵方可以调和阴阳，肾阳得以温煦，肾阴得以滋养，阴阳平衡则胞宫气血调和，助卵养巢，从而使优势卵泡得以发育成熟。阴精充足，阳气温化，促使卵泡发育成熟，再配合三七花行气活血，使卵泡发育所需的精气血津液等精微物质得以运行通畅，改善局部微循环，使成熟卵泡更容易从卵巢中排出，从而获得妊娠。

指导老师按语　多囊卵巢综合征是妇科的常见疾病，针对不同的患者及需求，采用不同的治疗方式，即分流论治。此患者求子，以调泡助孕，调膜着床，调巢安胎为治疗大法。不同的时期亦采用不同的治疗方法，即分段论治。行经期是新旧交替的过程，此期以调理气血，因势利导，使胞宫络脉通畅，盈满之血依时而下为主。排卵期应暖巢助泡，宣散离巢，暖巢填精，护卵养泡，以促进卵泡生长、发育、排出。

（湖南中医药大学第一附属医院游卉，指导老师：林洁）

医案二

李某，女，36岁，初诊：2023年8月12日。辅助生殖技术中，确定已避孕。主诉：宫腔粘连分离术后3个月。现病史：既往月经规律，13岁初潮，5~6/26~30天，LMP：2023年7月25日，月经量少，色暗红，无血块，无痛经。平素神疲气短，偶有腰膝酸软。舌暗，苔白，脉弦细。G1P0A1（2020年9月孕7周胎停）。辅助检查：2023年2月5日在云南行四维超声造影提示左侧输卵管阻塞、右侧输卵管通而不畅。2023年8月9日经阴道四维超声：①子宫大小43mm×26mm×50mm；②子宫内膜下段厚2.6mm、中段厚4.6mm、上段厚6mm，欠清欠均匀；③宫腔下段内收，连续性中断，内膜片状缺失，双侧宫角间距30mm；④肌层结合带回声宽3.7mm，回声不均匀，整体回声欠均匀；⑤内膜容受性：子宫血流1级，1支，内膜未见明显蠕动；⑥左卵巢大小26mm×16mm×21mm，内可见13个小卵泡（最大的15mm×14mm），卵巢位置紧贴子宫，活动度欠佳；⑦右卵巢大小22mm×16mm×19mm，内可见10个小卵泡，卵巢位置子宫右下方，远离子宫。既往史：2020年9月孕7周胎停+清宫术+月经量逐渐减少；2022年12月感染新型冠状病毒7天后治愈；2023年5月于昆明医科大学第二附属医院长方案进周第一代试管婴儿，取卵12个，配胚10个，并行鲜胚移植2个未着床，其余胚胎养囊，余4个；2023年6月6日于昆明医科大学第二附属医院行宫腔镜下宫腔粘连分离+放置球囊9天+服用激素1个月。

辨　证　气虚络阻。

治　法　益气行血，散结分粘。

处　方　宫粘2号方加减。

黄芪15g，山药15g，莲子15g，续断15g，瓦楞子15g，人参花10g，白芍10g，绵萆薢10g，两面针10g，板蓝根10g，百合10g，三七花5g，雪莲花5g，甘草5g。14剂，水煎服，每日一剂，早晚温服。

解　析　该患者属于宫腔粘连术后复粘，目前试管余4个囊胚，经评估目前宫腔情况属于中重度宫腔粘连，患者宫腔环境尚未达到可以移植的条件，需要再次行分离手术后移植。患者剩余胚胎数可供移植3次以上，最重要的是为手术降低难度，防止粘连加重。林教授认为宫腔粘连的发病机制不离"瘀""虚""热（毒）"，其中"瘀"是瘀在胞宫之细小孙脉缠络，治疗非活血破瘀之品所能到达，且药力峻猛易伤阴血正气；人参花、三七花、雪莲花轻灵飘逸，可宣散细小脉络之瘀滞而不伤正，故重用之。病机中"虚"为气血肝肾的损伤，黄芪、山药、莲子、甘草健脾益气，且益气可以推动血行；白芍、百合、续断补益肝肾，滋阴养血，续断尚可续筋疗伤，能修复子宫内膜"连线性中断、缺损"。发病机制中的"毒"是发病过程中所出现的热毒湿浊，板蓝根、两面针清热解毒，缓解内膜炎症；绵草薢利湿泄浊；瓦楞子消痰化瘀，软坚散结，可防治粘连形成之瘢痕。全方补虚不滞邪，通络不伤脉，是针对宫腔粘连属气虚兼胞络瘀滞之良方。

指导老师按语　宫腔粘连是人工流产清宫术后常见的并发症，主要表现为不孕、再次妊娠流产、月经量减少、闭经、周期性下腹疼痛等，是子宫内膜基底层受损、功能层缺失，进而使宫腔部分或完全闭塞的一种病症。中医学无"宫腔粘连"一词，多根据其症状归属于"月经过少""闭经""不孕"等的范畴施治。目前治疗策略，以宫腔镜下宫颈粘连切除术、局部激素药物的使用、抗粘连支架植入术等为主，并不能为中重度 IUA 提供令人满意的妊娠结局。林洁教授针对宫腔粘连病情，在中西医理论指导下，运用宫粘 1 号方、宫粘 2 号方。林教授不盲目中医自信，以患者利益最大化为目标，强调中重度宫腔粘连患者需中医药联合手术治疗达到最佳效果。

（湖南中医药大学第一附属医院游卉，指导老师：林洁）

医案三

张某，女，30 岁。初诊日期：2022 年 11 月 12 日。主诉：未避孕未孕 2 年余。现病史：患者于 2020 年 5 月结婚，婚后双方共同生活，性生活正常，未采取避孕措施，多次监测卵泡及内膜无明显异常，迄今未孕。既往月经基本规则，6/30～37 天，量中，色暗，无血块，轻微腰酸，无痛经。LMP：2022 年 11 月 1 日。精神欠佳，无五心烦热，无自汗盗汗，怕冷，四肢凉，腰酸，食纳少，食多欲呕，胸膈胀满，白带不多，质稀，睡眠欠佳，多梦，小便调，大便稀，时有食物残渣。舌淡红，苔薄白，脉沉细。既往无特殊病史，婚育史：G0P0。2021 年 12 月查输卵管碘油造影示双侧输卵管通畅，B 超示子宫大小正常。配偶精液检查无异常，2022 年 3 月经期第二天查 AMH2.3ng/mL，FSH7.2IU/L，LH4.5IU/L，E_2 158.0pmol/L。

辨　证　脾肾虚寒。

治　法　温补脾肾，暖胞种子。

处　方　温土暖宫汤加减。

巴戟天 20g，补骨脂 12g，茯苓 15g，白术 12g，淮山药 15g，菟丝子 15g，肉桂 5g，芡实 15g，怀牛膝 12g，覆盆子 15g，陈皮 10g，神曲半块。15 剂，每日一剂，分2次温服。

二诊：LMP为2022年12月3日至12月8日。量较前增多，色红，无血块，无痛经。12月9日复诊，无明显怕冷，四肢稍温，大便正常，睡眠好转，进食增加，无胃脘部胀，小便调。舌淡红，苔薄白，脉沉细。方药：巴戟天15g，补骨脂15g，茯苓15g，白术12g，淮山药15g，菟丝子15g，车前子15g，芡实15g，鸡内金10g，怀牛膝12g，覆盆子15g，陈皮10g，神曲半块。每日一剂，分2次温服，连服7天。

三诊：12月16日查B超示宫内膜7.8mm，右侧卵泡18mm×19mm。予上方减鸡内金，加鸡血藤10g，香附12g。每日一剂，分2次温服，连服10天。嘱其12月17日及12月19日行房事。

四诊：患者于12月27日自测尿HCG弱阳性，次日至门诊就诊，查血HCG326.2IU/L，孕酮95.6nmol/L。1月15日查B超：宫内妊娠40多天，活胎。

解　析　此患者肾阳虚衰，阳气运行不畅，带脉不固，故怕冷，腰酸，四肢不温；脾胃虚寒，不能运化水谷，故食纳少，食多欲呕，完谷不化；脾气不足，运行无力，故胸膈胀满。中焦寒冷不能运化水谷，肾阳不足致命门火衰，胞宫失于温煦，孕卵不能成型，且不能摄精成孕，结合其舌脉，证属于脾肾虚寒，治疗宜以白术、山药、芡实温补脾胃，巴戟天、肉桂、菟丝子暖命门。

指导老师按语　脾之母原在肾之命门，胃之母原在心之包络，温补脾胃之时，须补两经之火，即肾中命门之火和心包络之火，母旺则子旺，母热则子不寒，也就是子病治母。治疗上温补先天之命门，命门之火温煦，肾气得以化生肾精；温补后天脾胃之气以化生气血，则精血旺盛，冲任养，带脉固，先天后天同养，胎孕乃成。

（湖南省妇幼保健院宁东红，指导老师：欧阳紫婷）

🦋 医案四

余某，女，37岁。2023年1月5日就诊。主诉：胚胎移植失败5次，要求中药治疗。现病史：患者自2018年至2022年12月行胚胎移植术4次均未着床，取卵5次，每次取卵1～3枚。既往无特殊病史，婚育史：G2P0，稽留流产2次。输卵管碘油造影：双侧输卵管通而不畅。配偶精液检查无异常，夫妻双方染色体检查正常，现未避孕。于2023年1月5日就诊，要求中药治疗为下次胚胎移植术做准备。询其既往月经5/25～27天，量少，色淡红，无血块，无痛经。

LMP：2022 年 12 月 27 日。12 月 13 日查 B 超：子宫大小正常。12 月 28 日查 AMH0.3ng/mL，FSH10.32IU/L，LH4.5IU/L，E₂ 89.0pmol/L，精神可，无五心烦热，无自汗盗汗，怕冷，四肢凉，腰酸，着凉或服用生冷之品易腹泻，白带不多，质稀，食纳欠佳，睡眠欠佳，多梦，小便调。舌淡红，苔薄白，脉沉细尺脉尤甚。

辨 证 脾肾阳虚。

治 法 健脾和胃，温肾助阳。

处 方 自拟温脾暖肾方加减。

党参 15g，茯苓 15g，白术 12g，淮山药 15g，菟丝子 15g，巴戟天 10g，补骨脂 12g，肉桂 5g，芡实 15g，怀牛膝 12g，醋香附 10g，木香 5 个，陈皮 10g，远志 8g，白扁豆 10g，醋五味子 6g，鸡血藤 12g，甘草 5g。20 剂，每日一剂，分 2 次温服。

二诊：2023 年 2 月 1 日。2023 年 1 月 24 日月经来潮，量较前增多，色红，夹少许血块，无痛经。现无明显怕冷，四肢温，大便偶稀，睡眠好转，进食增加，小便调。舌淡红，苔薄白，脉沉细。上方减木香、远志、五味子，加肉桂 5g，当归 10g。20 剂，每日一剂，分 2 次温服。

三诊：2023 年 3 月 1 日。其 2 月 22 日月经来潮，量中，色暗红，无血块，无痛经，持续 5 天干净。该月行胚胎移植术（自然周期），治疗予健脾温肾，暖宫助孕，处方：暖宫助孕方加减。党参 15g，黄芪 12g，茯苓 15g，白术 12g，淮山药 15g，菟丝子 15g，覆盆子 12g，车前子 10g，巴戟天 10g，补骨脂 12g，芡实 15g，怀牛膝 12g，淫羊藿 10g，仙茅 6g，当归 12g，醋香附 10g，陈皮 10g，远志 8g，鸡血藤 12g，甘草 5g。11 剂，每日一剂，分 2 次温服。

术前移植医院予免疫球蛋白注射后患者出现低热症状，未予特殊处理，仍要求其于 3 月 12 日行胚胎移植术，术后予暖宫种子方帮助胚胎着床，方药：党参 15g，黄芪 12g，茯苓 15g，白术 12g，淮山药 15g，菟丝子 15g，白芍 12g，杜仲 10g，续断 12g，补骨脂 12g，芡实 15g，桑寄生 12g，当归 6g，陈皮 10g，远志 8g，甘草 5g。3 月 13 日查血 HCG278IU/L，3 月 16 日复查血 HCG120IU/L，考虑生化妊娠，予停药观察，3 月 22 日月经来潮，持续 6 天干净，低热仍持续不降，予柴胡解热方合参苓白术颗散加减疏肝解热，健脾和胃治疗。方药：柴胡 10g，香附 10g，桑叶 10g，菊花 10g，茵陈 10g，龙骨 10g，牡蛎 10g，栀子 6g，太子参 12g，茯苓 15g，淮山药 15g，生地黄 10g，大枣 8g，鸡内金 8g，甘草 6g。7 剂，每日一剂，分 2 次温服，服上药 5 日后低热止。告知其现服药期间不需采取避孕措施，继续温脾暖肾方加减治疗，4 月 20 日月经来潮，4 月 26 日开始予暖宫助孕方加减，5 月月 22 日自测尿 HCG 弱阳性，6 月 6 日查 B 超：宫内妊娠 40 多天，活胎。7 月 16 日查四维彩超提示宫内妊娠 12 周 5 天，活胎（NT，NB 均正常）。

解析　此患者证属于脾肾阳虚。脾阳不足，中焦寒冷不能运化水谷，肾阳不足致命门火衰，胞宫失于温煦，孕卵不能成型，且不能摄精成孕。患者着凉或服用生冷之品易腹泻，食纳欠佳，食谷不化，属脾土阳气不足；肾阳虚衰，命门火运不足，温煦无力，故怕冷，四肢凉，腰酸，尺脉沉细。治疗上予党参、茯苓、白术、淮山药、芡实、白扁豆等温脾益气以培中焦之土，菟丝子、补骨脂、巴戟天、杜仲、肉桂等温肾暖宫以补命门之火，醋香附、黄芪、怀牛膝、鸡血藤益气活血，推动阳气运行，使精血充沛，冲任得养，胚卵成形，胎孕可成。

指导老师按语　该病病机主要是脾肾阳虚，冲任气血失调。因肾阳不足，冲任虚寒，胞宫失煦，火不暖土，致脾阳不足，肾阳虚外府失养，故腰膝酸冷，脾阳不足，故大便易溏稀。舌淡，苔薄白，脉沉细，均为脾肾阳虚之征。该患者既往有多次自然流产病史，且多次反复取卵及胚胎移植术失败，导致肾阳虚衰，命门火衰，不能暖土，其脾肾阳虚，不能温煦胞宫，可致卵泡发育不良，难以摄精成孕。故治疗予健脾和胃，温肾助阳贯彻治疗全过程，该患者病情迁延，脾虚症状明显，治疗上予大量健脾和胃，温补中焦之品固护中焦，脾胃之气充盛，阳气升降有度；予温补肾阳药温肾助阳，暖煦胞宫，后天先天同补。此方加入少许滋养肾阴之品如五味子等，以期阴中求阳，从而达到阴阳调和；加少许益气活血之品温经通络，调和气血，使冲任通盛，阴阳调和，利于受孕。

（湖南省妇幼保健院宁东红，指导老师：欧阳紫婷）

🦋 医案五

王某，女，34 岁，教师，已婚。主诉：自然流产 5 次，反复移植失败 1 年。现病史：患者既往有 5 次妊娠失败病史，第 1～2 次妊娠为停经 50 多天自然流产，未予保胎治疗；第 3～4 次妊娠均予以保胎治疗，仍于停经 70 多天胚胎停止发育于外院行清宫术；第 5 次妊娠患者先后于北京复兴医院、复旦大学附属妇产科医院（上海红房子医院）行保胎治疗，但仍于孕 3 个多月时胎死宫内。之后行夫妻双方染色体检查，发现患者和其配偶均有同位基因发育异常，遂于 1 年前开始行 IVF-ET 术。这 1 年期间发现宫腔粘连，先后行 3 次宫腔镜下宫腔粘连分离术，术后行胚胎移植 3 次均失败，现拟第 4 次行胚胎移植术，但因内膜太薄就诊治疗。刻下见：人工周期治疗第 12 天，患者精神尚可，焦虑多疑，经行乳房胀痛，睡眠欠佳，多梦，饮食，大小便可。舌质淡红，舌体两侧有瘀斑，苔薄白，脉弦。2022 年 1 月 4 日中信湘雅生殖与遗传专科医院 B 超提示子宫内膜 5.5mm。

辨　证　气滞血瘀，兼肾虚。

治　法　行气化瘀，补肾填精。

处　方　逍遥丸合补肾固冲丸加减。

当归 15g，白芍 15g，白术 10g，香附 10g，陈皮 6g，川楝子 10g，菟丝子 15g，巴戟天 10g，杜仲 15g，熟地黄 10g，枸杞子 15g，阿胶（烊化）6g，茯神 12g，甘草 6g。7 剂，水煎，每日一剂，早晚分温服。经一周治疗后患者子宫内膜长至 7.5mm，未达标，本周期予以放弃移植。但患者自诉心情较前好转，睡眠明显好转。欧阳老师嘱其继续针灸治疗，中药去阿胶，改为鹿角霜 10g 继服。连服十剂。另针刺取穴：太冲、合谷以开四关，中脘、足三里以益气养血，气海、关元以补肾益气，三阴交以调补肝脾肾，神门、照海以交通心肾、安神。连续针刺 5 次后休息 2 天，再针刺，同时监测内膜的发育。

患者再次月经来潮后予以自然周期，再次准备移植胚胎，欧阳老师守上方，于月经干净后服用 7 剂，月经 14 天 B 超提示：子宫内膜 7.5mm，见成熟卵泡。月经 16 天卵泡已排，内膜达 8.5mm，停用上述治疗，等待移植。

移植后定期门诊随访，至足月分娩。

解　析　病久必责之于肾，加之患者多次流产病史、宫腔粘连手术分离病史，流产及刀刃均可损伤肾气、胞宫，诱使肾 - 天癸 - 冲任 - 胞宫轴失调，难以受孕。肾水不足，不能濡养肝木，肝血不足，失眠多梦，肝气不疏，故而出现焦虑多疑，经行乳房胀痛等症状。当肝肾同治方能达到治疗目的。患者病久及脏，经络不通，针灸治疗以畅通经络，通调脏腑，使药力直达脏腑。

指导老师按语　患者初始流产与夫妻双方染色体异常相关，尽管行 IVF-ET 术（第三代），可以规避胚胎染色体异常，但患者因多次行流产手术及宫腔粘连分离术，损伤冲任，胞脉受损，肾精不固，内膜不长，土壤不肥，种子难以生存，因此出现多次移植失败。长年累月的求子历程，身心俱疲，患者表现出肝郁之征为标，欧阳老师治疗疾病时予以逍遥散以疏肝行气，再予以补肾固冲丸补肾填精，从而达到标本兼治之效，因此王某得以正常妊娠。

（湖南省妇幼保健院谢锂岑，指导老师：欧阳紫婷）

第五节　绝经前后诸证医案

医案一

季某，女，50岁。2023年5月就诊。主诉：双下肢浮肿2年。现病史：双下肢浮肿，朝轻暮重，乏力，心烦，口干苦，已停经1年，纳可，夜寐欠安，二便调。舌质红，苔薄白，脉弦细。血常规、肝肾功能、脑钠肽、甲状腺功能五项、心脏彩超等均正常。

辨　证　肝肾不足，阴虚火旺。

治　法　滋阴补肾。

处　方　知柏地黄丸加减。

黄芪30g，生地黄、熟地黄各30g，黄柏10g，知母10g，牡丹皮10g，地骨皮10g，山茱萸20g，茯苓20g，山药30g，泽泻30g，丹参10g，益母草50g，猪苓20g，生姜皮10g，炙甘草10g。10剂，水煎服，每日一剂，分早晚温服。

二诊：原方改益母草为30g，加栀子10g，百合10g。10剂，水煎服，每日一剂，分早晚温服。

解　析　《素问·上古天真论》述女子："二七而天癸至，任脉通，太冲脉盛，月事以时下，故有子……七七任脉虚，太冲脉衰少，天癸竭，地道不通，故形坏而无子也。"患者年已七七，肾虚肾失开阖，故见水肿；阴虚火旺，故见心烦。该方用药简洁，用知柏地黄丸滋阴补肾，加用益母草、猪苓、生姜皮等药物利水消肿，标本兼顾。患者一诊服药后水肿明显消退，乏力、心烦均得到改善。二诊继原方巩固。

指导老师按语　围绝经期综合征症状多端，多因肝肾不足、阴虚火旺，知柏地黄丸为临证常用方剂，下肢浮肿者加益母草以活血利水消肿，因而用量较大。

（岳阳市中医医院吴会，指导老师：沈智理）

医案二

患者，女，55岁。失眠5年，加重3月余就诊。自述因生活压力大，出现失眠，遇事则甚，最差时只能睡眠2h，伴心烦焦虑。西医诊断为焦虑症，予艾司唑仑抗焦虑、镇静。然患者顾虑药物依赖，不规律服药，失眠症状进行性加重，近3个月尤为显著。现症见：失眠、心烦、焦虑、时感燥热汗出，汗后畏冷，头晕痛，手足心热，无发热，口不苦不渴，口干舌燥，纳尚可，大便正常，小便黄。舌边暗红，舌苔黄滑，脉细滑。查：BP160/100mmHg，余未见阳性体征。

辨　证　热扰心神夹瘀。

治　法　调和阴阳，养阴清热祛瘀。

处　方　桂枝甘草龙骨牡蛎汤合黄连阿胶汤加减。

黄连 30g，黄芪 20g，白芍 30g，阿胶 30g，桂枝 30g，炙甘草 20g，鸡子黄 2 枚，生龙骨 30g，生牡蛎 30g，生姜 30g，大枣 8 枚。5 剂，每日 3 次。

二诊：各症均减，续用 14 剂。

解　析　临床治疗失眠，多有以安神药堆积，然疗效不佳，其症应详辨寒热虚实，总则是调和阴阳，而桂枝汤是伤寒中调和阴阳之首。此案属于中医"绝经前后诸证""不寐"范畴，患者系天癸渐竭，阴阳失调，情志不畅，久郁化热，热扰营血。

指导老师按语　《金匮要略》："夫失精家少腹弦急，阴头寒，目眩，发落，脉极虚芤迟，为清谷，亡血，失精。脉得诸芤动微紧，男子失精，女子梦交，桂枝加龙骨牡蛎汤主之。"

（醴陵市中医院罗宏茂，指导老师：丁桃英）

医案三

孙某，女，51 岁，初诊时间：2023 年 5 月 29 日。主诉：停经 1 年余，失眠多梦 1 年。现病史：患者 16 岁初潮，既往月经规则，5/28 天，量中等，色暗红，无血块，无痛经。末次月经：2022 年 4 月。近 1 年来开始出现失眠多梦、心烦，脾气暴躁、烘热汗出，口干口渴，夜尿次数多，大便秘结。就诊时患者精神较差，焦虑烦躁，潮热汗出，失眠多梦，声音洪亮，纳可，大便干结，夜尿频多。舌尖红，少苔，脉沉涩。

辨　证　肾阴亏虚。

治　法　滋养肾阴。

处　方　左归丸合二至丸加减。

熟地黄 15g，山药 15g，山茱萸 10g，远志 15g，茯神 15g，菟丝子 15g，枸杞子 15g，黄精 30g，丹参 30g，酸枣仁 15g，五味子 10g，石斛 10g，女贞子 10g，墨旱莲 15g，月季花 10g，淡竹叶 10g，甘草 5g。21 剂，水煎服，每日一剂，分次服。另嘱患者用玫瑰花、百合花、胎菊花、月季花泡水当茶饮。

二诊：2023 年 6 月 21 日。患者服上药 21 天后，自觉症状缓解。就诊时精神明显好转，烘热汗出减轻，睡眠质量改善，盗汗心烦、口苦干呕症状消失，大便日行 1 次，夜尿次数减少。舌淡红，苔薄白，脉沉涩。嘱患者继续服用上方 21 天后停药，继续服用玫瑰花、百合花、胎菊花、月季花泡水当茶饮以巩固疗效，并嘱咐患者调畅情志，病情变化随诊。

解　析　绝经前后诸证是由于妇女年老体衰导致肾气虚弱，肾虚又导致其他脏腑功能的紊乱。更年期患者多以肾虚为本，尤以肾阴虚多见，肝肾同源，肾阴不足，则水不涵木，以致肝肾阴虚，临床多见头晕目眩耳鸣、烘热汗出、心烦胸闷、腰膝酸软等症状。

指导老师按语　围绝经期对于女性来说本是一个正常的生理变化，由于妇女本身个体差异以及当今社会生活工作压力的增加，不能适应这个阶段的生理过渡，因而出现一系列临床症状。中药则从根本上平调肾中之阴阳，使五脏六腑趋于平和，故"阴平阳秘，精神乃治"。

（湖南中医药大学第一附属医院易星星，指导老师：林洁）

第六节　妇科杂病医案

医案一

　　徐某，女，37 岁。初诊日期：2023 年 2 月 6 日。主诉：反复下腹痛 3 年多。现病史：患者自 2019 年 10 月开始出现反复下腹轻微胀痛不适，大小便正常，期间至综合性医院查胃肠镜及肝、胆、脾、胰、泌尿系 B 超无异常，多次予中药及抗生素治疗，症状无明显改善。既往无特殊病史及手术史，G1P1，平产 1 次，现避孕套避孕。平素月经规则，5/28 天，量偏多，夹少量血块，轻微痛经。LMP：2023 年 1 月 17 日。现症见：感双侧下腹痛，疼痛不甚，胀痛为主，大腿酸痛，活动后减轻，轻微腰酸，精神欠佳，乏力，无阴道流血，白带偏多，色黄，无异味及阴痒，轻微口干口苦，无潮热盗汗，不思饮食，烦躁焦虑，睡眠可，二便调。舌淡红苔薄黄，脉细滑。妇科检查（常规消毒下）：外阴正常；阴道内见中量淡黄色分泌物，质稀，无异味；宫颈轻度糜烂，肥大；宫体前位，大小正常，无压痛，无举摆痛；双附件中右件稍增粗，无明显压痛。查 B 超无异常。

辨　证　气虚湿热。

治　法　益气健脾，清热利湿止痛。

处　方　理冲汤合败酱薏仁方加减。

党参 15g，黄芪 12g，土茯苓 15g，白术 12g，淮山药 15g，败酱草 15g，薏苡仁 15g，大血藤 15g，香附 12g，怀牛膝 12g，皂角刺 15g，杜仲 12 个，黄柏 10g，砂仁 4g，延胡索 12g，川芎 12g，陈皮 10g，甘草 5g。15 剂，每日一剂，分 2 次，饭前一小时温服。

二诊：2023 年 2 月 21 日复诊。诉服上药后精神可，无明显乏力，腹痛较前明显好转，偶劳累后腹痛稍有加重，白带不多，色白，无口苦，轻微口干，轻微腰酸，无明显烦躁，食纳增加，睡眠可，二便调。舌淡红，苔薄黄，脉细滑。仍有少许腰酸，故继续予上药去大血藤，加桑寄生 15g，芡实 15g。15 剂，水煎服，每日一剂，饭前一小时分 2 次温服。

三诊：2023 年 3 月 8 日复诊。诉服药后精神可，无乏力，无明显腹痛，白带不多，色白，无口苦，轻微口干，轻微腰酸，食纳可，睡眠可，二便调。舌淡红，苔薄白，脉平。故继续予上药 10 剂巩固治疗，水煎服，每日一剂，饭前一小时分 2 次温服。

四诊：患者腹痛无反复发作，无腰酸。精神可，无明显乏力，腹痛较前明显好转，偶劳累后腹痛稍有加重，白带不多，色白，无口苦，轻微口干，轻微腰酸，无明显烦躁，食纳增加，睡眠可，二便调。舌淡红，苔薄黄，脉细滑。继续予上药 7 剂巩固治疗，水煎服，每日一剂，饭前一小时分 2 次温服。

后随诊，患者腹痛无反复发作，经期月经量正常，无血块，无痛经。

解　析　患者曾有生育史，平素性情急躁易怒，怒气伤肝，肝木乘脾，导致正气亏虚，易感邪气，邪气留着于冲任、胞宫、胞脉，血行不畅，故小腹隐痛或坠痛，痛连腰骶；久病脾失健运，导致正气亏虚，易感邪气，气血耗伤，中气不足，故精神欠佳，体倦乏力，食少，伴有少许湿邪内侵下焦，湿邪其性黏滞，故病程缠绵难愈。

指导老师按语　本病为气虚湿热证之盆腔炎性疾病后遗症，中医以益气健脾、化瘀止痛为治疗原则，中药汤剂以理冲汤合败酱薏苡仁方加减为主方，并配合中药包热敷少腹部。二诊患者腹痛等相关症状明显好转，故加用固肾健脾之品固本培元。三诊患者腹痛、腰酸及乏力症状基本消失，食纳增加，结合舌脉气虚血瘀征象较前明显好转，继续巩固治疗。

（湖南省妇幼保健院宁东红，指导老师：欧阳紫婷）

医案二

苏某，28岁，已婚。主诉：不规则阴道流血19天。现病史：患者因不规则阴道流血19天，于2023年1月27日来诊。患者平素月经规则，12岁初潮，5~6/28~30天，PMP：2022年12月8日。2023年1月8日来潮，至今未净，月经第1~6天经量不多，第7天至今均量多，一日需使用5~6片卫生巾，经色淡红，夹少许血块，伴腹胀不适。刻下见：阴道流血淡红色，神疲乏力，头晕，纳差，口干，小便调、大便结。体查：神清合作，精神较差。面浮而苍白。舌淡，苔薄白，脉细弱。辅助检查：HBG85ng/dL，余大致正常，绒毛膜促性腺激素小于1.0IU/L。既往史：2022年12月25日新型冠状病毒感染，高烧2日，期间多次服用布洛芬，出汗较多，约7日转阴。自新型冠状病毒感染后感乏力，口干。

辨　证　气血虚弱。

治　法　补气摄血，养血调经止血。

处　方　固本止崩汤加减。

西洋参10g（另包煎汁兑药），黄芪15g，白术10g，当归5g，黑姜15g，熟地黄炭30g，阿胶珠30g，甘草3g。4剂，药后流血明显减少，再进3剂，阴道流血已止。但仍感头昏，乏力，纳差，口干，投健脾益气、养血调经治疗。第2次月经于2月15日来潮，量中等，色红、无明显不适，4天干净，之后月经正常。

解　析　崩漏是指经血非时暴下不止或淋漓不尽，是妇科常见病。本病的发病机制主要是冲任损伤，脾肾亏虚，经血非时妄行。本例先补气摄血，养血调经，后健脾益气，养血调经而愈。患者既往虽月经不规则，但量尚正常，提示患者虽有诱发月经不规则的体质因素，但好在正气尚存，气血未乱，月经来潮后能正常干净。新型冠状病毒感染后出现持续性高热，出汗较多，热邪入里耗伤津液，故出现口干；布洛芬迫邪外出，气随津失，故自觉疲乏无力。气阴两伤，故口干，神疲乏力，血出不能固摄，故血出不止，治疗当以血肉有情之品益气养阴，固本培元，冲任得固，则经血能收。

指导老师按语　2023年1月起，门诊妇科血症患者逐渐增加，有既往史的患者症状加重，同时涌现较多的新发妇科血症患者，通过辨证发现气虚、气阴两虚、血热证居多，经临床实践，固本止崩汤用于妇科血症，疗效稳定。固本止崩汤来自《傅青主女科》，由熟地黄、白术、黄芪、当归、黑姜、人参六味药物组成。方以人参、黄芪、白术补气固本；熟地黄、当归补血；黑姜引血归经，诸药合用，具有气血双补而固阴阳之效。临床妇科血证凡属气阴两虚者，加减应用，均获良效。

（湖南省妇幼保健院谢锂岑，指导老师：欧阳紫婷）

医案三

刘某，女，35 岁，已婚。初诊时间：2023 年 2 月 27 日。主诉：经期乳房胀痛 7 年余，加重 2 个月。现病史：患者 12 岁初潮，既往月经规则 4～7/28～34 天，量中等，色暗红，痛经，偶夹有少许血块，伴有下腹部胀痛。7 年前生育一男婴，母乳喂养至 2 岁。停止哺乳半年后开始出现经期乳房胀痛，症状时好时坏。未予以重视。近两月来大多自经前 2 天开始出现乳房胀痛，连及乳头痒，痛甚时不可触衣，不可触摸，无泌乳，经后 3 天左右症状缓慢消失，烦躁易怒。末次月经 2023 年 2 月 1 日。就诊时：患者精神可，自述月经将来潮，近两日乳房隐痛，下腹坠胀，白带量多，纳可，睡眠欠佳，口干，小便少，大便结。舌红，苔薄黄，脉弦。乳腺彩色 B 超检查：双侧乳腺小叶增生。妇科检查：宫颈轻度糜烂，余无异常。

辨　证　肝郁气滞。

治　法　疏肝解郁，通络止痛。

处　方　经验方合金铃子散加减。

柴胡 10g，当归 10g，薄荷 5g，赤芍 10g，玫瑰花 10g，绿梅花 10g，郁金 10g，白蒺藜 12g，生麦芽 30g，制香附 10g，台乌药 10g，焦川楝子 10g，炒延胡索 10g，紫苏梗 6g，淡竹叶 10g，炙甘草 5g。10 剂，水煎服，每日一剂，分 2 次服。同时予以玫瑰花、绿梅花、凌霄花煎服代茶饮。

解　析　经行乳房胀痛，即每值经前或经期乳房作胀，甚至胀满疼痛，或乳头痒痛，常伴月经失调或乳腺症，以青春期或育龄期妇女多见。其临床特点是乳房胀痛随月经周期反复发作，经后多逐渐消失。现代医学认为，本病的发生发展与卵巢内分泌密切相关，乳腺组织与子宫内膜均受卵巢内分泌周期性调节，并产生相应的周期性变化；周期性的激素分泌失调和（或）乳腺组织对激素的敏感性增高是主要的发病原因。处方中柴胡配薄荷以入肝经，当归、赤芍活血通络，玫瑰花行气开郁，郁金、白蒺藜、生麦芽以疏肝理气解郁，其中生麦芽疏养和达，柔润不伤肝气，且气味芬芳又能健脾升清；辅以制香附、台乌药，更助散结消胀之力；配以金铃子散可使清泄舒达、理气止痛之力倍增，以紫苏梗调护胃气，甘草和中，共奏疏肝解郁、消胀止痛之功。玫瑰花和而不猛，质纯温和，具有镇静与松弛的特性，宣通郁滞而无辛温刚燥之弊；玫瑰花入肝经，能疏肝理气，和血散瘀，使冲任得调。绿梅花气味清香，味酸涩，性平，具有疏肝、和胃、化痰、解毒的功效。凌霄花气清香，味微苦、酸，性寒，为肝经血分药，具有行血祛瘀、凉血祛风之功能。

指导老师按语 本病多由情志内伤导致肝气郁结、胃阻气滞、乳络失利而致疼痛；或肝经气火偏旺，冲任气血失调，乳络失利而发；或瘀血阻滞乳络而病。气滞、痰阻、瘀凝日久，遂成肿块，且伤肾气。"乳房属胃，乳头属肝"，冲脉所司在肝而又隶于足阳明胃经，故乳房、乳头与冲脉密切相关。其病位在肝、胃、肾三经，病之性质多见本虚标实。肝郁经行乳胀是本病的主要证型，故治疗经行乳胀宜以疏肝解郁、理气消胀、宣通乳络为首要。

（湖南中医药大学第一附属医院易星星，指导老师：林洁）

医案四

倪某，女，19岁，初诊时间：2023年1月9日。主诉：经行身体疼痛半年余。现病史：患者14岁初潮，既往月经规则，3～7/27～32天，量中，色暗红，夹小血块，进食冷饮后痛经。半年前，一次适逢经期受寒，冒雨回家，高热一次，此后每次经前均感全身畏寒，经期遍身冷痛，痛甚时坐卧不安，遇寒加重，月经量逐渐少，经色暗黑，夹有血块，曾服用当归煮蛋、益母草膏等药可暂时缓解症状。末次月经：2022年12月20至23日，量极少，色黑，小腹坠胀，腰骶冷痛。否认性生活史。就诊时：患者面色苍白，形体偏瘦，倦怠纳差，形寒肢冷，四肢欠温，腰骶疼痛。舌淡白，苔白，脉沉细。

辨　证 气血虚弱，兼外邪侵袭。

治　法 养血和营，祛风除湿散寒。

处　方 经验方。

党参15g，黄芪30g，白术10g，白芍10g，当归10g，鸡血藤10g，桑寄生10g，小茴香5g，肉桂5g，独活10g，牛膝15g，车前子15g，香附10g，川芎10g，益母草20g，炙甘草5g。10剂，水煎服，每日一剂，分2次服用。

解　析 患者表现为遍身酸痛麻木，肢软乏力，月经量少，色淡质清，伴有面色苍白或萎黄，神疲乏力，头晕眼花，气短懒言，体倦肢软，心悸失眠，舌质淡红，苔白，脉细弱。此为血虚不能濡养筋脉，经行时气血不足，则肢体疼痛麻木，筋脉失其濡养而引起身痛。经期素体虚弱，腠理空虚，若经期调摄失宜，风寒湿邪乘虚而袭，稽留于筋肉骨节之间，经脉痹阻，不通则痛。治宜祛风散寒，温经止痛。方中用黄芪、党参、当归以益气养血；白术、炙甘草健脾益气，寓气生血长之义；肉桂、小茴香、独活温阳散寒止痛；牛膝、桑寄生补肝肾；鸡血藤、当归、香附、川芎、益母草活血通络。

经行前后或经期，出现以身体疼痛或肢体关节疼痛为主症者，称"经行身痛"。亦称"经行遍身痛"。关于本病症的病因病机，《证治准绳》云："经水者，行气血，通阴阳，以荣于身者也，气血盛，阴阳和，则形体通，或外亏卫气之充养，内乏荣血之灌溉，血气不足，经候欲行，身体先痛也。"

指导老师按语 气血虚弱乃本病之根本，而素体气血虚弱，则营卫失和，外邪乘虚侵入，留滞经脉而致经行身痛。凡气血亏虚，复加经至，阴血下注胞中，则血虚尤甚，气随血泄，营卫失和，气血不能荣养一身筋骨而经行身痛。故以益气养血、和营通络为治。感受风寒湿邪，正虚不能抗邪，风寒湿邪稽留经脉，每当经行阴血下注，气血不养经脉，邪气乘虚而作，凝滞经脉，不通则身痛。因此，治疗以养血和营、祛风除湿、散寒通络为原则。

（湖南中医药大学第一附属医院易星星，指导老师：林洁）

医案五

刘某，女，39 岁。初诊时间：2023 年 6 月 5 日。主诉：小腹胀痛 5 个月。现病史：患者平素月经规律，7/30 天。孕 3 产 1 人工流产 2。5 个月前无明显诱因出现小腹胀痛，联及腰骶，发作频繁，经期加重。白带量多，色黄，无异味。伴神疲乏力，纳食可，小便短少黄赤，大便秘结。妇科检查：外阴发育正常；阴道通畅，阴道分泌物色黄，无异味；子宫前位，正常大小，质中，轻压痛；左侧附件区增厚，压痛，右附件未扪及明显异常。舌质红，苔黄腻，脉弦滑。妇科彩超：盆腔积液（26mm）；子宫、双卵巢未见明显异常。

辨　证 湿热蕴结。

治　法 清热利湿，化瘀止痛。

处　方 五味消毒饮合二妙散加减。

金银花 15g，黄柏 10g，紫花地丁 10g，蒲公英 10g，野菊花 10g，苍术 10g，甘草 5g。10 剂，水煎，每日一剂，分 2 次服用。

解　析 湿热型盆腔炎的主要病因病机为感染湿热邪毒，毒热搏结，气血失调，气滞血瘀。根据中医理论的理法方药，治以清热利湿，化瘀止痛。方用五味消毒饮合二妙散加减。方中金银花甘寒，清热解毒之力甚大，因其性缓，方中用量最大，为本方之君药；《本草正》言："金银花，善于化毒，故治痈疽、肿毒、疮癣、杨梅、风湿诸毒，诚为要药。毒未成者能散，毒已成者能溃，但其性缓，用须倍加……"黄柏苦寒，能清热燥湿，泻火解毒。《本草正》黄柏言："性寒润降，去火最速。"可见黄柏清热泻火之力强，善清下焦湿热，助金银花的清热解毒之力，使湿热迅速从膀胱泻出，亦为君药。野菊花、紫花地丁、蒲公英皆为味苦性寒凉之品，能清热解毒，消肿止痛，为治疗疮痈肿痛之要药，因有加强君药清热解毒之功，共为臣药。二妙散和其余诸药共为佐使药。方中君臣佐使，相辅相成，以"清""通"为主，全方共奏清热利湿、化瘀止痛之效。

指导老师按语　盆腔炎是临床上的常见病、多发病，病情多较顽固，难以迅速根治。目前，西药对此病尚缺乏效果显著的特异疗法。中医古籍无盆腔炎之名，根据其临床特点，可散见于"热入血室""带下病""经病疼痛""妇人腹痛""癥瘕""不孕"等病证中。中医认为本病多因经期、产后胞脉空虚，湿、热毒邪乘虚而入，与败血搏结胞中，胞络冲任损伤，正邪交争而致。本病以湿、热、瘀为主要病因，因此治疗时主要以清热解毒利湿、化瘀止痛行气为主。

（湖南中医药大学第一附属医院易星星，指导老师：林洁）

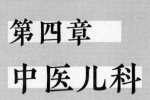

第四章
中医儿科

🔖 医案一

廖某，男，10岁，2022年8月15日初诊。主诉：咳嗽半月。现病史：患儿半月前无明显诱因出现咳嗽，咳痰，在儿科就诊诊断考虑肺间质病，经治疗（具体不详）症状未见明显好转。现症见：咳嗽，咳少许白色黏痰，无胸闷气促，口干，纳寐可，二便调。舌淡紫，苔少，脉沉数。既往有白血病病史，4年前行骨髓移植术，一直服用甲泼尼龙片。

辨　证　温燥犯肺。

治　法　清肺养阴润燥。

处　方　清燥救肺汤加减。

麦冬10g，生石膏12g，太子参6g，枇杷叶10g，苦杏仁5g，火麻仁5g，百合10g，生地黄10g，白茅根15g，川贝母3g，甘草3g。10剂，水煎服，每日一剂，分2次温服。

二诊：2023年8月26日。患儿咳嗽较前好转，无咳痰，继续予以上方7剂治疗后咳嗽较前明显好转。

解　析　根据临床观察，激素类药物偏温燥，易伤阴液，此例患儿长期服用甲泼尼龙片治疗，温燥犯肺，故予以清燥救肺汤获效。

指导老师按语　患者有宿病，长期服用激素治疗，容易伤阴生内热，感邪则出现咳嗽，咳白黏痰，苔少，脉沉数，故选用清燥救肺汤治疗。

（南华大学附属第一医院彭果然，指导老师：刘鑫）

🔖 医案二

汤某，男，3岁8个月，2022年6月14日初诊，因咳喘10余天来就诊。患儿 10 余天前受凉后出现咳嗽，继而喘息，予雾化治疗无缓解。现咳嗽频作，气促喘息，喉中痰鸣，痰稀色白，流清涕，精神欠佳，纳食一般，尿少色偏黄，大便尚调。查体：呼吸急促，50 次/min，咽部稍充血，双肺呼吸音粗，可闻及较多中细湿啰音及少许喘鸣音。心（-），腹平软，未及包块，肠鸣音正常。舌质淡红，苔薄白，指纹淡红于风关。

辨　证　外寒内饮。

治　法　温肺散寒，涤痰定喘。

处　方　小青龙汤加减。

炙麻黄 3g，细辛 2g，白芍 5g，五味子 3g，法半夏 3g，紫苏子 5g，桑白皮 5g，射干 5g，枇杷叶 5g，车前子 6g，桂枝 6g，瓜蒌皮 5g，鸡内金 5g，甘草 3g。7 剂，水煎服，早晚分服。

二诊：2022 年 6 月 22 日。药后咳嗽明显减少，已无喘息气促，轻咳痰声明显，稍流清涕，有口气，纳食欠佳，大便偏干，尿黄。查体：咽部稍充血，呼吸规整，30 次/min。双肺呼吸音粗，未闻及啰音。心腹无异常，舌质偏红，苔白稍腻，指纹淡紫于风关。处方：三拗二陈汤加减。苦杏仁 3g，法半夏 3g，陈皮 3g，茯苓 6g，紫苏子 5g，桑白皮 5g，白前 5g，前胡 5g，瓜蒌皮 5g，辛夷 3g，炒麦芽 15g，鸡内金 5g，甘草 3g。再服 7 剂，水煎服，早晚分服。随访咳嗽基本缓解，无喘息气促，喉中痰鸣消失。

解　析　患儿外感风寒，肺卫受邪，肺津失布，聚而为痰，痰随气升，气因痰阻，相互搏结，阻塞气道，宣肃失常，气逆而上，出现咳嗽、气喘痰鸣，故辨为喘证。其痰稀色白，流清涕，咽部稍充血，舌质淡红，苔薄白，指纹淡红于风关为外寒之象，气喘、喉中痰鸣则为里饮之症，故辨证为外寒里饮证。小青龙汤具有散寒解表、温肺化饮之功，方中炙麻黄解表兼宣肺平喘，桂枝温阳以利水化饮；细辛内以温肺化饮，外以助散风寒；五味子敛肺气，白芍养血以防耗伤肺气及温燥伤津；法半夏祛痰和胃散结；加桑白皮泻肺平喘兼利水；紫苏子降气平喘；枇杷叶、瓜蒌皮清肺化痰；射干利咽消痰；车前子利水除湿。全方共奏平喘化痰、散寒渗湿之功效。二诊患儿咳喘好转，但痰未全消，舌苔白腻，呈痰湿蕴肺之证，其纳食欠佳，有口气，为湿困脾阳，脾虚无以助运之证，脾不健则痰浊生，故以三拗二陈汤加减燥湿化痰，健脾助运，如此痰浊方消。

指导老师按语　小青龙汤乃《伤寒论》之名方，具解表散寒、温肺化饮之功。运用该方时要注意辨气色（如面色黑有水气）、辨舌脉（脉浮紧、舌淡胖）、辨痰涎（痰涎清稀色白或泡沫痰）、辨咳喘（咳喘兼有）及辨兼证（小便不利或呕或头痛发热）5个辨证环节，不必悉具，只要有其中一两个主证无误，便可使用。此方辛烈峻猛，能伐阴动阳，下拔肾根，不可久服，故咳喘显缓后，予化痰剂善后，并加用健脾助运之品以阻生痰之源。

（湖南中医药大学第一附属医院周姗，指导老师：舒兰）

医案三

刘某，男，8岁，2023年3月29日初诊。主诉：反复咳嗽咳痰伴喘息5年余，再发加重3天。现病史：患儿5年余前因感冒后出现咳嗽咳痰伴喘息，在当地诊所治疗（具体不详）症状一度有所改善，但咳嗽咳痰伴喘息断断续续时有发作，后在当地医院确诊为支气管哮喘，每因感冒受凉后症状即反复出现。3天前因感寒受凉后出现咳嗽咳痰伴喘息，遂来我科就诊。现症见：咳嗽，咳黄色黏痰，喘息，无鼻塞，纳寐可，二便调。舌偏红，苔薄黄腻，脉细滑。查体：双肺听诊可闻及哮鸣音。

辨　证　风寒外束，痰热内蕴。

治　法　宣肺降气，清热化痰。

处　方　定喘汤加减。

白果3g，麻黄3g，款冬花6g，法半夏5g，桑白皮10g，白茅根10g，紫苏子3g，黄芩3g，苦杏仁3g，桃仁3g，甘草3g。10剂，水煎服，每日一剂，分2次温服。

二诊：2023年4月7日。患儿无明显咳嗽咳痰，仅活动时稍有喘息，易汗出，无鼻塞，纳寐可，二便调。舌偏红，苔薄黄腻，脉细滑。效不更方，继予中药定喘汤加减化裁：白果3g，麻黄2g，款冬花5g，法半夏5g，桑白皮10g，白茅根8g，紫苏子5g，黄芩3g，苦杏仁5g，桃仁3g，浮小麦10g，巴戟天6g，淫羊藿6g，甘草3g。续服10剂后，患儿未诉咳嗽咳痰及喘息。

解　析　患儿哮喘病史多年，宿痰伏肺，又感风寒，肺气壅闭，郁而化热，故见咳嗽，咳黄色黏痰，喘息，治宜宣降肺气，止咳平喘，清热化痰，方用定喘汤加减化裁使肺气宣降，痰热得清，风寒得解而诸症自除。

指导老师按语　哮病发病多与外感风邪夹寒或热而诱发，辨证多根据痰色、舌脉而定，该例辨证为热哮兼风寒，以定喘汤加减治疗而获效。

（南华大学附属第一医院彭果然，指导老师：刘鑫）

医案四

易某，男，1岁，2022年7月21日初诊。主诉：咳嗽有痰数日。现病史：早产儿，经常反复咳嗽，白痰，自汗，面色差，不能喝牛奶等，舌淡红，苔薄白，脉细。

辨　证　肺失宣肃，气虚痰阻。

治　法　宣肺疏风，止咳化痰。

处　方　贝夏止嗽散加减。

川贝母10g，法半夏4g，苦杏仁4g，桔梗6g，紫菀8g，百部6g，白前6g，陈皮5g，荆芥5g，薄荷3g，甘草5g，矮地茶10g。10剂，水煎，早晚温服。

二诊：2022年8月4日。咳嗽基本消失，流口水，不呕，肢软，不能直立，舌淡红，苔薄白，脉细。予补肾地黄丸加减，党参6g，黄芪10g，熟地黄6g，淮山药10g，茯苓6g，泽泻3g，牡丹皮3g，山茱萸6g，怀牛膝10g，石菖蒲6g，鹿角胶6g。20剂，水煎，早晚温服。

解　析　小儿以反复咳嗽、白痰为主诉，无恶寒发热、头痛无汗等症，外感已除，留有咳嗽余恙，痰白而黏，咯而不爽，肺系余邪未解。止嗽散出自程钟龄《医学心悟》，紫菀与百部均性温润，味苦，都入肺经，皆可理肺止咳，对于新久咳嗽都能使用，白前与桔梗性平，味辛，均入肺经，桔梗能升提肺气排脓而利膈，白前能下气开壅而止嗽，同有辛甘上升，甘苦下降的作用，不论属寒属热均能应用，此四味药同用能调整气机出入升降的失常，陈皮祛痰化湿，荆芥散风解表，通窍利咽。甘草缓急止嗽，并能调胃，若与桔梗配合名"甘桔汤"，再配以荆芥为"荆芥汤"，同有利咽喉而止痛的功用。二诊时咳嗽基本消失，仍有流涎、肢软，辨为脾肾亏虚，予补肾地黄丸，实为六味地黄丸加味，三补三泻，其中补药用量重于"泻药"，是以补为主；肝脾肾三阴并补，以补肾阴为主，党参健脾益肺，黄芪补气升阳，怀牛膝补肝肾，强筋骨，石菖蒲化湿开胃，醒神益智，鹿角胶温补肝肾，益精养血。

指导老师按语　止嗽散是《医学心悟》中治疗外感咳嗽的通用方剂，程钟龄云其"温润和平，不寒不热，既无攻击过当之虞，大有启门驱贼之势"，七味药合用，温而不燥，润而不腻，苦不过寒，辛不过热，既有辛甘为开，又可甘苦而降，故适用于肺之宣化肃降，更能加强气机出入升降的功能，浙贝母配半夏，润燥相济，相反相成。六味地黄丸原名地黄丸，出自《小儿药证直诀》，治疗小儿五迟五软，临证当仔细辨别，治痿未必独取阳明。

（湖南中医药大学第一附属医院徐文峰，指导老师：熊继柏）

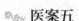 **医案五**

张某，男，13岁。2022年3月1日初诊。主诉：反复胸闷气促1年余，再发加重2天。现病史：患者一年前在当地医院诊断为支气管哮喘。两天前因进食冷饮后而复发。刻下症：喘息气促，胸部胀闷不适，咳嗽咳痰，痰少质稠色黄，咽部疼痛，清涕鼻塞，口臭，进食减少，睡眠欠佳，喜哭，平素喜食生冷，大便干结，易反复感冒。舌尖边红，苔厚腻，脉弦滑。

辨　证　食痰壅滞。

治　法　消食化痰，宣肺平喘。

处　方　三子养亲汤加减。

莱菔子9g，葶苈子9g，白芥子6g，麻黄2g，焦麦芽6g，焦山楂6g，焦神曲6g，茯苓9g，紫苏子9g，苍术9g，苦杏仁6g，前胡6g，荆芥6g，防风6g，薄荷6g，金银花6g，连翘6g，桔梗6g，橘红、炙甘草各3g。7剂。

二诊：2022年3月8日。病史同前。患者服上方3日后症状较前好转，胸闷、喘息气促减轻，偶有咳嗽咳痰，咳少量白黏痰，痰容易咳出，睡眠、精神尚可，食欲较差，大便偏稀，小便尚可。予以消食化痰，宣肺平喘。处方：麻黄2g，焦麦芽9g，焦山楂9g，焦神曲9g，茯苓9g，紫苏子9g，莱菔子9g，苍术9g，苦杏仁6g，薄荷6g，金银花6g，连翘6g，桔梗6g，橘红、炙甘草各3g。10剂。

三诊：2022年3月15日。病史同前。患者喘息、胸闷、气促较前明显好转，偶有咳嗽，以干咳为主，睡眠、精神尚可，食欲较前稍改善，大便仍偏稀，每日2～3次，小便尚可。予以消食化痰，宣肺平喘。处方：麻黄2g，党参5g，焦麦芽9g，焦山楂9g，焦神曲9g，茯苓9g，白扁豆6g，山药9g，莲子心3g，莱菔子9g，苍术9g，苦杏仁6g，薄荷6g，连翘6g，桔梗6g，橘红6g，炙甘草3g。10剂。

解　析　哮病的发生，为宿痰内伏于肺，每因外感、饮食、情志、劳倦等诱因而引触，以致痰阻气道，肺失肃降，肺气上逆，痰气搏击而发出痰鸣气喘声。因感受病邪的不同，发作时患者除具上述证候特征外，还可呈现或寒或热的证候。哮病反复发作，正气必虚，故哮病缓解期多表现为肺、脾、肾虚的症状。本案患者平素喜食生冷，寒湿伤脾，脾胃亏虚，故可见食欲欠佳，大便不调；"形寒饮冷则伤肺"，肺气不利，故见咳嗽胸闷气促；脾虚运化失司，湿蕴成痰，可见咳痰量多。病机为脾胃亏虚，饮食不慎，寒食成痰，困脾伤肺。范师组方三子养亲汤加减，共奏健脾消食、散寒化痰、宣肺平喘之功。一诊咳嗽好转后，二、三诊加强健脾消食，化痰祛湿之法，最终使食痰得消，喘促得平。

指导老师按语　脾虚亦是哮喘反复发作的关键病机，"治湿不治脾，非其治也"，故在燥湿化痰的同时需佐以健脾益气。此案为食积痰，故使用健脾消食化痰之焦三仙（焦山楂、焦神曲、焦麦芽），合茯苓、橘红，取二陈汤之化痰之效。

（湖南中医药大学第一附属医院姚璐莎，指导老师：范伏元）

医案六

杨某，男，8 岁。2022 年 10 月 26 日初诊。因鼻流脓涕 2 月余来诊。现症见鼻流脓涕，晨起尤甚，鼻涕呈黄绿色，黏稠难出。伴有鼻塞、鼻痒，偶有咳嗽，痰声明显。自觉咽痛，喉中异物感，吞咽不利。纳食可，夜寐安，二便调。查体：咽充血，咽后壁可见黄绿色涕样物附着。心肺听诊无异常。舌质红，苔黄腻，脉数。

辨　证　痰热内蕴。

治　法　清热燥湿，化痰通窍。

处　方　黄连温胆汤加减。

黄连 6g，竹茹 6g，法半夏 5g，枳实 5g，陈皮 3g，茯苓 6g，鱼腥草 10g，辛夷 5g，炒苍耳子 5g，白芷 6g，胆南星 3g，石菖蒲 6g，蝉蜕 5g，甘草 3g。15 剂，水煎服，早晚分服。并予生理性海水清洗鼻腔。

二诊：2022 年 11 月 9 日。鼻流浊涕好转，涕量较前减少，黏稠度减轻，易擤出。有鼻塞、鼻痒，无咳嗽，无咽痛，稍具异物感，纳食可，夜寐打鼾，二便调。查体：咽部稍充血，咽后壁未见涕样物。心肺听诊无异常。舌质红，苔薄黄，脉浮数。处方：上方去炒苍耳子、胆南星、蝉蜕，加牡丹皮 6g，浙贝母 6g，夏枯草 10g。再服 10 剂，水煎服，早晚分服。继予生理性海水清洗鼻腔。随访患儿已无流涕，鼻塞缓解，偶有鼻痒。

解　析　鼻渊病名，最早见于《黄帝内经》。《素问·气厥论》载："胆移热于脑，则辛頞鼻渊，鼻渊者，浊涕下不止也。"其病理因素为热、郁、湿、虚，小儿感受风寒、风热或湿邪等，内犯于肺，郁而化热，循经上炎，灼伤鼻窦而致病；邪热内蕴脾胃，不能升清降浊，湿热循经上壅鼻窍而成鼻病；邪热灼津，炼液成痰以阻气道。黄连温胆汤具有清热燥湿、理气化痰之效，配合运用祛瘀通络、排脓通窍之品治疗鼻渊之痰热内蕴证疗效显著。本例处方中黄连清热燥湿；鱼腥草清热解毒排脓；石菖蒲开窍化湿豁痰；辛夷、白芷、炒苍耳子宣通鼻窍；陈皮、法半夏、枳实顺气机，消痰浊；茯苓渗湿健脾，调和脾胃以制生痰之源。二诊患儿流浊涕好转，有鼻塞，故去炒苍耳子、胆南星（二药有小毒亦不宜长时间服用），加用牡丹皮、浙贝母、夏枯草清热散结，祛瘀通鼻络。

指导老师按语 鼻渊的病变脏腑为肺、脾、胆，病理因素为热、郁、湿、虚，病理产物为痰。其病情演变是一个由表入里，由实到虚的过程。本例患儿起病急，病程短，病因病机为火热上壅，以肺、脾、胆三经热盛为主，观其病症舌脉乃为痰热内蕴之证。温胆汤源自《三因极一病证方论》，方由半夏、竹茹、枳实、陈皮、茯苓、生姜、甘草组成，方中二陈汤和胃燥湿化痰，竹茹清热化痰除烦，枳实降气导滞，消痰除痞，加黄连为黄连温胆汤，更具有清热燥湿之功。故以黄连温胆汤清热燥湿、化痰通窍获效较好。

（湖南中医药大学第一附属医院周姗，指导老师：舒兰）

医案七

胡某，女，10 岁。2022 年 8 月 3 日初诊。因胃脘疼痛半年余来就诊。患儿今年 2 月起出现胃脘疼痛，阵发性疼痛加剧，前往当地医院就诊，查胃镜提示：胆汁反流性胃炎、糜烂性十二指肠炎，HP（+）。予以抑酸护胃及规范抗幽门螺杆菌感染治疗后痛势减轻。现患儿时有胃脘痛，晨起及饥饿时明显，进食后常有腹胀、反酸，故不欲饮食，有口气，夜寐尚安，二便调。查体：咽部无充血，心肺听诊无异常，腹平软，剑突下轻压痛，肠鸣音存。舌质偏红，苔薄黄，脉浮稍数。诊断：胃脘痛。

辨　证 脾胃不和。

治　法 调和脾胃。

处　方 半夏泻心汤加减。

法半夏 5g，黄芩 5g，黄连 3g，党参 5g，甘草 3g，大枣 6 枚，干姜 3g，炒麦芽 15g，炒鸡内金 6g，海螵蛸（先煎）10g，吴茱萸 5g。10 剂，水煎服，早晚分服。

二诊：2022 年 8 月 17 日。服药后胃脘痛减轻，反酸明显好转，厌食较前改善，纳食量增，双手掌有脱皮，时有清嗓，大便干结，2 日解 1 次，不易解出。查体：咽部无充血，心肺听诊无异常。剑突下无压痛。舌质红，苔薄黄。处方半夏泻心汤加减：法半夏 5g，黄芩 5g，黄连 3g，党参 5g，甘草 3g，大枣 6 枚，干姜 3g，鸡内金 6g，柴胡 6g，枳实 5g，白芍 6g，玉竹 10g，射干 6g。10 剂，水煎服，早晚分服。

随访 1 个月，患儿无胃脘痛，纳食量增，无反酸呕吐等症。

解　析　本例患儿以胃脘痛为主要表现，饥饿时疼痛明显，伴有反酸，胃镜示胃炎、糜烂性十二指肠炎，HP 感染。给予西药规范治疗症状有所缓解，但仍时有胃脘疼伴反酸并纳食差，提示脾胃功能减弱或失调，中医称之为脾胃不和。脾主升清降浊，胃主受纳通降。当纳与化、升与降失调则致脾胃不和，脾不和则食不化，胃不和则不思食，故有上症。半夏泻心汤属于和解类方剂，具有调和脾胃之功效，可寒热平调，散痞消结。临床上常用于治疗急慢性胃炎、胃肠炎等。方中法半夏散结除痞，和胃降逆；干姜温中散寒除痞，黄芩、黄连清降泻热开痞；党参、吴茱萸、大枣健脾和中生津液；加用炒麦芽、炒鸡内金健胃消食；再加一味海螵蛸制酸止痛。全方充分体现了降胃气以阻上逆，补脾气以助升清之调和脾胃的思想。二诊时患儿胃脘痛好转，食欲增加，续以前方治疗，因其大便干结，加用柴胡、枳实理气除痞，白芍、玉竹柔肝止痛，养血生津；时有清嗓加用射干利咽。

指导老师按语　胃脘痛原因很多，其病机大多为寒热错杂，气机升降失调，治疗胃病时抓住"胃气以降为和"的思路，则诸多疑难的胃病，均可获取捷效。该患儿以半夏泻心汤调和脾胃，降逆止痛，随证加减治疗，疗效显著。对胃脘痛患儿还应注重精神与饮食调摄，切忌暴饮暴食、饥饱无常或食生冷油腻、辛辣刺激之品，饮食宜以少食多餐，清淡易消化为原则，进而达到养胃护胃，调和脾胃的目的。

（湖南中医药大学第一附属医院周姗，指导老师：舒兰）

医案八

尹某，女，7 岁 3 个月。2022 年 3 月 12 日初诊，因双乳肿胀 2 月余来就诊。患儿 2 月来双乳肿胀，触之疼痛，觉胸闷不舒，心烦易怒，常嗳气叹息，纳食少，食多觉腹胀，寐欠安，大便偏干。查体：咽部充血，双侧扁桃体Ⅱ度肿大，心肺未见异常。双肺乳房触痛明显，可触及约 2cm×2cm 大小硬结。舌质淡红，苔薄白，脉弦稍数。诊断：性早熟。

辨　证　肝郁气滞。

治　法　疏肝解郁，散结止痛。

处　方　柴胡疏肝散加减。

柴胡 5g，川芎 5g，枳壳 6g，陈皮 3g，香附 5g，郁金 5g，牡丹皮 6g，浙贝母 6g，海藻 6g，昆布 6g，夏枯草 10g，鸡内金 6g。15 剂，水煎服，早晚分服。

二诊：2022年3月30日。双侧乳房触痛好转，可扪及约2cm×2cm大小硬结。自觉胸闷好转，仍时常想发脾气，纳食稍增，腹胀好转，大便干结，小便正常。查体基本同前，再以原方15剂，水煎服，早晚分服。后因疫情影响未来就诊，于当地按原方治疗2个月。

三诊：2022年6月7日。药后双侧乳房触痛消失，无明显肿胀，无胸闷，少发脾气，纳食量尚可，无明显腹胀，大便稍干，小便正常。查体：咽部无充血，心肺体查未见异常，双乳硬结约0.5cm×0.5cm大小，无触痛。舌质红，苔薄白，脉稍弦。处方：柴胡疏肝散加减。柴胡5g，川芎5g，枳壳5g，陈皮3g，香附5g，牡丹皮6g，浙贝母6g，夏枯草10g，鸡内金6g，煅牡蛎（先煎）15g，甘草3g。再服10剂，水煎服，早晚分服。随访双侧乳房硬结已消，无触痛，情绪睡眠均正常。

解析 肝藏血，主疏泄，能调达一身之气机。肝经循阴部，布两胁，小儿肝常有余，若因病或情志因素易致肝气郁结，阻遏于胸，则为痛为聚，出现乳核增大、胀痛等症。本例患儿主要表现为双乳肿胀、疼痛，兼有胸闷、心烦易怒，纳少腹胀，故辨证为肝郁气滞。运用柴胡疏肝散加减以疏肝理气，散结止痛。方中柴胡疏肝解郁；香附理气疏肝而止痛，川芎行气活血以止痛，二药相合，助柴胡以解肝经之郁滞，并增行气活血止痛之效；陈皮、枳壳理气行滞止痛；海藻、昆布、夏枯草、浙贝母软坚散结，理气消癥；郁金、牡丹皮活血并合止痛之效。药后症状好转，效不更方，三诊时诸症缓解90%以上，微调处方巩固治疗。

指导老师按语 性早熟发病率逐年上升，已成儿童生长发育中常见问题。中医认为该病与肾、肝、脾关系密切。肾阴不足，虚火内生，至天癸早至，第二性征提前出现，此为阴虚火旺证。肝火旺盛，引动相火，也可至天癸早至，此为肝郁化火之证。这是性早熟最常见的两种证型。本例患儿阴虚证不显，其胸闷不舒，乳房胀痛，嗳气叹息皆为肝气郁结之象；虽有心烦易怒，但舌质淡红，苔薄白，脉弦稍数，火热证不著，故治疗以疏肝理气为主，选方柴胡疏肝散加减，临床亦验证辨证准确，获效明显。

（湖南中医药大学第一附属医院周姗，指导老师：舒兰）

医案九

张某，男，4岁1个月。2022年5月31日初诊。因反复呼吸道感染1年来就诊。患儿近一年来反复呼吸道感染，约1个月即感冒1次，并有2次肺炎病史，有腺样体肥大病史。近1年来身高体重均未增加。现稍有干咳，自汗出，动则尤甚，纳食少，挑食，夜寐打鼾，大便干结，2～3天1次，小便正常。查体：面色白，咽部稍红，心肺听诊无异常。舌质淡红，苔薄白，脉偏细。诊断：易感。

辨　证　肺脾气虚。

治　法　补肺健脾，益气通络。

处　方　人参五味子汤加减。

太子参5g，茯苓6g，苍术5g，麦冬5g，五味子3g，白芍5g，玄参3g，生地黄5g，牡丹皮5g，补骨脂5g，煅牡蛎（先煎）15g，炒麦芽10g，鸡内金5g，甘草3g。15剂，水煎服，早晚分服。

二诊：2022年6月8日。服药后自汗出有好转，夜寐打鼾减轻，无咳嗽，无鼻塞流涕，纳食量增，挑食，大便偏干，日行1次。家长常觉其手足心热。查体：面色白，咽部无充血，心肺听诊无异常，舌质偏红，苔薄白，脉细稍数。处方：原方去生地黄，加青蒿6g。再服15剂，水煎服，早晚分服。此后因个人原因，未能来医院就诊，于当地按原方捡药再服1月余。

三诊：2022年7月26日。自服药以来近2个月，患儿未再感冒，自汗较初诊时明显减轻，夜寐偶有打鼾，无咳嗽，纳食量可，稍有挑食，大便日行1次，质软不硬，身高增长1.5cm，体重增2kg，精神可，活泼好动。查体：面色有红润，咽部无充血，心肺体查未见异常。舌质淡红，苔薄白，脉稍细。处方人参五味子汤加味：太子参5g，茯苓5g，白术6g，炙甘草3g，五味子3g，麦冬5g，牡丹皮6g，煅牡蛎（先煎）15g，炒麦芽10g，鸡内金6g。随访3个月再无感冒。

解　析　反复呼吸道感染多见于6个月至6岁小儿，其表现与古代医籍中所述中"自汗易感"接近。其病因主要有禀赋不足、喂养不当、顾护失宜、久病失调等，病机责之于虚实两端：虚者正气不足，卫外不固；实者邪热内伏，遇感而发。本例患儿反复呼吸道感染，自汗，纳呆，生长发育停滞，苔薄白，脉细，皆为虚证表现。小儿生理有"三不足两有余"之特点，虚者以肺脾肾三脏亏虚居多，自汗、纳呆、反复感冒多因肺脾气虚所致，故选用人参五味子汤补肺健脾；除以上表现外，患儿还存在夜寐打鼾、大便干结、手足心热、舌质偏红等或实或热之证，故根据以上表现加减用药。方中太子参益气养阴，苍术健脾祛湿，麦冬、五味子、白芍益气生津、敛阴止汗；取增液汤（麦冬、生地黄、玄参）润肠通便，滋阴润燥；牡丹皮清热化瘀治腺样体肥大；补骨脂温脾补肾；煅牡蛎收敛止汗；辅以炒麦芽、鸡内金健脾助运，消食开胃。二诊加青蒿清解暑热。经治疗2个月诸症缓解，且身高体重俱增，此乃健脾补肺之功。

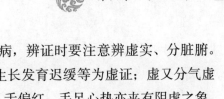

指导老师按语 反复呼吸道感染是儿科常见病，辨证时要注意辨虚实、分脏腑。形体瘦弱、多汗、气短、倦怠乏力、纳差、生长发育迟缓等为虚证；虚又分气虚和阴虚，本例患儿面色白、脉细为气虚之症，舌偏红、手足心热亦夹有阴虚之象。其夜寐打鼾、大便偏干又属实证表现。自汗多为肺气虚，少食多属脾气虚。故以补肺健脾为主要治法，用方时补虚为主，补气的同时兼养阴；祛邪为辅，予通络祛瘀、清暑热之品缓解兼证，获效方显。

（湖南中医药大学第一附属医院周姗，指导老师：舒兰）

医案十

胡某，男，14岁。2022年5月19日初诊，因入睡困难2余天来就诊。现症见：入睡困难，多梦易醒，心烦易怒，情绪起伏大，纳食尚可，有口气，小便短黄，大便偏干，1~2天解1次。查体：咽充血，心肺听诊无异常。舌质红，苔黄腻，脉弦数。诊断：不寐。

辨 证 心肝火旺。

治 法 清心导赤，泻火解毒。

处 方 龙胆泻肝汤合导赤散加减。

龙胆5g，栀子6g，黄芩5g，柴胡6g，泽泻6g，当归6g，小通草5g，淡竹叶10g，生地黄6g，制远志6g，首乌藤10g，合欢皮10g，鸡内金6g，甘草5g。7剂，水煎服，早晚分服。嘱其饮食清淡，忌辛辣刺激油腻之品。

二诊：2022年5月26日。药后入睡时间较前缩短，情绪起伏减缓，寐后仍多梦易醒，纳食尚可，稍有口气，小便稍黄，大便偏干，日行1次。查体：咽部无充血，心肺听诊无异常，舌质偏红，苔薄黄稍腻，脉弦稍数。处方：原方去龙胆，加牡丹皮6g。再服7剂，水煎服，早晚分服。饮食嘱咐同前。

三诊：2022年6月1日。现睡眠明显改善，入睡时间不长，睡后梦多消除，无心烦易怒，情绪波动正常，纳食可，无口气，小便稍黄，大便稍干，气味臭秽。查体：咽部无充血，心肺体查未见异常。舌质红，苔薄黄，脉稍数。处方：再用上方去牡丹皮，加瓜蒌子6g。7剂，水煎服，早晚分服。饮食嘱咐同前。随诊2个月，患儿睡眠情绪正常，未再发。

解 析 患儿睡眠障碍，入睡困难，多梦易醒，心烦易怒，情绪变化大，舌苔黄腻，脉弦。故辨证为心火内扰，肝火旺盛之证。夜间阴盛阳衰，阳入于阴则人静而寐。由于心火亢盛，心热内扰，阴不能潜阳，故夜寐入睡难，多梦易醒。肝火旺盛，肝阳上亢，肝失疏泄调达，难伸刚直之性，则烦躁易怒，情绪起伏大。导赤散清心泻热，导赤除烦；龙胆泻肝汤清泻肝胆实火，两方合用共治心肝火旺之证。方中加用首乌藤、合欢皮养血安神，解郁除烦；制远志益智安神，辅助改善睡眠及情绪。二诊、三诊睡眠障碍明显改善，故守原方行微调继续治疗，收效明显。

指导老师按语　睡眠障碍的发病率呈逐年上升之势，以学龄期及青春期儿童少年多见。不寐的原因有很多，但总是与心脾肝肾及阴血不足有关，其病理变化，总属阳盛阴衰，阴阳失交。临床辨证首先要明确本病主要特征为入寐艰难，或寐而不酣，或时寐时醒，或醒后不能再寐，或整夜不能入寐。其次要分清虚实，虚证多属阴血不足，则在心脾肝肾；实证多因心火旺盛、肝郁化火、食滞痰浊或胃腑不和。治疗当以补虚泻实。本例患者属实证，故治以泻其有余之心肝之火。

（湖南中医药大学第一附属医院周姗，指导老师：舒兰）

医案十一

刘某，男，7岁。2022年5月28日初诊，因汗多1月余来就诊。现症见：入睡后汗出明显，白天动则汗多，怕热，恶风，晨起喷嚏、流涕、鼻塞，夜寐欠安，长期遗尿，纳食一般，二便正常。查体：咽部无充血，心肺听诊无异常，舌质偏红，苔薄白，脉缓。既往有过敏性鼻炎病史。诊断：汗证。

辨　证　营卫不和，气阴不足。

治　法　调和营卫，补气养阴。

处　方　黄芪桂枝五物汤合生脉饮加减。

黄芪10g，桂枝10g，白芍6g，大枣6枚，煅牡蛎（先煎）15g，太子参5g，麦冬5g，五味子5g，辛夷5g，白芷5g，路路通5g，桑螵蛸6g，鸡内金6g，甘草3g。10剂，水煎服，早晚分服。

二诊：2022年6月18日。其母诉药后出汗明显减少，用药期间无遗尿，晨起稍有鼻塞、流涕，鼻偶有出血，量不多，止血快。食纳夜寐可，二便调。查体：咽部无充血，心肺未见异常。舌质偏红，苔薄花剥。既往同前。处方同前，加白茅根10g，再服15剂。随访患儿汗出基本恢复正常。

解　析　汗证是指不正常出汗的一种病证，主要表现为患儿在安静状态下仍然出汗过多，清醒时可湿贴身衣物，睡眠时可湿枕巾。汗证有自汗、盗汗之分。本例患儿既有自汗，亦有盗汗，怕热、恶风，晨起喷嚏、鼻塞、流涕，示营卫不和，长期遗尿示有肾气不足之证，苔薄白，脉缓，综合四诊资料，辨证为营卫不和，气阴不足。本证由于卫气不固，营阴不能内守而妄泄于外，卫强营弱所致。营卫不和，营阴不能内守，故津液自泄而见自汗；气虚不能敛阴，阴虚而生内热，迫津外泄，故盗汗。卫强营弱，营阴不足，则汗出不透，卫气疏泄，故可见恶风；舌质红，苔薄白，脉缓，皆为营卫失调、气阴失和之象。选用黄芪桂枝五物汤调和营卫，补气止汗，兼有盗汗合用生脉饮益气养阴。方中黄芪益气固表；桂枝温经散寒；白芍养血和营，与桂枝合用，调和营卫而和表里；大枣甘温，养血益气以资黄芪、白芍之功；太子参补脾气，麦冬、五味子养阴敛阴；辛夷、白芷、路路通通窍散寒；桑螵蛸固精缩尿，补肾助阳。二诊时患儿出汗明显好转，遗尿亦减，仍有鼻塞、流涕，偶有鼻衄等症，故原方继服巩固疗效，加白茅根凉血止血兼清肺胃热。

指导老师按语 出汗本为正常生理现象，正常汗出有调节体温，润泽皮肤，调畅气机，维持阴阳平衡及营卫和谐的作用。但汗出过多则为异常，小儿先天不足，后天失调，病后失养，过用药物等为汗证之因。该患儿自汗、盗汗均有，乃营卫不和、气阴不足所致，故以黄芪桂枝五物汤调和营卫，生脉饮益气养阴，辛夷、白芷等宣通鼻窍，桑螵蛸固精缩尿。气血充沛，肺卫固密，则汗证可止，兼症亦除。

（湖南中医药大学第一附属医院周姗，指导老师：舒兰）

医案十二

欧阳某，男，9岁。2022年6月13日初诊，因出现抽动症状1月余来就诊。现症见为不自主扭脖、小腿及双上肢抖动，时有清嗓，平时唇红咽干，纳食欠佳，夜寐张口呼吸，二便调。查体：咽部无充血，心肺听诊无异常，唇红，舌质红，苔少，脉细数。既往无特殊病史。诊断：抽动障碍。

辨 证 气阴不足。

治 法 益气养阴，息风止动。

处 方 沙参麦冬汤加减。

北沙参6g，麦冬6g，白扁豆10g，玉竹6g，天花粉6g，牡丹皮6g，薏苡仁10g，木瓜6g，钩藤10g，天麻5g，炒麦芽15g，鸡内金6g，白芷6g，甘草3g。7剂，水煎服，早晚分服。

二诊：2022年6月22日。药后抽动诸症减轻，仍有寐时张口呼吸，稍有口气，纳寐可，二便调。查体：咽无充血，心肺听诊无异常，舌质红，苔薄黄，舌根苔稍腻。处方：原方去薏苡仁、炒麦芽，加辛夷5g，再服10剂。随访抽动症状基本消失，夜寐张口呼吸好转。

解　析　抽动障碍属于中医"肝风""瘛疭"等范畴，其病位在肝，可涉及心、脾、肺、肾，病机关键为风痰胶结，肝亢风动。本例患儿除抽动症状外，有唇红、咽干、舌红、少苔等症，辨证为气阴不足。肾阴虚损则水不涵木，肝阴虚损则无以制阳，肝阳亢动，发为抽动，是为阴虚风动之证。又其纳食欠佳，夜寐张口呼吸，气道不通，肺气受纳失调，故选方沙参麦冬汤加减清养肺胃，生津润燥，滋水涵木，柔肝息风。方中北沙参、麦冬、玉竹清滋甘润并补肺气；天花粉清胃热，白扁豆清脾热而养阴；患儿表现为颈项及肢体抖动为主，故加用天麻、钩藤祛风通络，息风止痉；木瓜味酸入肝舒筋，解肢体抖动。其纳食差，加用炒麦芽、薏苡仁、鸡内金调中和胃助运。二诊，患儿抽动诸症减轻，纳食好转，仍有夜寐张口呼吸，故守原方巩固疗效，去开胃之品，加用辛夷、白芷疏散风邪，通窍活络。

指导老师按语　小儿抽动障碍症状多变，证型复杂，临证时应详察细辨，准确辨证，方能处方获效。该患儿有抽动诸症，尚有唇红、咽干、纳差、舌质红、少苔等肺胃阴虚表现，故予沙参麦冬汤加减清养肺胃，祛风止抽，辨证用药准确，则疗效显著。论治小儿抽动障碍注意分辨是"外风"引动还是脏腑功能失调即"内风"所致，属内风者则应平衡脏腑功能，方能药到抽止。

（湖南中医药大学第一附属医院周姗，指导老师：舒兰）

医案十三

胡某，男，10岁。2022年10月8日初诊。因喉中发声3年余，加重3个月来就诊。患儿3年前开始喉中不自主发声，时轻时重，外院完善理化检查未见异常，诊断为抽动症。曾予可乐定贴治疗，症状仍有反复，近3个月抽动症状加剧。现症见：频繁喉中发声，时有点头，张嘴，擤鼻子，声音嘶哑，自诉咽痒，无头晕、头痛等症，纳食可，夜寐安，入睡后无抽动症状，二便正常。查体：咽部充血，心肺听诊无异常。舌质淡红，苔薄白，脉稍数。诊断：抽动障碍。

辨　证　痰热互结。

治　法　清热润燥，利咽祛痰。

处　方　玄麦甘桔汤加减。

玄参6g，麦冬6g，桔梗6g，甘草3g，射干6g，蝉蜕5g，荆芥5g，防风6g，白芷6g，炒僵蚕5g，山豆根5g。10剂，水煎服，早晚分服。

二诊：2022年10月19日。药后喉中发声频率明显减少，张口、点头、扭脖仍时有发生，两日前感冒，现鼻塞，流黄浊涕，纳差，食欲不振，夜寐可，二便调。查体：咽部稍充血，心肺听诊无异常，舌质红，苔薄黄，脉浮数。处方玄麦桔甘汤加减：原方去山豆根，加辛夷5g，木瓜5g，白术5g，山楂5g。再服10剂，水煎服，早晚分服。

三诊：2022年10月28日。药后偶有喉中发声，其他抽动症状基本消失，无流涕，偶有鼻塞，食欲改善，纳食尚可，夜寐安，二便调。查体：咽部无充血，心肺听诊无异常，舌质淡红，苔薄白，脉浮。处方玄麦甘桔汤加减，去木瓜，加黄芪10g，建神曲6g。15剂，水煎服，早晚分服。药后随访2个月，喉中发声消失，其他抽动症状亦未再出现。

解　析　抽动症临床表现多种多样，除眨眼挤眉、咧嘴耸鼻、肢体抽动外，喉发异声亦是抽动症常见之症状。本例患儿其病程中只表现为喉发异声、点头、张口等，而无其他不适，物理、化学检查无明显异常，给辨证论治增加了难度。针对这种临床实际情况，舒兰老师提出应辨证与辨症相结合的观点，即先进行疾病的诊断、鉴别诊断，然后根据症状进行辨证，创制眨眼方、清嗓方、扭脖方等。喉中发声常选用玄麦甘桔汤加减，取其清热润燥、利咽祛痰之效。本病例初诊时方中玄参清热解毒，散结消痈；麦冬清凉润泽，生津除烦；甘草补益脾气，润肺止咳；桔梗载诸药上行，利咽祛痰。加用射干、山豆根、蝉蜕清热利咽；荆芥、防风疏散外风；炒僵蚕息风止痉；白芷疏风通窍。二诊患儿喉中发声好转，点头扭脖频繁，且有外感及脾虚之症，故加用木瓜舒筋活络；辛夷发散风寒；白术、山楂健脾开胃助运。三诊患儿诸症缓解明显，继以原方加黄芪、建神曲补气健脾，平衡脏腑功能以阻"内风"滋生。

指导老师按语　抽动症发病机制，究其本源总不离"风胜则动"这一核心病机，五脏六腑皆可生风，脏腑功能失调是导致抽动发生的关键因素。治疗本病时首辨外风与内风，如感冒后症状加重，且多伴有鼻塞、流涕等肺卫病症，常为外风所致；久病或反复发作者，多由脏腑功能失衡所致。由于小儿体质差异及饮食生活习惯的变化，本病病机演变不一定完全按照先侵犯肺卫、继累及脾阳、后损伤肝阴肾阴的顺序，可初起即表现脏腑失调等证候。本例患儿虽除抽动症状外无其他不适，但病程久且反复发作，除祛"外风"之外，还需息"内风"，小儿脾常不足，久病脾气受损，脾虚则肝亢，引动内风，故加用补脾助运之品以防病症反复，临床验证疗效显著。

（湖南中医药大学第一附属医院周姗，指导老师：舒兰）

医案十四

覃某，男，11岁。2023年1月11日初诊。因不自主点头1月余来就诊。患儿1个月前无明显诱因出现头部不自主点动，身体其他部位无动作。脾气急躁，易兴奋，纳食多，有口气，夜寐难以入睡，梦多易醒，大便干结，2日解1次，喜饮水，小便频数。查体：咽部充血，心肺听诊无异常。舌质红，苔黄，脉数。诊断：抽动症。

辨　证　肝亢风动。

治　法　疏肝泻热，祛风止抽。

处　方　丹栀逍遥散加减。

牡丹皮8g，栀子6g，白芍10g，当归5g，柴胡6g，蜜远志5g，茯苓8g，苍术6g，地龙6g，鸡内金6g，甘草3g，煅龙骨（先煎）15g，煅牡蛎（先煎）15g。15剂，水煎服，早晚分服。

二诊：2023年2月1日。药后点头频率降低，偶有扭脖，脾气急躁也有改善，纳食可，口气减轻，睡眠问题缓解，夜寐尚安，大便干，2日解1次，小便可。处方丹栀逍遥散加减：牡丹皮8g，炒栀子6g，白芍10g，当归5g，柴胡6g，茯苓8g，苍术6g，地龙6g，木瓜6g，甘草3g。再服15剂，水煎服，早晚分服。药后随访抽动症状基本缓解，饮食睡眠均可。

解　析　小儿肝阳有余，肝阴不足，肝阳上亢引动肝风而发为抽动。肝主疏泄，调畅气机，肝胆互为表里，胆属少阳，若小儿伤于情志，少阳枢机不利则阴阳之气不相顺接，升降失调致气机疏泄不利，气郁化火，故常伴有急躁易怒等症。肝主筋，开窍于目，以血为体，肝血不足不能濡养于目，故见眨眼、皱眉、点头、扭脖等症。舒老师临床上常用疏肝泻火，祛风止抽治法，以丹栀逍遥散为主方治疗。方中牡丹皮、栀子清热凉血，可清肝泻火；柴胡疏肝解郁，使肝气得以条达；当归、白芍补肝体而助肝用，血和则肝和，血充则肝柔；原方中白术易苍术，以加强祛风燥湿之功，苍术、茯苓、甘草三药合用，实土以御木侮，使营血生化有源；蜜远志安神定志；煅龙骨、煅牡蛎镇静安神；地龙祛风止痉。诸药合用使肝郁得疏，内风得消，故抽动诸症得除。二诊抽动症状明显缓解，各伴随症状亦得改善，继以原方微调以巩固疗效。

指导老师按语　肝风内动是抽动症主要病理特征，五志过极或六淫引发肝气郁结，升发太过，化火生风致肝亢风动，需治以清肝泻火，息风止抽。患儿脾气急躁易怒，易兴奋，纳食多，有口气，夜寐难以入睡，梦多易醒，大便干结，2日解1次，喜饮水，均为肝郁化火之证，故选用丹栀逍遥散加减，清泻肝火，祛风止抽。

需要强调的是患儿症状改善或基本改善则可停药观察，但停药期间防护不能掉以轻心，平时饮食宜清淡，忌辛辣刺激性食物；建立温馨的家庭环境，及时缓解患儿心理压力；避免儿童长时间接触电子产品；预防各种感染以防抽动复发。

（湖南中医药大学第一附属医院周姗，指导老师：舒兰）

医案十五

周某，男，11 岁。2022 年 10 月 8 日初诊。主诉：不自主摇头 1 月余。现病史：患儿母亲诉患儿 1 月余前放学淋雨后出现不自主摇头，时有自觉头顶有根"筋"在扯动，偶感头晕，无发声抽动，无发热，曾到外院完善头部 MRI 未见明显异常，诊断为自主神经功能紊乱，未予以特殊处理。现症见：患儿时有不自主摇头，自觉头顶有根"筋"在扯动，且扯动可波及颈项部，偶有头晕，无头痛，无发热，纳食可，夜寐安，大小便正常，查体：咽部正常，心肺腹未见异常，舌质淡红，苔薄白，脉缓。

辨　证　风寒袭表，经输不利。

治　法　疏风散寒，舒筋止抽。

处　方　葛根汤加减。

麻黄 3g，葛根 6g，桂枝 6g，白芍 10g，大枣 6 粒，伸筋草 10g，煅龙骨 15g，鸡内金 6g，甘草 3g。7 剂，水煎服，每日 2 次。

二诊：2022 年 10 月 15 日。家属诉患儿摇头频率明显减少，头部"筋"稍有扯动，但频率亦大为减少，扯动范围局限在头顶，未波及颈项部，其他无不适，纳可，寐安，夜间出汗较多，尤以睡后半小时为主，大小便正常。查体：咽部正常，心肺腹无异常，舌质淡红，苔薄白，脉稍缓。守上方加减。药用：麻黄 3g，葛根 6g，桂枝 6g，白芍 10g，大枣 6 粒，鸡内金 6g，煅龙骨 15g，煅牡蛎 15g，甘草 3g。10 剂，水煎服，每日 2 次。

解　析　《黄帝内经》云："风胜则动。""诸风掉眩，皆属于肝。""风者百病之始也。"风性主动，肝主筋，本例患儿不自主摇头，故属于中医"肝风"范畴。风有外风内风之分，结合患儿起病诱因乃不慎淋雨受凉，扯动从头顶连及颈项部，此为太阳经循行部位，加之舌质淡红，苔薄白，脉缓，辨证为风寒袭表，太阳经输不利之证，遵仲景之法，选葛根汤加减，方证对应。

指导老师按语　葛根汤出自《伤寒论》，具有发汗解表、升津舒筋之功效，为治疗风寒束表，太阳经输不利证的常用方剂。该患儿虽为抽动障碍，但细观其症状为

"不自主摇头、头部有根筋在扯动"，舌质淡红，苔薄白，脉缓，此乃风寒侵袭太阳经络所致，故用葛根汤加减散寒升津，舒筋止抽，从而效如桴鼓，同时也拓展了葛根汤的治疗范围。

（湖南中医药大学第一附属医院陶洪，指导老师：舒兰）

医案十六

李某，男，5 岁。2022 年 8 月 15 日初诊。主诉：声音嘶哑 2 月余。现病史：患儿于 2 个月前家长带其进食辛辣烧烤之物后出现声音嘶哑，当时家属予以开喉剑喷雾剂外喷，蒲地蓝消炎口服液等药物治疗，服药后患儿声音嘶哑改善不明显，后家属带患儿至外院行喉镜检查示：咽喉部黏膜红肿，余无特殊，考虑慢性咽炎，遂自行予以清热解毒中成药、民间单方等治疗，但声音嘶哑仍无明显改善，且有时说话困难。现症见：声音嘶哑，不愿多说，咽痛咽痒，无发热，晨起及夜间有鼻塞，偶有流清涕，偶有咳嗽，纳食可，大便偏干，2~3 天 1 次，小便正常。查体：咽部稍红，心肺腹查体无异常，舌质偏红，苔薄黄稍腻，脉浮。

辨　证　肺胃阴虚。

治　法　清热养阴，祛痰利咽。

处　方　玄麦甘桔汤加减。

玄参 6g，麦冬 5g，桔梗 5g，胖大海 5g，牛蒡子 5g，白芷 5g，木蝴蝶 5g，天花粉 5g，鸡内金 5g，甘草 3g。6 剂，水煎服，日 2 次。

二诊：2022 年 8 月 22 日。其母诉患儿声音嘶哑明显缓解，无发热，偶有流涕，纳可寐安，大便尚可，小便正常，查体：咽部稍红，心肺查体无异常，舌质偏红，苔薄白，脉浮。守上方加减。药用：玄参 6g，麦冬 5g，桔梗 5g，牛蒡子 5g，白芷 5g，辛夷 5g，木蝴蝶 5g，鸡内金 5g，甘草 3g。7 剂，水煎服，每日 2 次。

解　析　慢性咽炎是咽喉部弥漫性炎症，病变部位主要在咽部黏膜、黏膜下及淋巴组织等处。本病归属于中医"慢喉痹"范畴，中医认为本病的病位在咽，与肺脾肾三脏联系紧密，病机有虚实之分，实者多为风热邪毒侵袭咽喉，炼液为痰，痰瘀阻于咽喉；虚者乃肺肾阴虚，虚火上炎咽喉。病理因素主要为风、热、痰，三者又常兼夹。本例患儿起病诱因乃食用辛辣烧烤之物，病程已达 2 个月，表现为声音嘶哑、咽痛咽干，大便干，舌质偏红，苔薄黄稍腻，实乃邪热留恋，导致肺胃阴虚，故选用玄麦甘桔汤加减，养阴清热，利咽止痛。

指导老师按语　玄麦甘桔汤由玄参、麦冬、甘草、桔梗四味药物组成，具有清热养阴、祛痰利咽之功效，该患儿声嘶日久，大便干结，舌质红，乃虚火上炎，邪热熏蒸咽喉所致，故以该方加牛蒡子、胖大海、木蝴蝶等加大利咽之功效，临床疗效显著。

（湖南中医药大学第一附属医院陶洪，指导老师：舒兰）

医案十七

梅某，女，2岁6个月。2022年8月10日初诊。主诉：发热伴皮疹2天。现病史：患儿于2天前无明显诱因出现发热，最高达40℃，随之全身皮肤出现疱疹，尤以手足口及肛周较多，伴有瘙痒难忍，纳食差，大便3日未解，小便短少，有口气。查体：体温39℃，呼吸30次/min，脉搏120次/min，咽部红肿，双侧扁桃体Ⅱ度肿大，硬腭可见数个疱疹，心肺查体无异常，手足口及肛周亦可见疱疹，舌质红，苔薄黄稍腻，脉浮。血常规显示：WBC20.4×10^9/L、中性粒细胞（N）20.6%，淋巴细胞（L）73.8%，血红蛋白（HGB）120g/L，血小板（PLT）200×10^9/L，C反应蛋白（CRP）8.0mg/L。

辨　证　风热外侵。

治　法　宣肺解表，清热化湿。

处　方　银翘散加减。

金银花3g，连翘5g，淡竹叶3g，芦根6g，生石膏10g，蒲公英5g，紫花地丁5g，荆芥5g，牡丹皮5g，茵陈5g，地肤子5g，薄荷3g，神曲5g，甘草3g。5剂，水煎服，每日2次。

二诊：2022年8月16日。家属诉服药2剂后热退，且无反复，遵医嘱减生石膏，继服余药。现皮疹大部分已消，但仍有瘙痒感，纳食可，大便十。查体：咽部稍红肿，硬腭未见明显疱疹，心肺查体无异常，皮肤可见散在抓痕，舌质偏红，苔薄黄，脉浮。守上方加减。药用：金银花3g，连翘5g，淡竹叶5g，芦根6g，蒲公英5g，紫花地丁5g，荆芥5g，牡丹皮5g，牛蒡子5g，厚朴5g，地肤子5g，枳壳5g，鸡内金5g，甘草3g。5剂，水煎服，每日2次。

解　析　手足口病归属于中医"温病""时疫"等病范畴。病因主要是感受手足口病时邪，病位在肺脾两经，核心病机为时邪蕴郁肺脾，外透肌表。本例患儿持续高热，手足肛周疱疹明显，大便干小便少，晨起口气明显，舌质红，苔薄黄稍腻，脉浮，实乃邪毒与内湿相搏，湿热熏蒸，外透肌表所致，故予以宣肺解表、清热化湿为法，方选银翘散加茵陈等清热利湿之品，方证合拍，故收良效。

指导老师按语　手足口病是小儿常见的出疹性传染病，以手足及口腔出现干性疱疹为特点，严重者皮疹波及全身或出现心肺功能衰竭等严重的并发症。该患儿从症状及舌象上分析属外感风热，予以银翘散加减疏风清热，化湿止痒。本案患儿虽血常规显示白细胞高，但以淋巴细胞为主，故仍考虑以病毒感染为主，此时可暂缓使用抗生素，中医通过辨证论治往往能热退无反复，疗效显著。

（湖南中医药大学第一附属医院陶洪，指导老师：舒兰）

医案十八

文某，男，1岁7个月。2022年11月6日初诊。主诉：发热2周余。现病史：患儿于2周前外出受凉后出现发热，最高达39℃，发热时四肢欠温，皮肤可见花纹，家属带其至当地医院输液治疗2天，予以头孢他啶、炎琥宁等对症支持治疗后，现患儿高热已退，但每日仍有低热，体温波动在37.1～38.2℃，发热时若汗出则可自行热退，数小时后体温又复升，每日约循环3～4次，纳食一般，无咳嗽，大小便正常，寐欠安，晨起有口气。查体：精神尚可，咽部稍红，心肺腹查体无异常，全身未见皮疹，舌质淡红，苔薄白稍腻，指纹淡紫于风关。

辨　证　邪犯少阳。

治　法　和解少阳。

处　方　小柴胡汤加减。

柴胡5g，法半夏2g，黄芩3g，远志3g，佩兰3g，党参3g，芦根5g，大枣3枚，生姜2片，甘草2g。5剂，水煎服，每日2次。

二诊：2022年11月12日。患儿其母诉服2剂后，患儿低热与汗出热退的循环减至一日1～2次，后继服余药后，现已无发热，无汗出，多次监测体温均在37℃以下，无其他症状，但纳食欠佳，时有腹胀，大便2～3日一行，晨起口气较前稍好转。查体：咽部稍红，心肺查体无异常，舌淡红，苔薄黄稍腻，指纹淡紫于风关。

辨　证　食积化热。

治　法　消食导滞。

处　方　保和丸加减。

山楂5g，莱菔子3g，法半夏2g，陈皮2g，茯苓5g，连翘3g，神曲5g，鸡内金5g，茵陈3g，大腹皮5g，甘草2g。5剂，水煎服，每日2次。

解　析　长程发热的中医病因有外感和内伤之分，外感方面主要是感受外感六淫之邪和疫疠之气；内伤方面主要是脏腑功能失调、气血阴阳失衡所致，如气虚发热、阴虚发热、阳虚发热、血虚发热、伤食发热等。鉴于小儿的生理病理特点，外感发热与内伤发热常可相互转化和兼夹。本例患儿发热已达2周之余，初诊时发热与热退交替发作，实乃外邪不解，内传少阳，正邪交争于半表半里，故选小柴胡汤和解少阳，健脾和胃，服药2剂即收良效。复诊时，患儿纳食欠佳，时有腹胀，舌淡红，苔薄黄稍腻，乃食积化热所致，故予以保和丸加减。

指导老师按语 小柴胡汤为和解少阳之主方、名方，主治寒热往来、口苦、咽干、目眩等症，该患儿每日低热，且可汗出热退，但循环反复，符合寒热往来之表现，结合舌质淡红、苔薄白稍腻，遵仲景"但见一症便是"之法，予以小柴胡汤加味和解少阳，乃方证对应，故药到病除。

（湖南中医药大学第一附属医院陶洪，指导老师：舒兰）

医案十九

张某，男，7岁。2022年12月10日初诊。主诉：鼻塞鼻痒头痛1月余。现病史：患儿于1个月前喝冷饮加上吹风后出现鼻塞流涕，伴有头痛，以前额为主，呈阵发性，家属遂带患儿至当地医院就诊，完善鼻镜检查显示鼻部黏膜稍苍白，余未见明显异常，予以口服西替利嗪、地氯雷他定等治疗，患儿服药后鼻塞流涕较前稍好转，但若天气变化或受凉后，鼻塞流涕头痛又加重。现症见：鼻塞，流清涕，头痛但不剧烈，鼻痒，平素喜揉鼻，打喷嚏，无发热，无咳嗽，纳食可，大小便正常。查体：鼻部黏膜稍苍白，咽部稍红肿，心肺腹查体无异常。舌淡红，苔薄白，脉浮。

辨　证 肺气虚寒。

治　法 疏风散寒，通窍止痛。

处　方 苍耳子散加减。

苍耳子3g，白芷6g，辛夷5g，薄荷5g，桔梗5g，羌活6g，路路通5g，石菖蒲6g，葛根5g，蔓荆子5g，鸡内金5g，甘草3g。7剂，水煎服，每日2次。

二诊：2022年12月18日。患儿祖母诉患儿服药后鼻塞流涕较前明显好转，头痛亦减轻，家属诉平时常容易感冒，纳食可，大小便正常。查体：咽部稍红，心肺腹查体正常，舌淡红，苔薄白，脉浮。守前方加减。药用：苍耳子3g，白芷6g，辛夷5g，薄荷5g，桔梗5g，黄芪10g，白术6g，防风6g，路路通5g，石菖蒲5g，葛根5g，鸡内金5g，甘草3g。10剂，水煎服，每日2次。

解　析　过敏性鼻炎又称变应性鼻炎，临床以鼻塞鼻痒、打喷嚏、流涕为主要特征，本病归属于中医"鼻鼽"范畴。本病的中医病因有内外因之分，外因方面多与感受风、寒、异气之邪有关，内因方面多与先天禀赋相关。病机关键为邪聚鼻窍，肺气不宣。本例患儿鼻塞鼻痒已有1月之余，鼻部黏膜苍白，舌淡红，苔薄白，脉浮，乃风寒之邪侵袭鼻窍，肺卫失调，故辨证为肺气虚寒证，首诊选苍耳子散加减。复诊时症状缓解，遵"缓则治其本"之义，加用玉屏风散补益肺卫，实为中医治未病的理念。

指导老师按语　苍耳子散由苍耳子、辛夷、白芷、薄荷组成，具有通利鼻窍、疏风止痛作用，是治疗鼻炎的重要的方剂。该患儿长期鼻塞流涕头痛，结合舌脉象，辨证为肺气虚寒证，故先予以苍耳子散加减控制症状，再合玉屏风散补肺固卫，增强卫外之功。

（湖南中医药大学第一附属医院陶洪，指导老师：舒兰）

医案二十

肖某，女，7岁1个月。2022年12月10日初诊。主诉：尿床1年余。现病史：患儿于1年前出现尿床，每周达3～4次，日间尿频量多，家属带患儿多次就诊当地医院，完善血生化检查、泌尿系彩超、腹部平片等均未见明显异常，考虑原发性遗尿，建议口服去氨加压素，家属拒绝，自行予以民间单方等治疗，疗效不显著。现症见：尿床，近几日几乎每晚都有，盗汗，偶诉腹痛，以脐周为主，不剧烈，大便干，呈羊屎状，睡眠质量差，易惊醒，自汗出，纳差，有口气，稍有鼻塞。查体：面色少华，咽部正常，心肺腹查体无异常，舌淡红，苔薄白，脉弱。

辨　证　肺脾气虚。

治　法　补肺健脾，固摄小便。

处　方　异功散合缩泉丸加减。

陈皮3g，太子参5g，乌药5g，辛夷5g，苍术5g，玉竹6g，鸡内金5g，炒麦芽15g，甘草3g，山药6g，茯苓6g，苍耳子3g，益智仁5g，桑螵蛸5g。7剂，水煎服，每日2次。

二诊：2022年12月18日。患儿母亲诉患儿尿床有所改善，服药期间尿床2次，现无鼻塞，其他正常，纳食可，大小便正常，舌淡红，苔薄白，脉弱。守前方加减。药用：陈皮3g，太子参5g，乌药5g，金樱子5g，苍术5g，玉竹6g，鸡内金5g，炒麦芽15g，甘草3g，山药6g，茯苓6g，覆盆子5g，益智仁5g，桑螵蛸 5g。15 剂，水煎服，每日 2 次。

后随访，家属诉现约每月有 1～2 次遗尿，其他方面正常。

解　析　小儿遗尿又称遗溺，俗称尿床，本病西医病因复杂，临床分为原发性和继发性、单纯性和复杂性遗尿。中医对于本病的认识比较早且深刻，如《灵枢·本输》云："三焦者……入络膀胱，约下焦，实则癃闭，虚则遗溺。"病因病机方面，大多数医家认为本病的主要病机为肾气不足，膀胱虚寒，故多以虚则补之、寒则温之为治疗大法。本例患儿遗尿已达 1 年之久，且日间尿频量多，面色少华，自汗出，舌淡红，苔薄白，脉弱，实乃肺脾两脏气虚，中气下陷，导致膀胱失约，故以补肺健脾、固摄小便为法，选异功散合缩泉丸加减，方证对应，疗效显著。

指导老师按语　遗尿是小儿常见病，以原发性单纯性遗尿症最常见，本病的成因与肺、脾、肾、三焦、膀胱等脏器联系密切，核心病机为三焦气化失司，膀胱约束不利。该患儿除遗尿外，伴有纳差、腹痛、鼻塞等症，乃肺脾肾不足之象，故以异功散和缩泉丸加减健脾益气，温肾止遗。

（湖南中医药大学第一附属医院陶洪，指导老师：舒兰）

第五章
中医骨伤科

第一节　腰腿病证医案

医案一

孙某，女，62岁。2022年9月19日初诊。主诉：腰部酸痛反复发作8年，加重伴右下肢放射痛1周。现病史：患者8年前无明显诱因出现腰部疼痛，活动不利，劳累后加重，休息后可缓解，曾于当地医院住院行针灸、推拿、药物等治疗（具体不详），症状好转后出院，病情反复。1周前因久行后出现右下肢放射痛，自行贴膏药治疗后未见明显好转。为求进一步治疗，特来就诊。既往有慢性胃炎病史20余年。查体：腰椎生理曲度变直，椎旁肌紧张，L3、L4、L5棘突旁压痛，放射至右下肢，无明显叩击痛，右直腿抬高试验40°（+），加强（+），左直腿抬高试验（−），加强（−），下肢后伸试验（−），屈髋屈膝试验（+）；双侧"4"字试验（−），股神经牵拉试验（+），梨状肌体表投影点压痛（−），右小腿外侧麻木，腱反射正常引出，余病理征未见明显异常。饮食不佳，肢体乏力，大便稀，小便调。舌淡胖，苔白稍腻，舌下络脉迂曲，脉细濡。辅助检查：腰椎X线片示腰椎退行性变；L4/5椎间盘病变。腰椎MRI示：L2/3、L3/4、L5/S1椎间盘膨出，L4/5椎间盘膨出伴右后方突出，右侧神经根受压。

辨　证　脾胃虚弱，痰瘀内阻。

治　法　益气健脾化痰，行气活血止痛。

处　方　自拟健脾豁痰通络汤。

黄芪20g，当归10g，党参10g，白术15g，白芥子10g，防风10g，羌活10g，独活10g，威灵仙10g，茯苓15g，白芍15g，香附10g，砂仁6g，延胡索

10g，炙甘草6g。10剂，水煎服，每日一剂，分早晚2次服。

二诊：2022年9月28日。患者诉腰部疼痛减轻，活动稍有受限，饮食较前增加，肢体乏力感减轻，大便稍稀，小便调。舌淡胖，苔薄白，舌下络脉迂曲，脉细濡。予前方加桃仁10g，红花10g。再服10剂，继续观察。

解 析 患者年事已高，病情反复，既往有慢性胃炎病史。方中以黄芪、当归、党参补益中焦气血，助气血化生，为君。脾失健运，易聚湿成痰，堵塞经脉，致使腰部疼痛及下肢麻木，故配伍白术、白芥子豁痰通络，辅以独活通畅足太阳膀胱经之气机，羌活、防风疏散风邪，通畅经络气血之运行，羌活、独活同用，利全身水湿，威灵仙能通行十二经络，共为臣。患者大便偏稀，中焦水湿内蕴，故防风、白术合用取痛泻要方之意，以宣散水邪，燥化中焦；茯苓健脾利湿，砂仁化湿开胃；白芍、延胡索、香附行气止痛，共为佐。炙甘草调和诸药，为使。全方共奏益气健脾化痰、行气活血止痛之效。初诊时患者已有瘀血滞络之象，但患者脾胃虚弱，气血亏虚，恐不耐桃仁、红花通行之力，故二诊时再予以桃仁、红花活血化瘀，使祛瘀而不伤正。

指导老师按语 腰椎间盘突出症属于中医学"腰痹、腰痛、痹证"等范畴。《医辨·腰痛》曰："有风、有湿、有寒、有热、有闪挫、有瘀血、有滞气、有痰积，皆标也；肾虚其本也。"《素问·太阴阳明论》指出："脾与胃以膜相连耳，而能为之行其津液。"脾胃相表里，为后天生化之源。患者有长期慢性胃炎病史，对饮食水谷消化吸收减少。气血生化乏源，无以濡养筋骨。《临证指南医案》所载："痹者，闭而不通之谓也，正气为邪所阻，脏腑经络不能畅达……湿痰浊血流注凝涩而得之。"指出了痰瘀痹阻。脾为生痰之源，运化功能失调，则水湿停聚生痰，堵塞膀胱经经脉，则发为腰部疼痛。本病虚实夹杂，脾胃气血亏虚，痰湿阻遏为实，体虚不耐攻伐，攻补兼施，前期补重于攻，待脾胃之气部分恢复，再施以攻伐，从而使患者祛瘀而不伤正，补益而不留邪。

（湖南中医药大学第二附属医院李益亮，指导老师：孙绍裘）

医案二

李某，男，51岁。2022年8月15日初诊。主诉：腰痛伴右下肢胀痛麻木3个月。现病史：患者3个月前无明显诱因出现腰部疼痛，活动不利，伴右下肢胀痛麻木。于当地医院行腰椎MRI示：L4/5、L5/S1椎间盘向右后方突出。诊断为腰椎间盘突出症，予以西医西药（具体不详）处理，症状有所缓解。为求进一步治疗，特来我院就诊。查体：L4、L5、S1 椎间及棘突旁压痛（+），右臀部坐骨神经体表投影点压痛（+），右侧直腿抬高试验 50°（+）、加强（+），双侧"4"字试验（-），屈髋屈膝试验（-），双侧梨状肌紧张试验（-），双下肢肌力正常，肢端感觉麻木，血运可，病理征未引出。精神不振，饮食一般，大便可，小便多，睡眠可。舌红，苔微腻，舌下络脉迂曲怒张，脉涩。

辨　证　肾虚血瘀。

治　法　补肾，活血，化瘀。

处　方　自拟补肾活血汤。

杜仲 15g，狗脊 15g，川牛膝 12g，丹参 12g，延胡索 15g，三七 10g，三棱 10g，莪术 10g，石菖蒲 6g，鸡血藤 20g，透骨草 15g，地龙 10g，甘草 6g。10 剂，水煎服，每日一剂，分早晚 2 次服。

二诊：2022 年 8 月 24 日。患者诉疼痛明显缓解，麻木有所减轻。舌淡红，苔白腻，舌下络脉迂曲，脉沉。予前方去三棱、莪术，加续断 15g，骨碎补 20g。继服 15 剂后，症状完全消失，随访 3 个月正常。

解　析　患者为老年男性，常年从事重体力劳动，气血久耗，年老则肝肾不足，气血瘀阻，故在治疗上补益肝肾，配以活血化瘀为要，补肾为本，祛瘀为标。方以杜仲、狗脊补益肝肾，强壮筋骨，为君药；川牛膝、丹参、延胡索、三七均活血化瘀，川牛膝偏于逐瘀通经，延胡索、三七强于活血行气止痛，丹参凉血消瘀，为臣药；三棱、莪术破血之力较强，地龙、透骨草舒筋通络止痛，缓解麻木症状，石菖蒲、鸡血藤行气活血，两者合用改善微循环，共为佐药；甘草调和诸药。二诊时，患者疼痛明显缓解，麻木有所减轻，故去破血之药三棱、莪术，选用续断、骨碎补以补肾强骨。

指导老师按语　有研究表明，腰椎间盘突出症发病率在 2%～3%，随着社会快速发展和生活方式的变化，其发病率呈逐年上升趋势。临床治疗以改善症状为主，其中保守治疗的成功率约为 80%～90%。而中医药在治疗腰椎间盘突出症中具有疗效好、安全、方便、不良反应小等优势。《素问·脉要精微论》："腰者肾之府，转摇不能，肾将惫矣。"对于本病我们认为：人体衰老影响着肾精的盛衰，而老年性腰腿痛主要是因为肾气亏虚，其病程漫长容易反复不愈。肾之阴阳不足，气血生化之源亏虚，血虚导致血液运行滞涩，气随血滞，阻遏经络，不通则痛，不荣则痛。本案患者为老年男性，无明显外伤史，考虑后天肾气亏虚，气滞血瘀，脉络痹阻不通，气血不能布达，故有胀痛麻木及腰部疼痛、活动不利诸症。本案自拟补肾活血汤以补肾、活血、化瘀，疗效确切。

（湖南中医药大学第二附属医院李益亮，指导老师：孙绍裘）

医案三

李某，女，26岁。2023年4月10日就诊。主诉：腰痛伴右下肢疼痛2年余，加重4天。现病史：腰痛伴右下肢放射痛。患者于2年前无明显诱因出现腰痛，伴右下肢放射性痛，右小腿外侧麻木。久坐及劳累受凉后症状加重。常有腰膝酸软等症状。休息后未见缓解。为求进一步治疗，来我科就诊。查：腰椎生理曲度变直，各棘突间存在轻度压痛，以L4/5、L5/S1处压痛明显，椎旁肌紧张，右直腿抬高试验45°阳性，加强试验阳性。双侧4字征阴性。双下肢感觉未见明显异常。双侧足背伸肌力正常。舌红，苔白，脉弦紧。辅助检查：MR示L4/5椎间盘突出。

辨　证　寒凝气滞。

治　法　散寒通络，行气止痛。

处　方　腰痛经验方。

细辛3g，秦艽10g，茯苓10g，防风10g，川芎10g，甘草6g，当归10g，赤芍12g，生地黄10g，延胡索15g，丹参3g，鸡矢藤15g，独活12g，桑寄生12g，杜仲10g，牛膝10g。7剂。卧硬板床，少弯腰，少久坐，不负重劳动，加强腰背肌功能锻炼。

二诊：患者症状好转，嘱患者纠正生活习惯并加强腰背肌功能锻炼。

解　析　本证多因感受外寒，寒凝肝经经脉所致。本证以寒邪凝滞肝经气滞为特征，寒邪凝滞肝经，气血运行不畅，导致经脉循行处疼痛并牵引股侧。寒为阴邪主收引，寒邪侵袭则筋脉拘急，气血凝滞，不通则痛，故疼痛拒按或遇寒加剧得温则缓；感受寒邪阳气被遏，或阳虚温煦作用减弱导致形体寒冷，面色苍白，舌淡、苔白。脉弦为肝病之脉。本方为孙师治疗寒性腰痛经验方，其证乃因感受风寒湿邪而患痹证，日久不愈，累及肝肾，耗伤气血所致。方中重用独活为君，辛苦微温，善治伏风，除久痹，且性善下行，以祛下焦与筋骨间的风寒湿邪。臣为细辛、防风、秦艽，细辛入少阴肾经，长于搜剔阴经之风寒湿邪，又除经络留湿；秦艽祛风湿，舒筋络而利关节；防风祛一身之风而胜湿，君臣相伍，共祛风寒湿邪。

指导老师按语　现在工作方式及生活的改变，腰椎间盘突出症的发作已趋于年轻化。本案中早诊断较容易，但长时间有疗效使其复发率低较难。通过近年观察，30岁以下腰椎间盘突出症的发病率逐年升高，且生活习惯多不正确，导致疾病反复发作，故在治疗过程中不但要缓解局部症状，更应引导年轻患者健康生活，改变不良生活方式并加强锻炼才是本年龄段患者治疗的关键。

（湖南中医药大学第二附属医院董大立，指导老师：孙绍裘）

医案四

黄某，男，60岁。就诊于2023年4月21日。主诉：腰痛伴左下肢放射痛2年余，加重1个月。现病史：患者自述2年前无明显诱因出现腰部左侧疼痛并伴有左下肢放射痛，未行系统治疗，每遇劳累及受凉后发作，1个月前突发疼痛发作，发病以来未出现间歇性跛行症状，并伴有口干口苦。既往有糖尿病病史，未闻及过敏史。查：腰椎生理曲度变直，各棘突间有压痛，以LS/5、L5/S1处压痛明显。胸背部存压痛，直腿抬高试验70°阴性，双侧4字征阴性，双下肢血运感觉可。舌红，苔黄腻，脉弦滑。MR示：腰椎退行性改变，L3/4、L4/5椎间盘变性、突出，继发椎管狭窄，相应马尾神经受压。

辨　证　风寒湿痹。

治　法　祛风散寒除湿。

处　方　独活寄生汤合猪苓汤加减。

独活30g，桑寄生30g，杜仲15g，桂枝15g，细辛3g，黄芪30g，生地黄12g，猪苓9g，柴胡10g，黄连10g，川芎10g，牛膝10g，甘草6g，乳香6g，没药6g，薏苡仁30g，炒白术9g，茯苓30g。14剂。另神农镇痛膏外用，塞来昔布胶囊口服。

二诊：患者疼痛好转，舌苔厚腻减轻，故去柴胡10g、黄连10g，改用白芍15g。7剂，去塞来昔布胶囊。

解　析　风寒之邪滞留筋脉、关节、肌肉，经脉闭阻，不通则痛。寒为阴邪，主收引凝滞，风性轻扬上行而数变，故风寒之邪侵袭人体，闭阻经络关节，而致气血运行不畅，可见肢体关节冷痛，屈伸不利，痛无定处；寒为阴邪，阴胜则寒，遇寒则血脉更加不畅，故痛更剧，本案患者外有寒症但内仍有湿热瘀阻之象。孙师认为老年人肝肾亏虚且有湿热为内因，外受风寒为外因；故拟方以独活寄生汤合猪苓汤加减。后诊考虑患者湿热瘀阻症状好转，改以白芍柔筋。

指导老师按语　患者为老年男性，其病描述需思考。患者虽自述腰痛，但实际观察、触诊，胸背部仍存在压痛，此时对医师经验要求较高。患者虽表现为寒证，但仍存在湿热表现，因此，整体审查，辨证论治应贯穿始终。结合MRI表现，考虑局部软组织肿胀及炎症反应，中西药合用效果更佳，故早期辅以非甾体抗炎药物口服消炎止痛，但需把握程度不得久服。

（湖南中医药大学第二附属医院董大立，指导老师：孙绍裘）

医案五

刘某，女，29岁，就诊于2023年5月5日。主诉：腰臀部疼痛20余天。现病史：患者自诉20天前开始出现腰臀部疼痛，活动受限，初期未予重视，当地医院以腰肌劳损治疗后症状没有缓解且呈加重趋势，今于我院就诊。既往体健，无过敏史。患者畏寒且易感。

查：脊柱外观无明显畸形改变，腰椎生理曲度变直，L5/S1处棘突间、椎旁肌压痛、叩击痛明显，活动受限。双臀部髂前上棘处有轻压痛，双侧直腿抬高试验70°（−）。双下肢肌力感觉未见明显异常。舌红，苔薄白，脉弦。DR示：右侧股骨颈低密度影，骨囊肿待排。建议MR或CT复查。

辨　证　风寒湿痹。

治　法　活血化瘀，通络止痛。

处　方　羌活胜湿汤合活络效灵汤加减。

独活10g，防风12g，羌活9g，川芎10g，威灵仙15g，姜黄12g，炙甘草9g，当归9g，乳香6g，没药6g，藁本12g，丹参6g，茯苓30g，生地黄10g，桂枝12g，白芍15g。7剂。麝香追风止痛膏2盒局部外用。不适随诊。无效或情况加重复查髋部MRI。

解　析　本方主治为风湿在表，其证多由汗出当风，或久居湿地，风湿之邪侵袭肌表所致。本案中患者素畏寒且易感，风湿之邪客于太阳经脉，经气不畅，致头痛身重或腰脊疼痛、难以转侧。风湿在表，宜从汗解，故以祛风胜湿为法。方中羌活、独活共为君药，二者皆为辛苦温燥之品，其辛散祛风，味苦燥湿，性温散寒，故皆可祛风除湿，通利关节。其中羌活善祛上部风湿，独活善祛下部风湿，两药相合，能散一身上下之风湿，通利关节而止痹痛。臣以防风、藁本，入太阳经，祛风胜湿，且善止头痛。孙师之观点患者素有畏寒，久病必有瘀阻，应予以活血，故佐以丹参、乳香、没药活血行气，祛风止痛；当归补血，生地黄滋阴，白芍柔肝柔筋止痛。使以甘草调和诸药。

指导老师按语　骨囊肿是骨的瘤样病变，又名孤立性骨囊肿。多发于肱骨和股骨上干骺端。但该病较易与普通腰肌劳损类相混淆，手摸心会固然重要，但是不能过度自信而导致误诊。予以活络效灵汤合羌活胜湿汤加减，祛湿活血，通络止痛。

（湖南中医药大学第二附属医院董大立，指导老师：孙绍裘）

医案六

黄某，女，76 岁。2022 年 7 月 31 日就诊。主诉：腰部疼痛 1 周。

现病史：患者自诉 1 周前活动后出现腰部疼痛，无畏寒发热等特殊不适，经休息后疼痛加重，伴活动受限，曾于郴州市第一人民医院就诊，经 MRI 检查诊断为第 2 腰椎压缩性骨折，为求系统治疗，来我院治疗，门诊以骨质疏松症收入我科。专科情况：舌质淡红，苔薄白，脉弦。脊柱全程轻度后凸畸形，第 2 腰椎棘突及椎旁肌肉明显压痛及叩击痛，腰部活动受限，双下肢直腿抬高实验阴性，加强试验阴性。仰卧挺腹试验阳性，跟膝腱反射存在，四肢对称无畸形，皮肤浅感觉无减退。

辨　证　肝肾亏虚，气滞血瘀。

治　法　滋补肝肾，强筋壮骨。

处　方　自拟经验方。

煅自然铜 10g，烫骨碎补 10g，盐续断 15g，地黄 10g，当归 10g，炙红芪 60g，米炒党参 30g，刺五加 20g，白芍 15g，盐杜仲 10g，醋延胡索 10g，醋香附 10g，姜厚朴 10g，大黄 3g，燀桃仁 10g，红花 10g。10 剂。每日一剂，水煎，分服。绝对卧床休息，腰背部外敷我科自制消肿止痛膏，每 2 日 1 次。

二诊：2022 年 8 月 11 日。患者腰背部疼痛明显好转，要求带药出院，嘱其回家绝对卧床休息，并逐步加强腰背肌功能锻炼。

后患者随诊腰背部疼痛大部分缓解（患者未遵医嘱私自提早下地时间）。

解　析　患者为老年女性，腰椎骨质疏松性骨折，肝肾亏虚为本，气滞血瘀为标，治当标本兼治，方中以八珍汤为主方，加燀桃仁、红花、醋延胡索、醋香附以活血行气止痛；煅自然铜以散瘀止痛，接骨疗伤；刺五加以补肝肾，安心神；姜厚朴、大黄以行气通经；杜仲、续断、骨碎补以补肝肾，强筋骨。

指导老师按语　骨质疏松性腰椎骨折在临床极为常见，骨质疏松为骨折之病因，治疗时当标本兼顾，结合外敷药物，内外同治，及时进行功能锻炼，筋骨并重，因此前期效果不错，但患者依从性较差，提早出院并私自下地，以致疼痛未完全缓解，可见医患合作之重要。

（郴州市中医医院张平，指导老师：周三保）

医案七

邵某，女，60 岁。2023 年 2 月 1 日初诊。主诉：腰痛 1 个半月。现病史：腰痛一个半月，有端举重物扭伤史，长期站立。新型冠状病毒感染后1个月，怕冷，夜间小便1次，偶有咳嗽。舌暗淡，苔薄白腻，脉细。既往有高血压、乙肝病史。辅助检查：MRI（2023年1月25日）示L1椎体新进压缩性骨折；T12椎体压缩改变。L3/4、L4/5和L5S1椎间盘膨出，腰椎退行性改变。骨密度（BMD）：腰椎WHO分类为骨质疏松；骨折危险性高。髋关节WHO分类为骨质减少；骨折危险性增加。

辨　证　肝肾不足。

治　法　滋补肝肾。

处　方　六味地黄汤加味。

　　熟地黄15g，山药15g，酒山茱萸肉10g，泽泻10g，茯苓15g，牡丹皮15g，牛膝15g，桑寄生15g，盐补骨脂15g，醋五味子10g，当归10g，薏苡仁30g，竹茹10g，丹参15g，炒酸枣仁10g，郁李仁15g。中药配方颗粒共7剂，每日一剂，分2次水冲服。

　　西药：云南白药胶囊0.25g×32粒×两瓶，外用（适量）5粒，每日2次。

　　二诊：2023年2月15日。腰部疼痛较前缓解，咳嗽已愈，怕冷减轻，复予原方颗粒剂7剂，服用方法同前，配合云南白药胶囊0.25g×32粒×两瓶，外用（适量）5粒，每日2次。

解　析　患者老年女性，腰痛，有扭伤史，长期站立。辅助检查示有骨质疏松与腰椎间盘膨出，其舌暗淡，苔薄白腻，脉细，此为肝肾不足证。患者阳气虚衰，功能减退，出现怕冷症状；肾气亏虚，不能固摄尿液，出现夜尿；外邪犯肺，出现咳嗽。

指导老师按语　方用六味地黄汤以滋阴补肾；牛膝、桑寄生、盐补骨脂、薏苡仁补肝肾，强筋骨，祛湿止痹痛；当归、丹参补血活血止痛；竹茹清热化痰，五味子、酸枣仁、郁李仁收敛固涩，补肾宁心安神。全方共奏滋补肝肾、强筋健骨、补血除痹、宁心安神之效。

（湖南省中医药研究院附属医院何灿宇、罗海恩，指导老师：苏新平）

医案八

　　于某，男，50岁。主诉：腰痛伴右下肢疼痛1年余。现病史：患者自诉1年余前无明显诱因出现腰痛伴右下肢疼痛，劳累后加重，休息后可稍缓解，曾至当地医院就诊，经CT检查诊断为腰椎间盘突出症。现症见：腰痛伴右下肢疼痛，纳可，小便黄，大便干，夜寐欠安，舌质暗红，苔黄腻，脉弦数。查体：腰椎生理曲度变直，活动受限，L4/5 棘间及右侧椎旁压痛，伴右下肢放射痛，右下肢直腿抬高试验 40°，加强试验（+），左侧阴性。双下肢肌力肌张力可，右小腿外侧浅感觉减退，生理反射存，病理征（−）。辅助检查：外院腰椎 CT 示 L4/5 椎间盘右侧突出伴继发椎管狭窄。

辨　证　湿热瘀阻。

治　法　清热利湿，活血通络。

处　方　身痛逐瘀汤加减。

桃仁 10g，红花 10g，当归 10g，川芎 10g，秦艽 10g，羌活 10g，独活 10g，牛膝 10g，香附 10g，地龙 10g，甘草 6g，苍术 10g，黄柏 10g。7 剂，以上水煎服，每日一剂，分 2 次服。

1 周后复诊，腰腿疼痛明显缓解，舌质红，苔薄黄，脉弦。上方续服 7 剂巩固疗效。

解　析　患者日久劳累，外感湿邪，湿邪黏滞趋下，日久化热，湿热之邪流注经络，气血瘀阻不通，不通则痛，故见腰背及右下肢疼痛。舌质暗红，苔黄腻，脉弦数为湿热瘀阻之征，故本案选用身痛逐瘀汤以清热利湿，活血通络。方中秦艽、独活、羌活祛风除湿，桃仁、红花、当归、川芎活血祛瘀，香附行气止痛，牛膝、地龙疏通经络，苍术、黄柏清热利湿，甘草调和诸药。

指导老师按语　身痛逐瘀汤出自清·王清任《医林改错》，主治瘀血挟风湿，经络痹阻，经久不愈者。《医林改错·痹症有瘀血说》曰："凡肩痛、臂痛、腰疼、腿疼，或周身疼痛，总名曰痹症……古方颇多，如古方治之不效，用身痛逐瘀汤。"故本方临床应用以肢体或周身痹痛、日久不愈、舌质紫暗或有瘀斑为辨证要点。本案湿热之证明显，加用黄柏、苍术清热利湿，疗效更佳。

（永州市中医医院钱锋，指导老师：王文革）

🌀 医案九

王某，男，58 岁。2022 年 10 月初诊。主诉：腰背疼痛伴左下肢麻木酸胀 3 个月，加重 2 天。现病史：患者自诉 3 个月前务农劳累后出现腰背疼痛伴左下肢麻木酸胀，活动后加重，休息时可缓解，自行在家外贴伤湿止痛膏后，症状仍有反复，2 天前受寒后出现上症明显加重。现症见：腰背疼痛，左下肢麻木酸胀，屈伸不利，遇寒加重，纳差，神疲，二便尚可，夜寐欠安，舌质淡红，苔白腻，脉弦紧。

查体：腰椎生理曲度变直，前屈活动受限，椎旁肌紧张，L4/5、L5/S1 棘间及左侧椎旁压痛，左下肢直腿抬高试验 50°，加强试验（+），右侧阴性。双下肢肌力肌张力可，感觉可，生理反射存，病理征（−）。辅助检查：腰椎 CT 示 L4/5 椎间盘左侧突出。

辨　证　风寒湿痹。

治　法　祛风除湿，通痹止痛。

处　方　独活寄生汤加减。

独活 15g，桑寄生 15g，当归 10g，川芎 10g，秦艽 10g，防风 10g，熟地黄 10g，白芍 10g，细辛 3g，肉桂 6g，牛膝 10g，杜仲 10g，茯苓 10g，制川乌 5g，制草乌 5g，甘草 5g。7 剂，以上水煎服，每日一剂，分 2 次服。嘱患者腰围带保护，避风寒。

二诊：患者自诉腰背疼痛明显缓解，左下肢行走后稍有麻木不适，守前方去制川乌、制草乌，加地龙 10g。续服 7 剂巩固疗效。后随访腰腿疼痛麻木症状基本缓解，日常生活无影响。

解　析　患者务农日久劳累，正气不足，以致风寒湿邪乘虚侵袭人体，注于经络，留于关节，使气血痹阻而为痹证。寒气凝涩使气血凝滞不通，故见腰背疼痛；湿性黏滞重着，故肌肤关节麻木、重着。舌质淡红，苔白腻，脉弦紧为风寒湿痹之征。故本案选用独活寄生汤加减以温经散寒，通络止痛。方中独活、细辛温通血脉；秦艽、防风疏通经络，升发阳气而祛风邪；桑寄生益气血，祛风湿；杜仲、牛膝强筋骨，补肝肾；熟地黄、当归、白芍、川芎活血养血；肉桂温阳祛寒，通利血脉；茯苓健脾渗湿；制川乌、制草乌祛风除湿，温经止痛；甘草益气补中，并调和诸药。诸药配伍，以奏祛风湿、止痹痛、补肝肾之效。

指导老师按语　中医认为本病属“痹证”范畴，《素问·痹论》云：“风寒湿三气杂至，合而为痹也。”痹证的发病多与居住环境、气候条件、个人体质及职业等因素相关。治疗痹证要辨清寒热真假，标本虚实，必须综观脉证，权衡轻重，兼顾各方。治疗原则以祛邪通痹为主，扶正固本为辅，可获良效。

（永州市中医医院钱锋，指导老师：王文革）

医案十

田某，男，55 岁。2022 年 11 月 16 日初诊。主诉：腰部疼痛伴左下肢疼痛 1

年余。现病史：患者诉1年前无明显诱因出现腰部疼痛不适，难以伸直，难以行走，久坐久立后腰腿痛症状加重，疼痛放射至左下肢小腿外侧，无间歇性跛行，多次在外行针灸、理疗等治疗，症状反复，遂于今来就诊。现症见：下腰椎棘突深压痛，脊柱生理曲度变浅，左臀部压痛，左直腿抬高试验阳性约40°，加强试验阳性，右侧SLR阴性，加强阴性，病理征未引出，纳可，二便正常，舌红苔薄黄脉弦。MRI：L4/5椎间盘左后突出。

辨　证　气滞血瘀。

治　法　活血祛瘀，祛风除湿，通痹止痛。

处　方　身痛逐瘀汤加减。

秦艽15g，川芎12g，桃仁12g，红花12g，羌活12g，没药10g，当归15g，五灵脂10g，香附10g，牛膝10g，地龙10g，独活15g，蜈蚣1条，甘草6g。14剂，以上水煎服，每日一剂，分2次服。

解　析　本案因气血痹阻经脉，化而为瘀，瘀则不通，不通则痛而致本病，因而采用身痛逐瘀汤活血祛瘀，祛风除湿，通痹止痛。本方中红花、桃仁、川芎、当归合用活血祛瘀而为君药，且川芎为血中之气药；羌活、秦艽、独活祛风除湿，善下行，五灵脂、没药、香附行气血、止痹痛合为臣药；牛膝、地龙、蜈蚣疏通经络以利关节为佐药，甘草调和诸药且可缓急止痛是为使药。诸药合用共达活血化瘀、舒筋通络、通痹止痛之效。

指导老师按语　《医林改错》曰："凡肩痛、臂痛、腰痛、腿痛、或周身疼痛，总名曰痹症……古方颇多，如古方治之不效，用身痛逐瘀汤。"本方以肢体或周身痹痛、日久不愈、舌瘀紫、脉弦紧为辨证要点，用于全身痹痛日久入络者，与血府逐瘀汤相比较，本方采用了善通经络的地龙和祛风湿的秦艽、羌活，宣通气血痹阻的功能更强，临床上常用于腰腿痛、坐骨神经痛、肩周炎、类风湿性关节炎等病，以全身痹痛，经久不愈，唇舌青紫或有瘀斑属于血瘀者常用。

（张家界市中医医院向剑锋，指导老师：汤芳生）

医案十一

张某，女，76岁。2022年9月4日初诊。主诉：反复腰痛伴双下肢麻木10余年。现病史：患者诉10余年无诱因出现腰部疼痛不适，腰部自觉无力感，难以伸直，双下肢渐行麻木疼痛不适，行走无力感，难以久行久立，腰部自行热敷时可觉疼痛缓解，多次到其他医院住院治疗，症状反复，今来就诊。症见：下腰椎棘突间及椎旁深压痛，双侧 SLR 阴性，加强实验阴性，双下肢关键肌肌力Ⅳ级，病理征未引出，纳可，二便正常，舌淡苔薄白，脉细。MRI：L4/5、L5/S1 椎间盘突出继发椎管狭窄。

辨　证　肾虚血瘀。

治　法　温阳通络，补肾活血，缓急止痛。

处　方　自拟通督健步汤加减。

黄芪 30g，党参 15g，杜仲 15g，桑寄生 15g，附片 10g，肉桂 12g，桂枝 12g，牛膝 15g，赤芍 15g，红花 15g，威灵仙 20g，独活 12g，熟地黄 15g，甘草 6g。

解　析　本案因肾阳亏虚，气血生化不足，瘀血痹阻经脉而致，治当温阳通络，补肾活血，缓急止痛。本方为汤芳生教授自拟方，方中牛膝补血活血；黄芪、党参补气以活血；独活、威灵仙、桑寄生、附片祛风湿，止痉痛；肉桂、桂枝温经通阳，散寒止痛；杜仲、牛膝补肾以固本，赤芍、红花配伍活血化瘀。全方配伍共达温阳通络、补肾活血、缓急止痛的治疗目的。

指导老师按语　《景岳全书》曰："腰痛证旧有五辨：一曰阳虚不足，少阴肾衰；二曰风痹，风寒湿着腰痛；三曰劳役伤肾；四曰坠堕损伤；五曰寝卧湿地。"《诸病源候论》："肾气不足，受风邪之所为也，劳伤则肾虚，虚则受于风冷，风冷与真气交争，故腰脚疼痛。"肾虚是腰椎间盘突出症的内因，外伤及风寒湿邪为之外因，督脉为"阳脉之海"，总督一身之阳经，又行于脊里，上行入脑，并从脊中分出属肾，与脑、脊髓、肾有密切关系。督脉失职与腰痛、肢体麻木、冷痛等关系密切。因此自拟通督健步汤助患者温阳扶正，补肾活血，缓急止痛。

（张家界市中医医院向剑锋，指导老师：汤芳生）

医案十二

管某，男，52岁，双髋部疼痛。2023年7月24日就诊。患者双髋部疼痛3个月，胀痛，不麻，无弯腰受限，曾在本院就诊。5月10日 MRI 示髋关节退化，症状无明显缓解。现症同前，劳累后左髋及左膝下方酸胀，口微干不苦，左下肢畏寒，纳可，大小便可，睡眠可，舌淡红暗，苔薄黄腻，脉沉细。

辨　证　湿热阻滞，痹阻气血。

治　法　清热利湿，健脾利水。

处　方　四妙散合防己黄芪汤加减。

续断 15g，汉防己 15g，络石藤 10g，川牛膝 15g，丹参 30g，薏苡仁 30g，海风藤 15g，鸡血藤 15g，黄柏 10g，独活 15g，杜仲 10g。10剂，水煎服，每日 2剂，早晚分服。

二诊：双髋部疼痛较前好转，左侧痛基本消失，下肢无力较前改善，右侧髋部疼痛减轻，无肢体麻木，左趾麻，纳可，睡眠可，大小便可，舌淡紫苔薄，根微黄腻。上方增苍术 10g，黄芪 30g。

解　析　髋关节退化属中医学筋伤，病机为素体阳虚，水湿停滞或外感风、寒、湿邪，邪气入里化热，湿热阻滞，下注关节，痹阻气血。风寒湿邪夹杂侵袭膝关节，患处经络不通则痛；经络不通，气血不能濡养，不荣则痛；血瘀湿滞则肿；经络瘀阻则筋脉失养，筋脉不荣则拘急挛缩，致关节活动失利。本病证型一般分为湿热阻滞、寒湿阻滞、风湿壅滞等。治疗以清热、祛寒、利湿、活血祛瘀通络、祛风、补气为原则，其中以利湿为主。四妙散见于清代医家张秉承所著的《成方便读》一书，由苍术、黄柏、牛膝、薏苡仁四味药组成，与《丹溪心法》之二妙丸、《医学正传》之三妙丸乃一脉相承之剂。原方主治湿热下注之痿证，取苍术燥湿健脾除湿邪之来源；黄柏走下焦除肝肾之湿热，薏苡仁入阳明胃经祛湿热而利筋络；牛膝补肝肾兼领诸药之力以直入下焦。防己黄芪汤擅益气祛风，健脾利水。本方中苍术合黄柏最善清热利湿，另加薏苡仁增强利湿功效同时兼顾健脾；杜仲祛风，利湿，治风湿顽痹，腰膝疼痛；川牛膝不仅引药下行直达病灶更能补肝肾，强筋骨，散瘀血，祛风除痹；黄芪健脾补中，益卫固表，利尿；防己利水消肿，祛风止痛。

指导老师按语　腰及下肢疼痛多从虚及湿热着手。该例表现髋及下肢疼痛为主，舌淡红暗，苔薄黄腻，辨证为气虚，湿热下注，阻滞经络；四妙散合防己黄芪汤加减通络止痛而获效。

（南华大学附属第一医院薛晓，指导老师：刘鑫）

🌀 医案十三

贾某，男，68岁。主诉：腰背部疼痛伴活动受限 3个月。现病史：3个月前无明显诱因出现腰背部疼痛，双小腿处疼痛明显，双下肢稍乏力，久行久站后明显，自行休息稍好转，反复发作，遂来我院就诊。症见：腰背部酸痛，双小腿处疼痛明显，双下肢稍乏力，轻微麻木感，二便调。舌淡红苔白，脉细弱。查体见腰背部肌紧张，棘突及棘突旁压痛，双下肢直腿抬高试验阴性，双下肢感觉无异常。查腰椎 MRI 示：腰椎退行性变，L4/5、L5/S1 椎间盘变形并向后突出。

辨　证　肝肾两虚，气血不足。

治　法　祛风湿，除痹痛，益肝肾，补气血。

处　方　独活寄生汤加减。

独活 15g，桑寄生 12g，杜仲 15g，牛膝 15g，生地黄 10g，延胡索 10g，茯苓 10g，党参 10g，赤芍 10g，当归 10g，肉桂 10g，秦艽 10g，防风 10g，细辛 3g，川芎 15g，甘草 6g。14 剂，水煎服，每日一剂，分 2 次服，每包 200mL。配合碳酸钙 D3 片及降钙素鼻喷剂喷鼻。

二诊：腰背部疼痛好转，下肢仍觉少许麻木，上方加地龙 6g。14 剂，水煎服，每日一剂，分 2 次服，每包 200mL。

解　析　腰椎间盘突出症是脊柱外科常见病和多发病，是引起下腰痛和腰腿痛的最常见原因。腰椎间盘突出症的发病原因是因腰椎间盘（由髓核、纤维环及软骨板组成）的退变，同时纤维环部分或全部破裂，髓核突出刺激或压迫神经根、马尾神经所引起的一种综合征，也是临床上常见的一种脊柱退行性疾病。主要表现为腰疼、坐骨神经痛、下肢麻木及马尾综合征等症状。该病的主要特征是腰椎间盘发生变形，机体髓核膨出或者是突出，会发生腰痛或是腿部神经腿痛，如果活动明显疼痛感会更加强烈。在祖国医学史上并没有腰椎间盘突出症这一名称，但根据其临床症状和体征，将其归为"腰腿痛""坐臀风""腿股风""痹证"等中医范畴。在中医典籍和古籍中均有相关描述，如《素问·刺腰痛论》中载"腰中如张弓弩弦""常如折腰状"。《诸病源候论·腰脚疼痛候》中云："肾气不足……，劳伤则肾虚，虚则受于风冷……故腰脚疼痛。"《素问·至真要大论》亦云"太阳在泉，寒复内余，则腰尻痛，屈伸不利，股胫足膝中痛。"其证乃因感受风寒湿邪，日久不愈，累及肝肾，耗伤气血所致。风寒湿邪客于肢体关节，气血运行不畅，故见腰膝疼痛，久则肢节屈伸不利，或麻木不仁，正如《素问·痹论》所言："痹在于骨则重，在于脉则血凝而不流。"肾主骨，肝主筋，邪客筋骨，日久必致损伤肝肾，耗伤气血。又腰为肾之府，膝为筋之府，肝肾不足，则见腰膝痿软。《景岳全书》云："营气虚则不仁，卫气虚则不用，营卫俱虚则不仁且不用。"其证属正虚邪实，治宜扶正与祛邪兼顾，既应祛散风寒湿邪，又当补益肝肾气血。该方中的独活有祛风除湿及散寒止痛之效，且药性善下行，桑寄生起到补益肝肾以及强筋健骨的作用，党参补中益气，健脾益肺，养血生津，茯苓利水渗湿，健脾宁心，牛膝及杜仲起到逐瘀通经及强筋骨的作用，肉桂起到散寒止痛及活血通经的作用，细辛有解表散寒及祛风止痛之效，生地黄起到清热凉血及养阴生津的作用，赤芍和川芎有活血化瘀之效，而当归能够祛风止痛，防风祛一身之风而胜湿，秦艽祛风湿，舒筋络而利关节，甘草能够调和诸药。以上诸药合用，能够实现祛风湿、止痹痛以及补气血的效果。

指导老师按语　腰痛的病因总体上可以概括为素体内虚，复感外邪，即肾气亏虚为先，复感受风、寒、湿外邪，或受外伤作用，导致经脉气血不畅，不通则痛。《黄帝内经》中载："虚，故腰背痛而胫酸。""风寒湿三气杂至，合而为痹也"明确指出风寒湿邪气在腰痛致病过程中的作用。腰痛当责之于肾，肾虚容易出现腰膝酸软、腰腿痛等症状。《普济方》中载："夫足少阴，肾之经也，主于腰脚而劳于骨。足厥阴肝之经也，内血而主于筋，若二脏俱虚，为风邪所乘，传于经络，流于筋骨，故令腰脚疼痛，筋脉挛急，不得屈伸也。"可以看出腰痛病与外邪侵犯人体关系密切。独活寄生汤出自《备急千金要方》，是治疗腰椎间盘突出症的经典方剂，本证因痹证日久而见肝肾两虚，气血不足，遂佐入桑寄生、杜仲、牛膝以补益肝肾而强壮筋骨，方中独活辛苦微温，有祛风湿、止痹痛之功，且性善下行，以祛下焦与筋骨间的风寒湿邪。此方具有补气血、益肝肾、祛风湿、止痹痛之功效。

（张家界市中医医院耿永智，指导老师：汤芳生）

医案十四

何某，男，45岁，稍胖。主诉：右足跟部疼痛3个月，加重3天。现病史：3个月前无明显诱因出现右足跟部疼痛，站立或走路时，跟骨下面疼痛，疼痛沿跟骨内侧向前扩展到足底。以早晨起床后明显，休息后开始走路时疼痛更明显，活动一段以后疼痛反而减轻，自行休息不见好转，渐进性加重，于3天前症状加重，来诊查右足跟底部压痛明显，在跟骨负重点的微前方距腱膜处最为明显。舌暗红，苔薄，脉涩。查右跟骨X线片在距腱膜跟骨附着处稍显钙化。

辨　证　瘀血痹阻。

治　法　活血散瘀，通络止痛。

处　方　海桐皮汤加减。

海桐皮、透骨草、苏木、乳香、没药各15g，当归、鸡血藤、红花、威灵仙、白芷、甘草、防风各10g，吴茱萸、伸筋草、络石藤各12g。取煎煮好的药液放到专用的盆中，加水至2L左右。将足跟放在距离药液20cm左右的高度，用浴巾盖住熏洗盆与足踝，熏蒸10～20min。等药液温度降至不烫为宜，将足在药液中浸泡 10～20min。每日可熏洗两次。共 7 天。

二诊：足跟痛明显好转，久行后觉疼痛不适，可继续前方熏洗 7 天。

解 析 跟痛症也就是平常所说的足跟痛，是以足跟部及周围疼痛为症状的疾病的总称。本病多由于跟骨结节的附着处受到长期、持久、过大的牵拉而发生的慢性损伤所致。常表现为足跟未着地承力时多无疼痛，站立或行走时出现足跟部及周围疼痛，严重者不负重时仍觉足跟呈针刺样疼痛，行走困难。近年来跟痛症的发病率逐渐增多，多见于 40～60 岁的中老年肥胖者，男性的发病率较女性高，经常久行久立跳跃运动者常见。足底跖筋膜炎、足跟部滑膜炎是其最常见病因，神经卡压、跟骨脂肪垫病变、跟骨骨刺、足弓畸形等，都可导致足跟部疼痛，亦为发病的常见病因。在中医学中，跟痛症属于筋伤范畴。朱丹溪在《丹溪心法》中称之为"足跟痛"。《诸病源候论》名之为"脚跟颓"。中医学认为肝肾亏虚、慢性劳损、外伤、风寒湿邪侵袭等因素导致气滞血瘀、筋骨失养是本病的主要病因病机。目前对于跟痛症的治疗，西医治疗主要有减少局部压迫、口服非甾体消炎药、局部封闭注射、冲击波治疗、局部理疗、手术治疗等。非甾体消炎药物对胃肠道有较强的刺激，长期应用对既往有消化疾病病史患者不良反应较大，轻者出现恶心欲呕，重者可能造成消化道溃疡出血。中药熏洗则是通过物理及药理作用，使局部血管扩张，加速血液循环，解除瘀滞，从而起到促进局部炎症水肿消退、降低跟骨内压的作用。中药局部应用可起活血散瘀止痛、温经活络、散寒止痛、祛风湿等作用。中药熏洗是将药物煎汤，趁热在患处熏蒸、淋洗或浸浴，利用药物、水温和蒸汽的理化作用，达到疏通腠理、祛风除湿、清热解毒、杀虫止痒、通畅气血的功效。方中海桐皮、苏木、乳香、没药祛风除湿、活血化瘀、消肿止痛共为君药；臣以透骨草、伸筋草祛风除湿，舒筋通络，吴茱萸散寒止痛；鸡血藤补血活血，舒筋活络，可使瘀去新生；络石藤性寒以制诸辛温之药，又祛风通络，活血消肿，共为佐药。方中用药气血兼顾，既能活血化瘀，行气止痛，又能兼顾肝脾肾，使先后天相互滋生，使正气复而筋骨续。诸药合用以达活血化瘀、行气消肿、祛风除湿、散寒止痛、扶正生新之效。用药能通经络以达病所并疗筋伤之病。

指导老师按语 足跟痛是发生在足部的最常见病症之一，在规律性运动或者高强度运动的人群中，患病率较高，跟痛症产生的主要原因是脚和脚踝的过度使用。熏洗过程中一定要根据患者的耐受程度调节适宜的药液温度，特别是老年患者，由于对温度的敏感性下降，在熏洗时要防止烫伤的发生。预防保健：急性期尽量减少走动，不负重，并注意防寒保暖。可选择合适的鞋子，应少穿质地较硬的皮鞋，而穿用舒适的鞋，并且加用软一些的鞋垫，以减轻疼痛。《灵枢·经脉》："足少阴之别，名曰大钟，当踝后绕跟，别走太阳。"足跟位于人体末端，为人体经筋所聚，亦为肾之所主，与肝肾的盛衰密切相关，人体之筋赖以肝之气血的濡养与温煦，肝肾亏虚，劳损过度或风寒湿邪侵袭等因素导致气滞血瘀，筋骨失养。海桐皮汤出自《医宗金鉴》，煎汤熏洗患处，治跌打损伤，筋翻骨错疼痛不止，具有舒筋活络、行气止痛之效，增加络石藤可以用于治疗风、湿、热引起的关节痛综合征。与活血通络草药相结合，以加强缓解肿胀止痛效果。

（张家界市中医医院耿永智，指导老师：汤芳生）

医案十五

方某，女，70岁。主诉：腰背部疼痛伴活动受限1个月。现病史：1个月前无明显诱因出现腰背部疼痛，平卧后好转，起身时疼痛明显，活动后好转，反复发作，遂来我院就诊。症见：腰背部酸痛，呈持续性，夜间尤甚，形体消瘦，驼背畸形，大便偏干，小便量少。舌红、少苔，脉细涩。查体见腰背部后凸畸形，腰背部广泛压痛，叩痛，双下肢直腿抬高试验阴性，双下肢感觉无异常。查腰椎正侧位片示：胸腰段后凸畸形改变，腰椎退行性变，多个椎体压缩改变。

辨　证　肝肾阴虚兼血瘀。

治　法　滋补肝肾，行气通络止痛。

处　方　左归丸加减。

鸡血藤、熟地黄、枸杞子、山茱萸肉各30g，当归25g，生黄芪、川芎各20g，焦山楂12g，杜仲9g，肉桂6g，鹿角霜、骨碎补、山药、炒川楝子、火麻仁、独活、沙棘、茯苓各10g。14剂，水煎服，每日一剂，分2次服，每包200mL。配合碳酸钙D3片及降钙素鼻喷剂喷鼻。

二诊：腰背部疼痛好转，夜寐差，加首乌藤12g，酸枣仁8g。14剂，水煎服，每日一剂，分2次服，每包200mL。

三诊：诉腰背部疼痛偶感疼痛，活动无明显受限，食欲佳，睡眠可，舌红，苔薄白，脉沉弦。查体：腰背部无明显压痛，腰部活动无明显受限，直腿抬高试验阴性。嘱患者多饮牛奶，适当晒太阳，并加强腰背肌功能锻炼。

解　析　骨质疏松症是以骨的质量降低、骨微结构受到破坏，进一步增加骨折发生概率等为特点的一种全身代谢性骨病。骨质疏松症的患者后期可有腰背疼痛，脊柱变形甚至骨质疏松性骨折等。随着我国人口老龄化加快，老年性骨质疏松症越来越多。此外，钙和维生素 D 的摄入不足、肌少症等因素最终也都会破坏骨形成和骨吸收间的动态平衡，造成骨量丢失，骨微结构损害，进而形成骨质疏松症。对于骨质疏松症的防治应做到早发现、早诊断、早治疗；预防骨质疏松性骨折。治疗主要在于维持骨稳态，增加骨量，降低相关性骨折发生概率。治疗药物可分为骨形成促进剂、骨吸收抑制剂和其他类药物等。

中医学中并无骨质疏松症的确切病名，通常将其归为"骨痿""骨枯"等范畴。如《素问》记载"骨重不可举……名曰骨痹""肾气热……骨枯而髓减，发为骨痿"。历代医家大都认为此病与肾最为相关，如《灵枢·经脉》曰："足少阴气绝，则骨枯……。"再如张介宾认为："肾者，水脏也……发为骨痿。"亦有医家认为"骨痿"与五脏皆相关，如《难经》中有言："五损损于骨，骨痿……。"肾为五脏六腑之根，《景岳全书》中亦说"五脏之伤，穷必及肾"。是故骨痿之虚，本在肾虚。中医学认为禀赋异常、情志失和、久病劳倦、年老体衰等均可致病。本病属本虚标实，本虚为脏腑阴阳气血虚，根本为肾虚骨枯髓减，并出现不荣则痛。标实为血瘀、风寒湿痹、气滞等致血脉不利，骨失所养，并出现不通则痛。方中以熟地黄、山茱萸肉、枸杞子补益肝肾之阴，滋润骨髓则筋骨强；大量黄芪配当归有当归补血汤之意，补气生血，以补血为补肾精之用，又可补气行血；肉桂温阳通脉行滞，鹿角霜甘润补肾，柔补肾阳，当归、川芎合用可活血通经，补血行血，以使经脉流通，营养筋骨；茯苓健脾渗湿，引全身津液入肾；山药平补肺脾肾，可补先后天；杜仲、骨碎补可强筋骨，壮腰膝；首乌藤、酸枣仁安神。诸药配合，有补益肝肾，强健筋骨，温经活血之功。

指导老师按语 骨生长发育与肾发育联系紧密，肾精旺则骨强劲，肾精不足则骨衰弱，因而原发性骨质疏松症的发生与患者机体肾精亏虚程度存在紧密关联。《黄帝内经》载"骨痿者，生于大热也""肾气热……发为骨痿"。指出骨痿的发病与肾阴虚产生的虚热有关，虚火煎灼津液，骨失阴精濡养，引起"内燥"逐渐形成骨痿。朱震亨《丹溪心法》曰："热伏于下，肾虚受之，腿膝枯细，骨节酸疼，精走髓空。"肾主骨，肾阴虚则濡养功能减退，易出现腰膝酸软无力，精血化生无源，不荣则痛，由此可见，肾虚是骨质疏松症症发病的最主要的原因。肝藏血，主筋，肾藏精，主骨，精血相互滋养促进骨骼生长，肝肾亏虚，精亏血乏，必然使得筋骨失养，引起骨痿。方药以阴润之药补肾阴为主，辛温之药行气活血，少补肾阳为辅；补肾阴，利气活血，达到治疗肝肾阴虚型骨质疏松症的目的。

（张家界市中医医院耿永智，指导老师：汤芳生）

医案十六

周某，男，66 岁。2023 年 5 月 13 初诊。主诉：双足交替性、反复发作性肿痛 16 年余。现病史：患者自述 16 年前无明显诱因突然发生左足第一跖趾关节疼痛，难以入睡，局部灼热红肿。在当地服用消炎镇痛药物（药名不详），约 1 周后病情完全缓解。此后，多次反复发作，初期口服秋水仙碱后好转，后自行停药，改为强的松，近一年发作 12～14 次。现症见：右足跟疼痛，程度轻微，纳寐可，二便调，舌质暗，苔黄腻，脉弦。既往史：喉癌病史，糖尿病史，无食物药物过敏史。血常规：白细胞 11.3×10^9/L，嗜中性粒细胞百分比 82%。红细胞沉降率 11mm/h。肾功能：尿酸 526mmol/L。肝功能、风湿三项正常。

辨　证　湿热痹阻，浊瘀阻络。

治　法　清热祛湿，活血通络。

处　方　四妙散加减。

苍术 20g，白术 20g，黄柏 10g，牡丹皮 15g，当归 15g，栀子 15g，土茯苓 20g，薏苡仁 30g，茵陈 20g，独活 10g。10 剂，水煎服，每日一剂，分 2 次温服。

二诊：停药 1 月余，目前疼痛减轻，仍有微痛，无口苦口干，纳寐可，二便调，舌质暗，苔腻，脉弦。治疗同前。

解　析　患者双足交替性、反复发作性肿痛，灼热红肿，口服秋水仙碱后好转，尿酸升高，辨病为痛风。湿浊内生，瘀滞关节，气不通而痛，阳气郁积而化热，病程日久，湿热煎熬精血而成浊瘀，舌质暗，苔黄腻，脉弦。故辨证为湿热痹阻，浊瘀阻络。苍术、白术燥湿健脾，黄柏、栀子、茵陈、牡丹皮清热利湿，土茯苓解毒除湿，通利关节，当归养血，独活祛风除湿。诸药合用，共达清热利湿、健脾养血之效。

指导老师按语　痛风虽属于中医痹证范畴，但应与一般意义上的痹证有所区别，普通痹证的发病往往是感受风寒湿邪而起，痛风则不同，除风、寒、湿、热以外，还与浊瘀有关，其每次发作均与饮食不节密切相关，若按一般风、寒、湿、热治疗，奏效缓慢，必须化浊祛瘀，通络蠲痹，方可收到较捷之效。

（湖南中医药大学第一附属医院徐豫湘，指导老师：范伏元）

医案十七

罗某，女，75 岁。2022 年 11 月 8 日初诊。主诉：腰痛 2 月余。主诉患者 2 个月前无明显诱因突发腰部疼痛，晨起明显，活动后自觉腰痛，双腿无疼痛，胸闷，偶有胸痛，活动后加重，喉中自觉有痰，咳不出，左胁肋痛，纳寐可，二便调。舌红苔白腻，脉弦滑。

辨　证　气郁湿热。

治　法　疏肝解郁，清热利湿，舒筋止痛。

处　方　柴胡疏肝散合四妙散加减。

柴胡 10g，白芍 10g，川芎 10g，香附 10g，枳壳 10g，陈皮 6g，独活 10g，黄柏 10g，苍术 10g，丹参 15g，川牛膝 15g，杜仲 15g，全蝎 3g，泽泻 10g，甘草 10g。7 剂，水煎服，每日一剂，早晚两次分服。

解　析　肝主升主动，喜条达而恶抑郁。肝气郁结，气机不畅，气血津液运行输布障碍，郁久化为湿热，气郁湿热于腰部则发腰痛；气郁湿热，湿热内蕴故喉中自觉有痰，咳不出，舌红苔白腻，脉弦滑。据《黄帝内经》"木郁达之"之意，治以疏肝理气之法。方以柴胡疏肝散合四妙散加减。柴胡功善疏肝解郁，用以为君。香附理气疏肝而止痛，川芎活血行气以止痛，二药相合，助柴胡以解肝经之郁滞，并增行气活血止痛之效，共为臣药。陈皮、枳壳理气行滞；白芍、甘草养血柔肝，缓急止痛，均为佐药，甘草调和诸药；黄柏、苍术、川牛膝清热利湿、舒筋壮骨。诸药相合，共奏疏肝行气、清热利湿、舒筋止痛之功。

指导老师按语　气郁腰痛多在晨间，疼痛呈规律性，因丑时为肝经气血最旺之时；肝本刚脏，主升主发，值阳气升发之时，阳气郁滞，无法宣达，气血痹阻肾府，不通则痛，则发为黎明腰痛；故投以柴胡疏肝散加味疏肝解郁，条畅肝经气机为治疗气郁腰痛的方法；合用黄柏、苍术、川牛膝清热利湿，舒筋壮骨；苍术具有解表，使湿邪从表而出，邪去身自安。加独活入肾与膀胱经，走下入里，主散在里之痹症而止痛，善于治疗下半身痹痛；全蝎入肝经，性善走窜，祛风通络止痛，对湿痹日久不愈，筋脉拘急作用颇佳。诸药相配，疏肝解郁，条畅肝肾气机，兼以清热利湿，临床效果显著。

（湖南中医药大学第一附属医院卢青，指导老师：程丑夫）

医案十八

欧某，女，70 岁。2023 年 7 月 3 日初诊。主诉：双膝关节疼痛 10 余年，加重 1 个月。曾多次到外院住院就诊，症状缓解后出院，具体治疗方案不详，1 个月前无明显诱因出现双膝关节疼痛加重，上下楼梯起蹲困难，为进一步治疗，遂到我院门诊就诊。现症见：上下楼乏力，膝关节有打软腿现象，患者现双膝关节活动度基本正常，疼痛以双侧膝眼、鹅足腱、外侧关节间隙、腘窝为主。偶有心慌，夜寐差，二便调，舌淡苔白腻，脉弦细。查体：双膝关节周围压痛，以双侧膝眼、鹅足腱、外侧关节间隙、腘窝为甚，双膝活动度可，麦氏征（+），研磨试验（+），浮髌试验（–），双膝磨髌试验（+）。2023 年 7 月 3 日 MRI 检查示：①双膝关节骨性关节炎并关节软骨损伤及前后交叉韧带慢性损伤；② 双膝关节关节滑膜增厚并关节积液。

辨　证　肝肾亏虚。

治　法　补益肝肾，祛风湿，止痹痛。

处　方　独活寄生汤加减。

独活 30g，槲寄生 15g，细辛 15g，熟地黄 25g，白芍 30g，当归 25g，川芎 15g，茯苓 30g，盐杜仲 15g，川牛膝 15g，炙红芪 100g，山药 20g，米炒党参 30g，秦艽 15g，防风 10g，白术 15g。7 剂，水煎服，每日一剂，早晚分服。

针刺疗法：昆仑、阳陵泉、阴陵泉、鹤顶、血海、环跳、足三里、悬钟、三阴交、委中、丘墟、阿是穴。

二诊：2023 年 7 月 10 日。诉服药后症状有所改善，双膝关节疼痛缓解，乏力症状改善，活动尚可，夜寐安，二便调，舌淡苔白腻，脉细。继续原方治疗，予玻璃酸钠辅助治疗缓解疼痛。

解　析　痹证是指人体肌表、经络因感受风、寒、湿、热等邪气引起肢体关节及肌肉酸痛、麻木、重着、屈伸不利，甚或关节肿大灼热为主症的一类病症。主要病机是气血痹阻不通，筋脉关节失于濡养。此患者双膝关节疼痛，夜寐欠佳，且颈部稍有不适感，舌淡苔白腻，脉弦细，为痹症日久不愈，累及肝肾。肾主骨，肝主筋，邪客筋骨，膝为筋之府，则双膝关节疼痛，活动受限；气血耗伤，故心慌。其证属正虚邪实，治宜扶正与祛邪兼顾，方选用独活寄生汤加减以祛风湿，止痹痛，益肝肾，补气血。独活为君，配合秦艽、防风善治伏风，除久痹，且性善下行，以祛下焦与筋骨间的风寒湿邪；槲寄生、川牛膝、盐杜仲以补益肝肾而强壮筋骨；当归、川芎、熟地黄、白芍养血和血；茯苓、米炒党参、山药健脾益气。患者二诊时诉疼痛有所缓解，故接续原方。针刺以膝关节周围及阿是穴为主，以疏通局部气血，配合足太阴脾经与足少阴肾经穴位补益气血，达到"通则不痛""荣则不通"的目的。

指导老师按语　独活寄生汤治疗腰腿痛疗效卓著，其源于《备急千金要方》，原文如下："夫腰背痛者，皆由肾气虚弱，卧冷湿地当风得之。不时速治，喜流入脚膝为偏枯、冷痹、缓弱疼重，或腰痛、挛脚重痹，宜急服此方。"方中独活用量要重，不然效果欠佳。

（郴州市中医医院李华兵，指导老师：周三保）

医案十九

朱某，男，86 岁。2022 年 7 月 27 日初诊。主诉：腰背部疼痛，活动受限 5 月余。现病史：患者自诉 2022 年 2 月份开始无明显诱因出现腰部疼痛，行走时疼痛加重，患者及家属自行在家治疗与卧床休息无缓解。2022 年 6 月 8 日开始感觉双下肢乏力，无双下肢麻木，脚踩棉花感，于 2022 年 6 月 15 日来我院就诊后住院，好转后出院，今日病情复发而来我院求诊，门诊以骨质疏松症收住我科。入院症见：腰背部疼痛，活动受限，精神可，食纳一般，眠安，二便正常，无发热。舌质淡红，苔薄白，脉沉细。查体：脊柱无侧弯，C4、C5、C6 棘突间隙压痛，无放射痛，左臂丛牵拉试验阴性，右臂丛牵拉试验阴性，霍夫曼征阴性，压头试验阴性。腰骶部压痛，无叩击痛，无明显骨擦音，腰部活动功能障碍，双下肢直腿抬高试验阴性，双下肢末梢血运、感觉正常，轻度水肿，肌力 5 级。辅助检查：胸部正侧位、腰椎正侧位、骨盆平片（2022 年 6 月 15 日本院）示心影稍大，腰椎退行性变，胸 12 椎体术后改变，双髋关节退行性变，左耻骨联合处骨质密度稍高，请结合临床必要时 CT 检查。钙 2.07mmol/L，偏低。既往史：既往有骨质疏松症、颈椎病、腰椎间盘退行性变病史。诊断：骨痿。

辨　证　肝肾亏虚。

治　法　补肝肾，强筋骨。

处　方　三痹汤加减。

独活 30g，槲寄生 15g，秦艽 10g，细辛 10g，熟地黄 25g，防风 15g，白芍 30g，当归 20g，川芎 15g，桂枝 15g，茯苓 20g，盐杜仲 20g，牛膝 20g，米炒党参 30g，炙红芪 100g，盐续断 20g。5 剂，水煎服，每日一剂，分 2 次服。

二诊：2022 年 8 月 2 日。患者诉腰骶部仍有疼痛，疼痛较前好转，精神可，食纳欠佳，二便正常，舌质淡，苔薄，脉细。继续予以同前方，槲寄生增加到 25g。5 剂，嘱患者继续抗骨质疏松治疗。

三诊：2022 年 8 月 7 日。患者诉经过治疗后病情基本缓解，行走可，舌质淡红，苔薄白，脉沉细。守方，再进 5 方巩固。

解　析　骨质疏松症属于中医的骨痿、骨枯等范畴。肾亏骨虚是该病发生的基本病因，因此年老体弱者多见骨骼失养，骨体枯槁，腰膝酸痛，脆弱无力等。本方为治疗久痹而肝肾两虚，气血不足常用方。方中重用炙红芪补气活血；独活、盐续断祛风除湿，通痹止痛；治风先治血，血行风自灭，配合细辛、防风、秦艽、桂枝祛风除湿，通利关节，温经散寒；病症日久而见肝肾亏虚，用以槲寄生、盐杜仲、牛膝补益肝肾而强壮筋骨，且槲寄生可兼祛风湿，牛膝活血以通利肢节筋脉；当归、川芎、地黄、白芍养血和血；茯苓、米炒党参健脾益气；诸药合用补肝肾，强筋骨，益气血，邪正兼顾，祛邪而不伤正，扶正而不留邪。

指导老师按语　三痹汤由独活寄生汤加减而来，从其总趋势来看，都是益气养血，祛风除湿，治疗风湿痹症的方剂，但是三痹汤重用黄芪补气升阳，适用于全身乏力，行走困难的气血亏虚之人。

（郴州市中医医院李华兵，指导老师：周三保）

医案二十

杨某，女，75岁。主诉：腰痛伴左下肢麻木胀痛1个月。现病史：患者诉1个月前出现腰部冷痛重着，左下肢麻木胀痛，活动受限，反复发作，乏力，不耐劳。劳累后加重，大便正常，小便清长。体查：腰曲变直。L4～5棘突旁开1～1.5cm处压痛明显，并放射到左下肢麻木胀痛。直腿抬高试验左60°（+），右（−）。双下肢膝踝反射正常，左小腿外侧皮感下降，肌力正常，右下肢皮感肌力正常。舌淡，苔白腻，脉弦细。辅助检查：腰椎MRI检查示L4～5椎间盘向左后方突出，硬膜囊稍受压，L3～4、L5～S1椎间盘膨出。

辨　证　风湿痹阻，肝肾亏虚。

治　法　温经散寒，祛湿通络，补肝益肾。

处　方　独活寄生汤加减。

独活15g，桑寄生15g，当归10g，川芎10g，赤芍10g，地龙10g，川牛膝10g，威灵仙10g，水蛭10g，伸筋草10g，防风10g，细辛3g，山药20g，木瓜10g，杜仲10g，甘草5g。颗粒剂6剂，开水冲服，每日一剂，分两次冲服。

并嘱：宜卧床休息，避劳累，仰卧时L4～5处可加5～10cm高腰垫，床上适当腰背肌功能锻炼及直腿抬高功能锻炼。

二诊：上药服用6剂，患者腰部冷痛及左下肢麻木胀痛明显减轻，活动好转，二便调。舌淡，苔白腻，脉弦细。守上方去木瓜加枸杞子20g补肝益肾，以固其本，续服6剂，以续疗效。一周后电话回访，患者腰腿无明显疼痛。

解　析　腰椎间盘突出症属中医"腰腿痛""痹症"范畴。《杂病源流犀烛·腰脐痛源流》曰："腰痛，精气虚而邪客病也……肾虚其本也。"《诸病源候论》曰："肾气不足，受风邪之所为也……虚则受于风冷，风冷与真气交争，故腰脚疼痛。"可见风寒湿邪是导致椎间盘突出的外因。《素问·痹论》云："风寒湿三气杂至，合而为痹。"此例为本虚标实之证，肝肾亏虚为其本，风寒湿内侵为其标，唯以温经散寒，祛湿通络，补肝益肾，虚实同治方能见效。

指导老师按语 本方用独活，辛苦微温，善治伏风除久痹，且性善下行，以祛下焦与筋骨间的风寒湿邪。廖怀章主任医师认为辨病辨证以外，还需辨病位。腰椎间盘突出症病位在腰和下肢，故重用独活为君。配以川牛膝、细辛、伸筋草、木瓜、防风、威灵仙为臣，以达祛风散寒除湿，通经活络止痛。患者年岁已高，肝肾亏虚，佐以桑寄生、杜仲补肝益肾，强筋壮骨。"治风先活血，血行风自灭"，佐以当归、川芎养血和血以止痛；甘草调和诸药。秦艽和威灵仙均能祛风除湿，但威灵仙祛风除湿偏走经络，善治风湿痹痛偏在太阳经者，又能通经止痛，故本方去秦艽而选加威灵仙。水蛭、地龙为中药的虫类药物，搜剔走窜，以增活血止痛之功。现代药理研究，水蛭、地龙其有抗凝、抗血栓作用，因此亦可预防老年性下肢静脉血栓。本方邪正兼顾，祛邪不伤正，扶正不留邪，在临床治疗中取得了满意疗效。

（新邵县中医医院赵明，指导老师：廖怀章）

医案二十一

许某，女，51岁。主诉：腰背部疼痛，活动受限1个月。现病史：患者自诉于约1个月前无明显诱因出现腰背部疼痛，活动受限，在家休养，自行敷膏药后未见症状缓解。现腰部酸痛、无力，屈伸不利，食纳正常，二便调。查体：腰背肌紧张，广泛轻压痛，L4～5椎间隙旁压痛较明显，无放射性下肢麻木胀痛。双直腿抬高试验（－），4字征（－），双下肢膝、踝反射正常，皮感、肌力正常。巴宾斯基征（－）。舌淡苔白，脉弦细。

辨　证 肝肾亏虚，气血不足。

治　法 补益肝肾，益气止痛。

处　方 独活寄生汤加减。

独活10g，桑寄生30g，当归10g，川芎10g，赤芍10g，生地黄10g，延胡索15g，川牛膝10g，杜仲10g，香附10g，片姜黄10g，薏苡仁30g，狗脊10g，甘草3g。共7剂，温服，每日2次。

同时予以中医外治法：以骨关节活动的生物力学原理为指导，在患者小关节部位进行推动、按压等被动活动，以达到改善患者骨关节功能、缓解临床症状；腰背部予以中医定向透药疗法，可促进炎症吸收，缓解疼痛。

解　析　腰椎间盘突出症属中医"腰痛""腰腿痛""顽痹"范畴，常规以中医药治疗为主，疗效较显著。《素问·脉要精微论》曰："腰者肾之府，转摇不能，肾将惫矣。"《顾松园医镜》云："故腰痛虽有多端，其原皆本于肾虚。"临床上，腰痛是腰椎间盘突出症最常见的临床表现之一，长期的疼痛会给患者造成严重心理负担，并导致抑郁的发病。从中医的角度分析，肝气郁结是抑郁发病的根本原因，而抑郁又会加重肝气郁结的程度。

指导老师按语　腰痛发病以肝肾不足为根本，肝郁是其中的一个重要环节，因此肝郁肾虚是其根本，风寒湿侵袭、跌扑损伤为外因，可导致本病的急性发作，局部组织微循环障碍，加速椎间盘退变是主要的病理改变。因此，临床诊疗腰痛病，补益肝肾、理气蠲痹之大法应贯穿治疗的始终。独活寄生汤是标本兼顾之剂，对风寒湿三气着于筋骨的痹证，为常用有效的方剂。药理研究证实，该方有抗炎、镇痛、提高非特异性免疫功能、调节免疫平衡、扩张血管、改善循环等作用。对于腰椎间盘突出症导致的腰痛及坐骨神经痛属肝肾两亏，或风寒湿邪外侵，腰膝冷痛，酸重无力，屈伸不利，或麻木偏枯，冷痹日久不愈者，有良效。方中选用独活，具有祛风除湿、通痹止痛之功效，广泛应用于风寒湿痹、腰膝酸软等疾病；辅以川牛膝、杜仲、桑寄生起到强筋骨、补肝肾之功效，党参具有补中益气、生津化气之功效，可改善机体气血不足症状；香附疏肝理气，解郁止痛，以促肝气条达，改善机体气血不畅。诸多药物加减联合使用，共奏补肝肾、益气血、解肝郁、止痹痛之功。

（新邵县中医医院赵明，指导老师：廖怀章）

第二节　关节病证医案

医案一

李某，女，47岁。就诊于2022年8月10日。主诉：左手大拇指疼痛，弹响，活动受限6月余。现病史：患者于6个月前无明显诱因出现左手大拇指疼痛、活动受限并存在弹响。曾口服非甾体抗炎药物及肌松药等无明显改善。查：左手大拇指近指间关节存在弹响，周边未见明显红肿，掌指关节掌侧有压痛，可扪及结节。苔薄白，舌淡，脉弦涩。

辨　证　气滞血瘀。

治　法　活血通络，化瘀消肿。

处　方　（1）海桐皮汤外用：海桐皮 30g，伸筋草 30g，透骨草 30g，艾叶 30g，陈皮 10g，丹参 10g，桂枝 10g，甘草 6g，花椒 15g。7 剂，煎水熏洗患处。

（2）局部封闭治疗。

（3）嘱其进行指间关节功能锻炼。

解　析　方中海桐皮、透骨草、伸筋草、陈皮通经活络，温经散寒，除湿止痛，活血散寒，畅血行滞；丹参祛瘀活血，消肿止痛；艾叶、桂枝、花椒温经通络；甘草协调诸药。诸药合用共达祛风湿、通经络、散寒邪、祛瘀血、消肿痛、宣痹痛的功效，用治跌打损伤中后期，风寒湿郁痹阻滞、经络不通之症。

指导老师按语　拇指为屈指肌腱炎常发部位，因其反复伸指时反复拉伸导致肌腱软组织劳损，产生炎症，多发于中老年女性。治疗应以局部治疗为主。局部以麻药、激素等组合行封闭术，结合局部情况考虑配比浓度，对局部既有消炎作用也能松解局部软组织粘连所致的摩擦。中医外用药是中医特色疗法之一，应用于局部病变，其效果优于口服药物，但该疾病必须配合关节功能锻炼才能起到标本兼治的效果。

（湖南中医药大学第二附属医院董大立，指导老师：孙绍裘）

医案二

黄某，男，35 岁。主诉：因左膝部疼痛，活动受限 4 天。查体：左膝稍肿胀，膝关节周围压痛，以膝内侧压痛明显，内外翻试验（−），前后抽屉试验（−），浮髌试验（−），膝关节屈伸活动稍受限，磨髌试验阳性，足趾可背伸，肢端皮感血运正常。舌质红、苔薄白、脉弦数。MRI 示：左膝关节积液（大量），性质待定。

辨　证　湿热内蕴。

治　则　清热利湿，消肿止痛。

处　方　四妙散合五味消毒饮加减。

黄柏 10g，苍术 10g，薏苡仁 30g，川牛膝 10g，当归 10g，川芎 10g，赤芍 10g，泽兰 10g，地龙 10g，金银花 10g，菊花 10g，天葵子 10g，紫花地丁 10g，蒲公英 10g，延胡索 15g。9 剂，每日一剂，煎药机煎药，分两次餐前温服。

另天仙子（复方）30g，10剂，每日一剂，调配外用，外敷。

解　析　膝关节滑膜炎，归属中医的膝痹症范畴，也有根据其发病部位的特点将其归属为"鹤膝风"等。唐·王焘在《外台秘要·白虎方五首》载："《近效论》：白虎病者，大都是风寒暑湿之毒，因虚所致，将摄失理，受此风邪，经脉结滞，血气不行，畜于骨节之间，或在四肢，肉色不变。其疾昼静而夜发，发即彻髓酸疼，乍歇。其病如虎之啮，故名曰白虎之病也。"中医认为外邪入侵、机体劳损、正气不足、饮食不节、外伤致病为其基本病因，治疗以扶正利湿祛邪、活血清热、通利关节为要。

指导老师按语　本例患者辨证为湿热内蕴，中医治疗采用四秒散合五味消毒饮加减口服。四秒散为清热燥湿的代表方剂，出自清代医家张秉承所著的《成方便读》一书。由苍术、黄柏、牛膝、薏苡仁组成，原方主治湿热下注之痿证。苍术辛、苦，温，归脾、胃、肝经，具有燥湿健脾、祛风散寒之功效，取其苦温燥湿之功除湿邪之来源；黄柏苦寒，归膀胱、肾经，具有清热燥湿、泻火解毒之功效，可直入下焦除肝肾之湿热；薏苡仁甘、淡、微寒，归脾、胃、肺经，具有健脾渗湿、排脓除痹之功效，取其入阳明经祛湿热而利经络；川牛膝苦甘酸平，归肝、肾经，具有活血通经、补肝肾、强筋骨、利尿通淋的功效，可兼领诸药之力直入下焦，有利于关节功能恢复。金银花入肺胃，可解中上焦之热毒，野菊花入肝经，专清肝胆之火，二药相配，善清气分热结；蒲公英、紫花地丁均具清热解毒之功，蒲公英兼能利水通淋，泻下焦之湿热，与紫花地丁相配，善清血分之热结；天葵子能入三焦，善除三焦之火。诸药合用，使湿去热清，诸症自除。四妙散加减化裁，其方能走下焦而清热燥湿，故对于以下焦湿热为主要表现的疾病，皆可用之，不必拘泥于痿证，常用之治疗下焦湿热之痛风、脉痹（下肢深静脉血栓）等疾病，取得了良好的疗效，扩大了四妙散的应用范围。

（新邵县中医医院赵明，指导老师：廖怀章）

医案三

刘某，女，67岁。主诉：左膝疼痛1年余，加重伴活动受限1个月。检查：左膝肿胀，膝关节周围压痛，以膝内侧压痛明显，内外翻试验（−），前后抽屉试验（−），浮髌试验（+），膝关节屈伸活动部分受限，磨髌试验阳性，足趾可背伸，肢端皮感血运正常。舌淡苔白，脉细弱。

辨　证　肝肾亏虚，风寒湿痹。

治　法　补益肝肾，蠲痹通络。

处　方　独活寄生汤加减。

独活 15g，桑寄生 15g，杜仲 10g，川牛膝 15g，防风 10g，秦艽 10g，细辛 3g，茯苓 15g，当归 15g，川芎 15g，熟地黄 15g，生地黄 15g，补骨脂 10g，鸡血藤 15g，乌梢蛇 10g，蜈蚣 2 条，地龙 10g，甘草 6g。14 剂，每日一剂，煎药机煎药，分两次餐前温服。

解　析　膝关节骨性关节炎，中医病名：膝骨痹。本例患者证属肝肾亏虚，风寒湿痹，予独活寄生汤加减。本方出自《备急千金要方》，主治痹证日久，肝肾两虚，气血不足证。其中独活疏散伏风，祛下焦与筋骨间的风寒湿邪；防风、秦艽祛风胜湿，通络舒筋；细辛散少阴经风寒，温通血脉而止痛；桑寄生祛风湿，强筋骨，养血；杜仲、川牛膝、补骨脂补肝肾，强筋骨；茯苓、甘草补气健脾，扶助正气；当归、川芎、熟地黄补血活血。患者痹证疼痛较剧烈，加乌梢蛇、地龙、蜈蚣、鸡血藤搜风通络，活血止痛。诸药相配，祛邪扶正，标本兼顾，使风寒湿除，气血充足，肝肾得养。

指导老师按语　随着我国进入老龄化社会，膝关节退行性疾病患者越来越多，除了药物治疗，还需注意生活方式，尽量做到少爬山、少爬楼、少负重，上下楼梯时需要扶楼梯扶手，上楼梯时正常膝关节先上，下楼梯时患膝先下。坐位起立时，尽量依靠双手撑起身体，减少关节软骨承受的压力，如厕时改蹲位为坐便器。同时还需加强功能锻炼：非负重的情况下行膝关节屈伸功能锻炼，以保持关节最大活动范围。加强股四头肌及直腿抬高功能锻炼，增加关节周围肌肉力量，维持膝关节稳定，减少退变。同时提高关节活动时周围肌肉的缓冲能力，减轻关节软骨表面承受压力负荷。还通过游泳、运动单车及平地散步来减轻体重。

（新邵县中医医院赵明，指导老师：廖怀章）

医案四

胡某，女，42 岁。2022 年 12 月 20 日初诊。主诉：全身多关节肿痛 2 年余，加重半月。现病史：患者 2 年前，无明显诱因出现双手近端掌指关节肿痛，后出现肿痛关节增多，持续性疼痛，晨僵。半月前出现上症加重，见双手手指关节、双足跖趾关节、双膝关节反复肿痛，局部发热，屈伸不利，晨僵持续时间 1 小时余，畏寒，遇天气变冷或阴雨天症状加重，纳可，小便调，大便溏，每日 2～3 次，舌淡苔白，脉细涩。查肝肾功能正常，风湿全套：类风湿因子（RF）182.5IU/mL、抗环瓜氨酸肽抗体（CCP）53U/mL、C 反应蛋白（CRP）17.0mg/L、红细胞沉降率（ESR）45mm/h。

辨　证　寒热错杂，寒湿夹热。

治　法　祛湿散寒，清热通络。

处　方　麻黄加术汤合桂枝芍药知母汤加减。

麻黄 8g，桂枝 10g，防风 10g，苍术 10g，附子（先煎）10g，白芍 10g，知母 10g，甘草 8g，黄芪 30g，全蝎 6g，青风藤 15g。14 剂，水煎服，每日一剂，早晚饭后半小时温服。

二诊：2023 年 1 月 3 日。患者关节疼痛症状好转，双膝红肿疼痛减轻，晨僵时间缩短，诉夜间左膝关节疼痛，僵硬感。舌淡，苔白，脉弦。上方去附子，加川芎 10g，桑枝 15g，葛根 20g。14 剂，每日一剂，水煎服，早晚饭后半小时温服。

三诊：2023 年 1 月 18 日。患者四肢疼痛明显减轻，关节活动灵活，肢体麻木好转，舌淡，苔薄白，脉细。改以独步汤加减，处方：黄芪 15g，当归 10g，川芎 10g，白芍 15g，独活 10g，桑寄生 10g，怀牛膝 10g，杜仲 10g，秦艽 10g，桂枝 10g，甘草 5g，威灵仙 10g，桑枝 15g，全蝎 6g，土鳖虫 10g。14 剂，每日一剂，水煎服，早晚饭后半小时温服。

四诊：2023 年 2 月 2 日。症状明显缓解，复查 RF 128.6U/mL、抗 CCP 25U/mL、CRP 7.6mg/L、ESR 22mm/h，患者继续口服雷公藤多苷等抗风湿治疗及规律随访。

解　析　尪痹早期患者风寒湿痹阻于表，阻于肌表经络之间，肢体关节疼痛，重着，或有肿胀，皮色不红，关节屈伸不利，关节拘急，遇冷或阴雨天痛甚，畏寒肢冷，可伴痛处游走不定。刘师认为此为表实证，当立祛风散寒除湿法，邪去则正安。

指导老师按语　《金匮要略》："湿家，身烦疼，可与麻黄加术汤，发其汗为宜。"此方为刘师治疗风寒湿痹阻证之基础方，方中麻黄、桂枝、附子温经散寒，外除寒湿，内振阳气，使气血周流，疼痛乃止；寒湿侵入日久，有渐次化热之象，加白芍、知母清热利湿养阴，防温燥太过；加黄芪益气固表，青风藤疏风祛湿。全方共奏祛风除湿，通阳散寒，佐以清热之效。患者疼痛明显减轻，去附子，加入桑枝、葛根、川芎加强祛风除湿、活血止痛之功。故治尪痹需要结合病程和临床症状，兼顾祛邪及补益肝肾辨证论治，临床收获良效。

（湖南中医药高等专科学校第一附属医院姚专，指导老师：刘新文）

医案五

王某，男，52 岁，2022 年 10 月 16 日初诊。主诉：右侧足背红肿疼痛 1 周。现病史：患者自诉 1 周前与同事饮白酒半斤后夜间出现右侧足背红肿疼痛，无外伤经过，无皮肤破损，局部皮温异常，在株洲市某三甲西医院急诊科检查肾功能：肌酐 102μmol/L，尿酸 532μmol/L。诊断痛风，接诊医师予以秋水仙碱抗炎止痛，非布司他降尿酸治疗，右足关节疼痛有减轻，但就诊前仍然轻度肿胀，走路时疼痛加重，遂往我院刘师门诊寻求中医治疗。刻下症见：患者体型肥胖，口干口苦，右足背弥漫性肿胀，皮肤颜色稍红，局部皮温较左侧偏高，小便黄，大便正常。舌红，苔黄腻，边缘可见齿痕，脉弦滑。

辨 证 湿热瘀阻。

治 法 清热利湿，通络止痛。

处 方 泄化浊瘀汤加味。

土茯苓 50g，萆薢 30g，威灵仙 20g，生薏苡仁 20g，秦艽 10g，泽泻 10g，赤芍 15g，泽兰 15g，土鳖虫 10g，黄柏 10g，苍术 10g。5 剂，每日一剂；交代患者严格低嘌呤饮食控制，多饮水和控制体重。

二诊：2022 年 10 月 21 日。患者右足背肿胀消除，疼痛症状缓解，行走自如，舌淡红，苔稍腻，边缘齿痕，脉滑。处方予以补中益气汤加味百合、车前子、萆薢、土茯苓，续服 14 剂；继续交代患者严格低嘌呤饮食，多饮水和控制体重。

三诊：2022 年 11 月 5 日。患者痛风未再发作，完善肾功能检查：肌酐 86μmol/L，尿酸 458μmol/L。继续交代患者严格低嘌呤饮食，多饮水和控制体重，定期复查肾功能等情况变化；同时配合百合、车前子、土茯苓等中药配方长期泡饮及随访。

解 析 痛风在临床上较为常见，中医病名如"痛风""浊瘀痹""白虎历节"等，本病虚实夹杂，本多在于脾肾亏虚，标多在于湿热瘀阻，国医大师朱良春教授对痛风研究极为深入，将其归类为"浊瘀痹"，并制定出泄化浊瘀汤，是临床上屡屡取效的痛风代表性经验方。原方共 9 味药：以土茯苓、萆薢、威灵仙、秦艽、生薏苡仁、泽泻祛湿排浊，赤芍、泽兰、土鳖虫活血化瘀。方中以土茯苓、威灵仙、萆薢 3 味为主药，3 药合用，有显著的排尿酸作用；合用二妙散之黄柏和苍术，更是增加清热利湿之效。

指导老师按语 痛风缓解后，临床诊治重点更在于调理脾肾，尤其需要重视脾虚致湿，故可予以补中益气汤等类汤剂健脾利湿，化浊降酸。

（湖南中医药高等专科学校第一附属医院姚专，指导老师：刘新文）

医案六

张某，男，59岁，2023年1月18日初诊。主诉：间断全身多处肿痛3年。现病史：患者自诉3年前开始出现全身多处疼痛，以双膝、踝关节、第一跖趾关节及足背等更为明显，伴有痛风石样结节形成，严重时可见皮肤破溃，白色石膏样渗出物流出，并且创面愈合困难。患者多次在外院检查并诊断为痛风、痛风石，不规律口服非布司他等降尿酸治疗。今为求得中医药治疗，遂往刘师中医门诊就诊。刻症见：全身多关节、多部位痛风石样病变，右侧第一跖趾关节可见皮肤破溃渗液，挤压时呈石膏水样渗出物。舌暗红，苔黄，脉弦涩。辅助检查：肾功能：肌酐98μmol/L，尿酸498μmol/L。

辨　证　痰瘀互结。

治　法　化痰活血，通络散结。

处　方　双合汤加味。

桃仁10g，红花10g，川芎10g，熟地黄10g，白芍15g，当归10g，土茯苓50g，萆薢30g，土鳖虫10g，法半夏10g，陈皮10g，茯苓15g，枳壳10g，甘草8g，白芥子6g。14剂，每日一剂；交代患者严格低嘌呤饮食，多饮水和控制体重。

二诊：2周后患者门诊复诊，患者疼痛症状缓解，右侧第一跖趾关节皮肤破溃处基本愈合，未见明显渗出物，查看舌暗红，苔稍黄腻，脉细涩。原方加黄芪20g，泽兰10g。14剂。

三诊：2周后再次门诊复诊，基本无明显关节疼痛，肾功能检查：肌酐82μmol/L，尿酸428μmol/L。交代患者严格低嘌呤饮食，多饮水和控制体重，定期复查肾功能等情况变化；同时配合百合、车前子、土茯苓等中药配方长期泡饮及非布司他20mg/d降尿酸及动态随访。

解　析　痛风病久，久病必瘀及久病及络，浊邪凝滞，痰瘀交织，故在临床上痛风性关节炎中痰瘀互结证型同样较为常见，以化痰散结、活血通络为治法，常用方为双合汤加减。

指导老师按语　双合汤出自《杂病源流犀烛》，主要由桃红四物汤和二陈汤组成，桃红四物汤主要在于化瘀通络止痛，二陈汤侧重于化痰散结消肿，两者联合，诊治痰瘀两种病理产物兼顾，符合临床病证治疗需要。

（湖南中医药高等专科学校第一附属医院姚专，指导老师：刘新文）

医案七

赵某，女，68岁。2022年7月13日初诊。主诉：双膝关节疼痛4年余，再发加重伴活动受限2个月。现病史：患者4年前无明显诱因出现双膝关节疼痛，不能久行，上楼梯时疼痛加重，晨起时关节疼痛明显，活动后疼痛可缓解。经自行贴膏药、针灸推拿等治疗后有所减轻。期间反复发作，未予重视。2个月前因劳累后症状再发加重，伴双膝关节活动受限，不能伸直。为求进一步治疗，特来就诊。查体：双膝关节肿胀、内翻畸形，关节活动受限，膝关节周围压痛（+），双膝关节屈伸活动时可触及明显的骨擦感。舌淡红，苔薄白，脉弦细。辅助检查：双膝X线片示双膝关节间隙变窄，边缘骨赘形成，关节面不规则。

辨　证　肝肾亏虚，气滞血瘀。

治　法　补肝肾，强筋骨，活血通络。

处　方　自拟健膝拈痛汤加减。

熟地黄20g，川牛膝12g，续断15g，黄芪20g，丹参15g，乳香10g，没药10g，延胡索15g，川芎10g，三七10g，鸡血藤20g，三棱10g，莪术10g，甘草6g。14剂，水煎服，每日一剂，分早晚两次服。

二诊：2022年7月27日。服药后，患者诉双膝偶有疼痛、酸楚感，晨起疼痛明显减轻，行走、上楼梯活动可。舌脉大致同前。予去三棱、莪术，加杜仲15g，骨碎补10g。嘱再服药1周。

解　析　本例患者年过六旬，长期家务劳累，膝关节疼痛经久不愈，反复发作，积劳成伤，肝肾之气渐亏，筋骨失养；病情缠绵日久，气血阻滞，滞而为瘀，致脉络不通，筋骨失濡，故见膝关节疼痛、活动受限等临床表现。辨证为肝肾亏虚，气滞血瘀。治当补肝肾，强筋骨，活血通络。本方重用熟地黄以滋补肝肾，为君药；川牛膝引血下行兼强筋壮骨，续断补肾强骨，二者相合助君药补肝肾强筋骨，黄芪以益气，气行则血行，共为臣药；丹参、乳香、没药、延胡索、三七、鸡血藤、川芎均为行气活血之品，三棱、莪术破血祛瘀，行气止痛，共为佐药；甘草调和诸药之用，为使药。本方标本兼治，前期以治标为主，后期以补虚治本为主。

指导老师按语　本病以膝关节疼痛为主症，中医属"骨痹"。《黄帝内经》曰："病在骨，骨重不可举，骨髓酸痛，寒气至，名曰骨痹。"《张氏医通》云："膝痛无有不因肝肾虚。"《黄帝内经》中记载："肾之合骨也……骨痹不已，复感于邪，内舍于肾。"《骨关节炎病证结合诊疗指南》通过对古籍、文献全面系统检索，将骨痹分为4型：肝肾亏虚证、寒湿痹阻证、湿热痹阻证、痰瘀痹阻证。该指南将肝肾亏虚证列为第一大证型，充分体现了历代医家对骨痹病因病机的认识主要以"虚"

为主。患者肝肾亏虚，正气不足，寒、湿、风等邪气入侵下肢，临床治疗当以补益肝肾、祛风除湿、活血通络为主要原则。本案方选自拟健膝拈痛汤加减，以补肝肾，强筋骨，活血通络，收效显著。

（湖南中医药大学第二附属医院李益亮，指导老师：孙绍裘）

医案八

周某，女，63岁。2022年6月20日初诊。主诉：右膝关节肿痛1个月，加重1天。现病史：患者因长期在潮湿环境下劳累工作，1个月前出现右膝关节肿胀疼痛，经休息后肿痛缓解，未予重视。昨日劳作后，右膝关节肿胀、疼痛加重，行走不利，自觉不欲饮食，四肢沉重，乏力。查体：右膝关节肿胀明显，皮温稍高，周围压痛（+），浮髌试验（+），挺髌试验（+），右膝关节屈曲活动时髌下有摩擦感。舌质红，苔黄腻，脉细数。辅助检查：X线示右膝关节退行性改变，B超示右膝关节积液约50mL。

辨　证　脾气亏虚，湿热蕴结。

治　法　健脾，渗湿，活血。

处　方　自拟健脾渗湿活血汤。

薏苡仁15g，茯苓15g，防己10g，黄柏6g，苍术10g，丹参15g，鸡血藤15g，延胡索10g，泽泻10g，金银花15g，生地黄15g，川牛膝15g，地龙10g，甘草6g。7剂，水煎服，每日一剂，分早晚两次服。服药期间，佩戴护膝保护并避免膝关节活动。

二诊：2022年6月27日。患者诉右膝关节已无明显疼痛，肿胀已消，行走自如。舌质红，苔腻稍黄，脉细数。嘱适当膝关节活动，前方继服1周，以巩固疗效。

解　析　本病例患者长期处于潮湿之地，感受风寒湿之邪，久而郁积化热，入侵关节，致膝关节肿胀、疼痛、行走不利。结合舌脉，乃为脾气亏虚、湿热蕴结之候，治当健脾、渗湿、活血为法。药用薏苡仁、茯苓、防己以健脾祛湿，为君药；黄柏、苍术取二妙之功以祛湿热，为臣药；丹参、鸡血藤、延胡索取其行气活血之功，再佐以泽泻、生地黄、金银花祛湿清热凉血，共为佐药；使以川牛膝、地龙引药达病所，甘草调和诸药。

指导老师按语　本病以膝关节肿胀、疼痛为主症，中医归属"膝痹"。《素问·痹论》记载"所谓痹者，各以其时，重感于风寒湿之气也""风寒湿三气杂至，合而为痹"。对于膝关节滑膜炎的治疗主要是抽取关节腔内积液、关节腔内药物注射，但关节积液反复渗出，需多次穿刺抽取，易造成关节腔内的感染和发生多种并发症，关节腔穿刺及关节镜下清理等治疗方法对关节创伤较大。中医药治疗本病的优势在于以辨证论治为基础，疗效可靠、痛苦小，患者依从性较好。《医宗必读·痹》"治着痹者，利湿为主，祛风解寒亦不可缺，大抵参以补脾补气之剂，盖土强可以胜湿，而气足自无顽麻也。"本例患者发病其根本在脾，脾气内虚，气血水湿运化失司，水湿停滞肢体筋脉，又感风湿之邪，内外相合，发为痹病。湿为阴邪，易伤阳气，湿性黏腻，阻遏气血运行，风邪夹湿侵袭关节，则生肿胀疼痛、活动不利。综上，其治在予渗湿、活血的同时，必须兼补脾胃以求全功，是治法之大要也。

（湖南中医药大学第二附属医院李益亮，指导老师：孙绍裘）

医案九

钟某，女，73岁。2022年08月17日就诊。主诉：左膝疼痛、活动受限1年余。现病史：患者于1年前无明显诱因出现左膝关节疼痛、活动受限，上下楼梯困难，于外院诊断为右膝关节炎，治疗后未见明显好转。查：左膝无明显肿胀，髌骨周围存在压痛。活动时可闻及股骨摩擦音。股四头肌较左侧挛缩，挺髌试验阳性。数字化X射线摄影（DR）示左膝关节退变，关节间隙变窄，髌骨软化。

辨　证　肝肾亏虚。

治　法　补益肝肾，通络止痛。

处　方　健步虎潜丸加减。

龟甲胶10g，鹿角胶10g，何首乌10g，川牛膝10g，杜仲10g，锁阳10g，当归15g，柴胡12g，羌活10g，白芍10g，白术10g。7剂。

解　析　本证由损伤日久、肝肾不足、气血亏虚、风湿内侵所致。治宜补肾健骨，养血益气，祛风除湿。方中龟甲胶、鹿胶、杜仲、锁阳、川牛膝补肾壮阳，益精健骨；当归、白芍、何首乌补血益阴养肝；白术健脾助生化；羌活祛风除湿止痛。诸药合用共奏补肾健骨、养血益气、祛风除湿之功。

指导老师按语　肝肾亏虚、筋骨失养是该病的主要病机，而寒湿侵袭、气机阻滞、经络不通，使肢节失于濡养，故出现疼痛、肿胀、僵硬和功能障碍。本案中患者为老年女性，肝肾亏虚。肾主骨，肝主筋，肝肾亏虚而出现局部疼痛，发为本病。

本病的治疗要点在于减少负重，使上下肢骨强健，补益肝肾，强筋壮骨，防止症状进一步加重。

（湖南中医药大学第二附属医院董大立，指导老师：孙绍裘）

医案十

何某，男，64 岁，2022 年 8 月 3 日就诊。主诉：左踝肿痛 5 天。现病史：患者自诉 5 天前饮啤酒后出现左踝肿痛，无恶寒发热等特殊不适，经休息后症状无好转，曾于我院门诊就诊，经检查后诊断为痛风性关节炎，经抗痛风及对症治疗，症状稍好转，为进一步治疗，今日入我科治疗。专科情况：跛行步态，左踝外观明显肿胀，外侧为甚，皮肤稍发红，皮温高，触痛，未及明显波动感及血管搏动，左踝活动受限，膝关节活动可，足背动脉搏动可，各趾感觉可，活动稍受限。肾功能示：尿酸 517.00μmol/L。DR：踝关节正侧位示①左踝关节平片未见明显异常，请结合临床必要时 CT 三维检查；② 左跟骨下缘小骨刺。

辨　证　湿热蕴结。

治　法　清热祛湿，活血止痛。

处　方　自拟经验方。

黄柏 10g，绞股蓝 20g，百合 15g，麸炒苍术 15g，牛膝 10g，虎杖 20g，土茯苓 15g，车前草 15g，金银花 20g，连翘 15g，薏苡仁 30g，酒乌梢蛇 10g，菊苣 30g，连钱草 20g，三颗针 20g，甘草片 10g。

二诊：2022 年 8 月 11 日。患者左踝肿痛明显好转，原方减黄柏、绞股蓝，加炙红芪 80g，当归 10g，川芎 10g，醋延胡索 10g，醋乳香 6g，醋没药 6g。加强行气活血之功。

三诊：2022 年 8 月 20 日。患者左踝肿痛消失，带中药 7 剂出院。

解　析　周老师认为痛风的基本病机为下焦湿热内蕴，治当清热解毒除湿，因此一诊以黄柏、薏苡仁、牛膝、车前草等清热利湿；金银花、连翘、土茯苓、虎杖等解毒利湿，同时以酒乌梢蛇祛湿通经；热必伤阴，以百合养阴，苍术、绞股蓝益气健脾利湿，甘草缓解止痛，调和诸药。二诊之后在清化湿热基础上，加强活血行气、通络止痛之功。三诊疼痛已基本缓解。

指导老师按语　痛风属于中医热痹范畴，中医认为，饮食不节，恣食膏粱厚味，蕴积化热，热盛而气血不通，热多夹湿热壅滞不行而肿痛。故痛风的治疗，控制饮食为先，药物治疗应清热利湿，通络止痛，方用三妙汤加味。

（郴州市中医医院张平，指导老师：周三保）

医案十一

宋某，男，55 岁。2023 年 1 月初诊。主诉：右膝关节疼痛伴活动不利 1 年。现病史：患者自诉 1 年无明显诱因出现右膝关节疼痛伴活动不利，行走后及天气变化时加重，在当地医院就诊，经 X 线检查诊断为右膝骨性关节炎，予以艾瑞昔布及氨基葡萄糖片等药物口服后症状仍反复发作，遂至我院门诊就诊。现症见：右膝关节疼痛伴活动不利，口干口苦，纳可，小便黄，大便可，夜寐可。舌红，苔黄腻，脉弦滑数。

辨　证　湿热痹阻。

治　法　清热利湿，通络止痛。

处　方　四妙散加减。

黄柏 10g，苍术 10g，牛膝 10g，薏苡仁 10g，独活 10g，秦艽 10g，防风 10g，防己 10g，甘草 6g，木瓜 10g。7 剂，水煎服，每日一剂，分 2 次服。嘱患者佩戴护膝保护，避免爬楼爬坡、登山等活动。

二诊：一周后患者自诉右膝疼痛改善，口干口苦明显缓解，上方加威灵仙 10g。续服 7 剂巩固疗效。

解　析　患者多因平素喜食肥甘厚腻之品损伤脾胃，运化失常，水湿停聚。湿邪黏滞趋下，日久化热，湿热之邪流注关节经络故见膝关节疼痛，活动不利，舌红，苔黄腻，脉弦滑数为湿热痹阻之征。本案选用四妙散，方中运用薏苡仁健脾渗湿，苍术燥湿升阳，黄柏清热燥湿，牛膝祛风湿，引湿热下行，秦艽、防风疏通经络，独活祛风除湿止痹痛，木瓜和胃化湿，防己清热除湿，甘草调和诸药，共奏清热利湿、通络止痛之功。

指导老师按语　本案属膝痹病，以膝关节疼痛、活动不利，小便黄，舌红，苔黄腻，脉弦滑数为主要表现，考虑以湿热之邪为主。治风湿热痹宜选四妙散加减。本案运思清晰，以清热、利湿、通络为法，方药精准，故而获效。

（永州市中医医院钱锋，指导老师：王文革）

医案十二

李某，女，50 岁。主诉：右肩疼痛伴活动受限 2 个月。现病史：患者自诉 2 个月无明显诱因出现右肩疼痛伴活动受限，当时未予重视，后上症反复发作，遇寒加重，在当地诊所行针灸理疗等治疗后症状改善不明显，遂至我院门诊就诊。现症见：右肩疼痛，上举活动受限明显，遇寒加重，纳可，夜寐梦多，二便尚可，舌质淡红，苔白腻，脉沉细。

辨　证　气血不足，寒湿凝滞。

治　法　益气养血，温经通络。

处　方　黄芪桂枝五物汤加减。

　　黄芪20g，桂枝10g，白芍10g，当归10g，丹参10g，生姜10g，大枣4枚，桑枝10g，炙甘草10g，姜黄10g，茯苓10g。7剂，水煎服，每日一剂，分2次服。嘱患者避风寒，指导患者适当功能锻炼。

解　析　中医认为本病属"痹证"范畴，本案证属气血不足，寒湿凝滞。黄芪桂枝五物汤出自张仲景《金匮要略》，原用于治疗血痹症。方中黄芪益气固表，桂枝、姜黄温经通痹；白芍养血和营通痹，与桂枝合用，调和营卫而和表里；生姜辛温，疏散风邪，以助桂枝之力；大枣甘温，养血益气以资黄芪、白芍之功，当归、丹参补血活血，桑枝通络利关节，茯苓利水渗湿。诸药配伍，以奏益气养血，温经通络之功。

指导老师按语　患者年逾五旬，气血不足，起居不慎，加之外感风寒湿邪，风寒湿邪痹阻于筋骨经脉之间，气血不通，不痛则痛，故见肩部疼痛。筋骨失气血之濡养，故见肩关节僵硬，活动受限。舌质淡红，苔白腻，脉沉细为气血不足，寒湿凝滞之征。本案选用黄芪桂枝五物汤以益气养血，温经通络，疗效确切，可适当加用葛根、威灵仙舒经通络止痛。除服药外，患者个人生活方式的改变也很重要。

（永州市中医医院钱锋，指导老师：王文革）

医案十三

　　侯某，女，62岁，2022年10月13日初诊。主诉：右肩关节疼痛2月余。现病史：患者诉2个月前不慎摔倒受伤，致右肩关节脱位，当时到医院复位制动治疗，目前右肩关节仍冷痛，右肩关节上举、背身等功能障碍，得温缓解，自行予以膏药外贴，效果不佳，今来就诊。现症见：右肩关节未扪及弹性固定，右肩关节肩袖处压痛明显，右搭肩实验阴性，右疼痛弧实验阳性，右肩关节恐惧实验阴性，纳可，二便正常，舌淡苔薄白，脉涩。MRI：右冈上肌、肩胛下肌损伤。

辨　证　气滞血瘀。

治　法　益气温经，和血通痹。

处　方　黄芪桂枝五物汤加味。

黄芪 30g，白芍 20g，桂枝 15g，生姜 15g，大枣 6 枚，大血藤 10g，秦艽 10g，地龙 15g，桑枝 15g，威灵仙 15g。

解析 《素问·痹论》曰："营气虚，则不仁。"故以益气温经、和血通痹而立法。本案因邪凝于血脉，再加外伤，而致经脉不通，不通则痛，因而采用黄芪桂枝五物汤加味以益气温经，和血通痹。本方黄芪为君，甘温益气，补在表之卫气。桂枝散风寒而温经通痹，与黄芪配伍，益气温阳，和血通经。桂枝得黄芪益气而振奋卫阳；黄芪得桂枝，固表而不致留邪。白芍养血和营而通血痹，与桂枝合用，调营卫而和表里。生姜辛温，疏散风邪，以助桂枝之力；大枣甘温，养血益气，以资黄芪、白芍之功，与生姜为伍，又能和营卫，调诸药；大血藤、秦艽配伍祛风活血止痛；地龙长于通行经络，桑枝善于祛风，尤其善走上肢，威灵仙善行，可通行十二经络，善解肢体麻木、筋脉拘挛、屈伸不利等病症。通观本方配伍精当，共奏益气温经、和血通痹之效。

指导老师按语 《金匮要略》曰："血痹阴阳俱微，寸口关上微，尺中小紧，外证身体不仁，如风痹状，黄芪桂枝五物汤主之。""邪之所凑，其气必虚"，气虚则卫外不固，风寒湿邪乘虚而入；阳气不足，鼓动无力，血液运行滞涩，久则致瘀。关节是气血汇集之处，又是容邪之所，在一定条件下，外邪入侵，津血凝滞，痰瘀互结，经络痹阻而病成，久则关节胶结。本"骨弱肌肤盛"，劳而汗出，腠理开，受微风，邪遂客于血脉，致肌肤麻木不仁，状如风痹，但无痛，是与风痹之区别，而脉微涩兼紧，说明邪滞血脉，凝涩不通。《素问·五脏生成》所谓"卧出而风吹之，血凝于肤者为痹"也。临床以肌肉或皮肤麻木不仁为特征。

（张家界市中医医院向剑锋，指导老师：汤芳生）

医案十四

徐某，男，51 岁，2022 年 7 月 15 日初诊。主诉：左膝关节红肿疼痛 2 天。现病史：患者诉 2 天前聚会饮酒后觉左膝关节发热疼痛不适，行走活动受限，自行予以布洛芬胶囊口服，效果不佳，今来就诊。症见：左膝关节红肿明显，左膝周压痛明显，疼痛拒按，浮髌试验阳性，纳可，小便黄，大便正常，舌红苔黄腻，脉弦。

辨证 湿热痹阻。

治法 清热利湿。

处方 宣痹汤加减。

连翘 15g，防己 15g，苦杏仁 15g，滑石 15g，山栀子 12g，薏苡仁 15g，半夏 10g，蚕沙 10g，赤小豆皮 10g，姜黄 10g，海桐皮 10g。7 剂。水煎服。每日 2 次。

解　析　本案热痹因热毒流注关节，内有蕴热，与热相搏而致痹症，治当清化湿热，宣痹通络。宣痹汤出自《温病条辨》，以防己为君，入经络而祛经络之湿，通痹止痛；配伍苦杏仁开宣肺气，通调水道，助水湿下行；赤小豆皮、薏苡仁淡渗利湿，引湿热从小便而解，使湿行热去；滑石利湿清热，配伍半夏、蚕沙和胃化浊，制湿于中；薏苡仁还有行痹止痛之功；合用姜黄、海桐皮宣络止痛，助主药除痹之功；更用山栀子、连翘泻火，清热解毒，助解骨节热炽烦痛。全方用药，通络、祛湿、清热俱备，分消走泄，并含宣上、畅中、渗下的配伍思想，全方合用，共达清化湿热、宣痹通络之功。

指导老师按语　《赤水元珠》："热痹者，脏腑移热，复遇外邪，客搏经络，留而不行，阳遭其阴，故瘰痹翕然而闷，肌肉热极，体上如鼠走之状，唇口反裂，皮肤色变。"热痹临床表现为肢体关节红肿疼痛，呈灼热感伴有热风、发热、口渴、尿黄等，常见的病因为感受风湿热邪，郁而化热，闭阻经络，气血瘀滞不通，不通则痛，故见局部关节红肿疼痛，灼热、屈伸不利。宣痹汤临床上可用于风湿性关节炎、类风湿性关节炎及痛风急性发作期、化脓性关节炎等疾病。

（张家界市中医医院向剑锋，指导老师：汤芳生）

医案十五

胡某，男，56 岁。2023 年 7 月 20 日初诊。主诉：反复双足大趾、第一跖趾关节红肿疼痛 5～6 年，再发 3 天。现病史：患者自诉近 6 年来反复双足大趾、第一跖趾关节红肿疼痛，一年发作 3～4 次，每于发作时服用止痛药可缓解，伴有腰痛，曾有头晕痛，颈胀不适，手不麻，神疲乏力，夜寐梦扰，纳食馨，口干苦，夜尿 1～2 次，大便如常，舌淡红裂纹，苔薄黄，脉濡细弦。查血尿酸 585μmol/L。

辨　证　肝肾亏虚，湿毒侵蚀筋骨。

治　法　补肝肾，强筋骨，清利湿热，活血通络。

处　方　知柏地黄汤、黄芪四物汤合四妙散加减。

黄芪 30g，知母 10g，黄柏 10g，生地黄 15g，熟地黄 15g，炒苍术 10g，薏苡仁 20g，山茱萸 10g，山药 20g，茯苓 15g，牡丹皮 10g，泽泻 10g，当归 10g，白芍 10g，川芎 10g，怀牛膝 10g，石韦 15g。20 剂。水煎服，每日一剂，分 2 次温服。并嘱患者低嘌呤饮食，避风寒，限烟酒，少食膏粱厚味，避免过度劳累，多饮温开水，勤排尿。

二诊：2023 年 8 月 18 日。患者诉药后两足大趾肿痛已不著，复查血尿酸下降至 412μmol/L，舌淡红，苔薄黄，脉濡细弦。原法有效，续进 20 剂。

解　析　本案临床常见，中医认为此病是在内外因共同作用下形成的。内因责于脾肝肾等脏腑亏虚；外因为感受痰、湿、浊等邪气，加之机体劳累、嗜食肥甘厚味及情志损伤等，内外合邪而发为痹病。临证时往往虚实夹杂，治当以清热除湿、活血通络、滋补肝肾等为原则。方中四妙散清热除湿，知柏地黄汤滋补肝肾，黄芪四物汤益气补血，活血通络，酌加石韦清热利湿，且无阳亢阴伤之患。

指导老师按语　痛风之名，出自《证治准绳》及《丹溪心法》，由于肾精气亏虚，水湿不化，久蕴酿生为湿热之毒，从肾络逆渗于营血，侵蚀骨络而成。故治疗上拟补肝肾，强筋骨，清利湿热，活血通络。此外既然原法有效，切记治内伤如相，坐镇从容，有方有守，毋朝令夕改。

（湖南中医药大学第一附属医院彭亚平，指导老师：王行宽）

医案十六

刘某，女，57 岁。主诉：双膝关节疼痛 5 年。患者 5 年前无明显诱因发病，双膝关节疼痛，并逐渐加重，屈伸活动不利，双下肢无明显麻胀感。舌淡红、苔薄白，脉弦。磁共振示：左右股骨外髁及胫骨平台关节面骨软骨损伤，左髌骨局部骨、软骨缺失，髌骨软化可考虑。双膝关节少量积液。

辨　证　肝肾不足，经脉痹阻。

治　法　补肝肾，强筋骨，通络止痛。

处　方　身痛逐瘀汤合独活寄生汤加减。

党参 10g，独活 10g，红花 10g，地龙 10g，皂角刺 10g，白芷 10g，细辛 3g，炙甘草 5g，白术 10g，山药 10g，桑寄生 10g，肉桂 5g，牛膝 10g，厚朴 10g，黄柏 10g，赤芍 10g，川芎 10g。7 剂，水煎，每日一剂，早晚分服。

解　析　"膝为筋之府"，膝部筋伤而继发骨损，本方以川芎、红花活血祛瘀；细辛、皂角刺、地龙、赤芍、白芷行血舒络，通痹止痛；牛膝、桑寄生、山药补肝肾，强筋骨；党参益气，独活引药下行；肉桂活血通经，补火助阳；厚朴、黄柏祛湿；炙甘草缓急止痛，调和药性。

指导老师按语　《素问》中曰："骨痹，是人当挛节也。"肝主筋，肾主骨，肝虚则血不养筋，筋不能维持骨节之张弛，关节失滑利，肾虚而髓减，致筋骨均失所养。

患者可通过功能锻炼改善关节功能，如膝关节非负重下屈伸活动，股四头肌肌力训练。

（永州市中医医院宋海林，指导老师：王文革）

医案十七

雷某，男，78 岁。主诉：左髋关节疼痛，活动不利 1 年余。患者 1 年前无明显诱因出现左髋关节疼痛，持续性胀痛，活动后加重，休息后缓解，未重视，此后症状反复发作，畏寒，小便清长，大便正常，舌质暗，苔薄白，左手尺脉弱，右手沉。X 线片检查：左髋关节间隙狭窄，软骨下囊肿形成。

辨　证　肾阳不足。

治　法　温补肾阳，填精益髓。

处　方　右归丸加减。

熟地黄 10g，肉桂 10g，炮附片 6g，黄芪 30g，当归 10g，鹿角胶 15g，山药 10g，牛膝 10g，枸杞子 10g，菟丝子 6g，细辛 3g，杜仲 10g，酒山茱萸 10g，甘草 5g。10 剂，每日一剂，早晚分服。

解　析　方中重用黄芪健脾益气；细辛通痹止痛；肉桂、炮附片、鹿角胶合用有填精益髓、温补肾阳作用；杜仲、山药、酒山茱萸、菟丝子、熟地黄、枸杞子合用可阴阳双补，其中杜仲补肝肾强筋骨，山茱萸、菟丝子补肾阳益肾阴。

指导老师按语　患者年近八旬，肝肾不足，精髓不足，骨失濡养，易发本病。肾为先天之本，肾精不足，骨髓空虚，则骨痛，结合病证、舌脉，当以温补肾阳、填精益髓为大法。

（永州市中医医院宋海林，指导老师：王文革）

医案十八

艾某，男，47 岁。主诉：右膝关节红肿热痛 4 天。患者 4 天前无明显外伤出现右膝关节疼痛，局部灼热红肿，痛不可触，得冷则舒，口渴，烦躁。舌苔黄燥，脉滑数。X 线片示右膝退行性病变，关节周围组织水肿影。

辨　证　湿热闭阻。

治　法　清热通络，疏风胜湿。

处　方　白虎加桂枝汤加减。

生石膏 30g，知母 18g，炙甘草 6g，粳米 18g，桂枝 6g，黄柏 15g，苍术 15g，牡丹皮 10g，生地黄 10g，地肤子 9g，赤芍 15g。5 剂，水煎，每日一剂，早晚分服。

解 析 方中以白虎汤清热除烦，养胃生津；桂枝疏风通络；苍术、黄柏清热燥湿之力较强；炙甘草、粳米养胃中和，使清热而不伤正；加牡丹皮、生地黄、地肤子、赤芍凉血散风。全方共奏清热通络、祛风除湿、止痛之功。

指导老师按语 《素问·痹论》曰："其热者，阳气多，阴气少，病气胜阳遭阴，故为痹热。"热邪致痹可单一出现，或热湿相结，湿热闭阻。本病治疗应该注重清热通络，疏风胜湿。

（永州市中医医院宋海林，指导老师：王文革）

🌀 医案十九

患者，女，47 岁。因右肩疼痛 3 月余就诊。患者 3 个月前出现右肩部疼痛，逐渐加重，关节活动受限，外展、外旋、后伸障碍，梳头、脱衣困难。夜间为甚，难以安睡。外院诊断肩周炎，口服西药可暂时缓解。现症见：右肩疼痛，夜间疼痛加重，呈刺痛，影响睡眠。肩关节怕冷，遇冷加重，口干不苦，纳差，无发热，二便可。诊查：活动障碍，肩关节外展 30°，外旋、后伸受限，舌暗红，舌体胖大、齿痕，苔薄白水滑，脉细紧而沉。

辨 证 寒凝经络。

治 法 扶阳解表，祛寒温通。

处 方 麻黄细辛附子汤合桂枝加芍药汤加减。

炮附子 15g，麻黄 15g，桂枝 30g，白芍 20g，知母 30g，炙甘草 15g，细辛 15g，防风 40g，白术 30g，泽泻 40g，生姜 30g。6 剂。

二诊：上药服六剂，畏寒症状明显减轻，右肩疼痛缓解，纳食增加，余未诉无不适。舌暗红，舌体胖大、齿痕，苔薄白，脉沉。守方续服六剂。肩痛止，诸症悉减。

解 析 《金匮要略》曰："脉得诸沉，当责有水。"脉沉是里寒饮证的脉象。麻黄细辛附子汤中，麻黄发汗解表，附子温经助阳，细辛通彻表里，助麻黄发汗解表，协附子内散阴寒。故外可发散风寒，内可温阳化饮。治素体阳虚，水饮内停，又外感风寒之证。

指导老师按语 《伤寒论》中桂枝加芍药汤本用于太阳病误下伤中，土虚木乘腹痛之太阴病。而在此案中即取其温里缓急之功，又可调和营卫之伤。

（醴陵市中医院易冬花，指导老师：丁桃英）

医案二十

向某，女，74 岁。2021 年 11 月 19 日就诊。主诉：反复多关节疼痛 10 年。现症见：全身多关节疼痛，以双手近端指间关节、腕关节、肘关节为主，伴畸形，双手抓握不能，双下肢麻木，乏力、头晕，食纳可，二便可，舌质偏红，苔少，脉细弦。

辨　证　肝肾亏虚，气血瘀阻。

治　法　补益肝肾，益气活血。

处　方　自拟骨关节炎 1 号方。

独活 10g，杜仲 10g，桑寄生 15g，秦艽 10g，防风 10g，续断 10g，白芍 10g，牛膝 10g，木瓜 10g，黄精 15g，葛根 15g，安痛藤 10g，王不留行 10g，香附 10g，蓝布正 30g，甘草 5g。14 剂。

解　析　本案病机为风寒湿痹阻经络肌肉骨骼，病久肝肾亏虚，气血瘀阻，故见关节经络疼痛，麻木不利。本方化裁于独活寄生汤，具有祛风湿、止痹痛、益气血、补肝肾等功效，常用于肝肾亏虚、气血不足、风寒湿痹之证。本案处方中独活味辛、苦，性微温，归肾、膀胱经，具有祛风胜湿、散寒止痛功效，为治疗风湿痹痛之要药；桑寄生味苦、甘，性平，归肝、肾经，具有祛风湿、补肝肾、强筋骨、安胎等功效，《神农本草经》云："桑上寄生，味苦、甘、平。主腰痛，小儿背强，痈肿，安胎，充肌肤，坚发齿，长须眉。"独活、桑寄生共奏祛风胜湿、散寒止痛、补益肝肾的功效，共为君药。方中秦艽、防风助独活祛风除湿之效，牛膝、杜仲助桑寄生滋养肝肾之效，故秦艽、防风、牛膝、杜仲共为臣药。白芍、木瓜、葛根共奏舒筋滋阴润燥之效。安痛藤、王不留行祛风活络，通络止痛，黄精、蓝布正益气健脾，补血养阴，香附理气活血，甘草调和诸药为使药。本方祛邪与扶正并重。

指导老师管按语：痹病总归气血经络痹阻，临证要注意调理气机，此方中香附是为理气，气行则血行，气血运行、痹阻则通。

（湖南中医药大学第一附属医院姚璐莎，指导老师：范伏元）

医案二十一

邓某，女，53岁。主诉：左肩关节疼痛3个月，加重伴活动受限5天。现病史：3个月前无明显诱因出现左肩部疼痛，自行休息后稍好转，得温舒，吹空调后加重，予止痛药膏外用后好转，于5天前疼痛逐渐加重，上举外展受限，夜间疼痛难以入睡，休息后不见好转，来诊查左肩前、肩外侧压痛明显，活动受限，被动活动尚可，疼痛弧试验阳性，末梢感觉可。舌淡白，苔白腻，脉弦紧。查左肩关节MRI示：左肩袖损伤，冈上肌腱部分撕裂，关节内少量积液。

辨　证　风寒湿阻。

治　法　祛风散寒，养血通络。

处　方　肩痹汤加减。

桂枝10g，白芍15g，防风12g，羌活12g，当归15g，川芎10g，桑枝20g，葛根20g，甘草10g，柴胡10g，陈皮10g，秦艽10g，法半夏10g，白芥子10g。7剂，水煎服，每日一剂，分2次服，每包200mL。配合局部中药热罨包热敷治疗。

二诊：左肩部疼痛较前好转，可上举，但仍觉轻微疼痛，夜间可入睡，可继续服用前方7天。配合局部中药热罨包热敷治疗。

解　析　肩袖损伤是临床常见的肩关节的一种慢性退行性疾病，主要的患者群是老年人。肩袖损伤的现象在中老年群体中占比相当之高。它影响中老年群体的日常生活，对老年人的身体功能造成阻碍，导致在日常诊疗中经济负担更加严重。当前社会，肩袖损伤的治疗方法主要分为两大类：一是保守治疗，二是手术治疗。肩袖损伤在古籍中并无该病名记载，根据其临床表现的特点，结合医学典籍，在祖国医学上应归属于"伤筋病""肩痹"范畴。祖国医学对伤筋病很早就有所认识。《黄帝内经》不仅是国内流传最久最完整的中医经典，更是筋伤学理论发展的根源，在《黄帝内经》理论体系中，筋是重要的一部分，在这之后，筋伤病的理论体系变得完整。《素问·痹论》记载："所谓痹者，各以其时重感于风寒湿之气也。"《类证治裁》中指出痹多是由"营卫先虚，腠理不密，风寒湿乘虚内袭"所致。邪侵是痹病发生的主要外在条件，《素问·痹论》曰："风寒湿三气杂至，合而为痹也。"《儒门事亲》中指出此疾之作多在四时阴雨之时，太阴寒水用事之月，触冒风雨，寝处津湿，痹从外入。四时气候变幻无常往往是痹病发生的重要外因。《普济方》曰："此病盖因久坐湿地，及曾经冷处睡卧而得。"《素问·五脏生成》曰："卧出而风吹之，血凝于肤者为痹。"外在气候变化、起居不当，感受外邪，经络痹阻，导致痹病。肩痹汤治以祛风散寒，养血通络，方中桂枝辛温，能温通扶阳，外散风寒，通经络而止痛；葛根解肌退热又能升津液，舒经脉，以疗项背拘急；二者共为君药。柴胡、陈皮疏肝理气，升发木气；白芍以平肝木，又有缓急止痛之功；羌活祛风除湿而又兼止痛之功效，善治上半身风寒湿痹，且尤为适用于肩背肢体疼痛；秦艽祛风通络止痹痛，佐以法半夏、白芥子温化痰湿以通经络；从而治疗风寒湿痹型肩周炎。

指导老师按语　《素问·痿论》："阳明者，五脏六腑之海，主润宗筋，宗筋主束骨而利机关也。"指出筋与肌肉骨骼的关系，筋对人体关节的骨骼起着连接、约束和清利的作用，方中桂枝多用于治疗寒凝血滞之痹，尤善治肩臂疼痛。而桂枝亦为上肢引经药。肩痹汤主要用于治疗肩袖损伤所引起的肩关节疼痛、功能受限等症，在服药的同时应指导患者加强患肩的功能锻炼。本方还适用于治疗肩周炎、岗上肌腱炎、肱二头肌肌腱炎等肩关节疾患。

（张家界市中医医院耿永智，指导老师：汤芳生）

医案二十二

田某，女，5 岁。主诉：左髋关节疼痛伴行走困难 2 天。现病史：2 天前无明显诱因出现左髋部疼痛，可缓慢行走，疼痛逐渐加重，行走时疼痛难忍，髋关节活动受限，痛性跛行，小便短赤，休息后不见好转，来诊查左髋腹股沟中点压痛，髋关节屈曲旋转及内收受限，左下肢较健侧稍长 1.5cm，末梢感觉可。舌淡，有齿痕，苔黄腻，脉滑数。追问病史 1 周前有感冒病史。查左髋关节 MRI 示：左髋关节腔少量积液。

辨　证　湿热内蕴。

治　法　清热利湿，舒筋壮骨。

处　方　四妙散加减。

黄柏 9g，苍术 6g，牛膝 6g，薏苡仁 6g，甘草 5g，防己 6g，苦杏仁 6g，滑石 6g，连翘 6g，栀子 6g，半夏 6g，赤小豆 6g。5 剂，水煎服，每日一剂，分 2 次服，每包 100mL。告知患儿卧床休息，左髋关节制动休息，左下肢避免下地。

二诊：左髋部疼痛明显好转，下地后稍觉疼痛，可继续服用前方 5 天。

解　析　儿童髋关节一过性滑膜炎（TSH）又称为暂时性髋关节滑膜炎，该病是一种常见的、短暂的髋关节炎症性疾病，是引起儿童跛行及髋部疼痛最常见疾病，多为单髋发病，偶尔可见双髋发病，以男孩多见，本病常为急性起病，突然发作，多数表现为髋部疼痛及跛行，严重者出现患肢拒动，拒绝行走等表现，其症状通常在 2 周内消失。可能与自身免疫性炎症、创伤、过敏和感染等相关。中医学认为，本病属"痹证"范畴，多由机体正气不足或髋部过度运动性损伤，外感风寒湿邪，致气血运行不畅，瘀血阻滞经络，日久聚而成湿，或伤后关节内血液积聚，瘀而化热，使关节发热肿胀。关节周围筋肉痉挛，关节活动障碍，导致局部发热、肿胀、痛性跛行等症状。

儿童急性髋关节滑膜炎的中医证型可分为湿热阻络、肝火流筋、脾胃虚弱三型。从中医临床观察来看，本病病情发展迅速且易传变，病变脏腑以肺、脾、肾为主，肺失治节，脾失健运，肾主水无权，均易内生湿邪，郁而化热，湿热夹杂，病情迁延难愈，且易复发。治疗不当或延误治疗，病情进一步发展，血液循环不畅加重，关节周围水肿，压迫血管，股骨头血液循环障碍进一步加重，形成恶性循环，最后导致股骨头水肿、坏死，故不荣则痛。对于湿热阻络型治疗上以清热利湿为法则，四妙散主治湿热下注。黄柏苦以燥湿，寒以清热，其性沉降，长于清下焦湿热；苍术辛散苦燥，长于健脾燥湿；二药相伍，清热燥湿，标本兼顾。牛膝能清热除湿，通利关节，引药下行，利于药物直达病所而充分发挥药效作用，薏苡仁辅助黄柏、苍术以除湿行痹、通利关节，《成方便读》说："内经有云，治痿独取阳明，阳明者主润宗筋，宗筋主束骨而利机关也。苡仁独入阳明，祛湿热而利筋络，故四味合而用之，为治痿之妙药也。"防己辛寒入肺，宣发上焦；味苦入脾而畅中焦；苦寒入膀胱而利下焦，疏利三焦湿热，善行经络而宣痹止痛。而滑石、栀子、连翘、赤小豆均能清热利湿，半夏燥湿化浊，苦杏仁宣肺利气。诸药合用以清热利湿，宣痹止痛。

指导老师按语 髋关节一过性滑膜炎是引起儿童髋部疼痛及跛行最常见的原因，目前其病因尚未明确。现多数学者认为主要与细菌或病毒侵入、过度活动及创伤等有关。多数患儿复发出现于对侧或双侧，表明髋关节一过性滑膜炎是一类系统性疾病，而非局部病变。也可能与儿童运动发育中，进行跑、跳等大运动有关。儿童急性髋关节滑膜炎属祖国医学"痹证"范畴，中医命名该病为闪髋症、关节错缝等，其中"长脚风"的说法，则是因骨盆向患侧倾斜致患肢长于健侧。《素问·痹证》最早记录"风寒湿三气杂至，合而为痹"，指出痹证是风寒湿邪侵袭人体所致。《普济方》中记载："皆因体虚腠理空虚，受风寒湿而成痹也。"清代著名医家吴鞠通根据《金匮要略》对痹证的认识，提出"经热则痹"的观点，认为罹患痹证乃为风湿热之邪所致，这是对《素问》痹证理论的有益补充。脏腑柔嫩，形气未充为儿童所独有的生理特点，吴鞠通由此提出"稚阳未充，稚阴未长者也"。因为儿童体质娇嫩，脏腑未发育完全，卫外能力弱，易被外邪侵袭而患病。

TSH 起病急，病程短，必须采取及时有效的措施进行干预，防止疾病进一步发展，发生后遗症。常规治疗手段包括患肢皮肤牵引制动、口服中药汤剂、外敷骨炎膏、穿刺抽吸髋关节积液、静脉滴注抗病毒药物等，能够明显缩短病程，提高治愈率。

（张家界市中医医院耿永智，指导老师：汤芳生）

医案二十三

田某，女，65 岁。主诉：左膝关节疼痛 3 个月，加重伴活动受限 3 天。现病史：3 个月前无明显诱因出现左膝关节疼痛，上下楼及下蹲疼痛明显，自行休息稍缓解，于 3 天前上述症状加重，左膝关节红肿，活动受限，难以屈伸，下地疼痛剧烈，自行休息不见好转，遂来我院就诊。查左膝关节肿胀，皮温高，压痛明显，浮髌试验阳性，疼痛明显，活动度未查，左下肢感觉及血运可。舌红苔黄腻，脉弦滑。

查左膝关节 MRI 示：左膝关节退行性变，左膝关节内积液，髌上囊为主，内侧半月板后角轻度撕裂。

辨　证　气血亏虚，湿热痹阻。

治　法　益气养阴，清热利湿除痹。

处　方　四神煎加减。

黄芪 50g，石斛 30g，怀牛膝 20g，黄柏 20g，苍术 20g，薏苡仁 15g，远志 15g，金银花 20g，炙甘草 6g，秦艽 10g，防风 10g。7 剂，水煎服，每日一剂，分 2 次服，每包 200mL。

二诊：左膝关节肿胀疼痛减轻，屈伸活动可，行走时偶见疼痛，上下楼梯及下蹲仍觉疼痛，皮温较前正常，可继续服用前方 7 天。

解　析　膝关节炎是临床上比较常见的疾病类型，主要是指患者的关节软骨结构发生损伤，或者其关节软骨下骨质再生的一种慢性关节炎类型。膝关节炎的发生一般由膝关节退行性病变、外伤、过度劳累等因素引起。膝关节炎多发于中老年人，是引起老年人腿疼的主要原因。另外，体重过重、不正确的走路姿势、长时间下蹲、膝关节的受凉受寒也是导致膝关节炎的原因。按照传统中医的理论，可将膝骨关节炎归属于"骨痹""鹤膝风"等范畴，将膝骨关节炎分为寒湿痹阻证、湿热痹阻证、气滞血瘀证、肝肾亏虚证、气血虚弱证。膝骨关节炎患者多为中老年人，多因体虚外感风、寒、湿、热等邪气导致经脉闭阻，气血不通；或由于劳损外伤致使气血运行不畅，筋脉失养，日久化湿化痰化瘀，气血痰湿壅滞于膝关节，导致膝关节肿胀疼痛。治以益气养阴，清热利湿除痹。方中黄芪为补气圣药，益气补虚而寓通于补，以达到消肿止痛、行血利痹、祛邪外出的作用。臣药为石斛，味甘，性微寒，有滋阴除热、强腰膝的功效，可助黄芪除痹。怀牛膝，味苦、酸，性平，有补益肝肾、逐瘀通经、强壮筋骨的功效，善治关节屈伸不利，且能引血下行，与黄芪相配伍，一升一降，气血同治，气行血行，通经利痹。金银花芳香而甘，性寒，具有清热解毒、疏散风热的功效，可制约黄芪的温热之性，并能开鬼门，逐邪外出，为疗内外痈肿之要药。远志，味苦、辛，性温，具有散结消肿、豁痰强筋的功效。防风祛一身之风而胜湿，秦艽祛风湿，舒筋络而利关节。综观本方，苦寒甘寒之味，其性为静；芳香辛温之味，其性为动。静药直达病邪，动药引邪外出。方剂组成药味少而量大，扶正祛邪并重，补而不滞，清而不寒，结构精当，理法严谨，剂重而力著。

指导老师按语 四神煎君药为黄芪，味甘，性温，为补气圣药，《神农本草经》载黄芪实有"主大风"之功，《医学衷中参西录》认为"黄芪有透表之力"，益气补虚而寓通于补，以达到消肿止痛、行血利痹、祛邪外出的作用。四神煎由5味中药组成，味少量大力专，具有益气养阴、清热解毒、活血祛痰、利水消肿、通利关节的功效。根据患者症状辨证加减，四神煎可广泛用于膝关节滑膜炎的治疗。膝关节是常常要用到的一个关节部位，为了避免关节部位的受损，患者在日常生活当中可以注意运动的姿势，同时要运用大腿肌肉群进行运动，锻炼大腿的肌肉。另外，患者要尽量避免剧烈的运动，防止膝盖受损。

（张家界市中医医院耿永智，指导老师：汤芳生）

医案二十四

欧某，男，55岁。主诉：右肘关节疼痛2个月，加重伴旋转受限3天。现病史：2个月前无明显诱因出现右肘关节疼痛，不能提重物，仍坚持工作，于3天前，右肘关节疼痛加重，肘外侧酸痛、患肢提物无力，遇寒痛剧，得温痛缓，遂来我院就诊，查右肘肱骨外上髁处压痛明显，右肘关节屈伸旋转活动受限，末梢感觉及血运可；舌淡红，苔薄白，脉弦紧。

辨　证 风寒阻络。

治　法 祛风除湿，蠲痹止痛。

处　方 蠲痹汤加减。

桑枝15g，羌活10g，秦艽10g，独活10g，沉香10g，桂枝10g，白芍10g，海风藤 15g，木香 10g，当归 15g，甘草 6g，白芍 10g。7 剂，水煎服，每日一剂，分 2 次服，每包 200mL。配合局部行曲安奈德封闭治疗。

二诊：右肘关节肿胀疼痛明显好转，屈伸旋转均可，仍不能提重物，可继续服用前方 7 天。

解　析　肱骨外上髁炎又称"网球肘"，是以肘关节外侧髁周围疼痛并伴有一定程度的肘关节功能活动受限，甚至影响日常生活为主要表现的一种慢性起病的疾病，是一种常见的、高复发率的疾病。肱骨外上髁炎与前臂反复用力旋转有关，常见高发患者群包括网球运动员、钳工、家庭主妇等。本病进展缓慢，初起在过度劳损或做某些特定动作时会感觉到肘关节外侧酸胀及疼痛，休息可得到缓解；随着本病的进展，在做拧毛巾、扫拖地、拧门把手等动作时疼痛症状会加剧，前臂无力，甚至手中拿着的东西会因为疼痛而落地；病程日久会转变成持续性疼痛，并且影响肘关节的活动；肱骨外上髁及肱桡关节间隙处有明显的压痛点，压痛可沿桡侧伸肌总腱方向扩散，肘关节的屈伸活动不会受到影响，少数患者局部轻度红肿。

肱骨外上髁炎，归属于祖国医学"肘劳""痹证""伤筋"等范畴，是疼痛科、骨科、针灸科、康复科常见疾病之一。本病的发生不外乎虚实两端，即"不荣则痛""不通则痛。"《素问·痹论》曰："风、寒、湿三气杂至，合而为痹。"指出风、寒、湿等六淫邪气趁人体正气不足时侵袭机体，邪气阻滞肘外侧经筋，肘外侧经脉不通，气血运行失和，血不荣筋而发病，即"不荣则痛"。《素问·宣明五气》曰："久立伤骨，久行伤筋。"说明劳欲过度，作息失宜，易造成肘部经脉损伤，肘外侧经筋气血运行受阻而发病，即"不通则痛"。外邪侵袭，感受风寒湿邪：人们长期居住在潮湿的地方，易感受风寒湿邪，外邪注于肘部外侧肌腠经络，导致肘外侧经脉不通，气血运行失和，血不荣筋，则发为肱骨外上髁炎。方中独活性味亦属辛苦温，可发散风寒解表，亦能止痛，上行力大，与羌活类似，故临床上两药常常配伍为用；秦艽味苦，微涩，其性平和，可除湿活络，被称为"风药中之润剂"；桂枝，其性味辛甘温，可调和营卫，活血散寒解肌。以上四味药共奏通气活血止痛、祛风胜湿散寒之功。当归可疏肝养血，升达木气，为生血、活血之主药。白芍为血中气药，功能活血通经，除寒行气，散风止痛，进入手、足厥阴两经。乳香气香窜，味淡，可行散气滞，止痛。木香入脾胃经，可理气止痛，其与乳香合用加强流通经络气血之功。桑枝、海风藤理气舒筋，缓急止痛。各药相配，使得本方得以行使祛风胜湿散寒，除痹止痛活血之功。

指导老师按语　《济生方》中记载"皆因体虚腠理空疏，受风寒湿气而成痹也"。

《灵枢·百病始生》中记载："风雨寒热不得虚，邪不能独伤人。"本病多因肘腕关节操劳日久，渐损及筋脉骨节，而致筋脉拘急，是以肘关节活动不利；气血运行受阻，不通则痛，是以患肘疼痛不适，甚则酸软无力。引起本病的因素较多，一般是多种因素综合作用导致，内虚外实，内有气血传导被滞或正气不足，外有风寒湿邪的侵入，加之肘腕长期劳损，诸般因素壅于患处，而至发病。如《素问·痹论》："痛者寒气多也……在于皮则寒。故具此五者，则不痛也。"风湿阻络型肱骨外上髁炎患者多因顶冒风雨天气劳作或久处风湿的环境下致病，风为百病之长，易夹他邪，其性轻扬开泻，易袭肌表，湿邪重浊黏腻，易损阳气，阻遏三焦气机运化，风湿相结致病，缠绵难愈。蠲痹汤可以追溯至《医学心悟》，可祛风胜湿，温煦濡养肢体，除痹止痛，是我国清代名医程钟龄治疗风寒痹症的经典方剂，对于因为风邪、寒邪及湿邪三种致病因素为主的痹病而导致的肢体活动不利、感觉麻木及疼痛均有良好的疗效。

（张家界市中医医院耿永智，指导老师：汤芳生）

医案二十五

覃某，男，50岁。主诉：扭伤左膝关节疼痛伴活动受限1周。

现病史：1周前上下台阶时不慎扭伤，致左膝关节疼痛，行走时明显，休息后稍减轻，渐进性加重，伴左膝关节肿胀，难以上下楼及下蹲，自行外用云南白药后缓解不明显，遂来我院就诊。查左膝关节肿胀，可见少量瘀斑，浮髌试验阳性，麦氏征阳性，内侧半月板附着点压痛明显，膝关节屈伸受限，患处有青紫色，皮肤或稍红发热，关节活动受限，左下肢感觉及血运可，舌质暗红，苔薄白，有瘀点，脉弦涩。查左膝关节MRI示：左膝关节内积液，髌上囊为主，内侧半月板前角撕裂。

辨　证　气滞血瘀。

治　法　活血行气，舒筋止痛。

处　方　舒筋活血汤加减。

羌活15g，防风15g，荆芥15g，五加皮10g，当归10g，续断10g，青皮10g，鸡血藤15g，黄芪20g，杜仲10g，红花10g，伸筋草15g，独活10g，牛膝15g，枳壳10g。7剂，水煎服，每日一剂，分2次服，每包200mL。配合局部外敷金黄散治疗。

二诊：左膝关节肿胀疼痛较前好转，行走时偶见疼痛，上下楼梯及下蹲仍觉疼痛，可继续服用前方7天。配合局部外敷金黄散治疗。

解　析　半月板损伤后除外常见肿痛的症状，可伴关节的交锁、卡顿，导致关节功能障碍，当半月板损伤迁延不愈则变为慢性损伤。非手术治疗手段以及手术治疗手段对半月板损伤的治疗均有疗效，非手术治疗一般要佩戴关节护具对其进行制动，尽可能减少对患膝的负重，给半月板自然修复创造条件；关节腔内注射润滑剂，中医针灸疗法，中药外敷等，减少创伤、缓解患膝关节疼痛、尽可能恢复关节功能为非手术疗法的主要目的。

祖国传统医学中并没有半月板损伤这一名词，而是将其归属为"伤筋""骨痹"等范畴，半月板损伤后常出现膝关节活动受限，甚至交索、弹响等症状。而对于没有明显外伤的患者，往往与年老肝肾亏虚有关，肝藏血濡养筋脉、主筋，肢体筋腱的有力，关节屈伸运动的灵活，都与此有关，故有"诸筋者，皆属于节"；肾主骨，骨骼的坚实有力，生长发育都依赖于肾气的滋养，筋骨同源，筋骨强劲是肝肾充盈的外在体现。肝肾亏虚之人则不需要明显的外伤即可导致筋骨损伤，筋伤骨弱，损伤之后亦不易恢复，故临床常从整体观念出发，治以活血行气为主配伍培补肝肾之品，从而达到内外兼治，标本兼顾。方中当归味甘而重，可养血，气轻而辛，又能行血，补中有动，行中有补，红花味辛，入心、肝经，二者可活血化瘀，改善气血运行，使得局部筋肉得到正常濡养；黄芪健脾补气，配合当归达到补气通痹、荣血活络之目的，方中杜仲、续断、牛膝舒筋活络，补肝肾，壮筋骨，缓解筋脉挛急，促进修复愈合，牛膝还兼引血下行之效；独活、羌活、防风、五加皮、荆芥通络止痛；更加枳壳、青皮行气活血止痛；鸡血藤、伸筋草可去瘀血，生新血，舒筋活络。诸药合用既可活血行气，又可祛瘀养血，升降兼顾气血并调，以达到活血行气、祛瘀通络、通痹止痛、补益肝肾之功。

指导老师按语　半月板损伤主要是因为外力作用于肢体造成筋骨损伤、筋脉失养而出现气滞血瘀、经脉不通之症状。半月板损伤后局部血行瘀滞，进而引发气机不畅，正所谓"气伤痛，形伤肿"，临床上多用活血化瘀、通络止痛之药物。张仲景对血水同病的治疗记载于《金匮要略》中，他认为活血可以使水液通利，利水的同时需兼顾活血。舒筋活血汤原自《伤科补要》，其为脱位伤筋而设，汤剂中含有羌活、独活、荆芥、防风等药物可祛除湿邪；当归、红花等药物可通经，活血，除痹；枳壳、青皮等行气以推动水液代谢及血运行。舒筋活血汤全方具有活血化瘀、除湿消肿、通经行气、滑利关节等功效，与气滞血瘀兼水湿停滞者的病因病机相契合。

（张家界市中医医院耿永智，指导老师：汤芳生）

医案二十六

陈某，男，58岁，长沙人。因双膝关节酸痛不适1年，于2022年8月18日初诊。就诊时双膝关节酸痛，尿黄，怕冷，夜尿每晚2次。舌稍红、苔黄腻，脉滑。肾功能：肌酐、尿酸偏高。既往因右肾癌行右肾根治性切除术。

辨　证　湿热下注。

治　法　清热利湿，活血通络。

处　方　加味四妙散。

苍术8g，黄柏8g，川牛膝20g，薏苡仁20g，萆薢10g，秦艽10g，汉防己8g，赤小豆15g，土茯苓30g，木瓜15g，威灵仙15g，郁金15g，广木香6g。30剂，水煎，每日一剂，分2次服。

1个月后复诊：双腿酸痛明显减轻，尿黄减轻，不怕冷，舌苔薄白，脉滑。原方加木通、菟丝子、覆盆子，继服20剂。

解　析　该患者双膝关节疼痛，肾功能显示肌酐、尿酸高，考虑痛风性膝关节炎，与既往肾切除术后肾功能下降，代谢产物不能及时排出有关，该病属中医"痹证"范畴。痹证是一个大的范畴，痹证的中医辨证首先要辨清虚实，初起多为实邪所致，有风寒湿、风湿热之别，久病为正虚邪实或虚实夹杂；其次是辨病邪的偏盛，风盛则行痹、寒胜则痛痹、湿盛则着痹、热盛则热痹。根据该患者症状及舌脉象，为湿热痹，熊老选用其常用的加味四妙散治疗，四妙散由二妙散（黄柏、苍术）加牛膝、薏苡仁组成，起到清热利湿解毒、化瘀消肿止痛之功效。常用之治疗痛风、腰痛、黄带、下肢肿痛等证属湿热下注者。

指导老师按语　四妙散在《普济方》《瑞竹堂经验方》等中均有详细记载，与二妙散一脉相承，现代医学已将其广泛应用于泌尿系感染、前列腺炎、慢性膀胱炎等疾患，以及腰腿疼痛等症。因患者膝盖疼痛明显，加用秦艽、汉防己、木瓜、威灵仙、郁金等加强行气活血化瘀、通络止痛之功效；木香、郁金相配之颠倒散以消气郁、血郁。复诊时患者诸症均明显减轻，舌苔转薄白，后期可加木通利尿通淋，再加菟丝子、覆盆子补肾强腰，标本兼治，防其复发。

（湖南中医药大学第一附属医院蔡蔚，指导老师：熊继柏）

医案二十七

刘某，男，46岁。2023年6月25日初诊。主诉：反复关节疼痛11年。现病史：患者诉反复痛风发作，双足踝关节及第一趾跖关节游走性疼痛，现无关节红肿热痛，大便稀溏，小便可，舌淡红，苔薄白，边有齿痕，脉弦细。尿酸：539μmol/L。

辨　证　脾虚湿阻。

治　法　健脾利湿。

处　方　四君子汤加减。

党参15g，白术10g，茯苓10g，蚕沙10g，萆薢10g，薏苡仁20g，泽泻10g，独活10g，附子（先煎）9g，地龙10g，苍术10g。14剂，水煎服，每日一剂，分2次温服。

解　析　患者病程日久，素体脾胃虚弱，风湿壅盛，大便稀溏，用四君子汤益气健脾，加薏苡仁、苍术健脾祛湿，泽泻利水，蚕沙、萆薢、独活、地龙祛风除湿，通痹止痛，附子温阳散寒以达止痛之效，诸药合用治以益气健脾，利水除湿。

指导老师按语　痹症与外感风寒湿热之邪和人体正气不足有关，脾气宜升，脾虚则清气不升，浊气不降。又脾主运化，脾虚则运化失常，导致气血生化乏源，易感风寒湿热等外邪，或津液输布障碍而致痰浊之邪蕴于下焦，阻滞关节经络。治则为温阳健脾，利水渗湿。

（湖南中医药大学第一附属医院徐豫湘，指导老师：范伏元）

医案二十八

罗某，男，44岁。2022年3月16日初诊。主诉：右膝、右踝肿痛、活动受限3天。现病史：患者自诉于3天前无明显诱因出现右膝、右踝关节肿痛。现症见：右膝关节、右踝关节红肿热痛，虽静息状态下疼痛剧烈，右膝、右踝活动受限，无恶寒发热，纳可，夜寐安，二便调，舌质淡红，苔白腻，脉弦。查尿酸：452.00μmol/L。

辨　证　湿热蕴结。

治　法　清热利湿，活血止痛。

处　方　泄化浊瘀汤加减。

黄柏15g，麸炒苍术15g，土鳖虫12g，威灵仙30g，赤芍15g，百合30g，忍冬藤30g，薏苡仁30g，秦艽15g，蜈蚣1条，绵萆薢30g，土茯苓60g，泽兰15g，盐泽泻15g，盐车前子30g。3剂，每日一剂，水煎服。

二诊：2022年3月19日。服药后患者诉右膝、右踝关节肿痛明显减轻，活动稍灵活，肿胀消退，舌淡红，苔白，脉弦。继续予以中药处方：守方。继续服用 7 剂。复查尿酸正常。数月后随访，病情稳定未再发，平素指导患者予百合、车前草各 30g 煎茶代饮促进尿酸排泄，并嘱患者戒烟酒，低嘌呤饮食。

解　析　痛风是由于体内嘌呤代谢障碍、尿酸生成过多或 / 和尿酸排泄减少，致血中尿酸浓度升高，所引起的一组特异性疾病，临床特点为高尿酸血症，特征性急性关节炎反复发作，多见于四十岁以上的男性。中医认为，痛风一般与脏腑积热，脾胃虚弱，外邪侵袭等有关，患者由于外感或内生湿热毒邪流窜经络，导致湿毒长期集聚于骨节，方中重用土茯苓解毒、除湿、通利关节，加以秦艽、蜈蚣、绵萆薢增强其祛风湿、通筋络之功效，《本草纲目》云：脾胃健则营卫从，风湿去则筋骨利。薏苡仁、苍术、泽泻、车前子利湿健脾，舒筋除痹；威灵仙祛风湿，除骨鲠；赤芍、百合、黄柏、忍冬藤清热解毒，凉血止痛；泽兰、土鳖虫活血散瘀，通经止痛；诸药合用共奏泄浊化瘀、荡涤污垢、调益脾肾、推陈致新之功。该方以扶正为主，兼以祛邪，诸药相辅相成，泄浊化瘀，使浊瘀逐渐泄化，血尿酸亦随之下降，机体分清泌浊使脏腑得以协调，疾病趋于康复。

指导老师按语　泄化浊瘀汤临床应用于急性、慢性痛风性关节炎和痛风性肾病的治疗。痛风多由浊毒瘀滞所致，急性期以关节红肿热痛为主症；慢性间歇期以关节漫肿剧痛、僵硬、畸形、皮下结节、流脂为主症，往往以浊邪夹湿、夹瘀、夹痰等虚实夹杂证多见。在临床中除予对症处理外，还需注意对患者饮食的指导。

（郴州市中医医院李华兵，指导老师：周三保）

 医案二十九

欧某，男，32 岁。2022 年 11 月 14 日初诊。主诉：左踝关节肿痛，活动受限 1 天。现病史：患者 1 天前因运动时不慎扭伤致左侧踝关节肿痛，活动受限，行走困难。未予特殊处理，遂来就诊。查体：左侧外踝处皮肤青紫肿胀，足内翻时疼痛明显，背屈及跖屈困难。舌暗红，苔薄白，脉弦有力。辅助检查：X 线片示左踝关节骨质未见明显异常。

辨　证　气滞血瘀。

治　法　活血消肿止痛。

处　方　羌活五积散加减。

羌活 10g，当归尾 10g，桂枝 10g，木通 10g，赤芍 10g，香附 10g，乌药 10g，桃仁 10g，红花 10g，防风 6g，牡丹皮 6g，川芎 6g，紫苏梗 6g，细辛 2g，生姜 3g。3 剂，水煎服，每日一剂，分早晚两次服。

二诊：2022 年 11 月 17 日。患者自诉患处疼痛缓解，局部稍有肿胀，活动稍受限。患者症状减轻，效不更方，守方继服。嘱患者前方继续服用 2 天，治疗期间避免剧烈运动，必要时加强踝关节制动固定。

三诊：2022 年 11 月 19 日。患者诉肿痛及活动受限症状明显好转，嘱停止服药，不适随诊。

解析　该类疾病的治疗以活血止痛、祛瘀消肿为主。羌活五积散方含桃红四物汤，以活血化瘀为主，保留了加减羌活五积散中防风、羌活、桂枝、细辛等发散药物，以当归尾、赤芍代替原方中当归、白芍，增强其行气活血、通经止痛之效；加桃仁、红花活血祛瘀，紫苏梗易紫苏叶，增其行气之功以助活血。以羌活、防风、桂枝、细辛、生姜、紫苏梗发表散寒为辅，佐以香附、乌药行气止痛，以木通通经利窍为使。该方重在活血化瘀，兼以解表散寒。体现了在骨伤科用药中独到见解，即"跌打损伤气血主，三期分治破和补，初期用药宜表散，伤及全身把证辨"。将气血理论贯穿于伤科疾病诊疗的全过程，在伤科临证中，时时关注人体气血的损益。

指导老师按语　闭合性软组织损伤归属于中医学"经筋病证、痹病"范畴。《杂病源流犀烛·跌仆闪挫源流》云："跌扑闪挫，卒然身受，由外及内，气血俱伤病也。"阐述因外伤致使人体气血损伤，又云："气凝在何处，则血亦凝在何处矣。"进一步阐述了其病机在于气滞血瘀，外伤导致经络受损，气血瘀滞不通，不通则痛，出现局部气血的瘀滞，表现为局部的肿胀、疼痛。《圣济总录·伤折恶血不散》云："若因伤折，内动经络，血行之道，不得宣通。瘀积不散，则为肿为痛。"进一步明确肿痛的原因在于外伤致人体血脉不通。针对其气滞血瘀的病机，中医治疗的重点和关键在于行气、活血，故外伤导致的软组织挫伤，多用理气活血药物，再根据患者具体情况进行加减。羌活五积散在闭合性软组织损伤的治疗中作用显著、疗效明确。

（湖南中医药大学第二附属医院李益亮，指导老师：孙绍裘）

第三节　骨折医案

医案一

吴某，男，28 岁。2023 年 3 月 27 日初诊。主诉：右踝关节疼痛，活动不利

3个月，加重1周。现病史：患者3个月前因运动时不慎扭伤致右踝关节肿胀疼痛，活动受限，当即前往医院就诊并摄右踝关节正侧位片示右三踝骨折，收治于外院骨伤科行手术治疗后出院。术后仍感踝关节疼痛，活动不利。1周前因受凉，致症状加重，为求进一步治疗，特来就诊。查体：右踝可见一约10cm手术瘢痕，右踝关节稍肿胀，按之压痛无凹陷，局部无瘀血瘀斑，右踝关节活动不利，肢端肌力、血运及感觉可。舌淡红，边有齿痕，苔薄白稍腻，脉浮紧。

辨　证　气滞血瘀，风湿阻络。

治　法　舒筋活络，软坚散结，祛风除湿，活血止痛。

处　方　自拟伤痛熏洗散。

透骨草15g，伸筋草15g，三棱9g，莪术9g，乳香6g，没药6g，川牛膝9g，丹参9g，红花9g，羌活9g，独活9g，生川乌9g，生草乌9g，威灵仙9g，细辛9g，桂枝9g，川花椒9g，艾叶6g，甘草6g。以上19味共研为粗末，混匀，烘干后分袋包装，每袋150g，储存备用，10袋，每日1袋熏洗，晚上用。

二诊：2023年4月26日。患者诉右踝疼痛较前明显好转，继予伤痛熏洗散熏洗半月，并同时嘱患者加强踝关节功能锻炼。

解　析　三踝骨折，切开内固定术能有效恢复患者解剖结构、稳定性和活动性，但大多数患者术后会存在肿胀、感染等不良反应，严重影响患者下地锻炼时间，不利于患者后期的恢复。本案患者为陈旧伤，多易感风寒湿邪，导致筋骨痹痛，结合舌脉，辨证为气滞血瘀，风湿阻络。治以舒筋活络，软坚散结，祛风除湿，活血止痛。方选自拟伤痛熏洗散。方中透骨草、伸筋草以舒筋活络为主；以三棱、莪术行气破瘀，软坚散结；乳香、没药活血定痛，止血生肌；丹参、红花、牛膝活血通经为辅。配以生川乌、生草乌、羌活、独活、细辛、威灵仙、桂枝、川花椒、艾叶祛风除湿，温经通络，以祛除伤后入侵之外邪；甘草调和诸药。具体熏洗法如下：将伤痛熏洗散1袋，置于锅中或小盆中加水煮沸后，将锅或盆取下，将患肢置于锅或盆上方，外罩以湿热毛巾，利用药物蒸气熏蒸患处，待水温降低后，再用药水浸洗患处，边洗边揉，每日1次，每次15~30min，每剂药可熏洗2~3次。熏洗完后，忌用冷水或其寒冷药物外洗或外敷，如需外敷，必须加温后应用。

指导老师按语　中医学认为三踝骨折归属于"骨折病"的范畴。损伤一症，专从血论。《圣济总录》论曰："若因伤折，内动经络，血行之道，不得宣通，瘀积不散，则为肿为痛，治宜除恶瘀，使气血流通，则可复完。"清代名医吴师机著《理瀹骈文》云："外治之理即内治之理；外治之药亦即内治之药，所异者法耳。"内治药物往往因患者内科疾患而受到制约，外治药物则不受此约束。外治法由于直接作用于患处优于内治法，在外治法中，无痛疗法使患者乐于接受，因此熏洗法具有明显优势。

（湖南中医药大学第二附属医院李益亮，指导老师：孙绍裘）

医案二

田某，男，71岁，就诊于2022年7月13日。主诉：左足疼痛、肿胀，活动受限2天。现病史：患者自述2天前因重物压伤而致左足背部疼痛、肿胀，活动明显受限。在家休息后症状呈加重趋势，皮肤越发青紫。查：左足背部局部压痛，皮肤青紫，压之有明显痛感，血运及感觉正常，皮温稍高，舌暗红，苔薄，脉细涩。DR示：左足第2趾骨骨折，无明显移位。

辨　证　肾虚血瘀。

治　法　内以补益肝肾，活血化瘀；外以消肿化瘀，通络止痛。

处　方　桃红四物汤加减。

桃仁9g，红花9g，生地黄15g，杜仲10g，乳香6g，没药6g，川芎10g，当归9g，延胡索10g，甘草6g。14剂。另用消炎散外敷。予以压垫分骨并夹板外固定，注意肢端血运及感觉。

二诊：患者疼痛基本好转，予以调整夹板，前方去乳药、没药，加独活10g，骨碎补15g，补骨脂15g。14剂。

解　析　患者年老体弱，机体受损，导致肾精不足，气血转化、推动能力减弱，使气血运行无力，导致气滞血瘀，发为本病。方中桃仁、红花、川芎活血化瘀；熟地黄补血养阴，改为生地黄可加强活血作用；当归补血养肝，活血止痛；杜仲补肾强筋，延胡索缓急止痛。全方活血养血，以活血为主，行中有补，则行而不泄；补中有行，则补而不滞。诸药共奏活血化瘀、消肿止痛之功。

指导老师按语　本案为老年男性且趾骨骨折早期，老年人血络不畅加之早期无明显瘀肿，故患者无明显疼痛，且自以为问题不严重，未进行处理。后因症状加重而出现皮肤青紫，疼痛加重。根据骨折三期用药原则，早期以活血化瘀为主，同时局部予以消炎散外用。骨折固定选用夹板并予以压垫分骨固定，防止骨折移位，使骨正筋柔。

（湖南中医药大学第二附属医院董大立，指导老师：孙绍裘）

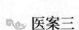

医案三

蒋某，男，64 岁。2023 年 1 月 10 日就诊。主诉：摔伤致左上臂疼痛，活动受限 2h。现病史：患者自诉于 2023 年 1 月 10 日 16 点左右在同心路车检中心失足摔倒，当时感左上臂肿痛，活动受限，无昏迷呕吐等特殊不适，由朋友陪送至我院就诊，急诊经摄片检查诊断为左肱骨粉碎性骨折，为进一步治疗今日入住我科。专科情况：舌红，苔薄白，脉弦，左上臂外观肿胀，中上段压痛明显，可及明显骨擦感及异常活动，左肩、肘关节活动受限，桡动脉搏动可，虎口区感觉可，各指感觉活动可。DR 检查：左肱骨粉碎性骨折。

辨　证　气滞血瘀。

治　法　手法复位＋小夹板固定＋口服中药以活血化瘀，消肿止痛。

处　方　桃红四物汤加减。

当归 15g，苏木 10g，红花 10g，川芎 10g，土鳖虫 6g，生地黄 10g，赤芍 15g，燀桃仁 10g，醋乳香 6g，醋没药 6g，炙红芪 50g，米炒党参 20g，积雪草 15g，泽兰 15g，甘草 10g。10 剂，每日一剂，水煎，分 2 次服。

手法整复：患者取坐位，助手固定上臂近端，术者执上臂远端适当牵引，将远端外旋外展，同时用双手拇指推挤骨折块，示骨折端复位，四块肱骨近端夹板分别置于前后外侧，内侧夹板用"蘑菇头"形夹板，分别于前侧夹板远端及后侧夹板近端放置压垫，绷带包扎固定，前臂悬吊于胸前，检查末梢血运感觉运动可。复查 DR 示骨折端对位对线尚可。外敷自制消肿止痛膏，2 日 1 次。

二诊：2023 年 1 月 21 日。患者诉左上臂肿痛好转，夹板较前松动，复查 DR 示骨折端较前移位，再次予手法整复，并予外展支具固定于轻度外展位，再次复查 DR 示骨折端对位对线可，守原方加盐杜仲 15g，盐续断 20g，煅自然铜 10g，烫骨碎补 10g。10 剂。外敷自制消肿止痛膏，每 2 日 1 次。

三诊：2023 年 2 月 2 日。患者诉左上臂肿痛明显好转，夹板固定稳妥，复查 DR 示骨折端对位对线可，予带中药 7 剂出院。

后随访骨折已愈合，肩、肘关节活动正常。

解　析　周老师认为：一诊患者因外伤后左臂部肿痛，活动受限，治拟活血化瘀消肿。选用桃红四物汤为底，加苏木活血疗伤，祛瘀通经，土鳖虫破血逐瘀，燀桃仁活血祛瘀，泽兰活血消肿而止痛，醋没药、醋乳香活血止痛，消肿生肌，积雪草既能活血消肿止痛，又能清热解毒利水，炙红芪、米炒党参补气健脾，因气为血帅，以利血行，甘草缓急止痛且调和诸药。二诊患者骨折端稍有移位并成角，再次予手法整复，并调整左上肢放置体位，内服方加烫骨碎补活血续伤，补肾强骨，盐杜仲、盐续断以补益肝肾，强筋健骨，疗伤续折，煅自然铜散瘀止痛，续骨疗伤。三诊复查患者骨折位置可，肿痛已明显好转。

指导老师按语　肱骨干骨折小夹板固定最常见的并发症是骨折不愈合，一般认为，骨折不愈合的原因就是骨折断端分离，断端的骨不能接触，所以，一定要用丝巾悬吊，防止断端分离！而早期复位则需要注意保护桡神经，避免损伤。

（郴州市中医医院张平，指导老师：周三保）

🔖 医案四

雷某，男，39岁。主诉：跌伤致胸背疼痛伴活动受限1h。现病史：患者自诉1h前在家中爬楼梯取东西时不慎跌伤，臀部着地，当即感胸背疼痛伴活动受限，遂由家人送至我院门诊就诊。现症见：胸背疼痛伴活动受限，无明显下肢麻木乏力，纳差，夜寐欠安，伤后小便可，大便未解，舌质瘀紫，苔薄白，脉弦涩。查体：胸腰段轻度后凸畸形，活动受限，T11棘突压痛叩击痛，双下肢肌力感觉尚可。辅助检查：X线片示T11椎体轻度压缩性骨折。

辨　证　气滞血瘀。

治　法　活血化瘀，通络止痛。

处　方　复原活血汤加减。

桃仁10g，红花10g，当归10g，瓜蒌根10g，大黄10g，柴胡10g，甘草6g，乳香10g，没药10g，延胡索10g，川芎10g。7剂，以上水煎服，每日一剂，分2次服。

嘱患者卧床休息4周左右，腰围带外固定，配合我院自制消肿止痛膏外敷，指导患者适当腰背功能锻炼。

解　析　患者因外伤致胸椎骨连续性受到破坏，骨断筋裂，局部脉络受损，血溢脉外与筋骨之间而成瘀血，血瘀气滞，不通则痛。舌质瘀紫，苔薄白，脉弦涩为气滞血瘀之征。本案选用复原活血汤加减以活血化瘀，通络止痛。方中大黄引血下行；柴胡入肝经，疏达肝气，两药合用，一降一升，调畅气机，以攻瘀滞；当归、桃仁、红花活血祛瘀，消肿止痛；甘草甘缓止痛；加用乳香、没药增强活血化瘀之功；延胡索、川芎行气止痛。

指导老师按语　复原活血汤以跌打损伤、胸腹部刺痛、疼痛拒按、舌瘀紫、脉涩为辨证要点。正如张秉成所说："夫跌打损伤一证，必有瘀血积于两胁间，以肝为藏血之脏，其经行于两胁，故无论何经之伤，治法皆不离于肝，且跌仆一证，其

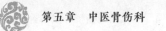

痛皆在腰胁间，尤为明证。故此方以柴胡之专入肝胆者，宣其气道，行其郁结，而以酒浸大黄，使其性不致直下，随柴胡之出表入里，以成搜剔之功。当归能行血中之气，使血各归其经。甲片可逐络中之瘀，使血各从其散。血瘀之处，必有伏阳，故以花粉清之。痛盛之时，气脉必急，故以甘草缓之，桃仁之破瘀，红花之活血。去者去，生者生，痛自舒而无自复矣。"骨伤科常用其治疗软组织挫伤、胸腰椎骨折、胸部挫伤等。临证中如血瘀较重，可加用三七；气滞明显，可加川芎、香附、郁金等；疼痛甚剧烈者，可加三棱、莪术、乳香、没药等。

（永州市中医医院钱锋，指导老师：王文革）

医案五

陈某，男，40 岁。主诉：跌伤致右胸疼痛伴活动受限 2h。现病史：患者自诉 2h 前在工地做事时不慎跌倒，伤及右胸部，当即感右胸部疼痛伴活动受限，遂由工友送至我院门诊就诊。现症见：右胸疼痛伴活动受限，无明显胸闷气促，纳差，夜寐欠安，二便尚可，舌质暗红，苔薄白，脉弦涩。查体：右胸肋肿胀压痛，可扪及骨擦感，胸廓挤压试验（+），双肺呼吸音可，未闻及明显干湿啰音。辅助检查：X 线片示右胸第 7 肋骨骨折，骨折断端对位对线可。

辨　证　血瘀气滞。

治　法　活血化瘀，行气止痛。

处　方　血府逐瘀汤加减。

桃仁 10g，红花 10g，川芎 10g，赤芍 10g，生地黄 10g，当归 10g，枳壳 10g，牛膝 10g，桔梗 10g，柴胡 10g，延胡索 10g，甘草 6g。7 剂，水煎服，每日一剂，分 2 次服。予肋骨带外固定，配合我院自制消肿止痛膏外敷。

解　析　患者因外伤致右胸肋骨连续性受到破坏，骨断筋裂，局部脉络受损，血溢脉外与筋骨之间而成瘀血。胸胁为肝经循行之处，瘀血在胸中，气机阻滞，则肝郁不舒，故胸胁刺痛。舌质暗红，苔薄白，脉弦为血瘀气滞之征。治当活血化瘀，兼以行气。血府逐瘀汤由桃红四物汤合四逆散加桔梗、牛膝而成，方中桃红四物汤活血化瘀养血，四逆散行气和血舒肝，桔梗开肺气，载药上行，牛膝通利血脉，引血下行。全方各药互相配合，使血活气行，诸症自愈。

指导老师按语　血府逐瘀汤是王清任用以治疗"胸中血府血瘀"诸证的名方，以胸痛、痛有定处、舌质暗红或有瘀斑、脉涩或弦紧为辨证要点。本案属典型的胸中血瘀证，选用血府逐瘀汤可获良效。本方配伍特点是寓补血于活血之中，活血而不伤其正，祛瘀又可生新，寓行气于活血之内，则使气行促血行。不仅行血分之瘀滞，还能解气分之郁结，是治疗气滞血瘀的良方。

（永州市中医医院钱锋，指导老师：王文革）

医案六

周某，男，65岁。2022年9月初诊。主诉：摔伤致右腕部肿痛畸形伴活动受限1h。现病史：患者自诉1h前在家中不慎摔伤，致伤右腕部，当即感右腕部肿痛畸形伴活动受限，在家中外用云南白药气雾剂后症状改善不明显，遂至我院门诊就诊。现症见：右腕部肿痛畸形，活动受限，纳可，夜寐欠安，二便尚可，舌质紫暗，苔薄白，脉弦涩。查体：右腕部肿胀明显，呈餐叉样畸形，活动明显受限，压痛明显，可扪及骨擦感，患肢末端感觉血运可。辅助检查：X线片示右桡骨远端骨折。

辨　证　气滞血瘀。

治　法　活血化瘀，行气止痛。

处　方　桃红四物汤加减。

桃仁10g，红花10g，川芎10g，赤芍10g，熟地黄10g，当归10g，丹参10g，泽兰10g，延胡索10g，甘草6g，桑枝10g。7剂，以上水煎服，每日一剂，分2次服。

治疗上予以手法复位并小夹板外固定，配合我院自制消肿止痛膏外敷，指导患者行握拳及肩肘关节功能锻炼。

二诊：1周后，患者右腕部肿胀疼痛明显好转，小夹板固定可，舌质淡红，苔薄白，脉弦。指导患者适当功能锻炼，原方7剂续服。

三诊：2周后，患者右腕肿胀疼痛较前好转，小夹板稍有松动，舌质淡红，苔薄白，脉弦。予骨折换药一次，调整小夹板松紧，指导患者适当功能锻炼。原方去泽兰、桑枝，加续断10g，骨碎补10g。7剂续服。

5周后电话随访患者右腕肿胀疼痛基本消失，在外地复查X线片示右桡骨远端对位对线可，断端可见骨痂通过骨折线。拆除小夹板后，指导患者逐步加强腕部功能锻炼。

解　析　患者因外伤暴力致右腕部骨断筋裂，同时导致局部脉络受损，血溢脉外与筋骨之间而成瘀血，血瘀则气滞，故见肢体肿胀疼痛。舌质紫暗，苔薄白，脉弦涩为气滞血瘀之征。桃红四物汤以祛瘀为核心，辅以养血、行气。方中以破血之品桃仁、红花为主活血化瘀；以甘温之熟地黄、当归滋阴养血调经；赤芍养血和营，以增补血之力；川芎活血行气以助活血之功，本案在原方基础上加用桑枝、泽兰消肿，丹参活血化瘀，延胡索行气止痛，甘草调和诸药。全方配伍使瘀血祛、新血生、气机畅。

指导老师按语 桡骨远端骨折属骨伤科常见病，中医手法整复加小夹板外固定，配合中药三期辨证，可以治疗大部分桡骨远端骨折。桃红四物汤属于中医伤科活血化瘀法治疗骨折的经典名方，在骨折病早期广泛应用，该方诸药合用以祛瘀为核心，并辅以养血、行气，可谓是有阴有阳，通中有补，破而不伐正，补而不留滞，共奏活血、祛瘀、生新之功效。

（永州市中医医院钱锋，指导老师：王文革）

医案七

姚某，女，62 岁。2023 年 2 月 21 日初诊。主诉：腰部疼痛伴腹部胀满 3 天。现病史：患者 3 天前在家摘腊肉不慎从梯子上摔倒，臀部先着地，当时即觉腰部持续性疼痛不适，转侧翻身活动受限，腹部渐行饱胀感，少有排气，目前腹部饱胀难忍，由家人护送至我院门诊就诊。现症见：腰部持续性疼痛，转侧翻身活动受限，胸腰段棘突及椎旁叩痛明显，双侧 SLR 阴性，加强实验阴性，腹部胀满，叩诊鼓音，肠鸣音不活跃，纳差，寐差，小便黄，大便未解，舌红薄黄脉弦。MRI：T12 急性压缩性骨折。

辨　证 阳明腑实。

治　法 通腑泄热，峻下热结。

处　方 大承气汤加减。

大黄 12g，厚朴 12g，枳实 12g，芒硝 6g，陈皮 10g，木香 10g，藿香 10g，乌药 10g。

解　析 本案因腰椎骨折后，实热与积滞互结，浊气填塞，腑气不通，故大便秘结，频转矢气，脘腹痞满疼痛，里热消灼津液，糟粕结聚，燥粪积于肠中，故腹痛硬满而拒按，因此予以通腑泄热、峻下热结之大承气汤。本方大黄可泻热通便，荡涤肠胃，故为君药，芒硝助大黄泻热通便，并能软坚润燥，故为臣药，二药相须为用，峻下热结之力甚强；积滞内阻，则腑气不通，故以厚朴、枳实行气散结，消痞除满，并助芒硝、大黄推荡积滞以加速热结之排泄，共为佐使；再辅以陈皮、木香、藿香、乌药之品，芳香化湿，行气散滞。诸药合用，共表"釜底抽薪，急下存阴"之意。

指导老师按语　本方出自《伤寒论》，主治阳明腑实证，大便不通，频转矢气，脘腹痞满，腹痛拒按，按之则硬，甚或潮热谵语，手足漐然汗出，舌苔黄燥起刺，或焦黑燥裂，脉沉实；热结旁流证，下利清谷，色纯青，其气臭秽，脐腹疼痛，按之坚硬有块，口舌干燥，脉滑实；里热实证之热厥、痉病或发狂等。临床上是张仲景为治疗阳明腑实证而立，应用广泛，许多学者将大承气汤作为治疗肠梗阻的主方，但张仲景使用大承汤是非常慎重的，使用本方时，应以痞、满、燥、实四证及苔黄、脉实为依据。正如张秉成说："此方须上、中、下三焦痞满燥实全见者，方可用之。"若实热积滞闭阻于内，阳气受遏，不得达于四肢，则可见热厥之证；热盛于里，阴液大伤，筋脉失养，又可出现抽搐，甚至胸满口噤，卧不着席，脚挛急之痉病；如邪热内扰，则可见神昏，甚至发狂。上述诸证，症状虽异，病机则同，皆由实热积滞内结肠胃，热盛而津液大伤所致。此时宜急下实热燥结，以存阴救阴，即"釜底抽薪，急下存阴"之法。

（张家界市中医医院向剑锋，指导老师：汤芳生）

医案八

罗某，男，21岁。2022年12月16日初诊。主诉：外伤致左腕部疼痛畸形伴活动受限2h。现病史：患者骑自行车不慎摔倒，左手掌先着地，当时即觉左腕部持续性疼痛，腕关节掌屈、背伸功能障碍，左手指握拳功能障碍，患肢末端无麻木感，当时未行处理，急由家人护送至我院门诊就诊。现症见：左腕部肿胀畸形明显，呈餐叉样畸形，局部压痛感，被动活动时有骨擦音，未纳，二便正常，舌红，苔薄黄，脉弦。X线片示左桡骨远端粉碎性骨折。

辨　证　气滞血瘀。

治　法　活血祛瘀，接骨续筋。

处　方　自拟接骨续筋汤。

土鳖虫15g，骨碎补12g，自然铜10g，乳香10g，没药10g，当归15g，血竭10g，地龙10g，红花15g，大黄6g，酸泡根15g。

中医外治法：骨折手法复位＋手法理筋治疗＋金黄散外敷＋四合一夹板外固定治疗，注：每日金黄散换药，并调整夹板松紧度，嘱患肢加强握拳功能锻炼。

二诊：2022年12月22日。服药7剂后复诊，左腕部疼痛缓解明显，肿胀减轻明显，左手握拳功能正常，患肢末端血运及感觉正常。治疗：继续维持金黄散外敷＋四合一夹板外固定治疗，原方再继7剂内服，功能锻炼同前。

三诊：2022年12月29日。患肢无肿胀，无明显疼痛不适。治疗：予以更换石膏托夹板，嘱患者继续固定2～3周，原方去酸泡根，继续7剂内服。

四诊：2023年1月20日。患肢无肿胀不适，无疼痛。复查X线片示左桡骨远端对位对线正常，见骨痂生长。治疗：去除夹板，原方去酸泡根加续断15g，牛膝12g。7剂内服。嘱患肢加强握拳、腕关节掌屈背伸等功能锻炼。1个月后复查左腕关节功能恢复正常。

解　析　本案因跌打损伤，断筋折骨，瘀血内积，化而为瘀，瘀则不通，不通则痛而致本病，因而采用接骨续筋汤活血祛瘀，接骨续筋。方中土鳖虫、自然铜破血化瘀，酸泡根收敛止血，当归、红花、大黄活血化瘀，瘀去才能生新，因此配伍乳香、没药、血竭、地龙舒筋通络，佐以骨碎补接骨续筋，再予以外敷金黄散增强活血化瘀之效。诸方合用共奏活血祛瘀、接骨续筋之功。

指导老师按语　动静结合、筋骨并重、内外兼治、医患合作是我们中医骨伤科治疗骨折脱位的四大法宝。固定是中医骨伤科疾病重要的治疗方法，骨折、脱位复位后需要固定，这已为大家所共认，但是在伤筋治疗过程中同等重要，在临床中肌腱、韧带、血管、神经等组织损伤的治疗，也普遍使用固定方法，以便这些组织有一个稳定的环境，利于组织修复。功能锻炼应在损伤治疗的早期开始进行，有利于损伤局部肿胀的消退，还可以防止损伤局部软组织的萎缩、挛缩，医生指导下的功能锻炼，能使患者的功能锻炼达到最大效果，肢体功能得到早日恢复。功能锻炼应在患者积极配合下进行，如果患者不配合，功能锻炼也不可能很好地实施。患者可能由于担心骨折再次移位，怕锻炼过程带来的疼痛，因此不愿锻炼，甚至锻炼不足，因此我们必须要给患者信心，使患者相信正确的功能锻炼不会造成新的损伤，要鼓励患者不怕疼痛，积极主动地功能锻炼。总之，只有掌握我们骨伤科的四大治疗原则，在临床治疗疾病当中才能够游刃有余，让患者得到更好的治疗效果。

（张家界市中医医院向剑锋，指导老师：汤芳生）

医案九

周某，女，54岁。主诉：右腕部疼痛，肿胀半年。现病史：患者半年前因摔伤导致右腕疼痛、肿胀、活动受限。随后由家人陪送至我院门诊，经检查及X线片诊断为右桡骨远端骨折，并手法复位及小夹板外固定，复位后复查对位对线良好。一个月后复查 X 线片后拆除夹板嘱功能锻炼。半年来患者右腕反复疼痛、肿胀。现肢端感觉正常、血运可，右腕背伸 15°，右拇指背伸疼痛。苔薄，脉细。

辨　证　气血失和，经脉失养，肝肾亏虚。

治　法　补气养血，坚骨壮筋。

处　方　加味八珍汤加减。

党参 15g，白术 10g，茯苓 10g，熟地黄 15g，白芍 10g，当归 15g，川芎 10g，生黄芪 30g，甘草 5g，骨碎补 10g，补骨脂 12g，自然铜 10g，血竭 6g，延胡索 15g。10 剂，水煎，每日一剂，早晚分服。并给予海桐皮汤熏洗患处。

解　析　患者表现为腕部、手指疼痛肿胀，是桡骨远端骨折术后并发肩手综合征及下尺桡关节不稳定所致创伤性关节炎表现。应早期进行适度范围的腕关节功能锻炼，使关节面得到模造，改善关节功能。患者为中老年女性，已闭经，易患老年性废用性骨质疏松。

指导老师按语　药物治疗以内服、外洗为主，内服依据患者为骨折后期主要主张应用益气养血，强筋壮骨的药物治疗。骨折后期，骨折已初步愈合而未坚实，患者却因损伤日久气血虚衰，肝肾不足致使筋脉失养，筋骨萎弱，伤处肌肉无力，关节功能未完全恢复。《黄帝内经》曰"损者益之"，补肝益肾，强筋壮骨，可以良效。

（永州市中医医院宋海林，指导老师：王文革）

医案十

刘某，男，38 岁，湖南邵阳市人，2023 年 7 月 5 日就诊。主诉：右上臂肿胀，疼痛，活动受限 1 天。现病史：患者于 2023 年 7 月 4 日下午因车祸致右上臂受伤，伤后经出事地医院拍 X 线片检查并诊断为右肱骨干粉碎性骨折，予以简单固定处理后于今日来本院就诊。现右上臂肿胀疼痛，不能抬肩举臂活动，精神、食纳可，二便调。舌质红，苔薄黄，脉弦滑。查体：患者呈痛苦面容，右上臂中段青紫瘀斑，肿胀明显，环形压痛，可扪及骨擦感及异常活动，肩、肘关节因疼痛不能活动，腕关节及手指可背伸，桡动脉搏动可扪及，远端皮感稍麻木，血运正常。辅助检查：X 线片示右肱骨干中段骨质不规则断裂，两断端内侧可见一长条"△"形骨块向内侧分离移位，远侧端向前内侧移位。诊断：右肱骨干粉碎性骨折。

辨　证　气滞血瘀。

治　法　活血化瘀，行气止痛。

处　方　上肢伤Ⅰ号方加减。

桃仁 10g，红花 10g，当归尾 10g，赤芍 10g，川芎 10g，延胡索 10g，桑枝 15g，白茅根 15g，生地黄 10g，乳香 7g，没药 7g，香附 10g，甘草 5g。10 剂，每日一剂，水煎服，分早晚服用。

整复固定方法：采用手法整复，三角支架结合小夹板固定。

三角支架的制作材料：备木板若干、绷带、胶布、棉花、铁钉数枚。制作方法如下。选取宽约 8～10cm、厚 1.5cm 的木板 5 块，长度分别为：掌指关节至尺骨鹰嘴距离（AB）；肱骨内髁至腋窝距离（BO）；患侧髂嵴至腋窝距离（CO）。BC、AC 为三角支架支撑杆，长度依支架大小而定，将木板交汇处铁钉固定，∠ABO 为 90°，∠BOC 在 80°～90°。在 AB、BO、OC 段木板上置薄层棉花，O 点（与腋窝接触处）与 C 点（与髂嵴接触处）分别放置厚棉垫，绷带包扎。

手法整复及固定方法：患者端坐位，肩关节前屈 30°，屈肘 90°，前臂中立位，先行上臂纵轴拔伸牵引以矫正短缩移位，再用提按端挤手法纠正侧方移位，用对叩捏合法纠正碎骨块的侧方移位；当骨折整复经透视正式骨折对位线满意后，根据骨折再移位趋势放置压垫，小夹板外固定，然后将三角支架用两条长布带通过腰部、对侧腋窝及肩部固定于患侧胁肋部，将伤肢置于三脚支架上，扎带固定于肩外展 80°～90° 水平内收前屈位，肘屈曲 90°，前臂中立位或稍旋后位。固定后注意观察伤肢远端血运，检查压垫位置，调整夹板松紧度，定期摄 X 线片复查。对横断及有分离趋势的骨折，每日行肱骨纵向轻叩。一般 4～6 周后拆除三角支架，在维持小夹板固定下，练习端肘、扶臂、耸肩与肘关节屈伸活动。

功能锻炼：维持支架配合小夹板加压垫固定，及时调整固定松紧度，练习手握拳及伸屈腕、肘关节活动。

二诊：2023 年 7 月 16 日。疼痛明显减轻，肿胀基本消退，右上肢支架配合小夹板固定稳妥，压垫位置准确。X 线片检查见骨折两断端对位满意，两断端前方碎骨块对位良好，隐约可见骨痂生长。予以调整夹板固定松紧度。中药以"接骨续损"为主，改上肢伤Ⅱ号方加减：当归 10g，赤芍 10g，川芎 10g，红花 4g，桃仁 10g，续断 12g，骨碎补 10g，煅自然铜 10g，党参 15g，白术 10g，茯苓 10g，陈皮 6g，黄芪 20g，甘草 5g。10 剂，每日一剂，水煎服，分早晚服。并辅以接骨胶囊（本院制剂）内服三周。嘱加强饮食调养，进低脂高蛋白含钙丰富饮食，如牛奶、鱼虾食物。三周后来院复查。

三诊：2023 年 8 月 8 日。右上臂瘀肿疼痛症状消失，三角支架配合小夹板加压垫固定稳妥，复查 X 线片见骨折端对位良好，断端可见中等量骨痂生长，前臂旋转及手握拳、伸屈肘腕活动正常。予以解除三角支架维持小夹板加压垫固定三周，颈腕带悬吊右前臂于胸前位。指导练习耸肩、端肘、抬举肩臂活动。中药改服壮骨胶囊（本院制剂），嘱食猪骨汤及鱼虾类食物。

四诊：2023 年 8 月 25 日。今来院复查见右上臂肌肉丰满，肩臂活动如常，舌脉正常，X 线片示骨折愈合。

解　析　治疗肱骨干骨折采用三角支架结合小夹板固定法，吸取了小夹板固定的优点，其固定方便，能及时调整夹板的松紧度及压垫位置，同时配合三角支架不仅可以消除前臂自身重量而避免分离移位，而且该位置上冈上肌、冈下肌、三角肌等肌肉处于松弛状态，避免了不均衡拮抗作用致良好复位的断端再移位，还有利于肢体的肿胀消退，促筋束骨。通过三角支架、小夹板与肢体构成一个几何不变结构，形成一个新的平衡体系，从而使骨折端在一个相对稳定的力学环境下完成连接、塑形、修复，达到促进骨折愈合的目的。

指导老师按语　肱骨干骨折是临床上较为多见的骨折，治疗方法亦较多，鉴于肱骨干的解剖特点及功能要求，其治疗方法必须有利于骨折早期愈合和患肢肩肘关节的功能恢复，尽可能减少并发症。不严格掌握手术指征的开放复位内固定，虽可获得满意复位和坚强内固定，但由于广泛剥离骨膜，破坏了骨折端的血运，增加了延迟愈合、感染等并发症的发生；且需二次手术，大大加重患者的痛苦与经济负担。闭合穿针是半侵入有效手术疗法，对骨折断端影响不大，但其操作要求高，而且必须在 C 臂 X 光机监视下操作，若经验不足易致神经、血管损伤，针尾处理不当常致肩、肘关节功能障碍。手法整复、传统小夹板固定虽操作简单，但由于采用伤肢悬垂固定体位，在骨折远端及前臂重力因素作用下，常易发生断端分离移位，特别是肱骨干下段骨折，由于患者习惯性保护姿势，将患肢保持在屈肘及前臂前位置，造成骨折远端的旋前移位。且长期的悬吊固定制动，易发生肩、肘关节粘连僵硬，严重影响患者骨折愈合后的生活质量。弹力肩肘带的协同使用，虽能对抗部分重力而防止分离，但弹力的大小程度难以控制，过小则不能完全纠正分离，过大，则造成成角重叠移位。因此，我院采用三角支架结合小夹板固定法治疗该骨折，其不仅能维持骨折端相对稳定和良好的接触，而且可消除影响骨折愈合的因素，达到骨折愈合快与肢体功能恢复满意的效果。

（新邵县中医医院蒋勇，指导老师：廖怀章）

医案十一

谢某，男，35 岁。2022 年 9 月 1 日就诊。主诉：左前臂肿痛、畸形、活动障碍 1 天。现病史：患者于 2022 年 8 月 31 日因骑自行车摔倒，左手撑地，即感左前臂肿痛畸形，活动障碍，伤后经当地医院 X 线片诊断为左尺桡骨中段骨折，予以简单固定处理后，于今日来院就诊。现左前臂肿痛不能握拳旋转活动，纳可，二便调，舌淡红，苔薄白，脉弦。查体：呈痛苦面容，自动体位，左前臂瘀肿，环形压痛，骨擦感触及，桡动脉搏动可扪及，肢端血运可，皮感正常。辅助检查：X 线片示左尺桡骨中段骨折，桡尺骨远折端均向掌侧移位，骨折端呈短斜形，自近端背侧缘至远端掌侧缘。

辨　证　气滞血瘀。

治　法　活血化瘀。

处　方　上肢伤 I 号方加减。

桃仁 10g，红花 5g，当归 10g，赤芍 10g，川芎 10g，延胡索 10g，桑枝 15g，白茅根 15g，乳香 7g，没药 7g，香附 10g，甘草 5g。10 剂，每日一剂，水煎服，分早晚服用。

整复固定：患者左臂丛麻醉后，取坐位，左前臂屈曲旋前位置于整复台上，在 C 臂 X 光机监视下进行闭合穿针。先整复尺骨，经尺骨鹰嘴后方正中顺尺骨髓腔穿入 1 根 2mm 克氏针，达近尺骨小头下 1mm 止。桡骨 Lister 结节尺侧缘做小切口，沿桡腕关节面上 0.5cm 处，向桡侧呈 20°、掌侧 15°穿入一 2mm 克氏针抵于桡侧髓腔壁，使之弹性顺应桡骨弧度至折端，手法整复桡骨达解剖复位，由助手将针穿过骨折端，抵于桡骨小头下骨皮质止。再以同样的方法紧贴第一根针的上内缘打入第 2、3 枚 2mm 克氏针，分别止于第一根针尖至断端的下 1/3 及下 2/3 处，呈阶梯状排列，折弯磨钝针尾，埋于肌腱下，缝合腕背横韧带及皮肤。前臂中立位小夹板固定。

功能锻炼：出气做手握拳伸屈腕、肘及肩臂抬举活动，4 周后解除外夹板固定，指导逐渐练习前臂的旋转活动，且嘱患者多行前臂旋后练习。

二诊：2022 年 9 月 12 日。左前臂瘀肿明显消退，疼痛减轻，左腕背侧皮肤小切口已愈合。复查 X 线片示：左尺桡骨骨折端对位良好，内固定克氏针未见松动外退。余无异常，中药以"接骨续损"为法，改上肢伤 II 号方加减：当归 10g，赤芍 10g，川芎 10g，红花 5g，桃仁 10g，桑枝 12g，骨碎补 10g，煅自然铜 10g，党参 15g，白术 10g，陈皮 6g，炙甘草 5g。10 剂，每日一剂，水煎服，分早晚服用。然后服接骨胶囊（本院制剂）共 5 周，嘱加强手握拳、伸屈肘腕关节及抬举肩臂活动，注意饮食调养，进低脂高蛋白、含钙丰富的饮食，如猪骨汤、鱼虾食物，5 周后来院复查。

三诊：2022 年 10 月 20 日。疼痛肿胀消失，舌脉正常，X 线片示：骨折线对位良好，骨折端大量骨痂形成。改服壮骨胶囊（本院制剂）4 周，嘱三个月后来院复查。

四诊：2023 年 2 月 26 日。左前臂活动恢复正常，舌脉正常，X 线片示：骨折愈合。

解　析　尺桡骨骨折多针弹性髓内固定采用多根克氏针充填髓腔，可有效发挥弹性嵌紧效能。多针的横断面大小与尺桡骨髓腔卡 U 难度相等，挤压于髓内的多针因受髓腔空间的限制，相互强力压拢，紧嵌于髓腔内，从而产生良好的骨折固定作用。固定后，髓腔内壁被髓内针紧压，挤压的多针亦因其钢质的弹性而随之逐步张开，依然保持其紧嵌于髓腔内的原有固定效果，短期内不出现松动效果。

指导老师按语　前臂双骨折先固定哪根骨为好？这个问题国内学者认识不一。孙氏正骨流派主张一律先尺后桡，其理由如下。其一，在前臂的功能活动中，尺骨起着主要的支撑杠杆的作用，桡骨通过上、下尺桡关节沿着尺骨旋转而变换位置。先整复固定尺骨，恢复前臂的支撑杠杆作用后，才有利于桡骨骨折的整复和固定。其二，尺骨嵴的全长位于皮下，比较容易手法复位。尺骨的髓腔狭窄但较直，其最狭窄部位在中点远侧 1cm 处，内径约 4～5mm，经皮髓内穿针比较容易，2～3根克氏针穿入后，针体能适应髓腔的形态，填满腔隙，加上针的两端达到骨皮质，并有一端在紧贴骨皮质处弯埋于皮下。因此，尺骨较易保证固定牢靠，即使在桡骨的整复过程中反复牵拉、挤压，尺骨也不会再移位。先整复固定尺骨，能真正达到变双骨折为单骨折，变复杂为简单的目的。其三，桡骨干周围肌肉丰满，肌力方向不一，手法整复桡骨骨折的难度远远大于尺骨骨折，特别是旋前肌附着处上方的骨折，近折端因旋后肌群的牵拉，往往发生严重的旋后移位，远折端则因旋前肌群和前臂体位的关系而旋前移位，手法复位相当困难，必须将前臂置于旋后 45°～90°位，"以子寻母"，反复旋转挤压，复位方能成功，且复位后的位置又难以维持，有的松手即移。此外，由于桡骨的髓腔上窄下宽，相差很大，加之向桡侧 9.3°的弧度，给髓内穿针固定带来困难，单针穿入都远远达不到尺骨骨折整复固定后那样稳定，因此，宜多针固定。

（新邵县中医医院蒋勇，指导老师：廖怀章）

医案十二

刘某，男，20 岁。2023 年 4 月 26 日就诊。主诉：左腕部肿痛，活动受限 2 个月。现病史：患者于 2023 年 2 月在挑货时摔倒，左手掌撑地，即感左腕部疼痛、肿胀，不能活动。伤后在当地诊所行手法复位小夹板外固定后病情好转，但至今左腕关节活动受限，于今日来我院就诊。现左腕部疼痛，肿胀，活动受限，精神、食纳可，二便调，舌淡红，苔薄白，脉弦。查体：左腕部肿胀，局部压痛，桡骨远端未扪及骨擦感及异常活动，腕关节及前臂旋转活动受限，左手各指屈伸活动受限，远端皮感及血运正常。辅助检查：X 线片示左桡骨远端骨折，远折端向背侧及桡侧稍移位，骨折端可见中量骨痂形成，腕关节间隙毛糙，腕部诸骨呈废用性脱钙改变。

辨　证　瘀血阻络。

治　法　活血通络，接骨续断。

处　方　续骨活血汤加减。

赤芍 10g，当归 10g，川芎 10g，羌活 15g，红花 7g，骨碎补 15g，桑枝 15g，乳香 10g，没药 10g，续断 15g，生黄芪 20g，土鳖虫 6g，自然铜 10g，甘草 3g。14 剂，每日一剂，水煎，分早晚服。

小夹板固定：采用前臂四合一小夹板固定。在骨折远端背侧和近端掌侧分别放一平垫，背侧垫长约 6～7cm，包绕前臂远端的背、桡两侧面。压垫放置妥当后上小夹板。夹板上端达前臂中、上 1/3，背侧夹板和桡侧夹板下端超腕关节，限制腕关节过伸、桡偏活动。

中药外治熏洗：伸筋草 15g，透骨草 15g，荆芥 9g，防风 9g，红花 9g，千年健 12g，桂枝 12g，苏木 9g，川芎 9g，威灵仙 9g，刘寄奴 9g。7 剂，每日一剂，水煎，每日 2 次。注意防止烫伤。

功能锻炼：行伤肢肩关节抬举、肘关节屈伸、前臂旋转、手指抓空握拳、腕关节保护下屈伸活动。

二诊：2023 年 5 月 11 日。左腕部肿胀消退，疼痛消失，前臂、腕关节及左手诸指活动可。X 片示：左桡骨两断端对位对线可，远端骨折，远折端向背侧及桡侧稍移位，骨折端可见大量骨痂形成，腕关节间隙可，腕部诸骨密度可，脱钙现象明显纠正。解除固定，中药以补益肝肾、强筋壮骨为法，服用壮骨胶囊（本院制剂）4 周。加强伤肢各关节功能锻炼。1 个月后来院复查。

三诊：2023 年 6 月 13 日。左腕部无肿胀、无疼痛，前臂、腕关节及左手诸指活动良好，舌脉正常。X 片示：左桡骨两断端对位对线可，骨折线消失，腕关节间隙正常，腕部诸骨密度正常。

解　析　患者病程 2 个月，X 线片示腕关节间隙毛糙且腕部诸骨呈废用性脱钙改变，故诊断为陈旧性骨折。因长期未行功能锻炼，伤肢功能活动欠佳，从而影响骨痂形成和改造，导致延迟愈合。中医认为久病入络，损伤日久，瘀血未尽，脉络不通，以致气血运行障碍，骨骼失养，导致骨折延迟愈合。盖肝藏血而主筋，肾藏精而主骨，筋骨需肝肾转输精血以滋养。治疗先以活血通络、接骨续断为法，辅以正确的功能锻炼方法，改善其伤肢功能，促进骨痂形成。后以补益肝肾、强筋壮骨为法，促进骨痂形成与改造。

指导老师按语　续骨活血汤中续断、骨碎补为补肾、活血、续骨之药，二者共为君药；乳香、没药可消肿生肌，活血止痛，为臣药；土鳖可消肿祛瘀，活血止痛，红花散瘀止痛，活血通经，当归止痛，活血补血，赤芍行瘀止痛，消肿，共为佐药；煅自然铜接骨止痛，活血化瘀，为使药。全方共奏补益肝肾、活血化瘀之效，有助于促进骨折周围组织消肿、散瘀、止痛，为骨折愈合奠定基础。

（新邵县中医医院蒋勇，指导老师：廖怀章）

医案十三

刘某，女，49 岁。主诉：摔伤左足跟部疼痛伴活动受限 10 天。

现病史：10 天前从 1 米高处跳下，致左足跟部疼痛，下地负重痛，行走时明显，休息后稍减轻，肿胀逐渐加重，伴左足跟部活动受限，自行用红花油外涂后仍觉肿胀明显，遂来我院就诊，查左足跟部肿胀，可见足底周围瘀斑，局部压痛，足跟部屈伸轻度受限，纵轴叩击痛，未触及骨擦感，左下肢感觉及血运可，舌质暗红，苔薄白，有瘀点，脉弦涩。查左跟骨轴侧位片示：左跟骨粉碎性骨折，关节面及足弓尚可，周围软组织肿胀。诊断：骨折中期。

辨　证　内伤气血，筋骨未接。

治　法　活血通经止痛，祛瘀生新。

处　方　和营止痛汤加减。

当归尾 20g，赤芍 10g，川芎 15g，桃仁 9g，苏木 10g，黄芪 15g，没药 10g，乌药 10g，陈皮 10g，乳香 10g，续断 15g，桂枝 10g，白芍 10g，木通 6g。7 剂。水煎服，每日一剂，分 2 次服，每包 200mL。嘱患者抬高患肢，避免下肢下地。

二诊：左足跟部肿胀疼痛较前好转，偶见疼痛，可前方基础上增加杜仲 10g，牡蛎 10g。继续服 7 天。

解 析 跟骨骨折在临床上非常多见。高处坠落所形成的垂直暴力是其损伤的最常见原因。除此之外，压缩暴力、扭转暴力以及各种间接暴力均可造成跟骨骨折。跟骨主要以松质骨为主，骨质血运丰富，多为高能量损伤，且跟骨外侧软组织覆盖薄弱，而且各部分的骨皮质厚度差别大。并且跟骨各部分的骨小梁密度也有一定差异，因此跟骨各部分损伤的程度还与其解剖学形态密切相关。

骨折这一病名出自唐代王焘的《外台秘要》，古代也称为"疾骨""折疡""折骨"等。而对跟骨骨折，中医古文的记载较少，跟骨骨折被疡医称为"踵折伤"，古代后跟称呼为踵，古人故称"踵折伤""踵疡"等。古人很早就认识到跟骨的所属部位及作用，正如《医宗金鉴》记载："跟骨者，足后跟骨也，上承䯒、辅二骨之末，有大筋附之。"《普济方》言："若因伤折，内动经络，血行之道，不得宣通，瘀积不散，则为肿为痛。"《景岳全书》中亦记载"跌扑伤而腰痛者，此伤在筋骨，而血脉凝滞也"。均阐明了骨伤科中瘀血与疼痛的密切关系。中医治疗骨折分为内治法和外治法，其中内治法作为内服药物疗法，是骨伤治疗的重要组成，骨伤三期辨证治法将骨折分为初期、中期和后期来指导用药。方中以当归尾养血活血，通经止痛，是为君药；赤芍、川芎、苏木、桃仁、乳香、没药诸药共奏活血散瘀、生新止痛之功，为臣药；乳香活血行瘀而辛香发散，没药与乳香同功，能破血止痛如神，化老血宿瘀，消肿生肌，两者联用，一则活血祛瘀而加强止痛的效果，二来能加强生肌的功能；川芎血中气药，与赤芍组合是活血而不伤血，取动静结合之意。佐以乌药、陈皮温通消滞，行气止痛；苏木行血祛瘀，消肿止痛。而续断补肾健骨，疗伤续筋，一则为了补不足而续筋骨，补肝肾；二则能行瘀血而敛新血。木通利血脉，通关节，治遍身拘痛；使以甘草调和诸药。诸药共成具有和营止痛、理气活血消肿等功效的方剂，可使瘀血消散，血脉畅通，肿痛自除。

指导老师按语 《素问·阴阳应象大论》记载："气伤痛、形伤肿。"《正体类要》言："肢体损于外，则气血伤于内。"均阐明了损伤与气血密切相关。活血化瘀法首见于《黄帝内经》，但具体的活血化瘀方最早记载于《治百病方》。《黄帝内经》将现在的"瘀血"称为"恶血"或者"血实"，但是"瘀血"一词的真正提出者是东汉的张仲景，"瘀血"一词的提出真正意义上奠定了活血化瘀基本治疗原则。"活血化瘀法"在隋唐时期得到广泛的应用，在明清时期蓬勃发展。中医骨伤学将骨折损伤后分为"早、中、晚"三期进行辨证论治，和营止痛汤出自清代钱秀昌《伤科补要》，具有行气活血、祛瘀生新的作用，可治疗因气滞血瘀所致的病变。

（张家界市中医医院耿永智，指导老师：汤芳生）

医案十四

龚某，男，58岁。主诉：右胫骨平台术后2个月，伤口红肿5天。现病史：2个月前摔伤，右膝关节肿胀疼痛，在我院就诊并以胫骨平台骨折住院并行手术治疗，伤口拆线后回家休养，于5天前无明显诱因出现右膝前伤口红肿，自服阿莫西林胶囊后不见好转，无恶寒发热，遂来我院就诊。查右膝前肿胀，伤口发红，稍肿胀，皮温高，压痛，末梢感觉可。查血常规：白细胞计数 11.9×10^9/L；中性粒细胞比例82%；中性粒细胞计数 7.6×10^9/L，红细胞沉降率45mm/h。

辨　证　湿热瘀阻。

治　法　清热解毒，活血化瘀，托里透脓。

处　方　仙方活命饮合五味消毒饮加减。

金银花15g，当归10g，赤芍10g，乳香10g，没药10g，陈皮10g，野菊花10g，蒲公英10g，天葵子10g，紫花地丁10g，防风10g，皂角刺9g，贝母10g，炮穿山甲6g，天花粉10g，白芷10g，甘草6g。5剂，水煎服，每日一剂，分2次服。

二诊：右膝前无明显疼痛，查右膝前无明显肿胀，伤口稍红，稍肿胀，皮温基本正常，轻压痛，末梢感觉可。血常规：白细胞计数 7.9×10^9/L；中性粒细胞比例69%；中性粒细胞计数 6.2×10^9/L，红细胞沉降率25mm/h。原方基础减皂角刺，加黄芪、熟地黄各20g。继续服用5剂。

解　析　骨折相关感染应属于中医"疮疡病"中"附骨疽、附骨痈"疾病范畴，急性感染为初期阶段，多为邪热炽盛，湿热蕴结，邪毒酝酿化脓，治则以"祛邪"为主，以使"邪毒"外出。本病前期亦存在"骨伤病"中"气滞血瘀"病因病机，因此可兼夹其他病变，从《景岳全书》中可知骨折相关感染以劳伤筋骨为基础病因，伤后气血不畅，局部筋骨失去濡养，可导致一系列病变，另外由《杂病源流犀烛·跌仆闪挫源流》可知，伤气者可导致气虚、气滞、气脱、气闭等，伤血者可导致血热、血瘀、血虚等。随着疾病的发生发展，骨折相关感染大致遵循着初起、成脓、溃后三个阶段，初起为气滞血瘀、邪毒凝聚、经络阻滞；成脓为瘀久化热、热盛肉腐、腐肉化脓；溃后为浓毒外泄、正气亏损；并由上述三个阶段制定了消、托、补的治疗原则。仙方活命饮选自《校注妇人良方》，《医宗金鉴·外科心法要诀》中称其为"疮家之圣，外科之首方"。该方以金银花为君药，其具有清热解毒的作用；臣以当归、赤芍、陈皮、乳香、没药起到行气消肿、活血止痛功效；野菊花、蒲公英、天葵子、紫花地丁具有清热解毒之功，并佐以天花粉、贝母以消肿散结，化痰清热，皂角刺、炮穿山甲以通经络，溃坚排脓，白芷、防风以透散热毒，消肿排脓；使以甘草调和诸药。全方起到清热解毒、消肿溃坚、活血止痛的作用，多用于湿热瘀阻证患者。后期扶正主要以益气健脾、益精填髓为主。

指导老师按语　据骨折相关感染的症状体征，属中医"无头疽"范畴，是"附骨痛、附骨疽"的一部分，西医中骨髓炎、创伤性骨髓炎、骨折内固定术后感染等均部分包含该疾病。根据《灵枢》《备急千金方》《诸病源候论》等古籍，古人亦有"骨疽、附骨疽、附骨痛、多骨疽、骨蚀"等多种名称。仙方活命饮具有清热解毒、活血止痛、消肿溃坚的作用，能缓解红肿热痛作用，并加快创面愈合，改善预后，一般用于阳证痈疡肿毒初起及成脓未溃者。方中以金银花为君药，具有清热解毒之功效，为痈疮圣药；邪热炽盛者加紫花地丁、知母、蒲公英等清热解毒；头疼恶风重者加防风、川芎等解表祛风；素体虚弱者加黄芪、熟地黄等补气养阴；肿痛明显者加半夏、白及等消肿止痛；气滞血瘀者加用桃仁、红花等活血祛瘀。注意事项：阴证疮疡为禁忌证；气血亏虚、脾胃虚弱为慎用证。在中药治疗上，骨折相关感染主要以"祛邪"和"扶正"为主，并随着疾病的发生发展均遵循着"消""托""补"的治疗原则。结合证型，祛邪主要以清热解毒、行气活血为主，以消除邪毒、瘀血等实邪，多用于初起、成脓期或急性期。

（张家界市中医医院耿永智，指导老师：汤芳生）

医案十五

雷某，男，12岁。2023年2月28日初诊。主诉：高处坠落伤导致全身疼痛、活动受限1.5h。现病史：患者及家属诉于2023年2月28日20：50于4楼坠落，伤及全身多处，伤后神志清楚，全身疼痛、活动受限，无昏迷呕吐。由我院急诊120以创伤性脑出血接入院。入院后急诊行：①右胫腓骨下段开放性骨折清创、骨折复位外固定支架固定术；②左跟骨牵引术后好转并转入我科治疗。现症见：患者诉全身多处疼痛，以头部、腰骶部、胸廓及右膝、双踝关节疼痛伴活动受限。舌质红，苔白，脉弦细。专科情况：神志清楚，GCS评分为E4W5M6，右眼对光反射迟钝，左眼对光反射灵敏，双侧瞳孔等大等圆3mm，胸廓挤压试验（+），骨盆挤压试验（+），腹部未见明显压痛、反跳痛，L5棘突压痛，骶尾椎压痛叩击痛，双髋关节压痛不明显，骨盆分离试验（−），右胫骨上段压痛，右膝活动受限，右踝畸形，右踝外侧可见一约5cm的不规则伤口，可见腓骨远端外露，左踝肿胀畸形，活动受限，四肢末端血运及感觉可。辅助检查：（我院）消化系＋

泌尿系＋腹腔＋胸腔彩超：餐后胆囊声像；腹腔暂未见明显异常声像；心动过速，左室舒张功能正常，收缩功能测值 EF、FS 正常范围。颅脑＋胸部＋上腹部＋下腹部＋盆腔 CT：双侧小脑幕及大脑镰硬膜下出血，鼻骨左份、右侧上颌骨额突、右侧眼眶内侧壁骨折并颌面部局部软组织肿胀；右侧视神经改变，双肺散在模糊影，腰 5 椎体压缩性骨折，腰 5 棘突、骶 5 椎体及尾 1、2 椎体骨折，腰 3 椎体改变，上腹、下腹、盆腔 CT 平扫实质及空腔脏器未见明确外伤性改变。

辨　证　气血两虚。

治　法　益气补血，活血化瘀。

处　方　八珍汤加减。

炙红芪 120g，米炒党参 30g，当归 25g，赤芍 30g，川芎 15g，炒地龙 10g，白术 10g，茯苓 30g，炒鸡内金 10g，山药 15g，阿胶珠 10g。20 剂，水煎服，每日一剂，分 2 次温服。

二诊：2023 年 4 月 29 日。患者神志清醒，精神状态良好，诉骶尾部皮肤阵发疼痛，右踝疼痛，活动受限，左踝关节经过康复辅助治疗后关节活动度改善，无胸闷气促，无恶心呕吐，偶有咳嗽，少痰，舌质红，苔薄白，脉弦细。诊断同前，治疗：上方阿胶珠调整为 5g，加大枣 20g，附片 10g，肉桂 10g。补益气血，温阳化气。

三诊：2023 年 6 月 3 日。患者诉服用完药物后术区疼痛好转，嘱患者按时进行康复训练，注意卧床休息。诊断同前，守原方。

解　析　患者因外伤及术后失血，气随血脱而致气血亏虚，且病后体虚耗伤气血，气血运行不畅，不通则痛，不荣则痛，可见全身处疼痛。有形之血不能速生，无形之气所当急固，方中重用红芪补气生血；久病易留瘀，用以川芎、地龙活血行气通络；脾为气血生化之源，米炒党参、白术、茯苓、山药、鸡内金健脾，佐以大枣调和脾胃，以资生化气血；当归、赤芍、阿胶滋阴养血和营；附片、肉桂温阳化气。诸药合用，气血双补，益气与养血并重。气血俱虚者，此方主之。吴昆《医方考》曰："人之身，气血而已。气者百骸之父，血者百骸之母，不可使其失养者也。"患者药后症状持续好转，逐渐向愈合。

指导老师按语　八珍汤是气血双补的方剂，是四君子汤合四物汤两方合方而成，在中医学角度讲，本方主要功效为益气补血，用来治疗气血两虚证，主要临床表现为面色萎白、头晕目眩、四肢倦怠、气短、心悸、饮食减少、舌色淡、苔薄白，临床多用于体质虚弱、劳累过度、久病未治或失血过多的患者。

（郴州市中医医院李华兵，指导老师：周三保）

医案十六

段某，女，76岁。于2022年10月19日初诊。主诉：摔伤致全身多处疼痛，活动受限4天。患者及家属诉10月15日11点左右在家中从3米高处不慎坠落，伤及全身多处，以左胸廓、左髋、左腰骶部最为严重，伤后到郴州市第三人民医院住院治疗（具体不详）。现患者及家属为求进一步治疗，遂转我院治疗。门诊以左肋骨骨折收入我科。现症见：神清，精神一般，全身多处疼痛，活动受限。舌质红，苔薄白，脉弦。专科情况：头面部可见多处肿胀、青紫；左胸廓轻度肿胀，左胸廓呼吸音减弱，左胸廓压痛，可触及骨擦感，胸廓挤压征（+）；左臀部、左髋压痛，骨盆挤压试验（+）。辅助检查：左侧第2~10肋骨骨折并双肺挫伤、双侧胸膜腔少许积液；肝内低密度影；骶骨左侧骨折；右侧耻骨上支及左侧耻骨体骨折。

辨　证　气血瘀阻。

治　法　活血化瘀，行气止痛。

处　方　血府逐瘀汤加减。

燀桃仁10g，红花20g，桔梗15g，醋北柴胡10g，炙甘草10g，地黄10g，当归25g，川芎10g，赤芍30g，麸炒枳壳10g，三七粉6g，大黄15g，炙红芪120g，米炒党参40g，牛膝10g。5剂，水煎服，每日一剂，分2次服。

另予灸法，局部中药封包治疗，封包药物如下：

三七粉12g，栀子12g，白芷6g，醋乳香6g，胆南星2g，陈皮2g，醋香附2g，黄柏6g，侧柏叶6g，红花6g，天花粉12g，燀桃仁6g，牡丹皮6g，赤小豆6g，泽兰3g，麸炒苍术3g，木香3g，大黄12g，姜黄12g，薄荷3g，炙甘草6g，制川乌3g，制草乌3g，醋没药3g，姜厚朴2g。

二诊：2022年10月25日。患者全身疼痛均较前好转，活动后加剧；活动受限较前稍好转，精神佳，神清，二便可，无恶寒发热。舌质红，苔薄白，脉弦。守原方再进7剂巩固疗效。

解析　患者由于外伤导致全身多处损伤，由于损伤气血，致气滞血瘀，气伤痛，形伤肿，血为有形，故伤处为痛，骨折后由于骨骼的支架及杠杆破坏，故伤肢活动障碍，故中医辨证为气血瘀阻证。患者损伤部位较多，且较为严重，而部位又以胸中为主，故辨证后予以血府逐瘀汤加减进行对症治疗。方中燀桃仁、红花活血祛瘀以止痛；地黄、当归、赤芍、大黄、米炒党参养阴益气，清热活血；桔梗、麸炒枳壳相配，二药一上一下宽胸行气；醋北柴胡疏肝解郁，升达清阳，与麸炒枳实、桔梗相配尤善理气行滞，气行则血行；川芎、三七粉行气止痛；牛膝强筋健骨；炙甘草调和诸药。

指导老师按语　王清任认为隔膜的低处如池，伤后满腔存血，名为"血府"，于是根据"血府"产生"血瘀"的理论，创立血府逐瘀汤，主治瘀血内阻胸部、气机失畅致胸闷胸痛，符合现代医学对肋骨骨折的认识，此方由桃红四物汤化裁而来，不仅可行血分之瘀滞，又可解气分之郁结，活血而不耗血，祛瘀又能生新。

（郴州市中医医院李华兵，指导老师：周三保）

医案十七

邓某，女，57 岁。主诉：摔伤致左髋部疼痛、活动受限 2 天。2022 年 3 月 8 日初诊。现病史：患者儿子诉患者于 2022 年 3 月 6 日傍晚 6 点左右，小区散步失足摔倒，当时感左髋部疼痛，活动障碍，无头晕头痛，恶心呕吐，无胸闷气促等特殊不适，当时未做特殊处理，今自觉左髋部逐渐肿胀，疼痛难忍，急诊以左股骨粗隆间骨折入住我科。CT 示左股骨粗隆间粉碎性骨折。专科情况：左髋部明显肿胀，叩击痛及压痛明显，左下肢纵向叩击痛，中立试验（+），左髋活动功能障碍，左下肢较对侧短缩约 1cm，左股骨大转子尖位于 Nelaton 线之上，左足背动脉搏动可，各趾感觉活动可。舌暗紫，苔白，脉涩。

辨　证　气滞血瘀。

治　法　活血化瘀，行气止痛。

处　方　桃红四物汤加减。

燀桃仁 15g，红花 20g，地黄 20g，当归 25g，白芍 20g，川芎 15g，烫水蛭 10g，三七粉 10g。4 剂，每日一剂，水煎服，分 2 次温服。

胫骨结节牵引：患者平卧于病床，暴露下肢，确定进针点：左胫骨结节下方 2cm，常规消毒铺巾，以 2% 利多卡因从皮肤至骨膜做局部麻醉，麻醉成功后，将骨牵引针由外至内垂直于胫骨纵轴穿入，保持牵引针与床面平行，直至牵引针两侧皮外部分等长，安放牵引弓并拧紧，穿刺针眼以无菌敷料包扎，以 7kg 重物牵引，操作完毕，患肢末梢血运正常，患足各趾活动可，感觉正常。

二诊：2022 年 3 月 11 日。患者左髋疼痛较前减轻，肿胀消退，活动受限较前稍好转。守原方再进 4 剂。患者胫骨结节牵引效果不佳，易导致骨折畸形愈合，故予患者全麻下行左股骨粗隆间骨折、粗隆下骨折切开复位 PFNA 内固定术＋植骨术。

三诊：2022 年 3 月 21 日。患者术后复查血常规：红细胞数 $2.52 \times 10^{12}/L$ ↓、

血红蛋白浓度 78.0g/L↓。中医辨证为气血亏虚，中气不足。故予患者重拟补中益气汤加减，具体方药如下：人参片 30g，白术 20g，黄芪 120g，升麻 15g，醋北柴胡 10g，陈皮 15g，当归 30g，生姜 10g，大枣 25g，三七粉 10g。5 剂，每日一剂，水煎服。数月后随诊，患者骨折恢复良好，无肿胀、活动受限。

解　析　患者因跌伤致骨折，由于损伤气血，致气滞血瘀，肢体损伤于外而气血伤于内，营卫有所变，脏腑由之不知。人体气血运行活动发生紊乱，气血不行则肢体不利，且不通则痛，患者损伤后导致气血瘀于体内造成肢体疼痛。舌质紫暗，舌苔薄白，脉涩为瘀血之像，脉弦主痛，本病证属气滞血瘀。桃红四物汤加减活血化瘀，行气止痛，方中焯桃仁、红花为活血散瘀主力，白芍、川芎行气活血，地黄、当归、三七粉滋阴养肝，烫水蛭增强活血散瘀之功。后患者由于保守治疗效果不佳而转手术治疗，患者手术导致出血，气随血脱，且患者年事已高，故予补中益气汤加减补中益气，温补脾阳。方中大量使用黄芪补中益气，升阳固表，人参片、白术补气健脾，当归养血合营，陈皮理气和胃，升麻、醋北柴胡升阳举陷，外加生姜温阳解表，大枣益气补血，调和诸药。脾为气血生化之原，后天之本，此方补益同时助患者巩固正气，抵御外邪，加快术后伤口愈合。

指导老师按语　股骨粗隆间骨折属于老年人常规的多发性骨折，多由轻微暴力导致，大多数患者术前存在老年性骨质疏松性，伤后早期应用桃红四物汤加减内服符合中医骨伤科三期辨证治疗的活血化瘀、消肿止痛的原则，可以有效预防血栓的形成；术后患者贫血明显，分析原因其一是患者高龄，本身肝肾不足，气血亏虚；其二为后天之本虚衰，运化无力，生化匮乏。故予补中益气汤益气健脾，方中重用黄芪，符合"有形之血不能速生、无形之气所当急固"的治疗原则。

（郴州市中医医院李华兵，指导老师：周三保）

第四节　颈项病证医案

🎍 医案一

杨某，男，27 岁。2022 年 10 月 10 日初诊。主诉：颈肩部疼痛 3 年，右上肢麻木 1 周。现病史：患者 3 年前因长时间伏案工作致颈肩部疼痛，活动受限，劳累后加重，于当地医院行针灸、推拿治疗后好转，期间反复发作。1 周前，无明显诱因出现右上肢麻木，自行贴膏药治疗后未见明显好转。为求进一步治疗，特来就诊。查体：双侧颈肩部压痛，右侧为甚，压颈试验（－），右侧臂丛神经牵拉试验（＋），双侧霍夫曼征（－），双上肢肌力肌张力正常，右上肢外侧麻木，感觉减弱，左侧正常。辅助检查：颈椎 MRI 示 C5/6 椎间盘膨出伴右后方突出，右侧神经根受压。舌淡红，苔薄白，舌下络脉迂曲，脉弦。

辨　证　气滞血瘀。

治　法　补益气血，活血通络。

处　方　自拟益气活血汤。

葛根30g，姜黄12g，桑枝15g，延胡索15g，鸡血藤15g，透骨草12g，三七10g，丹参15g，乳香10g，没药10g，三棱10g，莪术10g，陈皮10g，石菖蒲6g，甘草6g。7剂，水煎服，每日一剂，分早晚2次服。

解　析　该病起病缓慢，初期症状不明显，出现典型临床症状时多数患者病程已达数年之久，而近年本病越来越有年轻化倾向。治疗时应多取理气活血之品，兼以阳经引经诸药治疗。方中葛根为君药，为治项痹要药，通阳明经，治以通经活络；姜黄、桑枝引药循经入于肩背上肢，活血止痛，通利关节，为臣药；鸡血藤、透骨草、三七、丹参活血化瘀，舒筋定痛，攻逐瘀血；延胡索、三棱、莪术行气破血，消积止痛；乳香、没药调气活血，散瘀止痛；陈皮、石菖蒲、甘草行气化痰，活血调中，共为佐药；甘草调和诸药，为使药。

指导老师按语　中医学将神经根型颈椎病归属"颈肩痛、项痹"等范畴。关于此病的描述，《灵枢·经脉》中记载："不可以顾，肩似拔，臑似折……颈颔、肩臑、肘臂外后廉痛。"随着人们工作、生活方式等的改变，由于长期累积性劳损颈项部，导致颈椎受力不均，长久以来则表现为颈椎生理曲度消失，慢性劳损引起局部气血不畅以致气滞血瘀，经脉痹阻，致使局部筋骨无法受到气血的滋养而出现疼痛。发病主要位于经络、颈项等，病因涉及风、寒、湿、瘀阻以及劳倦内伤等方面，然而气滞血瘀为上述因素的共同致病机制，且贯穿该病的始终。《素问》指出："痹……在于脉则血凝而不流。"治疗须以补益气血，活血通络为要。目前治疗神经根型颈椎病的方法有手术和非手术两类，非手术疗法包括药物、牵引、针灸、推拿等，具有安全性高、创伤小、费用低等特点，已成为神经根型颈椎病的主要疗法。

（湖南中医药大学第二附属医院李益亮，指导老师：孙绍裘）

医案二

张某，女，37 岁。就诊于 2023 年 4 月 9 日。主诉：反复颈部疼痛、活动受限伴左上肢麻木 1 年，加重 3 天。现病史：患者诉 1 年前无明显诱因出现颈部疼痛、活动受限并伴有上肢麻木。1 年来多处就诊，症状改善但反复发作。3 天前因长时间伏案工作劳累后症状加重，出现颈部疼痛，活动不利并伴有左上肢麻木不适。查：颈椎生理曲度变直，各棘突间存在不同程度压痛，以 C1/2、C3/4 处压痛明显。颈部肌肉紧张，压项试验阴性，左臂丛神经牵拉试验阳性，双侧霍夫曼征阴性。DR 示颈椎生理曲度变直，颈椎退行性变。

辨　证　气滞血瘀。

治　法　活血通络，化瘀止痛。

处　方　活络效灵汤加减。

乳香 12g，没药 12g，丹参 10g，当归 15g，川芎 10g，延胡索 15g，甘草 6g，地龙 15g，木瓜 15g。7 剂。配合低位平枕卧床，适当功能锻炼。

二诊：复予上方 7 剂，并配合颈部肌肉功能锻炼。患者病情好转。

解　析　患者长期伏案工作，颈部长时间前屈，导致机体局部气机阻滞，血液运行不畅，进而导致血液瘀积不行，形成血瘀，导致本证。当归、丹参具有活血化瘀、通络止痛的作用，兼以养血；乳香、没药配伍可以增强活血行气、消肿定痛的功效；地龙、川芎行气通络，活血止痛，木瓜舒筋活络，甘草调和诸药。

指导老师按语　本案中患者为中年女性，生活工作压力大且活动少，导致气血瘀滞，外加长时间低头导致颈椎生理曲度变直，骨性标志移动导致神经根受压而出现左上肢麻木。治法上予以活血通络为主。同时治疗中应注意筋骨并重，加强局部肌肉功能锻炼，进而使其恢复原有功能。

（湖南中医药大学第二附属医院董大立，指导老师：孙绍裘）

 医案三

李某，男，45 岁。主诉：颈部疼痛伴眩晕 1 个月。现病史：患者自诉 1 个月前无明显诱因出现颈部疼痛伴眩晕，旋转颈部时可加重，伴恶心欲呕不适，曾在当地医院行牵引、针灸等治疗后改善不明显，遂至我院门诊就诊。现症见：颈部疼痛伴眩晕，胸膈痞闷，恶心欲呕，舌淡红，苔白腻，脉弦滑。查体：颈椎生理曲度变直，椎旁肌紧张，散在压痛，旋颈试验（+），双侧霍夫曼征（-），四肢肌力肌张力可，生理反射存，病理征（-）。辅助检查：X 线片示颈椎生理曲度变直，

C5/6、C6/7 椎间隙变窄。

辨　证　风痰上扰。

治　法　化痰祛风，健脾化湿。

处　方　半夏白术天麻汤加减。

半夏 10g，白术 10g，天麻 10g，陈皮 10g，茯苓 10g，甘草 6g，石菖蒲 10g，葛根 10g，姜黄 10g，藿香 10g，佩兰 10g。7 剂，以上水煎服，每日一剂，分 2 次服。

嘱患者注意休息，避免低头伏案，避风寒，配合我院自制颈痛散外敷（每日 1 次）。

二诊：1 周后患者自诉颈部疼痛较前明显改善，偶有头晕不适，舌淡红，苔薄白，脉弦滑。上方去藿香、佩兰。续服 7 剂巩固疗效。

解　析　患者平时好食肥甘厚腻，脾湿生痰，痰浊蒙蔽清窍，风痰上扰，故见眩晕；痰气交阻，浊阴不降，故见胸闷呕恶。治宜化痰祛风，健脾化湿，故选用《医学心悟》半夏白术天麻汤加减。本方以化痰祛风为重，兼健脾祛湿，为治风痰上扰之眩晕之剂。本案在原方基础上加用石菖蒲开窍豁痰；葛根、姜黄祛风除湿，舒筋通络；藿香、佩兰芳香化湿。

指导老师按语　椎动脉型颈椎病是临床上常见的颈椎病类型之一，属中医"眩晕"范畴。《素问·至真要大论》提出："诸风掉眩，皆属于肝。"《丹溪心法·头眩》提出："无痰不作眩。"说明眩晕与肝、风关系密切。肝阴亏耗，肝阳上亢，上扰清窍；肝郁乘脾，脾气受损，运化失司，水湿内停，气机不畅，清窍失养；肝失疏泄，肝风内动，清窍受扰，均可致眩晕。本案眩晕，胸膈痞闷，恶心欲呕，舌淡红，苔白腻，脉弦滑，均为风痰上扰辨证要点，辨证准确，选用半夏白术天麻汤加减可获良效。

（永州市中医医院钱锋，指导老师：王文革）

医案四

李某，女，45 岁。主诉：颈部疼痛伴右上肢疼痛麻木半月。

现病史：患者自诉半月前无明显诱因出现颈部疼痛伴右上肢疼痛麻木，右上肢呈放射痛，劳累后或受寒后加重，曾在当地医院行针灸等治疗后改善不明显。现症见：颈部疼痛，右上肢疼痛麻木，遇寒加重，头身酸沉困重感，纳可，夜寐欠安，小便可，大便溏，舌质淡红，苔白腻，脉浮。查体：颈椎生理曲度变直，活动受限，C4/5 棘间及椎旁压痛，压颈试验（+），右臂丛神经牵拉试验（+），右上肢放射痛，双侧霍夫曼征（−），右手握力稍减弱，四肢肌张力可，生理反射存，病理征（−）。辅助检查：CT 提示 C4/5 椎间盘突出。

辨　证　风寒湿阻。

治　法　祛风散寒，除湿通络。

处　方　羌活胜湿汤加减。

羌活 10g，独活 10g，川芎 10g，秦艽 10g，防风 10g，葛根 10g，桂枝 10g，炙甘草 6g，蔓荆子 10g，藁本 10g。7 剂，水煎服，每日一剂，分 2 次服。

嘱患者注意休息，避免低头伏案，避风寒，配合我院自制颈痛散外敷（每日 1 次）。

1 周后电话随访，患者颈项部疼痛及右上肢疼痛麻木症状明显改善。

解　析　本案湿伤太阳，经气不利，故见颈项疼痛。湿性重着黏腻，故疼痛伴有酸沉困重感及舌苔厚腻等症。选用羌活胜湿汤加减以祛风散寒，除湿通络。方中羌活、独活祛风湿，利关节；防风、藁本祛风除湿；川芎活血祛风止痛；蔓荆子治头风疼痛；桂枝调和营卫；葛根通经活络；炙甘草合诸药辛甘发散，调和药性。

指导老师按语　《素问·痹论》云："风寒湿三气杂至，合而为痹也，其风气胜者为行痹，寒气胜者为痛痹，湿气胜者为著痹也。"此证以肢体疼痛困重为特点，当是寒湿为患。凡风寒湿邪痹阻于颈项者，羌活胜湿汤为之常用方。辨证时应注意症状中是否有头痛身重、颈项部疼痛等太阳经症状。

（永州市中医医院钱锋，指导老师：王文革）

医案五

艾某，女，61 岁。2022 年 10 月初诊。主诉：颈部酸胀伴双上肢麻木半年，加重 1 周。现病史：患者自诉半年前无明显诱因出现颈项酸胀，双上肢麻木，后上症逐渐加重，近 1 周以来双上肢麻木难忍，持物无力，行走尚可，无踩棉花样感觉，曾在当地社区医院行针灸等治疗后改善不明显。现症见：颈项部酸胀，双上肢麻木，纳差，口干，神疲乏力，夜寐欠安，二便尚可，舌质紫暗，苔薄白，脉弦涩。查体：颈椎生理曲度变直，活动受限，椎旁肌紧张，压颈试验（+），双侧臂丛神经牵拉试验（+），双侧霍夫曼征（−），四肢肌力感觉尚可，生理反射存，病理征（−）。辅助检查：CT 提示 C5/6、C6/7 椎间盘突出，椎间孔变窄。

辨　证　气虚血瘀。

治　法　补气活血，通络止痛。

处　方　补阳还五汤加减。

黄芪 20g，当归 10g，赤芍 10g，地龙 10g，川芎 10g，桃仁 10g，红花 10g，丹参 10g，葛根 10g，桂枝 10g，炙甘草 6g，生地黄 10g。7 剂，水煎服，每日一剂，分 2 次服。

二诊：1 周后患者自觉颈部酸胀及上肢麻木感明显减轻，原方加鸡血藤 20g。7 剂巩固疗效。后电话随访症状基本消失。

解　析　本案属典型的气虚血瘀型项痹病，西医属神经根型颈椎病。本案在补阳还五汤基础上进行加减，方中重用黄芪，大补脾胃之元气，令气旺血行，瘀去络通；当归长于活血，且有化瘀而不伤血之功；川芎、赤芍、桃仁、红花、丹参助当归活血祛瘀；地龙通经活络；生地黄养阴生津；葛根通经活络；桂枝调和营卫。本方的配伍特点是大量补气药与少量活血药相配，使气旺则血行，活血而不伤正，全方配伍切合病机，共奏补气活血、通络止痛之功。

指导老师按语　补阳还五汤出自《医林改错》，此方为治疗气虚血瘀证的名方。气虚为本，血瘀为标，补阳还五汤为"因虚致瘀"而设，多用于肢体无力，经络不痛的病证。临床上治疗项痹之虚证为本为重者，疗效亦佳。

（永州市中医医院钱锋，指导老师：王文革）

医案六

刘某，男，60 岁。2022 年 6 月 10 日初诊。主诉：颈项部疼痛伴四肢麻木不利 1 年余。现病史：患者 1 年前觉颈项部疼痛不适，颈椎转侧活动时疼痛明显，遇寒加重，得温缓解，后四肢觉麻木不利沉重感，晨起明显，活动后缓解，多次在当地诊所治疗予以中药和双氯芬酸钠胶囊口服，效果不甚明显，后在当地烧灯火治疗，仍效果不佳，今来就诊。现症见：颈椎棘突及椎旁压痛，椎间孔挤压及分离试验阴性，臂丛神经牵拉试验阴性，双侧霍夫曼征阴性，纳可，二便调，舌淡苔薄白，脉浮。

辨　证　风寒痹阻。

治　法　温经散寒，通络止痛。

处　方　麻桂温经汤加减。

麻黄 12g，桂枝 15g，白芷 15g，细辛 6g，桃仁 12g，红花 12g，赤芍 12g，三棱 10g，莪术 10g，桑枝 15g，地龙 10g，僵蚕 10g，甘草 6g。14 剂。

解　析　本项痹案因风寒湿邪乘虚而入，寒瘀凝滞，痹阻经脉，气血运行不畅，则颈项疼痛，屈伸不利，遇寒则痛剧，痛有定处，得温则舒。治当温经散寒，通络止痛，方用麻桂温经汤加减。方中麻黄、桂枝、白芷、细辛温经散寒，通络止痛，桃仁、红花、赤芍活血祛瘀，散结止痛，三棱、莪术合用加强破血逐瘀之效，桑枝祛风湿，通经络，达四肢，利关节，再用僵蚕、地龙增强搜风通络之效，甘草调和诸药。全方配伍，可达温经散寒、通络止痛之效。

指导老师按语　《素问》有云："阳气者，若天与日，失其所，则折寿而不彰。"指出阳气失其位则损其寿。《医学心悟》中指出："温者，温其中也，脏受寒侵，必须温剂。经云：寒者热之，是已。"指出对于寒性的病症应运用温热的方法进行治疗。《素问·痹论》认为"风寒湿三气杂至，合而为痹也。其风气胜者为行痹，寒气胜者为痛痹，湿气胜者为著痹也。"麻桂温经汤临床用于风、寒、湿邪入络之痹症，具有温经活络、祛瘀止痛之功。临床应用须根据体质及风、寒、湿、瘀偏胜所出现的不同症状，进行辨证加减施治，以达到"通则不痛"目的。

（张家界市中医医院向剑锋，指导老师：汤芳生）

医案七

谢某，男，35 岁。主诉：颈部疼痛伴左上肢放射痛反复发作 5 年，加重 1 周。患者自诉左上肢发凉，盛夏也需穿长袖。舌红苔白，边有齿痕，脉沉细。核磁共振示：C3/4、C4/5、C5/6 椎间盘突出。

辨　证　风寒湿痹。

治　法　祛风除湿。

处　方　白术附子汤合独活寄生汤加减。

制附子 10g，白术 10g，生姜 5g，当归 15g，牛膝 10g，黄芪 30g，茯苓 10g，熟地黄 10g，桃仁 10g，红花 10g，细辛 3g，杜仲 10g，秦艽 10g，防风 10g，鸡血藤 15g，全蝎 5g，炙甘草 6g。7 剂，水煎，每日一剂，早晚分服。

解　析　颈椎病主要是经脉不通，不通则痛，因痛拘急。白术附子汤可温阳通经，祛风除湿。独活寄生汤可祛风湿，止痹痛，益肝肾，补气血。鸡血藤舒筋活络，重用黄芪健脾益气，全蝎可攻毒散结、通络止痛。

指导老师按语　颈椎病临床症状比较复杂，此病为风寒湿邪入侵与气血相搏，脉络痹涩不通。病证合机，药证相符，诸症减缓。

（永州市中医医院宋海林，指导老师：王文革）

第五节　其他病证医案

医案一

赵某，女，49 岁。2023 年 4 月 19 日初诊。主诉：右肘外侧疼痛伴活动不利 1 个月，加重 3 天。现病史：患者 1 个月前因劳累致右肘外侧疼痛，拧毛巾、提壶倒水等动作可诱发加重，休息后缓解。3 天前因受风邪，症状加重，在家自行贴膏药治疗，未见明显缓解。为求进一步治疗，特来就诊。既往史：高血压 12 年，冠心病 5 年，慢性胃炎 10 年。查体：右肱骨外上髁处压痛（+），腕伸肌紧张试验阳性，前臂伸肌张力试验阳性，余无特殊。辅助检查：右肘关节正侧位片示右肘关节未见明显异常。舌红，苔白，脉浮涩。

辨　证　外感风邪，气滞血瘀。

治　法　祛风解表，通络止痛。

处　方　海桐皮汤加减。

海桐皮 15g，透骨草 15g，威灵仙 9g，白芷 9g，川花椒 20g，防风 9g，乳香 12g，没药 12g，当归 9g，红花 9g，川芎 9g，甘草 9g。15 剂，熏洗，每日一剂，晚上用。

二诊：2023 年 5 月 8 日。患者诉疼痛基本消失。

解　析　本病患者为老年女性，长期家务导致肘关节劳损，经脉瘀阻，气血经行肘部时，留滞于肘部，加之患者长期劳损，致使局部津液耗伤，肌肉失于濡养，易感风寒湿邪，故外用祛风解表，通络止痛治疗，方选海桐皮汤熏洗。方中海桐皮、透骨草有祛风通络之功效；白芷、威灵仙、川花椒、防风祛风解表，舒经通络；乳香、没药配伍活血化瘀，消肿止痛；当归、川芎、红花通经化瘀；甘草调和诸药。诸药合用，有祛风解表、通络止痛之功效。海桐皮汤熏洗使药物透过皮肤，减轻患肢疼痛，恢复肢体正常功能。

指导老师按语　《素问·长刺节论》曰："病在筋，筋挛节痛，不可以行，名曰筋痹。"此病在中医学归属为"筋痹、筋伤、筋劳"范畴。好发于反复用力伸腕、旋转前臂活动的人群。国外研究显示发病患者群以非运动员的普通人群居多，发病年龄通常在 40～60 岁，而以 40～49 岁最为常见，男女发病率无明显差异。中医学认为，筋骨经脉为气滞、痰郁、寒凝、血瘀等病理因素侵袭时，气血运行受阻，筋脉失于濡养，可表现为疼痛不适，活动受限。目前使用广泛的疗法是封闭疗法和激素治疗，可在数周内显著缓解症状，但长期疗效较差，易复发，不良作用明显。海桐皮汤局部熏洗，基于《黄帝内经》："其有邪者，渍形以为汗。"邪气可随汗液而解，在中医整体观和辨证论治的基础上通过中药熏洗达到祛风解表、通络止痛的目的，可收效显著。

（湖南中医药大学第二附属医院李益亮，指导老师：孙绍裘）

医案二

朱某，男，45岁。就诊于2022年8月29日。主诉：右臀部疼痛伴活动受限1月余。现病史：患者自诉于约1个月前因工作劳累后出现右臀部疼痛、活动后加重。行针灸及推拿治疗后未见明显好转。

查：双侧髂后上棘处无明显压痛。右梨状肌体表投影处存在压痛，可扪及条索感。右直腿抬高试验70°（+），右梨状肌紧张试验阳性。舌红，苔薄白，脉弦紧。MRI示：右梨状肌局部水肿。

辨　证　风寒湿痹。

治　法　散寒通络，化湿止痛。

处　方　桂枝汤加减。

桂枝10g，白芍20g，杜仲10g，独活15g，丹参12g，木瓜10g，三棱12g，莪术12g，鸡血藤10g，甘草6g。7剂。另祛风止痛膏外用。

二诊：患者局疼痛减轻，原方处加以乳香、没药各10g，黄芪30g。另祛风止痛膏外用。

解　析　患者长时间伏案工作，平素缺乏锻炼，体质虚弱，卫外不固，气血生化不足，遇外感则易感受外邪，外邪注于肌腠经络，滞留关节筋骨，导致气血痹阻而发为风寒湿痹，当治以散寒通络，化湿止痛。外用祛风止痛膏于局部以祛风止痛。

指导老师按语　本患者因长时间伏案工作而发病。久坐伤肉，局部受压较重，导致血络不通，日久出现气血瘀阻而突发疼痛。常见为局部虚损而风寒湿趁虚而入。患者早期用针灸推拿未见疗效考虑自身血络不畅，导致局部软组织水肿加重，故治疗方法及选择时机非常重要，选择合适的时间运用适当的方法对疾病的治疗才会有效果。

（湖南中医药大学第二附属医院：董大立，指导老师：孙绍裘）

医案三

龙某，女，54 岁。主诉：因腰背部胀痛，活动受限 3 个月初诊。入院症见：面色少华，腰背部两侧胀痛，活动受限，双下肢无麻木，周身乏力，少许酸痛。食纳可，二便可。自觉近期暴瘦，精神差。查体：腰背部肌紧张，无明显肿胀，L2、L3 棘突局部压痛、叩击痛明显。拾物试验（+）。双下肢膝、踝反射正常，皮感、肌力正常。巴宾斯基征（-）。舌淡红、苔薄白、脉沉细。腰椎 MRI 诊断：考虑 L2、L3 椎体结核，伴椎旁、左侧腰大肌脓肿形成；L2、L5 段深浅筋膜弥漫性水肿，损伤？L3～4、L4～5、L5～S1 椎间盘膨出。结核感染 T 细胞检测（+）；红细胞沉降率（ESR）109.00mm/h；CRP 66.56mg/L。葡萄糖（GLU）8.24mmol/L。

辨　证　肝肾不足，阳虚寒凝。

治　法　温阳补阴，祛寒散痰。

处　方　阳和汤加减。

麻黄 3g，炮姜 3g，肉桂 3g，甘草 3g，熟地黄 15g，鹿角胶 6g，白芥子 6g。14 剂，每日一剂，水煎，早晚分服。配合四联抗痨药口服。

解　析　骨关节结核系结核分枝杆菌入侵骨或关节而致化脓性骨破坏病变，脊柱结核为最常见骨关节结核，椎体局部常伴有寒性脓肿形成，溃后难愈，形成久治不愈之窦道。中医属"骨痨""流痰"等范畴，乃正气亏虚而致痨虫侵袭，蚀骨痨肉为脓，故作痛作肿，病程迁延而致气滞痰凝、毒邪深伏，其治以扶正祛邪为主，辨证施治。

指导老师按语　脊柱结核病机以正虚为主，痨虫侵袭为因。正虚亦以肾虚为主，故补肾壮骨为本病治本之法。本病为病变初期，症状较轻，仅腰痛不适，伴有少气乏力、周身倦怠，舌淡红，苔薄白，脉沉细。故以温经通络、祛寒散痰之阳和汤加减治之。方中重用熟地黄温补营血，益血生精，生发元气，提高机体免疫力，辅以鹿角胶温补肾精，二者同奏养血益精生髓、补益肝肾之功，精血同源，使温而不燥，共为君药；臣以肉桂温补肾阳，蒸化精气，引火归元，促发肾之功能，加强生精益血补髓之功能；佐以炮姜破阴和阳，温中有通，协调脾胃，使中焦受气取汁，化赤为血，新血生发，托毒排脓使阴疽破脓而愈；佐以白芥子通阳散滞而消痰结，化皮里膜外之痰，以及麻黄开腠达表，使邪有出路；甘草解毒而调和诸药。全方共奏养血益精生髓、温补肝肾、宣通血脉、散寒祛痰之功效。

（新邵县中医医院赵明，指导老师：廖怀章）

第六章
针灸推拿

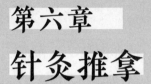

第一节　儿科病证医案

医案一

田某，女，8个月。2022年6月初诊。主诉：食后吐酸臭乳块2天。现病史：患儿2天前加多种辅食后出现食后吐酸臭味乳块及不消化食物，吐后不欲食，口臭，腹胀，便干，舌红，苔厚腻，指纹紫，现于风关。

辨　证　乳食积滞。

治　法　消食导滞，和中降逆。

处　方　刘氏小儿推拿治疗×3次。

小儿推拿处方：常例开窍；推五经：先清脾经200次，后补脾经100次，清肝经150次，清心经100次，补肾经150次（以"清四补一"法为重点，清脾经，清后加补）。配止吐主穴：推天柱100次，揉板门90次；消食导滞穴：推大肠100次，揉中脘（消食法）、足三里各90次。摩腹2min，揉天枢60次，推下七节50次；按肩井关窍。

二诊：患儿呕吐较昨日次数减少，下午进食后仍有呕吐，大便变软，纳食增加，舌红，苔稍腻，指纹淡紫，现于风关。继续以上刘氏小儿推拿治疗。

三诊：患儿昨下午至现在未出现呕吐，纳食正常，未闻及口臭，无腹胀，大便软，精神佳，舌淡红，苔薄黄，指纹淡紫，现于风关。

刘氏小儿推拿治疗：脾经只补不清，去推下七节治疗，余法同前。嘱患儿家属慎喂养，辅食有序添加。

解　析　小儿脾胃薄弱，家属喂养不当，乳食过多，蓄积胃中，致中焦壅塞，胃不受纳，脾失健运，气机升降失调，致胃气上逆而呕吐。方中脾经清后加补，清脾经，疏导中焦壅塞；补脾经，因小儿脾胃薄弱防疏导太过。清肝经、清心经防肝旺火动。补肺经、肾经，按揉足三里以助脾胃运化，推大肠、揉中脘以消食导滞。推天柱、板门降逆止呕，摩腹消食导滞，降气通便。推下七节泻积通便。合用以达到消食导滞，和中降逆止呕的目的。

指导老师按语　呕吐是功能的一种本能反应，也是脾胃疾病的一个常见症状，可见于许多疾病中，在排除其他器质性病变的情况下，针对消化功能紊乱，消化不良等，小儿推拿可作为呕吐治疗的首选方法。

（湘西州民族中医院王小军，指导老师：邵湘宁）

医案二

罗某，女，5岁。2022年6月10日初诊。主诉：腹痛一天。现病史：患儿昨晚食多种零食后出现腹痛，以脐周疼痛为主，拒按、泛恶、矢气增多，夜卧不安，哭吵，舌红苔厚黄腻。腹部彩超：腹腔淋巴结肿大。

辨　证　伤食痛。

治　法　消食导滞，和中止痛。

处　方　刘氏小儿推拿治疗×2次。

小儿推拿处方：常例开窍；推五经：清脾经300次后加补脾经150次，清肝经200次，清心经100次，补肺经130次，补肾经200次。配穴：清大肠90次，掐揉四横纹4次，揉板门60次，揉中脘（消导法）200次，摩腹2min，拿肚角5次，揉足三里100次，捏脊8遍，推下七节50次；按肩井关窍。

二诊：患儿昨大便3次，酸臭，便后腹痛明显减轻，食纳可，精神可，腹软，寐安，舌淡红，苔黄稍腻。小儿推拿手法去推下七节，脾经只补不清，余法同前继续治疗两天。嘱慎饮食，愈后小儿推拿常规调理脾胃，每周两次。

解　析　小儿脾胃薄弱，经脉未盛，易为各种病邪干扰，六腑以通降为顺，经脉以流通为畅，乳食积滞，使气滞于脾胃肠腑，脾喜运而恶滞，六腑不通则痛，治疗以刘氏小儿推拿调理脏腑，重推脾经，配揉中脘、肚脐、足三里，摩腹，掐四横纹，揉板门，捏脊等，健脾和胃，消食导滞，理气止痛。清大肠、揉天枢疏调肠胃积滞。拿肚角、按肩井宣通气血、关窍。腑气通则腹痛除。

指导老师按语　导致小儿腹痛的原因很多，诊断时需要细心、有耐心。推拿对于一般功能性腹痛疗效较好，有些器质性病变腹痛需要注意鉴别，并采取中西医结合方法及时治疗。

（湘西州民族中医院王小军，指导老师：邵湘宁）

医案三

王某，女，2岁。2022年7月3日初诊。主诉：智力、运动发育落后1年余。现病史：患儿早产低体重儿，运动发育落后、语迟、智力低下，发稀萎黄、四肢痿软、肌肉松弛、面白无华、喜流涎。舌淡、苔少、脉细弱、指纹淡。既往体质差。心脏彩超：室间隔缺损2mm。颅脑MRI：额颞叶脑间隙明显增宽。

辨　证　心脾两虚。

治　法　补益心脾。

处　方　刘氏小儿推拿治疗7次；针刺治疗（体针、头皮针督脉穴）7次；西医康复治疗、语言及智力训练7次。

小儿推拿处方：常例开窍；补脾经350次，清肝经150次，补心经100次，补后加清心经50次，补肺经150次，补肾经200次。配穴：推三关90次，推六腑30次，揉脾俞、心俞150次，捏脊8遍；按肩井3次关窍。

二诊：患儿病情稳定，肌力较前改善，言语及智力进步不明显，食纳及睡眠改善，母亲护理难度稍减。加智力障碍推拿（头部四神聪、脑户、脑空），轻推囟门3min，余治疗同前7次。

三诊：患儿病情稳定，肌力改善，能主动翻身，与人开始有短时间对视。近一周，母亲诉睡眠易惊、易哭，刘氏小儿推拿及针刺、西医康复继续治疗，今加养心安神推拿调理（人、小天心各50次，揉精宁100次，扣拍督脉2min）7次。

四诊：患儿病情明显改善，可短暂独坐，眼睛有对视，会微笑，呼名会寻找声源，双手能抓握玩具，但不持久，口中偶可发"啊""呃""爸"等简单音节，体重增加。近一个月治疗期间，患儿未出现感风寒、呕吐、腹泻等其他不适，母亲对刘氏小儿推拿治疗效果非常满意，继续接受刘氏小儿推拿及针灸、康复综合治疗。

解　析　患儿由于早产先天不足，心、脾、肾亏虚，肢体及脑失于濡养，故见五迟、五软、智力障碍。刘氏小儿推拿推经治脏：补脾经、补心经同时配合揉脾俞、心俞以重补脾经、心经。因心经宜清不宜补，故补后加清。清肝经以防肝木克脾土。推三关温养气血，配推六腑防温燥太过，捏脊调理气血，肩井关窍。配针刺治疗健脑益智，调补五脏，结合西医康复手段改善肢体功能、语言及智力。

指导老师按语 小儿脑瘫病位在脑，但与先天发育和后天营养关系密切，从心、脾、肾入手调理脏腑，年龄越小效果越好。同时配合针灸治疗及西医功能训练，持之以恒，让患儿早日回归家庭、回归社会。

（湘西州民族中医院王小军，指导老师：邵湘宁）

医案四

张某，女，一岁半。2022 年 9 月 15 日初诊。主诉：咳嗽 2 天。现病史：患儿昨起无明显诱因出现鼻塞、流黄涕、发热反复，最高体温 38.2℃，烦躁不安，咳嗽频作，咳声尖锐而来我门诊就医。查体：面红唇赤，咽喉红肿，未见分泌物，舌红苔薄黄，指纹紫滞，浮现于风关，T38℃，扁桃体Ⅰ度肿大，咽充血，双肺呼吸音粗，未闻及明显干、湿啰音，余（−）。血常规（−）；超敏 C 反应蛋白 6.3mg/L；胸部 DR：双肺纹理稍粗。诊断：外感咳嗽。

辨　证 风热证。

治　法 疏风清热，宣肺止咳。

处　方 刘氏小儿推拿治疗 3 次；桑菊饮加减 3 剂。

小儿推拿处方：常例开窍；先清脾经 200 次，再补脾经 100 次，清肝经 200 次，清心经 100 次，清肺经 200 次，补肾经 100 次；配推三关 30 次，推六腑 90 次，推天河水 24 次，推胸法（天突、膻中、分推肋间、按压肋间），推背法（风门、肺俞、推介字），揉大椎 60 次；按肩井关窍。

桑菊饮加减：桑叶 5g，菊花 5g，连翘 4g，苦杏仁 4g，陈皮 4g，桔梗 4g，芦根 4g，薄荷 4g，黄芩 4g，板蓝根 4g，甘草 3g。

二诊：患儿经小儿推拿配合中药口服治疗 3 天后热退，咳嗽好转，咳黄痰，无鼻塞。偶流黄浓涕。查体：面色口唇正常，咽喉稍红不肿，舌淡红，苔薄白。指纹淡紫现于风关。T36.7℃，扁桃体不大，咽稍充血，双肺呼吸音粗，未闻及明显干、湿啰音，余（−）。小儿推拿处方脾经只补不清；去推六腑、推天河水、揉大椎清热手法，加揉丰隆化痰；余手法同前。患儿病情明显好转，因中药味苦，喂食困难，遂停服中药改用肺力咳合剂止咳化痰。治疗 3 天。

三诊：3 日后复诊，患儿病愈，诸症皆清。嘱避风寒，清淡饮食，多饮水。

解　析 肺为娇脏，小儿脾常不足，肺脾虚弱是本病的主要内因，咳嗽的病变部位在肺，常涉及脾。病理机制为肺失宣肃，外邪从口鼻或皮毛而入，邪侵于肺，肺气不宣，清肃失职而发生咳嗽。发热、黄涕、面红唇赤、舌红苔薄黄为风热之象。推拿治疗推五经调理五脏，重清肺经可宣肺祛邪止咳；清补脾经，健脾去热；清肝经清热除烦；退六腑清热宣肺；推天河水、大椎清热解表；推胸、推背法宣肺止咳化痰；中药处方：桑叶、菊花、黄芩散上焦风热；连翘、薄荷、板蓝根清热利咽；苦杏仁、桔梗、陈皮宣肺止咳；芦根清热生津除烦。二诊时患儿热已退，故去清热的推六腑、揉大椎、推天河水手法，防清热太过损伤脾胃；脾经只补不清，防脾胃损伤；合肺力咳合剂止咳化痰。

指导老师按语　小儿咳嗽有外感和内伤之别，但儿童多为外感所致，重在辨寒热，治疗从肺入手，强调五经配伍调理五脏。推胸法、推背法等核心技法灵活掌握，并能熟练地运用于临床实践。并在老师经验的基础上举一反三，触类旁通，结合中医推拿、中药、西医理化检查综合运用，做到学有所成、学有所获、学有所为，从而对中药感悟越来越深。

（湘西州民族中医院王小军，指导老师：邵湘宁）

医案五

赵某，男，16个月。2022年10月18日初诊。主诉：腹泻3天。

现病史：患儿3天前食扣肉后出现腹泻，每日5次。自服药（不详），病情无明显缓解。现患儿仍腹泻，每日4～6次，蛋花样稀便，色黄、味臭，食欲不振，小便短黄。查体：神欠，腹胀，肛门发红，小便短黄；舌红、苔黄偏腻；指纹紫、现于风关。粪常规：脂肪球（+++）。

辨　证　湿热泄泻。

治　法　清热利湿，调中止泻。

处　方　刘氏小儿推拿治疗3次；双歧杆菌四联活菌片1片，口服，每日3次；口服补液盐。

小儿推拿处方：常例开窍；清脾经300次，清肝经200次，清心经200次，清肺经100次，补肾经150次（清四补一法）；配清大肠150次，清后溪100次，推六腑120次，推三关40次，摩腹2min，揉中脘150次，揉天枢60次，揉脐100次，拿肚角5次，揉龟尾100次，揉足三里100次；按肩井关窍。双歧杆菌四联活菌片调节肠道菌群；因患儿神欠、小便短黄考虑脱水，予口服补液盐，嘱清淡饮食喂养。

二诊：患儿经治3天后，昨日便2次，糊状色黄，食纳改善，小便正常。查体：

精神可，腹软，肛门轻微红，舌淡红，苔薄黄；指纹紫并现于风关。粪常规：脂肪球（+）。

　　小儿推拿手法：脾经只补不清，清大肠 50 次，去清后溪、推六腑手法，余手法同前。患儿精神好转，小便正常，停服口服补液盐，嘱清淡易消化饮食，双歧杆菌四联活菌片剂继服 2 天。

　　三诊：患儿两天后复诊，便一次，黄软，食纳佳，小便正常。查体：腹平软，舌淡红，苔薄白。

解　析　婴幼儿脾常不足，易感受外邪致脾病，湿盛而发生泄泻。《医考方》云："泻责之脾，痛责之肝，肝责之实，脾责之虚。"疏泄失调，升降失司，大肠传导失调，而见泄泻。本病患者因食肥甘厚腻，内生湿热而致泄泻，临床治以清热利湿，调中止泻。推五经用"清四补一"法，以清热为主，重清脾经以清中焦湿热为主；清大肠、清后溪、推六腑清利湿热；揉足三里、揉肚脐、拿肚角、揉龟尾调中理气；揉中脘调中安中止泻；按肩井关窍；双歧杆菌四联活菌片改善肠道菌群；口服补液盐预防脱水。

指导老师按语　婴儿腹泻是小儿推拿的优势病种之一，通过学习刘氏小儿推拿的核心技法"推五经，治五脏"，在治疗中注重五经配伍，辨证精准，取穴简而精，取得了良好的临床疗效。并在老师经验的基础上，能举一反三，有所发现、有所提升、有所感悟，真正做到理论实践相结合。

　　　　　　　　　　　　　（湘西州民族中医院王小军，指导老师：邵湘宁）

🦋 医案六

　　吴某，女，2 岁。2022 年 7 月 28 日初诊。主诉：稀水便 1 天。现病史：患儿昨天误食冷饮后出现稀水便，黄绿相间，夹泡沫，不臭，量一般，共 4 次；腹胀，小便量较前稍减少；舌苔白腻，脉浮数，指纹紫并现于风关。辅助检查：粪常规及隐血（−）。

辨　证　寒湿泄泻。

治　法　温中散寒，化湿止泻。

处　方　刘氏小儿推拿治疗 3 次。

　　小儿推拿手法：常例开窍；补脾经 300 次，清肝经 200 次，清心经 100 次，补肺经 150 次，补肾经 200 次。配穴：清大肠 150 次，揉外劳宫 100 次，推三关 90 次，推六腑 30 次，按揉足三里 60 次，揉中脘 150 次，揉脐 150 次，按揉龟尾

100 次，推上七节 60 次，推肺俞发红，捏脊；按肩井关窍。

二诊：昨患儿泻 2 次，稀糊状，腹胀，纳减，舌苔白稍腻，脉浮，指纹淡紫并现于风关。继以刘氏小儿推拿治疗，手法同前。

三诊：患儿泻 1 次，糊状，色黄，纳食欠；腹稍胀，小便可，舌苔白，指纹淡紫并现于风关。今加揉板门健脾助运，余法同前。

解 析 小儿脾常不足，易于感受外邪，感受寒湿，致脾胃受病。水谷不化、精微不布、清浊不分，合污而下而成泄泻。运用刘氏小儿推拿推五经调理脏腑，重补脾经，揉中脘、足三里、脐健脾化湿，温中散寒；补肺经、肾经助脾健运；按揉龟尾、推上七节调理大肠，固涩而止泻；肺与大肠相表里，推肺俞发红宣肺气，清大肠而止泻止痛，捏脊调理气血。

指导老师按语 泄泻是小儿推拿优势病种之一，治疗重在调理脏腑。五经配伍调理，加之推七节、揉龟尾、捏脊、揉脐健脾止泻。临床辨证准确，尽早干预，临床疗效较好，且患儿容易接受。

（湘西州民族中医院王小军，指导老师：邵湘宁）

医案七

曾某，女，2 岁。2022 年 11 月 28 日初诊。主诉：不欲食半年。现病史：患儿近半年来不思乳食，腹胀，便秘，形体偏瘦，面黄，发稀疏，口渴喜饮，卧不安，喜哭；睡时张嘴，唇尖红，苔黄腻。指纹紫并现于风关。查：牛奶过敏（+++），鸡蛋过敏（+++），血常规（−），腹部彩超（−）。诊断：疳积初期。

辨 证 食滞证。

治 法 消食导滞。

处 方 刘氏小儿推拿治疗 4 次；保和丸加减 4 剂；四缝挑治 1 次。

小儿推拿手法：常例开窍；先清脾经 300 次，后补脾经 150 次，清肝经 200 次，补肾经 200 次；分推腹阴阳 20 次，清大肠 150 次，推六腑 90 次，推三关 30 次，揉中脘（消导法）200 次，揉足三里 100 次，掐四横纹 5 遍，捏脊 8 遍，推下七节 50 次；按肩井关窍。

二诊：推拿治疗 4 天后，患儿食纳增加，睡眠好转，大便变软，舌淡红，苔薄黄，指纹淡紫现于风关。保和丸停服，小儿推拿治疗去推下七节骨，去推六腑，推三关，脾经只补不清，继续治疗 4 天调理脾胃功能，合理喂养，规避过敏食物，忌零食。

解　析　小儿脾胃薄弱，消化功能欠缺，加之牛奶、鸡蛋过敏，长期摄入致脾胃受损，运化失常，饮食停聚不化，气滞不行，出现不思乳食，食而不化，腹部胀满，大便不调等积滞之证。积滞日久脾胃纳化失常，乳食精微无从运化吸收，脏腑、肌肉、四肢失于濡养，故出现形体消瘦，面黄发枯；生内热致气液耗伤，有虚热烦躁之象。方中清补脾经，消积健脾而不伤中；清肝经疏肝理脾；补肺、肾二经，分腹阴阳，益气养阴而助脾；掐四横纹、揉中脘，分推腹阴阳，消食导滞，疏调肠胃积滞；清大肠、推六腑，清肠腑之积热；捏脊、揉足三里，健脾开胃，消食和中；推下七节调腑通便；配保和丸口服健脾消积；挑治四缝，行气导滞，消积除满。

指导老师按语　小儿脏腑娇嫩，脾胃功能发育不全，厌食至积滞，再到疳积是儿童脾胃病之演变过程，故治疗从脾经入手，强调五经配伍，注重调理脏腑功能。同时配合挑治四缝，服保和丸；喂养得当，临床疗效显著。

（湘西州民族中医院王小军，指导老师：邵湘宁）

🐾 医案八

彭某，男，6 岁。2022 年 10 月 28 日初诊。主诉：多发不自主动作 1 年余。现病史：患儿一年前出现多发不自主动作，表现为频繁眨眼、皱眉、努鼻、歪嘴及喉间怪声；神清，精神可，食纳可，寐欠安。舌红，苔薄偏干，脉细数。查：神经系统正常，颅脑 MRI（–），脑电图（–）。

辨　证　心肝火旺。

治　法　宁心平肝，祛风止抽。

处　方　刘氏小儿推拿治疗每日一次，10 次。

小儿推拿手法：常例开窍；补脾经 300 次，清肺经 200 次，清心经 300 次，清肝经 250 次，补肾经 200 次；揉一窝风、风池 50 次，按揉足三里、阳陵泉各 100 次；头面部轻揉局部推拿 5min，捏脊 8 遍；按肩井关窍。

二诊：10 天治疗后，患儿各种不自主动作频率均减少，能平静下来和家长玩小游戏，性格较前开朗，舌尖红，苔薄黄。继续推拿治疗，手法同前，每日一次，嘱家长多陪同户外活动，远离电子产品。

解　析　抽动障碍是儿童时期的一种复杂的慢性神经精神障碍性疾病，具有波动性、长期性、反复性的特点。中医认为此病主要与心、肝、大脑有关。心者，君主之官，神明出焉；诸风掉眩皆属于肝；风动而止于头目，儿童因性情乖戾、急躁耗伤心阴；肝郁化火引动肝风而抽动。小儿推拿重补脾，脾运则心血得生，肝阴得养。清肝、清心，宁心平肝、息风止抽；一窝风、风池、阳陵泉祛风，缓解经脉痉挛；按揉足三里、捏脊，健脾养心柔肝；局部推拿帮助不自主运动部位肌肉镇静；宁心平肝，息风止抽。

指导老师按语 小儿抽动障碍与心、肝、脾、肾有关；与风、火、痰、浊关系密切，重点从心、肝入手，同时配合中药及其他疗法效果更好。同时也需营造良好的生活环境及进行适当的心理疏导。

（湘西州民族中医院王小军，指导老师：邵湘宁）

医案九

吴某，男，4岁。2022年9月25日初诊。主诉：便干，便难，两月余。现病史：患儿两个月前天气转热后出现大便3～5日一行，排便困难，粪便干燥、坚硬，腹胀，神疲乏力，食纳减退，消瘦。舌红，苔薄黄。

辨 证 实秘。

治 法 行气导滞，清热通便。

处 方 刘氏小儿推拿每日一次，共4次。

小儿推拿手法：常例开窍；先清脾经400次，后补脾经200次，清肝经300次，清肺经200次，清心经50次，补肾经300次；清大肠150次，推六腑90次，推三关30次，揉中脘（消导法）60次，揉天枢、大横60次，摩腹3min，按足三里60次，揉龟尾60次，推下七节骨80次，推肺俞发红；按肩井关窍。

二诊：昨日治疗后即大便一次，便干、排便困难。矢气增多，食纳稍好转，舌红苔薄黄。续以刘氏小儿推拿治疗。

三诊：昨日便，便质变软。腹胀减轻，食纳增加，寐安，舌尖红，苔薄黄。续以刘氏小儿推拿治疗，多饮水及吃生鲜蔬菜、水果，续以上述小儿推拿治疗。

四诊：连续4日每日皆排便，昨日便软易解，无腹胀、腹痛，食纳可。舌淡红，苔薄稍黄。今推拿治疗手法脾经只补不清，去推下七节、推六腑、推三关。中脘用安中调中法。嘱：清淡饮食，多饮水；如时间允许，常规小儿推拿调理脾胃，每周2次。

解 析 由于小儿饮食不洁，食物停滞，气滞不行，郁久化热，耗伤阴液，导致胃肠燥热，阴液失于输布而不能下润，腑气不通，大便传导失常，致大便秘结难以排出。方中清脾、肝、心、肺经以清泻脏腑之实热；补肾经以滋阴润燥；清大肠、推六腑、揉中脘、揉龟尾、摩腹、推下七节合用以清理肠腑积热，导滞通便，推肺俞宣肺以助大肠；按肩井关窍。配合饮食调配，便秘当除。

指导老师按语　便秘是临床小儿常见病症，西医治疗方法单一，效果不佳。中医治疗强调辨证，选择刘氏小儿推拿配穴首次得当，效果好。通过该患儿的治疗说明刘氏小儿推拿治疗儿科疾病已经有良好的疗效，并且注重理论和实践相结合，在提高疗效的同时不断提高理论水平。

（湘西州民族中医院王小军，指导老师：邵湘宁）

医案十

林某，女，3岁。2022年10月21日初诊。主诉：食纳减退1月余。

现病史：患儿1个多月前过多摄入零食后，近1个多月来不思饮食，形体消瘦，面黄，发黄而稀，喜饮，易惊，腹胀。舌边尖红，苔黄而干，指纹紫红并现于风关。微量元素检查：锌低于正常58μmol/L。

辨　证　脾胃积热。

治　法　清热养阴，健脾益气。

处　方　刘氏小儿推拿治疗3次；赖氨葡辛颗粒，1袋，口服，每日1次。

小儿推拿手法：常例开窍；先清脾经300次，再补脾经150次，清肝经200次，清心经150次，补肺经150次，补肾经300次；清大肠100次，推三关30次，推六腑90次，运水入土20次，掐四横纹5遍，摩腹2min，推中脘（消导法）60次，捏脊8遍，揉龟尾50次，推下七节20次，按足三里100次；按肩井关窍。

二诊：经小儿推拿治疗3天后，患儿食纳较前增多。昨日三餐均摄入定量食物，牛奶总量300mL，面色较前明润，腹软，大便软。舌尖稍红苔薄黄，指纹淡紫现于风关。续以刘氏小儿推拿治疗3天。锌制剂继服一周。脾经只补不清，去揉龟尾和推下七节，余手法同前。嘱家长合理喂养，饮食清淡多元化，加强户外活动，按时作息。

解　析　小儿由于过摄零食，蕴热于脾胃，致脾胃受损，受纳运化失权而形成厌食，便干、喜饮、舌边尖红、苔黄而干均属于脾胃积热之象。方中推五经先清脾胃积热，后补脾经健中，以防清太过伤正而调之；清肝、心两经，以助脾经清热；补肺、肾两经，益气养阴而助脾胃；配清大肠、推六腑、运土入水清热养阴；掐四横纹、摩腹、揉中脘、捏脊、按足三里健脾益气，和中开胃；揉龟尾、推下七节通便以泄脾胃积热；按肩井关窍。配补充微量元素锌，促进食欲。后期注意户外活动及饮食调配，防止厌食再次发生。

指导老师按语 小儿生长发育迅速，若长期食欲不振，可使气血生化乏源，抗病能力下降，易转化为疳证。故应引起足够认识并及早干预预防。小儿推拿治疗重点还是从五经推治着手调理脏腑。

（湘西州民族中医院王小军，指导老师：邵湘宁）

医案十一

邵某，女，8个月16天。2022年3月10日初诊。其母代诉：患儿昨日受凉后出现咳嗽，夜间咳嗽，连声咳为主，伴有气喘，流清涕，无气促，无发热，精神状态欠佳，纳欠佳，寐差，大小便正常。

查体：神清，反应欠佳，前囟平软，全身未见皮疹及出血点，浅表淋巴结未触及肿大，T37.0℃，R55次/min，P140次/min，可见轻度吸气性三凹征，咽充血，双肺呼吸音粗，可闻及中等量细湿啰音，心律齐，心音中等，心前区未闻及明显病理性杂音，腹软，肝脾肋下未触及肿大，未触及包块，神经系统检查阴性，舌质红苔薄白，指纹浮红。

辨　证 风寒闭肺。

治　法 解表散寒，宣肺化痰，降逆止咳。

处　方 刘氏小儿推拿疗法。开窍手法：开天门、推坎宫、推太阳、按总筋、分阴阳。关窍手法：按肩井。

推五经：清脾经200次再补脾经100次，清心经100次，清肝经100次，清肺经300次，补肾经250次。

对症配穴：按揉板门100次，推腹法（调中安中法）100次，按揉肺俞至发红、盐擦八字至发红，推三关150次，推六腑50次，按揉丰隆100次，揉创新100次，推胸法、按弦走搓摩各50次，推背法、捏脊各5次。

中药处方：麻杏二陈汤加减（颗粒剂）。

蜜麻黄2g，款冬花3g，苦杏仁3g，茯苓5g，紫苏子5g，瓜蒌6g，陈皮3g，法半夏3g，细辛1g，浙贝母1g，矮地茶3g，甘草2g，地龙3g。3剂，每日2次，温水冲服。

疗程记录：推拿+中药治疗3次后，咳嗽较前明显减少，无三凹征，双肺呼吸音粗，未闻及细湿啰音，仍可闻及少许痰鸣音；继续推拿治疗2天，晨起偶有咳嗽，双肺呼吸音粗，未闻及啰音，巩固调理2天，病愈。

解　析　此病病位在肺，故推五经重点在肺经，实证以清肺经为主；推胸法、推背法、按弦走搓摩以宣肺止咳，宽胸理气，尤其是推背法之盐擦八字至皮肤发红，宣通气血，温化痰饮。按揉板门、推腹健脾化痰；按揉丰隆、创新化痰降逆止咳；推三关解表散寒，推六腑以防发散太过，且两者并用有平衡患儿阴阳的作用。

指导老师按语　肺炎是小儿常见的肺系疾病，对于小儿肺炎早期或肺炎轻症，辨证准确推药结合，可获良效。该病疗程一般 5～7 天，后期推拿巩固治疗，增强体质，以免肺炎反复，对于易感体弱小儿，非常重要。

（湖南中医药大学第一附属医院汤伟，指导老师：邵湘宁）

医案十二

吴某，男，11 月 10 天。2022 年 2 月 22 日初诊。其母代诉：患儿便秘 11 个多月，加重 2 个月，患儿出生后自行排胎便，质可，后出现便秘，约 1 日 1 次，量少，质可，色黄/绿，牛奶喂养，添加辅食后便秘加重，曾住院治疗，怀疑先天性巨结肠，治疗后上述症状稍有好转，近 2 个月来症状加重，为进一步治疗，今由家人送至我科门诊就诊。现症见：便秘，开塞露通便为主，解出大便时干时稀，腹胀，纳寐尚可，小便可。舌质红，苔稍腻，指纹滞。

辨　证　气机郁滞兼脾虚。

治　法　理气健脾，导滞通便。

处　方　刘氏小儿推拿疗法。开窍手法：开天门、推坎宫、推太阳、按总筋、分阴阳。关窍手法：按肩井。

推五经：补脾经 300 次，清肝经 100 次，清心经 50 次，补肺经 100 次，补肾经 150 次。

对症配穴：推大肠 60 次，运水入土 50 次，按揉足三里 100 次，推腹法（补中法）50 次，摩腹 100 次，揉脐 100 次，揉按天枢 100 次，按弦走搓摩 50 次，按揉脾俞、肾俞各 30 次，揉龟尾 100 次，推下七节 50 次，捏脊 8～10 次。

二诊：2022 年 2 月 28 日，治疗后立即排便，质清稀，如水状，近 4 日未排便。治法不变，小儿推拿治疗隔日 1 次，建议检查食物不耐受过敏原。

解　析　此病病位在脾，故推五经重点在脾经，虚证以补脾经为主；推大肠以通腑，导滞通便；运水入土，推腹法（补中法），揉按足三里、脾俞、肾俞可健脾益气，润肠通便；按弦走搓摩可疏肝理气，摩腹、揉脐、揉龟尾、推下七节是治疗脾系气滞穴组常用配伍，可导滞通便；天枢是便秘治疗的经验穴。

指导老师按语　便秘是小儿推拿的优势病证，推拿对小儿功能性便秘疗效稳定可靠；对于婴幼儿长期便秘需排除先天因素和食物不耐受等原因。

（湖南中医药大学第一附属医院汤伟，指导老师：邵湘宁）

医案十三

粟某，女，4 岁 10 个月。2023 年 3 月 19 日。其母代诉：患儿昨日淋雨后出现腹部疼痛，呈阵发性，有按压痛，无恶心、呕吐，伴有发热，体温最高达 38.0℃，无寒战、抽搐，偶有单声咳，无痰。现症见：发热，腹部疼痛，脐中尤甚，偶有单声咳，无呕吐，精神不佳，神情倦怠，不欲主动进食，寐欠安，大便 2 日未解，小便黄。既往有过敏性鼻炎病史，余无特殊。查体：T38.2℃，R40 次 /min，P110 次 /min，咽稍充血，双肺呼吸音粗，未闻及啰音。心律齐，心前区未闻及明显病理性杂音。腹部胀满、膨隆，腹壁不紧张，痛点不固定，麦氏点无压痛，无反跳痛，无转移性右下腹疼痛，无肿块，肝脾肋下未触及肿大，未触及包块，神经系统检查阴性。舌淡红，苔白厚腻，脉濡。辅助检查：C 反应蛋白 1.71mg/L，白细胞 15.32×10^9/L，中性粒细胞百分比 75.50%，单核细胞百分比 2.10%，淋巴细胞百分比 21.70%。因家长拒绝行腹部彩超检查故无检查结果。

辨　证　寒痛。

治　法　温中散寒，理气止痛。

处　方　刘氏小儿推拿疗法。开窍手法：开天门、推坎宫、推太阳、按总筋、分阴阳。关窍手法：按肩井。

推五经：清脾经 400 次再补脾经 200 次，清肝经 250 次，清心经 100 次，清肺经 150 次，补肾经 150 次。

对症配穴：推大肠 100 次，清后溪 100 次，推三关 150 次，推六腑 50 次、揉一窝风 100 次，掐揉外劳宫 100 次，推腹法（调中法）100 次，分腹阴阳 100 次，摩腹 200 次，拿肚角 3～5 次，推背法、捏脊各 5～8 次。

灸法神阙 10min，操作：艾柱灸，灸盒固定。

疗程记录：推拿联合艾灸 1 次治疗后，腹痛减轻，晚上大便解出；次日无腹痛，体温恢复正常，仍偶有单声咳，再行 1 次推拿巩固治疗，病愈。

解　析　此病病位在脾，故推五经重点在脾经，实证以清脾经为主；推大肠以行气通腑，清后溪可利小便退热；推三关为主，以温阳散寒止痛，推六腑配三关平和阴阳；揉外劳宫、一窝风可散寒行气止痛，分腹阴阳、摩腹、捏脊以理气缓和止痛；拿肚角是治疗腹痛经验效穴，推背法止咳。艾灸神阙可温通经脉，散寒止痛。

指导老师按语　小儿功能性腹痛属于腹痛范畴，小儿脏腑娇嫩，脾常不足，感受寒邪，可致气血运行不畅，不通则痛。小儿推拿对功能性腹痛效果较好，针对寒证、虚证腹痛，推拿配合艾灸神阙，疗效尤甚，临床需辨证运用。

（湖南中医药大学第一附属医院汤伟，指导老师：邵湘宁）

医案十四

向某，男，1岁10月。2022年12月17日初诊。其奶奶代诉：3天前无明显诱因下出现发热，体温最高达39.0℃，无抽搐、寒战，无咳嗽，在当地卫生院予口服蒲地蓝、雾化吸入布地奈德等处理，昨日出现咳嗽，咳剧，伴有发热，气喘，无气促，无抽搐，未予特殊处理。现症见：发热（38.5℃），阵发性咳，咳声如水鸡样，伴气喘，流清涕，无鼻塞，无抽搐，无气促，无发绀，纳差，烦躁易哭闹，夜寐不安，二便可。舌淡红，苔白舌根稍腻，指纹浮红。查体：神清，反应可，前囟平软，全身未见皮疹及出血点，浅表淋巴结未触及肿大，T38.6℃，R55次/min，P140次/min，咽充血明显，未见疱疹，双侧扁桃体Ⅱ度肿大，可见轻度吸气性三凹征，双肺呼吸音粗，可闻及大量喘鸣音及痰鸣音。既往有哮喘病史，否认食物、药物过敏史。辅助检查：C反应蛋白1.58mg/L，白细胞$6.69×10^9$/L，中性粒细胞百分比40.50%，单核细胞百分比10.60%，淋巴细胞百分比48.40%。

辨　证　寒哮。

治　法　温肺散寒，化痰定喘。

处　方　刘氏小儿推拿疗法。开窍手法：开天门、推坎宫、推太阳、按总筋、分阴阳。关窍手法：按肩井。

推五经：清脾经300次再补脾经100次，清心经150次，清肝经250次，清肺经400次，补肾经200次。

对症配穴：按揉板门100次、外劳宫100次、二扇门100次，推三关150次、六腑50次，按胸法、按弦走搓摩各50次，按揉丰隆100次，揉创新100次，按揉大椎100次，推背法、捏脊各5次。

排痰手法：拍背后，家长抱坐，直立前倾位，直按天突，引咳排痰。

中药处方：射干麻黄汤加减。

蜜麻黄2g，款冬花3g，苦杏仁3g，茯苓6g，紫苏子5g，射干5g，法半夏3g，厚朴3g，炒僵蚕3g，细辛1g，前胡3g，甘草2g，炒地龙3g。3剂，每日2次，水煎服。

疗程记录：推拿＋中药治疗2次后，体温降至正常，无水鸡样咳嗽，双肺呼吸音粗糙，未闻及哮鸣音；继而巩固2次，病愈。

解　析　此病病位在肺，故推五经重点在肺经，实证以清肺经为主；按揉外劳宫、二扇门可温中散寒，解表发汗；推胸法、推背法、按弦走搓摩以宽胸理气，降逆平喘；按揉板门、丰隆、创新化痰降逆止咳；推三关、按揉大椎发汗解表；直按天突祛痰肃肺。中药射干麻黄汤可宣肺化痰，止咳平喘。

指导老师按语　哮喘是小儿常见的肺系疾病，小儿推拿是哮喘的主要辅助治疗手段。发作期，辨证施治，推药结合对于小儿哮喘的治疗疗效较好，尤其是推拿排痰治疗，有利于缩短病程。在该病的缓解期，推拿干预可改善哮喘患儿体质，对哮喘的发生有预防作用。

（湖南中医药大学第一附属医院汤伟，指导老师：邵湘宁）

医案十五

谭某，女，2岁8月。2022年5月18日。其母代诉：患儿前2日食海鲜后左侧下眼睑出现米粒样大小的硬点，无压痛，无分泌物，未予处理，纳寐欠佳，大便2日未解，小便正常。既往曾反复有2次类似病史；否认食物、药物过敏史。查体：神清，反应可，左侧下眼睑胞睑肤色正常，有大小如米粒样的硬核突起，按之不痛，与局部皮肤无粘连，睑内面呈局限性紫红色隆起，无脓性分泌物。舌质红苔薄白，指纹红。诊断：胞生痰核。

辨　证　痰湿阻结。

治　法　化痰散结。

处　方　刘氏小儿推拿疗法。开窍手法：开天门、推坎宫、推太阳、按总筋、分阴阳。关窍手法：按肩井。

推五经：清脾经250次再补脾经150次，清心经250次，清肝经400次，清肺经200次，补肾经100次。

对症配穴：按揉板门100次，运内八卦100次，揉外劳宫100次，揉二扇门100次，推大肠150次，清后溪100次，推六腑150次，推三关50次，按揉足三里150次，按揉丰隆100次，按揉肝俞、脾俞各100次，捏脊5次。

眼局部推拿：以眼眶为重点，一指禅偏峰推 3～5min。

解　析　此病病位在眼，眼为肝之官窍，故推五经重点在肝经，实证以清肝经为主；运内八卦可理气化痰，推大肠、清后溪、推六腑可清内热，通二便；按揉足三里、按揉丰隆、捏脊可调理气血，健脾化痰。眼周局部推拿，可行气活血，散结消肿。推拿 1 次后，突起范围明显变小，继续巩固 3 次，病愈。

指导老师按语　霰粒肿是小儿眼科常见病，是睑板腺特发性慢性非化脓性炎症，早期通过推拿和中药热敷等外治，可以避免手术，发挥"以推代术"的疗效。

（湖南中医药大学第一附属医院汤伟，指导老师：邵湘宁）

医案十六

林某，女，5 月 15 天。2022 年 6 月 5 日初诊。其母代诉：发现头颈向右侧歪斜 5 月余。5 个月前发现患儿头颈向右侧歪斜，遂在汕尾市第二人民医院就诊，予颈部彩超检查（2020 年 6 月 10 日）：右侧胸锁乳突肌图像考虑斜颈，即诊断斜颈。在当地康复治疗 5 个月，缓解不明显。现症见：患儿头颈向右侧歪斜，伴转头受限。乳食欠佳，睡眠可，大便稀，小便调。舌淡苔白，指纹红。查体：右侧胸锁乳头肌可触及条索状包块。

辨　证　肌性斜颈。

治　法　舒筋活血，软坚散结，矫正畸形。

处　方　刘氏小儿推拿疗法。开窍手法：开天门、推坎宫、推太阳、按总筋、分阴阳。关窍手法：按肩井。

推五经：补脾经 350 次，清心经 150 次，清肝经 100 次，补肺经 200 次，补肾经 250 次。

对症配穴：按揉板门 100 次，推三关 50 次，摩腹 100 次，揉脐 100 次，推腹法（补中法）100 次，按揉足三里、三阴交各 100 次，按揉肝俞、脾俞、肾俞各 50 次，捏脊 5 次。

局部推拿：先用三指按揉患侧胸锁乳突肌 8～10 遍，再用拇指和示指相对揉捏 8～10 遍，按揉患侧斜方肌 5～8 遍。双手纵向拔伸头颈部 5～8 遍，接着由患侧向健侧做侧向拔伸 5 遍。旋转颈项部：一手托住患儿下颏，一手托住其后枕部，将患儿头部偏向健侧，并使下颏旋向患侧，旋转至极限位，适当停留，回原位，再旋转，反复操作 3～5 遍。

疗程：每周 5 次，经 3 个月推拿治疗后，患儿头颈歪斜缓解，头颈部活动范围基本正常，右侧胸锁乳头肌条索状包块不明显，左右基本对称。

解　析　肌性斜颈属于"筋缩"范畴，多与先天禀赋不足，宫内发育不良有关。治疗主要运用手法对局部操作以舒筋活血，矫正畸形，结合刘氏小儿推拿手法以调节脏腑平衡，促进生长发育。

指导老师按语　小儿斜颈是小儿常见三大骨科疾病，肌性斜颈早期首先推拿治疗，大部分患儿可通过推拿康复免除手术。该病证患儿常合并大运动落后，结合现代康复及评定，推康结合，协同治疗，可缩短病程，疗效突出。

（湖南中医药大学第一附属医院汤伟，指导老师：邵湘宁）

医案十七

万某，男，5岁6个月。2023年1月30日初诊。主诉：鼻塞流清涕咳嗽4天。现病史：因受凉后出现鼻塞流清涕，晨起偶有咳嗽，无恶寒发热，纳少，睡眠不安，二便正常。舌红苔白腻，脉浮。查体：咽稍红，扁桃体无肿大，双肺呼吸音稍粗，心（－）。

辨　证　风寒袭表。

治　法　祛风散寒，宣肺通窍。

处　方　刘氏小儿推拿疗法。开窍手法：开天门、推坎宫、推太阳、按总筋、分阴阳。关窍手法：按肩井。

推五经：清脾经300次再补脾经150次，清心经150次，清肝经200次，清肺经400次，补肾经250次。

对症配穴：按揉印堂、迎香、风池、耳后高骨、板门各200次，按揉外劳宫、二扇门各150次，推三关300次，推六腑100次，按揉足三里300次，推胸法、推背法、捏脊各5~8次。

针刺：印堂1穴，迎香2穴透刺。

次日复诊，鼻塞流清涕咳嗽缓解，饮食睡眠改善，舌质转淡，苔转薄。依上法继续治疗1次。

解　析　此病病位在鼻，鼻为肺之官窍，故推五经重点在肺经，实证以清肺经为主；按揉印堂、迎香以通鼻窍，揉风池、耳后高骨、外劳宫、二扇门祛风散寒解表；表证以推三关为主配合推六腑以平衡阴阳，表寒得解，里热得清；推胸法、推背法以宽胸理气止咳；按揉足三里、捏脊可调和气血，提高免疫力。配合针刺印堂、迎香以宣通鼻窍，改善鼻塞症状。

指导老师按语　小儿鼻炎在近年儿童发病中明显增多，与小儿过敏体质有一定关系，感冒受凉后鼻塞流涕症状严重，尤其鼻塞不适病程较长，推拿治疗该病注意局部与整体相结合，改善症状同时提高体质；同时小儿鼻炎急性期针推联合对缓解鼻塞症状有较好作用。

（湖南中医药大学第一附属医院汤伟，指导老师：邵湘宁）

医案十八

　　李某，男，40天。2023年7月7日初诊。现病史：患儿出生正常。6月25日至30日未解大便，无发热、气促，无呕吐，无哭闹，吃奶稍减少，睡眠尚可，有打屁，小便正常。6月30日到省儿童医院行B超检查显示：肠胀气。予灌肠后排出少量大便。近3天在社区门诊推拿，一直未解大便。遂来本院就诊。查体：发育正常。唇微红，呼吸、心率正常。腹软，稍隆起，肠鸣音3～4次/min。舌淡红，苔稍黄腻，指纹稍紫滞。

辨　证　胃肠气滞。

治　法　健脾助运，行气消胀。

处　方　刘氏小儿推拿疗法。开窍手法：开天门、推坎宫、推太阳、按总筋、分阴阳。关窍手法：按肩井。

　　推五经：补脾经150次，清心经30次，清肝经50次，补肺经50次，补肾经100次。

　　对症配穴：按揉板门30次，运内八卦30次，推大肠50次，按弦走搓摩20次，分腹阴阳20次，摩腹50次，振腹1～2min，按揉足三里30次，按揉脾俞、胃俞各20次，捏脊3次。

解　析　此病病位在脾，故推五经重点在脾经，虚证以补脾经为主；按揉板门、运内八卦、推大肠可理气健脾，按弦走搓摩宽胸理气，分腹阴阳、摩腹、振腹可行气助运，按揉足三里、脾俞、胃俞及捏脊可调理胃肠，健脾益气。

指导老师按语　小儿腹胀是新生儿最常见的病证，因脏腑娇嫩，初生儿脾胃功能较弱，肠道菌群不稳定，容易胃肠胀气；推拿对本病证治疗从远端取穴开始，再到腹部治疗，可促进胃肠运动，调节胃肠功能，缓解胃肠胀气。

（湖南中医药大学第一附属医院汤伟，指导老师：邵湘宁）

医案十九

刘某，女，1岁3个月。2022年5月26日就诊。其母代诉：患儿20余天前因食用海苔后出现解稀烂便，每日5~7次，质稀，色黄绿，无泡沫，无黏液、血丝，有呕吐胃内容物1次，至当地卫生院予口服枯草杆菌二联活菌颗粒、小儿肠胃康颗粒等治疗，症状好转。10日前又喂食鸡蛋面条，复而出现腹泻。现症见：稀烂便，每日4~5次，含有不消化食物，味酸臭，无泡沫、黏液便，无呕吐，无发热，精神反应一般，纳寐欠佳，小便较前减少。舌淡红苔薄白，指纹淡蓝。查体：形体消瘦，面色少华，神疲倦怠，肠鸣音较活跃，腹部软，稍凹陷，皮肤黏膜弹性欠佳，肝脾肋下未触及肿大，未触及包块，神经系统检查阴性；肛周无红肿及皮疹。

辨　证　脾虚泄泻。

治　法　健脾益气，温阳止泻。

处　方　刘氏小儿推拿疗法。开窍手法：开天门、推坎宫、推太阳、按总筋、分阴阳。关窍手法：按肩井。

推五经：补脾经400次，清肝经250次，补肺经200次，补肾经300次。

对症配穴：推大肠150次，揉按外劳宫100次，揉按中脘（补中法）300次，揉腹、揉脐、按揉足三里各100次，按揉龟尾100次，推上七节骨150次，按揉脾俞、肾俞各100次，捏脊5次。

灸法：用艾条灸神阙处，至局部皮肤温热潮红为度；灸之前，神阙穴可涂抹桐油，导热的同时避免烫伤。

疗程：推拿2次后，大便每日1~2次，质较稠，纳寐可；继而巩固治疗3次后，病愈。

解　析　此病病位在脾，故推五经重点在脾经，虚证以补法为主；摩腹、捏脊、揉外劳宫、揉脐、揉肾俞、揉脾俞温阳补中，健脾止泻；推大肠、揉龟尾、推上七节骨，宣肺气，理肠止泻。

指导老师按语　小儿泄泻是小儿推拿的优势病证之一，尤其是功能性消化不良导致的腹泻。在推五经调脏的同时，重视腹部推拿，即局部与整体治疗相互配合，可屡获奇效。

（湖南中医药大学第一附属医院汤伟，指导老师：邵湘宁）

医案二十

刘某，女，8个月。2022年9月28日就诊。其母代诉：夜卧易惊醒4月余，加重1个月。现症见：夜间易惊醒，睡卧不安，露睛，偶有哭闹，平日易流涎，口涎味淡，大便每日1～2次，质偏稀，小便可，母乳喂养。舌淡苔白，指纹红滞。

辨　证　脾寒证（夜啼）。

治　法　温中散寒，宁心安神。

处　方　刘氏小儿推拿疗法。开窍手法：开天门、推坎宫、推太阳、按总筋、分阴阳。关窍手法：按肩井。

推五经：补脾经300次，清肝经150次，补心经350次，清心经100次，补肺经200次，补肾经250次。

对症配穴：捣小天心100次，揉按外劳宫60次，推三关90次，推六腑30次，揉按中脘（补中法）100次，摩腹、揉脐、按揉足三里各100次，推胸法、按揉心俞及脾俞各30次，捏脊5次。

解　析　此病病位在心，辨证为脾寒，故推五经重点在心脾两经，虚证以补脾经为主，心经补后加清；推三关补气行气为主，按揉足三里以健脾益气。推胸法以宽胸理气。揉足三里、推腹法（揉中脘、揉脐、摩腹）温中益气，健脾助运。捏脊以培补元气，调理阴阳。清肝经、清心经、捣揉小天心以安神宁志。

指导老师按语　夜啼是婴幼儿常见疾病，小儿"脾常不足，心常有余"，喂养调护不当，腹部中寒，寒邪内侵，加之入夜阴胜，则脾寒愈甚，寒凝气滞，不通则痛，因痛而哭闹。推拿治疗该病，辨证施推，以推代药，疗效确切。

（湖南中医药大学第一附属医院汤伟，指导老师：邵湘宁）

第二节　妇科病证医案

陈某，女，45岁，2022年5月9日初诊。主诉：月经周期紊乱伴心烦失眠4月余。现病史：患者4月余前无明显诱因出现月经周期紊乱，心烦，睡眠质量下降，夜间睡时易醒，腰膝酸软，在当地社区医院诊断为围绝经期综合征，行中药治疗1个月，症状未明显改善，故来我院就诊。现症见：月经先后不定期，经量较前减少，无痛经，腰膝酸软，心烦失眠，醒后难以入睡，伴头晕、耳鸣，无胸闷、胸痛，纳食可，二便调。舌红，少苔，脉细。

辨　证　心肾不交。

治　法　补肾养阴，宁心安神。

处　方　"补肾宁心"针刺法。

1. 取穴：百会、气海、关元、内关（双）、神门（双）、合谷（双）、足三里（双）、三阴交（双）、太溪（双）、太冲（双）。

2. 针刺方法：百会、气海、关元、足三里、太溪穴均行捻转补法；内关、神门、三阴交行平补平泻手法；合谷、太冲行提插泻法。留针30min，每间隔10min行针1次，每日1次，10次为1个疗程。

二诊：共治疗14次后患者睡眠明显改善，经期正常，余症状消失。

解　析　本案患者属围绝经期综合征，女子七七之年五十岁左右，已历经经、孕、产、乳，肾气逐渐衰退，阴精日益亏耗，不能灌溉五脏，滋养诸经，则易导致脏气不和，诸变迭起；且肾为五脏六腑之本，内藏元阴元阳，肾的阴阳失调，常常涉及其他脏腑，如心、肝、脾脏等，其中，对心的影响尤为显著，心肾水火相济，心为君火，肾主元阴，若肾阴不足，不能上济心火，则会使心火独亢，热扰心神，神明不安，水火失济，阴阳失衡，脏腑气血不相协调，而出现脏腑功能失调的症状。结合舌脉、症，该患者证属心肾不交，予"补肾宁心"针刺法以补肾养阴，宁心安神。

指导老师按语　百会属督脉穴，是宁心调神之要穴；气海、关元均属任脉穴，二者合用，补肾、益气、和血、调理冲任、调和诸脏；太溪可补益肾中气，以滋肾阴；神门是治疗神志疾病的要穴，内关可滋阴清火，交通心肾，故取神门、内关可宁心安神定志，调理气血；足三里具有健脾胃、补后天、通经之效，与脾经三阴交相配，可加强调理脾胃的功能，达到"补后天以益先天"的目的；三阴交既可健脾养肝强肾，又可调理冲任；双太冲、合谷合称"四关穴"，为气血通行之要塞，两穴一阴一阳，一气一血，一升一降，疏肝理气调经，调理脏腑、阴阳、气血，调畅气机。诸穴合用，共奏补肾养阴、宁心安神之功。

（长沙市中医医院张衡才，指导老师：杜革术）

第三节　内科病证医案

医案一

白某，女，46岁。主诉：右侧面部不适，活动不便20年。现病史：患者年轻时在户外工作，由于天气炎热，洗凉水浴，加上劳累致右侧面瘫。发病后曾先后在多家医院治疗，稍好转。现症见：右侧额纹变线，右眼闭合不全，露睛0.3cm。右鼻唇沟平坦，右嘴角下垂，右耳后无压痛。舌暗红，苔薄白，脉沉弱。

辨　证　气血不足，经络阻滞。

治　法　补益气血，疏通经络。

处　方　体针。

针刺百会、头维、攒竹、太阳、下关、地仓透颊车、口禾髎、承浆、合谷、足三里、三阴交、太冲，每次留针30min，10天为一疗程。

解　析　以取手足阳明经为主，手足少阳经为辅。采取局部近取与循经远取相结合的方法。百会、头维、攒竹、太阳疏通太阳经经气，颊车、地仓同属阳明，平刺透穴以推动经气；合谷、太冲为循经远取法，合谷善治头面诸疾，太冲用泻法治唇吻喎斜最为有效。

指导老师按语　临床上针灸治疗面神经炎后遗症有较好疗效，患者接受度、满意度高。此病例中患者为气血不足、经络阻滞，选穴则以局部攒竹、下关、口禾髎、承浆、地仓透颊车等，配合合谷、足三里、三阴交等，疗效较好。

（湖南中医药大学王德军，指导老师：常小荣）

医案二

杨某，男，47岁。2023年7月17日初诊。主诉：右侧面部麻木不适、口眼歪斜3天。现病史：患者诉3天前吹空调后感觉右侧面部麻木不适，嘴角向左侧歪斜，右眼不能完全闭合，右侧耳后疼痛，畏寒，味觉正常，无头晕头痛，无发热咳嗽，无腹痛腹泻等不适。现症见：口角向左歪，右眼不能完全闭合，右侧面部麻木不适，右侧耳后疼痛。既往有高血压病史，血压控制一般，有慢性胃炎病史，无药物过敏史。查体：右侧眼睑闭合不全，右侧嘴角歪斜，右侧额纹及鼻唇沟变浅。舌淡，苔薄白，脉弦紧。辅助检查：头颅CT扫描未见明显异常。

辨　证　风寒阻络。

治　法　祛风散寒，温经通络。

处　方　体针。

取穴：右侧阳白、丝竹空、下关、颊车、四白、迎香、颧髎、地仓，双侧合谷、太冲。操作：急性期针用浅刺，轻手法刺激。每次留针 30min，每日 1 次。

针刺治疗 15 次诸症消失而痊愈。

解　析　周围性面瘫中医又称"口僻""口眼㖞斜"。面部腧穴可疏调局部经筋气血，活血通络。双侧合谷、太冲合称"四关穴"，合谷有疏风解表之功，太冲有调和气血之效。两穴相配，是一组具有阴阳经相配，上下配穴，气血同调、阴阳同调、脏腑同调的针灸处方。

指导老师按语　本病与卫阳不固，脉络空虚，风寒或风热之邪乘虚侵袭少阳、阳明经络有关，少阳、阳明经脉交叉循行于面部，感受外邪后易致经脉不和，气血阻滞，经筋失养，正邪相搏，筋肉纵缓不收而成僻，故取穴以阳明、少阳经穴为主。通过对面瘫的临床表现、舌脉的分析，辨清病邪侵袭之主要经脉。再在辨经的基础上分别辨证。最后根据分期、辨经、辨证结果确立选穴、针刺顺序和针刺手法。

（长沙市中医医院翟伟，指导老师：杜革术）

医案三

余某，男，48 岁。2023 年 8 月 7 日初诊。主诉：左侧肢体乏力伴头晕 2 月余。现病史：患者于 2 个月前无明显原因出现左侧肢体乏力，吞咽困难，头晕，至中南大学湘雅二院就诊，诊断为脑梗死急性期，经治疗后症状缓解。现患者仍然偶有头晕，伴左侧肢体乏力，吞咽乏力。现症见：左侧肢体乏力，吞咽困难，偶有头晕。纳眠可，二便调。既往体健。查体：神志清、精神差，面色苍白。左上肢肌力 3 级，左下肢肌力 4 级。舌暗淡有瘀点，苔薄白，脉沉细。

辨　证　气虚血瘀。

治　法　补气活血，通经活络。

处　方　针灸治疗配合补阳还五汤加减。

1. 取穴：百会、风池、完骨、金津、玉液、咽后壁、上廉泉、内关、水沟、三阴交、极泉、委中、尺泽、合谷。操作：醒脑开窍针刺法，咽后壁点刺出血。内关直刺 0.5～1.0 寸，采用捻转提插结合泻法，施手法 1min。水沟向鼻中隔方向斜刺 0.3～0.5 寸，用重雀啄法，至眼球湿润或流泪为度。三阴交沿胫骨内侧缘与皮肤呈 45° 角斜刺，进针 1.0～1.5 寸，用提插补法，使患侧下肢抽动 3 次为度。极泉原穴沿经下移 1.0 寸，避开腋毛，直刺 1.0～1.5 寸，用提插泻法，以患侧上肢抽动 3 次为度。委中仰卧直腿抬高取穴，直刺 0.5～1 寸，施提插泻法，使患侧下肢抽动 3 次为度。尺泽屈肘成 120° 角，直刺 1.0 寸，用提插泻法，使患者前臂、手指抽动 3 次为度。合谷针向三间穴，进针 1.0～1.5 寸，采用提插泻法，使患者第二手指抽动或五指自然伸展为度。风池、完骨针向结喉，进针 2.0～2.5 寸，采用小幅度高频率捻转补法，每穴施手法 1min。上廉泉针向舌根 1.5～2.0 寸，用提插泻法。金津、玉液用三棱针点刺放血，出血 1～2mL。百会沿帽状腱膜下向后平刺 0.5～0.8 寸。

2. 中药：补阳还五汤加减。

黄芪 50g，桃仁 12g，川续断 10g，当归 15g，红花 20g，杜仲 10g，川芎 25g，地龙 10g，伸筋草 20g，赤芍 10g，全蝎 10g，天麻 10g。10 剂，每日一剂，水煎服，早、晚 2 次，饭后分服。

针刺治疗 20 次，患者头晕消失，吞咽正常，可在搀扶下行走。

解析 该针刺法侧重于醒脑开窍，滋补肝肾，通过调元神、利脑窍、补肝肾、充脑髓，达到以神导气、以气通经的功效。辅穴则侧重于疏通经脉，调和气血，通过通畅经络、顺调气血，达到气行血和、神安窍利，以利于痿废功能的康复。

指导老师按语 醒脑开窍针刺法治疗中风病，在中国针灸治疗学中独具特色，它以明确的调神、治神、开窍启闭的立法和严谨的手法量学规范操作，大大提高了临床疗效。补阳还五汤是治疗中风的名方，初见于王清任的《医林改错》，主治"半身不遂，口眼歪斜，语言謇涩，口角流涎，大便干燥，小便频数，遗尿不禁"等。

（长沙市中医医院翟伟，指导老师：杜革术）

医案四

赵某，女，40 岁。2023 年 8 月 9 日初诊。主诉：阵发性右侧面肌抽搐 2 年。现病史：患者 2 年前因工作紧张，业务繁重，疲劳后出现阵发性右侧面肌不自主抽搐，眼睑跳动，难以自控，曾诊断为面肌痉挛，并经多方治疗，见效甚微，遂来我院求诊。现症见：右侧面肌抽搐，眼睑跳动，缓解数分钟再次发作，不可自控，每遇情绪波动时症状加重，口唇麻木，心烦。纳食可，夜寐欠安偶有便秘，小便调。青霉素过敏。查体：舌质紫暗，边有瘀斑，尖红，苔少，脉涩。

辨　证　阴虚血热。

治　法　滋阴凉血清热，息风活络止痉。

处　方　针灸治疗配合中药汤剂。

1. 取穴：百会，患侧阳白、四白、颊车、地仓、下关、迎香、太阳、颧髎、大迎，双侧风池、内关、合谷、太溪。操作：百会向后平刺，达帽状腱膜下后捻转得气；阳白、四白采取一穴多向刺法，阳白针向上星、头维、丝竹空、攒竹，四白针向目内眦、目外眦；下关至迎香、颊车至地仓排刺，每隔0.5寸1针，以针刺入皮内自然直立为度；太阳、地仓采取透刺法，选用0.30mm×75mm一次性无菌针灸针针刺，太阳平刺透地仓；颧髎、大迎采用平补平泻法。风池向鼻尖方向刺入0.5～1.0寸，内关直刺进针0.5～1.0寸，得气后捻针1min；合谷捻转泻法；太溪直刺0.5～1.0寸，得气后施捻转补法；留针30min。

2. 中药：生地黄15g，赤芍20g，白芍15g，丹参20g，熟地黄15g，川芎20g，僵蚕10g，蜈蚣5g。7剂，水煎服，每日一剂，早晚温服。

治疗20次后患者面肌抽搐基本消失。

解　析　针灸治疗的关键环节是取穴，在本案针灸治疗所选的穴位中，刺百会、内关穴以调神止痉，刺阳白、四白、颊车、地仓、太阳等面部腧穴可息风止痉，活血通络，"面口合谷收"，合谷为治疗面部疾患的要穴，刺风池可息肝风而止痉。

指导老师按语　面肌痉挛患者的主要症状为面部肌肉不自控、阵发性的抽搐，是患者"神"不安而引发的"形"动，因此针灸治疗时，要重视安神、治神。嘱患者饮食清淡，避免过于劳累，保证足够的休息时间，平时运动不宜激烈、过度。

（长沙市中医医院翟伟，指导老师：杜革术）

医案五

刘某，女，50岁。主诉：胃脘部胀痛7天。现病史：患者有浅表性胃炎病史8年余，期间胃脘隐痛，不适感反复，此次症状复发加重7天。现觉胃胀痛，喜暖，时嗳气，打嗝，但不反酸。四肢不温，大便时稀，小便正常，面色㿠白，舌淡，苔薄白，脉沉细，查胃镜示：胃窦部炎症水肿。

辨　证　脾胃虚寒。

治　法　温经散寒，理气和胃。

处　方　体针。

取穴：中脘、足三里（双）、内关（双）、公孙（双）、神阙、天枢（双）、气海。针刺方法：神阙艾条悬灸，余穴针刺，针刺采用平补平泻。

耳针取穴：取穴胃、脾、肝、神门、交感；毫针浅刺，每次一侧耳穴，两耳交替，每次留针30min，10天为一疗程。

复诊：一疗程后，症状基本消失，偶见打嗝，大便仍稀，天枢加灸，继续治一疗程，症状消失。

解　析　取足三里，乃足阳明胃经合穴、胃之下合穴，可疏调胃腑气机，和胃止痛；中脘穴为胃之募穴，腑之所会，可健运中州，调理气机；内关穴宽胸解郁，行气止痛。内关、公孙相配，理气降逆，气海、天枢相配，疏调肠腑，颇有疗效。

指导老师按语　现代研究表明，针灸可以通过对自主神经功能的调节，促进胃肠功能紊乱的恢复，缓解胃肠痉挛，调整胃酸和胃蛋白酶的分泌；针刺还可以使胃肠黏膜细胞的抗损伤功能增强，促进胃肠黏膜细胞的代谢更新，从而使损伤部分修复。

（湖南中医药大学石佳，指导老师：常小荣）

🦐 医案六

易某，男，44岁。主诉：突发左侧肢体活动不利8月余。现病史：患者于8个月前无明显诱因突发左侧肢体活动不利，伴神志障碍，立刻送往当地医院急诊就诊，完善头部CT提示：右侧基底节脑出血。于2023年1月31日急诊全麻下行血肿腔钻孔引流术，术后复查胸部，头部CT（2023年2月1日）：右侧基底节脑出血较前增多，出血量机测约86mL，脑室内少量积血。于2023年2月1日急诊全麻下行有创基底节血肿清除术＋去骨瓣减压术＋颅内压探头植入术，术后对症支持治疗，予2023年5月6日在全麻下行右侧颅骨缺损修补术，术后予以心电监护、吸氧、抗感染、护脑、护胃、扩血管、补液维持水电解质平衡等对症支持治疗，病情稳定予以出院。现患者仍遗留左侧肢体活动不利。今为求进一步治疗，遂来诊。现症见：患者左侧肢体活动不利，无头晕头痛，无咳嗽咳痰，偶有胸闷，无气促，纳一般，无口干口苦，寐可，二便调。舌红，苔白腻，脉滑数。

辨　证　痰瘀阻络。

治　法　祛风化痰，活血通络。

处　方　体针。

取穴：水沟、内关、三阴交、极泉、尺泽、委中、丰隆、环跳、阳陵泉、阴陵泉、足三里、合谷、太冲。针刺方法：水沟用雀啄法，以眼球湿润为度；三阴交予提插补法，内关、足三里予提插泻法；尺泽、委中直刺提插泻法，使肢体抽动；余穴采取平补平泻，穴位在得气后留针30min，每10min行针一次。每日针灸一次，6日为一疗程。

复诊： 两个疗程后患者左侧肢体活动稍有改善，三个疗程后，左侧肢体能灵活运动。

解析 中风病位在脑，脑为元神之府，督脉入络脑，水沟为督脉穴，可醒脑开窍，调神导气；心主血脉藏神，内关为心包经络穴，可调理心神，疏通气血；三阴交为足三阴经交会穴，可滋补肝肾；极泉、尺泽、委中疏通肢体经络。丰隆为化痰之效穴。取环跳、阴陵泉、阳陵泉疏导气血，通利患肢。取合谷、太冲开四关，疏利气机。

指导老师按语 《金匮翼》："或因风而动痰，或因痰而致风，或邪风多附顽痰，或痰病有如风病。"中风的病理因素多端，大约涉及正虚邪实两方面。邪实主要包括风、火、痰、瘀几方面；正虚则有气血阴阳亏虚之别。痰浊瘀血阻滞与中风发病密切相关。《丹溪心法》提出"中风大率主血虚有痰""湿土生痰，痰生热，热生风也"。痰浊瘀血可以形成于中风发病后的疾病过程中。急性中风发病，责之气机逆乱，气血失调，营卫失常，经脉痹阻，以致血行不畅，津液停滞；或正气亏虚，脏腑气化失常，不能行血布津，则血滞为瘀，津停生痰。

（湖南中医药大学石佳，指导老师：常小荣）

医案七

周某，男，57岁。主诉：腰腿痛10余年，加重7天。现病史：患者10年前即有慢性腰腿痛，当时未重视，后在剧烈运动时摔倒在地，当时腰痛剧，不能活动，遂被送往某市医院，拍X线片示骶髂关节炎，出院后，遗留腰骶及双下肢疼痛。6年前复发后去北京诊治，经检查确诊为强直性脊柱炎。多年求治，均无效。患者为求进一步治疗，遂来诊。现症见：面色黧黑，精神差，痛苦貌。不能单独行走，需人挽扶，腰及下肢不能自由活动。舌淡，苔薄白，脉沉迟。

辨证 元阳不足，寒痰互结，阻遏经脉。

治法 助阳散寒，蠲痹化痰。

处方 体针。

取穴：大椎、风池（双）、至阳、筋缩、肾俞（双）、关元俞（双）、腰阳关、委中（双）、阴陵泉（双）、足三里（双）、环跳（双）、曲池（双）、外关（双）、养老（双）。针刺方法：毫针刺，针刺以捻转补法为主，每日一次，10 次 1 疗程，其间休息 3 天行下一疗程。

复诊：一疗程后，患者走路较前快，腰骶痛大有改善，睡眠较前好转。两疗程后，患者走路正常，翻身起床灵活。又治两疗程后，只剩劳累走久路后腰骶处疼痛。

解　析　取病痛局部穴及循经选穴，可疏通经络气血，调和营卫，缓急止痛；湿邪偏盛之着痹，取阴陵泉、足三里健脾除湿；取肾俞、腰阳关益火之源，振奋阳气而祛寒邪。

指导老师按语　强直性脊柱炎是一种由于正气亏虚、外邪入侵导致的疾病，主要是由于肾虚、督脉亏虚，外界的风寒湿邪入侵，可通过针灸治疗以疏通经络气血，祛风散寒除湿。选用背俞穴治疗，达到补肾强骨的作用。

（湖南中医药大学石佳，指导老师：常小荣）

医案八

吴某，男，50 岁。主诉：哮喘发作 5 天。现病史：原有喘息性支气管炎病史，因感受风寒，兼作劳累，致喘息发作。刻下症见：呼吸急促，不能平卧，夜间只能靠坐床头，呼多吸少，张口抬肩，动则加重，兼咳嗽痰清稀，肢冷汗出，腰膝酸软无力。痛苦面容，面色　白，饮食二便尚可，舌淡，苔薄白，脉沉细。查体：双肺可闻及弥漫性哮鸣音，吸气时有中小湿啰音。

辨　证　肺肾气虚。

治　法　补肾，纳气，理肺。

处　方　体针。

取穴：定喘（双）、复溜（双）、膻中、气海、太渊（双）、肺俞（双）、膏肓（双）、肾俞（双）、太溪（双）。针刺方法：先针定喘，用轻捻转兼小幅度提插震颤手法，每次连续 2～3min，复溜、太渊、膻中、气海平补平泻，配合艾条悬灸，留针 30min，每日一次。10 次一疗程。

耳针取穴：取对屏尖、肾上腺、气管、肺、皮质下、交感。每次选用 3～5 穴，毫针刺法。发作期每日 1～2 次；缓解期用弱刺激，每周 2 次。

复诊：针刺一疗程后，哮喘明显平息，后继续一疗程，以巩固疗效。

解　析　针刺对缓解支气管哮喘发作症状有较好疗效。对发作严重或哮喘持续状态，应配合药物治疗。同时要注意对原发病的治疗。本病病位在肺，取肺俞、膏肓，针刺与艾灸并用，可补益肺气；取肾俞用补法，以纳肾气；取肺之原穴太渊，配肾之原穴太溪，可充肺肾真元之气；定喘穴为平喘之效穴。膻中为气会，可宽胸理气，止哮平喘。

指导老师按语 针灸治疗哮喘时注重整体观念，强调辨病与辨证相结合，注重疾病分期和预后调护。诊治该病采用整合针刺与艾灸思维模式。根据临床分期、疾病轻重缓急选择不同的治疗方式。哮喘急性发作时，强调中西医结合治疗的重要性，以提高疗效，改善预后。除此之外，哮喘患者常常会伴有情志异常，对于有情志障碍的患者，在治疗时注重疏肝调神。日常调护方面，平时避免接触哮喘激发因素并强调固护元气。

（湖南中医药大学石佳，指导老师：常小荣）

医案九

刘某，女，65岁。主诉：腹痛、腹泻7年余。现病史：腹泻，每日3次以上，里急后重，便下稀溏，食辛辣之品尤甚。畏寒肢冷，腹痛，喜温喜按，面色萎黄，不思饮食。肠镜诊断为慢性结肠炎，舌质红，苔薄黄，脉濡滑。查体：脐周及中脘穴压痛。

辨 证 脾肾阳虚。

治 法 健脾利湿，温肾助阳。

处 方 体针。

取穴：天枢（双）、大肠俞（双）、肾俞（双）、三阴交（双）、阴陵泉（双）、足三里（双）、上巨虚（双）、中脘、三间（双）、解溪（双）、关元、神阙。针刺方法：神阙用灸法，取天枢、中脘、关元、足三里、上巨虚缓慢捻转，至指下沉紧如鱼吞饵，患者自述酸胀沉重为止。穴位在得气后留针30min，每10min行针一次。每日针灸一次，6日为一疗程。其余诸穴均以捻转补法。穴位敷贴法：五倍子适量研末，食醋调成膏状敷脐（神阙），伤湿止痛膏固定。2～3日一换。

复诊：治疗1个月后，大便每日1～2次，腹痛减轻，肛门坠胀仍存，予加大肠俞、上巨虚穴埋线，每周1次。1个月后，腹痛、肛门坠胀感基本消失。

解 析 神阙为局部选穴，用灸法既可温阳散寒除湿，又可清利湿热，为治疗泄泻的要穴；本病病位在肠，故取大肠募穴天枢、大肠俞，俞募相配，与大肠下合穴上巨虚合用，调理肠腑而止泻；针对脾虚之病机，取脾经合穴阴陵泉，以健脾化湿。

指导老师按语　《黄帝内经》载有："鹜溏""飧泄""注下"等病名。指出泄泻发病与寒、湿、风、热等病因有关，病变脏腑涉及脾、胃、大肠、小肠。针灸治疗泄泻的核心处方为天枢、足三里、上巨虚、中脘。核心腧穴的配伍规律强调健运脾胃，辨病选穴，重视胃经腧穴，选穴多为特定穴，配穴以远近配穴为主，标本同治。针灸腧穴配伍思想与泄泻的基本病机和病位有一致性，可为今后针灸临床运用及实验选穴提供依据，也为推进针灸现代化发展提供新思路。

（湖南中医药大学石佳，指导老师：常小荣）

医案十

李某，女，68岁。主诉：左侧面瘫两个半月。现病史：发病前2天因家庭琐事生气，当日午觉醒来后感耳后疼痛难忍，自行服用抗生素未见好转。第二天晨起感左侧面部发热，伴胀痛感，刷牙漏水。现症见：面部肿胀、歪斜，鼻唇沟消失，口角下垂，左侧眼睛无法闭合，鼓腮，漏气。舌红，苔黄，脉弦数。

辨　证　肝郁化火。

治　法　疏肝清热，活血通络。

处　方　体针。

取穴：颊车、地仓、太阳、风池、率谷、曲池、外关、合谷、太冲、期门、三阴交。针刺方法：地仓、颊车透刺，余穴平补平泻。得气后留针30min，每日1次，10次为1疗程，疗程间休息3日。刺络拔罐法：阳白、颧髎、地仓、颊车。三棱针点刺，拔罐，每周2次。

复诊：一个半月后，患者诸症消失，继续巩固5次后停针，3个月后随访已告痊愈。

解　析　面瘫是以口角向一侧歪斜、眼睑闭合不全为主症的病证，又称为"口眼歪斜"。其发生常与劳作过度、正气不足、风寒或风热乘虚而入等因素有关。取地仓、颊车可疏调面部经筋，活血通络；合谷为循经远部选穴，取"面口合谷收"之意；取太冲、期门疏肝理气，活络气血。

指导老师按语　本患者为老年女性，体态较胖，素体气血虚弱，复感风寒，外邪乘虚而入，经络闭阻，面部经筋失于濡养，筋肉失于约束，治疗取面部穴位。疏通面部气血。合谷、风池疏风散寒，风寒得散，筋脉得舒，疾病得愈。针灸治疗作为一种成熟的治疗方法，对面瘫疗效确切，广受认同。其治疗手段多样，相比西医治法，具有花费更少，简便易行，不良反应少等优点。随着研究的发展与深入，针灸逐渐形成了与刺络拔罐、穴位注射，以及电针等治疗方法相配合的综合疗法，有效提高了针灸治疗面瘫的疗效，改善了面瘫患者的生活质量。

（湖南中医药大学石佳，指导老师：常小荣）

医案十一

黄某，男，54 岁。主诉：车祸致全身多处疼痛，四肢活动障碍 7 月余。现病史：患者于 2022 年 12 月 5 日 19：00 被小汽车撞击后倒地，当即失去意识昏迷，醒后不能回忆，清醒后四肢活动不能伴全身多处疼痛，颈部疼痛尤其，立即送往当地临武县医院急诊就诊，完善头、颈、胸、腹部 CT 未见明显骨折及脏器损伤。12 月 6 日由 120 转送入郴州市第一人民医院就诊，诊断为无骨折脱位颈椎脊髓损伤，收住 ICU，完善颈椎＋胸椎＋头颅 MRI 示：①枢椎齿突与寰椎前块距离稍宽，考虑寰枢关节半脱位；② 颈 3/4、颈 6/7 椎间盘突出并颈 3/4、颈 4/5 节段椎管继发狭窄，颈 3/4、颈 6/7 节段脊髓水肿；③颈椎骨质增生；④胸 4 椎体异常信号，考虑血管瘤；⑤颅脑 MRI 平扫未见明显异常。待患者病情稳定，于 2022 年 12 月 9 日在全麻下行"前入路颈椎融合术＋椎管减压术＋椎间盘切除术"，术后予护胃、抗感染等对症治疗，仍有四肢活动障碍，患者生命体征平稳后转入普通病房，予以营养神经、抗凝，配合针灸、理疗、运动等康复治疗后症状较前稍有好转，但仍有四肢活动障碍，双上肢尤其，今为求进一步治疗，遂来诊。现症见：患者四肢活动障碍，双上肢为甚，双手精细活动差，双手手指麻木，伴双上肢上臂、颈部、腰部持续性胀痛，可独立行走 20m，行走不稳，坐位、站立位偶有头晕，无头痛、胸闷心慌、恶心呕吐等不适，纳一般，无口干口苦，寐一般，大便干结，小便尚可，近 2 个月体重无明显变化。舌红，苔黄腻，脉弦，舌下络脉迂曲。

辨　证　瘀血阻络。

治　法　活血通络。

处　方　体针。

取穴：肩髃（双）、曲池（双）、合谷（双）、颈夹脊、胸夹脊、髀关（双）、足三里（双）、阳陵泉（双）、三阴交（双）、腰夹脊、膈俞（双）、血海（双）。针刺方法：上肢肌肉萎缩手阳明经排刺，下肢肌肉萎缩足阳明经排刺，肢体穴位可加用灸法，亦可用电针。余穴均常规操作。每日一次，6 次为一疗程。

复诊：一疗程后，四肢活动较前改善，可独立行走 50m。两疗程后，患者未见明显四肢活动障碍，双手手指麻木较前大有改善，坐位、站立时无头晕，寐可。

解　析　所谓"独取阳明"，主要是指采用补益脾胃的方法治疗痿证。阳明经多气多血，选上、下肢阳明经穴位，是"治痿独取阳明"之意，调理气血，疏通经络；夹脊穴位于督脉之旁，与膀胱经第1侧线的脏腑背俞穴相通，可调脏腑阴阳，行气血；阳陵泉乃筋之会穴，通调诸筋；三阴交可健脾益肾，濡养筋脉。

指导老师按语　《素问·痿论》首见"痿"之病名，其指出本病的病因为思想无穷、热伤五脏、有渐于湿、远行劳倦、房劳太过等，病机是"肺热叶焦"，分为皮、脉、筋、骨、肉五痿，以示病情有深浅轻重之异。在治疗上，提出"治痿者独取阳明"的基本原则。针灸治疗痿证有较好的疗效，但疗程较长，需耐心施治。本病早期应明确现代医学病名的诊断，采用相应的西医治疗措施。卧床患者应保持四肢功能体位，以免造成足下垂或内翻，必要时可用护理支架及夹板托扶。治疗期间，应加强主动及被动肢体功能锻炼，以助患者尽早康复。

（湖南中医药大学石佳，指导老师：常小荣）

医案十二

　　尹某，女，84岁。主诉：渐起认知功能下降5年余。现病史：患者5年前出现记忆力下降，以近事记忆力下降为主，症状逐渐加重，出现不识亲人，喃喃自语，运动减少，行动迟缓，起病初期可拄拐缓慢行走，渐至生活不能自理，瘫卧于床，需家属喂食，二便失禁。曾于长沙市第一医院就诊，考虑阿尔茨海默病，服用盐酸多奈哌齐片，5mg，鼻饲管注药，每日1次。今为求进一步治疗，遂来诊。现症见：精神一般，认知功能下降，不识亲人，可搀扶行走约100米，无明显咳嗽胸闷，生活不能自理，不能言语，理解力差，留置胃管，二便调，夜寐一般。舌淡，苔薄，脉弦细。

辨　证　气血亏虚。

治　法　通督调神，补肾益髓。

处　方　体针。

　　取穴：内关（双）、水沟、三阴交（双）、风池（双）、完骨（双）、天柱（双）、上星透百会、四神聪。针刺方法：内关用提插泻法，水沟用重雀啄手法，以眼球湿润或流泪为度；三阴交用提插补法，使患者下肢抽动3次为度；风池、完骨、天柱施小幅度、高频率捻转补法；其余诸穴均以捻转补法。留针20～30min，针刺每日1次。耳针取穴：心、肝、肾、枕、脑点、神门、肾上腺。每次选用3～5穴，毫针浅刺、轻刺，留针30min；也可用压丸法。

复诊：治疗一疗程，患者表情呆滞，反应略迟钝，但呼之可应；治疗两疗程，患者表情淡漠，呼之可应，记忆力衰退，可辨认家人；治疗三疗程，患者可简略作答，夜寐可；治疗四疗程，患者精神尚可，记忆力、反应能力等认知功能较前改善。

解 析 明·张景岳在《景岳全书》中提出了"痴呆"病名，设"癫狂痴呆"专论，该书谓："痴呆证，凡平素无痰，而或以郁结，或以不遂，或以思虑，或以疑贰，或以惊恐，而渐致痴呆。"督脉入络脑，百会、神庭、印堂可通督脉，调脑神；太溪为肾之原穴，悬钟为八会穴之髓会，二穴可补益脑髓；四神聪为健脑益聪之效穴。

指导老师按语 针灸对痴呆有一定的治疗作用，对血管性痴呆疗效较好，对患者的记忆力、智能水平等方面有一定的改善作用，主要作用在控制和延缓疾病的进展。本病较为顽固，针灸疗程一般较长，应告诉患者或家属做好长期治疗的准备。针灸可通过改善脑缺血，调节神经递质释放、血管活性物质功能，减轻自由基损伤，增加神经营养因子，降低炎性因子和 Ca^{2+} 含量，抑制神经细胞凋亡等，起到治疗痴呆的作用。

（湖南中医药大学石佳，指导老师：常小荣）

医案十三

李某，男，55岁。主诉：右侧口眼歪斜20余天。现病史：患者自诉20余天前吹风后出现右侧抬眉无力，右眼闭合不全，食物残留右颊，漱口漏水，无头晕头痛、肢体乏力、语言不利，至湖南省中医药大学第一附属医院就诊，完善头部 CT 提示：脑萎缩，脑白质脱髓鞘。诊断为面神经炎。住院期间经理疗、营养神经等治疗后病情较前好转，后出院，但仍遗留有右眼闭合稍乏力，右侧鼓腮稍漏气等症状，为求进一步治疗，遂来诊。现症见：患者右侧抬眉、闭目稍乏力，右侧鼓腮漏气，无耳内耳后疼痛及味觉改变，无肢体乏力、语言不利，无头晕头痛、胸闷腹痛等不适，纳寐可，二便调。舌淡暗，苔白稍腻，舌下脉络瘀曲，脉细涩。

辨 证 气虚血瘀。

治 法 化瘀通络，疏调经筋。

处 方 体针。

取穴：阳白、鱼腰、承泣、四白、颊车、地仓、翳风、合谷（双）、足三里

（双）、气海、攒竹、昆仑、水沟。针刺方法：取患侧阳白透刺鱼腰、承泣透刺四白、地仓透刺颊车，足三里采补法，余用平补平泻法，快速进针，捻转得气后留针30min；翳风采用温针灸，共两壮，每日1次。面部穴位手法宜轻，针刺宜浅，肢体远端的腧穴手法宜重。每日1次，10次为1疗程，疗程间休息3日。

复诊：两个疗程后，患者面瘫告愈；随访3个月未再复发。

解　析　面瘫基本病机为经气痹阻，经筋功能失调。取阳白、地仓、颊车、翳风可疏调面部经筋，活血通络；合谷为循经远部选穴，取"面口合谷收"之意；取足三里、气海补益气血；目口难合取攒竹、昆仑；人中沟歪斜配以水沟。

指导老师按语　针灸治疗面瘫是最有效的方法之一，可以有效疏通经络，温补阳气。面瘫患者在进行针灸治疗时，需要保持良好的精神状态，尽量不要过于劳累，情绪不可以过于波动，否则可能会因为精神状态不佳、肌肉紧张，从而出现弯针、滞针或晕针的现象，影响治疗效果。

（湖南中医药大学石佳，指导老师：常小荣）

医案十四

张某，男，76岁。主诉：左侧肢体活动不利1年余。现病史：患者家属代诉1年前患者洗澡时不慎摔倒后昏迷，家属拨打120后，救护车送至本市医院急诊，完善相关检查后诊断为大脑中动脉瘤破裂伴蛛网膜下腔出血，行右侧颅骨去骨瓣减压术，术后遗留左侧肢体活动不利，于2022年3月7日全麻下行颅骨修补术，术后予醒脑、止咳化痰、控制癫痫、肢体功能锻炼等治疗，症状好转，现仍留左侧肢体活动不利症状。今为求进一步康复治疗，遂来诊。现症见：患者左侧肢体活动不利，可自行缓慢行走，饮水稍呛咳，口角流涎，时有咳嗽咳痰，痰白质稀，无头晕头痛、胸闷胸痛等不适，无口干口苦，纳可，寐差，大便偏干，小便正常。舌暗，苔白稍腻，脉涩。

辨　证　痰瘀阻络。

治　法　行瘀化痰，导气通络。

处　方　体针。

取穴：颊车、地仓、水沟、内关（双）、三阴交（双）、极泉（双）、尺泽（双）、委中（双）、丰隆（双）、风池（双）、合谷（双）、足三里（双）、气海。留针30min，每10min行针一次。每日针灸一次，10日为一疗程。

针刺方法：面部穴位手法宜轻，针刺宜浅，水沟用雀啄法，以眼球湿润或流泪为度；三阴交用提插补法，内关、足三里用泻法；极泉用提插泻法，以上肢有麻胀感和抽动为度；尺泽、委中直刺提插泻法，使肢体抽动；余穴采取平补平泻法。

复诊：经两个疗程后患者左侧肢体灵活有力，三个疗程后，左侧肢体肌力正常，面部诸症消失，继续针刺1～2个疗程巩固治疗。

解　析　脑为元神之府，督脉入络脑，水沟为督脉穴，可醒脑开窍，调神导气；心主血脉藏神，内关为心包经络穴，可调理心神，疏通气血；三阴交为足三阴经交会穴，可滋补肝肾；极泉、尺泽、委中疏通肢体经络；丰隆为化痰之效穴；地仓、颊车可疏调面部经筋，活血通络；合谷为循经远部选穴，取"面口合谷收"之意；取足三里、气海化瘀通络。

指导老师按语　明·张景岳在《景岳全书·非风》中明确提出"中风非风"说，认为中风乃"内伤积损"所致。要积极预防中风，控制高血压，采取低盐、低脂饮食。若经常出现头晕头痛、肢体麻木，偶有发作性语言不利、肢体痿软无力者，多为中风先兆，可针刺足三里、风市以加强防治。针刺能改善脑动脉的弹性和紧张度，扩张血管，改善脑部血液循环，提高脑组织的氧分压，增加病灶周围脑细胞的营养，促进脑组织的修复。针刺还可清除自由基，调节钙稳定，纠正中枢单胺类神经递质的代谢紊乱，降低中枢兴奋性氨基酸及一氧化氮的含量，从而保护缺血性脑损伤。

（湖南中医药大学石佳，指导老师：常小荣）

医案十五

李某，男，70岁。2022年12月10日初诊。主诉：左侧肢体活动不利半月余。现病史：患者自诉半月余前无明显诱因出现左侧肢体活动障碍，无晕头痛，当时未予以重视，于2022年11月22日被家人送往我院急诊科就诊，急诊科行头颅CT提示右侧基底节区脑梗死，急诊予以护脑、扩容等对症支持治疗后以脑梗死（急性期）收住至神经内科，入院后予以护脑、抗血小板聚集、降压等对症支持治疗后症状较前好转，于2022年12月10日转入我处行针灸综合治疗。现症见：神清、精神一般，左侧肢体活动不利，左上肢可抬离床面，左上肢紧握内收，左肩部疼痛，左下肢乏力，可短距离拄拐杖行走，无言语謇涩、饮水呛咳，无头晕头痛，纳可，夜寐可，大小便正常。既往史：既往高血压病史5余年，最高血压220/110mmHg，规律服用苯磺酸左氨氯地平片2.5mg，血压控制尚可。查体：双下肢无水肿，左侧肱二头肌、肱三头肌肌腱反射亢进，左侧肢体肌力 4～级，肌张力升高，双侧霍夫曼征（－），左侧巴宾斯基征（＋），右侧肌力、肌张力正常，舌淡苔白腻，脉弦。

辨　证　风痰阻络。

治　法　化痰息风，调神通络。

处　方　体针。

取穴：百会、四神聪、肩髃、手三里、曲池、天井、阳池、合谷、极泉、尺泽、大陵、承扶、丰隆、血海、梁丘、照海、髀关、曲泉、膝阳关、解溪、申脉、太冲。操作：运用张力平衡针法治疗。上肢伸肌侧取肩髃、天井、阳池；上肢屈肌侧取极泉、尺泽、大陵。下肢伸肌侧取承扶、血海、梁丘、照海；下肢屈肌侧取髀关、曲泉、膝阳关、解溪、申脉。嘱患者放松，取仰卧位，患侧下肢自然伸直，腘窝处垫高 15cm 左右，支撑踝关节使其保持中立位。第一步：弱化手法，取上肢屈肌侧、下肢伸肌侧穴位，用 0.30mm×40mm 针灸针快速刺入各穴，得气后每穴行柔和均匀的捻转手法 1min。第二步：强化手法，取上肢伸肌侧、下肢屈肌侧穴位，快速进针，得气后每穴行较强的提插捻转手法 1min。其余腧穴常规针刺，留针 30min，10 次为 1 个疗程。

解　析　中风患者发病初期多出现肌力、肌张力低下的"弛缓"状态，发病后 2 周左右肌张力开始慢慢恢复、增高，出现痉挛、关节强直、挛缩、异常姿态。引起中风痉挛状态的主要原因可能是脑血管意外后大脑高级运动调控中枢受损，使其调控及抑制脊髓低位运动中枢神经的作用中断，引起低级中枢神经原始反射的释放过度，运动环路的兴奋性增强，导致患肢肌张力增高。中风后痉挛状态属中医学"痉证"等病范畴，认为中风后肢体痉挛多由脏腑功能不断衰退，机体阴阳失调所致，如《难经·二十九难》记载："阴跷为病，阳缓而阴急，阳跷为病，阴缓而阳急。"阴阳失调产生了风、火、痰、瘀等病理产物，这些病理产物随气血流行于周身互阻于肢体、经络，引起筋失濡养，产生肢体拘挛状态。运用张力平衡针法可协调肌群间张力，促进肢体功能康复。

指导老师按语　中风后肢体痉挛为阴阳失调，元神受损，肝魂失统，影响其藏血主筋之功能。肌肉筋脉不得肝血濡养，筋肌失养而拘挛，进而发为痉挛。手足阴经及阴跷脉循行于上下肢内侧；手足阳经筋及阳跷脉循行于上下肢外侧。中风后痉挛状态呈现出上肢阳缓而阴急的屈曲状态；下肢阴缓而阳急的伸直状态。《灵枢·经筋》曰："转筋，引膝外转筋，膝不可屈伸。"《素问·长刺节痛》曰："病在筋，筋挛节痛，不可以。"故其病位主要在经筋和阴阳跷脉；病机主要为阴阳失调，气血逆乱，经筋失养。《难经·二十九难》曰："阴跷为病，阳缓而阴急，阳跷为病，阴缓而阳急。"从脑卒中痉挛瘫痪的特征性改变来看是阴阳脉气失调所致。上肢屈肌优势，表现为上肢伸肌（阳经所在）相对弛缓，屈肌（阴经所在）相对拘急。下肢伸肌、内收肌优势，表现为下肢伸肌（前部为阴）相对拘急，屈肌（后部为阳）相对弛缓；内收肌（阴经所在）相对拘急，外收肌（阳经所在）相对弛缓。根据经络辨证，中风后偏瘫为阴阳失于平衡之"阳急阴缓"或"阴急阳缓"之证候，治当"扶阴抑阳"或"扶阳抑阴"，以调节阴阳平衡，使"阴平阳秘"，运动协调。张力平衡针法正是基于中医经络理论，选取阴经阳经有效穴位，施以不同手法，以调节阴阳，平衡主动肌与拮抗肌的肌张力，达到生物力学平衡，从而有效缓解痉挛，使运动协调而康复。

（湖南中医药大学第一附属医院石文英，指导老师：章薇）

医案十六

聂某，男，39岁，2022年7月9日首诊。主诉：右侧口眼歪斜1月余。病史：患者自诉1月余前因劳累后出现右侧口眼歪斜，到湖南省人民医院就诊确诊为面神经炎，予以抗病毒、营养神经等治疗后未见明显好转，为求进一步针灸综合治疗遂来我处就诊。现症见：右侧口眼歪斜，右眼睑闭合不全、迎风流泪，右侧鼓腮漏气，漱口漏水，吃饭滞食于右侧齿颊间，右侧耳后无疼痛，全身乏力，精神一般，纳寐尚可，二便可。体格检查：右侧额纹消失，眼睑闭合不全，眼裂约2mm，抬眉困难，蹙额、皱眉等动作不能，结膜稍充血红肿，鼻唇沟变浅，示齿嘴角稍左歪，鼓腮、吹口哨稍漏气，伸舌居中，耳后无疼痛、无疱疹，余未见异常。舌红，苔薄白，脉细。诊断：面瘫。

辨　证　风热证。

治　法　疏风清热，舒筋活络。

处　方　体针。

取穴：阳白、鱼腰、攒竹、丝竹空、太阳、迎香、承浆、颧髎、四白、水沟、地仓、颊车、下关、翳风、曲池、外关、合谷、阳陵泉、太冲。操作：患者取仰卧位，穴位常规消毒，阳白、印堂、颧髎、颊车等面部腧穴行平补平泻手法，攒竹、鱼腰、丝竹空等眼周诸穴手法不宜过重，轻度刺激，并在每次治疗前在眼周、口颊部配合梅花针扣刺，以局部潮红为度。合谷、太冲、阳陵泉等肢体远端穴位行平补平泻手法。并在颧髎、丝竹空穴行温针灸。疗程：每日1次，10次为一疗程。

　　二诊：患者右侧口眼歪斜较前好转，右侧眼睑闭合不全较前好转，迎风流泪减轻，全身乏力较前好转，精神好转，纳寐可，二便调。查体：右侧额纹消失，眼睑闭合尚可，眼裂约为1mm，抬眉稍困难，蹙额、皱眉等动作不能，结膜无充血红肿，鼻唇沟变浅，示齿嘴角稍左歪，鼓腮、吹口哨稍漏气，伸舌居中，耳后无疼痛、无疱疹，余未见异常。患者额纹尚未恢复，予以刺络拔罐治疗，用三棱针点刺局部，然后予以拔罐，每周2次。继续予以针灸治疗并配合中药四物牵正散加减。

　　三诊：患者右侧口眼歪斜好转，右侧眼睑闭合尚可，无迎风流泪，无漱口漏水，纳寐可，二便调。查体：右侧额纹稍浅，眼睑闭合尚可，结膜稍无充血红肿，抬眉、蹙额、皱眉等动作基本能完成，鼻唇沟稍变浅，鼓腮、吹口哨无漏气，伸舌居中，耳后无疼痛、无疱疹，余未见异常。患者基本恢复正常，继续予以针灸治疗5次巩固疗效，并重灸足三里、三阴交穴补益正气，调和气血。

解　析　周围性面瘫中医称之为"口僻""口眼歪斜"等，《诸病源候论》："风邪入于足阳明、手太阳之经，遇寒则筋急引颊，故使口㖞僻。"本病主要是因为局部受风或受寒冷刺激，病邪阻滞面部经络，经筋功能失调而导致面瘫的发生。本病主要与三阳经筋功能失调有关，选取阳白、鱼腰、攒竹、丝竹空、太阳、迎香、承浆、下关、四白、颧髎、地仓、颊车、水沟皆为局部取穴，体现了"腧穴所在，主治所在"的治疗规律，且以上诸穴多为三阳经腧穴，也符合"经脉所过，主治所及"的治疗规律；用合谷取"面口合谷收"之意；用阳陵泉取"筋会阳陵泉"之意以疏调全身经筋，另外根据辨证风热证者加用曲池、外关，两穴为临床治疗热病的要穴。气血不足者重灸足三里以补益气血，扶助正气。

指导老师按语　治疗面瘫应严格把握治疗时机，强调分期治疗的要点，在周围性面瘫急性期，即发病1周以内，面神经炎症水肿较重，面部针灸选穴要少而精，穴位手法宜轻，针刺宜浅，不宜强刺激，否则不利于炎症水肿的消退。恢复期指的是发病1周至1个月以内，是治疗面瘫的关键时期，针刺选穴以患侧面部局部为主，刺激强度可以加大，重用灸法温通经络，补益正气，调和气血。治疗本病强调针灸并用、针药并用、针罐结合，本病病因多为感受外邪侵犯局部经络，气血阻滞所致，艾灸具有温通经络、补益正气的功效，温针灸可以贯穿面神经炎治疗的整个过程，常选用的穴位有丝竹空、颧髎、下关、翳风、足三里等，同时应在中医辨证思想的指导下，四诊合参，配合中药治疗面神经炎，如风寒证选用牵正散加减，风热证选用桑菊牵正散加减，气血不足证选用四物牵正散加减，同时根据本病病机，经络辨证，加入引经药，如通阳明经的葛根、白芷、升麻，少阳经的柴胡，太阳经的羌活、防风等，同时配伍川芎、当归等活血之品。在治疗过程中也运用针罐结合法，在患者针刺前或针刺后，在面部局部肌肉，以及颊车、颧髎、地仓等穴予以闪罐法，加强温通经络之效。

（湖南中医药大学第一附属医院石文英，指导老师：章薇）

医案十七

朱某，女，69岁，2022年8月10日首诊。主诉：左侧面部肌肉阵发性抽搐5年余，加重1年。病史：患者自诉5年前因失眠后出现左侧面部、眼周肌肉不自主抽搐，呈阵发性发作，精神紧张、疲劳和自主运动时症状加重，睡眠中可消失，无明显疼痛。于当地医院就诊，诊断为面肌痉挛，经予甲钴胺营养神经治疗后症状改善不明显，后逐渐加重，抽动部位逐渐由眼周向嘴角扩大，严重时睁眼困难，每次抽动数秒至数分钟，后多次在我院及外院行中药治疗，症状稍有好转，近1年来，感上述症状加重，为求系统治疗，遂来我处就诊。现在症：左侧面部肌肉不自主抽搐，呈阵发性发作，每日发作频率10次，持续时间几秒至数小时不等，休息后可稍缓解，每于睡眠欠佳、情绪波动、噪声环境下加重，面部畏寒，无头晕头痛，无恶心呕吐，纳可，夜寐欠安，二便调。体查：神清，精神一般，左侧面部肌肉阵发性抽搐，双侧耳后无压痛、无疱疹，颜面部浅感觉尚可，余未见异常。舌淡，苔白，脉细。诊断：面游风。

辨　证　气血亏虚。

治　法　补益气血，息风止搐。

处　方　体针。

取穴：阳白、太阳、印堂、鱼腰、四白、攒竹、夹承浆、风池、翳风、迎香、颧髎、合谷、太冲、足三里、气海、关元、三阴交、太溪、百会、内关。操作：患者取仰卧位，穴位常规消毒，先刺风池、翳风穴，后刺面部诸穴，面部诸穴用轻刺激，用泻法，手法不宜过重，合谷、太冲用泻法，足三里、三阴交、气海、关元用补法，在足三里、三阴交予以温针灸，百会、内关平补平泻，在百会予以温针灸。疗程：每日1次，10次为一疗程。

二诊：患者面部肌肉抽搐较前明显好转，发作频率减少为每日1~2次，发作时间仅持续几秒钟，精神状态良好，睡眠质量提高，继续予以针灸治疗巩固疗效，隔天1次。患者连续治疗1周后症状完全好转，嘱患者避风寒、畅情志、慎饮食、适起居。

解　析　中医认为该病属"筋急""痉证""眼睑瞤动"等范畴。《温病条辨·痉病瘛疭总论》中记载："瘛者，蠕动引缩之谓，后人所谓抽掣、搐搦，古人所谓瘛也。"《张氏医通·瘛疭》记载："瘛者，筋脉拘急也，疭者，筋脉弛纵也，俗谓之抽。"面肌痉挛发病属阳经受邪，与气血变化密切相关。多因素体阴亏或体弱气虚引起阴虚血少，脉络空虚，腠理不固，风邪挟痰侵入面部阳明、少阳之经，致使颜面肌腠经络痹阻，气血运行不利，肌肉筋脉失于濡养，故致面肌拘急弛纵。可见"本虚标实"为本病发病的关键所在，正气虚为病之本，风、痰、瘀为病之标。

指导老师按语　本病为面部经筋的病变，选取阳白、鱼腰、太阳、四白、颧髎、迎香、翳风皆为局部取穴，体现了"腧穴所在，主治所在"的治疗规律。本病病位在面部肌肉，会因精神紧张或情绪不畅而加重，而精神、情志属于中医学广泛意义上的"神"，面肌痉挛属于"形"动，故在治疗中根据形神统一的观点，调神成为治疗本病的一个重要思想，故而选取督脉的百会穴安神以镇形，《针灸大成》云："或针风，先向风府百会中。"风为阳邪，易袭阳位，故选穴百会，以收祛风、提振阳气之功，而合谷、太冲作为四关穴，不仅能祛除风邪，缓解经脉拘挛，亦可调神。足阳明胃经为多气多血之经，足三里为足阳明胃经合穴，针刺足三里具有补益气血之功效，配合气海、关元益气固本，达到治病求本的目的。肝藏血、主筋，若肝血虚或肝肾阴虚，水不涵木，阴液亏少，筋脉失养，虚风内动可导致面肌痉挛，太溪为肾经之原穴，可滋阴潜阳，滋水以涵木；三阴交为足三阴经交会穴，同调肝、脾、肾三脏；两穴配伍可同时达到滋阴息风止搐的功效。

（湖南中医药大学第一附属医院石文英，指导老师：章薇）

医案十八

　　王某，女，41岁。2022年11月22日首诊。主诉：失眠2年，加重1周。病史：患者2年前因工作压力较大出现夜间睡眠欠佳，入睡困难，睡后易醒，醒后难以入睡，自行依靠运动、散步，症状可稍缓解，但容易反复发作，工作压力大时症状明显加重，严重时彻夜难眠，1周前因工作劳累上症复发加重，今为求针灸综合治疗，遂来我处就诊。现在症：入睡困难，睡后易醒，多梦，每夜大概2h睡眠时间，心情烦躁易怒，多愁善感，口干，精神不振，身体容易疲乏，偶有头痛、头晕，无胸闷、心悸，食纳可，二便调。既往史：既往体健，否认食物、药物过敏史。查体：神清、精神欠佳，心肺未见明显异常，生理反射正常，病理反射未引出。舌暗红、苔薄黄，脉弦细。诊断：不寐。

辨　证　肝郁化火。

治　法　疏肝解郁，宁心安神。

处　方　体针。

取穴：百会、四神聪、印堂、安眠、内关、神门、合谷、三阴交、太冲、行间、申脉、照海。操作：患者取仰卧位，穴位常规消毒，百会、四神聪、印堂、安眠穴、内关、神门采用平补平泻手法，合谷、太冲、行间、申脉采用泻法，三阴交、照海采用补法。疗程：每日一次，10次一疗程。配合耳穴压豆：取脑点、神门、内分泌、皮质下、心、肝、脾、肾点，嘱患者3～5天更换一次，睡前10min轻轻按揉。配合中药丹栀逍遥散加减以疏肝解郁，宁心安神。嘱患者夜间不饮咖啡、浓茶，饮食勿过饱过饥，适量运动，畅情志。

二诊：患者经治疗一疗程后，睡眠较前好转，夜间醒来次数减少，睡眠质量较前提高，但容易感身体疲乏。舌红，苔薄黄，脉细。继续针灸治疗，在以上诸穴上加用关元、气海、血海，并在神阙予以艾盒灸。继续配合耳穴压豆，中药汤剂在原方基础上加用黄芪、党参。

三诊：患者睡眠明显好转，精神状态较前改善，嘱其避风寒、调情志、慎劳累、不适随诊。

解　析　失眠症，中医属于"不寐"，又称之为"不得卧""目不瞑"，明代李中梓提出："不寐之故，大约有五：一曰气虚，一曰阴虚，一曰痰滞，一曰水停，一曰胃不和。"《素问·逆调论》记载有"胃不和则卧不安"，诸多医家也为脾胃不和，食滞可导致不寐，《灵枢·口问》云："卫气昼日行于阳，夜半则行于阴。阴者主夜，夜者主卧……阳气尽，阴气盛则目瞑；阴气尽而阳气盛则寤矣。"《灵枢·大惑论》云："夫卫气者，昼日常行于阳，夜行于阴，故阳气尽则卧，阴气尽则寤。"夜则神安于舍则寐。又有《灵枢·大惑论》中说："卫气不得入于阴，常留于阳……故目不瞑矣。"可见本病致病因素繁多，总的来说阴阳失调是其主要原因。

指导老师按语　阳不入阴，阴阳失调为本病的主要病机，选取百会、四神聪、印堂，此三穴均为督脉之穴，百会位于巅顶，为督脉与手足三阳经之交会穴；四神聪位于头部，经过督脉，可通督调神；印堂位于眉头正中；督脉为阳脉之海，总督一身阳气，与脑相连，此三穴运用可以清头目宁神志。安眠为经外奇穴，是治疗失眠之经验效穴；三阴交为肝、脾、肾三条阴经的交会穴，可镇静助眠，增强调整阴阳平衡之功效。内关为心包经之络穴，心包为心之外膜，代心受邪，内关主治与心相关疾病；神门为心经之原穴，是心经脉气所注，心主神志，为五脏六腑之大主，心神得调则睡眠得安，两穴配伍方可心神安定。合谷常配太冲、行间，合而刺之，有疏肝宁心安神之效。选用申脉与照海，针刺得气后使用泻申脉、补照海，意为泻阳跷、补阴跷。申脉又名阳跷，属于足太阳膀胱经，与目关系密切。《灵枢》云："膀胱足太阳之脉，起于目内眦，上额，交巅……从巅入络脑，还出别下项，循肩髆内，挟脊抵腰中。"且申脉为阳跷脉所出之处，阳跷脉由此出而循于外踝伴足太阳经上行，与足太阳经交汇于目内眦，利眼睑之开合，《素问悬解》曰："阳跷出申脉，阳跷盛则目不瞑。"照海又名阴跷，属于足少阴肾经，为肾气归聚之穴，通于阴跷脉，"阴跷脉者……入鼻，属目内眦"，两穴相配合使用，司眼睑之开合，选用此两穴可以达到"从阴引阳、从阳引阴、调和阴阳"之功效。

（湖南中医药大学第一附属医院石文英，指导老师：章薇）

医案十九

刘某，男，45 岁。2022 年 11 月 6 日首诊。主诉：胃脘部疼痛半年余。病史：患者半年前无明显诱因出现胃脘部疼痛，呈隐痛，绵绵不休，喜温喜按，夜间、饥饿时疼痛加剧，于我院行胃镜检查提示：慢性浅表性胃炎。自服雷贝拉唑、胃安宁片、尼扎替丁后未见明显好转，为求针灸综合治疗，遂来我处就诊。现症见：胃脘部隐痛，绵绵不休，喜温喜按，夜间、饥饿时疼痛加剧，劳累后加重，泛吐清水，神疲乏力，手足不温，畏寒，无口干口苦，无恶心呕吐，无反酸、胸闷，无烧心等症状，饮食一般，夜寐欠安，大便溏薄。查体：胃脘部压痛，无反跳痛，肝脾肋下未触及，墨菲征阴性，双肾区无叩击痛。生理反射存在，病理反射未引出。舌淡苔白，脉虚无力。辅助检查：胃镜检查提示：慢性浅表性胃炎。

辨　证　脾胃虚寒。

治　法　温中健脾，和胃止痛。

处　方　体针。

取穴：四白、内关、中脘、梁门、神阙、气海、关元、足三里、三阴交、公孙、脾俞、胃俞。操作：穴位常规消毒，四白、内关、公孙、脾俞、胃俞等均用平补平泻手法，神阙重用灸法，在中脘、足三里、三阴交、气海、关元采用补法，足三里、三阴交、气海、关元施以温针灸。疗程：每日一次，10 次为一疗程。

解　析　慢性胃炎中医属"胃脘痛""胃痛"等范畴，本病起病隐匿，表现为上腹疼痛、饱胀不适，以餐后明显，或伴嗳气、反酸、恶心、呕吐等。《灵枢·邪气脏腑病形》指出："胃病者，腹膜胀，胃脘当心而痛。"《素问·痹论》云："饮食自倍，脾胃乃伤。"《素问·举痛论》又云："寒气客于肠胃之间，膜原之下，血不得散，小络急引故痛。"《素问·六元正纪大论》云："木郁之发……故民病胃脘当心而痛。"可见外感六淫、饮食失宜、情志不遂或者脾胃素虚等均可导致胃脘痛。本病病位在胃，与肝、脾两脏密切相关。

指导老师按语 本病病位在胃，选穴多从与胃相关的经脉出发，首选胃经本经穴位"四白、梁门、足三里"，这乃湖湘针推学术流派掌门人严洁教授总结数十年科研临床经验创立的胃经"三段取穴"，在治疗胃脘痛等脾胃系统疾病，疗效显著，共奏健脾和胃、理气止痛之效，脾与胃互为表里，选取相表里经的三阴交、公孙可以调和脏腑，使脾胃纳运相得，燥湿相济，升降复常。此外，还应注重特定穴的运用：内关、公孙均为八脉交会穴与络穴，两穴配伍能理气平冲，健脾和胃，《标幽赋》云："胸满腹病刺内关。"中脘与脾俞、胃俞构成俞募配穴，背俞穴和募穴是脏腑之气疏通出入之处，既可反映脏腑生理功能的变化，又可由外治内。《类经图翼》对于"吞酸、呕吐、食不化"，取中脘、脾俞、胃俞进行治疗。同时，足三里、中脘还分别为胃经合穴和八脉交会穴之腑会，足三里与中脘构成合募配穴，足三里可调动胃气，中脘可和胃化湿，理中除满，增强了协同治胃的效果。神阙为任脉上的要穴，重用灸法可温补中气。气海、关元施以温针灸可理气回阳。

（湖南中医药大学第一附属医院石文英，指导老师：章薇）

医案二十

张某，女，64岁。2022年7月6日就诊。主诉：反复呃逆1个月。病史：患者自诉1个月前无明显诱因出现呃逆，时有腹部胀满，无其他不适。目前精神状态良好，面红，时有呃逆，上腹部餐后胀满，纳欠佳，口干喜饮水，无口苦，寐安，大便偏干，小便可。舌红，苔薄而干，脉细。体格检查：面红，形体偏瘦，双目有神。腹部对称，腹部触之柔软，腹部无压痛、反跳痛，未触及异常包块。诊断：呃逆。

辨　证 胃阴不足。

治　法 益胃生津，降逆止呃。

处　方 体针。

取穴：内关、膻中、中脘、攒竹、足三里、三阴交、天枢。操作：内关、膻中、中脘、攒竹用平补平泻法，天枢用泻法，足三里、三阴交用补法，留针30min左右。疗程：每日1次，1周5次，2周为1个疗程。嘱患者规律饮食，少食多餐，禁食辛辣刺激、寒凉食物。

解　析　本病根本病机在于气机升降失常，其病因主要包括饮食不节、情志不遂、正气亏虚等，病位在胃，主要涉及脏腑为脾、肝、肾、肺。治疗上应先辨虚实，实证可由寒凝、火郁、气滞、痰阻引发，虚证多由于脾胃虚弱，正气虚逆致呃。呃逆声高，气涌有力，连续发作，多属实证；呃声洪亮，冲过而出，多属热证；呃声沉缓有力，得寒则甚，得热则减，多属寒证；呃逆时断时续，气怯声低乏力，多属虚证。

指导老师按语　针灸治疗本病应从病因及症状两方面考虑进行选穴治疗，本患者为胃阴不足所致呃逆，选取足三里、内关、三阴交等穴位补脾益胃；《针灸甲乙经》记载："咳逆上气，唾喘短气，不得息，口不能言，膻中主之。"膻中是八会穴之气会，四海中的气海，故主治一切气机不畅，有降逆止呃、止咳之效；配合攒竹、中脘等止呃经验用穴，可达到降逆止呃之效。天枢穴属足阳明胃经，为大肠之募穴，位于脐旁两寸，恰为人身之中点，如天地交合之际，升降清浊之枢纽，人的气机上下沟通，升降沉浮，均过于天枢穴，针刺此穴可疏调肠腑，调畅气机。

（湖南中医药大学第一附属医院石文英，指导老师：章薇）

医案二十一

张某，女，46岁。2022年7月10日就诊。主诉：大便排出困难1年。病史：患者诉1年前无明显诱因出现大便排出困难，每2～3天排1次便，便质较硬，常呈羊屎状，排便需半小时至1h方可排出，便后不尽感，时有胃脘部胀痛不适，偶有便时出血，色鲜红，便时肛门部偶有疼痛，于消化内科行肠镜检查未见明显异常，排便特别困难时，自行用"开塞露"帮助排便，停药后上述症状未见明显缓解。现症见：大便干结未行，脘腹胀痛不适，口干，小便色黄，嗜凉饮冷，食欲不振，睡眠欠佳。体格检查：腹部平坦，触之柔软，腹部无压痛、反跳痛，未触及异常包块，无振水音、移动性浊音。舌红、苔黄，脉弦数。

辨　证　热秘。

治　法　调肠通便。

处　方　体针。

取穴：天枢、大肠俞、上巨虚、支沟、照海、合谷、腹结。操作：诸穴常规针刺，行泻法，每日1次，1周5次，2周为1疗程。嘱其多进食膳食纤维较丰富的蔬菜、粗粮、水果。

二诊：1周后，患者诉大便排出较前稍通畅，腹胀情况大大减轻，夜寐情况好转，继续治疗5次，大便排出通畅，质软成形，排便时间明显缩短，夜寐正常。嘱其避风寒，慎饮食，调情志，不适随诊。

解　析　本病以大肠传导不利为基本病机，无论是肠腑疾患或是其他脏腑的病变影响到肠腑，使肠腑壅塞不通或肠失滋润及糟粕内停，均可导致便秘。如胃热过盛，津液耗伤，则肠失濡润；脾肺气虚，则大肠传送无力；肝气郁结，气机壅滞，或气郁化火伤津，则腑失通利；肾阴不足，则肠道失润；肾阳不足，则阴寒凝滞，津液不通，故皆可影响大肠的传导，而发为本病。针刺属于中医特色疗法，无不良反应且对于促进肠道传输功能有良好的疗效。

指导老师按语　天枢位于腹中脐旁，为大肠募穴，是大肠腑之经气结聚于腹部之处，腑病取募，主治腑证，有调理脏腑、升降气机、传导糟粕之效。大肠俞位于腰背部，是大肠腑之经气输注于背腰部之处，天枢与大肠俞同用为俞募配穴法，上巨虚为大肠之下合穴，三穴共用可通调大肠腑气，腑气通则大肠传导功能复常。支沟为手少阳之经穴，宣通三焦气机；照海滋阴，取之可增液行舟，两穴均是治疗便秘的经验要穴。合谷属手阳明大肠经，可调理肠胃，宽中理气。腹结为足太阴脾经穴，可健脾和胃，理气调肠。

（湖南中医药大学第一附属医院石文英，指导老师：章薇）

医案二十二

姜某，女，36岁。2022年8月18日初诊。主诉：尿液不自主漏出6年余。现病史：患者6年余前因妊娠、排尿习惯等诱因逐渐出现尿急时憋不住尿，且咳嗽、喷嚏、大笑时尿液不自主流出，天冷、劳累、精神紧张时加重，未予重视，未行系统诊疗，现因症状逐年加重，严重影响生活质量，特来就诊。现症见：尿急时漏尿，平均漏尿次数为每日6～7次，洗手、喝冷饮、看见厕所时可诱发尿急感出现；偶因咳嗽、喷嚏、上下楼梯等引起腹压增加时出现漏尿，平均每日1～2次；天冷、劳累、精神紧张时症状加重，无尿痛，小便色清，大便正常，纳食可，夜寐安。舌淡红，苔薄白，脉沉细。实验室检查：尿常规未见异常；膀胱＋残余尿量彩超提示膀胱残余尿量6mL。尿流率28mL/s。诊断：尿不禁。

辨　证　脾虚气陷。

治　法　健脾益气，益肾固胞。

处　方　体针。

取穴：中极、膀胱俞、肾俞、中髎、会阳、三阴交。操作：膀胱俞、肾俞毫针常规针刺，刺中极时针尖朝向会阴部。中髎穴：用 3 寸针在第 3 对骶后孔稍外上方处进针，进针方向朝着内下方，深度为 2～3 寸，以针感传向会阴部或小腹部为佳。会阳穴：用 3 寸针在尾骨端边缘进针，方向朝向外上方，深度为 2～3 寸，以针感传向会阴部或小腹部为佳。三阴交：用 1.5 寸针常规针刺。连接电针仪，调至连续波，频率 20Hz，强度以患者耐受为度。留针 30min，隔天 1 次，10 次 1疗程。

二诊：治疗 1 个疗程后，患者每次排尿尿急程度为 0～1 级（可憋很长时间），排尿时已无明显尿急感，无尿急时漏尿，但仍因咳嗽、喷嚏等出现尿液不自主漏出，每日 1～2 次。

三诊：治疗 2 个疗程后，患者已无尿急，无尿液不自主漏出，每次尿急程度为 0～1 级，每日漏尿次数为 0。

解　析　尿失禁是指尿液不自主地流出的病症。尿失禁可分为急迫性尿失禁、压力性尿失禁、混合性尿失禁。急迫性尿失禁是与尿急相伴随或尿急后立即出现的不自主的尿液漏出。压力性尿失禁指大笑、咳嗽、喷嚏或行走等各种程度腹压增加时尿液不自主漏出。混合性尿失禁则既有急迫性尿失禁又有压力性尿失禁症状。古人认为尿失禁的病位主要在膀胱，病因病机为膀胱气化失司，肾气不足，脾失运化，肝失疏泄调达，肺失宣发肃降，三焦运化失司等。而后世很多医家认为气虚、脏腑功能失调而致肾、膀胱不固为其主要病机。

指导老师按语　针灸治疗本病有较好的疗效。中极属于任脉，其下为膀胱，中极、膀胱俞为俞募配穴法，可调理膀胱气机，增强膀胱对尿液的约束能力。肾俞为肾的背俞穴，可补益肾气，增强肾的闭藏功能。中髎、会阳距离病位近，且为膀胱经穴，既可通过局部近治作用治疗所在部位及附近的病变，又可通过循经感传、气至病所，调节所属脏腑功能失调，因此在针刺时以达到针感传至会阴最佳；三阴交是足三阴经交会穴，三阴经循行少腹或阴器，能通调下焦之气机，使小便恢复正常。诸穴共用，共奏健脾益气、益肾固胞之功。

（湖南中医药大学第一附属医院石文英，指导老师：章薇）

医案二十三

刘某，女，23 岁。2022 年 9 月 1 日就诊。主诉：颈项部疼痛，活动受限 1 天。病史：患者诉夜间枕高枕入睡，晨起觉颈部僵硬，不能后仰，活动受限，自行热敷和刮痧治疗后，症状无缓解遂来就诊。体格检查：颈肩部肌紧张，头部向前低垂，后仰受限。

辨　证　落枕属太阳经型。

治　法　通经活络，舒筋止痛。

处　方　体针。

取穴：双侧落枕穴、后溪穴、外关穴、肩井穴、天柱穴、阿是穴。操作：患者取坐位，穴位消毒，取 1.5 寸毫针，将针进到一定深度，患者有得气感时，将针提至天部，按倒针身，落枕穴、外关穴、肩井穴针尖指向颈部方向，后溪穴针尖指向落枕穴方向，天柱针尖指向下颌方向，阿是穴针尖指向病所，医者刺手拇示二指持针柄，将针柄缓缓摆动，好像手扶船舵一样，同时嘱患者活动颈部，施行手法至患者自觉针感向颈部传导时停止，留针 30min，期间行针 2 次。患者治疗一次后症状基本缓解，颈部可后仰，嘱其避风寒、调情志、慎劳累、不适随诊。

解　析　落枕是由于睡眠时姿势不良，或枕头高低不适，或睡时受风受寒，从而导致颈肩部软组织痉挛疼痛、颈椎活动受限的一种病证，一般晨起后发觉颈项部疼痛，颈项不能前屈、后伸或左右侧屈和旋转。受累肌肉主要是胸锁乳突肌、斜方肌、背部最长肌、头颈夹肌、多裂肌、肩胛提肌、菱形肌等。落枕属于中医"失颈""失枕""项强"等范畴。其病因一是睡眠姿势不当，使颈部长时间处于过度偏转的位置；或枕头软硬高低不合适，使颈部处于过伸或过屈状态，均可使气血运行不畅而出现不通则痛。二是风寒外邪侵袭颈背部，寒性收引，使筋脉痹阻，气血凝滞，导致颈部僵硬疼痛，活动不利。三是负重时颈部过度扭转，使颈部脉络受损，筋脉拘挛，导致落枕的发生。四是素有颈椎病等颈项部疾病，再加上外感风寒或睡眠姿势不当，即可引发本病的发生。中医治疗此病以针灸推拿为主，临床疗效显著。

指导老师按语　针灸治疗本病效果明显，立足于本病不通则痛的认识，在"通经活络，舒筋止痛"的辨证思路指导下确立腧穴处方，可取得显著效果。落枕穴为治疗本病的经验效穴，具有舒筋活络、理气止痛的作用。后溪穴为手太阳小肠经腧穴，手太阳经脉循行"出肩解，绕肩胛，交肩上"，手太阳经筋"上绕肩胛，循颈出足太阳之筋前"，《难经·六十八难》："输主体重节痛。"同时后溪穴为八脉交会穴，通督脉，故该穴可治颈项部疾病，如《通玄指要赋》曰："头项痛拟后溪以安然。"外关穴为手少阳三焦经络穴，《灵枢·经脉》曰："三焦手少阳之脉……上贯肘，循臑外，上肩。"且手少阳经筋"上肩，走颈，合手太阳"，同时外关穴还为八脉交会穴之一，通阳维脉，具有解痉止痛、通经活络的作用。肩井穴为足少阳胆经腧穴，胆经经脉"循颈，行手少阳之前"，肩井穴又位于颈部，具有近治作用，外关穴、肩井穴合用，可疏通经脉气血，缓解肌肉痉挛。天柱穴、阿是穴为局部腧穴，针刺可疏通局部经络气血，改善颈部活动度。诸穴合用，共奏通经活络、舒筋止痛之功。

（湖南中医药大学第一附属医院石文英，指导老师：章薇）

医案二十四

周某，男，56 岁。2023 年 3 月 13 日初诊。主诉：左侧肢体活动不利 8 月余。现病史：患者 8 月余前无明显诱因出现左侧肢体活动不利，遂至当地医院诊治，诊断为脑梗死，予对症治疗病情好转后出院，现左侧肢体仍有活动不利，为求进一步康复治疗，遂来我院求诊。现症见：左侧肢体活动不利，言语稍含糊，无饮水呛咳及吞咽困难，无头痛、头晕，纳食可，夜寐安，二便调。查体：左侧肢体肌力 3 级，肌张力高，左侧肘关节、腕关节僵硬、屈曲，右侧肢体肌力 5 级，肌张力正常，左侧腱反射亢进，左侧巴宾斯基征（+）。舌暗红，少苔，脉细。

辨　证　气虚血瘀。

治　法　益气活血，化瘀通络。

处　方　"调神止痉"针刺法。

取穴：主穴百会、神庭、风池（双）、内关（双）、太冲（双）；辅穴肩髃（左）、尺泽（左）、合谷（左）、阴陵泉（左）、阳陵泉（左）、三阴交（左）、解溪（左）；加减舌三针（上廉泉、左上廉泉、右上廉泉）。针刺方法：主穴针刺得气后行捻转平补平泻手法；次穴尺泽、阴陵泉、三阴交，针刺得气后行捻转泻法，强刺激；肩髃、合谷、阳陵泉、解溪针刺得气后行捻转补法，弱刺激；舌三针行平补平泻手法。以患者能够耐受为度，留针 30min，出针前用上述手法行针一次，每日 1 次，10 次一疗程，疗程之间可间隔 2～3 天。

复诊：治疗 3 个疗程后，患者左侧肢体肌力 4 级，肌张力已接近正常，左侧肘关节、腕关节僵硬、屈曲明显好转。

解　析　中医认为五脏六腑生理活动的正常运行依赖精气血津液，同时又受神的调控和影响。《灵枢·天年》载："失神者死，得神者生也。"说明主宰着生命活动的"神"，如果失去其常态，会影响人体脏腑的正常生理功能，甚至失去生命功能。中风后肢体痉挛是邪气上扰，窍闭神匿，神不导气，元神无所附，痰瘀阻滞，筋脉拘急失养所导致的。本案患者病程 8 月余，处于中风病后遗症期，肌张力高，故采用"调神止痉"针刺法以调神为主，辅以舒筋通络，调补气血，从而协调肌群间肌张力，达到缓解肢体痉挛。

指导老师按语 中风后肢体痉挛按照中医学理论分析属于阴阳失衡之"阴急阳缓"，当以"抑阴扶阳"为治则，使阴平阳秘，阴阳互济平衡。故"调神止痉"针刺法选取上肢内侧屈肌群（阴经）腧穴、下肢前内侧伸肌群（阴经）腧穴予以针刺泻法，配合上肢外侧伸肌（阳经）腧穴、下肢外侧屈肌（阳经）腧穴予以针刺补法，使抗重力肌与其拮抗肌间的肌张力平衡，从而缓解肢体痉挛，加快分离运动的出现，恢复正常的运动模式。

（长沙市中医医院张衡才，指导老师：杜革术）

医案二十五

曾某，女，76 岁。2023 年 5 月 6 日初诊。主诉：左眼睑下垂 3 月余。现病史：患者 3 月余前无明显诱因出现左眼睑下垂，伴有左眼酸胀，头痛、头晕，2 天后出现左眼球活动障碍，遂至某三甲医院诊治，完善相关检查，诊断为左侧动眼神经麻痹，予激素、营养神经、改善循环等药物治疗，症状未明显改善，为求针灸治疗，遂来我科就诊。现症见：左眼睑下垂，完全闭合，不能自主运动，左眼外展受限，内收、上、下运动正常，双眼复视，左眼酸胀，怕冷，小便可，大便溏。查体：左眼外展受限，四肢肌力、肌张力正常，浅深感觉正常，病理征未引出。舌淡红，苔薄白，脉沉细。辅助检查：头部 MRI（外院）示脑白质疏松。

辨 证 脾肾亏虚。

治 法 补脾益肾，通经活络。

处 方 针刺。

取穴：上星、百会、太阳、攒竹、四白、风池、外关、合谷、阳陵泉、足三里、太溪、解溪、申脉、照海、太冲。操作方法：四白（左侧）深刺入眶下孔；攒竹透睛明（左侧）；太阳（左侧）向后下方斜刺；百会、上星捻转补法 1min；余穴均取左侧，常规针刺，得气后留针 30min，每日 1 次，10 天为 1 个疗程。

复诊：针刺 1 疗程后左眼酸胀消失，左眼球可轻微外展。2 个疗程后，左眼外展不受限，眼球活动灵活。3 个疗程后左右眼裂基本等大，视物清晰，复视较前好转。

解 析 此患者证属脾肾亏虚，故选取攒竹、太阳、四白等穴疏通局部经络以治其标。阳明为多气多血之经，因此在眼周取阳明经四白、胃经下合穴足三里、经穴解溪，一则经脉所过，主治所及，二来取其调理脾胃助气血化生之功。取足太阴肾经原穴太溪滋肾阴、补肾气以治其本。取八脉交会穴申脉、照海以调理眼睑的开合。合谷、太冲、外关为远部取穴，诸穴合用，改善眼部血液循环，使麻痹消除而愈。

指导老师按语　本病在中医学称为"上胞下垂""睑废""视歧"等，西医学称之为动眼神经麻痹。其病因多为外伤跌仆，脉络痹阻；或风邪外袭，寒热痹阻，筋脉失和；或脾气虚弱，肌肉弛纵。本患者年老体弱，脾肾虚衰，眼部经脉长期失养，终至经络不通，痿软失用。治应补脾益肾，舒经通络。

（长沙市中医医院张衡才，指导老师：杜革术）

医案二十六

朱某，男，59 岁。2023 年 4 月 12 日初诊。主诉：左面部刀割样疼痛 2 年余。现病史：患者 2 年余前无明显诱因出现左面部刀割样疼痛，发作次数不定，每次持续 10s 到 1min 不等，缓解如常人，曾多次在某三甲医院就诊，诊断为三叉神经痛，建议手术治疗，患者拒绝，平素每日服用卡马西平治疗，疼痛可缓解，仍时有复发，为求针灸治疗，遂来我科就诊。现症见：左面部刀割样疼痛，以鼻翼旁为主，手触之即痛，张口时痛甚，无头痛、头晕，纳食可，夜寐欠安，二便调。查体：颜面部肌肉左右对称无萎缩，无面肌抽搐，三叉神经分布区域感觉无异常，四肢肌力、肌张力正常，病理征未引出。舌淡红，苔白腻，脉滑。

辨　证　风痰阻络。

治　法　祛风化痰，通络止痛。

处　方　针刺。

取穴：攒竹（双）、风池（双）、翳风（双）、地仓（左）、阿是穴、迎香（左）、颊车（左）、上关（左）、太阳（左）、丝竹空（左）、头维（左）、丰隆（双）、合谷（双）、太冲（双）。操作方法：诸穴行平补平泻法，针刺得气后面部穴位选取 2 对穴位接电针仪，调疏密波，强度以患者耐受为宜，留针 30min。每日 1 次，7 次为 1 疗程。

二诊：2023 年 4 月 19 日。治疗 1 疗程后患者诉左面部疼痛发作次数较前减少，夜间入睡可。

三诊：2023 年 4 月 26 日。按上法继续治疗 1 疗程后患者三叉神经痛发作频率明显减少，卡马西平剂量减半。

解　析　该患者证属风痰阻络，头面局部选取阿是穴、攒竹、太阳、丝竹空、头维、上关、迎香、颊车、地仓等阳明经、太阳经穴位为主，达到疏通面部气血、通络止痛之效；风池、翳风疏风通络；丰隆化痰通络；开"四关"可祛风通络止痛。

指导老师按语　三叉神经痛为三叉神经分布区域内短暂的、反复发作的剧烈疼痛，每次持续数秒至数分钟，间歇期正常。疼痛可由洗脸、刷牙、咀嚼、说笑等诱发，轻触唇、口角、鼻翼、颊部和舌等处可诱发发作，又称为"扳机点"。本病属中医学"面痛"范畴，中医认为面部主要归手、足三阳经所主，眼额部痛，主要属足太阳、手少阳经病证，上颌部、下颌部主要属手足阳明和手太阳经病证。

（长沙市中医医院张衡才，指导老师：杜革术）

医案二十七

王某，男，68 岁。2022 年 8 月 10 日初诊。主诉：头部及左侧肢体震颤，行动迟缓 5 年余。现病史：患者 5 年余前无明显诱因出现左手轻微震颤，未予重视，后出现左下肢震颤及头部震颤，遂去某三甲医院诊治，诊断为帕金森病，予多巴丝肼口服，症状缓解，近 2 个月因停服口服药，头部及左侧肢体震颤，静止时明显，再次服用多巴丝肼效果不明显，遂来我科求诊。现症见：头部、左侧肢体震颤，行动迟缓，无头痛、头晕，无胸闷、腹胀等，纳食一般，夜寐欠安，二便可。查体：神清，表情淡漠，面具脸，躯干向前弯曲，头部前倾，四肢肌张力增高，行动迟缓。头部、左侧肢体可见静止性震颤。舌质暗，苔薄白，脉弦涩。辅助检查：头部 CT 未见明显异常。

辨　证　肝风内动。

治　法　镇肝息风，活血化瘀。

处　方　体针。

取穴：百会、四神聪、风池、太冲、三阴交、合谷、阳陵泉、血海、太溪。
操作方法：诸穴以平补平泻为主，留针 30min，每日 1 次，10 次为 1 疗程。

头皮针：顶中线、顶旁 1 线、顶旁 2 线、顶颞后斜线。

复诊：治疗 2 个疗程后，患者头部及左下肢震颤较前减轻，左手震颤已不明显。

解　析　本案患者以头部及左侧肢体震颤为主症，患者年逾六旬近七旬，精血渐亏，肝阴亏虚，筋脉失于濡养所致肢体僵硬，动作迟缓，阴血不足，血虚生风，风盛则动，故震颤不已。因病程长，致气血瘀滞，镇肝息风同时配合活血化瘀，本案选用肝经、脾经、肾经的穴位，结合头皮针，诸穴合用以镇肝息风，活血化瘀，体现祖国医学"治风先治血，血行风自灭"的道理。

指导老师按语　本病的临床表现与中医学中"颤证""颤振""振掉""内风"等病证的描述相似。《证治准绳·杂病》亦谓："颤，摇也，振，动也。筋脉约束不住而莫能任持，风之象也。"并指出颤证"壮年少见，中年之后始有之，老年尤多。"《素问·至真要大论》所谓"诸风掉眩，皆属于肝"的"掉"，即指颤振，说明此类疾患属于风象，与肝有关。肝血亏虚，虚风内动，筋脉失养，可出现肢体挛急，摇动震颤等症状。多数医家从肝肾不足、气血两虚、痰热动风立论，或效或不效。

（长沙市中医医院张衡才，指导老师：杜革术）

医案二十八

卢某，女，41岁。2022年11月16日初诊。主诉：胁肋部胀痛1周，加重2天。现病史：患者自诉1周前与同事争执后感两胁胀痛，胸闷胀满，食欲不振，经口服中药治疗，症状稍有好转，2天前患者双侧胁肋处窜痛，阵发性加剧，深呼吸、咳嗽或弯腰时，疼痛明显加重，自服布洛芬症状未减轻，遂来我科求诊，诊断为肋间神经痛。现症见：双侧胁肋部胀痛，难以忍受，无咳嗽、咳痰，纳食一般，口无干苦，夜寐欠安，二便调。查体：胸胁部刺痛，触之即发，四肢肌力、肌张力、浅深感觉及腱反射正常，病理征未引出。舌淡红，苔薄白，脉弦。

辨　证　肝气郁结。

治　法　疏肝理气，活血通络。

处　方　针刺治疗配合柴胡疏肝散加减。

取穴：支沟、阳陵泉、太冲、三阴交。操作方法：支沟、太冲行捻转泻法；阳陵泉、三阴交平补平泻。留针30min，每隔10min行针1次，7次为1疗程。

中药：柴胡15g，白芍20g，枳壳10g，香附10g，川芎10g，郁金10g，当归10g，红花10g，地龙10g，甘草6g。7剂，水煎服，每日一剂，早晚分服。

复诊：治疗1次后患者夜间已能安睡，疼痛减轻。针刺及中药治疗1疗程后患者双侧胁肋部无明显胀痛，夜寐安。

解　析　肋间神经痛属中医"胁痛"范畴，多因精神刺激，情志不调所致，特别是怒气伤肝，肝气不舒而横逆致胁肋胀痛、背痛等，且走窜不定。本案患者以胁肋部窜痛为主症来就诊，中医诊断明确，考虑为胁痛，患者因情绪原因引起，属于气机不调，考虑肝气郁结。在治疗上用中医治疗，其一考虑用中药调理，方用柴胡疏肝散疏肝解郁；其二用针灸治疗，归结于肝经、脾经和胆经，所以用远部取穴法，以泻法为主。

指导老师按语 本患者因情志不舒而致胁肋疼痛，郁闷伤肝，肝主胁下，其经脉布于两胁，肝失调达疏泄，致肝气郁结，阻于胁络则胁肋胀满；气滞血运不畅，致瘀血痹阻络脉则胸胁刺痛，固定不移；苔薄白，脉弦亦为肝气郁结之象。故治宜疏肝理气，活血通络。

（长沙市中医医院张衡才，指导老师：杜革术）

医案二十九

熊某，男，61 岁。2021 年 10 月 30 日初诊。主诉：左侧肢体无力、声音嘶哑 1 月余。现病史：患者于 2021 年 9 月 5 日无明显诱因感左侧肢体无力伴头昏、吐词不清，于长沙仁和一医院进行治疗，行颅脑 CT，诊断为头晕。查因：脑梗死可能性大。给予营养神经、改善脑代谢及脑循环等对症支持治疗后，症状改善不明显。后于我院神经内科住院，行改善循环、护脑、营养神经、护胃等综合治疗后，症状好转出院。目前患者左侧肢体稍乏力，右侧肢体麻木，左侧面部及右侧肢体痛温觉稍减退，言语流利，声音嘶哑，头晕头痛，左右肢体活动欠灵活，偶有胸闷心悸，时有咳嗽，喉中痰鸣音，无呕心呕吐，食纳可，夜寐安，二便调。

检查：患者神志清晰，精神欠佳，被动体位，查体合作。全身皮肤黏膜无黄染、皮疹及出血点，头颅无畸形、压痛，双侧眼球活动可，睑结膜未见异常，巩膜无黄染，双侧瞳孔等大等圆，对光反射灵敏。心肺腹（−），脊柱四肢无畸形，四肢肌力、肌张力正常，四肢肢体腱反射减弱，左侧面部及右侧肢体痛觉、温度觉减退，深感觉正常，脑膜刺激征（−），双霍夫曼征（−），双巴宾斯基征（−）。舌黄厚腻，脉弦。辅查：颅脑 MRI+DWI（2014 年 9 月 11 日本院）示颈椎退行性变，颈椎不稳；C2/3～C6/7 椎间盘向后突出；C4/5 左后突出，椎管狭窄，脊髓受压；左侧延髓、左侧小脑半球急性脑梗死；左侧下鼻甲肥大，左上颌窦筛窦慢性炎症。诊断：中风，缺血性中风（中经络、恢复期）。

辨 证 风痰瘀血。

治 法 息风化痰，活血通络。

处 方 针刺治疗配合中药治疗。

针灸治疗：四神聪、颞三针、舌三针、四白（左）、丝竹空（左）、颧髎

（左）、迎香（左）、水沟、承浆、曲池（双）、内关（双）、养老（双）、丰隆（双）、合谷（双）、髃关（双）。每日治疗1次，治疗10次后，患者言语清晰，能自然对答，并在家属的搀扶下能步行数十米。20次治疗后，患者可独自挂拐而行，仅存左侧面部及右侧肢体感觉减弱。

中药：中医方药治疗以息风化痰、活血通络为法，采用化痰通络汤合桃红四物汤加减。服药10剂后，患者可扶墙自由活动，面部及肢体感觉渐恢复。

解 析 本病主穴为四神针、颞三针、舌三针、水沟、内关。配穴：肝阳暴亢加太冲、太溪镇肝潜阳；风痰阻络加丰隆、合谷化痰息风；痰热腑实加曲池、内庭、丰隆清热豁痰；气虚血瘀加气海、血海益气活血；口角歪斜加颊车、地仓；上肢不遂加肩髃、手三里、合谷；下肢不遂加阳陵泉、阴陵泉、风市；头晕加风池、完骨、天柱；足内翻加绝骨、纠内翻、丘墟透照海；足外翻加中封、太溪、纠外翻；足下垂加解溪、胫上，其他随症加减。

指导老师按语 中风是针灸科最为常见病种，中医认为中风的发生是由多种因素所导致的复杂的病理过程，风、火、痰、瘀是其主要的病因。肝肾阴虚，水不涵木，肝风内动；五志过极，肝阳上亢，引动心火，风火相煽，气血上冲；饮食不节，恣食厚味，痰浊内生；气机失调，气滞而血运不畅，或气虚推动无力，日久血瘀；风、火、痰浊、瘀血等病邪上清窍，导致脑络阻滞，神失其用则发生中风。

（湖南中医药大学第一附属医院曹越，指导老师：章薇）

第四节　外科病证医案

医案一

李某，男，50岁。2023年3月1日初诊。主诉：左胸前区及背部皮肤红斑水疱伴疼痛3天。现病史：患者3天前左胸前区及背部出现针刺样疼痛，伴烧灼感，于外院皮肤科就诊，诊断为带状疱疹，予以阿昔洛韦、甲钴胺片口服，皮肤科医师建议配合针灸治疗，遂来我科门诊就诊。现症见：左胸及背部可见带状分布的疱疹，疱液透明，皮色鲜红，疱疹处皮肤有烧灼感，触之有明显的痛觉过敏。患者自述性格急躁，因疼痛而睡眠不安，饮食可，二便调。查体：左胸及背部可见带状分布的簇集型粟状疱疹，疱液透明，皮色鲜红。舌红、苔黄腻，脉滑数。

辨 证 肝胆郁热。

治　法　清热解毒，通络止痛。

处　方　针刺治疗。

取穴：皮损局部阿是穴、相应夹脊穴。操作：予以毫针针刺、刺络拔罐。嘱患者左侧卧位，充分暴露疱疹皮损，经常规消毒后，取皮损局部阿是穴，使用0.30mm×40mm 的毫针围刺，每日 1 次，留针 30min，10 次为 1 个疗程；皮疹局部取相应夹脊穴，用梅花针叩刺后拔罐，留罐 10min，以每罐出血 3～15mL 或吸出疱内液体，使疱疹塌陷为度，每日 1 次。

二诊：2023 年 3 月 8 日。治疗 7 次后，患者疱疹痂皮脱落，遗留少数色素沉着，偶有隐隐刺痛，属于恢复期，取患侧支沟、阳陵泉、华佗夹脊、双侧足三里。操作方法：使用 0.30mm×40mm 的毫针针刺，刺激强度以患者耐受为度，采用单手进针法，深度 1.0～1.5 寸，捻转提插得气后，留针 30min。每日治疗 1 次，10 次为 1 个疗程。

三诊：2023 年 3 月 15 日。治疗 7 次后，患者上述症状均已消失，达到临床治愈，故结束治疗。随访 3 个月，患者未出现疼痛。

解　析　皮损局部阿是穴围刺可引毒热外泄，通络止痛；相应夹脊穴清热解毒，调畅气血。根据疼痛部位辨经取穴，循经远取支沟、阳陵泉等穴，以达疏经通络止痛之效；然此期邪毒未尽，正气已虚，治疗应顾护正气，故选用胃经下合穴足三里补益中气，进而补益一身之气。

指导老师按语　本案患者因情志所伤，肝气郁滞不畅，郁久则生热、化火，蕴于肌肤。梅花针放血疗法治疗带状疱疹的疗效在临床上已被广泛认可，于患处阿是穴行梅花针叩刺，开泄局部瘀滞，开放祛邪门路，再利用拔火罐对局部施加吸拔力，使病邪借由肌肤孔隙排出体外，通调经络。治疗过程中，应根据患者病情变化，因时制宜，分期论治，方可取得显著的疗效。

（长沙市中医医院翟伟，指导老师：杜革术）

医案二

刘某，男，56 岁。2023 年 4 月 23 日就诊。主诉：左侧后腰部疼痛一周。病史：患者因饮酒食辛辣后出现左侧腰部轻微疼痛，当时未予重视，后疼痛加剧，疼痛处出现红色疱疹，于当地医院就诊，诊断为带状疱疹，予以阿昔洛韦等抗病毒药物治疗后，症状稍改善，为求针灸综合治疗遂至我院门诊。现症见：右侧后腰部可见带状排列的疱疹，皮肤基底色红，有疱液，疼痛剧烈，呈烧灼感，不可触碰，纳寐差，大小便正常。体格检查：痛苦面容，被迫站位，右侧后腰部可见成簇带状样疱疹，未超过后正中线。诊断：蛇串疮。

辨　证　脾经湿热。

治　法　健脾祛湿，清热止痛。

处　方　艾灸加针刺。

铺棉灸：患者皮肤局部消毒，取干净脱脂棉，撕成轻薄片状，铺于疼痛处，点燃铺棉灸，1s内烧完，反复2～3遍。

取穴：患者取侧卧位，局部取穴，常规消毒，将皮损阿是穴围刺1圈，并配隐白、内庭、阴陵泉行针刺泻法。

湿敷：取纱布，将冰片、矾冰溶液、青黛散搅拌融合敷于纱布上，再覆盖于疼痛处，敷10～15min。

解　析　蛇串疮又名带状疱疹，是一种由水痘-带状疱疹病毒所引发的急性感染性皮肤病，发病时皮肤可见成簇状水疱，常沿一侧周围神经带状分布，伴剧烈神经痛，呈火烧感。蛇串疮为中医病名，它又称为腰缠火丹、火带疮、蛇丹、蜘蛛疮等，如《外科大成》曰："俗名蛇串疮，初生于腰，紫赤如疹，或起水疱，痛如火燎。"目前中医认为该病病因病机可分为三类。①肝经湿热：情志不畅，肝郁气滞，郁而化热，肝经火毒外溢皮肤。②脾经湿热：脾失健运，内湿蕴而化热，湿热搏结于皮肤。③气滞血瘀：久病体虚，或劳累外感邪毒，或热毒郁盛，皆致气血凝滞发于皮肤。该病为针灸治疗的优势病种，疗效佳。

指导老师按语　该病病因不外乎风火湿毒，常因体虚诱发，病位主要在肝、脾两经，涉及肝、脾、心、胆、胃等多脏腑，治疗时应明确辨证，把握病程，治疗原则为"急则治其标，缓则标本同治"，毒邪为标，体虚为本。《诸病源候论·甑带疮候》中，就有"甑带疮者，绕腰生，此亦风湿搏血气所生"。临床辨证责至脏腑，如《医宗金鉴》载："此证俗名蛇串疮……形如云片，上起风粟，作痒发热。此属肝心二经风火……水疱大小不等，作烂流水，较干者多疼，此属脾肺二经湿热。"发病初期疱疹未发时，应尽早发现并消散体内火毒热邪，使其不发。若疱疹隐隐欲发，当火郁发之。若火毒炽盛，疱疹已发，应清热解毒，缓急止痛。若后期气血亏虚，当以标本同治，补气固元，活血止痛。

（湖南中医药大学第一附属医院石文英，指导老师：章薇）

医案三

罗某，女，77岁。2022年7月27日初诊。主诉：右侧胁肋部针刺样疼痛2月余。现病史：患者2月余前无明显诱因出现右侧胁肋部针刺样疼痛，皮肤可见簇集性疱疹，在当地卫生院诊治，诊断为带状疱疹，经中西医治疗后疱疹消退，仍留有局部疼痛。现症见：右侧胁肋部针刺样疼痛，不能触碰，入夜尤甚，心烦，纳食可，夜寐差，二便可。查体：疱疹处皮肤色素沉着明显，呈暗红色。舌暗红，苔薄黄，脉弦。

辨　证　肝气瘀滞。

治　法　疏肝行气，通络止痛。

处　方　针刺配合中药治疗。

通督调神止痛针刺法：主穴百会、神庭、内关、神门、合谷、太冲。辅穴：胸夹脊、阿是穴。针刺方法：百会、神庭、内关、神门、支沟、血海、阳陵泉、胸夹脊行平补平泻手法；合谷、太冲行提插泻法。留针30min，7次为1疗程。

梅花针：色素沉着局部行刺络拔罐法，每次5～10min，隔日一次。

中药：芍药甘草汤加减。芍药30g，炙甘草10g，川楝子10g，延胡索10g，僵蚕10g，地龙10g，没药10g，乳香10g，丹参10g，龙胆9g，全蝎3g，蜈蚣1条。7剂，水煎服，每日一剂，早晚分服。

二诊：2022年8月3日。针刺及中药治疗1疗程后患者诉右侧胁肋部针刺样疼痛较前减轻，夜间入睡可。

三诊：2022年8月10日。按上法继续治疗1疗程后患者诉右侧胁肋部已无疼痛，夜寐安。

解　析　带状疱疹后遗神经痛在中医中属"皮痹""蛇丹愈后痛"的范畴，其病机主要为稽留毒邪应时而发，并乘机循入经络，瘀毒湿热夹杂，顽固难祛，进而伤及脉络，使气血运行痹滞，发为疼痛。患者为老年女性，免疫功能低下，易受毒邪之侵，而患此病，虽经治向愈，患者正气虚衰，气血运行不畅，脉络受损，瘀滞难除，故仍有疼痛，夜间尤甚，且患者心烦，夜寐差，中医治疗主要以解郁理气、活血通络、调神止痛为主。故该患者采用通督调神止痛针刺法结合芍药甘草汤加减治疗。

指导老师按语　止痛需先调神、通气血，调神通督止痛针刺法重点就在于"调神"与"调气血"。"调神"重在调心脑、通督脉，选穴以督脉、心经和心包经经穴为主，故取百会、神庭、内关、神门以调神止痛。"调气血"一在于穴位，二在于行气活血的针刺手法，一阴一阳，一气一血；合谷调气中之血，太冲理血中之气，共同完成调理脏腑，平衡阴阳，通达气血，则疼痛自除。根据疼痛部位选取相应胸夹脊穴，可调节脏腑之气血，色素沉着局部刺络拔罐可祛瘀通络止痛。芍药甘草汤加减依托中医学中"辨证论治、整体观念"的理论依据，通过联合通督调神止痛针刺法，使内治外治相结合、针药并用，不仅能明显缓解患者疼痛程度，还可有效提升患者睡眠质量。

（长沙市中医医院张衡才，指导老师：杜革术）

第五节　骨折医案

医案一

刘某，男，33 岁。2023 年 4 月 3 日初诊。主诉：左胫骨骨折术后 4 个月。现病史：患者 4 个月前车祸不慎致左胫骨中段粉碎性骨折，在我院行切开复位交锁钉内固定术，术后病情稳定后出院。今日来我院门诊复诊，骨科医师建议配合针灸治疗，遂来我科就诊。现症见：左小腿酸胀感，稍疼痛，拄拐行走。纳眠一般，小便黄，大便调。查体：左小腿稍肿胀，术口稍压痛，纵轴叩击痛，趾端血运可。舌淡暗紫，苔白，脉弦细。

辨　证　肝肾不足。

治　法　补益肝肾，强筋壮骨。

处　方　针刺治疗。

取穴：双侧大杼、膈俞、肾俞、足三里、阿是穴。操作：患者侧卧位，患肢在上，针刺穴位皮肤常规消毒后进针，中等强度刺激，每次留针 30min。大杼、膈俞、肾俞、足三里行补法，阿是穴行捻转平补平泻手法。双侧肾俞温针灸，将艾条切成 2cm 长艾炷，每穴灸 3 炷。每日 1 次，10 次为一疗程，治疗 3 个疗程小腿疼痛消失，可弃拐行走。

解析　根据经穴理论，大杼与骨的生理功能有密切关系，主治一切骨病，针之可接骨续断、强筋壮骨且补虚生髓。血会膈俞，膈俞的功能是调血活血、祛瘀生新、强壮筋骨等。针刺膈俞可促使机体新陈代谢加速进行，使缺血的骨折断端有良好的血液供应。肾俞属足太阳经，是肾的背俞穴，与肾脏有内外相应的联系，是肾经经气输注于背部之穴。肾主骨生髓，又主藏精，是作强之官，而髓藏骨中充养骨骼，骨得髓养才能生长坚强，是骨骼再生所不可缺少的因素，故肾精的充沛和骨骼的坚固有密切关系。根据中医理论，肝肾同源，因此针灸肾俞可益肾生精，补益肝肾。足三里为足阳明胃经之合穴，是强壮要穴，又是胃之下合穴，《灵枢·邪气脏腑病形》云："合治内府。"故针灸足三里具有健脾益胃、益气生血、增补元气的作用，与大杼、膈俞、肾俞合用则有补益肝肾、强筋壮骨之能。局部阿是穴，可以活血化瘀，疏经通络，消除局部肿胀疼痛，促进局部血液循环，加快血肿吸收，修复软组织损伤，从而促进骨折愈合。

指导老师按语　我们在骨折三期治则指导下，根据长期临床实践，确定针灸分期治疗促进骨折愈合的取穴及针刺方法。

（长沙市中医医院翟伟，指导老师：杜革术）

医案二

苏某，男，35 岁。2022 年 6 月 14 日初诊。主诉：摔伤后右下肢疼痛伴活动受限 2 天。现病史：患者于 2022 年 6 月 12 日不慎在工地摔伤，当时右小腿疼痛，活动受限，当日入住我院骨伤二科，诊断为右胫骨中下段骨折，6 月 13 日行钢板内固定术，术后请我科会诊指导康复治疗。现症见：右小腿疼痛，活动受限，纳食可，夜寐欠安，二便可。查体：右小腿中下段肿胀，手术伤口无渗出，右下肢肢端血运可。舌红，苔薄白，脉弦。辅助检查：X 线片示右胫骨内固定术后。

辨　证　气滞血瘀。

治　法　活血化瘀，通络止痛。

处　方　针刺治疗加中药。

"分期愈骨"针刺法。早期：百会、内关（双侧）、血海（右）、太冲（右）。中期：阳陵泉（右）、丰隆（右）、阿是穴。后期：大杼（双侧）、膈俞（双侧）、肾俞（双侧）、足三里（双侧）、阿是穴。针刺方法：早期，百会、内关行捻转补法，余穴行捻转泻法，针刺得气后接电针仪，血海接正极，太冲接负极，频率 2HZ，电流强度以患者能耐受为度。中期，阳陵泉行捻转补法，丰隆、阿是穴行平补平泻手法，阳陵泉接电针仪正极，选取 1 个阿是穴接负极，刺激强度同前。后期，大杼、膈俞、肾俞、足三里行补法，阿是穴行捻转平补平泻手法。双侧肾俞温针灸，将艾条切成 2cm 长艾炷，每穴灸 3 炷。每次留针 30min，每日 1 次，7 次一疗程，疗程之间可间隔 2～3 天。

中成药：集成疗伤片（医院自制剂）。

复诊：患者术后第 1 天开始进行针灸治疗，第 4 天后肿胀减退，疼痛明显减轻，第 14 天肿胀、疼痛症状基本消失，第 40 天 X 线片检查示骨折线开始出现模糊，有少量骨痂形成，并开始举拐逐步负重，第 85 天 X 线片检查示骨折线模糊，有大量骨痂形成，能完全负重直立行走，术后 1 年进行内固定拆除，随访无任何不适。

解　析　骨折愈合是一个复杂的修复过程，中医根据骨折后证候学特点将骨折分为 3 期：早期即术后 1～7 天，重在活血化瘀，行气止痛；中期即术后 8～28 天，重在接骨续筋，舒筋活络；后期即术后 29～56 天，重在补益肝肾，强筋壮骨。该患者采用杜革术教授创立的"分期愈骨"针刺法，并结合骨折三期用药，有利于骨折愈合。

指导老师按语　《黄帝内经》及后世医家均反复强调针刺镇痛中治神的重要性。早期治疗以调神止痛为主，选取百会宁心调神；内关养心安神，疏通气血；血海、太冲行气活血止痛，而兼解郁调神之用。早期取穴共奏活血行气、调神止痛之功。中期取丰隆、阳陵泉配伍以接骨续筋，舒筋活络。后期取足三里、大杼、膈俞、肾俞合用则有补益肝肾、强筋壮骨之能。局部阿是穴，可以活血化瘀，疏经通络，消除局部肿胀疼痛，促进局部血液循环，加快血肿吸收，修复软组织损伤，从而促进骨折愈合。

（长沙市中医医院张衡才，指导老师：杜革术）

第六节　颈肩腰关节病证医案

医案一

吴某，男，45 岁。2023 年 8 月 21 日初诊。主诉：右肩部疼痛，活动受限 2 周。现病史：患者自诉 2 周前开始出现右肩部疼痛，伴有夜间疼痛，上举、后伸活动受限。现症见：右肩部疼痛，伴有夜间疼痛，上举、后伸活动受限。纳可，二便调。查体：右肩局部压痛，上举、外展、后伸活动受限，疼痛弧试验（+），指端血运、感觉良好。舌暗红，苔薄白，脉弦。辅助检查：MRI 显示右侧冈上肌肌腱远端信号不均匀增高，考虑肩袖损伤。

辨　证　气滞血瘀。

治　法　行气活血，化瘀通络。

处　方　针刺治疗。

取穴：患侧肩髃、肩井、肩贞、肩髎、臂臑、巨骨、大椎、天宗、曲池、合谷。操作：肩髃穴向下斜刺 1.2～1.5 寸，余穴常规针刺。配合理疗、放血、拔罐。治疗 5 次后右肩疼痛明显减轻，夜间疼痛消失，继续巩固治疗 3 次，右肩疼痛明显减轻，活动改善。

解　析　肩髃穴是手阳明大肠经腧穴，位于三角肌区域，肩峰外侧缘前端与肱骨大结节两骨之间的凹陷中。大肠经"出髃骨之前廉"，说明了手阳明经的循行路线，从而引出了循经病变的部位为"肩前廉痛"，且肩髃穴为大肠、小肠、阳跷脉、三焦经的四脉交会穴。肩髎穴是手少阳三焦经腧穴。手少阳经证：三焦经"上肩"，其病"肩……外皆痛"，本经病以肩外侧疼痛为主且压痛明显。肩贞穴是手太阳经腧穴，手太阳经证：小肠经"出肩解，绕肩胛，交肩上"，证明了手太阳经的循行路线，从而引出了循经病变的部位及可能出现的症状"肩似拔"，"肩后痹痛"等。以上三穴临床中一般称之为"肩三针"，三穴共同围成的区域在解剖学上多对应肩袖肌腱附着点，是肩关节的稳定区域，因此，针刺此区域可针对性地治疗肩关节肌腱和肌向的稳定性疾患，肩髃穴为本次治疗的核心腧穴，因其是手之三阳经的交会腧穴，故当针刺肩髃穴时，可同时调动此三条经脉的气血，共同抵抗侵袭肩部的风寒湿邪气。

指导老师按语　临床上以肩关节疼痛为主诉就诊的患者当中肩袖损伤患者占有一定比例，应认真进行体格检查，必要时查肩关节 MRI 明确诊断，切勿盲目诊断为肩关节周围炎。

（长沙市中医医院翟伟，指导老师：杜革术）

医案二

朱某，男，49 岁。2022 年 7 月 11 日初诊。主诉：右膝关节内侧疼痛 3 个月。现病史：患者 3 个月前开始出现右膝关节内侧疼痛，遇寒加剧，下蹲、行走困难。现症见：右膝关节内侧疼痛，下蹲、行走困难。既往有慢性支气管炎病史。查体：右侧膝关节内侧压痛，活动受限。舌淡，苔白腻，脉濡缓。

辨　证　寒邪阻络。

治　法　温经散寒，舒筋通络。

处　方　针刺治疗。

取穴：患侧血海、犊鼻、内膝眼、阳陵泉、足三里、悬钟。操作：患者平卧，以软枕垫于膝关节下，使膝关节自然弯曲；穴位常规皮肤消毒，足三里直刺

1.5 寸，提插捻转补法，悬钟沿小腿纵轴向上斜刺 1.0 寸，捻转补法；犊鼻、内膝眼沿关节腔对刺，余穴直刺，约 1.0～1.5 寸，提插捻转行针。得气后，将清艾条一根平均分为 5～6 段，点燃两端，均匀放在艾箱内的纱网上，将艾箱置于膝关节处，上方加盖，视患者感觉调节盖口，直至局部皮肤均匀汗出、潮红为度，一般需要 50min 以上。留针 30min 后取针，每日 1 次，10 天为一疗程，治疗 7 次后症状明显减轻。

解　析　局部取犊鼻、内膝眼通利关节，宣痹止痛，刺入关节腔，穿筋达骨，针至病所，作用迅捷；血海穴为足太阴脾经要穴之一，功擅通经活络，祛瘀止痛，对改善膝关节局部的血液循环作用显著，与筋会阳陵泉配伍有舒筋活络、通利关节的作用，主治膝关节痛；足三里为足阳明胃经要穴，有益气养血、健脾补虚之功，亦有舒筋通络、祛风除湿、行气止痛之效，为治疗下肢痿痹之要穴；髓会悬钟，具有补肾填精、壮骨逐痹之效。

指导老师按语　透灸法是指通过艾灸使灸感透达深部组织的施灸方法。透灸时，不以时间或壮数为指标，而以灸后患者的感觉和机体的反应为标准，这种方法比一般灸法的灸量大，热力可以透过深部肌肤，无痛苦。针刺、透灸并用，大大提高了膝骨关节炎的临床疗效。

（长沙市中医医院翟伟，指导老师：杜革术）

医案三

姚某，女，51 岁。2022 年 9 月 5 日初诊。主诉：腰骶及右臀部胀痛 3 月余。现病史：患者自诉 3 月余前因自行搬重物不慎扭到腰导致腰骶部及右臀部胀痛，活动受限。现症见：腰骶及右臀部胀痛，腰部活动受限。纳可，二便调。查体：腰部 L4、L5 棘突下和腰部 L5、S1 右侧有压痛，右直腿抬高试验（+）。辅助检查：MRI 显示 L4/5、L5/S1 椎间盘突出、硬膜囊受压和 L5/S1 椎间盘间隙狭窄。

辨　证　气滞血瘀。

治　法　行气活血，化瘀止痛。

处　方　针刺治疗。

取穴：肾俞、腰阳关、大肠俞、腰夹脊穴，患侧环跳、委中、承山、阳陵泉、昆仑。操作：患者取俯卧位，腰部肌肉放松，穴位进行常规消毒，取 0.30mm×40mm、0.30mm×75mm 一次性无菌针灸针，肾俞、大肠俞、腰夹脊向脊柱方向斜刺，进针深度为 1.0～1.5 寸，用提插手法；腰阳关进针 1.0 寸，提插补法；环跳穴进针深度为 2.5～3.0 寸，用提插手法使患肢及其足部出现放射性酸、麻、触电样感觉，达到三次刺激量为宜。委中、承山、阳陵泉、昆仑穴常规针刺，得气后留针 30min，并用 TDP 照射腰骶部，温度以舒适为度。同时配合放血、拔罐、理疗等治疗，建议患者卧床休息。治疗 5 次后症状明显减轻。

解　析　针刺主穴选择肾俞、大肠俞、委中，均位于足太阳膀胱经至下肢的循行路线上，肾俞为肾脏的背俞穴，为肾气在腰背部流转输注之所，取之可益肾固本。温养督脉，濡养脏腑筋脉；大肠俞可通肠道、利腰膝，与肾俞配伍可激发脏腑之气，具有调节气血运行、通阳化滞、通经活络的功效；委中为足太阳膀胱经合穴，具有散寒通滞、行气活血功效。配伍腰夹脊穴、腰阳关、环跳、承山、阳陵泉、昆仑益肾通督，通络止痛。

指导老师按语　脊椎与人体经络有着广泛的联系，根据"经脉所过，主治所及"的理论，足太阳经"挟脊抵腰中，入循膂，络肾"；足少阴经"贯脊"；督脉"贯脊属肾""挟脊抵腰中，入循膂络肾"；可知腰痛与督脉、足太阳膀胱经关系密切，故选膀胱经的背俞穴、腰夹脊穴、委中、承山、昆仑治疗。腰椎间盘突出症的疼痛放射部位除了与督脉、足太阳膀胱经非常密切外，还与足少阳胆经密切相关，因此选用了足少阳经的环跳、阳陵泉。根据情况还可以远端取穴，采取运动针法以求即刻止痛，以增强患者治疗的信心。

（长沙市中医医院翟伟，指导老师：杜革术）

医案四

杨某，男，24 岁。2022 年 11 月 21 日初诊。主诉：颈项部疼痛 10 月余，加重伴肩部酸痛 1 周。现病史：患者诉 10 个月前因伏案工作数十小时后出现颈项部酸痛不适，休息后症状可缓解，未予重视。1 周前因工作繁忙加班后再次出现颈部疼痛，伴有肩膀酸痛，抬举无力，休息后未缓解，遂来就诊。现症见：颈部疼痛，伴有肩膀酸痛，抬举无力，上半身乏力，纳寐可，二便正常。既往有胆结石手术病史。查体：颈椎生理曲度变直。舌淡红，苔白略厚，中有裂纹，脉沉细略涩。

辨　证　气血瘀阻。

治　法　活血散瘀，通络止痛。

处　方　针刺治疗。

取穴：双侧风池、颈百劳、肩井、肩髃、曲池。操作：曲池穴直刺 0.8～1.2

寸，行捻转泻法，肩井、肩髃行捻转补法，风池、颈百劳行平补平泻法，每次留针 30min，每日治疗 1 次，10 次为一疗程。

连续治疗 1 个疗程后症状明显缓解，颈项部已无明显疼痛，患者对治疗效果满意，继续巩固治疗 3 次后嘱患者日常注意颈部保暖、减少伏案工作。

解　析　风池穴是足少阳经穴，且为阳维之会，阳维脉联系手足三阳经，与督脉会合，主全身之表，位于胸锁乳突肌与斜方肌之间凹陷处，为治风证之要穴，具有祛风散邪止痉的功用，现代研究发现针刺风池穴能同时刺激局部不同的肌群和筋膜，使挛缩粘连的软组织得到松解。颈百劳为经外奇穴，劳为劳损、劳伤之意，顾名思义，其能治疗诸虚百损、颈项疼痛、落枕等疾病，具有滋阴益肾、活血通络、益气养血之功，其两侧为足太阳经和华佗夹脊，故针刺一处可同时调节督脉和足太阳经之血气。穴位下有斜方肌、头半棘肌、多裂肌等，还分布有第四、第五神经后支，故针刺之可松解颈项部肌肉，缓解肌肉疼痛症状。肩井浅层为斜方肌，深层为冈上肌肌腹，也是容易出现病变的部位之一。斜方肌具有位置浅、面积大、功能多、使用频率高、易受损的特点；冈上肌是肩袖的重要组成部分，对肩关节的活动和稳定均有特殊意义。肩颈部劳损常互为因果，故肩井穴区的肌肉、筋膜等组织，易因反复的牵拉、摩擦而导致肌纤维出现慢性炎性反应、变形乃至粘连，最终形成点状结节或者线状条索。肩髃属手阳明大肠经，为大肠经、小肠经、三焦经、阳跷脉之交会穴，阳明经为多气多血之经，刺之可行气导滞，通经活络。曲池为手阳明大肠经合穴，合穴为气血汇聚、旺盛之腧，针刺之可活血祛风，通络止痛。

指导老师按语　颈椎病属中医"痹证"范畴，病机多以肝肾不足、气血亏虚为本，以风寒湿邪侵袭、痹阻经络为标。故针刺取穴以阳经腧穴为主，能振奋人体阳气，祛除侵入人体之风寒湿邪。

（长沙市中医医院翟伟，指导老师：杜革术）

医案五

姜某，女，53 岁。2023 年 6 月 19 日初诊。主诉：右肩疼痛伴活动受限 5 月余，加重 1 天。现病史：患者自诉 5 月余前因劳累后出现右肩部疼痛，活动受限，之后症状逐渐加重，不能抬手梳头，自行膏药外敷，症状未明显缓解。1 天前患者因打羽毛球后上述症状加重，现为求系统治疗，遂来我科就诊，诊断为肩袖肌腱损伤。现症见：右肩关节疼痛，夜间加剧，右上肢上抬、外展、背伸受限，纳食可，夜寐欠安，二便调。查体：右肩关节周围压痛，右上肢外展、后伸、旋转活动受限，右摸背试验（+），右搭肩试验（+）。舌暗红，苔薄白，脉弦涩。辅助检查：右肩关节 MRI（本院）示冈上肌腱损伤，关节囊有少量积液。

辨　证　气滞血瘀。

治　法　活血化瘀，通络止痛。

处　方　针刺治疗。

取穴：肩髃、肩前、肩井、肩贞、秉风、肩中俞、肩外俞、后溪、曲池、合谷、阿是穴、手三里、颈夹脊、膈俞。操作方法：肩髃穴（右侧）沿三角肌向内下方斜刺 2 寸，令针感从肩部传至手，有酸胀感，用强提插泻法 1min，出针后嘱咐患者活动患肢；肩前、肩井、肩贞（右侧）直刺 1～1.5 寸，提插捻转泻法至肩部酸胀；局部压痛点围刺；余穴平补平泻，得气后留针 30min。每日 1 次，10 次为 1 疗程。

刺络拔罐：取右侧肩髃、肩贞、天宗、肩外俞或以痛为腧刺络拔罐。每次选取 2～3 个穴位或令患肩运动，在肩臂运动中取最痛点。常规消毒，以三棱针每处速刺 3～5 点，再用闪火法拔罐 5～7min，令每罐出血 5～10mL 为宜，以上穴位交替使用。

复诊：依上法治疗 7 次后，患者复诊右肩关节疼痛减轻，活动范围增大，可梳头，夜寐可。治疗 2 个疗程后，右肩部疼痛消失，功能活动基本恢复正常。

解　析　本案患者证属气滞血瘀，治疗上通过针刺肩髃、肩前、肩井、肩贞等穴位，可激发经气，调整气血，使肩部经络疏通，起到了活血化瘀、通络止痛的作用。局部刺络拔罐能促进血液循环流动，加强代谢，疏通经脉，改善气血凝滞、血不养筋。

指导老师按语　肌腱属于中医所谓的筋，故肩袖肌腱损伤属中医学"伤筋"范畴。筋伤的病机为气血紊乱，气滞血瘀。如《正体类要》序中所说："肢体损于外，则气血伤于内，营卫有所不贯，脏腑由之不和。"所以在治疗上要注意调和气血，疏通经络。肩袖肌腱损伤要注意与肩周炎辨别，传统医学认为肩周炎为五十肩，西医学认为肩周炎是关节囊和关节周围软组织的退行性、炎症性疾病，核磁共振检查可明确诊断，肩周炎多提示肩关节周围水肿、粘连；肩袖损伤多提示冈上肌腱、肩袖肌腱撕裂或水肿。

（长沙市中医医院张衡才，指导老师：杜革术）

医案六

文某，女，56岁。2023年7月10日初诊。主诉：颈肩部胀痛半年，加重伴头晕2天。现病史：患者半年前无明显诱因出现颈肩部不适，曾至外院就诊，完善颈椎MRI检查提示颈椎椎间盘突出，诊断为椎动脉型颈椎病，予营养神经药物口服及膏药外敷，症状好转。2天前患者因劳累后上述症状再发加重，伴有头晕，自行休息及膏药外敷，症状未缓解，遂来我科求诊。现症见：颈肩部胀痛，头晕，行走时明显，无头痛及视物旋转，无恶心、呕恶，纳食可，夜寐欠安，二便调。查体：颈椎生理曲度变直，颈椎棘突及旁边有压痛，颈椎活动不受限，叩顶试验（+），椎间孔挤压试验（+），双臂丛神经牵拉试验（-）。舌淡胖，苔白腻，脉弦滑。辅助检查：颈椎MRI（外院）示颈椎退行性变，颈4～6椎间盘后突。

辨　证　痰湿中阻。

治　法　化痰祛湿，通络止痛。

处　方　针刺治疗。

取穴：百会、风池（双）、C4～C6夹脊（双）、秉风（双）、外关（双）、脾俞（双）、肾俞（双）、丰隆（双）、申脉（双）。操作方法：采用电针＋温针灸治疗，百会穴处行温针灸，余穴常规针刺，颈夹脊穴行电针治疗，选用疏密波，留针30min，局部予TDP照射。每日1次，7次为1疗程。

复诊：治疗3次后患者颈肩部疼痛减轻，头晕缓解，治疗1疗程后患者颈肩部无明显疼痛，头晕未发作。

解　析　本案患者以颈肩部胀痛及头晕为主症，证属痰湿中阻。处方中以局部取穴为主，配合远端取穴以达化痰祛湿、通络止痛之效。颈椎病伴见眩晕与督脉经气失调有着密切关系，肾主骨生髓，肾虚则髓海不足。气不足易致清窍失养发为眩晕，故治疗除通络止痛外，还应补脾肾，益气活血，故选用脾俞、肾俞。百会为治疗眩晕要穴，百会行温针灸以治眩晕，疗效颇显；取颈夹脊既可平衡阴阳、行气活血、疏通经络，又能刺激督脉与百会上下相应，共奏除眩晕之效，配合风池、外关以升发阳经之气，使之上注于脑，髓海得养则眩晕消除；丰隆为化痰要穴。

指导老师按语　颈椎病属祖国医学"项痹"范畴，伴见头晕目眩者可同时按"眩晕"辨证论治。颈椎病多以颈椎退行性变为基础，在不良睡姿、坐姿及超强度锻炼诱因下发病，好发于中老年人及长期伏案工作者，随着生活方式的改变，颈椎病的发病日渐年轻化，应当引起广泛重视。疼痛是颈椎病的主症之一，中医有"不通则痛""不荣则痛"之说。气滞血瘀、痰瘀闭阻经脉或气血不足、肝肾亏虚与颈椎病的发生密切相关，故治疗应以行气活血、化痰行瘀、通络止痛、益气养血及补益肝肾为法。

（长沙市中医医院张衡才，指导老师：杜革术）

医案七

李某，女，39 岁。2021 年 11 月 3 日初诊。主诉：颈项部酸胀疼痛伴右肩背疼痛间发 2 年，加重 1 周。现病史：患者于 2019 年 12 月因长期伏案工作导致颈椎部酸胀痛，伴有明显右肩背疼痛，向上可放射至头枕部，向下可放射至右上肢，并伴有右手指麻木。每次受凉、劳累后复发，曾多次在我院住院，在我院经颈椎 X 线、MRI 诊断为颈椎病，遂在医院以针灸、理疗配合药物活血通络以缓解症状。近 1 周来，因劳累症状再次加重，为求系统治疗特来我处就诊。

检查：患者神志清晰，精神欠佳，自动体位，查体合作。全身皮肤黏膜无黄染、皮疹及出血点，头颅无畸形、压痛，双侧眼球活动可，睑结膜未见异常，巩膜无黄染，双侧瞳孔等大等圆，对光反射灵敏。心肺腹（–），颈部肌肉触之僵硬，头部向右活动度减小，C3～C6 棘突旁压痛，枕骨下方及耳后区压痛，头顶叩击试验（+），右臂丛神经牵拉试验（+），右椎间孔挤压试验（+），旋颈试验（+），四肢肌力、肌张力正常，肱二头肌反射、肱三头肌反射均正常。舌暗红，苔薄白，脉弦涩。颈椎 MRI（2012 年 3 月 11 日本院）示：C3～C4、C5～C6 椎间盘突出。

诊断：项痹。

辨　证　气滞血瘀。

治　法　益气活血，舒筋通络。

处　方　针灸治疗配合中药治疗。

取穴：大椎、天柱（双）、后溪（双）、颈夹脊（双）、曲池（双）、合谷（双）。每日治疗 1 次，治疗 5 次后，颈部疼痛明显减轻，颈椎活动度增大。以后用温针灸加拔罐疗法以疏经通络，隔日 1 次，共计 1 个疗程（10 次），10 次治疗后，疼痛感消失，活动自如。

中药：中药治疗以活血化瘀、疏经通络为主，方以桃红四物汤加减。

解　析　本病主穴：大椎、天柱（双）、后溪（双）、颈夹脊（双）、曲池（双）、合谷（双）。配穴：行痹加膈俞、血海活血调血；痛痹加肾俞、关元温补阳气，祛寒外出；着痹加阴陵泉、足三里健脾除湿；热痹加大椎、曲池清泄热毒；各部位均可加阿是穴。

指导老师按语　痹症是针灸科常见病种，也是临床多发病。中医认为本病与外感风、寒、湿、热等病邪及人体正气不足有关。风、寒、湿、热之邪侵入机体，痹阻关节肌肉经络，导致气血痹阻不通，产生本病。

（湖南中医药大学第一附属医院曹越，指导老师：章薇）

第七章
中医眼科

医案一

李某，男，3岁。主诉：双眼上睑下垂，上抬困难4个月。现病史：患儿家属代诉4个月前无明显诱因出现双眼上睑下垂、上抬困难等症状，起初症状不严重未引起重视，后病情逐渐加重，出现眼皮下垂、抬举困难。遂来我院门诊就医。检查：患儿3岁，视力检查不合作。双上眼睑下垂，眼睑下缘遮盖角膜约1/2高度，眼睑闭合正常，眼球运动自如，角膜透明，余未见明显异常。患者舌淡红，苔薄白，指按脉络在风关，色淡白。

辨　证　脾虚气弱。

治　法　补中益气，升阳举陷。

处　方　补中益气汤加减。

黄芪8g，红参2g，白术5g，炙甘草2g，当归3g，陈皮3g，升麻2g，柴胡2g。10剂，水煎服，每日一剂，分2次口服。

解　析　此患者脾虚中气不足，清阳不升，胞睑失养，致上胞无力上举而下垂，治宜补中益气，升阳举陷。方中黄芪补中益气，升阳固表为君药，量宜重用；红参、白术、炙甘草健脾益气，为臣药，与黄芪合用，增强其补中益气之功。当归养血和营，协助红参、黄芪以补气养血；陈皮理气和胃，使诸药不滞，并以少量升麻、柴胡升阳举陷，协助君药以升提下陷之气，共为佐药。诸药调和，使气虚得补气陷得升，则诸症自愈。

指导老师按语　上胞下垂，相当于现代医学的上睑下垂，发病原因复杂，常因提上睑肌或动眼神经分支病变、重症肌无力、先天异常或器械损伤所致。中医认为可有先天禀赋不足，命门火衰，脾阳不足，或脾虚中气不足，清阳不升，或脾虚聚湿生痰，风痰阻络等致胞睑不能升举而下垂，其病位主要在脾，补中益气最为常用。

（湖南中医药大学第二附属医院汤承辉，指导老师：彭清华）

医案二

王某，女，48岁。主诉：双眼红，异物感不适，伴白眼珠长泡状物1周。现病史：患者自诉1周前无明显诱因出现双眼发红，无眼痛，无分泌物，视力无明显改变，未重视。几天后发现白眼珠长有泡状物，伴有异物感不适，遂来我院门诊就医。检查：视力双眼1.0，眼压Tn。双眼外观未见明显异常，眼睑闭合正常，眼球运动自如，结膜混合性充血，无水肿，外眦角膜缘可见结膜泡状隆起，边界清楚，无压痛，周边血管稍扩张，角膜透明，余未见明显异常。患者舌红，苔少，脉数，伴干咳，咽干。

辨　证　肺肾阴亏，虚火上炎。

治　法　滋润肺肾，滋阴降火

处　方　百合固金汤加减。

百合15g，熟地黄12g，生地黄10g，当归10g，白芍10g，桔梗10g，玄参10g，麦冬10g，连翘10g，夏枯草10g，甘草5g。7剂，水煎服，每日一剂，分2次口服。

解　析　白睛属肺，肺阴不足，虚火上炎，郁滞白睛，聚结为疳。方中以生地黄、熟地黄为君药，滋补肾阴，亦养肺阴，熟地黄兼能补血，生地黄兼能凉血。麦冬、百合滋养肺阴并能润肺止咳；玄参咸寒，协生地黄、熟地黄滋阴，且降虚火，君臣相伍，滋阴润肺，金水并补。

指导老师按语　金疳，相当于现代医学的泡性结膜炎，常因过敏反应所致。中医认为本病为肺经燥热，蒸发失职；肝火偏盛，上攻于目；或肺阴不足，虚火上炎白睛。临床上分为肺经燥热证、肺阴不足证和肺脾亏虚证，分别用泻肺汤、养阴清肺汤和参苓白术散加减治疗。

（湖南中医药大学第二附属医院汤承辉，指导老师：彭清华）

医案三

宋某，女，43岁。主诉：左眼红赤，畏光疼痛，伴视力下降5天。现病史：

患者自诉5天前无明显诱因出现左眼红赤，畏光疼痛，伴视力下降，未就医，病情无好转，遂来我院门诊就医。检查：视力右眼0.8，左眼0.3，眼压Tn。右眼未见明显异常，左眼结膜混合性充血，无水肿及分泌物，角膜透明，角膜的沉着物（KP）阳性，色素性，Tyndall阳性，虹膜纹理欠清，虹膜后粘连。患者小便黄，口苦；舌质红，苔黄，脉濡数。

辨　证　风湿夹热。

治　法　祛风清热利湿。

处　方　抑阳酒连散加减。

生地黄15g，黄柏10g，防己10g，知母10g，蔓荆子10g，前胡10g，防风10g，羌活10g，白芷10g，寒水石15g，栀子10g，金银花15g，独活6g，甘草3g。7剂，水煎服，每日一剂，分2次口服。

解　析　患者左眼红赤，畏光疼痛，伴视力下降，结膜混合性充血，无水肿及分泌物，角膜透明，KP阳性，色素性，Tyndall阳性，虹膜纹理欠清，虹膜后粘连，属瞳神紧小范畴。风湿与热邪相搏，风湿热邪黏滞重着，熏蒸肝胆，黄仁受损，导致视力模糊，眼珠胀痛。方中知母、黄柏、生地黄、寒水石清泻胃火；黄芩、栀子、金银花清热解毒燥湿；独活、羌活、防风、白芷、防己祛风除湿；蔓荆子、前胡宣散风热；甘草解毒调和诸药。

指导老师按语　瞳神紧小，相当于现代医学的前葡萄膜炎。是一种自身免疫性疾病，故诊断本病时，应当检查红细胞沉降率、类风湿因子，排除结核、梅毒等。中医认为此病系外感风热，内侵于感，或肝郁化火，导致肝胆火炽，或风湿日久化热，熏蒸黄仁，或阴虚火旺，灼伤黄仁。病位主要在肝，临床治疗常用抑阳酒连散、龙胆泻肝汤、知柏地黄汤加减。

（湖南中医药大学第二附属医院汤承辉，指导老师：彭清华）

医案四

王某，男，50岁。主诉：左眼眼前黑影飘动，伴视力下降3天。现病史：患者自诉3天前无明显诱因出现左眼眼前黑影飘动，有视力下降，全身症状伴有五心烦热，颧红，口干不适，遂来我院门诊就医。检查：视力右眼0.8，左眼0.1；眼压Tn。右眼未见明显异常，左眼结膜无血，角膜透明，KP阴性，Tyndall阴性，虹膜纹理清，瞳孔直径约3mm大小，对光反射灵敏，晶体透明，玻璃体混浊，可见少许小团块状及絮状混浊，视网膜未见明显异常。眼部B超显示左眼玻璃体混浊。小便黄，大便尚可。舌质红，苔薄，脉弦数。

辨　证　阴虚火旺。

治　法　滋阴降火。

处　方　知柏地黄二至汤加减。

　　知母 10g，黄柏 10g，生地黄 10g，牡丹皮 10g，泽泻 10g，山茱萸 5g，茯苓 15g，山药 10g，墨旱莲 10g，女贞子 10g，桑椹 10g，生蒲黄 10g，车前子 10g，白茅根 10g。14 剂，水煎服，每日一剂，分 2 次口服。

解　析　患者左眼眼前黑影飘动，伴视力下降，玻璃体混浊，可见少许小团块状及絮状混浊，视网膜未见明显异常。眼部 B 超显示左眼玻璃体混浊，属瞳神紧小范畴；患者五心烦热，颧红，口干，舌质红，苔薄，脉弦数，考虑为阴虚火旺，虚火上炎，灼伤脉络，血溢于脉外。知柏地黄二至汤为六味地黄汤加知母、黄柏合二至丸，再加桑椹组成。方中六味地黄汤滋补肝肾之阴，加知母、黄柏清降虚火，女贞子、墨旱莲、桑椹滋肝补肾，使阴足火降；加生蒲黄、白茅根、车前子活血利水促进积血吸收。

指导老师按语　云雾移睛，相当于现代医学的玻璃体混浊，可由玻璃体液化、变性、后脱离及眼内炎症、出血等引起。中医认为其病机为肝肾亏虚，气血亏损，目窍失养；或痰湿内蕴，郁久化火；或气滞血瘀，血溢络外，滞于神膏。本患者为积血所致，病机主要为肝肾亏虚，虚火上炎，灼伤目络，血溢神膏，故治疗宜用滋阴降火法。

（湖南中医药大学第二附属医院汤承辉，指导老师：彭清华）

医案五

　　陈某，男，30 岁。主诉：左眼视力下降，视物不清半月。现病史：患者自诉半月前无明显诱因出现左眼视力下降，视物不清半月，全身症状伴咽喉燥痛，手足心热，骨蒸盗汗，遂来我院门诊就医。检查：视力右眼 0.6，左眼手动 / 眼前；眼压 Tn。右眼未见明显异常，左眼眼前段未见明显异常，玻璃体积血，可见血细胞漂浮，视网膜血管窥不清。眼部 B 超显示玻璃体积血。舌质红，少苔，脉弦数。

辨　证　肝肾阴虚。

治　法　滋阴降火。

处　方　百合固金汤合二至汤加减。

　　百合 10g，熟地黄 10g，生地黄 10g，当归 10g，白芍 10g，桔梗 10g，浙贝母

6g，玄参 15g，麦冬 10g，女贞子 10g，墨旱莲 10g，桑椹 10g，甘草 5g。10 剂，水煎服，每日一剂，分 2 次口服。

解　析　患者左眼视力下降，视物不清，玻璃体积血，可见血细胞漂浮，视网膜血管窥不清。眼部 B 超显示玻璃体积血，属络损暴盲范畴；因肝肾阴虚，虚火上炎，导致目中脉道受损，血溢脉外而遮蔽神光，视力受损。治宜滋阴降火。方中百合甘微寒，滋阴清热；生地黄与熟地黄并用，既能滋阴养血，又能清热凉血，共为君药。麦冬甘寒，协百合以滋阴清热；玄参咸寒，助生地黄、熟地黄滋阴壮水，以清虚火，均为臣药。当归治咳逆上气，配伍白芍养血和血，浙贝母润肺化痰，桔梗载气上行，清利咽喉，均为佐药。

指导老师按语　络损暴盲，相当于现代医学的视网膜静脉周围炎，多发于年轻男性。中医认为其病机为肝火旺盛，脉络受损；或瘀热伤阴，阴虚火旺，灼伤脉络等，致使血不循经而外溢。本病病位主要在肝与肾，滋阴降火是最常用治法。

（湖南中医药大学第二附属医院汤承辉，指导老师：彭清华）

医案六

吴某，男，66 岁。主诉：双眼视力下降，眼前黑影飘动 1 个月。现病史：患者自诉 1 个月前无明显诱因出现双眼视力下降，眼前黑影飘动，全身症状伴咽干口苦，烦渴引饮，遂来我院门诊就医。患者既往糖尿病史，血糖控制不佳。检查：视力双眼 0.4，眼压 Tn。双眼外感及眼前段未见明显异常，晶体稍混浊，玻璃体混浊，视网膜可见散在点状出血及黄白色渗出灶。舌质红，少苔，脉弦数。

辨　证　阴虚内热。

治　法　滋阴清热降火。

处　方　糖网专用方（经验方）。

生地黄 20g，葛根 15g，天花粉 12g，麦冬 12g，沙参 12g，五味子 10g，乌梅 10g，黄芪 10g，玄参 10g，女贞子 15g，墨旱莲 10g。14 剂，水煎服，每日一剂，分 2 次口服。

解　析　患者双眼视力下降，眼前黑影飘动，既往糖尿病史，血糖控制不佳，属消渴内障范畴；老师用经验方糖网专用方治疗，方中用生地黄、玄参、麦冬清热养阴，滋阴降火，善治消渴，为君药；葛根、天花粉、沙参、五味子、乌梅清热生津止渴，通经活络，为臣药；黄芪入脾经，为补益脾气之要药，茯苓利水消肿，女贞子、墨旱莲补肝肾，凉血止血，养阴明目，四药共为佐药。此方配伍养阴清热，凉血止血，使肝肾阴精得以充养，瘀阻脉络得以通畅，瘀血去，新血生，目得所养，视物睛明。

指导老师按语　消渴内障相当于现代医学的糖尿病视网膜病变。本病治不及时，可对患者视力造成严重影响。气阴两虚，阴虚血燥，脉络瘀滞是其主要病机；益气养阴，活血利水，是其主要治法，同时还应该注意凉血、活血、止血，必要时配合激光、玻璃体切除手术等治疗。

（湖南中医药大学第二附属医院汤承辉，指导老师：彭清华）

医案七

金某，男，58岁。主诉：双眼视力下降，视物模糊5年。现病史：患者自诉5年前无明显诱因出现双眼视力下降，视物模糊，伴有夜盲，头晕耳鸣，在外院诊断为视网膜色素变性，治疗无好转，遂来我院门诊就医。患者既往糖尿病病史，血糖控制不佳。检查：视力双眼0.04，眼压Tn。双眼外观及眼前段未见明显异常，晶体稍混浊，玻璃体混浊，视网膜可见散在骨细胞样色素沉着，血管变细，视乳头色蜡黄。舌质红，少苔，脉弦数。

辨　证　肝肾阴虚。

治　法　滋阴降火，滋补肝肾。

处　方　明目地黄丸加减。

熟地黄10g，生地黄12g，山药10g，山茱萸10g，茯神10g，泽泻10g，柴胡10g，当归10g，五味子8g，丹参10g，枸杞子15g，夜明砂10g，谷精草10g。14剂，水煎服，每日一剂，分2次口服。

解　析　患者双眼视力下降，视物模糊，视网膜可见散在骨样细胞色素，血管变细，视乳头色蜡黄，属高风内障范畴；耳鸣头晕，舌红苔少，为肝肾阴虚，精亏血少；目失濡养，故见夜盲；全身症候及舌脉均为肝肾阴虚之候。方用熟地黄、生地黄、山茱萸、五味子、当归、泽泻等，以滋阴养肾，滋阴则火降，养肾则精自生。山药所以益脾而培万物之母；茯神所以养神而生明照之精；柴胡所以升阳而致神明之气于精明之窦也。方中加夜明砂、谷精草，以补肾养肝明目。

指导老师按语　高风内障为眼科疑难杂症，相当于现代医学的视网膜色素变性。本病为常见遗传性疾病，多为双眼发病，病情缓慢，最终可失明。中医认为本病多因先天禀赋不足，命门火衰，阳虚不能抗阴；或真阴不足，阴虚不能济阳；或脾肾虚弱，气血不足，致目中脉络瘀滞，目窍失养。本病以虚为本，虚中夹瘀兼郁，故治宜补虚活血，配合针灸治疗。

（湖南中医药大学第二附属医院汤承辉，指导老师：彭清华）

医案八

唐某，男，35岁。主诉：右眼视物模糊，眼前淡黄色暗影，伴视物变形7日。现病史：患者自诉7天前无明显诱因出现右眼视物模糊，眼前淡黄色暗影，伴视物变形，未引起重视，病情一直无好转，遂来我院门诊就医。检查：视力右眼0.5、左眼0.8，眼压Tn。右眼外观正常，角膜透明，眼前段未见明显异常。玻璃体混浊，视网膜平复，视乳头无水肿，杯盘比（C/D）约0.3，黄斑反光不清，可以圆形隆起，无出血。舌质红，苔薄，脉数。

辨　证　阴虚火旺。

治　法　滋阴降火。

处　方　知柏地黄二至汤加减。

知母12g，黄柏10g，生地黄10g，山茱萸15g，茯苓10g，泽泻10g，牡丹皮10g，山药10g，女贞子10g，桑椹10g，墨旱莲10g，泽兰10g，车前子10g。10剂，水煎服，每日一剂，分2次口服。

解　析　患者右眼视物模糊，眼前淡黄色暗影，伴视物变形，视网膜平复，视乳头无水肿，C/D约0.3，黄斑反光不清，可以圆形隆起，无出血，属视瞻有色。因肝肾亏虚，精血不足，虚火上炎，则视物模糊，视物变形，视瞻有色；治宜滋阴降火。六味地黄汤滋阴补肝肾，加知母、黄柏滋阴降火；女贞子、桑椹、墨旱莲益肝补肾；泽兰、车前子利水消肿。

指导老师按语　视瞻有色相当于现代医学的中心性浆液性脉络膜视网膜病变，中医认为本病临床上以阴虚火旺、肝经郁热、肝肾阴虚证较为常见。患者结合全身症状，辨证为阴虚火旺证，故用知柏地黄二至汤滋阴降火治疗，同时还配合活血利水。

（湖南中医药大学第二附属医院汤承辉，指导老师：彭清华）

医案九

张某，女性，60岁。主诉：左眼胀，视力下降，伴眉弓部酸痛半月。现病史：患者自诉半月前无明显诱因出现左眼胀，伴眉弓部酸痛半月，初期视力无明显改变，未重视。后病情逐渐加重，出现有视力下降，遂来我院门诊就医。检查：视力右眼 1.0，左眼 0.6；眼压左眼 30mmHg。双眼外观未见明显异常，结膜无充血，角膜透明，前房较浅，KP 阴性，瞳孔直径约 3mm 大小，对光反射存在。晶体透明，玻璃体混浊，右眼视乳头边界清，右眼 C/D 约 0.4，左眼 C/D 约 0.6～0.7。伴口苦，小便黄；舌红，苔黄腻，脉数。

辨　证　肝经风热。

治　法　疏风清热。

处　方　回光汤加减（经验方）。

山羊角 15g，玄参 15g，知母 10g，龙胆 10g，荆芥 10g，防风 10g，法半夏 10g，僵蚕 6g，川芎 5g，茯苓 15g，车前子 15g，羌活 10g，甘草 5g。5 剂，水煎服，每日一剂，分 2 次口服。

解　析　患者眼胀，头痛，视力下降，眼压增高，为七情内伤，情志不畅，郁久化火，肝气乘脾，聚湿化痰，痰郁化热生风，肝风痰火上扰清窍所致。治宜疏肝清热，利湿化痰。方中山羊角疏肝经风热为君药；龙胆清肝胆湿热，僵蚕清热祛风止痛，玄参、知母养肝明目，共为臣药；法半夏、茯苓、车前子利湿化痰为佐药；羌活、荆芥、防风祛风散寒；川芎活血行滞止痛，引药上行为使药。诸药配伍，共奏疏肝清热、利湿化痰之功。

指导老师按语　青风内障，相当于现代医学的开角型青光眼，是临床常见的致盲性眼病，其发病相对隐匿。中医认为此病与肝郁气滞，气郁化火；或脾虚生湿生痰，痰湿上扰；或久病肝肾亏虚，目窍失养等有关。目中玄府闭塞，神水瘀滞，而致眼压升高。本病首选药物治疗，如不能控制眼压，则行手术治疗。即使眼压控制，也应注意神经组织功能保护。

（湖南中医药大学第二附属医院汤承辉，指导老师：彭清华）

医案十

张某，男，50 岁。主诉：右上眼睑红肿疼痛，伴皮肤长水疱 5 天。现病史：患者自诉 5 天前无明显诱因出现右眼上眼皮红、痛不适，视力尚可，未引起重视，后病情逐渐加重，出现眼皮水肿，有成簇水疱，疼痛加剧。遂来我院门诊就医。检查：视力双眼 0.8，眼压 Tn。右眼上睑红肿，触痛，皮肤可见簇状小水疱形成，无溃疡。眼睑活动正常，结膜充血不明显，角膜透明，余未见明显异常。小便黄，口苦，饮食可。舌质红，苔黄，脉数。

辨 证 肝胆湿热。

治 法 清利肝胆湿热。

处 方 龙胆泻肝汤加减。

龙胆 12g，生地黄 10g，当归 10g，柴胡 10g，木通 10g，泽泻 10g，栀子 10g，黄芩 10g，金银花 10g，板蓝根 10g，地肤子 10g，白鲜皮 10g，羌活 10g，防风 10g，甘草 5g。7 剂，水煎服，每日一剂，分 2 次口服。

解 析 患者右眼上睑红肿、触痛，皮肤可见簇状小水疱形成，属风赤疮痍；因肝经湿热循经上扰胞睑则红肿疼痛、水疱簇生，下注则伴小便短赤。治以龙胆泻肝汤加味，方中龙胆大苦大寒，上泄肝胆实火，下清下焦湿热，为君药；黄芩、栀子具有苦寒泻火之力，为臣药；泽泻、木通、车前子清利湿热，使湿热从水道排出。肝经有热，容易伤耗阴血，加用苦寒之品，再耗其阴，故用生地黄、当归滋阴养血，标本兼顾。

指导老师按语 风赤疮痍，相当于现代医学的眼睑带状疱疹。本病主要由带状疱疹病毒感染所致，患者皮肤起疱疹，且疼痛明显，中医认为本病主要在肝经，以肝胆湿热证最为常见，故治疗时以清肝胆湿热为主，常用龙胆泻肝汤加减，并配合口服抗病毒药物治疗。

（湖南中医药大学第二附属医院汤承辉，指导老师：彭清华）

医案十一

梁某，男，24 岁。2023 年 4 月 12 日初诊。主诉：骑车摔伤后视物模糊 10 月余。现病史：家属代诉 10 个月前骑单车摔伤后双侧颞骨损伤，昏迷不醒，在中南大学湘雅附属第二医院 ICU 治疗 8 个月后病情逐渐稳定，现家属要求针灸治疗。现症见：双眼视物模糊，伴有畏光、流泪，夜间偶有双目刺痛，无眼胀，全身乏力。纳寐可，二便正常。既往有垂体功能障碍病史。视力：右眼，远无光感，矫正加镜无助；左眼，远为 0.06，矫正加镜无助。眼压：右眼非接触眼压测压（NCT）15.1mmHg，左眼 NCT 14.3mmHg。头颅见术后瘢痕，光点法：右眼 –15°，遮盖双眼均不动，交替遮盖双眼均不动。右眼眼球内转动受限，左眼运动自如，双眼无倒睫及睑内外翻，无上睑下垂，右眼睑闭合欠全，结膜轻度充血，右眼角膜下方见荧光点染 2%FL（+），泪膜破裂时间（BUT）>10s，内皮无水肿，KP（－），前房深浅可，房水清，前房闪辉（Tyndall 征）（－），右眼瞳孔稍散大约 5mm，RAPD（+），右眼瞳孔大小可，对光反射迟钝，双眼晶状体透明，在位，眼底示：视乳头色白，边界清，血管走行正常，黄斑中心凹反光消失。舌淡红，苔白，中有裂纹，脉沉细略涩。

辨　证　气血瘀阻，肝络失养。

治　法　活血散瘀，养肝明目。

处　方　针刺治疗

取穴：百会、双侧睛明、风池、四白、养老、三阴交、太冲。操作：百会沿帽状腱膜下向后平刺 0.5 寸，刺睛明时，左手向外侧固定眼球，右手持针将针缓慢刺入 1.5 寸，风池向鼻尖方向刺入 0.5 寸，四白直刺 0.5～0.8 寸，行轻微刮法，养老、三阴交、太冲行捻转补法，风池、百会行平补平泻法，每次留针 30min，每日治疗 1 次，10 天为一疗程。

连续治疗 2 个疗程后自觉双眼视物较之前清晰，无畏光、流泪等症状，偶有头晕头痛，继续治疗 3 个疗程后，双眼视物模糊程度明显降低，眼睛无刺痛，右侧眼睑已闭合完全，复查视力后，双眼远光感趋于正常，右眼眼球内转动自如，结膜无充血。家属对治疗效果满意，继续巩固治疗 2 个疗程。随访诉身体情况稳定，视力未明显下降。

解　析　百会可泻诸阳之气，平肝潜阳。风池别称热府，为足少阳与阳维、三焦经之交会穴，有疏肝解郁、清肝明目之功。睛明穴是足太阳膀胱经的穴位，膀胱经的气血由本穴开始提供于眼睛，眼睛受血而能视，针刺此穴使气血快速到达眼睛。四白穴属多气多血的足阳明胃经经穴，气血在此穴处快速转化，针刺可使气血畅通。目为肝之窍，肝经原穴太冲配胆经络穴为原络配穴，滋养肝血而明目。三阴交为足三阴经交会穴，可活血通络明目。养老是治疗眼疾的经验效穴。

指导老师按语　视神经萎缩目前尚无满意的治疗药物，针灸治疗有一定疗效，但因容易伤及眼球和血管而有一定的难度。针刺时要严格按照操作规范操作，取针时注意按压。

（长沙市中医医院翟伟，指导老师：杜革术）

🌀 医案十二

王某，男，25 岁。主诉：双眼视物模糊 2 年。患者 2 年多前出现视物不清、夜盲的症状，后逐渐视物范围缩小，当地医院诊断为视网膜色素变性。患者自诉父母及直系亲属无同类眼病，亦非近亲结婚。现症见：双眼夜盲，视力下降，视物范围变窄。兼有小便清长，体虚畏寒，易感冒。舌淡红，苔薄白，脉细。查：视力右眼 0.25，左眼 0.3，双眼屈光间质清晰，视盘色蜡黄，视网膜上见大量骨细胞样色素。

辨　证　肾阳不足。

治　法　温补肾阳，活血明目。

处　方　右归丸加减。

熟地黄 15g，枸杞子 15g，菟丝子 10g，肉苁蓉 10g，黄芪 30g，山茱萸 10g，杜仲 10g，牛膝 10g，当归 10g，丹参 10g，刺蒺藜 10g，柴胡 10g，肉桂 6g。30 剂。

解　析　视网膜色素变性是眼科临床常见的难治性致盲性眼底病，可见于各年龄段，发病隐匿，治疗效果不佳。本例患者为青年男性，考虑先天肾阳不足为主，处方予温补肾阳，活血明目。方中黄芪益气温阳，熟地黄、枸杞子、山茱萸滋阴益肾，填精补髓，肉桂补肾温阳；牛膝、菟丝子、杜仲补肝肾，强腰膝，配以当归、丹参养血活血，柴胡、刺蒺藜平肝解郁。

指导老师按语　高风内障系遗传病，中西医治疗均非常棘手。中医辨证论治是基础，但现代研究认为与退行性病变及血瘀有关，故扶正与活血化瘀当贯穿始终。此病治疗需注意两点：一是要病证结合，汤剂、中成药、针灸、食疗等并用；二是守方治疗，缓缓图效，久久为功。

（湖南中医药大学第一附属医院颜家朝，指导老师：秦裕辉）

🐚 医案十三

孙某，男性，24 岁。主诉：左眼视力下降 6 个月。2023 年 5 月 17 日初诊。1 年前左眼曾患视神经炎，近半年来视力下降明显，视物范围缩小。神情焦虑，长期失眠，饮食无味，易疲劳。舌红，苔薄，脉沉细。查：视力右眼 0.3，左眼 0.02，矫正右眼 0.8，左眼 0.03，左眼前节 (-)，眼底视盘颜色苍白，血管细。视野呈向心性缩窄。

辨　证　肝郁脾虚，瘀阻目络。

治　法　疏肝健脾，活血明目。

处　方　逍遥散加减。

柴胡 10g，当归 10g，白芍 15g，茯苓 10g，白术 10g，黄芪 10g，太子参 10g，丹参 15g，川芎 10g，枸杞子 15g，紫草 10g，车前子 15g，甘草 5g。15 剂。

二诊：2023 年 6 月 14 日。患者用药后感视物较前清晰，精神状态好转。仍感腰酸耳鸣，原方加桑椹 15g，菟丝子 15g，楮实子 10g 滋补肝肾，益精明目。继续服用 30 剂。

解 析 视神经萎缩中医归于"青盲"范畴。临床上分为原发性和继发性两大类。病因广泛，可发生于任何年龄。临床表现为视力下降，视野缺损，眼底视盘颜色变淡或苍白，为眼科常见病、多发病。逍遥散出自宋代《太平惠民和剂局方》，是常用的经典名方。原方中柴胡解肝郁，透热；白芍、当归养血柔肝；茯苓健脾益气；薄荷疏解郁热；炙甘草益气和中，调和为使。全方以疏解肝郁为先导，肝脾并治，气血兼顾，以疏助补，调和肝脾。本案患者情志不舒，心烦焦虑，气机失调，玄府不通，神光被遏，视力渐降。"肝郁达之"，于逍遥散中辅以白术、黄芪、太子参益气；丹参、川芎活血；枸杞子养肝滋肾明目；紫草凉血活血；车前子利水渗湿。诸药合用，达开通玄府、发越神光之效。

指导老师按语 逍遥散系内科名方，通过加减衍化出诸多良方，也常用于治疗眼科疾病。从中医病机分析，青盲者多有郁、瘀、虚之综合因素。治疗当疏肝解郁、活血通络、扶正补虚，而且要守方治疗，缓缓图功，切忌操之过急，或放弃治疗，丧失信心。

（湖南中医药大学第一附属医院颜家朝，指导老师：秦裕辉）

医案十四

吴某，男，80岁。主诉：双眼视物模糊伴视物变形1年。1年前体检时发现眼底出血，在当地医院五官科诊断为湿性老年性黄斑变性，建议行眼内抗血管内皮生长因子（VEGF）药物注射治疗，患者及家属考虑年龄大，未予同意。专科检查：视力右眼0.3，左眼0.1，左眼黄斑部视网膜片状出血、黄白色渗出及隆起水肿。兼见头晕目眩，腰膝酸软，纳差，小便多。舌红，少苔，脉细数。

辨 证 肝肾亏虚，瘀血阻络。

治 法 补益肝肾，益精明目。

处 方 驻景丸加减。

楮实子15g，菟丝子10g，枸杞子10g，车前子10g，女贞子15g，墨旱莲10g，山茱萸10g，山药10g，甘草5g。15剂。

二诊：2023年4月12日。全身诸症减轻，视力右眼0.3，左眼0.12，眼底复查光学相干断层成像（OCT）：黄斑水肿厚度减轻。原方加丹参10g。茯苓10g。继用30剂。

解 析 老年性黄斑变性是一种严重的、不可逆的损害视力的眼部疾病，西医根据是否有视网膜下新生血管分为渗出型黄斑变性（湿性）和萎缩型黄斑变性（干性）。中医根据其主要症状，将其归为"视瞻昏渺""视直如曲"等范畴。眼科医籍《银海精微》首先记载了驻景丸，述用于"心肾俱虚，血气不足，下元衰惫，视物不明，如纱遮睛"。方用菟丝子、楮实子、枸杞子补益肝肾，滋养精血；车前子利水而泻肝肾邪热，既可消温燥，又可防滋腻。实际临证中，若健脾益气加山药、白术、茯苓等；凉血化瘀加生地黄、牡丹皮、紫草等；软坚散结加海藻、昆布等。诸药合用使肝肾精血得充，目翳昏蒙消除。

指导老师按语　老年性黄斑变性多从肝、脾、肾论治。临床以肝肾亏虚、脾虚湿泛二型为主。临床常用驻景丸、参苓白术散、逍遥丸等加减。此外还需要结合眼底病灶情况，酌情采用西医新技术、新方法，如玻璃体腔药物注射、激光治疗等。在目前检查治疗手段日益丰富的情况下，中西医结合协同治疗有明显优势，值得深入探索研究。

（湖南中医药大学第一附属医院颜家朝，指导老师：秦裕辉）

医案十五

于某，男，72岁。主诉：右眼红痛1周。1周前因右眼发红在外院就诊，先后予氧氟沙星、双氯芬酸钠滴眼液治疗，症状无明显改善，后逐渐感疼痛遂来就诊。查：视力右眼0.5、左眼0.5，矫正无提高。眼压：右眼17mmHg、左眼15mmHg，右眼颞侧结膜轻微隆起、充血，指压有痛感，角膜光滑透明，前房（−），瞳孔对光反射灵敏。高血压病史20余年。平素性格急躁，咳嗽，口干，易汗出，纳差，大便溏。舌淡胖，苔白，脉弦细。

辨　证　肺热壅盛。

治　法　清泻肺热，活血散结。

处　方　生四物汤合桑白皮汤加减。

生地黄15g，当归10g，赤芍10g，川芎10g，夏枯草15g，醋香附10g，桑白皮10g，地骨皮10g，桃仁10g，红花10g，炒栀子10g，车前草10g，炒决明子15g，蒲公英15g，茵陈15g，甘草5g。7剂。局部配合妥布霉素地塞米松滴眼液，每日3次。

二诊：2023年5月31日。患者诉服药后眼红及疼痛好转，原方去桃仁、红花、蒲公英、茵陈，加延胡索10g，龙胆10g，野菊花10g。以祛风清热止痛。

解　析　巩膜炎属中医眼科之"火疳"范畴，其名首见于《证治准绳·七窍门》。临床常因肺热壅盛所致，以实证为主者，以清热泻肺散结为主；反复发作、症状较轻以虚证为主者，以扶正为主；虚实夹杂者，则采用扶正祛邪的方法，同时加以化瘀散结之品。生四物汤出自《太平惠民和剂局方》，用于治疗眼部疾患，具有养阴清热、凉血活血之功。本案中以生地黄、赤芍清热养血活血；当归性甘温，活血补血；川芎调畅气机，补而不滞；蒲公英、夏枯草、决明子、炒栀子祛风清热明目；辅以桑白皮泻肺热，香附疏肝，车前草、茵陈清热除湿。诸药合用可达清泻肺热、活血散结之效。

指导老师按语　巩膜炎系免疫性疾病，轻症治疗较易，见效快。重症尤其是伴有全身免疫性疾病者，治疗颇为棘手。治疗除祛风清热除湿、活血通脉止痛外，还当注意扶正，以免反复发作。

（湖南中医药大学第一附属医院颜家朝，指导老师：秦裕辉）

医案十六

熊某，女，69岁。因左眼睑下垂半个月于2023年7月就诊。半个月前突然出现左上眼睑下垂，平视时遮盖角膜上缘4mm，偶有复视现象，左侧面部及唇部有麻木感，头晕失眠，大便干结，2～3日一次。舌淡红苔白腻，脉沉细。

辨　证　肝血亏虚，风痰阻络。

治　法　祛风化痰，养血通络。

处　方　四物汤合牵正散加减。

生地黄15g，当归10g，白芍15g，川芎10g，制白附子5g，炒僵蚕10g，全蝎3g，络石藤10g，牛膝10g，炒蔓荆子10g，炒蒺藜10g，路路通10g，甘草5g。15剂。

二诊：2023年8月1日。患者诉服药后左眼沉重感、麻木感减轻，左眼睑遮盖瞳孔上缘约3mm，睑裂宽7mm，已无复视。仍感睡眠不安，舌淡红苔白，脉沉细。原方加珍珠母10g、磁石10g安神助眠。继用15剂。

三诊：2023年8月23日。双眼睑裂对称，宽度约10mm，睡眠可，二便调，诸症消失。继服7剂，巩固疗效。

解　析　上睑下垂有先天、后天之分。先天者多禀赋不足，睑肌发育不良致抬举无力；后天者多由脾胃气虚，升阳无力或气血亏虚，风邪客睑所致。本案中以生地黄入肾，壮水补阴；当归、川芎辛香温润，能养血而行血中之气以流动之，使补而不滞；白芍入肝，敛阴益血；制白附子温燥能升，善去痰湿；炒僵蚕祛风解痉散结；全蝎功擅息风镇痉；配合路路通、络石藤祛风通络；川芎、牛膝活血通经；炒蒺藜、炒蔓荆子清利头目。全方合用，共成祛风化痰、通络止痉、补血调血之功。

指导老师按语 上睑下垂的治疗当注重风、虚、痰、瘀，只有辨证准确，用药恰当，方可获得疗效。本例风邪挟痰阻于眼睑血络筋肉，致眼睑下垂。治当补血养血以充血脉，祛风化痰以通经络，故以此二方相合，祛风化痰，养血活血，则诸症自除。

（湖南中医药大学第一附属医院颜家朝，指导老师：秦裕辉）

医案十七

孔某，21 岁。因右眼红痛、流泪 1 周于 2023 年 8 月就诊。查：视力右眼 0.25，左眼 1.0，右眼混合充血，角膜下方可见一灰白色溃疡灶，边缘不清，伴有脓脂样覆盖物，前房未见积脓，瞳孔对光反射灵敏。伴有头痛，口苦，大便干结。舌红，苔薄黄，脉细数。

辨　证 肝胆火炽。

治　法 清肝泻火，退翳明目。

处　方 龙胆泻肝汤加减。

龙胆 10g，黄芩 10g，柴胡 10g，生地黄 15g，炒栀子 10g，车前子 15g，赤芍 10g，苍术 10g，黄柏 10g，秦皮 15g，羌活 10g，防风 10g，川芎 10g，当归 10g，甘草 5g。7 剂。配合局部使用妥布霉素滴眼液、红霉素眼膏抗感染。

二诊：2023 年 8 月 23 日。用药后症状明显好转，仍感疼痛畏光，大便干。舌红苔白，脉细。原方去苍术、黄柏、秦皮，加蒲公英 15g，炒蔓荆子 10g，大黄 5g，以加强清热解毒、退翳明日之功效。

解　析 凝脂翳的病名首见于《证治准绳》，类似于西医细菌性角膜炎。多因黑睛受损，邪毒入侵或脏腑热盛，火热上攻所致。以黑睛生翳，状如油脂为特点。本病病情进展快速，或伴前房积脓，如治疗不及时，可发生角膜溃疡穿孔。龙胆泻肝汤中龙胆、炒栀子、黄芩清泻肝胆实火；柴胡疏肝；苍术、车前子、黄柏、秦皮清热燥湿；赤芍、生地黄、川芎、当归凉血活血益肝血；羌活、防风祛风退翳。诸药合用共奏清泻肝火、解毒明目之功，再配合抗生素的局部使用，达到了标本兼治的目的。

指导老师按语 角膜炎治疗及时，方证对应，用药恰当，多收效快捷。从中医角度当注意祛风退邪，宜早用羌活、防风之类，以引药上行，同时祛风退翳，可减少瘢痕形成。后期当以扶正为主，或养阴或益气，佐以退翳明目之品。

（湖南中医药大学第一附属医院颜家朝，指导老师：秦裕辉）

医案十八

申某，男，64 岁。因双眼视物不清 4 个月就诊。4 个月前在当地医院诊断为糖尿病视网膜病变，建议视网膜激光治疗。现症见：双眼视物模糊，口干口苦，易发口腔溃疡，纳可，大便干结。既往糖尿病史 12 年。查：视力右眼 0.4 左眼 0.5（矫正无助），眼压正常。双眼前节（－），眼底视网膜散在片状出血及黄白色渗出，可见大量微血管瘤。舌暗红，苔少，脉弦细。

辨　证　阴虚火旺，目络瘀阻。

治　法　滋补肝肾，活血明目。

处　方　双丹明目方加减。

女贞子 15g，墨旱莲 15g，山茱萸 10g，山药 10g，茯苓 10g，车前子 15g，牡丹皮 10g，蒲黄 10g，白茅根 30g，牛膝 15g，丹参 15g，桃仁 10g，红花 10g，甘草 6g。15 剂。

二诊：2022 年 12 月 9 日。查视力右眼 0.4 左眼 0.5，眼底情况稳定，自觉口干口苦好转，大便干结。效不更法，原方加决明子 10g，继服 15 剂。

解　析　糖尿病视网膜病变是糖尿病最常见微血管病变，临床以视网膜上的微血管瘤、出血、渗出、棉絮斑、黄斑水肿等眼底改变为主，如得不到及时治疗，可引起视力严重下降甚至失明。目前该病发病率呈现增高趋势，严重危害人类健康。本案中以女贞子、墨旱莲滋补肝肾之阴；山茱萸、山药、茯苓补肾健脾；牡丹皮、蒲黄、白茅根凉血止血；牛膝、丹参、桃仁、红花活血通络；甘草调和诸药。

指导老师按语　糖尿病视网膜病变的病机经过多年研究，个人认为以肝肾阴虚、瘀血阻络为主，滋阴、补肾、活血为基本治则，所研发的双丹明目方系二至丸合六味地黄丸加减而来，为临床治疗本病的基本方剂，临床当灵活掌握运用。此案例妙在以女贞子、墨旱莲组成的二至丸为君，滋补肝肾，凉血止血。牛膝引血下行，白茅根养阴止血利水，丹参养血活血，为临床上治疗本病的常用、多用之品。

（湖南中医药大学第一附属医院颜家朝，指导老师：秦裕辉）

医案十九

雷某，女，45 岁。因双眼干涩不适伴眼胀、异物感 4 月余，加重 1 个月就诊。患者自述近半年因工作压力大，过度用眼，曾自购玻璃酸钠滴眼液使用，症状有所改善，1 个月前症状加重，用药后不能缓解。现双眼干涩不适、眼胀痛、有异物感，查视力：右眼 1.0，左眼 0.8（戴原镜）。眼压：右眼 18mmHg，左眼 20mmHg。泪膜破裂时间：右眼 2s，左眼 3s。双眼球结膜充血（＋），角膜透明，2%FL（＋），前房深浅度可，虹膜纹理清，瞳孔约 3mm 大小，对光反射灵敏。伴烦躁易怒，睡眠不佳，舌淡红，苔薄黄，脉弦。

辨　证　肝经郁热。

治　法　疏肝解郁，滋阴润目。

处　方　丹栀逍遥散加减。

牡丹皮 10g，栀子 10g，枸杞子 15g，柴胡 10g，赤芍 10g，当归尾 10g，茯神 15g，白术 10g，郁金 10g，密蒙花 10g，麦冬 10g，甘草 5g。14 剂，每日一剂，水煎分 2 次温服。

局部用药：玻璃酸钠滴眼液，滴双眼，每日 3 次；妥布霉素滴眼液，滴双眼，每日 3 次。

二诊：服用 14 剂后，患者诉双眼干涩及焦虑症状有所缓解，眼胀、异物感症状消失，查双眼球结膜充血（－），角膜透明，2%FL（－），原方去牡丹皮、栀子，加玄参、菊花继续服用 14 剂。局部用药：聚乙烯醇滴眼液，滴双眼，每日 3 次。

三诊：服用 14 剂后，患者诉双眼干涩不适症状明显好转，泪膜破裂时间：右眼 4s，左眼 5s，守方继服 14 剂以观后效。

解　析　白涩症患者在临床上很多见，前来就诊的白涩病患者一般都有焦虑、抑郁等情绪问题，尤其以中年及以上的女性居多。因此在治疗上要记得疏肝解郁。该患者因日常工作而过度用眼，情绪抑郁，致肝郁化火，津伤血壅，阴血暗耗，故双眼干涩不适，眼胀。心烦易怒、夜不能寐，结合舌苔脉象符合肝经郁热之证。方中柴胡疏肝解郁，当归尾、赤芍养血柔肝；白术健脾祛湿，使运化有权、气血生化有源；因患者睡眠不佳，茯神既能利水渗湿还能安神；枸杞子滋补肝肾，益精明目；此处单用逍遥散力量不足，故加入牡丹皮、栀子导热下行兼利水道。二诊彭老师考虑患者郁热之象减退，故去牡丹皮、栀子，加用玄参、菊花等滋养肾阴、清热养肝明目。全方立法全面，用药周到，患者坚持用药后干涩不适、异物感等症状明显减轻，后期配合养成良好的用眼和生活习惯，预后效果将更加显著。

指导老师按语　干眼是目前临床最常见的疾病之一，病因复杂，西医治疗往往治标不治本。在临床中不难发现大多干眼患者为中年女性，精神容易焦虑不安，因肝主情志，我们常常采用疏肝解郁清热的方法进行治疗，对于围绝经期的患者常常加用富含黄酮类具有拟性激素的药物如密蒙花、菊花等；并且干眼的患者容易阴津不足，故常加用枸杞子、玄参等滋阴生津之品，收到比较好的临床疗效。

（湖南中医药大学第二附属医院孙洋，指导老师：彭清华）

医案二十

朱某，男，42岁。因右眼视力下降伴视物变形、色暗5天就诊。患者诉近日因家庭琐事焦虑不安，5天前自觉右眼视物模糊，视直为曲，并有淡黄色团状暗影遮挡感。在外院诊断为右眼中心性浆液性脉络膜视网膜病变，查荧光素眼底造影提示：右眼黄斑区荧光素渗漏，呈喷墨样扩大。患者想行中医治疗，故前来就诊。查双眼视力：右眼0.4，左眼0.8。查右眼眼底可见视盘边界清楚，色淡红，C/D=0.3，黄斑区水肿，中心凹反光减弱。伴头晕胸闷，食少神疲，舌淡苔白，脉濡。

辨　证　脾虚湿泛。

治　法　健脾利湿，活血利水。

处　方　参苓白术散加减。

党参15g，白扁豆15g，丹参15g，白术10g，山药10g，陈皮10g，赤芍10g，泽兰10g，当归尾10g，茯苓30g，车前子20g，薏苡仁20g。14剂，每日一剂，水煎服，分2次温服。

解　析　彭老师认为患者因家庭琐事，忧思过度，内伤于脾，导致脾失健运，水湿上泛于目，故视力下降，色暗如物遮挡。头晕胸闷，食少神疲，舌淡苔白，脉濡，皆为脾虚湿泛的全身表现。故方中以四君子汤平补脾气，配以白扁豆、薏苡仁、山药之甘淡，辅助白术、陈皮，既可健脾又能渗湿，气行则水行，使水湿不致停聚；丹参、赤芍、当归尾以活血通络；车前子、茯苓、泽兰利水消肿。全方合用，共奏健脾活血利水之功，对视功能的恢复有较好的疗效。

指导老师按语　"经为血，血不利则为水"，脾为后天之本，主运水谷津液，脾虚则津液不能正常运行，致湿浊内停，上泛于目。近年来，在临床对于该病遵循眼科水血同治的原则，脾虚湿泛证者采用健脾活血利水法，重用车前子、茯苓、泽兰等一系列利水消肿药，对提高其临床疗效，恢复患者视力是有一定临床意义的。

（湖南中医药大学第二附属医院孙洋，指导老师：彭清华）

医案二十一

唐某，女，50岁。因双眼视物模糊2余年就诊。2年前无明显诱因视力下降，外院诊断为双眼中心性渗出性脉络膜视网膜病变，予以抗炎、血塞通软胶囊等活血化瘀中成药治疗，疗效不佳，建议抗VEGF治疗，患者拒绝。现视物模糊，查视力：右眼0.04，左眼0.06。戴原镜：双眼0.4。双眼底黄斑区充血水肿，可见散在黄白色渗出物，中心凹反光点不清。伴眼眶酸痛，头晕耳鸣，口干咽燥，腰背酸疼，舌质红，少苔，脉细数。

辨 证 阴虚火旺，血瘀水停。

治 法 滋补肝肾，利水明目。

处 方 六味地黄丸加减。

熟地黄15g，山药10g，牡丹皮10g，茯苓15g，泽泻10g，山茱萸10g，丹参10g，赤芍10g，薏苡仁15g，陈皮10g，车前子15g，昆布10g，川芎10g，甘草6g。14剂，每日一剂水煎服，分2次温服。

二诊：服上药后，头晕耳鸣、口干咽燥等症状明显减轻，视物仍模糊，查视力右眼0.04，左眼0.06，舌红少苔，脉细。拟方生蒲黄汤合四苓散加减：牡丹皮10g，生地黄15g，蒲黄15g，三七粉5g，丹参15g，赤芍10g，川芎10g，当归10g，泽泻10g，白术10g，薏苡仁15g，车前子20g，甘草6g。14剂，每日一剂，水煎分2次温服。

三诊：服上药后，视物较前清晰，查视力右眼0.08，左眼0.1，验光后双眼矫正视力可达0.6，原方去甘草加昆布、海藻，守方继服14剂，以观后效。

解 析 中心性渗出性脉络膜视网膜病变属于"视瞻昏渺"的范畴，病情缠绵难愈，常因黄斑区瘢痕形成对视力的影响较大，预后不佳。由于患者久病不愈，阴虚上炎，上扰于目，煎灼营阴，营血津液外溢，渗于黄斑，故见水肿渗出，视物模糊；伴头晕耳鸣，口干咽燥，腰背酸痛，舌红少苔，脉细数，皆为肝肾阴虚之象。瞳神疾病在脏属肾，故首诊时彭老师先采用六味地黄丸加减，重在滋补肾阴为主，配以丹参、赤芍、川芎活血行气；陈皮、薏苡仁、车前子健脾祛湿；昆布软坚散结。二诊时，患者肝肾阴虚之象明显缓解，黄斑部渗出情况改善不明显，故拟方生蒲黄汤合四苓散加减，方中蒲黄滋阴活血；丹参、牡丹皮、生地黄、川芎、三七粉凉血活血止血，并且川芎为血中之气药，可引药上行；白术、泽泻、茯苓、车前子、薏苡仁利水渗湿。全方合用，共奏养阴活血、利水明目之功，对于减轻患者黄斑部渗出情况有显著疗效。

指导老师按语 中心性渗出性脉络膜视网膜病变一般单眼发病，该患者双眼累及，病情复杂。本病的发生发展与肝脾肾关系密切，治疗早期以养阴活血为主，重在活血利水的运用才能减少渗出，晚期黄斑易形成瘢痕，故在活血利水的同时加用软坚散结类的中药。并且该病例病程较长，需要患者配合坚持服药。

（湖南中医药大学第二附属医院孙洋，指导老师：彭清华）

医案二十二

　　何某，男，66岁。因双眼视力进行性下降2年，加重15天，右眼尤甚就诊。在外院诊断为左眼干性黄斑变性，右眼湿性黄斑变性。予以七叶洋地黄、双苷滴眼液、血塞通软胶囊等治疗，建议右眼眼内注药，患者拒绝，想寻求中医保守治疗，半月前开始双眼视力下降明显，查视力右眼0.08，左眼0.3。眼压：右眼15mmHg，左眼17mmHg。双眼底可见视网膜散在玻璃膜疣，右眼黄斑区可见黄白色渗出及少量点状出血，中心凹亮点反光消失；左眼黄斑部色素紊乱，可见锡箔样反光，中心凹亮点不清。伴口干，大便干结，舌红苔少，脉细。

辨　证　阴虚火旺，血瘀水停。

治　法　滋阴活血，利水明目。

处　方　生蒲黄汤加减。

　　生地黄15g，当归10g，川芎10g，赤芍10g，蒲黄10g，茯苓15g，丹参15g，牡丹皮10g，车前子20g，益母草15g，墨旱莲15g，火麻仁10g，甘草6g。7剂，每日一剂，水煎服分2次温服。

　　二诊：右眼可见黄斑部黄白色渗出物及出血点少量吸收，查视力右眼0.08，左眼0.4，原方加山楂15g，煅牡蛎15g，车前子剂量改为30g。继服14剂。

　　三诊：眼底黄斑出血基本吸收，黄白色渗出减少，右眼视力0.12，左眼0.5，继续守方14剂，以观后效。

解　析　年龄相关性黄斑变性是眼科临床老年人常见多发病，无论是干性黄斑变性还是湿性的黄斑变性，皆为"本虚标实"之证，只是湿性黄斑变性的病变程度更深，彭老师指出湿性黄斑变性的眼部和全身体征都是由于气血亏虚、脉络不通、津液停留所致。该患者年老体弱，脏腑功能变差，精气渐耗，阴津亏损，阴虚血热，故迫血妄行而致病。"本虚"发生为肝肾脾三脏之虚，"标实"为"痰湿、瘀血、热火"。针对该病例处以生蒲黄汤加减，方中蒲黄、墨旱莲滋阴活血止血；丹参、牡丹皮、生地黄凉血散瘀；川芎行气活血；加用茯苓、车前子利水渗湿，益母草活血利水；患者大便干结，加用当归、火麻仁养血活血，润肠通便。二诊辨证后，加用山楂、煅牡蛎行气散瘀化浊，软坚散结。纵观全方，滋阴活血利水之后，火热自消。遵循血水同治，具有较好的疗效。

指导老师按语　"活血利水法"在黄斑变性的治疗中作用显著，临床通常以补益活血为主，改善黄斑微循环，并认为只有在并发黄斑水肿情况下，活血利水法治疗才有意义。其实不然，无论是干性还是湿性，从黄斑变性的病因病机来看，活血利水法均在此病的遣方用药方面具有很好的治疗作用。

（湖南中医药大学第二附属医院孙洋，指导老师：彭清华）

医案二十三

周某，男，55 岁。因右眼视物不清 1 天就诊。患者自诉有高血压病史 5 年，血压：收缩压在 150～180mmHg、舒张压在 90～100mmHg，血压控制不佳。昨日右眼突然视物不清，眼前如有黑幕遮挡。查视力：右眼指数 /40cm，左眼 0.8；右眼玻璃体大量血性混浊，视网膜结构窥不清。B 超提示右眼玻璃体积血。伴口干，小便黄，舌红苔薄黄，脉弦数。

辨　证　血热血瘀。

治　法　清热凉血，化瘀止血。

处　方　宁血汤加减。

生地黄 30g，牡丹皮 10g，栀子炭 10g，白芍 10g，荆芥炭 10g，柴胡 10g，炒白术 10g，白及 10g，侧柏叶 10g，白茅根 10g，三七粉 5g，甘草 6g。7 剂，每日一剂，水煎服，分 2 次温服。

二诊：服用上药后，患者右眼视物较前清晰，查视力右眼 0.06，右眼底玻璃体积血部分吸收，模糊可见颞侧部分视网膜静脉迂曲扩张，周围有小片状出血。原方加用金银花 10g，墨旱莲 30g。继续服用 7 剂。

三诊：服用 7 剂后，右眼视力上升为 0.12，口干症状缓解。原方去金银花，守方继服 7 剂。

四诊：患者诉视力明显提升，查视力右眼 0.5，右眼玻璃体积血大部分吸收，仍可见少量块状混浊及条索状机化物，眼底可见颞侧视网膜静脉迂曲扩张，周围少量的小片状出血，色暗红，舌红，脉弦细。改方为知柏地黄丸合二至丸加减。拟方：知母 10g，黄柏 10g，枸杞子 15g，生地黄 15g，牡丹皮 10g，山药 10g，车前子 30g，茯苓 10g，生蒲黄 10g，女贞子 10g，墨旱莲 15g，丹参 10g，山楂 10g，昆布 10g，海藻 10g。14 剂，每日一剂，水煎服，分 2 次温服。

五诊：服用上药后，患者玻璃体内混浊大部分消失，眼底未见明显出血。右眼视力 0.6，守方继服 7 剂以观后效。

解　析　玻璃体积血，中医称为"血灌瞳神"，玻璃体本身无血管，多因眼血管性疾病和损伤引起，也可由全身性疾病如高血压、糖尿病等引起。彭老师认为发病初期急则治其标，以清热凉血止血为主，故使用宁血汤为主，予以大量活血凉血、化瘀止血之品，加用柴胡入肝经以疏肝清热，白术健脾益气，燥湿利水。随着病情的发展，到了疾病的后期，彭老师提倡治疗宜养阴清热，活血利水，水血同治，故改方为知柏地黄丸合二至丸加减以滋阴活血止血，加用生蒲黄、丹参活血止血，祛瘀通络；山楂、昆布、海藻软坚散结；车前子加强其活血利水之力，治疗效果显著。

指导老师按语　玻璃体积血属于中医学"暴盲"范畴，"五轮之中，四轮不能视物，惟瞳神乃照物者"，故瞳神患病可造成严重的视力障碍，甚至失明。临床上我们将本病分为阴虚火旺、气滞血瘀、血热血瘀、血水互结四型，由于玻璃体积血的早期多见于阴虚火旺型和血热血瘀型，晚期多见于血水互结型。而气滞血瘀型则在本病早、中、晚期均可见到，因此，在本病治疗过程中必须根据证型的变化而采取相对应的治疗法则，才能取得较好疗效。

（湖南中医药大学第二附属医院孙洋，指导老师：彭清华）

医案二十四

李某，男，31 岁。左眼视力下降 7 天，加重 2 天。患者诉 7 天前左眼被人用拳头击伤，当时左眼睑皮肤瘀血肿胀，视物模糊，眼眶 CT 显示左眼视神经轻度肿胀，当地医院予以甘露醇、激素等治疗后疗效不佳，近 2 天视力下降明显，现左眼视物不清，查视力：右眼 1.0，左眼 0.02。左上眼睑皮肤轻度青紫肿胀，左眼角膜透明，前房深浅度可，瞳孔约 4mm 大小，对光反射迟缓。查眼底见左眼视乳头色淡，边界清，视网膜及黄斑部未见明显出血渗出。伴神疲懒言，舌淡苔白，脉缓。

辨　证　气虚血瘀。

治　法　益气活血，养阴利水。

处　方　补阳还五汤加减。

黄芪 30g，生地黄 15g，川芎 10g，当归尾 10g，地龙 10g，赤芍 10g，茯苓 15g，白术 10g，红花 6g，墨旱莲 15g，甘草 6g。14 剂，每日一剂，水煎分 2 次温服。

二诊：服用上药后，视物较前清晰，查视力左眼 0.15，守方继用 14 剂以观后效。

解 析 《审视瑶函》曰："物损真睛……若然伤得重，损坏及瞳神，纵然医得速，终必欠光明。"中医学认为本病主要是由于眼部或头部外伤，眼络受损或气血壅滞而发病。针对此类患者常用补阳还五汤加减，方中重用黄芪取其大补脾胃之元气，使气旺以促血行，祛瘀而不伤正，并助力诸药之力；配以当归尾有祛瘀而不伤好血之妙；川芎、赤芍、红花加强当归尾活血祛瘀之功；地龙通经活络；茯苓、白术健脾气的同时利水渗湿。全方合用，使气旺血行、水行，瘀去络通，自可渐愈。

指导老师按语 视神经挫伤以外伤后视力急剧下降为特征，若不及时治疗，视神经受损则不可逆，很容易导致视神经萎缩而致盲。该病案外伤后气阴两亏，用补阳还五汤为主以益气活血，并配合养阴利水等药物，挽救了部分视力，治疗效果较好。

（湖南中医药大学第二附属医院孙洋，指导老师：彭清华）

医案二十五

肖某，女，45 岁。因自觉右眼前有黑影飘动 1 周余就诊。1 周前无明显诱因自觉眼前有半环状黑影飘动，阳光下尤甚。曾自购珍珠明目液滴眼，疗效不佳。查视力：右眼 0.8，左眼 1.0（戴原镜）。眼底所见：右眼玻璃体可见絮状混浊，双眼视网膜呈豹纹状改变，黄斑区色素稍紊乱，中心凹亮点清。B 超提示：双眼玻璃体混浊，请结合临床。伴头晕耳鸣，腰膝酸软，舌红苔少，脉细弱。

辨 证 肝肾不足，目失所养。

治 法 补益肝肾，活血明目。

处 方 六味地黄丸加减。

生地黄 15g，当归 10g，枸杞子 15g，山药 10g，茯苓 10g，白芍 10g，菟丝子 15g，薏苡仁 10g，丹参 10g，泽泻 10g，川芎 10g，甘草 5g。14 剂，每日一剂，水煎分 2 次温服。

二诊：患者自觉眼前黑影变薄，上述全身症状有所缓解，守方继服 14 剂，以观后效。

解 析 该患者肝肾两亏，经血虚衰，神膏失养，故见眼前黑影飘动；头晕耳鸣、腰膝酸软，舌红苔少，脉细弱均为肝肾亏损之象。方中生地黄、枸杞子、菟丝子、山药补益肝肾，益精明目；茯苓、泽泻、薏苡仁利水渗湿，在补益肝肾的同时又防止滋阴滞塞；彭老师认为在治疗玻璃体混浊时加入丹参、当归、白芍、川芎等药物来活血利水，更加有利于玻璃体絮状混浊物吸收，这对以后的遣方用药有很大的指导作用。

指导老师按语　玻璃体本身的病变主要是玻璃体变性，近视度数越高发病年龄就越早，多由于长期身心过劳，用眼过度或肝肾亏虚，目失濡养所致，多为虚证，应从肝肾论治，以补益肝肾为主。西医对此病目前无较好的治疗方法，用中医中药治疗常可收到满意的疗效。在治疗过程中对于高度近视的患者须告知避免剧烈运动，若眼前短期内黑影增加或有"闪光感"，应详细检查周边眼底情况，防止视网膜脱离。

（湖南中医药大学第二附属医院孙洋，指导老师：彭清华）

医案二十六

文某，女，28岁。因双眼视物模糊，反复发作6年余再发1天就诊。6年前无明显诱因，突发双眼疼痛拒按，痛连眉棱骨，视物模糊，羞明流泪，在外院诊断为双眼虹膜睫状体炎，经过扩瞳、抗炎等一系列治疗，病情好转，但近6年时常复发。昨日又觉双眼视物模糊，眼眶轻度胀痛，查视力：右眼0.6，左眼0.8。眼压：右眼18mmHg，左眼19mmHg。双眼睫状充血（+），角膜透明，KP（+），瞳孔呈药物性散大约6mm，右眼虹膜3～6点方向后粘连，左眼虹膜5～6点方向后粘连，双眼晶状体表面可见点状色素颗粒附着，伴口苦咽干，舌质红，苔薄黄，脉浮数。

辨　证　肝经风热，上冲目窍。

治　法　祛风清热，疏肝明目。

处　方　新制柴连汤加减。

柴胡10g，黄芩10g，防风10g，防己10g，黄芪20g，生地黄15g，茯苓10g，赤芍10g，薏苡仁15g，荆芥10g，川芎10g，独活10g，栀子10g，当归10g，甘草5g。7剂，每日一剂，水煎分2次温服，配合醋酸泼尼松龙滴眼液，滴双眼，每日4次；复方托吡卡胺滴眼液，滴双眼，每日2次。

二诊：服用上药后，双眼视物较前清晰，胀痛消失，KP（-），口苦咽干症状明显缓解，但患者诉服药后大便稀溏，配合醋酸泼尼松龙滴眼液，滴双眼，每日2次；复方托吡卡胺滴眼液，滴双眼，每日1次；原方去黄芩，继用7剂。

三诊：患者诉上述症状明显好转，偶感干涩不适，查视力双眼 0.8，双眼 KP（－），瞳孔呈药物性散大约 6mm，右眼虹膜 3～6 点方向后粘连，左眼虹膜 5～6 点方向后粘连，双眼晶状体表面可见点状色素颗粒附着，舌红少苔，脉细。拟方杞菊地黄丸加减：枸杞子 15g，菊花 10g，熟地黄 15g，山茱萸 10g，山药 10g，泽泻 10g，茯苓 10g，牡丹皮 10g，黄芪 15g，当归 10g，麦冬 10g，甘草 6g。14 剂，每日一剂，水煎分 2 次温服。

解 析 该患者时感复发，因肝开窍于目，风热之邪气循肝经上壅于目，血热壅滞，故黄仁肿胀，展缩失灵；口苦咽干，舌苔薄黄，脉浮数均为风热之候。方中栀子、黄芩清肝泄热；荆芥、防风、防己、川芎祛风散邪；柴胡既可辛凉祛风，又可引药入肝；赤芍凉血退赤；生地黄、当归养血滋阴，既防肝胆火盛伤及阴血，又缓苦寒药之燥性，使祛邪不伤正；茯苓、独活、薏苡仁祛风渗湿，甘草调和诸药。彭老师认为该患者病程长，久病必伤阴，病势较缓或病至后期，可改用杞菊地黄丸加减以滋补肝肾，养阴润目，加用黄芪益气生津；当归养血活血；麦冬滋阴润目；可以巩固其疗效，防止反复发作。

指导老师按语 本病的病机主要是以虚实夹杂为主，实证多因外感风、湿、热邪或者肝胆郁热而致，发病比较急。虚实夹杂证常常因肝肾阴亏、虚火上炎，或者久病伤阴所致，其病程缠绵难愈，故在临床上遇到这种情况，我们通常要结合全身情况进行辨证。病到后期，多半肝肾亏虚，宜补益肝肾、养阴明目；并且要重视外治局部用药治疗，务必尽早以抗炎与扩瞳为主，减少或减轻并发症的发生发展。

（湖南中医药大学第二附属医院孙洋，指导老师：彭清华）

医案二十七

伍某，女，54 岁。因双眼进行性视力下降伴胀痛 10 月余，视物变窄 2 个月就诊。患者诉 10 个月前双眼胀痛，自觉视力下降，在当地医院就诊，诊断为双眼开角型青光眼，使用布林佐胺滴眼液及血塞通软胶囊、甲钴胺缓释片口服治疗，眼压波动在 26～37mmHg，建议手术治疗，患者因惧怕手术而拒绝。查视力：右眼 0.3，左眼 0.2。眼压：右眼 33mmHg，左眼 32mmHg。双眼球结膜轻度充血（＋），角膜透明，前房深浅度可，虹膜纹理清，瞳孔约 4mm 大小，对光反射正常。眼底可见双眼视乳头色淡，颞侧偏白，C/D=0.8。眼前节 OCT 显示房角开放。视野检查：右眼 20°～40°，左眼 25°～40°。伴精神焦虑，心烦口苦，舌淡边暗，苔白，脉弦细。

辨　证　肝郁气滞。

治　法　疏肝理气，活血利水。

处　方　逍遥散加减。

生地黄 15g，黄芪 15g，柴胡 10g，赤芍 10g，当归尾 10g，白术 10g，茯苓 15g，车前子 20g，益母草 15g，丹参 10g，川芎 10g，郁金 10g，甘草 6g。14 剂，每日一剂，水煎分 2 次温服；配合服用维生素 B_1，局部继续使用布林佐胺滴眼液，滴双眼，每日 2 次。

二诊：服用上药后，患者双眼胀痛减轻，测眼压：右眼 26mmHg，左眼 25mmHg。嘱其继续服用原方 14 剂。配合服用维生素 B_1，局部继续使用布林佐胺滴眼液，滴双眼，每日 2 次。

三诊：双眼视物较前清晰，胀痛明显减轻，自觉视物范围变大，查视力右眼 0.4，左眼 0.3，查眼压：右眼 20mmHg，左眼 21mmHg。局部继续使用布林佐胺滴眼液，滴双眼，每日 2 次；嘱原方继续服用 14 剂以观后效。

解　析　本例患者精神焦虑不安，情志抑郁，心烦口苦，结合舌脉表现，是典型的肝郁气滞证，故选用逍遥散加减为主以疏肝解郁。并且彭老师常常提醒我们在治疗青风内障时，无论何种病因，在辨证论治的基础上要采用活血利水法，这是至关重要的。故该病例采用逍遥散为主调和肝脾以疏肝解郁，再加用活血利水药物如：丹参、川芎、赤芍行气活血通络以开通目中玄府；茯苓、车前子利水明目；气行则水行，故加用黄芪健脾益气，以推动气血运行。临床上彭老师常常加用益母草，因为该药既能活血又能利水，可以加快房水循环，从而降低眼压，增加血液循环和供血，同时也能保护视神经，稳定视功能。

指导老师按语　开角型青光眼中医属于"青风内障"，其病因病机大多为因情志不畅而肝郁气滞，或脾虚生痰而痰郁化火，或思虑过度导致气血失和，脉络不利，神水瘀滞。多年的临床实践认为，青风内障的患者不论何种病因，都会出现脉络瘀滞，神水停积，符合"血瘀水停"的病机特点。故在辨证治疗开角型青光眼时，均会加用活血利水的药物，比如地龙、红花、川芎、赤芍、车前子、茯苓等，对眼压控制疗效显著，特别是对眼珠胀痛症状有明显改善。

（湖南中医药大学第二附属医院孙洋，指导老师：彭清华）

医案二十八

向某，男，56 岁。因双眼视物模糊 1 年余，加重 1 个月就诊。患者自诉有糖尿病病史 12 年，血糖控制不平稳，目前空腹血糖为 8.9mmol/L。1 年前开始双眼视力进行性下降，曾在外院诊断为单纯性糖尿病视网膜病变，口服羟苯磺酸钙胶囊、血塞通软胶囊等中成药，疗效不佳。近 1 个月来双眼视力下降明显，查视力右眼 0.04，左眼 0.12，眼压：右眼 21mmHg，左眼 20mmHg。扩瞳后查看双眼眼底可见视乳头色淡红，边界清楚，左眼颞上侧及右眼鼻侧视网膜可见散在微血管瘤及小片状出血，双眼黄斑部可见蜂窝状囊样水肿，中心凹亮点不清。伴口干舌燥，多食易饥，乏力，舌红苔白，脉细弱。

辨 证 气阴两虚，血瘀水停。

治 法 益气养阴，活血利水。

处 方 自拟方。

生地黄 15g，党参 15g，山药 15g，黄芪 30g，五味子 10g，麦冬 10g，川芎 10g，丹参 10g，三七粉 5g，墨旱莲 10g，益母草 10g，车前子 30g，泽泻 10g，猪苓 10g，甘草 5g。14 剂，每日一剂，水煎分 2 次温服。

二诊：自觉右眼视物较前清晰，口干乏力症状缓解。查视力：右眼 0.06，左眼 0.12。守方继服 14 剂以观后效。

解 析 本病多因肝、脾、肾功能失调，气机阻滞，血行缓慢，津液血液渗于脉外所致。该患者病久不愈，最终导致气阴两虚，脉络阻滞，血瘀水停，从而引起黄斑囊样水肿。方中黄芪益气生津，气行则水行，使气化生津，行滞利湿；山药益气养阴，补而不燥，与黄芪互为君臣，相得益彰；党参补益脾肺之气；生地黄滋阴清热，补益肝肾；麦冬清热生津；五味子收敛生津；丹参、三七粉、墨旱莲活血化瘀，活而不峻，不会耗伤气阴；益母草不仅活血还能利水通络；车前子、茯苓、猪苓利水渗湿，消水肿作用显著；川芎为血中之气药，能引药上行。诸药合用，共奏益气养阴、活血利水之效。

指导老师按语 该病病机最终主要归结为水湿停滞与脉络瘀滞，故治疗应在辨证论治的基础上予以祛湿利水、活血通脉等药物加减运用。治法中十分强调活血利水，常常重用车前子，取其利水明目之功，常用量为 20～30g，最大剂量可达60g，对治疗糖尿病视网膜病变等引起的黄斑囊样水肿可起到显著疗效。

（湖南中医药大学第二附属医院孙洋，指导老师：彭清华）

医案二十九

李某，女，55岁。2023年3月29日初诊。主诉：双目干涩、发胀1月余。患者诉1个月前开始食用辛辣后觉双目干涩、发胀，无视物模糊，有腰痛、胸闷、心悸、气短，无头晕、无四肢麻木等不适，口干无口苦，纳食可，寐安，大便不成形。舌红，少苔，脉小弦。BP：120/90mmHg。既往有糖尿病史。

辨　证　湿郁夹风。

治　法　祛风胜湿，通窍明目。

处　方　羌活胜湿汤加味。

羌活10g，独活10g，川芎10g，甘草6g，蔓荆子10g，藁本10g，防风10g，黄连6g，全蝎3g，苍术10g，桑叶10g，菊花15g，香附10g，向阳花10g。14剂，水煎服，每日一剂，早晚2次分服。

解　析　病案可知患者发病以双目干涩、发胀为主，风邪上受，风为阳邪易伤津液，风性善行故双目干涩、发胀；头为诸阳之会，清窍所在之处；风湿之邪上蒙头窍、眼睛，风湿之邪郁闭胸中，胸中清阳不升，可见胸闷、心悸、气短；同时因为湿性黏滞、下行，故出现大便不成形。故方以羌活胜湿汤加味以祛风胜湿，通窍明目。方中羌活善祛腰以上风湿之邪，独活祛腰以下风湿之邪，共为君药；川芎上行头目，旁通经络，防风为风中润药，二者共助君药散邪，防君药之辛燥。藁本上达巅顶，疏散太阳经风湿之邪；蔓荆子亦轻浮上行，主散头面之邪；桑叶、菊花、向阳花疏散风热，清热解毒，清肝明目；风湿郁久化热，故加以黄连清热燥湿，久病入络，以全蝎祛风通络；甘草缓诸药之性，调和诸药。

指导老师按语　头为诸阳之会，为清窍所在之处。其居人体最高位，眼睛之所在。《黄帝内经》中有："精之窠为眼，骨之精为瞳子，筋之精为黑眼，血之精为络，其窠气之精为白眼，肌肉之精为约束，裹撷筋骨血气之精而与脉并为系，上属于脑，后出于项中。"目为肝之窍，心之使，五脏六腑之精气皆上注于目；故目的不同部位分属于五脏，进一步明确了眼睛的不同部分与脏腑的关系。所以在治疗眼疾的时候，我们不能单纯地只注重眼部这个标，应该找其本，要治疗相应脏腑，调节相应脏腑的功能，所以中医对眼疾的认知有其独特的综合性和完整性，这也是中医整体观的体现。

（湖南中医药大学第一附属医院卢青，指导老师：程丑夫）

医案三十

杜某，男，27岁。于2022年8月13日初诊，主诉：双眼视力下降3月余。现病史：患者3个月前晨起突然出现双眼视力下降，当时未重视，现因右眼视力急剧下降，视野缺损，眼眶疼痛，眼球转动时明显，无头痛呕吐等症状，不久左眼视力急剧下降，症状同右眼，于当地医院就诊，头部核磁未见明显异常，眼底照相：双眼视盘水肿，颞侧苍白。诊断为：双眼球后视神经炎。给予激素冲击治疗，效果不明显，视力持续下降，目前视力：右眼指数/10cm，左眼0.04。予甲钴胺、维生素B_1等神经营养药物口服均无效，后停用激素。平时情绪易激动、易怒，独处时烦闷抑郁，头痛，左耳耳鸣，脉弦细，舌淡，苔少。中医诊断：青盲（肝郁气滞证）。西医诊断：视神经萎缩。

辨　证　肝郁气滞，玄府闭阻。

治　法　疏肝解郁，通窍明目。

处　方　逍遥散加减。

当归尾10g，丹参10g，柴胡10g，白术10g，牡丹皮10g，三七粉6g，枸杞子10g，路路通10g，地龙10g，石菖蒲10g，枳壳9g，决明子10g。14剂。用法：水煎，每日一剂，分2次温服。

二诊：诉服药后视物较前清晰，眼眶疼痛及眼球转动痛缓解，患者仍觉烦躁不安，情绪不佳，此因病久则郁，随证酌加磁石、石决明、茯神等平肝镇静之品。

解　析　逍遥散是疏肝解郁的良方，方中柴胡为少阳并厥阴之圣药，疏肝解郁；白术补土生金，以平肝木；当归尾调血通经，活血通络；三者相须为用，去肝经之本邪。佐以丹参、牡丹皮、菖蒲通经活络，辅其开窍；枳壳破气升阳助柴胡之力；三七粉活血不破血。诸药共用，达解郁开窍之功。

指导老师按语　按照中医眼科内五轮理论，视神经属肝，故视神经病变多从肝论治，急性期以清肝泻火为主，中期以疏肝活血为主，晚期以滋补肝肾为主。逍遥散乃常用方，本例即以逍遥散为主，酌加疏肝解郁、活血养血、滋补肝肾之品，坚持治疗，缓缓图治，多可收效。

（湖南中医药大学第一附属医院付美林，指导老师：秦裕辉）

医案三十一

熊某，女，69岁。因左眼上睑不能抬举2个月就诊。现病史：2个月前因颅内动脉瘤在外院行介入手术，术后出现左眼上睑下垂，眼球固定，现来我科就诊，自诉视物有重影，专科检查：视力右眼 0.6，左眼 0.3；左眼上睑遮盖全部角膜，眼球固定，各方向运动受限，角膜透明，前房中深，晶体轻度混浊。眼底：视乳头边界清，网膜平伏。舌暗红，苔黄，脉涩。西医诊断：动眼神经损伤。中医诊断：视歧。

辨　证　脉络瘀阻。

治　法　养血活血，化痰通络。

处　方　生四物汤合牵正散加减。

生地黄 30g，络石藤 10g，当归 10g，路路通 10g，白芍 15g，制白附子 6g，川芎 10g，炒僵蚕 9g，升麻 10g，全蝎 3g，炒地龙 10g，甘草 6g。7 剂，水煎，每日一剂，分 2 次温服。

二诊：患者诉左眼上睑用力可稍抬起，自觉头顶疼痛，故在前方基础上，加桃仁 10g，红花 10g，以活血止痛，加蔓荆子及藁本各 10g，清利头目。再服 7 剂。

三诊：诉头痛缓解，故去藁本、蔓荆子，加用太子参及黄芪补气血。服用半月后复诊，患者上睑基本正常抬举，眼球上转稍受限，余方位活动尚可，守方继续服用 1 个月。

解　析　本例患者为颅内动脉瘤术后，考虑肿块压迫，导致脉络受损瘀阻发病，症见上睑下垂，眼球固定，方中重用生地黄以滋阴养血，当归、川芎活血，络石藤、路路通疏通经络，畅通血道。以白附子、僵蚕、全蝎以祛风化痰通络。诸药合用，使脉道得利，瘀血得行，脉络得通。

指导老师按语　此案例比较特殊，起于脑瘤术后所致动眼神经麻痹，预后固然与损伤程度有关，中医药干预很有意义。考虑手术损伤，故以生四物汤养血活血，辅以牵正散化痰通络，守方治疗，多能见效。临床上以生四物汤合牵正散加减治疗具有血脉瘀阻病机的动眼神经麻痹也收效明显。

（湖南中医药大学第一附属医院付美林，指导老师：秦裕辉）

医案三十二

唐某，女，57 岁。因双眼视力下降 1 年余就诊。既往糖尿病病史 10 余年，查视力右眼 0.15，左眼 0.25。眼底：后极部视网膜见散在出血、渗出，黄斑水肿。OCT：双眼黄斑囊样水肿。舌红，苔薄黄，脉弦细，伴口干，神疲，睡眠不佳。西医诊断：糖尿病视网膜病变。中医：消渴内障。

辨　证　气阴两虚，瘀血阻络。

治 法 滋阴补肾，活血化瘀。

处 方 六味地黄汤合二至丸加减。

太子参 15g，黄芪 15g，女贞子 15g，墨旱莲 15g，山茱萸 10g，山药 10g，泽泻 10g，茯神 10g，牡丹皮 10g，泽兰 10g，车前子 15g，丹参 10g，菝葜 15g，枸杞子 10g，甘草 5g。7 剂。

解 析 消渴内障的发病以肝肾阴虚、瘀血内阻为主要病机，肝肾阴虚为本，瘀血内阻为其标，本虚标实，虚实夹杂，治当标本兼顾，当以滋阴补肾、活血化瘀为基本治则。方中以女贞子、墨旱莲、枸杞子滋补肝肾；丹参、牡丹皮、菝葜活血；泽泻、车前子利水；黄芪、太子参益气生津。全方共奏滋补肝肾、滋阴活血之功。

指导老师按语 经我们多年对糖尿病视网膜病变的研究，认为本病的主要病机为肝肾阴虚、瘀血内阻，创立了滋阴补肾、活血明目的治疗大法，形成双丹明目经验方，此方宗六味地黄汤合二至丸加减而成，经基础及临床研究证实该方对 2 型糖尿病非增殖性糖尿病视网膜病变有明确疗效。但临床千变万化，不可拘泥，当辨证论治，缓缓图之，多可收效。

（湖南中医药大学第一附属医院付美林，指导老师：秦裕辉）

医案三十三

钟某，女，56 岁。因双眼视力下降伴夜盲视野缩小 30 余年就诊。查：双眼视力 0.2，双眼前节阴性。眼底：视盘蜡黄色，周边视网膜见骨细胞样色素沉积。舌淡，苔少，脉弦细。平素睡眠不佳。西医诊断：视网膜色素变性（双眼）。中医诊断：高风内障。

辨 证 肝肾亏虚。

治 法 滋补肝肾。

处 方 四物五子丸加减。

熟地黄 10g，当归尾 10g，川芎 10g，白芍 10g，五味子 10g，车前子 10g，枸杞子 10g，覆盆子 10g，丹参 10g，酸枣仁 15g，太子参 15g。15 剂。

解 析 方中熟地黄入心肾二经以滋阴血；当归取尾，调血通经，活血通络；川芎引药上行头目，下行冲任，通肝经；五味子酸收益肝，上交于肺而生津强精；车前子得脾气而散布水津；女贞子助熟地黄清肝明目，合枸杞子滋肝阴而启肾水，平补肝肾；久病多虚，久病多瘀，可在方中酌加柴胡、郁金等疏肝解郁之品，加丹参、白芍等活血通脉。

指导老师按语 视网膜色素变性系遗传性眼病，中医治疗有一定作用，中医认为其主要病机为肝肾亏虚、精亏血少、目窍失养，故视物昏朦、夜盲，治疗上应以滋补肝肾为本。临床在辨证论治基础上，配合针灸、食疗、外治等综合疗法，对延缓病情进展，改善视功能有益。现代研究发现血瘀贯穿本病的始终，故活血通络可贯穿治疗的始终，此类遗传性慢性病要坚持守方治疗，久久为功，医患双方都不要轻言放弃。

（湖南中医药大学第一附属医院付美林，指导老师：秦裕辉）

医案三十四

患者，男，48 岁。因右眼视力下降 2 月余就诊。既往有高血压病史，未规律用药。视力：右眼 0.15，左眼 1.2。双眼前节阴性，眼底：右眼视盘充血水肿，边界模糊，视网膜水肿，静脉扩张迂曲，色紫红，网膜火焰状出现，黄斑水肿。眼表 B 超：右眼玻璃体内中低回声光点。OCT：右眼黄斑囊样水肿。荧光素眼底血管造影术（FFA）：右眼视网膜静脉充盈时间延长，出血区遮蔽荧光，阻塞区毛细血管扩张，荧光素渗漏，静脉管壁着色。伴有头晕目眩，耳鸣，五心烦热，口干咽燥，舌红，苔少，脉细数。西医诊断：视网膜中央静脉阻塞（右眼）。

辨　证 阴虚火旺。

治　法 滋阴降火。

处　方 知柏地黄汤加减。

知母 10g，黄柏 10g，生地黄 10g，牡丹皮 10g，泽泻 10g，山茱萸 10g，茯苓 15g，山药 10g，墨旱莲 10g，女贞子 15g，桑椹 10g，丹参 10g，泽兰 10g，三七粉 3g，磁石 10g。7 剂。水煎，每日一剂，分 2 次温服。

二诊：自觉视物较前清晰，视物变形好转，头晕耳鸣好转，去磁石，继服15 剂。

解　析 暴盲是眼底脉络瘀阻，血不循经，溢出络外，导致视力急剧下降的眼病，病机为脉络瘀阻，血不循经。患者素体阴虚，虚火上炎，扰于目窍，致血脉瘀阻，血不循经而溢出脉外，遮蔽神光而见视物昏朦。患者伴头晕目眩，耳鸣，五心烦热，口干舌燥，均为阴虚火旺之候。方中生地黄、黄柏、知母滋阴降火，山药、山茱萸滋补肝肾，泽泻利水降浊，牡丹皮清肝泻火，茯苓、山药同用健脾渗湿，墨旱莲、泽兰活血祛瘀又利水消肿，丹参、三七入肝经血分，既止血又祛瘀，化瘀而不伤正，对眼内出血，无论有无瘀滞均可应用。诸药合用，使肝肾阴液得复，虚火得降，散血不留瘀。

指导老师按语 本例患者阴虚火旺之象明显，予以知柏地黄汤加减，以女贞子、墨旱莲补肝肾之阴，知柏地黄汤滋阴降火补肾，加泽兰、三七粉、丹参以加强活血利水之攻，如此攻补兼施，标本同治，故收效满意。

（湖南中医药大学第一附属医院付美林，指导老师：秦裕辉）

医案三十五

成某，女，59岁。因右眼视网膜脱离术后视物模糊就诊。1周前因右眼视网膜脱离行右眼玻璃体切除＋硅油填充术，现诉右眼异物感，视物模糊。舌红，苔薄黄，脉弦。专科检查：视力右眼0.04，右眼结膜充血（＋），角膜透明，晶体轻度混浊，玻璃体腔硅油在位。眼底：下方视网膜下积液。诊断：右眼视网膜脱离术后

辨　证 血瘀水停。

治　法 活血化瘀利水。

处　方 桃红四物汤加减。

生地黄15g，当归10g，川芎10g，赤芍10g，防风10g，车前子15g，泽泻10g，决明子10g，桃仁10g，红花10g，茯苓10g，丹参10g，三七粉3g，甘草5g。7剂。

解　析 视网膜脱离术后患者治疗重点在于祛瘀，以活血化瘀为要。血不化则为水，视网膜脱离术后多有视网膜下积液的表现，临床上多用桃红四物汤加减，使瘀血得散，水肿得消，同时配合祛风活血、益气养阴药物，可减轻术后炎症反应，提高视功能。方中以生地黄、当归、川芎、赤芍、桃仁、红花活血化瘀，茯苓、车前子、泽泻利水，三七粉活血不留瘀，共奏活血化瘀、利水明目之功，该方广泛应用于内眼术后，收效明显。

指导老师按语 视网膜脱离当以手术治疗为主，但术后康复中医药可发挥较好的作用，根据该手术特点，我们认为瘀血、水肿为主要体征，故提出术后活血化瘀、利水消肿的治法，常以桃红四物汤方加健脾利水之品，对术后康复有较好作用。

（湖南中医药大学第一附属医院付美林，指导老师：秦裕辉）

医案三十六

董某，女性，60岁。因双眼干涩不适伴畏光1年余就诊。现喜闭眼，畏光，泪液分泌功能：右眼3mm/5min，左眼5mm/5min。查：双眼下方角膜可见干燥斑。舌淡红，苔薄黄，脉弦数。

辨　证　肝经郁热。

治　法　疏肝清热。

处　方　丹栀逍遥散加减。

柴胡10g，黄芩10g，当归10g，白芍10g，茯苓10g，牡丹皮10g，栀子10g，生地黄10g，麦冬10g，玄参10g，车前子10g，菊花10g，郁金10g，甘草5g。15剂。

解　析　老年女性更年期多有情志抑郁的表现，肝郁化火，灼伤阴津，故目珠干涩不舒，灼热刺痛；舌红苔黄，脉弦细，均为热象。方中用柴胡、白芍疏肝和血，牡丹皮、栀子清热，加用生地黄、麦冬、玄参滋阴清热生津。治疗上以舒肝清热为主，滋阴生津为辅，以缓解干眼症状。

指导老师按语　白涩症临床多宗养阴清肺法，以养阴清热、益气养阴药为多，此例患者根据临床表现及舌脉象，辨证为肝经郁热，以丹栀逍遥散加减治疗，疗效明显。对于中老年女性，尤其是更年期的女性，多思多虑，易致肝郁气滞，对白涩症的发病有明显的影响，故疏肝解郁不失为治疗肝郁所致干眼之良法。

（湖南中医药大学第一附属医院付美林，指导老师：秦裕辉）

医案三十七

聂某，男，9岁。因双眼反复红痒4年余就诊。曾以氟米龙滴眼液滴眼，有所缓解，入夏红痒加重，查：双眼结膜充血（++），上睑结膜铺路石样乳头增生，角膜透明。舌红，苔薄黄，脉浮数。

辨　证　风热外袭。

治　法　祛风清热，散邪止痒。

处　方　自拟方。

桑叶10g，菊花10g，千里光10g，蒺藜5g，生地黄10g，赤芍10g，桑白皮10g，车前草5g，苦参5g，白鲜皮5g，甘草5g。15剂。

解　析　痒有因风、因火、因血虚者，或祛风散邪，或清热降火，然有因血虚而痒者，曰将火邪发散而止痒，以平肝滋荣为主。该患儿为典型的时复症，单纯点激素类或免疫抑制剂类滴眼液，效果欠佳，配合中药祛风清热，散邪止痒，疗效明显。

指导老师按语 春季卡他性结膜炎，中医名时复症，治疗当以祛风清热除湿为主，此病难在预防复发，故病情缓解后，当提高患者体质，酌情服药或食疗改善，同时注意用眼卫生，减少过敏原刺激。

（湖南中医药大学第一附属医院付美林，指导老师：秦裕辉）

医案三十八

患儿，男，7岁。因频繁眨眼1月余就诊，患儿平素挑食，食欲不佳，身形单薄，舌淡，苔薄，脉细数。

辨　证 脾虚肝旺。

治　法 健脾平肝。

处　方 柴芍六君子汤加减。

党参10g，白术5g，山楂5g，麦芽5g，钩藤5g，茯苓5g，陈皮5g，蒺藜5g，白芍5g，全蝎3g，柴胡5g，甘草5g。7剂。水煎，每日一剂，分2次温服。

解　析 《审视瑶函》认为"肝有风也，风入于目"。小儿多脾虚，脾虚肝旺，肝风内动，上犯胞睑，故胞睑频繁眨动、畏光、喜揉眼。方中六君子汤健脾，钩藤、全蝎、蒺藜平肝息风止痉，诸药合用，共奏健脾平肝、息风止痉之功。

指导老师按语 小儿瞬症乃风动之象，且以内风为主，多因脾胃气虚，或肝火旺盛，或阴虚不足，因虚生风，当酌情调补，佐以息风止痉。

（湖南中医药大学第一附属医院付美林，指导老师：秦裕辉）

医案三十九

周某，男，38岁。因右眼异物感、畏光，反复发作10余年加重一周就诊。曾在当地医院诊断病毒性角膜炎，予以阿昔洛韦抗病毒、修复角膜等治疗，病情反复，伴口干，舌红，苔薄黄，脉弦数。查视力：右眼0.5，角膜中央树枝状浸润，荧光素染色阳性。

辨　证 风热犯目。

治　法 祛风清热，退翳明目。

处　方 自拟方。

羌活 10g，防风 10g，生地黄 10g，麦冬 10g，玄参 10g，板蓝根 10g，野菊花 10g，桑白皮 10g，车前草 10g，蝉蜕 6g，谷精草 10g，甘草 5g。7 剂。

解　析　外障眼病发病多与风、湿、热邪有关，故在治疗上应注重祛风、清热、除湿。早期使用羌活、防风等疏风散邪之药，有利于减少角膜瘢痕的形成；在清热的同时，注重养阴，并主张早期用退翳明目药，如蝉蜕、谷精草。

指导老师按语　祛风退翳应贯穿角膜病治疗的始终，主张早用退翳药，特别注重羌活、防风的应用，旨在祛风退翳，既祛散外邪，又防角膜瘢痕形成，羌活、防风宜早用、常用，无论新旧翳障均可用。

（湖南中医药大学第一附属医院付美林，指导老师：秦裕辉）

第八章
疑难杂病

医案一

凌某，女，71岁。2022年10月10日初诊。主诉：头部震颤10余年。患者诉在10余年前出现头部震颤，不能自主控制，逐步加重，行动变慢，曾多次在长沙某大型医院神经内科就诊，诊断为帕金森病，经用多巴丝肼治疗，症状有缓解但不能完全控制，今为求中医药治疗故来我门诊就诊。现患者头部震颤，不能自主控制，双手精细动作笨拙、僵硬，洗澡、上厕所需家属帮助，心烦，口干，纳食可，大便、小便正常，睡眠尚可，舌质红，苔薄黄，脉弦细。血压130/75mmHg。面具脸，动作徐缓，双上肢肌张力增高，前冲步态，起床翻身较困难。正在服多巴丝肼，1次1片，每日3次。

辨　证　阴虚风动。

治　法　滋补肝肾，息风止颤。

处　方　补肝定颤汤加减。

制何首乌15g，桑椹15g，枸杞子30g，丹参30g，葛根30g，地龙10g，天麻20g，白芍10g，蝉蜕10g，当归12g，钩藤20g，龟甲（先煎）10g，龙骨（包煎）30g，牡蛎（先煎）30g，山楂15g。7剂，水煎，每日一剂，分2次服。

二诊：2022年10月18日。患者头部震颤好转，将多巴丝肼已减量至1/3片，1日3次。舌质红，苔薄黄，脉细。血压120/75mmHg，效不更方，继续沿用补肝定颤汤加减。处方：制何首乌15g，桑椹15g，枸杞子30g，丹参30g，葛根30g，地龙10g，白芍15g，蝉蜕10g，当归10g，钩藤20g，龟甲（先煎）10g，太子参30g，炒白术10g，山楂15g。14剂，水煎，每日一剂，分2次服。

4周后回访患者，患者头部有少许震颤，肢体僵硬情况好转，口干明显好转，日常生活可自理。

解　析　该患者西医诊断为帕金森病，主要表现为头部震颤，不能自主控制，双手精细动作笨拙，心烦，口干等表现，结合舌苔脉象，辨证为阴虚风动证，老师投以经验方补肝定颤汤加减。其治疗用制何首乌、桑椹、枸杞子滋补肝肾；当归、白芍养血柔肝；地龙、天麻、钩藤、蝉蜕平肝息风；龟甲、龙骨、牡蛎潜阳息风；丹参活血通络；山楂和胃助运。全方以滋补肝肾、潜镇息风为主，阴充则风息，震颤自止。

指导老师按语　《素问·痿论》曰："肝主身之筋膜。"《素问·平人气象论》亦曰："藏真散于肝，肝藏筋膜之气也。"明确指出肝与筋膜密切相关，而"筋者，周布四肢百节，联络而束缚之"，以维持关节正常的屈伸运动。肝之阴血充足则筋力劲强，关节屈伸灵活自如，肝之阴血虚衰则筋惫失控，出现颤抖、屈伸困难，此即《素问·至真要大论》"诸风掉眩，皆属于肝"之意，掉者，即振掉、肢体摇动也。患者年过七旬，《素问·阴阳应象大论》中有"人年四十，而阴气自半也"一语，表明阴气早已不足，并且病逾10年，阴液消耗更甚，使阴气虚者更虚。肝肾阴虚，筋脉失养，故头部震颤、肢体活动笨拙；虚火内灼，则见心烦；阴液亏虚不能上濡口腔，则见口干。舌红、脉弦细，均乃阴虚内热之象。

（湖南省直中医医院成键，指导老师：夏建成教授）

✍ 医案二

凌某，女，32岁。2022年12月初诊。主诉：发现全血细胞减少3个月。现病史：全血细胞减少，服用醋酸泼尼松片10mg、每日1次，现服药后胃胀，乏力，头晕，脑鸣，舌淡红、苔白、有齿痕，脉沉细。中南大学湘雅医院诊断再生障碍性贫血。血常规：血小板 $48×10^9$/L。

辨　证　脾肾两亏。

治　法　健脾补肾，益精生髓。

处　方　右归饮合二仙丸加减。

黄芪30g，红参10g，熟地黄20g，茯苓15g，陈皮10g，枸杞子30g，菟丝子20g，砂仁6g，石韦30g，白术15g，补骨脂10g，鸡血藤30g，山药30g，山茱萸20g，淫羊藿20g，仙茅10g，神曲10g，炙甘草10g，麦芽30g。10剂，水煎服，每日一剂，分早晚温服。

二诊：原方加厚朴10g，大腹皮20g，法半夏10g。10剂，水煎服，每日一剂，分早晚温服。

解　析　患者，中年女性，素体肾精亏虚，后天饮食失调、劳累，脾胃亏虚。肾主骨生髓，脾为后天之本，后天脾之化源匮乏，血不得赖气化生则血亏；肾虚则髓空，骨髓枯竭，故全血细胞减少；气血亏虚不能濡养头目，故见头晕、脑鸣。治以健脾补肾，益精生髓。

指导老师按语 再生障碍性贫血，属于中医内科髓劳的范畴，病机为脾肾阳虚，气血亏耗，治疗应以滋补脾肾，先后天双补，同时应适当加血肉有情之品，使生化有源，疗效更佳。

（岳阳市中医医院吴会，指导老师：沈智理）

医案三

李某，女，43岁。2023年2月初诊。主诉：发热20余天。现病史：下午至晚上出现发热，伴畏寒，纳呆，二便正常，夜寐欠安，舌淡红苔薄黄腻，脉弦细。至岳阳市中心医院住院，血常规、炎性指标正常后仍发热，完善系统性红斑狼疮全套、血管炎四项、病毒相关检查、血培养、结核T-SPOT、胸部CT等均未见明显异常。

辨　证 湿热阻滞三焦。

治　法 清热化痰祛湿。

处　方 蒿芩清胆汤合升降散加减。

党参20g，柴胡10g，青蒿10g，鳖甲10g，僵蚕10g，蝉蜕10g，姜黄10g，茯苓20g，石菖蒲10g，黄芩10g，法半夏15g，陈皮10g，熟大黄6g，麦芽30g，白术10g，苍术6g，炙甘草6g。7剂，水煎服，每日一剂，分早晚温服。

解　析 《重订通俗伤寒论·六经方药》曰"足少阳胆与手少阳三焦，合为一经，其气化一寄于胆中以化水谷，一发于三焦以行腠理。若受湿遏热郁，则三焦之气机不畅，胆中之相火乃炽。"沈老师认为畏寒发热为少阳证，此为湿热阻滞三焦，三焦不畅致发热。治以蒿芩清胆汤和解表里法与分消走泄法清热化痰祛湿，合用升降散恢复少阳三焦经气机之上下升降。方中以青蒿、黄芩清泄胆火，柴胡、法半夏、陈皮和胃化痰，党参、茯苓、白术、炙甘草健脾祛湿，僵蚕、姜黄、蝉蜕、熟大黄辛凉宣透，升清降浊，宣散三焦郁热。患者发热20多天，外院住院治疗多日无效，服中药3剂后热退，见效迅速。

指导老师按语 临床上首先要辨别病因，根据具体病机、病程长短加以辨证选方。对于不明原因的发热选用升降散以宣畅气机为要。

（岳阳市中医医院吴会，指导老师：沈智理）

❧ 医案四

肖某，女，52 岁。2023 年 2 月 17 日初诊。主诉：四肢皮肤变硬及冷痛 2 年。现病史：患者 2 年前开始出现四肢远端皮肤变硬，伴随有四肢远端皮肤发凉感，严重时疼痛明显，下冷水或冬天时加重，曾在某三甲医院诊断为系统性硬化症，曾多方中西医求治，验方偏方均无效，遂今至刘师门诊求诊。刻症见：四肢皮肤较硬，局部皮温低下。舌淡，苔薄白，脉细无力。诊断：皮痹。

辨　证　气虚血瘀。

治　法　益气温阳，通络止痛。

处　方　黄芪桂枝五物汤加减。

黄芪 50g，桂枝 20g，白芍 15g，当归 15g，党参 15g，羌活 10g，独活 10g，秦艽 10g，丹参 20g，木瓜 15g，杜仲 15g，青风藤 20g，海风藤 20g。7 剂，水煎服，每日一剂，早晚饭后各 1 次。

二诊：2023 年 2 月 24 日。患者诉改善不明显，辨为血虚寒阻。去羌活、青风藤、海风藤加川芎 10g、麻黄 6g、姜黄 10g、知母 15g、熟地黄 10g、薏苡仁 20g。7 剂，水煎服，每日一剂，早晚饭后各 1 次。

三诊：2023 年 3 月 3 日。患者关节冷痛等明显改善，守方不变 14 剂，交代患者随访，注意肢体保温等。

解　析　皮痹，历来是临床诊治中一大难治疾病。《素问·痹论》："黄帝问曰：痹之安生？岐伯对曰：风寒湿三气杂至，合而为痹。其风气胜者为行痹；寒气胜者为痛痹；湿气胜者为著痹也。帝曰：其有五者何也？岐伯曰：以冬遇此者为骨痹；以春遇此者为筋痹；以夏遇此者为脉痹；以至阴遇此者为肌痹；以秋遇此者为皮痹……皮痹不已，复感于邪，内舍于肺；所谓痹者，各以其时重感于风寒湿之气也。"

指导老师按语　该案中患者首先气虚血瘀，再辨阳虚寒阻等，选方从黄芪桂枝五物汤到阳和汤类或当归四逆汤等类方药加减，随诊随证调整，最终取得一定临床疗效。

（湖南中医药高等专科学校第一附属医院姚专，指导老师：刘新文）

❧ 医案五

肖某，女，26 岁。2023 年 3 月 19 日初诊。主诉：反复口腔糜烂疼痛 2 年，加重 1 周。现病史：患者近 2 年来易患口腔糜烂及溃疡，一发则疼痛难忍，心情烦躁异常，且溃疡经久不愈，严重影响食欲，每遇口腔溃疡发作，便服黄连上清丸、抗感染消炎药。每次口腔溃疡发作，迁延 10 余日，始慢慢愈合。每年反复发作 3~5 次，发病之日，烦痛异常，脘腹痞满，坐卧不安，严重影响饮食和睡眠，遂今求诊于刘师门诊。刻症见：患者平素性急躁，易失眠，体偏瘦，舌红少苔，舌面见小溃疡 4 个，周围有淡红晕，溃疡面上无脓点，脉弦细。诊断：口糜病。

辨　证　寒热错杂。

治　法　寒温并用，辛开苦降。

处　方　甘草泻心汤加味。

炙甘草 20g，黄芩 10g，黄连 8g，半夏 10g，生姜 10g，党参 15g，大枣 10g，干姜 10g，肉桂 5 克（研成细粉，用煎成的汤药吞服，每日 3 次，每次 1g）。5 剂，水煎服，每次 200mL，两日服 1 剂。

二诊：2023 年 3 月 24 日。患者喜言相告，口腔溃疡已封口愈合，喝水吃饭不再疼痛，脘腹痞满、心烦失眠大为减轻。患者刻下舌有津，脉弦有和缓，上方去肉桂，加焦山楂 10g。继服 7 剂，以巩固疗效。

解　析　《金匮要略》用甘草泻心汤治狐惑病，症见"状如伤寒，默默欲眠，目不得闭，卧起不安，蚀于喉为惑，蚀于阴为狐，不欲饮食，恶闻食臭，其面目乍赤、乍黑、乍白，蚀于上部则声喝"。临床上甘草泻心汤加减治疗复发性口腔溃疡，疗效明显，诸多文献屡见报道。临床应用当仔细询问病史和用药情况，辨证施治，才能收到良好的治疗效果。

指导老师按语　本方加少量肉桂研粉吞服，意在引火归原，使上下阴阳相调而升降协和，则诸证悉除。经方之用，贵在辨证准确。用之方证相应，药证相和者，服之立效，所言不虚也。

（湖南中医药高等专科学校第一附属医院姚专，指导老师：刘新文）

🪷 医案六

刘某，女，56 岁。2023 年 4 月 15 日初诊。主诉：口干、眼干 5 年余，加重 1 个月。现病史：患者 5 年余前开始出现反复口干舌燥，眼睛干涩，神情焦虑，两胁胀痛，口干舌燥，眼干涩，大便干燥困难（4~5 天一解），食欲不振。舌红无苔、脉细数。诊断：燥痹。

辨　证　肝郁阴虚。

治　法　疏肝滋阴，润燥清热。

处　方　一贯煎加味。

北沙参15g，麦冬15g，当归10g，生地黄15g，枸杞子15g，川楝子8g，天花粉20g，生石膏20g，甘草10g，山药20g，夏枯草15g。14剂，水煎服，每日一剂，早晚饭后半小时温服。

二诊：2023年4月29日。患者服药后病情好转，口舌干燥、眼干涩症状有所缓解，大便1～2天一次，已不干燥，排便顺畅，食欲好转，舌红有少许白苔。上方见效，去石膏，加入白扁豆10g，知母10g。14剂，水煎服，每日一剂，早晚饭后半小时温服。

三诊：2023年5月13日。患者自述服药后症状持续好转，口、舌、眼睛不像以前那样干燥，连手足干裂的症状也有所好转，上方守方不变14剂，水煎服，每日一剂，早晚饭后半小时温服。

四诊：2023年5月27日。患者症状持续好转，舌、眼已无干涩症状，手足已不干裂，食欲好，大便正常，舌淡红薄白苔，自行要求暂停药，随诊。

解　析　目前将干燥综合征归为中医燥痹范畴，中医认为干燥综合征是由于先天肝肾不足，后天肝肾失养导致燥热内盛，瘀阻脉络所引起的一类疾病。肝肾不足是其发病根本，燥热内蕴、气机不畅是其发病之标。阴血不足，不能濡养肝脉，又兼肝气不舒，气滞不通，故胁痛；阴虚液耗，津不上承，且有虚火，故咽干口燥，舌红少津；治疗之法，必大力滋养肝肾阴血，兼以条达肝气，以标本兼顾。

指导老师按语　本方一贯煎中重用生地黄为君药，滋养肝阴，涵养肝木。臣以枸杞子滋养肝肾；当归补血养肝，且补中有行；北沙参、麦冬滋养肺胃之阴，养肺阴以清金制木，养胃阴以培土荣木。少佐一味辛凉之川楝子疏肝泄热，理气止痛，顺其条达之性，而无劫阴之弊。另外，配合健脾及滋肾之类，如山药、白扁豆，清热散结之夏枯草、连翘等，诸药合用，疗效更著。

（湖南中医药高等专科学校第一附属医院姚专，指导老师：刘新文）

医案七

胡某，男性，54岁，株洲茶陵人，农民。2022年11月19日初诊。主诉：波动性双眼睑下垂3年，再发1周。现病史：患者近3年前开始无明显诱因出现双眼睑下垂，活动耐力下降，症状有波动性，劳累后症状加重，傍晚症状较明显，休息后可缓解，曾在长沙某知名医院就诊，诊断为重症肌无力，口服溴吡斯的明

60mg，每日 3 次，症状可改善，日常生活无明显受限。1 周前受凉后症状加重，眼睑下垂明显，口服溴吡斯的明后维持时间变短，伴全身乏力感，头昏重，无吞咽困难、呼吸困难，鼻塞，怕冷，无发热，精神欠佳，不思饮食，大便溏，小便可。舌淡红，苔薄白，脉细弱。血压 130/87mmHg，呼吸 20 次 /min，双肺呼吸音清晰，无干湿啰音。血常规及心电图未见明显异常。

辨　证　脾胃虚弱。

治　法　益气健脾，升阳举陷兼解表。

处　方　补中益气汤合荆防败毒散加减。

黄芪 30g，土炒白术 15g，陈皮 10g，人参 20g，茯苓 20g，柴胡 9g，升麻 10g，当归 10g，川芎 10g，羌活 10g，荆芥 10g，防风 10g，辛夷 10g，桔梗 10g，甘草 6g。7 剂，水煎，每日一剂，分 2 次服。同时将溴吡斯的明加量至 60mg，一天 4 次。

二诊：患者眼睑下垂好转，无全身乏力，头昏重基本消失，无鼻塞怕冷，食欲亦改善，舌淡红，苔薄白，脉细弱。守法守方，去辛夷、羌活。再进 10 剂，水煎，每日一剂，分 2 次服。

2 周后回访患者，患者症状稳定，嘱将溴吡斯的明减量至 60mg，一天 3 次，一个月后回访，患者情况仍良好稳定，嘱避免熬夜、劳累、受凉感冒。

解　析　重症肌无力中医归为痿证范畴，结合患者舌苔脉象，辨证为脾胃虚弱证。脾胃虚弱，中气下陷，则眼睑下垂；脾胃虚弱，运化不力，气血生化乏源，则肢体乏力、不思饮食，逐渐加重，遇劳则甚，休息后可缓解；中气不足，清阳不升，则头昏重、大便溏薄；苔薄白，脉细弱是为脾胃虚弱之象；该患者受凉后出现症状加重，伴有鼻塞，怕冷，存在风寒表证。治疗当标本同治，治本为主。

指导老师按语　眼肌型重症肌无力又称睑废、睑下垂。隋代巢元方《诸病源候论》中将该病归属风痿范畴，即虚邪贼风，致病最主要因素在于体虚，治疗当以固本为主。临床上，中医治疗具有明显疗效，可全程参与，且治疗不良反应相对较少，发生肌无力危象概率下降。

（湖南省直中医医院成键，指导老师：夏建成）

医案八

柏某，女，25 岁。2023 年 4 月 23 日就诊。患者自新型冠状病毒肺炎后经常感觉疲乏无力，精神欠佳，纳食不香，睡眠不深，多梦，容易惊醒。舌淡，苔薄白，脉细弱。

辨　证　心脾两虚，气血亏虚。

治　法　健脾养心，调理气机。

处　方　归脾汤合小柴胡汤加减。

白术12g，太子参12g，黄芪12g，当归9g，茯神12g，炙远志9g，酸枣仁12g，木香5g，龙眼肉12g，柴胡12g，黄芩9g，法半夏9g，荷叶9g，炙甘草6g。14剂。

服至第七剂，患者觉症状明显好转，疲乏感明显改善，纳食增加，每晚可深度睡眠6~7h，少梦。14剂服完后患者感觉已经恢复到新型冠状病毒感染前的状态。

解　析　此案为典型的心脾两虚证，很多患者在新型冠状病毒感染后出现此证。归脾汤补气养血，健脾养心，正合新型冠状病毒感染后出现气血被伤之证，而小柴胡汤为和解枢机、调节三焦气机津液运行之祖方，有"上焦得通，津液得下，胃气因和"之功效。加一味荷叶则取自李东垣枳术汤。荷叶能升清阳，而达到苏醒胃气之功效。

指导老师按语　归脾汤证是临床中经常遇见的，特别是女性多见，我们在辨证时要注意患者心和脾的症状，及心脾交叉的症状，做到辨证准确，方能万无一失。

（湖南省中医药研究院附属医院李仲普，指导老师：胡学军）

医案九

肖某，男，65岁，因反复夜间发热5天就诊。现病史：患者诉5天前无明显诱因出现夜间反复发热，体温最高38.6℃，自服布洛芬混悬液后汗出热退，夜间发热复发，伴恶寒汗出。现症见：无汗出，干咳，无痰，无咽痒咽痛，易汗出，畏寒，时感胸闷气促，全身乏力，无腹痛腹泻，纳可，寐欠佳，大便溏，1日2~3解，小便色黄。BP：110/62mmHg。舌红，苔薄黄，脉浮。我院血常规：WBC $11.94×10^9$/L，CRP 192.39mg/L。胸部正侧位片：双肺未见主质性病变；左肋膈角圆钝，考虑少量胸腔积液或胸膜增厚粘连。既往体健。

辨　证　暑湿外感。

治　法　解表祛湿。

处　方　新加香薷饮加减。

香薷6g，金银花9g，扁豆花9g，厚朴6g，连翘6g，黄连6g，青蒿10g，青

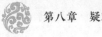

黛 5g，板蓝根 10g，僵蚕 10g，滑石 10g，蝉蜕 3g，荆芥 10g。7 剂，每日一剂，分早晚温服。

二诊：服用 14 剂后复诊，诉夜间仍有发热，体温最高 37.5℃，咳嗽较前减轻，四肢乏力酸胀不适，大便成形，1 日 1～2 解，纳寐可，口苦。辅查血常规：WBC 9.7×10^9/L，CRP 90.39mg/L。守方加鱼腥草 10g，更服 7 剂。

解 析 本方为香薷散加金银花、连翘，改扁豆为扁豆花而成。其治证为暑温初起，夏感风寒所致，治宜清热解暑，化湿和中。方中金银花、连翘辛凉透表，祛暑清热，为君药。扁豆花芳香轻清，达表清暑，为臣药。香薷、厚朴祛暑化湿，调气消闷，为佐使药。诸药合用，具有清热解暑、化湿和中之功效。

指导老师按语 本案患者为老年男性，年老体虚，正气不足，与暑湿热邪交争而力不足，故见反复发热，而自觉热不甚。患者血常规 +CRP 及胸部正侧位片提示感染可能，建议患者住院观察，患者及家属拒绝，要求先服用中药汤剂治疗，按温病暑湿外感辨治。本案治疗当用药清透，不可清利太过，故加用蝉蜕、板蓝根增强清热解毒之效，并透邪于外。

（湖南中医药大学第一附属医院谭琦，指导老师：程丑夫）

医案十

李某，男，52 岁，因手足心发热 6 年余就诊。现病史：患者诉 6 年无明显诱因时有双足心热，伴汗出，夏季为甚，自测体温最高 37.0℃，未行特殊治疗。现症见：时有手足心烦热，甚则热似自骨中出，伴手足心汗出，夏季、夜晚明显，甚则影响睡眠，难入睡，心中烦躁，无胸闷胸痛，无头晕头痛，无咳嗽头痛，口干口苦，纳可，寐一般，二便正常。BP：105/70mmHg。舌红，苔薄黄，脉弦细。既往体健。

辨 证 郁热外发，心神不宁。

治 法 清热解郁。

处 方 丹栀逍遥散合青蒿鳖甲散加减。

牡丹皮 10g，炒栀子 10g，当归 10g，白芍 10g，柴胡 10g，茯苓 10g，白术 10g，薄荷 6g，党参 10g，黄芪 15g，生地黄 15g，鳖甲 10g，龟甲 15g，青蒿 15g，地骨皮 15g，秦艽 5g，盐知母 10g，川芎 10g，黄柏 10g。14 剂，每日一剂，分早晚温服。

二诊：服用 14 剂后复诊，手足心发热较前明显好转，仍有手足心汗出明显，纳寐可，口苦。守方加浮小麦 10g，更服 14 剂。

解　析　患者中年男性，肝气郁结，阴虚阳亢，虚热蒸津，故而手足心热伴汗出，方用丹栀逍遥散合青蒿鳖甲散加减。方中柴胡疏肝解郁，使肝气得以调达；鳖甲咸寒，直入阴分，滋阴退热，入络搜邪；青蒿苦辛而寒，其气芳香，清中有透散之力，清热透络，引邪外出；当归甘辛苦温，养血和血；白芍酸苦微寒，养血敛阴，柔肝缓急；白术、茯苓健脾祛湿，使运化有权，气血生化有源；炙甘草益气补中，缓肝之急；加入薄荷少许，疏散郁遏之气，透达肝经郁热。

指导老师按语　本案为骨蒸，患者诉热发时热似自骨中而发，五心烦热，以青蒿鳖甲散滋阴清热，合丹栀逍遥散疏肝行气，补而不生腻。

（湖南中医药大学第一附属医院谭琦，指导老师：程丑夫）

医案十一

程某，女，32岁，2022年8月4日初诊。主诉：脱发、头出油3个月。现病史：脱发，头发油腻，精神不振，乏力，便干，失眠，面色淡黄。舌淡红，苔薄白，脉细。

辨　证　阴血不足。

治　法　滋阴补血。

处　方　圣愈汤加减。

西洋参 10g，黄芪 30g，当归 5g，白芍 10g，熟地黄 10g，川芎 3g，茯苓 30g，桑椹 15g，炒酸枣仁 30g。20 剂，水煎，早晚温服。

解　析　此患者以脱发为主诉，伴疲倦、便干、失眠、面色淡黄，结合舌脉，辨为阴血亏虚。圣愈汤原出自李杲《兰室秘藏》，由生地黄、熟地黄、川芎、当归、人参、黄芪组成。朱震亨将此方中生地黄改为白芍，也名圣愈汤，收载于《脉因证治》。喻嘉言论本方说："按失血过多，久疮溃脓不止，虽曰阴虚，实未有不兼阳虚者，合用人参，黄芪，允为良法。凡阴虚证，大率宜仿此。"血虚而气亦虚，以烦热，烦渴，睡卧不宁，心慌气促，倦怠无力，舌质淡，苔薄润，脉细软等为辨证要点。茯苓健脾、宁心安神，桑椹滋阴补血，酸枣仁养心安神；血为阴津，阴虚火旺，心神不宁，故失眠，因此易人参为西洋参，增强补阴之力。后随访，患者脱发逐渐减少，疲倦、失眠改善。

指导老师按语　患者主诉脱发，兼见疲乏、失眠，临证当问清主症与次症，治病求本。发为血之余，肾之华在发。清代《医宗金鉴》中的《删补名医方论》载有圣愈汤，其组成与朱震亨方同，即用四物汤加人参、黄芪，功效为补气养血。

（湖南中医药大学第一附属医院徐文峰，指导老师：熊继柏）

🍃 医案十二

邹某，女，53岁。2022年9月22日初诊。主诉：上身热感，腰腹冷3月余。现病史：自觉上半身热，口干口苦，自汗盗汗，腰腹冷，右膝肿痛，寐差，偶发口疮及大便稀，精神欠佳，夜尿每晚2次，纳欠佳。舌淡红，苔薄黄，脉细。

辨　证　寒热错杂之上热下寒。

治　法　寒热并用，水火既济。

处　方　封髓丹、交泰丸合四妙散加减。

炒苍术8g，黄柏6g，砂仁10g，薏苡仁10g，川牛膝20g，菟丝子20g，盐补骨脂15g，炒酸枣仁15g，灯心草6g，龙齿15g，黄连3g，肉桂3g，甘草6g。15剂，水煎，早晚温服。

二诊：2022年10月13日。诸症均显著减轻，仍时有口疮，腰冷痛，寐差，大便正常。舌淡红，苔薄黄，脉细略数。予加参封髓丹：西洋参6g，天花粉15g，黄柏10g，砂仁10g，黄连5g，杜仲15g，川牛膝15g，灯心草6g，炒酸枣仁20g，甘草6g。20剂，水煎，早晚温服。

解　析　结合患者描述，上部表现为热性，下部表现为寒性，热于上，则上半身热、口干、口疮，寒于下，则腰腹冷、大便稀，属肾水虚寒、相火越位。封髓丹最早见于《御药院方》，由黄柏、砂仁、甘草组成，交济水火。交泰丸由黄连、肉桂组成，黄连苦寒，入少阴心经，降心火，不使其炎上；肉桂辛热，入少阴肾经，暖水脏，不使其润下；寒热并用，水火既济。肾脾为先后天之本，肾阳虚必累及脾阳，脾阳虚则水湿不化，久而化热，故见右膝肿痛、苔薄黄，予四妙散以清利湿热。二诊患者诸症均显著减轻，仍有口疮、腰冷痛、寐差，继予加参封髓丹以降心火，滋肾水，西洋参益气滋阴；杜仲性温，补肝肾；川牛膝引火下行；黄连、灯心草擅清心火；酸枣仁养心补肝；天花粉降火润燥。

指导老师按语　封髓丹所治，以"相火浮外，湿热内蕴"八个字来概括。相火浮外，则气血浮散在表、充盈于上，相火不潜，则三阴失其温煦，水液不化则蕴湿，生发有障则热郁。交泰丸出自《韩氏医通》，由黄连、肉桂组成，交通心肾，清火安神。心阳（即心火）下降而交于肾阴，肾阴（即肾水）上升而济于心阳，从而使心肾两脏的阴阳、水火、升降关系处于平衡、相济、协调状态。

（湖南中医药大学第一附属医院徐文峰，指导老师：熊继柏）

医案十三

杨某，男，74 岁，2022 年 7 月 7 日初诊。主诉：疲乏、纳差半年。现病史：半年前神疲欲寐等症状逐渐加重，纳差、自汗出，下肢痿软无力，小便淋漓，夜尿 2～3 次，舌淡红，苔黄厚腻，脉细。

辨　证　脾胃气虚，湿热下注。

治　法　补脾益气，清热祛湿。

处　方　六君子汤合四妙散加减。

西洋参 10g，炒白术 10g，茯苓 15g，陈皮 10g，法半夏 10g，苍术 8g，黄柏 10g，川牛膝 20g，薏苡仁 20g，天麻 15g，菟丝子 20g，覆盆子 15g，淫羊藿 10g，神曲 10g。20 剂，水煎，早晚温服。

二诊：2022 年 8 月 4 日。服药后疲乏、纳差明显改善，诉小便无力，时而失禁，舌淡红，苔薄白腻，脉细。予参芪缩泉丸：西洋参 10g，黄芪 15g，桑螵蛸 10g，益智仁 10g，淮山药 15g，乌药 10g，山茱萸肉 10g，菟丝子 20g，覆盆子 15g，杜仲 15g，怀牛膝 15g，木瓜 10g。20 剂，水煎，早晚温服。

解　析　患者神疲乏力、纳差、下肢痿软，结合舌脉，辨证为脾胃气虚，湿热下注。六君子汤出自《医学正传》，由四君子汤＋陈皮、半夏组成，主治脾胃气虚兼痰湿证。人参大补元气，复脉固脱，西洋参除益气功效外，还有养阴的作用，此患者湿热蕴结，必伤阴，故改人参为西洋参；白术健脾燥湿；茯苓健脾渗湿；陈皮健脾理气，燥湿化痰；半夏燥湿化痰；患者苔黄厚腻，结合下肢痿软、小便淋漓，辨为湿热下注，故予四妙散加减；《金匮要略》"病痰饮者，当以温药和之"，方中菟丝子、淫羊藿一是鼓舞正气，二是温化痰饮。湿邪久居，痰浊内生，风痰上扰，天麻联合半夏、苍术、陈皮先安未受邪之地，覆盆子性温，补肾缩尿，神曲健脾和胃。二诊疲乏、纳差明显好转，小便无力，时而失禁，结合舌脉，辨为肾虚不固，故予参芪缩泉丸加减温肾祛寒、缩尿止遗。

指导老师按语　气是构成人体、促进生命活动的基础物质，《黄帝内经》记载"虚则补之"，气虚则补气益气，"人以脾胃为本，盖人受水谷之气以生。"脾胃为后天之本、气血生化之源，补气重在补脾。六君子汤出自《医学正传》（明·虞抟），是在四君子汤的基础上，加陈皮、半夏而成。四君子汤出自《太平惠民和剂局方》，张璐《张氏医通》云："气虚者，补之以甘，参、术、苓、草，甘温益胃，有健运之功，具冲和之德，故为君子"。缩泉丸出自《魏氏家藏方》，方中乌药温肾散寒，可除膀胱冷气，增强固摄约束；益智仁温补肾阳，能够固暖下元，收敛精气；淮山药糊丸以补肾固精，共奏温肾缩尿之功。本方药简力薄，若病情较甚者，仍需适当酌加温补固涩之品，以提高疗效。

（湖南中医药大学第一附属医院徐文峰，指导老师：熊继柏）

 医案十四

张某，男，48 岁。2022 年 3 月 31 日初诊。主诉：盗汗 1 月余。

现病史：足凉，性生活后潮热盗汗，白天自汗，腰酸痛，口干，小便黄，手足心热，舌淡红，苔薄黄，脉细略数。

辨　证　气阴两虚。

治　法　益气滋阴。

处　方　黄芪龙牡散合知柏地黄丸加减。

黄芪 40g，煅龙骨 40g，煅牡蛎 40g，熟地黄 15g，山药 10g，茯苓 10g，泽泻 10g，牡丹皮 10g，山萸肉 15g，黄柏 10g，知母 10g，炒龟甲 40g。30 剂，水煎，早晚温服。

解　析　该患者以盗汗为主诉，伴自汗、腰酸痛、手足心热，辨为肾阴亏虚兼气虚不固，方选黄芪龙牡散合知柏地黄丸。黄芪龙牡散主治气虚自汗，黄芪固表止汗，龙骨、牡蛎敛汗固精，加强收敛止汗之功。知柏地黄丸由六味地黄丸加黄柏、知母而成，滋阴清热，适用于阴虚火旺。服药后随访患者盗汗、自汗均改善。

指导老师按语　《明医指掌·自汗盗汗心汗证》："盗汗者，睡而出，觉而收，如寇盗然，故以名之。"《临证指南医案·汗》："阳虚自汗，治宜补气以卫外，阴虚盗汗，治当补阴以营内。"此患者盗汗日久，耗伤气阴，气虚则卫外不固，阴虚则虚火内生，故见自汗盗汗并见，腰为肾之府，肾阴不足，则腰酸痛，虚火上炎，故见口干、小便黄、手足心热等症。舌淡红、苔薄黄、脉细略数均为气阴两虚之象。故选黄芪龙牡散合知柏地黄丸，旨在益气养阴、固表止汗、清虚热。黄芪龙牡散出自《杂病源流犀烛》，由黄芪、龙骨、牡蛎组成，黄芪为补气之要药，入肺脾经，可补一身之气，且能固表止汗，龙骨、牡蛎二药质重沉降，入心肝肾经，具有重镇安神、收敛固涩之功，三者合用，共奏益气固表、收敛止汗之效。知柏地黄丸则源于《医宗金鉴》，由六味地黄丸加知母、黄柏而成，既滋阴补肾，又清虚热，适用于阴虚火旺之证。

（湖南中医药大学第一附属医院徐文峰，指导老师：熊继柏）

医案十五

丁某，女，62 岁。2022 年 3 月 10 日初诊。主诉：尿频数月。

现病史：日夜尿频，时有尿中带血，无尿不尽及尿痛，时有腰痛，双下肢乏力。舌淡红，苔薄黄腻，脉细数。既往肾结石病史。

辨　证　湿热下注。

治　法　清热利湿，凉血止血。

处　方　八正散合小蓟饮子加减。

小蓟 15g，藕节 15g，蒲黄炭 15g，生地黄 10g，黄芩 10g，黄柏 10g，萹蓄 10g，瞿麦 10g，白茅根 15g，甘草 6g，木通 5g，栀子炭 5g，滑石 10g。20 剂，水煎，早晚温服。

二诊：2022 年 3 月 21 日。无尿血，仍有尿频，每 1～2h 1 次，双下肢软弱无力。舌淡红，苔黄，脉细数。辨证：阴虚火旺。治法：滋阴降火，补肾缩尿。处方：知柏地黄丸加减。黄柏 10g，知母 10g，熟地黄 10g，山药 15g，茯苓 10g，泽泻 10g，牡丹皮 10g，吴茱萸 10g，川牛膝 20g，木瓜 20g，杜仲 15g，薏苡仁 15g，车前子 10g，桑螵蛸 15g，菟丝子 15g。20 剂，水煎，早晚温服。

解　析　患者以尿频为主症，伴有尿中带血，舌苔薄黄腻，脉细数，辨为湿热下注蕴于膀胱。水道不利，故尿频；热聚膀胱，损伤血络，血随尿出，故尿中带血。选八正散清热泻火，小蓟饮子凉血止血，两方均具有利水通淋之功。八正散以滑石、木通为君药，萹蓄、瞿麦、车前子为臣，三者均为清热利水通淋之常用品。佐以栀子炭清泄三焦，通利水道，以增强君、臣药清热利水通淋之功，同时亦是凉血止血，患者无大便干结，故去大黄。小蓟饮子以小蓟甘凉入血分为君药，配以生地黄、蒲黄炭、藕节凉血止血，共为臣药，辅以滑石、木通、白茅根等利水通淋。患者服药后血尿止，仍有尿频，双下肢乏力明显，脉象细数，考虑湿热久蕴下焦伤阴。患者年六十，肾阴渐亏，阴虚内热扰动膀胱，膀胱气化不利，故仍有尿频，予知柏地黄丸加减。5 月复诊，患者症状改善，继予原方加减巩固疗效。

指导老师按语　《太平惠民和剂局方》："（八正散）又治小便赤涩，或癃闭不通，及热淋、血淋，并宜服之。"患者虽无小便赤涩（非典型淋证），但病机属湿热下注，膀胱气化不利。《医方考》曰："下焦结热血淋者，此方（小蓟饮子）主之。下焦之病，责于湿热。"临证需抓主症，辨主证，因证处方。此患者湿热为标，病久肾阴渐亏，不可一味攻伐，必治病求本。

（湖南中医药大学第一附属医院徐文峰，指导老师：熊继柏）

医案十六

罗某，女，48岁。2022年7月25日初诊。主诉：咽部异物感伴咽干1月余。现病史：患者自诉1月余前无明显诱因出现咽部异物感伴咽干，自行在药店购买西瓜霜含片等治疗症状未见改善，遂来就诊。现症见：咽部异物感，吞之不下，吐之不出，咽干，口苦，时有嗳气，纳可，寐欠佳，二便调。舌淡红，苔薄黄，脉弦。

辨 证 痰气交阻。

治 法 理气化痰。

处 方 柴朴汤加减。

柴胡15g，黄芩10g，法半夏10g，党参10g，厚朴15g，茯苓10g，紫苏梗10g，旋覆花10g，甘草6g。7剂，水煎服，每日一剂，分2次温服。

二诊：患者咽部异物感，咽干及口苦症状均有所好转，继续守方7剂。后随访咽部异物感大减，无咽干口苦等不适。

解 析 梅核气辨证多为痰气交阻，常用半夏厚朴汤治疗，《金匮要略》云："妇人咽中如有炙脔，半夏厚朴汤主之。"本例患者咽干，口苦，脉弦，有少阳证，故选用柴朴汤（小柴胡汤与半夏厚朴汤的合方）加减治疗。

指导老师按语 梅核气多发于女性，与女性生理有关，肝血易虚，肝气不疏，脾失健运，痰气交阻于咽而发作，与情绪有关。临床上多以半夏厚朴汤治疗，加小柴胡汤可疏利气机，加强半夏厚朴汤理气化痰之功。

（南华大学第一附属医院彭果然，指导老师：刘鑫）

医案十七

李某，女，51岁。2022年8月22日初诊。主诉口唇干燥3年余。现病史：患者3年前无明显诱因出现口唇干燥，伴反复腮腺炎。当地医院诊断为干燥综合征，服用羟氯喹、他克莫司及正清风痛宁胶囊治疗，疗效不满意。目前口唇干燥，鼻干，无口舌生疮，目干涩不著，偶头晕，纳食馨，大便软溏，日解1～3次，舌淡红，苔薄黄，脉细弦。查血压120/90mmHg，抗核抗体（+），抗SSA抗体（+），抗SSB抗体（+），有高血压病史。

辨 证 肝肾亏虚，燥热内生。

治 法 益肾平肝，养阴清热润燥。

处 方 参麦地黄汤加减。

西洋参 10g，天冬 15g，麦冬 15g，熟地黄 10g，山药 20g，山茱萸 10g，天麻 10g，钩藤 15g，白蒺藜 10g，石斛 15g，牡丹皮 10g，茯神 10g，泽泻 10g，炒酸枣仁 20g，百合 20g。20 剂。水煎服，每日一剂，分 2 次温服。

二诊：2022 年 9 月 28 日。患者诉药后头晕消失，但仍口唇干、目干及鼻干，舌淡红，苔薄黄，脉细弦。治守原法加乌梅 15g，甘草 5g，以酸甘化阴。续进 30 剂。

三诊：2022 年 11 月 1 日。患者诉口唇干明显改善，牙齿松动有所稳固，舌偏红，苔薄黄，脉细弦。前方加减续进 30 剂。

解　析　燥胜则干。外感燥邪在疾病发展过程中起重要作用。本案核心病机为阴血亏虚，津枯液涸。肺失宣布，脾失健运，导致津液生成不足，输布失常；肝失疏泄，气机失畅，"肾主唾液"，肾虚则失其上承滋润，肝肾失养，津液输布异常；进而导致疾病的发生。该患者使用参麦地黄汤加减，滋补肝肾，育阴润燥，滋水涵木；天麻、钩藤、白蒺藜平肝育阴潜阳，石斛、百合滋阴清热，炒酸枣仁补肝生津。诸药合用，肝阳得潜，头晕二诊消失。酌加乌梅、甘草以酸甘化阴，以奏养阴生津之效，随即症状减轻。

指导老师按语　燥证，中医辨治多从"津亏阴虚""燥毒血瘀"入手，脏腑着重于肾阴不足、肺阴亏虚、脾胃阴伤等，少有从肝论治者。本案燥证或曰燥痹，合并风眩，肝肾亏虚，水不涵木，肝阳上亢，肾虚气不化津，津伤则燥热内盛。治宜益肾平肝，清热润燥。燥证与风眩，二者病虽不同，然均以肝肾亏虚为其发病之主因，其所异者，一为水不涵木则肝阳偏亢；一为肾精气亏虚，气不化津，则津伤燥热内生。异病同治，故拟补肝肾、平肝阳、益精气、清燥热，则诸症得平。

（湖南中医药大学第一附属医院彭亚平，指导老师：王行宽）

医案十八

周某，女，30 岁。2022 年 10 月 28 日初诊。主诉脱发 7～8 年。现病史：患者自诉脱发 7 年余，毛发稀疏，伴头晕痛，目眩，无耳鸣，腰痛，神疲，夜寐梦扰，纳食馨，大便偏干，2～3 日一解，舌淡红，苔薄黄，脉细弦。

辨　证　肝肾亏虚。

治　法　补肾益精，养血生发，佐以疏肝。

处　方　参芪四物汤合桑麻丸加减。

白参 10g，黄芪 30g，当归 10g，熟地黄 15g，川芎 10g，山茱萸 10g，山药

15g，天麻 10g，白芍 10g，柴胡 10g，沙苑子 15g，制何首乌 15g，桑叶 10g，黑芝麻 15g，女贞子 10g，枸杞子 15g。20 剂。水煎服，每日一剂，分 2 次温服。并嘱患者清淡饮食，少食膏粱厚味，避免过度劳累。

二诊：2023 年 3 月 2 日。患者 4 个月内仅服上方 20 剂，仍稍有脱发，然已见茸毛生长，舌淡红，苔薄黄，脉细弦。上方犹可续服，进 20 剂。

解 析 肾藏精，肝藏血，精血相互滋生及转化，共同滋养头发，但两者的正常运行转化依赖气机调畅，故精、气、血有一方不足或者有余都可能导致头皮失养。本案患者虽为青年女性，但病程日久，肝肾精亏，气血不足，气虚则无力助血运行全身，精血宣发输布异常，故见神疲、毛发稀疏；血虚则无以荣养巅顶，故毛发脱落，清窍失养伴有头晕痛、夜寐梦扰。腰为肾之府，肝肾亏虚故见腰痛。方选参芪四物汤益气养血生发，桑麻丸加六味地黄汤中的三补，即熟地黄、山药、山茱萸以补益肝肾，叠加女贞子、枸杞子、沙苑子滋阴养血生发，制何首乌为乌须发专药，补肝肾，益精血；天麻祛风平肝止晕，柴胡疏泄肝木，使其能司血道，布津液。气机畅达，脱发则止，毛发生生不息。

指导老师按语 毛发正常生长需肾气强盛，亦需精血濡养，脱发的主要病机为肝肾不足，气血虚衰。脱发，虚证，发乃血之余，肾之华在发，故证属肾精血亏，上奉不足，故治以补肾益精以养血生发，欲助"生发"之气，尚需佐以疏泄肝木，寓"三生万物"之意。再诊时脱发已缓，茸发丛生，示肾精血亏已在恢复，肝木获生发之势，但精血犹未尽复也，故前方续进以补精血而生发。

（湖南中医药大学第一附属医院彭亚平，指导老师：王行宽）

医案十九

江某，男，37 岁。因乏力纳呆 1 月余来就诊。患者 2018 年确诊酒精性肝硬化，1 个月前大量饮酒后出现乏力、食欲下降。就诊时见：乏力纳呆，口干口苦，大便黏腻不爽，每日 2～3 次，精神状态一般，舌红苔黄腻，脉弦数。辅助检查：肝功能未见明显异常；肝脏弹性检测显示肝脏硬度 5.2kPa，脂肪衰减 289dB/m。腹部彩超：肝实质光点增粗。中医诊断：酒癖。

辨 证 肝胆湿热。

治 法 清热利湿，健脾和胃。

处 方 龙胆泻肝汤合葛花解醒汤加减。

龙胆 15g，茵陈 10g，泽泻 15g，栀子 10g，木通 10g，生地黄 10g，当归

10g，车前子 15g，葛花 15g，砂仁 10g，茯苓 10g，陈皮 10g，神曲 10g，豆蔻 10g。7 剂，每日一剂，水煎服，早晚分服。同时嘱患者绝对戒酒。

二诊：服药 7 剂后乏力稍减，纳食增加，但偶有肝区轻微刺痛，无明显口干口苦，舌红苔中部腻，原方去栀子，改生地黄 10g 为 15g，加赤芍 15g。服用 10 剂后上述症状明显减轻。

解　析　患者平素饮酒，酿生湿热阻于中焦，中焦气机运化不畅，日久损伤脾胃以致失其运化，故见乏力纳呆、口干口苦等症。方中龙胆性味苦寒，上可泻肝胆实火，下可清下焦湿热；栀子苦寒泻火；泽泻、木通、车前子清热利湿，使湿热从小便而利。湿热久羁，易耗伤阴血，且恐苦寒燥湿，再耗其阴，故用生地黄、当归滋阴养血，以护肝体。葛花解酲汤是治疗伤酒的常用方，葛花甘辛凉，为解酒专药，解酒醒脾，使酒湿可从肌表而散；猪苓、茯苓、泽泻使湿邪从小便而出；神曲解酒消食；砂仁、豆蔻醒脾和中，开胃消食；陈皮理气化滞，畅通脾胃气机。两方合用，清利肝胆湿热，化酒健脾和胃，肝脾同治。患者服药后症状缓解但有肝区刺痛，考虑血瘀肝络，故加赤芍活血化瘀，且酒性大热，恐重泻之损伤肾阴，故加大生地黄用量，兼滋肝肾。

指导老师按语　酒邪湿热首伤脾胃，脾胃为气机升降之枢纽，脾胃失运，肝气因之不畅。李东垣认为"夫酒者，大热有毒，气味俱阳，乃无形之物也。若伤之，止当发散，汗出则愈矣；其次莫如利小便，二者乃上下分消其湿"，故治疗酒邪为患，可从发汗、利小便分消湿邪。酒癖多属本虚标实，虽嗜酒无度为直接病因，但脾胃虚弱是导致疾病发生的内在病因，土壅木郁，气机不畅，致使气滞血瘀，日久则积聚内生。故治疗上也要注意补益脾胃，疏肝理气，脾土旺则水湿化，肝木舒则气血畅。

（湖南中医药大学第一附属医院彭建平，指导老师：孙克伟）

🦋 医案二十

潘某，女，76 岁。2023 年 4 月 14 日就诊。主诉：反复胸骨后烧灼痛 7 年，再发加重 1 月余。现病史：患者于 7 年前开始无明显诱因出现胸骨后烧灼痛，曾行胃镜检查提示反流性食管炎、慢性胃炎伴胆汁反流，曾多次在我院门诊及住院治疗，诊断为胃食管反流病，间断服用胃药，但症状反复。1 个月前因无明显诱因上症再发，为胸骨后、剑突下烧灼痛，无明显反酸、呃逆、呕吐，与活动无明显相关，夜间多发，曾在门诊就诊，予雷贝拉唑、硫糖铝、康复新等药物口服，症状改善不明显。刻诊：胸骨后、剑突下烧灼痛，夜间多发，纳食欠佳，脑鸣，无头痛及肢体活动障碍，患者精神状态欠佳，无恶寒发热，口干口苦，夜寐差，难以入睡，体重无明显变化，平素大便干结，2～3日一行，小便可。舌红，苔薄黄，脉沉弦滑短。

辨　证　肝胃郁热。

治　法　疏肝泄热，和胃降逆。

处　方　经验方。

柴胡12g，枳壳10g，黄连3g，吴茱萸8g，延胡索10g，白芍10g，牡丹皮10g，煅瓦楞10g，香附10g，焦山栀子10g，旋覆花10g，赭石20g，炙甘草5g。

解　析　方中以柴胡功善疏肝解郁，香附、枳壳、延胡索理气行滞，白芍、炙甘草养血柔肝，缓急止痛，黄连、焦山栀子、牡丹皮清心火以泻肝火，吴茱萸入肝散肝郁，且味苦能降逆，助黄连诸药降逆止呕之功，旋覆花、赭石降气止逆之功，甘草调和诸药。全方共达疏肝泄热、和胃降逆之功。

指导老师按语　肝胃郁热为吐酸病中主要证型，肝气横逆犯胃，胃失和降，发为吐酸，胃热上犯，发为烧心，并有口干口苦之症。因此，在治疗上，注意清利肝胃之热，恢复肝胃升降之功。

（湖南省直中医医院吴万丰，指导老师：刘新文）

医案二十一

刘某，女，36岁。2023年5月9日就诊。主诉：胸骨后灼烧感2年余，再发1周。现病史：患者2年余前无明显诱因出现胸骨后灼烧感，阵发性发作，时有反酸，口干口苦，进食后腹胀明显，无腹痛，无恶心呕吐，大便质稀不成形，2021年胃镜示反流性食管炎（具体未见单），予雷贝拉唑钠肠溶片、铝碳酸镁咀嚼片抑酸护胃治疗后症状可缓解；此后于家中间断出现胸骨后灼烧感，均至我院门诊予抑酸护胃、中药汤剂治疗后症状减轻；1周前患者上症再发，于2023年5月4日至我院门诊复查胃镜示反流性食管炎、慢性非萎缩性胃炎伴胆汁反流、胃体息肉。刻诊：患者精神可，阵发性胸骨后灼烧感，偶有反酸，咽中如有物梗阻，吐之不出，吞之不下，无吞咽困难，进食后感腹胀，无明显腹痛，纳可，寐差，大便量少质稀不成形，小便一般，近期体重无明显变化。舌红苔黄腻，脉弦滑。

辨　证　胆热犯胃。

治　法　清化胆热，降气和胃。

处　方　旋覆代赭汤加减。

柴胡 12g，黄芩 9g，陈皮 10g，姜半夏 8g，枳实 10g，竹茹 15g，旋覆花 10g，赭石 10g，龙胆 10g，白芍 15g，延胡索 10g，炙甘草 5g。

解　析　本案结合舌脉证，辨证胆腑郁热，横逆犯胃，胃失和降，发为吐酸。胆热扰心，故夜寐差，胆热下移肠道，肠道传导失司，故排便不爽，便稀。方中黄芩、柴胡、龙胆起到清肝降火的功效；枳壳能够行气除痰热；竹茹、姜半夏可除痰开窍；旋覆花、赭石恢复胃沉降之功。

指导老师按语　《素问·至真要大论》曰："诸呕吐酸，暴注下迫，皆属于热。"吐酸病，一般认为多属于热，多为肝胆郁热，横逆犯胃，胃气失于和降所致。治疗上，清胆胃郁热的同时，兼顾恢复脾胃气机升降功能，配伍疏肝柔肝之品。

（湖南省直中医医院吴万丰，指导老师：刘新文）

医案二十二

季某，男，47 岁。2022 年 5 月 12 日就诊。主诉：反复口腔溃疡半月余。现病史：口腔溃疡，溃疡部位灼热疼痛，食辛辣食物后发作，易汗出、易疲劳，纳食一般，小便黄，大便不成形。舌质偏红，苔薄黄，脉弦细数。

辨　证　心火上炎。

治　法　清热降火，滋阴凉血。

处　方　导赤散加减。

生地黄 15g，通草 6g，黄连 5g，淡竹叶 6g，车前草 10g，红景天 10g，桑叶 10g，牛膝 10g，防风 10g，生石膏 15g，淮山药 10g，炒山楂 15g，甘草 5g。14 剂。

复诊：两周后，口腔溃疡较前好转，疲乏汗出较前好转，纳食可，小便可，大便不成形。舌质红，苔薄黄，脉细。上方加浙贝母 10g，牛蒡子 10g，蝉蜕 6g，五味子 6g，知母 10g。14 剂。

解　析　中医口疮分为实火和虚火两类，实火口疮发病迅速，病程短，分为脾火上蒸和心火上炎。虚火口疮，发病缓慢或反复发作，病程长，临床分为心阴虚、脾阴虚和脾肾阳虚证。本证患者喜食肥甘辛辣之品，导致心火旺盛，心火上炎，致口腔溃疡，易汗出。心火下移胃肠，可见纳食少，小便黄。范教授辨证后用导赤散加滋阴健脾之品，导赤散四药合用，上清心火，下滋肾水。注重心肾，不忘脾胃根本，予以生石膏、淮山药、炒山楂清热健脾。

指导老师按语　口疮之病，多为火邪所致，当分清脏腑与虚实。

（湖南中医药大学第一附属医院姚璐莎，指导老师：范伏元）

医案二十三

龙某，女，62 岁。2022 年 7 月 5 日就诊。主诉：口干、眼干 5 年。现症见：口干、眼干、鼻干，夜间明显，双下肢乏力，易汗出，大便稀黏，每日 1～2 次，食纳少，夜寐欠安，易紧张。舌质淡红，苔薄黄，脉细弦。

辨　证　阴虚津亏夹湿。

治　法　滋养阴液，生津润燥。

处　方　沙参麦冬汤加减。

南沙参 10g，麦冬 10g，炒白扁豆 10g，桑叶 10g，山药 10g，红景天 10g，枸杞子 15g，菊花 10g，石斛 10g，葛根 30g，枳壳 10g，防风 10g，甘草 3g。10 剂。

解　析　燥痹属于燥邪（外燥、内燥）损伤气血津液而致阴津耗损，气血亏虚，肢体筋脉失养，瘀血痹阻、痰凝结聚致肢体疼痛，甚肌肤枯涩、脏腑损害的病证。范教授认为无论外燥或内燥均导致人体阴津匮乏，本病基本病理以阴虚为主，与肺、胃、肾关系最为密切。本案辨证为阴虚津亏夹湿。故治疗时需标本兼顾，滋阴与除湿并用，以滋阴为主，辅以除湿，使阴津得复，湿气渐除，脉络渐通。

指导老师按语　"燥者濡之"为治疗总则，滋阴法当为治疗干燥综合征遣方用药的第一大法，应贯穿疾病治疗的始终，并注重补益肺、胃、肾。在用药方面宜选用酸甘化阴、甘寒滋润之品以养阴润燥，慎用大辛大热之品以免伤津耗液。

（湖南中医药大学第一附属医院姚璐莎，指导老师：范伏元）

医案二十四

李某，女，40 岁，长沙人。因脑膜瘤术后，伴口面歪斜 3 年，于 2022 年 5 月 5 日初诊，当时口面歪斜，时耳鸣，头昏，不呕，皮肤瘙痒，舌苔薄黄，脉细滑。中医诊断：面瘫。

辨　证　风热阻络。

治　法　扶正固表，清热化痰，通络止痉。

处　方　芪防散合天麻牵正散加减。

黄芪 30g，防风 20g，天麻 20g，僵蚕 30g，全蝎 50g，制白附子 5g，黄芩 10g，蝉蜕 10g，刺蒺藜 15g，白鲜皮 10g，甘草 6g，蜈蚣 1 条，荆芥炭 10g。30 剂，水煎服，每日一剂，分 2 次服。

2022 年 8 月 25 日复诊，服药后明显好转，面口歪斜明显改善。

解　析　脑膜瘤手术后出现面瘫，对于西医来说，除了神经营养之外，几乎没有特效的治疗，而中医体现其独特优势。芪防散由黄芪、防风组成，黄芪益气固表，防风走表而散风邪，二者相伍，益气散邪，托里固表，在扶正的同时，兼清表邪。而天麻牵正散由牵正散加天麻组成，祛风清热化痰，通络息风止痉。

指导老师按语　牵正散出自《杨氏家藏方》，由白附子、白僵蚕、全蝎组成。方中制白附子辛温燥烈，入阳明经而走头面，祛风化痰，善散头面之风；全蝎、僵蚕能祛风止痉，全蝎长于通络，僵蚕且能化痰，合用既助制白附子祛风化痰之功，又能通络止痉。因患者舌苔薄黄有热象，故加黄芩以清热化痰；再加蜈蚣加强搜风通络之功；加天麻加强平肝息风之力。与芪防散合用，既扶正又祛邪，还能清热化痰，通络止痉，标本兼治，共奏良效。

（湖南中医药大学第一附属医院蔡蔚，指导老师：熊继柏）

医案二十五

潘某，女，58岁，长沙人。因胸口至背部冰凉畏冷10余年不愈，于2022年12月1日初诊。就诊时患者胸口至背部冰冷，奇冷无比，须贴暖宝宝，不然似有冰块，伴时而咳嗽，时而胸闷气短，时而吐清涎，夜寐欠佳。舌苔薄白，脉细滑。

辨　证　脾肺阳虚，水饮不化。

治　法　温阳健脾利湿，温肺散寒化饮。

处　方　苓桂术甘汤合甘草干姜汤加减。

茯苓50g，桂枝10g，炒白术10g，白芥子30g，干姜10g，炙甘草10g，片姜黄15g，龙齿30g。20剂，水煎，每日一剂，分2次服。

二诊：2023年4月13日（因疫情影响一直未挂到号）。胸口至背部冰块感消失，但仍畏冷、吐清涎，小便频，失眠。舌苔薄白，脉滑。仍以原方加减，茯苓40g，炒白术10g，桂枝6g，干姜10g，炙甘草15g，白芥子30g，法半夏10g。30剂，水煎，每日一剂，分2次服。

解　析　本案中患者胸背部冰凉奇冷，似有冰块，此为"留饮"。留饮是痰饮之一，是饮邪久留不散的病证。中医认为此病因中焦脾胃阳虚，失于运化，津液凝滞，常表现为口渴，四肢关节酸痛，背部觉寒冷，气短脉沉等。如中阳不复，旧饮虽得排泄，但新饮又可留积，故常迁延难愈。针对该患者的治疗，《金匮要略·痰饮咳嗽病脉证并治第十二》："病痰饮者，当以温药和之。"痰饮的形成是因为阳气不足，故治病求本，应使用温药复阳气。饮为阴邪，得阳则化，得温则行，故化饮药必用温性药，再者温性药具有振奋阳气，健运中州，开发腠理，通行水道的作用，能达到助阳化饮的目的。另一方面，"和之"是指使用温性药不可太过，既不可过用辛温干燥，也不可专事温补，只宜温运温化为主。通过辨证，该患者脾阳不足，肺气亏虚，以温化痰饮、健脾利湿之苓桂术甘汤治之。在临证过程中熊老注意到该患者胸背冰冷、似有冰块，非一般之痰饮，单以苓桂术甘汤不足以化"如冰块"之痰饮，故在此基础上加入干姜（与甘草组成甘草干姜汤），以加强温阳散寒化饮之功，且干姜入肺经，温肺阳，通过温肺化饮，更有效缓解咳嗽、胸闷、气喘、清涎等症。两个经典处方在熊老这里得到了非常灵活的使用和组合，因方证相应，其效如桴鼓，十余年之宿疾，即刻见效，我辈称奇。后期患者继续中医辨证调治，终至痊愈。

指导老师按语 《金匮要略·痰饮咳嗽病脉证并治第十二》："夫心下有留饮，其人背寒冷如掌大，留饮者，胁下痛引缺盆，咳嗽则辄已。胸中有留饮，其人短气而渴，四肢历节痛，脉沉者，有留饮。"《金匮要略·水气病脉证并治第十四》云"脉得诸沉，当责有水"。该患者饮留心下，其俞穴在背，饮留而阳气不达，不能转输于背部，故见胸背后寒冷。寒冷日久益甚，则似有冰块；时而咳嗽，时而胸闷气喘，时而吐清涎，是饮停胸中、肺气不利所致。苓桂术甘汤被誉为"天下化饮第一方"，可见其化饮功能之强大，合甘草干姜汤加强温肺化饮、回阳通脉之功效，使患者获得更好的疗效。

（湖南中医药大学第一附属医院蔡蔚，指导老师：熊继柏）

医案二十六

张某，女，60岁。2023年4月4日初诊。患者10年前出现口干、眼干症状，未予重视，症状逐渐加重，遂来就诊。现症见：口干、眼干，频频饮水，无口苦，寐差，难入睡，睡后汗多，纳少，二便可，舌质淡红，苔薄白，脉细弦。

辨　证 燥伤胃津，肝胃郁热。

治　法 滋阴润燥，清肝安神。

处　方 沙参麦冬汤化裁。

沙参15g，麦冬15g，炒白扁豆10g，桑叶10g，山药10g，知母10g，地骨皮10g，炒酸枣仁10g，百合10g，茯神15g，葛根15g，生龙骨20g，陈皮10g，枳实10g，甘草5g。10剂，每日一剂，水煎分2次服。

二诊：10剂药后，口干、眼干症状好转，睡眠转佳，上方再予15剂。一个月后随访，患者口干、眼干不甚，睡眠尚可，嘱上方制成丸剂善后。

解　析　患者老年女性，七七之后，阴津本亏，又内外合燥，逐见口干、眼干之症，恐病日深，肝胃郁热，更伤气阴，故纳少而寐难。治宜滋阴润燥，清肝安神。方中麦冬、沙参、知母、百合、地骨皮生津润燥，清养肺胃；桑叶轻宣燥热；山药、炒白扁豆健脾补气；葛根升清引津；炒酸枣仁、茯神、生龙骨安神助寐；陈皮、枳实理气开胃进食；甘草为使，调和诸药。诸药相伍，共奏滋阴润燥、清肝安神之功。

指导老师按语　此案为燥痹。燥痹所发，是感燥热之邪（内燥、外燥），致阴液耗伤，气血亏虚，气血痹阻，经络不通，气血阴阳失调，脏腑血脉失节，肌肤组织失养而见口、鼻、眼干燥，四肢关节疼痛等症。本案患者为燥伤胃阴，肝胃郁热之证，予以沙参麦冬汤加减滋养胃阴，酌加清肝安神之品，病证相合，故而疗效明显。

（湖南中医药大学第一附属医院徐豫湘，指导老师：范伏元）

医案二十七

　　王某，女，51 岁。2023 年 2 月 11 日初诊。因口干、眼干 3 年就诊。现症见：口干，眼干，双肘关节稍疼痛，腰骶部时有疼痛，纳寐一般，大便 1 天 2～3 次，小便可。舌暗红，苔黄腻，脉弦。

辨　证　气阴两伤，血脉瘀阻。

治　法　益气养阴，化瘀止痛。

处　方　竹叶石膏汤加减。

　　生石膏 15g，竹叶 20g，麦冬 15g，党参 15g，白术 20g，淮山药 30g，桃仁 10g，红花 5g，当归 20g，赤芍 15g，牡丹皮 15g，忍冬藤 30g，干姜 5g，黄柏 10g，茵陈 30g。5 剂，每日一剂，水煎服，早晚分服。

解　析　患者以口干、眼干、关节痛为主证，辨证为气阴两伤，血脉瘀阻证。本证患者因燥火导致肺胃阴伤，燥伤津液，火热上扰而出现眼干、口干；燥则失濡、失润、失养，气血运行受阻，经脉不通则瘀阻，不通则痛；脾胃受损，运化失司，水湿内停，故见泄泻、苔腻。方中竹叶、生石膏清热泻火为君药。党参配麦冬，补气养阴生津，为臣药。白术、淮山药健脾止泻，桃仁、红花活血化瘀，当归活血养血，赤芍、牡丹皮既能活血又能清热，忍冬藤清经络之热而止疼痛，黄柏清热泻火兼能燥湿，茵陈清热利湿，干姜防止清热太过、苦寒伤胃。全方共奏益气养阴、化瘀止痛之功。

指导老师按语　燥之所成乃津血之枯涸，而津血之枯，又关于脾胃，盖脾胃乃后天气血津液生化之源，故治燥痹当重养脾胃之阴。

（湖南中医药大学第一附属医院徐豫湘，指导老师：范伏元）

医案二十八

林某，女，49 岁。2023 年 2 月 12 日初诊。右侧肢体麻木，畏冷 1 年余。现症见：右手肘关节、肩关节麻木，畏冷，活动少，口渴欲饮，纳寐可，二便少。舌质偏红，苔薄黄，脉弦。

辨　证　气血不足，经络痹阻。

治　法　益气养血，活血通络。

处　方　黄芪桂枝五物汤加减。

黄芪 15g，防风 10g，桑枝 15g，川芎 10g，白芍 15g，白芷 10g，羌活 10g，姜黄 10g，伸筋草 10g，葛根 10g，蓝布正 30g，三七 10g，王不留行 10g，甘草5g。7 剂，每日一剂，水煎服，早晚分服。

解　析　本证患者属于气血不足，经络痹阻证。以补益气血、疏通经络之黄芪桂枝五物汤为主方，桑枝、羌活、姜黄多用于治疗上肢麻木疼痛，川芎、王不留行、三七活血通络，使得气血通畅。全方共奏行气活血、祛风通络之功，因而麻木痊愈。

指导老师按语　《黄帝内经》云："皮肤不营，故为不仁。其寒者，阳气少，阴气多。"右侧肢体麻木畏冷，显为寒邪伤阳，阻滞脉络。四肢麻木之证，有虚有实。《黄帝内经》云："荣卫之行涩，经络时疏……皮肤不营，故为不仁。"又云："营气虚则不仁。"患者乃因气虚，脉络瘀阻，筋脉肌肉失养而双手麻木，肩颈胀痛。脾胃为后天之本，气血生化之源，调理脾胃，脾胃健则能更好地生化气血。体内寒湿减少，气血循行顺畅，手麻胳膊麻木才能缓解。

（湖南中医药大学第一附属医院徐豫湘，指导老师：范伏元）

医案二十九

王某，女，54 岁。2023 年 5 月 29 日初诊。口干眼干 5 年。现症见：口干、眼干，夜间加重，夜间易醒，小便每日 7～8 次，大便正常。舌质偏红，苔薄黄，脉细弦。

辨　证　肺胃津亏。

治　法　益气养阴，补肺养胃。

处　方　沙参麦冬汤加减。

　　南沙参 15g，麦冬 15g，炒白扁豆 10g，桑叶 10g，山药 10g，天花粉 15g，芦根 15g，知母 15g，地骨皮 10g，红景天 10g，泽泻 10g，千里光 10g，菊花 10g，密蒙花 10g，石斛 10g，甘草 3g。7 剂，每日一剂，水煎服，早晚分服。

解　析　干燥综合征不同于一般的内燥证和顽痹证，亦非实火亢炽，治疗中所见之阴虚诸象，也与一般阴虚证不同，如以滋阴补液之常法治疗，恐颇难见效。盖燥之所成乃津血之枯涸，而津血之枯，又关乎脾阴，脾胃乃后天气血津液生化之源，故甘淡实脾阴，甘寒养胃阴即成为治燥痹的又一条思路。本证患者因内燥导致肺胃阴伤，燥伤津液，损及阴分，火热上扰导致眼干等，方中南沙参、麦冬清养肺胃，玉竹、天花粉生津止渴，炒白扁豆、甘草益气培中，桑叶、地骨皮清虚火，千里光、菊花、密蒙花清肝明目。

指导老师按语　干燥综合征归属于中医"燥痹"范畴。历代古籍中，无燥痹病名，但与本病相关的论述，可散见于各医著中。早在《黄帝内经》即有"燥胜则干""燥者濡之"的论述。东汉张仲景在《金匮要略》论及"口舌干燥，此肠间有水气""口燥，但欲漱水不欲咽……为有瘀血"。金元时期刘完素在《素问玄机原病式》中补充了"诸涩枯涸，干劲皴揭，皆属于燥"的病机。清代名医张千里在临证中又认识到"上燥在气，下燥在血，气竭则肝伤，血竭则胃涸"。归纳起来，历代医家主要认为干燥综合征与燥邪、阴虚、血燥、湿困和瘀血有关。

　　　　　　　　　　　　（湖南中医药大学第一附属医院徐豫湘，指导老师：范伏元）

医案三十

　　温某，男，62 岁。主诉：右侧面部颤抖 4 年。现病史：不自主右侧面部轻颤，口角轻斜，不痛不痒。查体：BP 148/82mmHg，右侧面部外观无异常。舌尖红，苔白腻，脉弦小滑。中医诊断：面神经震颤。

辨　证　虚风内动。

治　法　祛风化痰，养血活血，通络止痉。

处　方　乌附面痹汤加减。

　　制川乌（先煎）10g，白附片（先煎）10g，细辛 3g，川芎 10g，木香 10g，红花 10g，当归 10g，钩藤 15g，天麻 10g，全蝎 6g，僵蚕 10g，黄芪 20g，甘草 6g。14 剂。

解 析 风邪善行而数变，易袭阳位。《杂病源流犀烛》载："巅顶之上，惟风可到。"《素问·至真要大论》曰："诸风掉眩，皆属于肝。"肝者刚脏，体阴而用阳，其性升发，巅顶之上，独有肝风可及。《医学纲目》中指出："风颤者，以风入于肝脏经络，上气不守正位，故使头招面摇。"此症可由风寒所中者，亦有风夹湿痰者。痰邪若与肝风兼夹为患，客于面部经络，又因外邪引动，闭阻气机，可使局部气血失和，肌肉筋脉失养而病颤。方中制川乌、细辛温经散寒、祛风止痛；白附片引药上行，可引诸药上行至头面而祛头面之湿痰；天麻、钩藤息风止颤，加用全蝎、僵蚕虫类药味辛走散，搜剔疏利，通络止痛；配以川芎、红花、当归活血通经，加以黄芪、木香行气之品，取"气顺则一切津液随气顺也"之意。全方以治风、祛痰、散寒、活血、行气之药相伍，诸药共奏祛风通络、温经散寒、化痰止痉、舒筋养血的功效。

指导老师按语 震颤又称颤证，是指以头部或肢体摇动颤抖，不能自止为主要临床表现的一种病症。震颤在中医学中属"颤证""内风""肝风内动"的范畴。本病多由肝风内动所致，可由外邪引动。肝风为病，往往与痰相兼为患，风痰阻滞经络成瘀，使痰瘀互结，气血凝滞，无法濡养筋脉，导致面部肌肉震颤。颤证属"风病"范畴，临床治疗应以祛风化痰定颤为主，并注意行气活血通络。白附片、制川乌、细辛属辛温之品，擅长祛风除湿，温经止痛；相关研究表明白附片、制川乌具有抗炎、镇痛、消肿的作用。天麻、钩藤平肝祛风，对各种病因之肝风内动、惊痫抽搐，皆有较好的息风止痉功效；天麻提取物通过调节细胞凋亡过程，能有效保护神经元。虫类药如全蝎、僵蚕不但能息风定颤，且有搜风通络之功；现代药理学研究证明全蝎、僵蚕具有抗惊厥作用，其中全蝎还能镇痛抗炎、营养神经。颤证日久可导致气血不足，脉络瘀阻，方中加入黄芪、木香、当归、红花、川芎健脾行气、活血息风，可明显改善患者面部微循环及新陈代谢，促进神经功能恢复。综上，方中各药相伍，面面俱到，对减少面部肌肉颤动疗效颇佳。

（湖南中医药大学中医学院简维雄，指导老师：袁肇凯）

医案三十一

丁某，男，46 岁。2023 年 3 月 24 日初诊。主诉：反复口腔溃疡 3 年余。反复口腔溃疡已久，疮面色淡，伴大便溏泄，甚则如水样，味酸臭。绝不能饮冷，饮则腹胀难忍，舌质淡红，苔白腻，脉沉细。

辨　证　脾胃虚寒，虚火上僭。

治　法　温补脾胃，厚土敛火。

处　方　理中丸加减。

人参10g，白术10g，干姜5g，炙甘草10g，茯苓15g，益智仁15g，蒲黄10g。6剂，水煎，每日一剂，早晚分温服。

二诊：2023年5月26日。言其服上方后，口腔溃疡即愈，大便也成形，两个月口腔溃疡未复发。唯感足背冷，舌质淡红，苔白腻，脉沉细。白腻苔，足冷，湿邪为患，以理中丸加薏苡仁、车前子、川牛膝祛湿。人参10g，干姜6g，白术10g，炙甘草10g，薏苡仁30g，车前子10g，川牛膝10g。7剂，水煎，每日一剂，早晚分温服。

解　析　溃面不甚红或淡红，分泌物很淡，伴大便溏泄，喜温饮，舌质淡嫩，苔白腻，脉沉细。这种溃疡绝不可以清热泻火治之，用之必败。古人对此类溃病论述较少，多属脾胃阳虚，可以理中丸加附子治之。方中益智仁直入脾胃，性温最善治寒湿腹泻，与茯苓相伍健脾渗湿，对于虚寒腹泻最为有效。蒲黄最擅缓解口腔溃疡之疼痛！

指导老师按语　《景岳全书·口舌》说："口舌生疮，固多由上焦之热，治宜清火，然有酒色劳倦过度，脉虚而中气不足者，又非寒凉可治，故虽久用清凉终不见效。此当察其所由，或补心脾，或滋肾水，或以理中汤，或以蜜附子之类反而治之，方可全愈。"可谓独具慧眼，临床不可忽视！

（湖南中医药大学第二附属医院宾晓芳，指导老师：毛以林）

医案三十二

潘某，男，65岁。主诉：多部位疼痛10余年。2022年11月1日就诊。诉右侧大腿内侧上至腹股沟、胸胁、耳后疼痛反复发作，呈顿痛，每3~4天发作1次。每年秋末冬春，发寒战1~3次，夜间口干、口苦，喜温饮，舌质淡红，苔薄黄，脉弦。多年来到处求诊，做多次检查，未发现阳性病灶。

辨　证　肝胆不和。

治　法　疏肝利胆。

处　方　小柴胡汤合活络效灵丹加减。

柴胡10g，黄芩10g，人参10g，法半夏10g，生姜3片，大枣10g，川芎

10g，丹参 10g，乳香 6g，没药 6g。7 剂，水煎，每日一剂，早晚分温服。

二诊：2023 年 2 月 3 日。因疫情未能及时复诊，服上方效不显。病症同前，仍顿痛，疼痛部位呈游走性。舌质淡红，苔薄白，脉沉弦。方用柴胡疏肝散合失笑散加减：柴胡 10g，枳实 10g，白芍 30g，川芎 20g，香附 10g，蒲黄 10g，五灵脂 10g，延胡索 10g，炙甘草 10g。7 剂，水煎，每日一剂，早晚分温。

三诊：2023 年 2 月 10 日。患者诉服上方后，疼痛未再发作。效不更方，7 剂，煎服法同前。

解　析　秋末冬初为阴阳交替之时，每年此时反复寒战为少阳枢机不利，阴阳转换不能，治亦须小柴胡汤调和少阳之气。二诊考虑前方无效，反复思之，肝主气、藏血，痛与气血运行不畅相关，所谓通则不痛，痛则不通，仍守肝经为治，以柴胡疏肝散合失笑散加减疏肝活血止痛，其行气活血止痛之效较前方更甚。川芎善行血中之气而止痛，上至巅顶，下行血海，故重用。

指导老师按语　足厥阴肝经行走大腿内侧，至阴部，布胁肋。胆经循耳后。胆肝经相接，相互络属，患者右侧大腿内侧上至腹股沟、胸胁、耳后疼痛反复发作，病在肝胆经，伴口干口苦，亦为佐证。

（湖南中医药大学第二附属医院宾晓芳，指导老师：毛以林）

医案三十三

吴某，女，12 岁。2023 年 5 月 31 日。反复呕吐、腹痛 4 年。4 年前开始出现脐周痛，痛后呕吐胃内容物。辗转多家医院医治无效后于 2023 年 3 月至中南大学湘雅医院就诊，因患儿有漏斗胸，考虑为正中弓状韧带综合征（MALS），行漏斗胸畸形成形术。术后腹痛、呕吐缓解半月后再次出现，腹痛呕吐至今。询问得知患儿 4 年前开始腹痛、呕吐。一般在下午 5～6 点开始，脐周为主，为周期性，约一个月时间发作一次，腹部怕风怕冷。腹痛后约 3～4h 开始呕吐，为胃内容物。呕吐时人全身烦热，吐后渴，大量饮水，饮水后继续呕吐，喜将腹部外露。呕吐时腹痛消失，且用药无效，至凌晨可自行缓解，缓解后人极度疲劳。近半年发病频率增加，现为每周六傍晚开始脐周痛，继反复呕吐，饮水，呕吐，饮水，后自行缓解，腹痛呕吐时无便意。因每次呕吐后，精神状态极差，现已休学。舌质红，苔薄白，脉沉细。

辨　证　肝脾不和，胃气上逆。

治　法　调和肝脾，降逆止呕。

处　方　小柴胡汤加减。

柴胡 10g，黄芩 10g，法半夏 10g，人参 10g，生姜 3 片，大枣 7 枚，干姜 5g，白术 10g，茯苓 10g，陈皮 10g，艾叶 10g，草豆蔻 5g，厚朴 10g，防风 5g，白芍 10g。7 剂，水煎，每日一剂，早晚分温服。

随访：2023 年 6 月 4 日晚（周六）10 点微信询问有无发病，回答："没有。"2023 年 6 月 5 日患儿父亲一清早反馈："昨晚睡得还可以，没呕吐。"继服。

二诊：2023 年 6 月 7 日。复诊时患儿精神稍差，诉服药后偶感晨起后脐周痛，可自行缓解，余无异常。处方：柴胡 10g，黄芩 10g，人参 10g，法半夏 10g，艾叶 8g，大枣 7 枚，白术 10g，防风 10g，陈皮 10g，当归 8g，茯苓 10g，泽泻 10g，川芎 10g。7 剂，水煎，每日一剂，早晚分温服。

三诊：2023 年 6 月 14 日。患儿精神气色较前宛若两人，胃口欠佳，嘱其山药、莲子、芡实熬水当茶饮，告知其可以复学。

解　析　患儿周期性发病，脐周痛继之呕吐；发病时烦躁不安、发热，喜将腹部外露；渴，呕吐后饮大量水。与小柴胡证如出一辙，根据方证相应原则，选用小柴胡汤为底方加减。因平时腹部怕风怕冷，冷以入暮、夜间为甚，当有脾胃虚寒，故合用厚朴温中汤温暖脾胃，理气止痛。佐用芍药甘草汤缓急止痛。因稍有晨起后少腹疼痛，考虑女孩已初潮，故小柴胡汤合当归芍药散用之。久病后健脾固本扶正，故山药、白莲、芡实主之。有是证，用是药，效如桴鼓！

指导老师按语　《伤寒论》曰："伤寒五六日，中风，往来寒热，胸胁苦满，默默不欲饮食，心烦喜呕……或渴，或腹中痛……小柴胡汤主之。"《伤寒论》又云："呕而发热者，小柴胡汤主之。"

（湖南中医药大学第二附属医院谭雄，指导老师：毛以林）

医案三十四

庞某，男，70 岁。2022 年 5 月 16 日首诊。刻诊见：心悸，胸闷如有重物压。时突发寒冷感，自觉冷如骨中。口干，神疲乏力，周身畏冷，自汗出，肢凉。食欲可，睡眠欠佳，二便正常。舌质淡红，苔薄黄，舌下有瘀点，脉沉细。既往有冠心病、高血压病史 10 余年，血压控制不佳。

辨　证　肾阳虚衰，寒凝血瘀。

治　法　温肾散寒，活血通脉。

处　方　四逆汤合当归四逆汤加减。

制附片（先煎）10g，干姜5g，当归15g，桂枝10g，细辛3g，白芍10g，炙甘草10g，山楂20g，丹参10g，三七5g，水蛭15g，川芎10g。7剂，水煎，每日一剂，早晚分温服。

二诊：2022年5月23日。患者诉心悸、胸如重物压感除。唯夜间2时周身发冷。舌质淡红，苔黄腻，脉沉弦。继守前方7剂。

解　析　本案老年患者，元阳亏虚，虚寒之邪内生，阴寒之邪沿肾经上犯，以致寒凝心脉，故方以四逆汤温肾阳，散阴寒。凡寒邪客于经脉，必在温阳之中，佐入通阳之品，药入桂枝、细辛、鹿角霜等味，方则以当归四逆汤为首选。

指导老师按语　《素问·生气通天论》有云："阳气者，若天与日，失其所则折寿而不彰。"《素问·生气通天论》有云："阳气者，精则养神，柔则养筋。"元阳为一身之根本，《景岳全书·传忠录》有云："五脏之阳气，非此（元阳）不能发。"患者古稀之年，肾精亏虚，元阳化生不足，阳气亏少，则神疲乏力；元阳亏虚不能蒸津以上承则口干；阳气失于温煦，阴寒内生，则周身畏冷、肢凉；《素问·阴阳应象大论》说："阴在内，阳之守也；阳在外，阴之使也。"阳不能固摄阴津则自汗；阳虚推动无力，脉道空虚，气血不行，则脉沉细、舌下有瘀点。《灵枢·经脉》有云："肾足少阴之脉，起于小指之下，邪走足心……其支者，从肺出络心，注胸中。"下焦阴寒之邪顺经而传，客于心脉，心脉不畅则发胸闷，寒性收引凝滞，则如有重物压；心气被寒邪所遏，心失所养，则发心悸。治当以温肾散寒，活血通脉。方选四逆汤合当归四逆汤加减。方中制附片入肾经，大辛大热，走而不守，为温补肾阳之要药；干姜味辛性热，守而不走，助制附片破阴回阳；细辛辛温，助制附片、干姜温经散寒。当归苦辛甘温，行血脉之滞；白芍酸苦微寒，与当归相合养血活血，又防辛热之品耗血伤血。桂枝温通经脉，佐当归活血散寒通脉，伍白芍调和营卫。三七配伍水蛭活血祛瘀；"血中气药"川芎合山楂行气活血，伍丹参又可养血活血。诸药合用，共奏温肾散寒、活血通脉之功。《素问·举痛论》载："帝曰：愿闻人之五脏卒痛，何气使然？岐伯对曰：经脉流行不止，环周不休，寒气入经而稽迟。泣而不行，客于脉外则血少，客于脉中则气不通，故卒然而痛。"胸痹心痛，不仅心阳不足寒凝心脉可致，五脏六腑之寒邪皆可沿经脉侵袭心脉而为患。临证当仔细辨证，详加审查！

（湖南中医药大学第二附属医院谭雄，指导老师：毛以林）

医案三十五

柳某，女，74岁。2023年2月14日初诊。下腭颤抖3个月，伴有长期大便溏，四肢不温，喜温饮，汗出而冷，舌质淡红，苔薄白，脉沉。

辨　证　脾胃虚寒，营卫不和。

治　法　温脾止泻，调和营卫。

处　方　附子理中丸合桂枝龙骨牡蛎汤加减。

人参10g，干姜10g，制附片10g，白术10g，茯苓15g，益智仁20g，桂枝10g，白芍10g，牡蛎20g，龙骨20g，炙甘草10g，生姜3片，大枣10个。10剂，水煎，每日一剂，早晚分温服。

二诊：2023年2月27日。下腭颤抖消失。寐可。四肢不温好转，汗出减少，不能饮冷，饮则胃脘不适。大便仍溏泄，日2～3次。舌质淡红，苔薄白，脉沉细。治仍守温脾止泻，调和营卫。方以理中汤合桂枝汤加减。人参10g，干姜10g，白术10g，茯苓15g，桂枝10g，白芍10g，葛根30g，赤石脂20g，炙甘草10g，生姜3片，大枣10个。10剂，水煎，每日一剂，早晚分温服。

三诊：2023年3月9日。大便次数减少，已不溏，畏冷减，汗止。仍守前方续服10剂。

解　析　方用附子理中丸、益智仁温脾胃，桂枝加龙牡汤调和营卫，收敛止汗。

指导老师按语　足阳明胃经入上齿中，手阳明大肠经入下齿中，患者长期腹泻，四肢不温，喜温饮，脾胃大肠虚寒，不能健运，以致清气不能上升，无法温润养胃、大肠经筋，故下腭颤抖。营卫出中焦，中焦虚寒，卫阳不足，营阴不能内守，故汗出而冷。

（湖南中医药大学第二附属医院谭雄，指导老师：毛以林）

医案三十六

刘某，女，28岁。2022年5月16日首诊。患者多日来食欲减退，食少腹胀，口淡无味，大便黏滞不爽，每日1次，便后无肛门灼热感，喉中痰多，色白质稠，嗽之即出，小便每日3～4次，畏寒，自汗出，以头汗出为甚，成股流下，夜寐欠安，头晕，右侧头胀痛，口苦，口干，喜温饮，年幼时曾因情绪激动自行向耳中注水，舌淡红，苔黄腻，脉沉细。

辨　证　脾虚湿困。

治　法　健脾化痰，调和胆胃。

处　方　参苓白术散合温胆汤加减。

白参 10g，茯苓 30g，白术 10g，白扁豆 15g，陈皮 10g，莲子 10g，山药 15g，砂仁 6g，薏苡仁 30g，法半夏 10g，枳实 10g，竹茹 10g，炙甘草 10g，生姜 3 片，大枣 10 枚，桔梗 10g，远志 6g，石菖蒲 10g，16 剂。水煎，每日一剂，早晚分温服。

二诊：2022 年 6 月 13 日。服前方食欲明显改善，痰量大减，寐安，大便正常；诉右侧头胀痛数年，伴右侧耳中胀闷不适，头汗出，口苦，痛经，有血块，舌淡红，舌苔黄腻，脉沉细。处方：柴胡 10g，黄芩 10g，竹茹 10g，枳实 10g，陈皮 10g，法半夏 10g，茯苓 30g，郁金 10g，桂枝 10g，川芎 15g，白芍 10g，炙甘草 10g，生姜 3 片。16 剂，水煎，每日一剂，早晚分温服。

三诊：2022 年 6 月 29 日。服前方头痛、痛经明显好转，现自觉耳中水声，曾于耳鼻喉专科诊治，未诉明显异常，手指疼痛，白带多，喜温饮，多汗，大便正常，纳可，寐安，舌淡红，苔黄腻，脉沉细。处方：柴胡 10g，黄芩 10g，白参 10g，法半夏 10g，陈皮 10g，茯苓 15g，桂枝 10g，白芍 10g，白术 15g，炙甘草 10g，桃仁 10g，红花 6g，制大黄 6g，郁金 10g，石菖蒲 10g，生姜 3 片，大枣 10 枚。14 剂，水煎，每日一剂，早晚分温服。

四诊：2022 年 7 月 18 日。服前方诸症均减轻，现觉右少腹疼痛，带下量多，舌淡红，舌白腻，脉沉细。前方去白参、白术，加芡实 10g，莲子 10g，芦根 30g，白果 10g。续服 14 剂。

五诊：2022 年 8 月 1 日。服前方头痛、腹痛已愈，上症均明显减轻；现双手疼痛挛急，舌苔仍腻。继予前方加胆南星 10g，白芍改为 30g。续服 14 剂。

解　析　脾虚失运，清者难升，浊者难降，留中滞而成痰，湿邪缠绵，痰浊不除，周身气机难复。故治疗当以健脾化痰，调和胆胃为先，故方选参苓白术散合温胆汤加减，方中以白参、白术、茯苓、炙甘草补气健脾，和中渗湿；山药、莲子助四君补中益气兼能渗肠中之湿；白扁豆、薏苡仁助白术健脾渗湿；法半夏燥湿化痰，竹茹清热化痰；陈皮、枳实、砂仁理气化痰，和胃醒脾；桔梗载药上行，宣肺利气，借肺气之布津而养全身；石菖蒲、远志化痰安神，甘草调和诸药。

指导老师按语　脾胃者，仓廪之官。脾主升清，胃主承降，胃失和降，受纳无力，脾胃不和，五味不出，故口淡无味、不欲饮食，食少即胀。胃不和，则卧不安，是以夜卧不宁。脾主运化，一为水谷，二为水液。水谷不运，精微不生，脑窍失养而头晕；卫气为水谷之悍气所化，"卫气者，所以温分肉，充皮肤，肥腠理，司开合者也"，水谷精微不足，则卫气化生无源，故腠理失温煦而畏寒，玄府不能固护而自汗出。脾不运水，水液代谢失司，蕴成痰湿，随气机升降，四溢为病：上行至肺，则喉中痰甚，下注阴股，则带下量多，留于肠间，则便黏不爽。痰湿久滞，郁而化热，可见舌苔黄腻。痰郁化热，阻遏津气上承，故见口干、口苦。患者右侧头胀痛，伴同侧耳中闷痛感，口苦，可知病在少阳，《黄帝内经·灵枢》有云："胆足少阳之脉，起于目锐眦，上抵头角，下耳后……其支者，从耳后入耳中。"足少阳之胆经"动则病口苦"，知病在少阳，因痰湿内盛，气机郁滞，气滞血瘀，不通则痛。

二诊：患者脾复健运，痰湿大除。患者偏头痛、口苦、痛经、苔黄腻仍在，示痰热瘀滞胆经，气机不利。此时治当以调和肝胆之气，化痰通络。方选柴芩温胆汤为主。方中以柴胡、黄芩为君，调畅胆络；温胆汤行气化痰，调和胆胃；加用郁金，清化胆热；木以伸为用，以桂枝条达肝胆之气；川芎为血中气药，行气活血止痛以调经；白芍配甘草，缓急止以痛。

三诊：复至，患者自觉耳中水声，而无明显器质性病变，年幼时有自虐式向耳中注水行为，属精神焦虑状态，舌苔仍呈黄腻，续与柴芩温胆汤加郁金、石菖蒲，解郁安神，清心化痰；患者湿邪大衰而汗症不解，《伤寒论》中提到："病常自汗出者，此为荣气和，荣气和者，外不谐，以卫气不共荣气谐和故尔……复发其汗，荣卫和则愈，宜桂枝汤。"方中桂枝、白芍并用，一散一敛，解肌发汗，调和营卫；三焦手少阳之脉，起于小指次指之端，上出两指之间，手指疼痛，示少阳气机不利，气滞血瘀流于指，血脉不通，不通则痛，故而加用桃仁、红花兼以活血化瘀，加制大黄利湿逐瘀。

四诊：患者诸症减轻，脾复健运，气机顺畅，瘀滞渐消，然痰湿之邪重着缠绵，停于下焦，带下仍多，湿阻少腹，阻遏气机，不通而痛。又足厥阴肝经循行少腹，是以病在厥阴，续与柴芩温胆汤疏肝利胆，理气化痰。又因湿居下焦者，当从小便走，治当利水渗湿，故加莲子、芡实、芦根淡渗利湿，白果燥湿止带，又因中焦脾复健运，无须大补，故去白参、白术。

五诊：患者头痛、腹痛皆消，然指痛未消，舌苔仍腻，为肢节末端，药石难达，痰湿留滞难消，续与前方，同时加胆南星燥湿化痰、散结止痛，白芍加倍甘缓止痛。

（湖南中医药大学第二附属医院谭雄，指导老师：毛以林）

医案三十七

熊某，女，57 岁。2022 年 6 月 28 日初诊。主诉手指末端发红 3 个月，伴四肢近端肌肉乏力 1 个月。3 个月前因手指末端发红于中南大学湘雅医院就诊，诊断为皮肌炎。予以甲泼尼龙 40mg，每日 1 次；沙利度胺片 50mg，每日 1 次；硫酸羟氯喹片 0.1g，每日 1 次治疗。病情未见缓解，呈加重趋势。1 个月前又出现近端肌肉乏力，进行性加重。现行走平地无大碍，但蹲下后站立、爬楼梯、起床、上公交车等动作困难，上公交车需两人辅助，手臂无力抬举，双上肢浮肿，双下肢轻度水肿，面浮，吞咽米饭、馒头等食物有梗阻感，腰部及双上肢多发红斑。近 2 日咳嗽，咳绿色脓痰，纳可，寐可。舌质淡红，苔薄白，脉沉细。

辨　证　脾胃气虚，水湿内停。

治　法　健脾益胃，利水消肿。

处　方　补中益气汤加减。

仙鹤草 30g，仙茅 6g，淫羊藿 10g，黄芪 60g，白参 10g，升麻 5g，柴胡 5g，桔梗 15g，当归 15g，白术 10g，茯苓 15g，滑石 20g，绿豆衣 10g，甘草 10g，芦根 20g，薄荷 10g，薏苡仁 30g。16 剂，水煎，每日一剂，早晚分温服。

二诊：2022 年 8 月 25 日。患者守上方一直服用，上症明显好转，现蹲下后可站立，可独立上公交车，手臂抬举正常，抬颈无碍，面部、上肢浮肿等消退。现症见：双膝冷痛、胫内侧下 1/3 轻度凹陷性水肿，双手指末端暗红，纳可，大便 2～3 日 1 行，矢气多，不咳。舌质淡红，苔薄白，脉沉细。甲泼尼龙已减至每日 20mg。CRP+免疫全套（湘雅医院 2022 年 8 月 23 日）：正常。红细胞沉降率：正常。肝肾功能电解质：大致正常。血常规：红细胞 $3.71×10^9$/L。处方：黄芪 60g，白参 10g，升麻 5g，柴胡 5g，桔梗 10g，仙鹤草 30g，淫羊藿 10g，仙茅 6g，当归 20g，白术 10g，陈皮 10g，茯苓 30g，砂仁 6g，滑石 30g，甘草 10g，薏苡仁 30g。14 剂，水煎，每日一剂，早晚分温服。停服沙利度胺、硫酸羟氯喹。

三诊：2022 年 12 月 15 日。患者一直守上方，每日一剂，现手指不紫，下肢不肿，扪之肢末凉。已无明显不适，可以正常从事工作。舌质淡红，苔薄白，脉沉细。处方：当归 10g，桂枝 10g，白芍 10g，细辛 5g，通草 10g，白参 10g，黄芪 30g，仙鹤草 30g，淫羊藿 10g，仙茅 6g，白术 30g，茯苓 30g，升麻 5g，柴胡 5g，桔梗 10g，炙甘草 10g。14 剂，水煎，每日一剂，早晚分温服。

解　析　方用大剂黄芪配白参补益脾胃之气，臣以升麻、柴胡升清阳、实四肢，当归养血和血，滋养肌筋，白术、茯苓健脾祛湿，滑石、甘草利水渗湿。用仙鹤草、仙茅、淫羊藿三味药物合用，大概是有激素样作用，能够调整人体的免疫功能，芦根、桔梗、薄荷、薏苡仁四味乃是对新感外邪、咳嗽痰黄而设，能疏风清热，化痰止咳。

指导老师按语 阳明即足阳明胃经，"阳明多气多血"，脾主运化，胃主受纳，脾胃将饮食水谷化生为水谷精微，并借心肺之气将水谷精微布散全身，润泽肌肤、滑利关节、充养筋脉。《素问·经脉别论》说："食气入胃，浊气归心，淫精于脉……饮入于胃，游溢精气，上输于脾，脾气散精，上归于肺……水精四布，五经并行。"指出筋脉、肌肉、四肢、百骸皆赖五脏精气以充养，而五脏精气津液皆源于脾胃。故《素问·痿论》曰："阳明者，五脏六腑之海，主润宗筋，宗筋主束骨而利关节也。"宗筋，指众筋汇聚之处，又泛指全身的筋膜，《素问·五脏生成》云："诸筋者皆属于节。"宗筋具有约束骨骼、主司关节运动的作用。由于"阳明多气多血"，故阳明充盛，气血充足，筋脉得以濡养，则筋脉柔软，关节滑利，运动灵活。所以治痿要重视健脾胃。《素问·痿论》："五脏因肺热叶焦，发为痿躄。"所以加绿豆衣清暑热，滑石、甘草为六一散，利水之外又暗含清暑热之意。

（湖南中医药大学第二附属医院谭雄，指导老师：毛以林）